Madea/Mußhoff/Tag
Kurzlehrbuch Rechtsmedizin

Verlag Hans Huber
Programmbereich Medizin

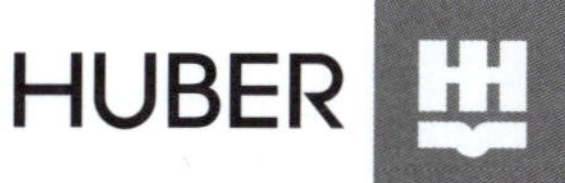

Burkhard Madea · Frank Mußhoff · Brigitte Tag

Kurzlehrbuch Rechtsmedizin

Verlag Hans Huber

Anschrift der Autoren:
Univ.-Prof. Dr. med. Burkhard Madea
Direktor des Institutes für Rechtsmedizin
Universitätsklinikum Bonn
Stiftsplatz 12
D-53111 Bonn

Prof. Dr. rer. nat. Frank Mußhoff
Institut für Rechtsmedizin
Universitätsklinikum Bonn
Stiftsplatz 12
D-53111 Bonn

Prof. Dr. iur. utr. Brigitte Tag
Lehrstuhl für Strafrecht, Strafprozessrecht
und Medizinrecht
Universität Zürich
Freiestrasse 15
CH-8032 Zürich

Lektorat: Dr. Klaus Reinhardt
Herstellung: Daniel Berger
Bearbeitung: Ulrike Boos, Freiburg
Umschlaggestaltung: Claude Borer, Basel
Druckvorstufe: punktgenau gmbh, Bühl
Druck und buchbinderische Verarbeitung: Kraft Druck GmbH, Ettlingen
Printed in Germany

Bibliografische Information der Deutschen Nationalbibliothek
Die Deutsche Nationalbibliothek verzeichnet diese Publikation in der Deutschen Nationalbibliografie; detaillierte bibliografische Daten sind im Internet über http://dnb.d-nb.de abrufbar.

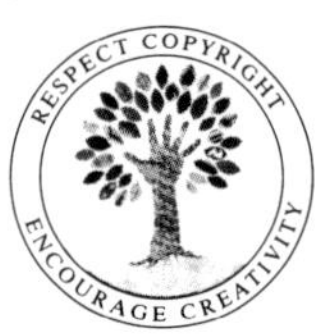

Anregungen und Zuschriften an:
Verlag Hans Huber
Lektorat Medizin
Länggass-Strasse 76
CH-3000 Bern 9
Tel: 0041 (0)31 300 4500
Fax: 0041 (0)31 300 4593
verlag@hanshuber.com
www.verlag-hanshuber.com

1. Auflage 2012

(E-Book-ISBN 978-3-456-94976-5)
ISBN 978-3-456-84976-8

Inhalt

Vorwort

Das vorliegende Kurzlehrbuch Rechtsmedizin wurde für Studierende der Medizin konzipiert, die für ihr Studium einen auf das Wesentliche konzentrierten Grundriss suchen. Es macht in der Tat wenig Sinn, zahlreiche, für den Arzt in Klinik und Praxis relevante Waffentypen abzuhandeln oder detailliert über die DNA-Analysedatei der Kriminalämter zu informieren, wenn der Leser den Unterschied zwischen Pistole und Revolver, zwischen Ein- und Ausschuss oder die Prinzipien einer sachgerechten Spurenasservation nicht kennt. So war Beschränkung auf das Wesentliche im Interesse der Studierenden, so schwer dies den Autoren im Einzelfall auch fiel, ein Anliegen dieses Buches.

Ein weiterer Punkt ist die adäquate Gewichtung der Inhalte der Querschnittsdisziplin Rechtsmedizin. Hier war es unser Ziel, die Schwerpunktsetzung der jeweiligen Bedeutung der verschiedenen Facetten des Faches in der ärztlichen Praxis anzupassen. In den letzten Jahren war hier zweifellos eine Schwerpunktverschiebung zu verzeichnen: von den Studierenden als zukünftige Kolleginnen und Kollegen in Klinik und Praxis von herausragender Bedeutung sind die Rechtsbeziehungen zwischen Arzt und Patient, die daher am Anfang stehen. Von zunehmender Bedeutung sind verkehrsmedizinische Fragestellungen, die jeder Arzt im Interesse seines Patienten kennen muss. Dagegen reicht es aus, wenn molekularbiologische Untersuchungen zur Abklärung von Paternität und Zuordnung biologischer Spuren nur im Überblick dargestellt werden, da derartige Untersuchungen in der Regel nur von Experten durchgeführt werden und der Arzt in Klinik und Praxis hier im Wesentlichen die Kenntnisse benötigt, um seinen Hinweispflichten gegenüber dem Patienten nachzukommen. Unverzichtbar sind natürlich die Kerninhalte rechtsmedizinischer Tätigkeit mit herausragender Bedeutung auch für die ärztliche Praxis: Thanatologie, Leichenschau, Traumatologie, Begutachtung von Intoxikationszuständen, zumal diese Inhalte an keiner anderen Stelle des medizinischen Curriculums systematisch aus eigener Erfahrung schöpfend und untereinander abgestimmt gelehrt werden.

Wichtig war schließlich gerade für ein Studentenlehrbuch eine adäquate Bebilderung, denn – um Immanuel Kant zu zitieren – «Begriffe ohne Anschauungen sind blind, Anschauungen ohne Begriffe sind stumm». Das Bild als Informationsträger ist in einem im großen Teil nach wie vor morphologisch geprägten Fach unverzichtbar.

Wir hoffen, mit unseren Zielen den Bedürfnissen der Studierenden gerecht zu werden: Denn ausschließlich für sie ist dieses Buch zur Vorbereitung auf das Examen konzipiert. Jeder, der weitreichendere Informationen sucht, ist auf die im Anhang genannte Literatur verwiesen. Bei der inhaltlichen Gestaltung des Buches wurden die prüfungsrelevanten Themen aus den Staatsexamina der letzten Jahre berücksichtigt. Wenn das Buch über Medizinstudierende hinaus weitere Interessenten fände, wäre dies zu begrüßen, da Kenntnisse der Aussagemöglichkeiten rechtsmedizinischer Expertisen auch für zahlreiche Behörden und Gerichte unverzichtbar sind.

Unsere studentischen Testleserinnen, Frau Kirsten Wöllner und Frau Sara Statucki, zugleich Doktorandinnen am Bonner Institut für Rechtsmedizin, haben uns mit wertvollen Verbesserungsvorschlägen unterstützt. Anregung und Kritik aus dem Kreis der Adressaten dieses Lehrtextes sind uns jederzeit willkommen.

Bonn und Zürich im Juni 2011

Burkhard Madea, Frank Mußhoff, Brigitte Tag

1 Einleitung

Neben Diagnose und Therapie ist die Begutachtung ein dritter Aufgabenkomplex ärztlicher Tätigkeit, der für den Patienten, einen Geschädigten, einen Verletzten, einen Antragsteller mindestens ebenso große Bedeutung erlangen kann wie eine adäquate Diagnose und Therapie. Die Begutachtung betrifft dabei alle Rechtsgebiete (Straf-, Zivil-, Sozial-, Verwaltungsrecht), mit deren Anforderungen sich der Arzt vertraut machen muss. Entsprechend ihrer Hauptaufgaben, eine medizinisch-naturwissenschaftliche Tatsachengrundlage für die Rechtsfindung zu bieten, entwickelte sich die Gerichtliche Medizin in Abhängigkeit von der Einführung des Sachbeweises in die Prozessordnung und der Entwicklung medizinisch-naturwissenschaftlicher Erkenntnismöglichkeiten.

Die Rechtsmedizin ist eine medizinisch-naturwissenschaftliche Querschnittsdisziplin mit einem breiten Aufgabenspektrum, das von der Bearbeitung nicht-natürlicher Todesfälle über Identitätsbestimmung, toxikologische Analysen, Begutachtung der Fahrsicherheit bis zu arztrechtlichen Fragestellungen reicht.

Die universitäre Verankerung der Rechtsmedizin stellt sicher, dass aus der täglichen Arbeit und gesetzlichen Vorgaben erwachsende Fragestellungen immer auf dem aktuellsten wissenschaftlichen Stand bearbeitet werden können. Die Rechtsmedizin ist für das effiziente Funktionieren des Rechtsstaates unverzichtbar.

Die Fortschritte der Rechtsmedizin in den letzten Jahrzehnten waren nur durch die konsequente Implementierung moderner Analysemethoden sowie systematischer Untersuchungen zum Beweiswert medizinisch-naturwissenschaftlicher Untersuchungsbefunde für verschiedene rechtliche Fragestellungen möglich.

1.1 Entwicklung der Rechtsmedizin

Die eigentliche Geburtsstunde der Gerichtlichen Medizin wird mit der Peinlichen Halsgerichtsordnung Kaiser Karls des V. 1532 gleichgesetzt; hier wurde erstmals die Zuziehung ärztlicher Sachverständiger bei einer Vielzahl von Fragestellungen institutionalisiert. Von Gerichtsmedizinern an mitteldeutschen Universitäten wurde bereits im 17. Jahrhundert eine Obduktion gefordert. Damit war die Gerichtliche Medizin einer der Schrittmacher des anatomischen Gedankens in der Medizin, die Obduktion wurde zu einer der wesentlichen Erkenntnisquellen der neuzeitlichen Medizin. Von maßgeblicher Bedeutung für die Entwicklung der Gerichtlichen Medizin war der Leibarzt der Päpste Innozenz X. und Alexander VII. Paolo Zacchia (1584–1659), der auch als «Vater der Gerichtlichen Medizin» bezeichnet wird. 1621 erschienen seine *Quaestiones medico legales*, ein mehrbändiges Werk, das die Entwicklung der Gerichtlichen Medizin in Europa über Jahrzehnte beeinflusste.

Zur weiteren Professionalisierung der Gerichtlichen Medizin trugen Gründungen lokaler Vereinigungen für Staatsarzneikunde in der ersten Hälfte des 19. Jahrhunderts bei. Die Staatsarzneikunde, in der Gerichtliche Medizin und Hygiene vereinigt waren, erwies sich in der Folgezeit jedoch als Fessel für die Gerichtliche Medizin. Während in Österreich bereits im 19. Jahrhundert an allen Medizinischen Fakultäten Lehrstühle für Gerichtliche Medizin eingerichtet waren, wurden in Preußen die gerichtsärztlichen Aufgaben bis in das 20. Jahrhundert an Amtsärzte delegiert. Erst mit Einführung der Gerichtlichen Medizin als obligatem Prüfungsfach 1924 entstanden an den meisten preußischen Universitäten eigenständige Professuren und Institute für Gerichtliche Medizin. Für die praktische und wissenschaftliche Entwicklung der Rechtsmedizin war entscheidend, dass den Instituten auch Versorgungsaufgaben zugewiesen wurden, um die Trennung von Lehramt und Routine zu überwinden.

Die Gerichtliche Medizin – heute Rechtsmedizin genannt, da das Fach nicht nur den Gerichten, sondern übergeordnet dem Recht dient – gilt als Mutterfach aller begutachtenden Disziplinen. Die Rechtsmedizin ist dabei eine Querschnittsdisziplin aus Medizin und Naturwissenschaften, die traditionell folgendermaßen definiert wird:

Definition:
Die Gerichtliche Medizin lehrt die Erforschung und Verwertung von medizinischen und naturwissenschaftlichen Tatsachen für Zwecke der Rechtspflege und erörtert alle in die Berufstätigkeit des Arztes fallenden Vorgänge, welche zu Rechtsfragen Anlass geben können.

Als diese Definition geschrieben wurde (1905), waren die Aufgaben der modernen Rechtsmedizin im Rahmen der Verkehrsmedizin (Verkehrsunfalltraumatologie, Beeinträchtigung der Fahrsicherheit durch psychotrope Substanzen) nicht absehbar, während Fälle von Kindstötung – eine Domäne der Gerichtlichen Medizin zu Beginn des 20. Jahrhunderts – heute kaum noch eine Rolle spielen. Im Routinespektrum der Rechtsmedizin spiegelt sich also unmittelbar ein gesellschaftlicher Panoramawandel wider, der alle Bereiche des Faches umfasst. Heute kommt Todesfällen durch Sucht und Abhängigkeit in einer auf Spaß und Freizeit getrimmten Wohlstandsgesellschaft immer mehr Bedeutung zu; aber auch den Fällen massiver Pflegeschäden oder gar Patiententötungen in der ambulanten und stationären Altenpflege, die aus der Überalterung der Bevölkerung mit zunehmender Pflegebedürftigkeit resultieren.

Ein weiterer Panoramawandel rechtsmedizinischer Tätigkeit als Spiegel gesellschaftlicher Veränderungen zeigt sich darin, dass sich sowohl die praktische als auch die wissenschaftliche Arbeit immer mehr aus dem Sektionssaal in das Labor sowie vom Verstorbenen zum Lebenden verlagert hat.

Zur Professionalisierung und inhaltlichen Identitätsbeschreibung des Faches trug schließlich die Einführung eines «Facharztes für Rechtsmedizin» und einer Weiterbildungsordnung für das Fach bei: in der DDR (1956) wesentlich früher als in der BRD (1976). Die aktuellen Weiterbildungsordnungen sehen eine vierjährigen Weiterbildung in einem Institut für Rechtsmedizin vor, darüber hinaus sechs Monate in der Pathologie und sechs Monate in der Psychiatrie.

Die universitäre Verankerung der deutschsprachigen Rechtsmedizin ist auch der Grund dafür, dass die deutschsprachige Rechtsmedizin nach wie vor wissenschaftlich international auf vielen Gebieten führend ist. Seit mehr als 100 Jahren ist die «Deutsche Gesellschaft für Gerichtliche Medizin/Rechtsmedizin (DGRM)», die zu den älteren medizinisch-wissenschaftlichen Fachgesellschaften gehört, die organisierte Fachvertretung. Die an den Instituten für Rechtsmedizin tätigen Toxikologen sind in der Gesellschaft für Toxikologische und Forensische Chemie (GTFCh) organisiert. In Analogie zum Facharzt für Rechtsmedizin kann nach mehrjähriger Weiterbildung der Fachtitel «Forensischer Toxikologe» erworben werden.

1.2 Aufgabenspektrum

Das Leistungsspektrum des Faches Rechtsmedizin kann vollumfänglich nur in Universitätsinstituten angeboten werden. Bereits kommunale Institute sind weitgehend auf eine forensische Pathologie reduziert, teilweise ist keine eigenständige Durchführung von Anschlussuntersuchungen (Histologie, Toxikologie usw.) möglich. Derzeit gibt es – nachdem bereits zahlreiche Institute für Rechtsmedizin geschlossen wurden – in Deutschland noch 28 Universitätsinstitute mit ca. 350 akademischen Mitarbeitern. Daneben gibt es wenige kommunale Institute sowie einige Privatinstitute, die überwiegend im Bereich der Hämogenetik tätig sind. Die Kompetenzfelder für Rechtsmediziner sind in **Tabelle 1-1** zusammengefasst. Rechtsmedizinische Institute sind in der Regel nach DIN EN ISO 17025 akkreditiert, das Qualifikationsniveau wird regelhaft überprüft.

1.2.1 Morphologie, Traumatologie

Für den ärztlichen Bereich steht die Bearbeitung nicht natürlicher und gewaltsamer Todesfälle im Vordergrund. In das Aufgabengebiet des Rechtsmediziners fallen auch plötzliche natürliche Todesfälle, da bereits die Akuität des Todeseintritts bei fehlenden vorhergehenden Krankheitssymptomen den Verdacht auf einen nicht natürlichen Tod begründet. Der Rechtsmediziner ist jedoch nicht nur an Verstorbenen tätig. Aufgrund des traumatologischen Spezialwissens und der Kompetenz in der Rekonstruktion von Handlungs- und Geschehensabläufen aus morphologischen Befunden fällt auch die Begutachtung Lebender nach rechtserheblichen Körperverletzungen in das Aufgabengebiet des Rechtsmediziners (insbesondere bei Kindesmisshandlung, Sexualdelikten, Körperverletzungen). Ein weiterer Schwerpunkt rechtsmedizinischer Tätigkeit ist entsprechend den Prinzipien unserer

Tabelle 1-1: Kompetenzfelder für Rechtsmediziner

Alleinstellungsmerkmal durch die Rechtsmedizin	Untersuchungen in der Rechtsmedizin konzentriert
Leichenfundortbesichtung	Hämogenetik (Spurenkunde, Paternitätsdiagnostik)
Todeszeitbestimmung	Kremationsleichenschau
Identifikation	forensische Anthropologie
(gerichtliche) Obduktionen	Verletzungsbegutachtung bei Lebenden
forensische Toxikologie	Alkohol-, Medikamenten-, Drogenanalytik
Begutachtung der Fahrtüchtigkeit	klinische Toxikologie
Begutachtung der Schuldfähigkeit	Begutachtung der Fahreignung
rechtsmedizinische Leichenschau	Verwaltungssektionen
	Begutachtung in foro

Rechtsordnung (Öffentlichkeitsprinzip, Unmittelbarkeitsprinzip) die mündliche Darstellung und Erläuterung erhobener Obduktionsbefunde, festgestellter Verletzungen und erarbeiteter Untersuchungsergebnisse in der Hauptverhandlung vor Gericht. Dabei muss der rechtsmedizinische Sachverständige allen Verfahrensbeteiligten (Staatsanwaltschaft, Gericht, Verteidigung, Angeklagter, Nebenkläger) Rede und Antwort stehen. Rechtsmediziner klären auch für Angehörige in teils aufwändigen Untersuchungen die Todesursache (z.B. bei unerwarteten Todesfällen von Kindern und Jugendlichen).

Jeder Arzt muss in der sicheren Feststellung des Todes, der Angabe einer Todesursachenkaskade und Qualifikation der Todesart geübt sein. Darüber hinaus muss er Verletzungsbefunde so erheben, dass sie sich bei juristischen Auseinandersetzungen im weiteren Verfahrensablauf als tragfähig erweisen.

1.2.2 Öffentliches Gesundheitswesen

Neben Amtsärzten führen auch Rechtsmediziner die zweite amtsärztliche Leichenschau vor Feuerbestattung durch und leisten einen wichtigen Beitrag zur Wahrung der Rechtsordnung (Erkennen nicht natürlicher Todesfälle) und zur Qualität der Datenerhebung im Gesundheitswesen (z.B. Korrektur formal und inhaltlich unzutreffender Leichenschaudiagnosen).

1.2.3 Medizinrecht

Eine Domäne des Faches Rechtsmedizin war seit jeher die Beschäftigung mit Fehlern in der Medizin. Bereits Paolo Zacchia (1584–1659) widmete Fehlern in der Medizin in seinem mehrbändigen Werk *Quaestiones medico legales* großen Raum. Die Beschäftigung mit Fehlern in der Medizin dient jedoch vor allem auch der Identifikation von Risiken und der Fehlervermeidung.

In den letzten Jahrzehnten wurde eine zunehmende Verrechtlichung der Medizin beklagt, die den Handlungsspielraum des Arztes ungebührlich einengt. Inzwischen hat sich die Einsicht durchgesetzt, dass der Patient nicht Objekt, sondern Subjekt der Behandlung ist und zahlreiche Bereiche des öffentlich-rechtlichen Medizinrechtes sowie die Rechtsfortbildung durch die Gerichte einem ärztlichen Risikomanagement als Schadensprophylaxe dienen. Wesentliche Fragen des Medizinrechtes sind etwa die Aufklärungs-, Schweige- und Dokumentationspflicht, Rechtsfragen bei der Behandlung minderjähriger Patienten sowie das öffentlich-rechtliche Medizinrecht (Transplantations-, Transfusions-, Arzneimittel- und Obduktionsrecht, ärztliches Berufs- und Standesrecht). Mit der Kenntnis der wesentlichen Grundlagen des Medizinrechtes und seinen Pflichten gegenüber dem Patienten trägt der Arzt zur Patientensicherheit und damit zur Haftungsprophylaxe bei.

1.2.4 Toxikologische Untersuchungen

In den rechtsmedizinischen Universitätsinstituten werden sämtliche toxikologischen Untersuchungen bei Vergiftungsverdacht im Anschluss an Obduktionen durchgeführt. Aufgrund der analytischen Kompetenz werden darüber hinaus jedoch auch toxikologische Untersuchungen an Proben von Patienten mit Vergiftungsverdacht durchgeführt (klinische Toxikologie), hinzu kommt z.B. die notwendige Untersuchung zum Ausschluss einer zentralnervösen Beeinflussung im Rahmen der Hirntod-Diagnostik. Die toxikologischen Laboratorien der Institute für Rechtsmedizin führen des Weiteren

Untersuchungen auf Drogen und Medikamente verkehrsauffälliger Kraftfahrer durch. Dabei findet die Analytik nicht nur an in der Klinik üblichen Matrizes (Blut, Urin) statt, sondern auch an alternativen Matrizes (Knochen, Haare, Nägel).

1.2.5 Hämogenetik und Spurenkunde

Individualisierende Untersuchungen (im Rahmen der Spurenkunde bei Zuordnung einer biologischen Spur zu einem Verursacher sowie der Paternitätsdiagnostik) werden in den hämogenetischen Laboratorien durchgeführt. Hier war in den letzten Jahren ein erheblicher Methodenwandel zu verzeichnen, der nicht nur an kleinsten DNA-Spuren noch eine eindeutige Individualzuordnung erlaubt, sondern auch bislang schwer zu handhabende Matrizes einer erfolgversprechenden Analytik zuführt (Einzelzellen, telogene Haare etc.).

1.2.6 Blutalkoholuntersuchungen

Ethylalkohol ist nach wie vor die führende psychotrope Substanz. Seit mehr als 60 Jahren werden in der Rechtsmedizin die Auswirkungen des Blutalkohols auf die Fahrsicherheit systematisch untersucht und valide Untersuchungsverfahren etabliert. Diese Untersuchungen wurden von der Gesetzgebung und Rechtsprechung in Grenzwerte der Fahrunsicherheit und in Ordnungswidrigkeitstatbestände umgesetzt. Die Analytik beschränkt sich allerdings nicht nur auf Ethylalkohol, sondern erfasst auch sogenannte «Fuselalkohole» bzw. Begleitstoffe. Diese sogenannte «Begleitstoffanalyse» erlaubt eine Überprüfung von Trinkbehauptungen auch hinsichtlich der Angabe einer bestimmten Spirituose, die getrunken worden sei.

1.2.7 Forensische Psychopathologie

Zu den täglichen Aufgaben des Rechtsmediziners gehört die Beurteilung der Auswirkung psychotroper Substanzen (Alkohol, Drogen, Medikamente) auf die Schuldfähigkeit eines Menschen, da die rechtswidrig begangene Tat ihm persönlich anrechenbar, «schuldhaft» gewesen sein muss. Dies setzt neben einer eingehenden Kenntnis der Pharmakokinetik und -dynamik der betreffenden Substanz eine Einschätzung des Intoxikationszustandes voraus. Bei anderen schweren Straftaten, insbesondere Tötungsdelikten, werden regelhaft forensische Psychiater tätig, um die Voraussetzungen einer Einschränkung der Schuldfähigkeit bzw. Unterbringung zu begutachten.

1.2.8 Verkehrsmedizin

Verkehrsmedizinische Fragestellungen gehen über die Beeinträchtigung der aktuellen Fahrtüchtigkeit durch Alkohol, Drogen, Medikamente etc. hinaus und betreffen einerseits grundsätzliche Fragen der Fahrtauglichkeit bei Vorliegen von Erkrankungen, die die Leistungsfähigkeit potenziell beeinträchtigen (Diabetes, Bluthochdruck, Epilepsien, Tumorerkrankungen, Demenzerkrankungen, Teilnahme am Straßenverkehr bei Einnahme von hochpotenten Schmerzmitteln usw.). Andererseits spielt in der rechtsmedizinischen Praxis auch die Verkehrsunfalltraumatologie eine große Rolle, insbesondere auch für rekonstruktive Fragen: Verletzungsmuster, Anprallstellen, Position von Verkehrsunfallbeteiligten zum Zeitpunkt des Unfallgeschehens, Fahrer- oder Beifahrereigenschaft, Gurtmarken, Überrollmarken u. a. m. bis hin zur Klärung von Vorerkrankungen als Ursache eines Verkehrsunfalls (z. B. Myokardinfarkt, Lungenembolie oder hypertone Hirnmassenblutung am Steuer). Behandelnde Ärzte tragen gegenüber ihren Patienten hinsichtlich krankheits- bzw. therapiebedingter Einschränkung der Fahreignung und Fahrsicherheit große Verantwortung. Werden sie dieser Verantwortung nicht gerecht, kann es in Schadensfällen zu Regressforderungen kommen.

1.2.9 Forensische Anthropologie bzw. Osteologie

Die Altersbestimmung an Lebenden spielt eine zunehmende Rolle, etwa bei der Frage, ob Jugend- oder Erwachsenenstrafrecht anzuwenden ist, oder im Rahmen des Familienzuzuges. Untersuchung von Skeletten und Knochen dienen im Wesentlichen der Identifikation, der Geschlechts-, Alters- und Körpergrößenbestimmung. Methoden der forensischen Anthropologie spielen auch im internationalen Kontext eine große Rolle, etwa im Rahmen der Identifizierung Verstorbener als Opfer von Krieg und Bürgerkrieg (Bestattung in Massengräbern) oder nach Naturkatastrophen. Diese Darstellung der rechtsmedizinischen Aufgabenfelder zeigt, dass sich rechtsmedizinische Routinetätigkeit gerade nicht in der praktischen Bearbeitung von Fällen erschöpft, sondern als universitäres Fach stehen Aufgaben in Lehre und Forschung im Vordergrund. Systematische wissenschaftliche Vorarbeiten – ausgelöst durch praktische Begutachtungsprobleme – erlauben oft erst die erfolgreiche Bearbeitung und Lösung künftiger Fälle.

1.2.10 Lehre

Mit der Prüfungsordnung vom 5.7.1924 wurde die Gerichtliche Medizin Prüfungsfach für Medizinstudenten. Als typisches Querschnittfach ist die Rechtsmedizin jedoch auch in die Lehre anderer Fakultäten eingebunden (Jurastudenten, Lebensmittelchemiker, Pharmazeuten, Biologen etc.). Essenzielle Bestandteile der Lehre für Medizinstudenten sind z.B. die Vermittlung von Kenntnissen zur Durchführung einer Leichenschau mit anschließender Ausstellung einer Todesbescheinigung, die Vermittlung von Grundkenntnissen im Medizinrecht, die Sensibilisierung für ethische Fragestellungen, die Problematik der Erkennung von Gewalteinwirkungen Dritter auf den Körper eines Patienten, die Befundsicherung und Befunddokumentation, der Umgang mit Ermittlungsbehörden, die Kenntnis von Rechten und Pflichten als sachverständiger Zeuge und als Sachverständiger sowie vor allen Dingen die Kenntnis von Pflichten gegenüber dem Patienten (Sorgfaltspflichten, Aufklärungspflichten etc.). Rechtsmedizinische Kenntnisse sind heute für jeden Arzt unverzichtbar. Die wesentlichen Lehrinhalte des Faches Rechtsmedizin sind in **Tabelle 1-2** genannt.

Tabelle 1-2: Wesentliche Lehrinhalte des Faches Rechtsmedizin

Thanatologie	■ Todesfeststellung ■ Qualifikation der Todesart ■ Feststellung der Todesursache
Traumatologie	■ Kenntnis der verschiedenen Formen der Gewalteinwirkung und ihrer charakteristischen Wundbefunde; ■ Rekonstruktion von Handlungs- und Geschehensabläufen
Klinische Rechtsmedizin und Beweissicherung am Lebenden	■ Körperverletzung; Sexualdelikte; Kindesmisshandlung; K.-o.-Mittel; Münchhausen by Proxy; Vernachlässigung; körperliche Gewalt
Medizinrechtliche Fragen	■ Aufklärungs- , Dokumentations-, Schweigepflicht ■ Behandlungszwischenfälle und –fehler ■ Pflichten als Sachverständiger ■ Gesetzliche Bestimmungen des Medizinrechts
Toxikologie	■ Häufige Ursachen und der Nachweis von Vergiftungen ■ Erkennung von Intoxikationssymptomen
Verkehrsmedizin	■ Einfluss von Erkrankungen, Bedeutung von Alkohol, Drogen, Medikamenten und weiterer Determinanten für Fahrsicherheit und Fahreignung
Forensische Psychopathologie	■ Einschränkungen der Schuldfähigkeit; Testierfähigkeit

2 Medizin und Recht

2.1 Medizinrecht

2.1.1 Überblick

Medizinrecht ist die Gesamtheit der Regeln, die sich unmittelbar oder mittelbar auf die Ausübung der Heilkunde beziehen. Exemplarisch lassen sich das Vertragsarztrecht, das Haftpflichtrecht unter Einschluss ärztlicher Aufklärungs-, Sorgfalts- und Dokumentationspflichten, aber auch das Arztstrafrecht anführen. Medizinrechtliche Themen betreffen namentlich den Lebensbeginn, die Reproduktionsmedizin, (Spät-)Abbrüche, Schutz der Patientenrechte und -information, Medizintourismus, Behandlung von urteilsunfähigen Personen bzw. solchen, die in der Geschäftsfähigkeit eingeschränkt sind, Therapieabbrüche, Sterbehilfe, Organtransplantation, Humangenetik und Biodatenbanken. Das Medizinrecht hat sich aus dem engeren Begriff des Arztrechts entwickelt, d. h. der Gesamtheit der Regeln, unter denen der Arzt und seine Berufstätigkeit stehen, so z. B. die arbeits-, gesellschafts-, steuer- und versicherungsrechtlichen Rahmenbedingungen ärztlicher Berufstätigkeit sowie das ärztliche Standesrecht. Medizin- und Arztrecht berühren große Teile des Gesundheitsrechts, das sich mit den rechtlichen und gesellschaftlichen Rahmenbedingungen des Gesundheitssystems befasst, namentlich die öffentlich-rechtliche Gesundheitsvorsorge sowie die spezifisch gesundheitsrechtliche Gefahrenabwehr. Dies gilt sowohl für die Rechtslage in Deutschland wie in der Schweiz.

Fragen des Medizinrechts können immer weniger auf ein einzelnes Rechtsproblem, das sich entweder dem Privatrecht, dem öffentlichen Recht oder dem Strafrecht zuordnen lässt, reduziert werden. Neuere Ansätze beziehen daher alle Rechtsgebiete mit ein und verfolgen ein umfassendes Konzept, das sich nicht mehr an der traditionellen Unterscheidung zwischen Privatrecht, öffentlichem Recht und dem Strafrecht orientiert, sondern an den vielgestaltigen Gesetzen zum Schutz und Erhalt bzw. der Wiederherstellung der menschlichen Gesundheit.

2.1.2 Rechtslage Deutschland

a) Ärzteordnungen

Die freie Ausübung der Heilkunde ist in Deutschland grundsätzlich nur approbierten Ärztinnen und Ärzten erlaubt, § 2 Abs. 2 Bundesärzteordnung (BÄO). Heilpraktikerinnen und Heilpraktiker dürfen – bei Vorliegen einer speziellen Erlaubnis und unter gewissen Einschränkungen – ebenfalls Heilkunde ausüben, § 1 Abs. 2 Heilpraktikergesetz (HeilprG). Außerdem sind in einigen Bereichen der Diagnostik und Therapie auch Angehörige der Gesundheitsfachberufe tätig.

Approbationsordnungen regeln in Deutschland die Zulassung zu den akademischen Heilberufen Arzt, Zahnarzt, Tierarzt, Psychologischer Psychotherapeut, Kinder- und Jugendlichenpsychotherapeut sowie Apotheker. Sie werden bundeseinheitlich festgelegt, normieren die Ausbildung für den jeweiligen Beruf und legen die Voraussetzungen für die staatlichen Prüfungen sowie weitere Bedingungen für die Erteilung der Approbation fest. Die Approbationsordnung für Ärzte (ÄAppO) wird vom Bundesministerium für Gesundheit (BMG) auf der Basis der BÄO erlassen. Jeder approbierte Arzt ist Pflichtmitglied der Landesärztekammer, in deren Gebiet er seine ärztliche Tätigkeit ausübt. Die unter staatlicher Aufsicht stehenden Landesärztekammern erlassen mit Zustimmung der zuständigen Landesbehörden unter anderem Berufs- und Weiterbildungsordnungen, regeln die Errichtung berufsständischer Versorgungseinrichtungen und normieren die Rechte und Pflichten der Berufsangehörigen. Danach sind die Ärztinnen und Ärzte unter anderem verpflichtet, ihren Beruf gewissenhaft auszuüben und sich fortzubilden. Die Verletzung von Berufspflichten kann in einem Berufsgerichtsverfahren geahndet werden. Um als Ärztin bzw. Arzt gesetzlich versicherte Patienten behandeln zu dürfen, ist eine Zulassung als Vertragsarzt nötig. Einen Anspruch auf Zulassung haben alle approbierten Ärzte, die bestimmte Vorgaben erfüllen. Erforderlich ist unter anderem ein Eintrag ins Arztregister, der neben der Approbation als Arzt und dem erfolgreichen Abschluss einer allgemeinmedizinischen Weiterbildung oder einer Weiterbildung in einem speziellen Fachgebiet auch die persönliche Eignung zur Ausübung der vertragsärztlichen Tätigkeit voraussetzt. Zusätzlich zu diesen Sonderregelungen finden sich sowohl in nahezu allen Rechtsgebieten als auch auf Bundes- und Landesebene relevante Regelungen zum Medizinrecht.

b) Zivilrecht

Im Zivilrecht (Bürgerliches Gesetzbuch, BGB) finden sich etliche Normen, die auch für das Arzt-Patienten-Verhältnis gelten. In Deutschland ist das Rechtsverhältnis zwischen Patient und Arzt oder Krankenhaus in aller Regel privatrechtlicher Natur. Der Arztvertrag ist überwiegend dem Dienstvertragsrecht unterstellt, §§ 611 ff. BGB, und bildet die rechtliche Grundlage für die ärztliche Tätigkeit. Der Arzt schuldet dem Patienten keinen Heilerfolg, sondern – von wenigen Ausnahmen abgesehen – «nur» das fachgerechte Bemühen um Heilung bzw. Linderung der Beschwerden. Dies bedeutet aber nicht, dass der Behandlungsvertrag keine werkvertraglichen Elemente enthalten kann. Das zeigt sich z. B., wenn der Zahnarzt einen Zahnersatz selbst fertigt oder wenn zur ärztlichen Behandlung auch die Lieferung und der «Einbau» von medizintechnischen Geräten gehört, wie beispielsweise bei der Implantation von Herzschrittmachern oder einem künstlichen Kniegelenk. Dann findet bezüglich einzelner Leistungen Werkvertragsrecht Anwendung, insbesondere gilt dies für die vertragliche Gewährleistung.

Die privatrechtliche Beziehung von Arzt und Patient gilt im Prinzip auch für den Behandlungsvertrag mit dem gesetzlich versicherten Patienten (vgl. § 76 IV SGB V). Hintergrund ist ein kompliziertes Geflecht von öffentlich-rechtlichen Reglungen, das letztendlich dazu führt, dass der «Kassenpatient» vergleichbare Rechte wie ein Privatpatient hat.

Zusätzlich bedarf das ärztliche Wirken einer speziellen Legitimation, die sich namentlich aus der medizinischen Indikation und der aufgeklärten Einwilligung des urteilsfähigen Patienten zusammensetzt. Das Zivilrecht regelt weiterhin allgemeine Grundsätze, wie die Voraussetzungen über das Zustandekommen eines wirksamen Vertrages, die Rechte und Pflichten aus dem Vertrag, die Rechtsfolgen einer Vertragsverletzung (z. B. bei fehlerhafter Behandlung), die Verjährung, aber auch die Haftung aus unerlaubter Handlung und Vertretung bei Kindern oder unter Betreuung stehenden Personen.

c) Öffentliches Recht unter Einbezug des Sozial(versicherungs)rechts

Medizinrechtliche Sachverhalte werden vielfach (auch) durch Normen geregelt, die dem Öffentlichen Recht zuzuordnen sind. Je nach Zuständigkeit werden sie in Deutschland von der EU, dem Bund und/oder den Ländern bzw. Kommunen erlassen.

Einige zentrale Regelungswerke:

- Das *Sozialversicherungsrecht*: An seiner Spitze steht als Kodifikation das *Sozialgesetzbuch* (SGB), das aus mehreren Büchern besteht und nach denen Versicherungsschutz durch die soziale Kranken- (SGB V), Pflege- (SGB XI), Renten- (SGB VI), Unfall- (SGB VII) und Arbeitslosenversicherung (SGB III) gewährt wird. Das Sozialversicherungsverhältnis und allfällige Ansprüche entstehen kraft Gesetz, §§ 32, 40 SGB I. Daneben besteht das Recht der privaten Kranken- und Lebensversicherer. Die Sozialversicherung basiert auf den Grundsätzen des sozialen Schutzes, der Solidarität und des sozialen Ausgleichs. Der zur vertragsärztlichen Versorgung zugelassene Arzt ist zur Versorgung der gesetzlich Versicherten berechtigt und verpflichtet, § 95 Abs. 3 SGB V, § 19a Abs. 1 Ärzte-ZV. Er darf deshalb grundsätzlich alle notwendigen Leistungen erbringen, die im Einheitlichen Bewertungsmaßstab für ärztliche Leistungen (EBM) verzeichnet sind.
- Das *Infektionsschutzgesetz* (IfSG) dient dazu, übertragbaren Krankheiten beim Menschen vorzubeugen, Infektionen frühzeitig zu erkennen und ihre Weiterverbreitung zu verhindern. Neben den präventiven Versorgungsangeboten ist auch die Bekämpfung der Weiterverbreitung gefährlicher übertragbarer Krankheiten Aufgabe des IfSG, wobei die Meldepflicht der speziell aufgezählten Krankheiten durch den Arzt, §§ 6, 8 IfSG, die Verhütung und die Bekämpfung, §§ 16 ff., 24 ff. IfSG, zu den wichtigsten Instrumenten des Schutzes zählt.
- Die *Fortpflanzungsmedizin* ist fragmentarisch geregelt: Das *Embryonenschutzgesetz* (ESchG) legt als sogenanntes Nebenstrafrecht die Grenzen des rechtlich Zulässigen bei der In-vitro-Fertilisation und der Anwendung gentechnischer Methoden am Menschen fest. Es dient dem Schutz von Embryonen und verbietet als unerwünscht bewertete Formen der Fortpflanzung. Seit seinem Inkrafttreten 1991 haben sich die medizinischen Mög-

lichkeiten stark verändert, sodass eine Reform des Gesetzes dringend nötig erscheint.

- Daneben regelt das Gesetz zur Sicherung des Embryonenschutzes im Zusammenhang mit Einfuhr und Verwendung menschlicher embryonaler Stammzellen, sogenanntes *Stammzellgesetz (StZG)*, das grundsätzliche Verbot der Einfuhr menschlicher embryonaler Stammzellen. Ausnahmen sind nur in eng begrenztem Maß zulässig.
- Das im Februar 2010 in Kraft getretene *Gendiagnostikgesetz (GenDG)* erfasst unter anderem auch gentechnische Untersuchungen bei Embryonen und Föten, jedoch nur «während der Schwangerschaft», § 2a GenDG. Es bezieht sich somit nicht auf die Präimplantationsdiagnostik sowie andere vergleichbare Untersuchungen an extrakorporal erzeugten und sich außerhalb des Mutterleibs befindlichen Embryonen.
- Das *Arzneimittel-* (AMG) und das *Medizinproduktegesetz* (MPG) regeln die Sicherheit im Umgang mit Arzneimitteln und Medizinprodukten. Hierbei geht es um den Schutz vor Gefahren, die mit dem Verkehr mit Arzneimitteln und Medizinprodukten eng verbunden sind. Ihnen versuchen das AMG und das MPG durch Verhaltens- und Sanktionsnormen zu begegnen. Zentrale Zielsetzung beider Gesetze und der dazu gehörenden Verordnungen ist es, die Unbedenklichkeit des In-Verkehr-Bringens und der Anwendung von Arzneimitteln bzw. Medizinprodukten zu gewährleisten. Dies wird durch Regelungen über die klinische Prüfung, das In-Verkehr-Bringen und die Überwachung des Verkehrs mit Arzneimitteln bzw. Medizinprodukten sichergestellt.
- Das *Betäubungsmittelgesetz* (BtmG) ergänzt das AMG. Nach § 81 AMG bleiben die Vorschriften des BtmG durch die Bestimmungen des AMG unberührt. Dieses Nebeneinander der Regelungen spricht für eine Vereinbarkeit der Begriffe Arzneimittel und Betäubungsmittel (BVerfG NJW 2006, 2684 ff.).
- Das *Transplantationsgesetz* (TPG) regelt die Spende und die Entnahme von menschlichen Organen oder Geweben zum Zwecke der Übertragung sowie für die Übertragung der Organe oder der Gewebe einschließlich der Vorbereitung dieser Maßnahmen. Es gilt ferner für das Verbot des Handels mit menschlichen Organen oder Geweben. Die Diskussion um die Feststellung des Todeszeitpunkts hat der Gesetzgeber auf die «Erkenntnisse der ärztlichen Wissenschaft» verlagert. Diese unterscheidet zwischen dem «Gesamthirntod» und dem «Herztod». Die Bundesärztekammer ist damit beauftragt, den Stand der medizinischen Wissenschaft in Richtlinien für die Regeln zur Feststellung des Todes nach § 3 Abs. 1 Nr. 2 und die Verfahrensregeln zur Feststellung des Hirntodes nach § 3 Abs. 2 Nr. 2 einschließlich der dazu jeweils erforderlichen ärztlichen Qualifikation festzustellen, § 16 TPG. Die postmortale Organspende beruht auf der sogenannten erweiterten Zustimmungslösung. Bei fehlendem Veto des zumindest 14 Jahre alten Spenders können daher die ehemals Personensorgeberechtigten bzw. die nahen Angehörigen, § 4 TPG, unter Beachtung des Willens des Verstorbenen über die Entnahme entscheiden. Im Unterschied zum schweizerischen Transplantationsgesetz ist die Lebendspende einer Niere, Teile der Leber oder sonstiger nicht regenerierungsfähiger Organe auf nahe Angehörige beschränkt.
- Das *Transfusionsgesetz* (TFG) regelt die möglichst sichere Gewinnung von Blut und Blutbestandteilen von Menschen und die Anwendung von Blutprodukten. Die Blutspende setzt die aufgeklärte Einwilligung des Spenders voraus, § 6 TFG. Dem Spender kann eine Aufwandsentschädigung gewährt werden, § 10 TFG.

Daneben gibt es etliche dem öffentlichen Recht zugehörende Regelungen im Krankenhausrecht, den Bundes- und Landesgesetzen zur Regelung der Tätigkeit der Ärztekammern, dem Recht der Heilpraktiker und Heilhilfsberufe sowie im Apothekenrecht. Erfasst werden weiterhin das landesrechtlich geregelte Bestattungsrecht, die Regelungen zu Sektion von Leichen, aber auch das Unterbringungsrecht. Die Gesetze werden vielfach durch Verordnungen, Richtlinien und Empfehlungen ergänzt und präzisiert.

2.1.3 Rechtslage Schweiz

a) Ärzteordnungen

Auch in der Schweiz ist die Ausübung des Arztberufes durch vielfältige Rechtsnormen geregelt. Sie sollen sicherstellen, dass Ärzte und Ärztinnen über die nötigen fachlichen Qualifikationen verfügen und ihre Kenntnisse sorgfältig und gewissenhaft anwenden. Das Medizinberufegesetz (MedBG) regelt die Voraussetzungen für die Zulassung zur selbstständigen Ausübung der Ärzte, Zahnärzte, Chiropraktiker, Apotheker und Tierärzte, Art. 2 Abs. 1 MedBG. Es normiert abschließend für die selbstständig tätigen Medizinalpersonen die Berufspflichten und ein Disziplinarrecht. Die internationale Freizügigkeit der Medizinalpersonen wird zudem durch staatsvertragliche Abkommen geregelt, so z. B. durch das zwischen der Schweizerischen Eidgenossenschaft und der Europäischen Gemeinschaft und ihren Mitgliedstaaten abgeschlossene Freizügigkeitsabkommen (FZA). Die kantonalen Gesundheitsgesetze und ausführende Verordnungen gelten ergänzend, so beispielsweise im Bereich der Notfalldienstpflicht, Art. 40e MedBG, und bei allfälligen Beschränkungen der Berufsausübungsbewilligung, Art. 37 MedBG.

Wer berufsmäßig und entgeltlich *selbstständig* als Arzt tätig sein will, braucht grundsätzlich eine Bewilligung, Art. 34 ff. MedBG. Sie wird durch die vom jeweiligen Kanton bezeichnete Behörde erteilt, wo der Arztberuf ausgeübt werden soll, und ist an folgende Voraussetzungen geknüpft: Der Gesuchsteller verfügt über ein entsprechendes eidgenössisches Diplom, einen eidgenössischen Weiterbildungstitel, ist vertrauenswürdig und physisch und psychisch in der Lage, den Beruf einwandfrei auszuüben. Bei Anerkennung der Gleichwertigkeit eines ausländischen Diploms oder Weiterbildungstitels sind diese in den eidgenössischen Diplomen und Weiterbildungstitel gleichgestellt. Neben der Berufsausübungsbewilligung müssen die selbstständig tätigen Ärzte, die Leistungen zu Lasten der obligatorischen Krankenversicherung erbringen wollen, über eine entsprechende Zulassungsbewilligung nach der Verordnung über die Krankenversicherung (KVV) verfügen.

Die rechtlichen Rahmenbedingungen der *unselbstständigen* Tätigkeit werden durch die Kantone festgelegt. Ob sie einer Bewilligung bedarf, hängt somit vom heterogenen kantonalen Gesundheitsrecht ab. Dennoch entsprechen die Voraussetzungen überwiegend denen des MedBG für die selbstständige Tätigkeit.

Die FMH, Berufsverband der Schweizer Ärzteschaft und Dachorganisation der kantonalen und fachspezifischen Ärztegesellschaften, klärt durch die Standesordnung die Beziehungen des Arztes zu seinen Patienten, zu seinen Kollegen sowie das Verhalten in der Öffentlichkeit und gegenüber den Partnern im Gesundheitswesen. Da die FMH ein Verein ist, ist die Standesordnung eine privatrechtliche Regelung zwischen ihr und ihren Mitgliedern. Etliche medizinisch-ethische Richtlinien der Schweizerischen Akademie der Medizinischen Wissenschaften (SAMW) wurden durch deren Inbezugnahme zum Standesrecht erhoben. Selbst wenn dies nicht der Fall ist, sind die Richtlinien als *soft law* für die Praxis von großer Bedeutung. Zum *soft law* gehören auch Richtlinien, wie sie z. B. in klinischen Guidelines für einzelne Indikationen formuliert sind. Sie geben den aktuellen Stand der Wissenschaft wieder und sollen dabei helfen, dem Patienten die bestmögliche Therapie vorzuschlagen.

b) Zivilrecht

In der Schweiz untersteht das Rechtsverhältnis zwischen Arzt und Patient, je nach der Stellung, in der ein Arzt seinen Beruf ausübt, dem Privatrecht (Obligationenrecht, OR) oder dem *öffentlichen* Recht. Das Privatrecht gilt, wenn der vom Patienten aufgesuchte Arzt in eigener Praxis tätig ist oder die stationäre Behandlung in einem Privatspital erfolgt. Der Behandlungsvertrag mit dem Arzt ist ein einfacher Auftrag, Art. 394 ff. OR. Die Behandlung des Patienten in einem Privatspital beruht ebenfalls auf einem Behandlungsvertrag, entweder einem totalen oder einem gespaltenen Spitalaufnahmevertrag. Beide Vertragsarten verbinden – mit unterschiedlichem Gewicht – Elemente des Miet-, Kauf-, Werkvertrages und des Auftrages. Ersterer verpflichtet das Spital, den Patienten gegen Entgelt Unterkunft, Verpflegung, Pflege und ärztliche Behandlung zu gewähren. Der gespaltene Spitalaufnahmevertrag hingegen betrifft die Leistung des Spitals bezüglich Unterkunft, Verpflegung und Pflege. Die ärztliche Behandlung wird durch einen gesonderten Auftrag zwischen dem behandelnden Arzt und dem Patienten geregelt. Die medizinische Behandlung durch den Arzt im Privatspital ist jedoch immer dem Auftragsrecht unterstellt (vgl. Art. 394–406 OR). In Ausnahmefällen können auch der Arzt bzw. das Spital nach dem Produktehaftpflichtgesetz (PrHG) haften, wenn sie z. B. Hersteller eines fehlerhaften Medizinproduktes sind und dieses kausal für einen Körperschaden am Patienten ist.

Wird der Patient in einem Kantonsspital behandelt oder in einem von einer Gemeinde betriebenen Spital, gilt für die Rechtsbeziehung zwischen Arzt bzw. Spital und Patient kantonales Recht, soweit die Rechte und Pflichten des Spitals durch das kantonale Recht geregelt werden und das Spital eine öffentliche Leistung erbringt. Dies gilt auch für die Haftung des Arztes, soweit der jeweilige Kanton hierzu Regelungen erlassen hat. Wenn nicht, beurteilt sich die Haftung des Arztes nach dem Deliktsrecht, Art. 41 ff. OR. Hat der Arzt die Erlaubnis, im öffentlichen Spital auch einer privatärztlichen Tätigkeit nachzugehen, wird zwischen dem Arzt und dem Privatpatienten grundsätzlich ein privatrechtlicher Behandlungsvertrag geschlossen. Hier entsteht ein gespaltenes Rechtsverhältnis: das zum Spital unterliegt dem öffentlichen Recht, das zum Arzt grundsätzlich dem Privatrecht.

c) Öffentliches Recht, einschließlich des Rechts der sozialen Krankenversicherung

In der Schweiz sind der Bund, die Kantone oder auch die Gemeinden für die Gesetzgebung im Bereich des öffentlichen Rechts zuständig. Das Medizin- und Gesundheitsrecht obliegt primär der Zuständigkeit der Kantone, soweit keine Sonderregelungen bestehen. Das führt dazu, dass sich auch das schweizerische Gesundheitsrecht als heterogene Rechtsmaterie darstellt. Zusätzlich zu den bereits angesprochenen allgemeinen Bestimmungen, die auch auf das Arzt-Patientenverhältnis Anwendung finden, wie das Zivil- und das Strafrecht, wurden in die Bundesverfassung immer wieder neue Zuständigkeiten der Eidgenossenschaft im Bereich der Gesundheit aufgenommen. Zentrale Bundesregelungen im Gesundheitsrecht finden sich unter anderem in folgenden Bereichen:

- Die *soziale Krankenversicherung* wird durch das Bundesgesetz über den allgemeinen Teil des Sozialversicherungsrechts (ATSG) und das Krankenversicherungsgesetz (KVG) geregelt. Das KVG betrifft die obligatorische Krankenpflegeversicherung und eine freiwillige Taggeldversicherung. Nach dem KVG werden im Rahmen der Wirksamkeit, Zweckmäßigkeit und Wirtschaftlichkeit namentlich Grundleistungen bei Krankheit, Unfall (soweit keine Unfallversicherung gilt), Mutterschaft und bei rechtmäßigem Schwangerschaftsabbruch gewährt (vgl. Art. 24 ff. KVG). Darüber hinaus sind etliche Patienten zusatzversichert.
- Das sich in der Totalrevision befindliche *Epidemiengesetz* eröffnet dem Bund Handlungsmöglichkeiten zur Bekämpfung von übertragbaren Krankheiten. Es soll in Bezug auf die zunehmenden Infektionskrankheiten, welche die öffentliche Gesundheit gefährden, den neuen Herausforderungen angepasst werden. Dies betrifft namentlich die Grundlagen, um Gefahren des Ausbruchs und der Verbreitung übertragbarer Krankheiten frühzeitig erkennen und beurteilen zu können, eine effektive Verhütung und Bekämpfung zu ermöglichen und die Maßnahmen international angemessen zu koordinieren.
- Das *Fortpflanzungsmedizingesetz* (FMedG) regelt den Umgang mit bestimmten gentechnologischen Methoden. Danach sind alle Arten des Klonens und Eingriffe in das Erbgut menschlicher Keimzellen und Embryonen unzulässig. Die Verfahren der medizinisch unterstützten Fortpflanzung dürfen nur angewendet werden bei Unfruchtbarkeit oder wenn die Gefahr besteht, dass eine schwere, unheilbare Krankheit auf die Nachkommen übertragen wird. Nach geltendem Recht ist nur die Spende von Samenzellen, nicht aber von Eizellen zulässig, Art. 4 FMedG. Das bisherige Verbot der Präimplantationsdiagnostik soll in absehbarer Zeit gelockert werden. Der Bundesrat hat hierzu eine entsprechende Stellungnahme im Juli 2011 verabschiedet.
- Das *Gesetz über genetische Untersuchungen beim Menschen* (GUMG) regelt namentlich, zu welchem Zweck pränatale Untersuchungen in vivo durchgeführt werden dürfen. Für pränatale Untersuchungen des Erbgutes ist eine genetische Beratung und Einwilligung der Frau nötig. Die Beratung darf nur der individuellen und familiären Situation der schwangeren Frau, nicht aber allgemeinen gesellschaftlichen Interessen Rechnung tragen, Art. 14 GUMG.
- Das *Stammzellenforschungsgesetz* (StFG) bestimmt die Voraussetzungen, unter denen Forschung mit embryonalen Stammzellen erlaubt ist (vgl. Art. 12 StFG).
- Ergänzend hierzu soll das derzeit im Gesetzgebungsverfahren befindliche *Humanforschungsgesetz* (HFG) die Rahmenbedingungen der Forschung am Menschen einer einheitlichen eidgenössischen Regelung zuführen.
- Das *Heilmittelgesetz* (HMG) und seine Ausführungsbestimmungen regeln den Umgang mit Arzneimitteln und Medizinprodukten, sogenannten Heilmitteln, Art. 2 HMG, primär auf Bundesebene. Es erfasst auch Blut- und Blutprodukte, Art. 34 ff. HMG, sowie die klinischen Versuche mit Heilmittel, Art. 53 ff. HMG. Swissmedic, das Schweizerische Heilmittelinstitut, überwacht den Umgang mit Heilmitteln und die Ausführung des Heilmittelgesetzes. Die Kantone regeln zudem den Umgang mit Heilmitteln unmittelbar vor oder bei der Abgabe an den Endverbraucher, Art. 30 HMG.
- Ergänzend zum HMG findet das *Betäubungsmittelgesetz* (BetmG) Anwendung, soweit die Betäubungsmittel als Heilmittel verwendet werden und das Heilmittelgesetz keine oder eine weniger weitgehende Regelung trifft, Art. 2 BetmG.
- Das *Transplantationsgesetz* bestimmt, unter welchen Voraussetzungen Organe, Gewebe oder Zellen zu Transplantationszwecken entnommen und verwendet werden dürfen. Es enthält zudem Ausführungen zum Hirntod, wobei der Bundesrat zuständig ist, Vorschriften über die Feststellung des Todes festzulegen. Das Gesetz regelt weiterhin das Verbot, für die Organspende einen Gewinn oder sonstigen Vorteil zu gewähren etc. sowie mit menschlichen Organen in der Schweiz

oder von der Schweiz aus zu handeln. Bei der postmortalen Organspende gilt die erweiterte Zustimmungslösung, § 8 Transplantationsgesetz. Die Lebendspende ist nicht an eine Spende für nahe Angehörige geknüpft, Art. 12 ff. Transplantationsgesetz.

2.1.4 Strafrecht

Das deutsche und auch das schweizerische Kernstrafrecht (Strafgesetzbuch, StGB) bedrohen medizinisches bzw. ärztliches Fehlverhalten unter bestimmten Voraussetzungen mit Strafe. Das Nebenstrafrecht, das sich aus vielen Spezialgesetzen zusammensetzt, wie z. B. dem Transplantationsrecht, dem Bereich der Fortpflanzungsmedizin oder auch dem Betäubungsmittelrecht, ahndet auch Verstöße von medizinisch tätigen Personen mit Strafe. Weniger gravierende Fälle werden in Deutschland als Ordnungswidrigkeit geahndet, in der Schweiz sind vergleichbare Delikte oftmals als Übertretung oder über das Verwaltungsstrafrecht geregelt. Anders als beipielsweise Österreich kennen Deutschland und die Schweiz keinen Sonderstraftatbestand der eigenmächtigen und fehlerhaften Heilbehandlung. Vielmehr sind dafür die allgemeinen Körperverletzungs- und Tötungsdelikte heranzuziehen.
Im Medizinstrafrecht können namentlich folgende Tatbestände des Kernstrafrechts relevant werden: vorsätzliche bzw. fahrlässige Körperverletzung und Tötung inklusive Tötung auf Verlangen, Schwangerschaftsabbruch, unterlassene Hilfeleistung bzw. Unterlassen der Nothilfe, Ausstellen unrichtiger Gesundheitszeugnisse, Störung der Totenruhe bzw. des Totenfriedens, Betrug, Untreue, Bestechungsdelikte, Verstöße gegen das Betäubungsmittelrecht, gegen das Arzneimittel- und das Medizinprodukterecht, gegen das Transplantationsgesetz und Transfusionsrecht (s. **Tab. 2-1**).
Die Gerichte, welche diese Tatbestände im Medizinstrafrecht anwenden, berücksichtigen bei deren Auslegung die Besonderheit der medizinischen bzw. ärztlichen Tätigkeit. Dies zeigt sich z. B. bei der Interpretation der einzuhaltenden Sorgfaltspflichten im Rahmen einer medizinischen Behandlung, der Arbeitsteilung, dem Umgang mit Geräten etc.

2.1.5 Beweislast

Werden Ansprüche geltend gemacht, so ist im Medizinrecht für einen allfälligen Prozessausgang die Beweislast von erheblicher Bedeutung. Hierbei ist zu unterscheiden: Die Feststellungslast bestimmt, wer das Risiko der Nichterweislichkeit einer Beweisbehauptung trägt, die Beweisführungslast, wem es obliegt, Beweis für die Behauptung anzubieten. Im streitigen Zivilprozess trägt grundsätzlich derjenige die Beweislast für die Tatsachen, die zum Tatbestand einer ihm günstigen Rechtsnorm gehören, z. B. muss der Patient das Bestehen des Behandlungsvertrages beweisen. Der Anspruchsgegner muss dagegen behaupten und beweisen, dass ihm etwaige Gegenrechte oder Einwände (z. B. die vertragsgemäße Erfüllung und das Vorliegen der wirksamen Einwilligung erfolgen durch den Arzt) zustehen. Von einer Beweislastumkehr spricht man, wenn nicht der Anspruchsinhaber die Voraussetzungen seines Anspruchs beweisen muss, sondern der Gegner deren Fehlen. Dies gilt beispielsweise hinsichtlich des Ursachenzusammenhangs zwischen ärztlichem Fehler und Gesundheitsschaden, wenn die Unterlassung einer aus medizinischer Sicht gebotenen Befunderhebung einen groben ärztlichen Fehler darstellt.
Im Verwaltungsprozess und auch im Strafverfahren gilt i. d. R. der Amtsermittlungsgrundsatz. Hier gewinnt die Feststellungslast besondere Bedeutung. Im Strafrecht trägt sie der Staat, es gilt der Grundsatz «In dubio pro reo», d. h. im Zweifel für den Angeklagten.

2.1.6 Rechtsweg

a) Rechtslage Deutschland

Je nach Rechtsgebiet bestehen für geltend zu machende Ansprüche unterschiedliche Rechtswege: In Deutschland gehören vor die ordentlichen Gerichte die bürgerlichen Rechtsstreitigkeiten, die Familiensachen und die Angelegenheiten der freiwilligen Gerichtsbarkeit (Zivilsachen) sowie grundsätzlich die Strafsachen. Der Verwaltungsrechtsweg ist in allen öffentlich-rechtlichen Streitigkeiten nichtverfassungsrechtlicher Art gegeben, soweit die Streitigkeiten nicht durch Bundesgesetz einem anderen Gericht ausdrücklich zugewiesen sind, § 40 Verwaltungsgerichtsordnung (VwGO). Dies ist z. B. bei den Sozialgerichten der Fall. Die Regelungen im Sozialgesetzbuch (SGB) sind ebenfalls Teil des öffentlichen Rechtes. Insbesondere das SGB V regelt das System der gesetzlichen Krankenversicherung in Deutschland, aber auch Grenzen der Leistungspflicht von Krankenkassen, Mitwirkungsrechte und Mitwirkungspflichten von Patienten und Kontrollmöglichkeiten, z. B. über den Medizinischen Dienst der Krankenkassen (MDK).
Der Instanzenzug ist i. d. R. mehrstufig, d. h. es besteht grundsätzlich die Möglichkeit, die getroffene Entscheidung durch ein Gericht höherer Instanz überprüfen zu lassen. Rechtsmittel sind im deut-

Tabelle 2-1: Strafrechtsrelevante Normen mit Bezug auf das Medizinrecht

	Deutsches Strafgesetzbuch	Schweizer Strafgesetzbuch
vorsätzliche bzw. fahrlässige Körperverletzung	§§ 223, 229 StGB	Art. 123, 125 StGB sowie Art. 126 StGB, Tätlichkeit
vorsätzliche bzw. fahrlässige Tötung	§ 212 ff., 222 StGB inklusive Tötung auf Verlangen, § 216 StGB	bzw. Art. 111 ff., Art. 117 StGB, inklusive Tötung auf Verlangen, Art. 114 StGB
Schwangerschaftsabbruch	§§ 218 ff. StGB	Art. 118 ff. StGB
unterlassene Hilfe	unterlassene Hilfeleistung, § 323c StGB	Unterlassung der Nothilfe, Art. 128 StGB
Gesundheitszeugnisse	Ausstellen unrichtiger Gesundheitszeugnisse, § 278 StGB	falsches ärztliches Zeugnis, Art. 318 StGB
Totenruhe	Störung der Totenruhe, § 168 StGB	Störung des Totenfriedens, Art. 262 StGB
Betrug	§ 263 StGB	Art. 146 StGB
Veruntreuung	Untreue, § 266 StGB	Art. 138 Veruntreuung, ungetreue Geschäftsbesorgung, Art. 158 StGB
Bestechungsdelikte	§§ 331 ff. StGB	Art. 322ter ff. StGB
Verstöße gegen das Betäubungsmittelrecht	§§ 29, 30 BtmG	Art. 19 ff. BetmG
Verstöße gegen das Arzneimittel- und das Medizinprodukterecht	§§ 95 ff. AMG, §§ 40 ff. MPG	Art. 86 ff. HMG
Verstöße gegen das Transplantations- und Transfusionsrecht	§§ 18 ff. TPG, §§ 31 f. TFG	Art. 69 ff. Transplantationsgesetz

schen Recht Berufung, Revision und Beschwerde. Grundrechtsverletzungen durch letztinstanzliche Urteile können mittels Verfassungsbeschwerde zum Bundesverfassungsgericht geltend gemacht werden. Der Weg zu den allgemeinen Verwaltungs- oder auch Sozialgerichten setzt vielfach ein verwaltungsinternes Vorverfahren voraus, ein sogenanntes Widerspruchsverfahren, in dem die Wirksamkeit eines Verwaltungsaktes überprüft wird.

Für Streitigkeiten im *Zivilrecht* ist i. d. R. das Amtsgericht (AG) erste Instanz, wenn der Streitwert 5000 Euro nicht überschreitet, § 23 Abs. 1 Gerichtsverfassungsgesetz (GVG). Berufungsinstanz ist grundsätzlich das Landgericht (LG), § 72 GVG, zum Teil auch das Oberlandesgericht (OLG). Liegt der Streitwert über 5000 Euro, so ist regelmäßig das LG erste Instanz, Berufungsinstanz ist dann das Oberlandesgericht (OLG). Die Revisionsinstanz ist der Bundesgerichtshof (BGH). In Familien-, Kindschafts- und Betreuungssachen ist das AG erste Instanz, Berufungsinstanz das OLG und Revisionsinstanz der BGH.

Findet das *Strafverfahren* vor dem AG statt, d. h. dem Strafrichter oder dem Schöffengericht, § 24 f. GVG, so ist das LG Berufungsinstanz, § 74 Abs. 3 GVG, und Revisionsinstanz ist das OLG, § 121 GVG. Ist jedoch das LG erstinstanzlich zuständig, § 74 GVG, besteht nur die Revisionsmöglichkeit zum BGH, § 135 GVG.

Besteht die Zuständigkeit der Verwaltungsgerichte ist der Instanzenzug: Verwaltungsgericht, Oberverwaltungsgericht (OVG) bzw. Verwaltungsgerichtshof (VGH) und Bundesverwaltungsgericht (BVerwG). Ähnliches gilt für die Sozialgerichte: Sozialgericht (SG), Landessozialgericht (LSG) und Bundessozialgericht (BSG).

b) Rechtslage Schweiz

In der Schweiz findet sich ebenfalls eine Aufteilung des Rechtswegs. Die zum 1.1.2011 in Kraft getretene eidgenössische *Zivilprozessordnung* (ZPO) regelt unter anderem das Verfahren vor den kantonalen Instanzen für streitige Zivilsachen, gerichtliche Anordnungen der freiwilligen Gerichtsbarkeit, gerichtliche Angelegenheiten des Schuldbetreibungs- und Konkursrechts und die Schiedsgerichtsbarkeit, Art. 1 ZPO. Die Organisation der Gerichte und der Schlichtungsbehörden ist grundsätzlich Sache der Kantone. Sie können auch ein Gericht bezeichnen, welches als einzige kantonale Instanz für Streitigkeiten aus Zusatzversicherungen zur sozialen Krankenversicherung nach dem KVG zuständig ist, Art. 7 ZPO.

Die *Verwaltungsgerichte* nehmen die richterliche Kontrolle über hoheitliche Akte wahr. Nach Maßgabe der jeweiligen kantonalen Bestimmungen bzw. Bundesgesetze können Verfügungen, aber auch Gesetze, Verordnungen oder schlichtes Verwaltungshandeln verwaltungsgerichtlich überprüft werden. In allen Kantonen und auf der Ebene des Bundes sind Verwaltungsgerichte eingerichtet. Bisweilen setzt die Anrufung eines Verwaltungsgerichts das vorherige Durchlaufen eines verwaltungsinternen Beschwerdeverfahrens voraus.

Dem Bundesverwaltungsgericht (BVGer) obliegt die Beurteilung der Rechtmäßigkeit von Verfügungen aus dem Zuständigkeitsbereich der Bundesverwaltung. Das Gericht behandelt auch Beschwerden gegen bestimmte Beschlüsse der Kantonsregierungen, wie etwa im Bereich der Krankenversicherung. In etlichen Gebieten ist das BVGer Vorinstanz des Bundesgerichts. In diesen Fällen kann dort Beschwerde in öffentlich-rechtlichen Angelegenheiten oder Beschwerde in Zivilsachen erhoben werden. Ob dies in einem bestimmten Sachgebiet möglich ist, bestimmt sich nach Art. 82 ff. bzw. Art. 72 f. des Bundesgesetzes über das Bundesgericht (BGG). Bei sozialversicherungsrechtlichen Streitigkeiten führt der ordentliche Rechtsweg – seit dem Inkrafttreten des Bundesgerichtsgesetzes (BGG) über die Beschwerde in öffentlich-rechtlichen Angelegenheiten – zum Bundesgericht als letzte Instanz.

Seit dem 1.1.2011 bestimmt sich der *Strafprozess* einheitlich nach der eidgenössischen Strafprozessordnung, welche die kantonalen Strafprozessordnungen ablöste. Gerichtliche Befugnisse im Strafverfahren haben das Zwangsmaßnahmengericht, das erstinstanzliche Gericht, die Beschwerdeinstanz und das Berufungsgericht, wobei den Kantonen weitgehend die Gerichtsorganisation obliegt. Mit der Strafrechtsbeschwerde steht zudem der Gang ans Bundesgericht offen, Art. 78 BGG.

Bei medizinischen Zwischenfällen kann der Patient sich zudem außergerichtlich an die Gutachterstelle der FMH wenden.

2.2 Entwicklungsstadien des Menschen bzw. sein Lebensalter und deren Bedeutung im Medizinrecht

Zahlreiche rechtliche Vorgaben, nicht nur im eigentlichen Medizinrecht, erlangen ihre Bedeutung in Abhängigkeit vom biologischen Entwicklungsstadium bzw. dem Lebensalter des Menschen. Die **Tabellen 2-2** und **2-3** sollen hierzu Hinweise für die in den nachfolgenden Kapiteln besprochenen Fragen geben.

Tabelle 2-2: Entwicklungsstufen bzw. Lebensalter und ihre Bedeutung im Medizinrecht – deutsche Rechtslage

Entwicklungsstadium	Bedeutung
Eizelle und Spermien	Embryonenschutzgesetz (ESchG): u. a Verbot von Eizellspende; Verbot künstlicher Befruchtung a) zu anderem Zweck als Herbeiführung einer Schwangerschaft, b) von mehr als drei Eizellen in einem Zyklus, c) von mehr Eizellen als innerhalb eines Zyklus übertragen werden sollen.
embryonale Stammzellen in vitro	StZG: Einschränkung des Imports und der Forschung an totipotenten Zellen ESchG: Verbot missbräuchlicher Verwendung, Klonverbot etc. Präimplantationsdiagnostik (PID) von der Rechtsprechung zugelassen (BGH Urt. v. 6.7.2010), strittig.
befruchtete Eizelle in vivo vor Nidation (Implantation, Einnistung)	intrakorporal: kein spezieller Schutz, zulässig: Verhütungsmethoden, wie z. B. Spirale, IUP, Pille zur Verhinderung der Nidation
Embryo ab Nidation	strafrechtlicher Schutz des Embryo/Fötus vor vorsätzlichem Abbruch gemäß §§ 218 ff. StGB und dem Schwangerschaftskonfliktgesetz (SchKG) bis Einsetzen der Eröffnungswehen bzw. Eröffnen der Bauchdecke zum Zwecke der Sectio; kein Schutz von Embryo bzw. Fötus vor fahrlässigem Abbruch bzw. vorsätzlicher oder fahrlässiger intrauteriner Körperverletzung
Forschung an Embryonen und Föten aus Schwangerschaftsabbrüchen	Einverständnis der (zuvor) Schwangeren erforderlich, Analogie zu § 4a TPG
bis zur 12. SSW (nach Nidation)	§ 218a Abs. 1 StGB, § 2 SchKG: Beratungsregelung, straffreier, aber nicht rechtmäßiger Schwangerschaftsabbruch mit Einwilligung der Schwangeren möglich § 218a Abs. 3 StGB, § 2a SchKG: kriminologische Indikation, rechtmäßiger Abbruch mit Einwilligung der Schwangeren bis zur 12. SSW möglich

Entwicklungsstadium	Bedeutung
nach der 12. SSW (ab Nidation)	§ 218 Abs. 2 StGB, § 2a SchKG, § 15 GenDG: medizinisch-soziale Indikation, Schwangerschaftsabbruch aus (schwerwiegenden) medizinischen Gründen; Pränataldiagnostik (PND) § 15 GenDG, auch Spätabbruch (ethisch str.)
ab Eröffnungswehen (Geburtsbeginn), bei Schnittentbindung ab Eröffnen der Bauchdecke	Schutz des Kindes durch die Delikte zum Schutz von Leib und Leben, Körperverletzungs- und Tötungsdelikte des StGB (vorsätzliche und fahrlässige Körperverletzung, fahrlässige Tötung, Totschlag, Mord)
mit Vollendung der Geburt	Beginn der zivilrechtlichen Rechtsfähigkeit, § 1 BGB Vor Geburt wird unter dem Vorbehalt, dass der nasciturus lebend geboren wird, Teilrechtsfähigkeit in dem Sinne anerkannt, dass das Kind deliktische Ansprüche nach §§ 823 ff. BGB erwerben kann und in den Schutzbereich von Verträgen einbezogen wird, die Schutzwirkung für Dritte entfalten, z. B. einen Behandlungsvertrag zwischen Mutter und Arzt (str.).
0.–7. Lebensjahr (Lj)	Geschäftsunfähigkeit, § 104 BGB
7.–18. Lj	beschränkte Geschäftsfähigkeit, § 106 BGB
ab ca. 13. Lj	graduell anwachsende Urteils- und Einsichtsfähigkeit, damit auch Einwilligungsfähigkeit in einen ärztlichen Eingriff (je nach Schwere des Eingriffs)
ab 14. Lj	Religionsmündigkeit, § 5 Gesetz über die religiöse Kindererziehung (KErzG)
	strafrechtliche Schuldfähigkeit, § 19 StGB
ab 14., aber noch nicht 18. Lj	Jugendlicher, § 1 Jugendgerichtsgesetz (JGG)
ab 15. Lj	Handlungsfähigkeit im Sinne der Sozialversicherung, § 36 Sozialgesetzbuch I (SGB I)
ab 16. Lj	Testierfähigkeit, d. h. Fähigkeit, ein eigenes rechtsverbindliches Testament zu errichten, § 2229 Abs. 1 BGB
	Ehemündigkeit, wenn Partner bereits das 18. Lj vollendet hat, sonst ab 18 Lj, § 1303 BGB
ab 18. Lj	Geschäftsfähigkeit, § 2 BGB Ausnahme: Geschäftsunfähig ist, wer sich in einem die freie Willensbildung ausschließenden Zustande krankhafter Störung der Geistestätigkeit befindet, sofern nicht der Zustand seiner Natur nach ein vorübergehender ist (§ 104 BGB). Betreuung, § 1896 ff. BGB, wenn Volljähriger aufgrund einer psychischen Krankheit oder einer körperlichen, geistigen oder seelischen Behinderung seine Angelegenheiten ganz oder teilweise nicht besorgen kann.
ab 18. Lj	Fähigkeit, Lebenspartnerschaft einzugehen (LPartG)
ab 18., aber noch nicht 21. Lj	Heranwachsender, § 1 JGG

Tabelle 2-3: Entwicklungsstufen bzw. Lebensalter und ihre Bedeutung im Medizinrecht– Schweizer Rechtslage

Entwicklungsstadium	Bedeutung
Eizelle und Spermien	Fortpflanzungsmedizingesetz (FMedG): u. a Verbot der Leihmutterschaft sowie der Ei- und Embryonenspende; Verbot der Befruchtung außerhalb des Mutterleibes: a) zu anderem Zweck als Herbeiführung einer Schwangerschaft, b) von mehr als drei Eizellen in einem Zyklus, c) von mehr Eizellen als innerhalb eines Zyklus übertragen werden sollen. Die PID ist in der Schweiz derzeit nicht erlaubt, das Verbot soll aber durch eine Gesetzesänderung gelockert werden.
embryonale Stammzellen in vitro	Stammzellenforschungsgesetz, StFG: Einschränkungen der Erzeugung, des Imports und der Forschung an Embryonen, Erzeugung menschlicher Embryonen zu Forschungszwecken ist verboten, vgl. auch Art. 18 BMK. Künftiges Recht: Entwurf zur Änderung der BV, neu Art. 5a FMedG, PID soll unter engen Voraussetzungen erlaubt werden.

Entwicklungsstadium	Bedeutung
befruchtete Eizelle in vivo vor Nidation (Implantation, Einnistung)	intrakorporal: kein spezieller Schutz, zulässig: Verhütungsmethoden, wie z. B. Spirale, IUP, Pille zur Verhinderung der Nidation
Embryo ab Nidation	strafrechtlicher Schutz des Embryos vor einem vorsätzlichen Schwangerschaftsabbruch gemäß Art. 118 StGB bis Einsetzen der Eröffnungswehen bzw. Eröffnen der Bauchdecke zum Zwecke der Sectio; kein Schutz von Embryo bzw. Fötus vor fahrlässigem Abbruch bzw. vorsätzlicher oder fahrlässiger intrauteriner Körperverletzung
Forschung an Embryonen und Föten aus Schwangerschaftsabbrüchen	künftig: Humanforschungsgesetz (HFG), Art. 38f. u.a nur mit Einwilligung der (zuvor) Schwangeren, bei Spontanaborten/Totgeburten des Paares
bis zur 12. SSW (seit Beginn der letzten Periode)	Art. 119 Abs. 2 StGB: straffreier Schwangerschaftsabbruch bei schriftlicher Geltendmachung von Notlage durch Schwangere und Beratung
nach der 12. SSW (seit Beginn der letzten Periode)	Art. 119 Abs. 1 StGB: Schwangerschaftsabbruch nur mit medizinischer Indikation möglich, Gefahr einer schwerwiegenden körperlichen Schädigung oder einer schweren seelischen Notlage der Schwangeren nötig; dann auch Spätabbruch möglich (ethisch str.)
ab Eröffnungswehen (Geburtsbeginn), bei Schnittentbindung ab Eröffnen der Bauchdecke	Schutz des Kindes durch die Delikte zum Schutz von Leib und Leben, Körperverletzungs- und Tötungsdelikte des StGB (vorsätzliche und fahrlässige Körperverletzung, fahrlässige Tötung, Totschlag, Mord)
mit Vollendung der Geburt	Beginn der zivilrechtlichen Rechtsfähigkeit; vor der Geburt ist das Kind unter dem Vorbehalt rechtsfähig, dass es lebendig geboren wird, Art. 31 ZGB.
	Handlungsunfähig sind die Personen, die nicht urteilsfähig, oder die unmündig oder entmündigt sind Art. 17 ZGB. Urteilsfähig im Sinne des ZGB ist ein jeder, dem nicht wegen seines Kindesalters oder infolge von Geisteskrankheit, Geistesschwäche, Trunkenheit oder ähnlichen Zuständen die Fähigkeit mangelt, vernunftgemäß zu handeln, Art. 16 ZGB. Urteilsfähige Unmündige sind beschränkt handlungsfähig, Art. 19 ZGB.
ab 10. Lj	strafrechtliche Schuldfähigkeit, Art. 3 JStG
ab 10. Lj bis 18. Lj	Geltung Jugendstrafrecht
ab ca. 12., 13. Lj	graduell anwachsende Urteils- und Einsichtsfähigkeit, damit auch Einwilligungsfähigkeit in einen ärztlichen Eingriff (je nach Schwere des Eingriffs), Art. 6 Biomedizinkonvention (BMK)
ab 16. Lj	Religionsmündigkeit, Art. 303 ZGB
ab 18. Lj	Mündigkeit, Art. 14 ZGB Handlungsfähigkeit, soweit Mündigkeit und Urteilsfähigkeit, Art. 13 ZGB. Ausnahme: bei verminderter Urteilsfähigkeit kann dem Mündigen, sofern nötig, ein Beistand bestellt werden, Art. 392ff. ZGB. Wenn Urteilsfähigkeit, dann auch Ehefähigkeit, Art. 94 ZGB, bzw. Fähigkeit, gleichgeschlechtliche Partnerschaft einzugehen, Art. 3 PartG.

2.3 Das Arzt-Patienten-Verhältnis

2.3.1 Behandlungsvertrag – Rechtslage Deutschland

a) Rechtsbeziehungen

Die ärztliche Behandlung wird i.d.R. aufgrund eines medizinischen Behandlungsvertrages, d.h. eines privatrechtlichen Vertrages mit dem Patienten, erbracht. Privatrechtlicher Natur ist auch die Tätigkeit der Vertragsärzte im Verhältnis zu den Kassenpatienten.

Der Behandlungsvertrag besteht mit einem frei praktizierenden Arzt, sei es, dass er alleine oder in einer Praxisgemeinschaft tätig ist, bei ärztlicher Gemeinschaftspraxis aber mit all ihren angehörenden Ärzten. Im ersten Fall haftet der jeweilige Arzt für seine Pflichtverletzungen, im letzten Fall führt die

Verletzung des Arztvertrags durch nur einen Arzt zu einer gesamtschuldnerischen Haftung aller beteiligten Ärzte. Zugelassen ist, dass die besondere Rechtsform einer Partnerschaft nach dem Partnerschaftsgesellschaftsgesetz (PartGG) gewählt ist. Möglich ist aber auch der Zusammenschluss zu einer GmbH.

Ambulante Versorgung: Die Ausübung ambulanter ärztlicher Tätigkeit außerhalb des Krankenhauses ist grundsätzlich an die Niederlassung in einer eigenen Praxis gebunden, § 17 Abs. 1 (Muster-)Berufsordnung für die deutschen Ärztinnen und Ärzte (MBO-Ä 1997, Stand 2006). Dadurch wird nicht ausgeschlossen, dass mehrere Ärzte ihren Beruf gemeinsam ausüben, § 18 MBO-Ä. Als Inhaber einer eigenen Praxis beschäftigt der Arzt i. d. R. Arbeitnehmer, z. B. Arzthelfer/innen und Angehörige anderer Heilberufe einschließlich der zu ihrer Berufsbildung Beschäftigten. Die arbeitsvertragliche Beschäftigung von Ärzten in der freien Arztpraxis ist der Ärztekammer anzuzeigen, § 19 Abs. 1 S. 3 MBO-Ä, und bedarf bei einer kassenärztlichen Tätigkeit der Genehmigung des Zulassungsausschusses der kassenärztlichen Vereinigung, § 32b Abs. 2 Ärzte-Zulassungsverordnung (Ärzte-ZV).

Stationäre Versorgung: Die stationäre Versorgung im Gesundheitswesen wird durch Krankenhäuser erbracht. Dies sind Einrichtungen, in denen durch ärztliche und pflegerische Hilfeleistungen Krankheiten, Leiden und Körperschäden festgestellt, geheilt oder gelindert werden sollen oder Geburtshilfe geleistet wird, und in denen die zu versorgenden Personen untergebracht und verpflegt werden können, § 2 Krankenhausfinanzierungsgesetz (KHG). Krankenhäuser werden in öffentlich-rechtlicher oder privatrechtlicher Form betrieben. Unabhängig davon wird ein Vertrag mit dem Krankenhausträger abgeschlossen, der bei stationärer Behandlung ein Krankenhausaufnahmevertrag ist. Üblich sind sogenannte gespaltene Krankenhausaufnahmeverträge. Bei diesen ist der Krankenhausträger Vertragspartner für Unterkunft, Pflege, Betreuung, medizinische Grundversorgung etc. Zusätzlich wird ein spezieller Arzt-Patienten-Vertrag mit dem liquidationsberechtigten Chefarzt bzw. Belegarzt abgeschlossen. Möglich ist aber auch ein sogenannter totaler Krankenhausaufnahmevertrag mit Arztzusatzvertrag. Hierbei ist der Krankenhausträger Vertragspartner, der liquidationsberechtigte Arzt verpflichtet sich zudem in einem speziellen Vertrag zur persönlichen Behandlung des Patienten. Die Tätigkeiten der öffentlichen Hand im Bereich des Gesundheitswesens sind überwiegend privatrechtlicher Natur. Das gilt unter anderem für die ärztliche Behandlung. Sie zählt auch dann zu den privatrechtlichen Tätigkeiten, wenn sie im Krankenhaus vorgenommen wird und das Krankenhaus in öffentlich-rechtlicher Trägerschaft steht.

Hoheitliche (öffentlich-rechtliche) Sonderbeziehungen: Amtsärzte sowie weitere Bedienstete der Gesundheitsämter sind in Ausübung ihrer Aufgaben des öffentlichen Gesundheitsdienstes hoheitlich tätig. Die gutachtliche Stellungnahme des Medizinischen Dienstes der Krankenversicherung, § 275 SGB V, geschieht in Ausübung eines öffentlichen Amtes. Es kommt nicht darauf an, ob der Medizinische Dienst (MD), für den der Arzt tätig ist, der die Stellungnahme abgibt, öffentlich-rechtlich oder privatrechtlich organisiert ist. Dem öffentlichen Recht zuzuschreiben ist weiterhin die Tätigkeit der Vertrauensärzte der Sozialversicherungsträger. Hoheitlicher Natur sind auch ärztliche Zwangsbehandlungen. Die Behandlung eines Patienten in der geschlossenen Abteilung eines psychiatrischen Landeskrankenhauses, selbst wenn sie mit dessen Einverständnis erfolgte, ist ebenso öffentlich-rechtlicher Natur (BGH BGHZ 38, 49). Der Notarzteinsatz im Rahmen des öffentlich-rechtlich organisierten Rettungsdienstes ist dem öffentlichen Recht zuzuordnen, mit der Folge, dass Behandlungsfehler im Rahmen eines Rettungsdiensteinsatzes nach Amtshaftungsgrundsätzen, § 839 BGB, Art. 34 GG, zu beurteilen sind. Hiervon ist der allgemeine (vertrags- bzw. kassen-)ärztliche Notfalldienst zu unterscheiden, der die ambulante ärztliche Versorgung bei dringenden Behandlungsfällen dann sicherstellt, wenn die in freier Praxis niedergelassenen Ärzte üblicherweise keine Sprechstunden abhalten, § 75 SGB V. Allfällige Schadenersatzansprüche des Patienten richten sich hier nach dem Privatrecht (BGH NJW 2009, 1740).

b) Patientenseite

Bezüglich dem Vertragspartner ist aufseiten des Patienten zwischen Privatpatient und den zahlenmäßig überwiegenden Kassenpatienten zu unterscheiden, die als Mitglieder einer Krankenkasse der Versicherungspflicht der gesetzlichen Versicherung unterliegen (vgl. §§ 5 ff. SGB V). Die Krankenkassen stehen in Vertragsbeziehung zu den Kassenärztlichen Vereinigungen, bei denen die zur vertragsärztlichen Versorgung zugelassenen Ärzte Mitglieder sind. Grundsätzlich ist der Patient in der Lage, selbst Verträge abzuschließen. Etwas anderes gilt, wenn der Patient in der Geschäftsfähigkeit eingeschränkt ist. Dies ist bei Kindern und Jugendlichen der Fall, die noch nicht geschäftsfähig sind, §§ 104 Nr. 1, 106 ff. BGB. Der Minderjährige wird in diesen

Fällen durch die Eltern, §§ 1626 f., 1629 BGB, bzw. dem personensorgeberechtigten Elternteil vertreten. Er erhält einen Vormund, wenn er nicht unter elterlicher Sorge steht oder wenn die Eltern weder in den die Person noch in den das Vermögen betreffenden Angelegenheiten zur Vertretung des Minderjährigen berechtigt sind, §§ 1773, 1800 BGB. Die sorgeberechtigten Personen sind verpflichtet, Entscheidungen zu treffen, die das körperliche, geistige und seelische Wohl nicht gefährden, § 1666 BGB. Der über die Familie in der gesetzlichen Krankenversicherung mitversicherte Minderjährige hat jedoch gemäß § 10 SGB V einen eigenen Leistungsanspruch, den er mit Vollendung des 15. Lebensjahres selbstständig geltend machen kann, § 36 SGB I. Darüber hinaus kann der Minderjährige im Rahmen der partiellen Geschäftsfähigkeit nach den §§ 112, 113 BGB auch selbstständige Arztverträge abschließen. Anderenfalls benötigt er die Genehmigung des gesetzlichen Vertreters nach § 108 BGB. Geschäftsunfähigkeit liegt bei erwachsenen Personen vor, die aufgrund psychischer Beeinträchtigungen nie Geschäftsfähigkeit erlangt hatten oder aufgrund der Krankheit, z. B. Demenz, wieder verloren haben, § 104 Nr. 2 BGB. Zudem kann ein Volljähriger aufgrund einer psychischen Krankheit oder einer körperlichen, geistigen oder seelischen Behinderung gehindert sein, seine Angelegenheiten ganz oder teilweise zu besorgen. In diesem Fall wird ein Betreuer bestellt, er vertritt den Betreuten und richtet die Entscheidungen am Wohl des Betreuten aus, § 1902 BGB. Bei ärztlichen Maßnahmen sind die Einschränkungen von § 1904 BGB zu beachten. Im Notfall, z. B. bei einem bewusstlosen Patienten, kommt allein durch die unmittelbar vorgenommene ärztliche Behandlung kein Arztvertrag zustande. Vielmehr handelt der Arzt zunächst aufgrund Geschäftsführung ohne Auftrag, §§ 677 ff. BGB.

c) Rechtsqualität des Behandlungsvertrags

Der medizinische Behandlungsvertrag stellt nicht nur im ambulanten, sondern auch im stationären Bereich die Rechtsgrundlage für die ärztliche Behandlung dar. Der Inhalt des Vertrages wird, neben den Bedürfnissen des einzelnen Patienten und den typischen Merkmalen ärztlicher Behandlung, wesentlich durch den jeweiligen Stand der medizinischen Wissenschaft geprägt. Er verpflichtet den Arzt bzw. Krankenhausträger, den Patienten nach den Regeln der medizinischen Wissenschaft zu untersuchen, behandeln und aufzuklären. Dabei kann die Leistung nur durch einen Arzt erbracht werden, auch wenn der Vertragspartner des Patienten ein Krankenhausträger ist.

Der Arzt-Patienten-Vertrag wird oftmals schriftlich niedergelegt, kann aber auch konkludent zustande kommen, namentlich, wenn der Patient die Sprechstunde aufsucht und der Arzt ohne weitere Formalitäten die Behandlung durchführt. Abgesehen vom Notfall und der Ingerenz, d. h. einem i. d. R. gefährlichen Vorverhalten, das eine besondere Nähebeziehung zum Patienten begründet, besteht grundsätzlich keine Pflicht des Arztes, einen Patienten zur Behandlung aufzunehmen und mit ihm einen entsprechenden Vertrag zu schließen. Dennoch darf der Arzt bei der Ablehnung eines Patienten nicht willkürlich handeln (vgl. beispielsweise § 13 Abs. 7 Bundesmanteltarifvertrag für Ärzte, BMV-Ä, bezogen auf Kassenpatienten).

Der Vertrag zwischen Arzt und Patient ist im Normalfall ein Dienstvertrag nach § 611 BGB. Im Dienstvertragsrecht muss der Schuldner der Dienstleistung, d. h. der Arzt, nicht für den Erfolg der Behandlung garantieren. Erfüllt er alle vertraglichen Pflichten ordnungsgemäß, dann kann er weder straf- noch zivilrechtlich zur Verantwortung gezogen werden, selbst wenn der Patient nicht geheilt wird oder sein Zustand sich aufgrund der Behandlung verschlechtert. Hierbei muss der Arzt den Patienten jedoch rechtzeitig vor dem Eingriff auch über die Möglichkeit des Fehlgehens der Behandlung trotz Einhaltens der Sorgfaltskriterien und über das richtige Verhalten während und nach der Behandlung aufgeklärt haben.

§ 611 BGB Vertragstypische Pflichten beim Dienstvertrag

(1) Durch den Dienstvertrag wird derjenige, welcher Dienste zusagt, zur Leistung der versprochenen Dienste, der andere Teil zur Gewährung der vereinbarten Vergütung verpflichtet.

(2) Gegenstand des Dienstvertrags können Dienste jeder Art sein.

Diese rechtliche Zuordnung gilt auch bei der Durchführung von Operationen, unabhängig davon, dass sie im Regelfall auf einen eindeutigen Erfolg ausgerichtet sind, wie z. B. die Entfernung eines Appendix oder die Durchführung einer kosmetischen Operation, beispielsweise durch Vergrößerung oder Verkleinerung der weiblichen Brust. Nur ausnahmsweise kommt es zu Werkverträgen gemäß § 631 ff. BGB. Entscheidend für die Abgrenzung beider Vertragsarten ist, ob ein (Behandlungs-)Erfolg garantiert werden kann, was im Arztrecht im Normalfall nicht möglich ist. Etwas anders gilt z. B. bei überwiegend technischen Teilen einer Behandlung, beispielsweise beim Anfertigen einer Prothese.

§ 631 BGB Vertragstypische Pflichten beim Werkvertrag

(1) Durch den Werkvertrag wird der Unternehmer zur Herstellung des versprochenen Werkes, der Besteller zur Entrichtung der vereinbarten Vergütung verpflichtet.

(2) Gegenstand des Werkvertrags kann sowohl die Herstellung oder Veränderung einer Sache als auch ein anderer durch Arbeit oder Dienstleistung herbeizuführender Erfolg sein.

Die Vertragspartner haften für ihre Erfüllungsgehilfen, wie z.B. die Arzthelferin, das Pflege- oder auch das von ihnen eingesetzte Laborpersonal.

§ 278 BGB Verantwortlichkeit des Schuldners für Dritte

Der Schuldner hat ein Verschulden seines gesetzlichen Vertreters und der Personen, deren er sich zur Erfüllung seiner Verbindlichkeit bedient, in gleichem Umfang zu vertreten wie eigenes Verschulden. Die Vorschrift des § 276 Abs. 3 findet keine Anwendung.

2.3.2 Rechtsbeziehungen Schweiz

a) Privatarzt – Privatspital

Auch in der Schweiz wird die ärztliche Behandlung i.d.R. aufgrund eines Behandlungsvertrages erbracht. Wie bereits erwähnt, ist zwischen der Behandlung in einem Privatspital bzw. einer Privatpraxis und der Behandlung in einem öffentlich-rechtlichen Spital, z.B. einem Kantonsspital, zu differenzieren.

Der Behandlungsvertrag mit dem Arzt in einer *Privatpraxis* ist grundsätzlich ein einfacher Auftrag, Art. 394–406 OR.

Art. 394 OR Begriff

[1] Durch die Annahme eines Auftrages verpflichtet sich der Beauftragte, die ihm übertragenen Geschäfte (oder Dienste) vertragsgemäß zu besorgen.

[2] Verträge über Arbeitsleistung, die keiner besonderen Vertragsart dieses Gesetzes unterstellt sind, stehen unter den Vorschriften über den Auftrag.

[3] Eine Vergütung ist zu leisten, wenn sie verabredet oder üblich ist.

Bei der Behandlung des Patienten in einem Privatspital ist zwischen dem totalen Spitalaufnahmevertrag und dem gespaltenen Spitalaufnahmevertrag zu trennen. Beim *totalen Spitalaufnahmevertrag* ist das *Spital Vertragspartner* des Patienten, sodass er nur dem Spital gegenüber vertragliche Ansprüche hat. Werden jedoch Behandlungsfehler geltend gemacht, kann der Patient den Arzt direkt aus dem Deliktsrecht belangen, Art. 41 OR.

Art. 41 OR Haftung im Allgemeinen: Voraussetzungen der Haftung

[1] Wer einem andern widerrechtlich Schaden zufügt, sei es mit Absicht, sei es aus Fahrlässigkeit, wird ihm zum Ersatze verpflichtet.

[2] Ebenso ist zum Ersatze verpflichtet, wer einem andern in einer gegen die guten Sitten verstoßenden Weise absichtlich Schaden zufügt.

Bei Schadenersatzansprüchen aus einem gespaltenen Spitalaufnahmevertrag ist vorab zu klären, wer Anspruchsgegner des Patienten ist. Werden sie aus dem Vertrag mit dem Spital geltend gemacht, haftet das Spital, wenn der Schaden durch das medizinische Personal des Spitals verursacht wurde. Daneben kommt eine Haftung des Arztes in Betracht, wenn der Schaden durch eine Hilfsperson des Arztes, Art. 101 OR, oder durch sie und den Arzt verursacht wurde. In diesem Fall haften Arzt und Spital solidarisch. Ist die schädigende Handlung nur dem Arzt zuzurechnen, haftet er für den Schaden allein.

Art. 101 OR Haftung für Hilfspersonen

[1] Wer die Erfüllung einer Schuldpflicht oder die Ausübung eines Rechtes aus einem Schuldverhältnis, wenn auch befugterweise, durch eine Hilfsperson, wie Hausgenossen oder Arbeitnehmer, vornehmen lässt, hat dem andern den Schaden zu ersetzen, den die Hilfsperson in Ausübung ihrer Verrichtungen verursacht.

[2] Diese Haftung kann durch eine zum voraus getroffene Verabredung beschränkt oder aufgehoben werden.

[3] Steht aber der Verzichtende im Dienst des andern oder folgt die Verantwortlichkeit aus dem Betriebe eines obrigkeitlich konzessionierten Gewerbes, so darf die Haftung höchstens für leichtes Verschulden wegbedungen werden.

Da die ärztliche *Behandlung auch im Privatspital* – unabhängig von der gewählten Vertragskonstellation – aufgrund des Auftrages erfolgt, können Abschluss, Inhalt, Rechte und Pflichten aus dem ärztlichen Behandlungsvertrag zusammen besprochen werden.

Der Behandlungsvertrag ist nicht formgebunden und kann auch konkludent geschlossen werden. Bei Notfällen ist der Arzt verpflichtet, mit dem Patienten einen Behandlungsvertrag zu schließen bzw. als Geschäftsführer ohne Auftrag tätig zu werden, Art. 40g MedBG.

b) Patientenseite

Der wirksame Abschluss eines Behandlungsvertrags setzt grundsätzlich voraus, dass der Patient mündig und urteilsfähig ist. Nicht handlungsfähig ist der ur-

teilsunfähige Patient, beschränkt handlungsfähig sind urteilsfähige Unmündige und Entmündigte.
Urteilsunfähig ist, wem «wegen seines Kindesalters oder infolge von Geisteskrankheit, Geistesschwäche, Trunkenheit oder ähnlicher Zustände die Fähigkeit mangelt, vernunftgemäß zu handeln», Art. 16 ZGB. Urteilsunfähige können den Behandlungsvertrag nicht selbst abschließen. Kinder werden regelmäßig im Rahmen der Personensorge durch die Eltern oder die sonstigen gesetzlichen Vertreter vertreten, Art. 304 ZGB. Urteilsunfähige Mündige werden grundsätzlich durch den Vormund vertreten, Art. 407 ZGB. Ist die Urteilsunfähigkeit nur vorübergehend, z. B. nach einem schweren Unfall, und bleibt keine Zeit, die Vormundschaftsbehörde zu informieren, erfolgt die Behandlung über die Regeln der Geschäftsführung ohne Auftrag, Art. 419 ff. OR.
Für urteilsfähige Unmündige oder entmündigten Patienten gilt Art. 19 ZGB:

Art. 19 ZGB Urteilsfähige Unmündige oder Entmündigte
[1] Urteilsfähige unmündige oder entmündigte Personen können sich nur mit Zustimmung ihrer gesetzlichen Vertreter durch ihre Handlungen verpflichten.
[2] Ohne diese Zustimmung vermögen sie Vorteile zu erlangen, die unentgeltlich sind, und Rechte auszuüben, die ihnen um ihrer Persönlichkeit willen zustehen.
[3] Sie werden aus unerlaubten Handlungen schadenersatzpflichtig.

Danach können sie auch ohne Zustimmung ihres gesetzlichen Vertreters unentgeltliche Vorteile erlangen und Rechte ausüben, die ihnen um ihrer Persönlichkeit willen zustehen. Da der Abschluss eines Behandlungsvertrags höchstpersönliche Rechte betrifft, können alltägliche, nicht kostspielige Behandlungen oder solche, die durch die Krankenkasse abgedeckt sind, auch von urteilsfähigen Unmündigen oder Entmündigten vertraglich vereinbart werden. Die Urteilsfähigkeit wird danach bestimmt, ob die Person nach ihrer geistigen und sittlichen Reife die Bedeutung und Tragweite des Eingriffs richtig einschätzen kann. Hierbei gibt es keine starren Altersgrenzen. In der Regel werden Kinder unter zwölf Jahren als Urteilsunfähige betrachtet, zwischen 12 und 16 Jahren kommt es auf die geistige Entwicklung des Kindes und die Schwere des Eingriffs an. Ab dem 16. Lebensjahr wird i. d. R. von der Urteilsfähigkeit ausgegangen werden, wenn keine besonderen Umstände vorliegen, z. B. eine retardierte geistige Entwicklung oder ein besonders schwerer Eingriff.
Das Vormundschaftsrecht ist zurzeit in der Revision und wird voraussichtlich ab 2013 durch das neue Erwachsenenschutzrecht abgelöst. Ein Eckpunkt ist, dass an die Stelle der Vormundschaft künftig die Beistandschaft tritt, wenn eine Person wegen einer geistigen Behinderung, einer psychischen Störung oder eines ähnlichen Schwächezustands ihre Angelegenheiten nicht mehr besorgen kann und die Unterstützung durch das familiäre oder sonstige Umfeld nicht ausreicht. Wird eine Person vorübergehend oder – beispielsweise gegen Ende des Lebens – dauernd urteilsunfähig, so sollen zudem die neu geregelte Patientenverfügung und Vorsorgevollmacht mehr Klarheit schaffen.

c) Öffentliches Spital

Wird die Behandlung in einem öffentlichen Spital durchgeführt, gilt für die *Rechtsbeziehung* zum Spital das *kantonale* Recht. Mit dem behandelnden Arzt entsteht grundsätzlich kein direktes Rechtsverhältnis. Von einem öffentlichen Spital wird gesprochen, wenn es in der Trägerschaft des Gemeinwesens ist und seine Rechtsstellung und Aufgaben durch das öffentliche Recht geregelt sind, da es eine öffentliche Dienstleistung erbringt. Ist das Spital als öffentlich-rechtliche Anstalt organisiert, entsteht mit der Aufnahme des Patienten in das Spital ein öffentlich-rechtliches *Anstaltsverhältnis*. Die Rechte und Pflichten des Arztes, des Pflegepersonals und der Patienten sind durch Gesetz oder Verordnung geregelt. Bei einem längeren Aufenthalt in einem öffentlichen Spital befindet sich der Patient in einem Sonderstatusverhältnis. Hieraus wird insbesondere die der Anstaltsleitung zugeschriebene Disziplinargewalt abgeleitet und die damit verbundene Einschränkung der Freiheitsrechte des Patienten. Dies erscheint im Lichte der Grundrechte der Bundesverfassung, der EMRK und den Gewährleistungen der in der Schweiz geltenden Biomedizinkonvention in dieser Schärfe nicht mehr zeitgemäß. Einschränkungen können nur dann hingenommen werden, wenn sie aus überwiegenden organisatorischen Gründen gerechtfertigt und verhältnismäßig im eigentlichen Sinne sind.
Werden öffentliche Spitäler in privater Rechtsform betrieben, z. B. der einer Stiftung, kommt es zu einem Nebeneinander von öffentlichem und privatem Recht. Das bedeutet: Die Frage des «*Ob*», d. h. die Grundfragen des Rechtsverhältnisses, wie z. B. die Aufnahme in das Spital, ist auch dann dem öffentlichen Recht unterworfen, wenn sich das Gemeinwesen für die *Ausgestaltung* des Benutzungsverhältnisses privater Rechtsformen bedient, also die Frage des «*Wie*» privatrechtlich geregelt hat (str.).

2.3.3 Gespaltenes Rechtsverhältnis

Erlaubt der Spitalträger angestellten Ärzten, wie z.B. Chefärzten, neben ihrer amtlichen Tätigkeit am Spital in einem bestimmten Umfang einer *privatärztlichen Tätigkeit* nachzugehen und dabei die Infrastruktur des Spitals zu nutzen, entsteht zum Patienten i.d.R. ein gespaltenes Rechtsverhältnis. Der zwischen Arzt und Patient geschlossene Behandlungsvertrag untersteht dem Privatrecht. Zum Spital steht der Patient in einem öffentlichen Rechtsverhältnis, z.B. in Bezug auf Unterkunft, Verpflegung und Pflege. Strittig ist, nach welchen Regeln sich dann die Haftung des Arztes wegen fehlerhafter Behandlung bemisst. Nach der Rechtspraxis können die kantonalen Spitäler wählen, ob sie die öffentlich-rechtlich angestellten Chefärzte auch für ihre privatrechtliche Tätigkeit der kantonalen Haftungsregelung unterstellen. Wenn sie das nicht tun, haften die Chefärzte nach Privatrecht, Art. 41 ff., 97 ff. OR (s. **Abb. 2-1**).

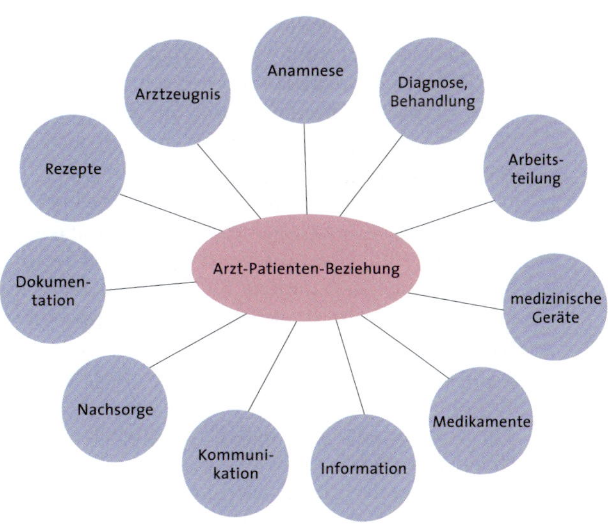

Abbildung 2-1: Pflichtenkreise und Inhalt des Behandlungsvertrages

Sowohl in Deutschland wie auch der Schweiz werden die Hauptpflichten aus dem Behandlungsvertrag, namentlich die Diagnose zu stellen, zu behandeln sowie aufzuklären, durch eine Vielzahl von Einzelpflichten konkretisiert.

a) Anamnese

Die Anamnese ist die vom Patienten oder seinen Angehörigen dem Arzt mitgeteilte Vorgeschichte seiner wahrgenommenen Erkrankung (Eigenanamnese). Sie erstreckt sich auf die Medikamentenanamnese, bei unklaren Befunden, Umwelt- und psychosomatischen Krankheiten auch auf die Sozialanamnese. Diese umfasst die nötigen Daten des beruflichen und persönlichen Werdegangs des Patienten sowie dessen Familienstand. Die Eigenanamnese wird ergänzt durch Angaben zu Erkrankungen in der Familie (Familienanamnese). Beides ist Teil der Diagnostik, liefert i.d.R. wesentliche Aussagen für die zu wählende Therapie und ist zugleich grundlegend für den Aufbau der vertrauensvollen Arzt-Patientenbeziehung. Ob im Einzelfall eine Vollanamnese oder nur eine gezielte Teilanamnese erhoben wird, bestimmt sich durch zahlreiche Faktoren. Sie richten sich namentlich nach den Beschwerden, der Erkrankung und dem Zustand des Patienten. Die Anamnese ist im ärztlichen Gespräch zu erheben, die alleinige Verwendung eines Fragebogens, der von den Patienten ohne Gespräch angekreuzt wird, erfüllt nicht die Anforderungen. Ist eine umfassende Anamnese zeitlich nicht durchführbar, kann vorläufig eine Kurzanamnese erstellt werden, bei vitalen Notfällen, die zu sofortigem Handeln zwingen, kann zunächst auf die Anamnese verzichtet werden; sie ist jedoch im Rahmen des Zumutbaren später nachzuholen.

b) Untersuchung

Der Arzt ist weiterhin verpflichtet, den Patienten mithilfe zeitgemäßer Diagnostik zu untersuchen, um den Befund zu ermitteln und zu einer richtigen Diagnose zu gelangen. Die Untersuchung umfasst die unmittelbaren, bezogen auf die Funktionsprüfungen, und die mittelbaren, wie z.B. die chemischen, bakteriologischen, virologischen oder immunologischen Analysen. Voruntersuchungen durch Assistenzärzte, die später durch einen vorgesetzten Arzt mittels weiterer Untersuchungen überprüft werden, sind zulässig. Individuelle ärztliche Behandlungen erfordern i.d.R. einen Patientenkontakt. Die regelmäßige Behandlung allein aufgrund schriftlich, telefonisch oder elektronisch übermittelter Auskünfte ist unstatthaft, vgl. z.B. Art. 7 Abs. 3 Standesordnung FMH (CH), § 7 Abs. 3 MuBO-Ä (D), zur Telemedizin vgl. Art. 33ter Standesordnung FMH.

c) Diagnose

Diagnose ist die Erkennung einer Krankheit. Sie ist eine auf medizinischer Begutachtung beruhende Wertung und unterscheidet sich von der Prognose dadurch, dass Letztere den voraussichtlichen Verlauf einer Krankheit, Erstere aber den mutmaßlichen Ist-Zustand betrifft. Die kausale Diagnose umfasst den eigentlichen Grund der Störung des Wohlbefindens und die Pathogenese, d.h. den Entstehungsmechanismus. Die Differenzialdiagnose wird als Gesamtheit aller Diagnosen verstanden, die alternativ als Erklärung für die erhobenen Symptome (Krankheitszeichen) oder medizinischen Befunde in Betracht kommen. Ergibt die (Differenzial-) Diagnose kein sicheres Ergebnis, muss jedoch mit der Behandlung begonnen werden, wird mit der vermuteten Diagnose, d. h. der Arbeitsdiagnose, gearbeitet. Sie muss im weiteren Behandlungsverlauf überprüft und einem sich verändernden Krankheitsbild angepasst werden. Stellt sie sich als Diagnoseirrtum heraus, ist sie sofort zu korrigieren. Ein Diagnose- und ein Behandlungsfehler liegen aber erst dann vor, wenn sie durch einen Regelverstoß zustande kamen.

Der Arzt muss den Patienten grundsätzlich über die Diagnose informieren. Er ist auch verpflichtet, einen Diagnoseirrtum zu korrigieren und dem Patienten die Neubeurteilung mitzuteilen.

d) Behandlung

Die ärztliche Behandlung muss grundsätzlich indiziert, d. h. angezeigt sein. Die Indikation ist nicht nur Voraussetzung der Behandlung, sondern auch eine Interessenabwägung: Chancen und Risiken des Eingriffs, Erfolgsaussichten, angestrebter Zweck und Nebenfolgen der Behandlung müssen in einem angemessenen Verhältnis sein. Zudem steht die Behandlung unter dem Grundsatz des «nil nocere». Heilbehandlungen sind Behandlungen, die zu Heilzwecken indiziert sind. Es geht darum, Krankheiten, Körperschäden, körperliche Beschwerden oder seelische Störungen zu verhüten, zu erkennen, zu heilen oder zu lindern. Hierunter fallen auch prophylaktische Maßnahmen, wie z. B. eine Impfung. Die Behandlung darf nicht sittenwidrig sein oder gegen das Standesrecht verstoßen. Ist die Behandlung nicht indiziert, ist zu unterscheiden: Zum einen kann eine sonstige Behandlung aus dem Bereich der Wunschmedizin vorliegen, z. B. eine reine Schönheitsoperation, oder eine fremdnützige Blut- oder Lebendorganspende aufseiten des Spenders. Mangels Indikation gelten hier besonders strenge Anforderungen an die Aufklärung. Zum anderen kann aber auch ein Behandlungsfehler vorliegen. Behandlung und Eingriff sind als zwei sich teilweise überschneidende Kreise zu verstehen, wobei der Eingriff in den Körper des Patienten vorgenommen wird, die Behandlung auch alle sonstigen therapeutischen Maßnahmen erfasst.

e) Therapiefreiheit, Methodenfreiheit, Standard

Der Arzt hat kraft seiner Sachkunde das Recht, die von ihm übernommene Behandlung nach der Methode durchzuführen, die er für die erfolgsversprechende hält. Er ist bei der Methodenwahl frei, soweit er zwischen – in Chancen und Risiken – gleichwertigen und anerkannten Methoden wählt, wobei der sicheren Methode der Vorzug einzuräumen ist. Ergibt sich, dass die zunächst angewandte Methode nicht ausreicht, muss sie durch eine effektivere substituiert werden. Gerade bei schweren Erkrankungen ist der Arzt gehalten, auch solche Behandlungsmöglichkeiten mit in seine Überlegungen einzubeziehen, die nicht durchgehend anerkannt sind. Grundsätzlich setzt die Entscheidung des Arztes zugunsten eines medizinischen Verfahrens die Abwägung etlicher prognostisch einzuschätzender Umstände voraus. Die Bedürfnisse des Erkrankten sind ebenso wie die medizinischen Eventualitäten auszuloten. Die Bandbreite von schulmedizinischen bis hin zu alternativen Behandlungsmethoden dispensiert jedoch nicht von den bekannten und medizinisch notwendigen Sicherheitsmaßnahmen. Der ärztliche Beurteilungsspielraum endet aber dort, wo allgemeingültige Bewertungsmaßstäbe und Erkenntnisse nicht beachtet werden.

Im Grundsatz besteht Einigkeit darin, dass die Bandbreite einer sachgerechten Behandlung, d. h. der Lex artis, den jeweiligen medizinischen bzw. ärztlichen Standard zu berücksichtigen hat. Standard wird in diesem Zusammenhang regelmäßig als Zusammenspiel von wissenschaftlichem Erkenntnisstand und anerkannter medizinischer Praxis verstanden, das in einem gewissen Maße vereinheitlicht wurde, z. B. durch Leitlinien oder aber auch durch ständige Übung. Für den Standard gilt grundsätzlich, dass er Anspruch auf Allgemeingültigkeit erhebt. Dennoch sind bei jeder Behandlung die konkreten Umstände zu beachten, die gegebenenfalls ein sachlich begründetes Abweichen vom Standard erfordern. Er kann daher nicht (nur) nach den Anforderungen einer Maximalmedizin bestimmt werden, darf aber auch nicht die unverzichtbare Basis ärztlichen Wissen und Erfahrung («Schlawineruntergrenze») durchbrechen.

Der Arzt muss zudem nur das leisten, was dem Stand der medizinischen Erkenntnisse im Zeitpunkt der ärztlichen Tätigkeit entspricht. Späterer Erkenntnisgewinn, wie z. B. neue Behandlungsmethoden etc., bleibt bei der rechtlichen Beurteilung außer Betracht. Auch ist der Arzt nicht verpflichtet, das neueste Therapiekonzept anzuwenden. Ein Verfahren gilt aber dann als veraltet, wenn es aktuelle Methoden gibt, die risikoärmer und/oder für den Patienten weniger belastend und in der Wissenschaft weitgehend anerkannt sind. Der Arzt schuldet weiterhin den Standard, den er dem Patienten verspricht. So werden an die Sachkunde eines Haus-

arztes auf dem Lande geringere Anforderungen als an den Facharzt in der Universitätsstadt gestellt. Krankenhäuser sind grundsätzlich verpflichtet, nach dem Facharztstandard zu behandeln.
Nach Ansicht der Rechtspraxis muss der Arzt dem Patienten nicht unaufgefordert seine Methodenwahl erläutern, solange die gewählte Methode dem medizinischen Standard entspricht. Eine Aufklärungspflicht wird jedoch angenommen, wenn mehrere Behandlungsarten mit jeweils unterschiedlichen Belastungen bzw. Chancen Anwendung finden können. Der Unterschied muss dann aber von einigem Gewicht sein. Dies kann insbesondere bei Neulandbehandlungen der Fall sein. Die Bewertung bleibt hier zwar dem Einzelfall überlassen. Im Sinne der Patientensicherheit und des mündigen Patienten erscheint es aber angebracht, ihn zumindest über die Therapiealternativen aufzuklären, die üblicherweise bei der jeweiligen Erkrankung zur Diskussion stehen. Werden sie von den gesetzlichen Krankenkassen oder der Grundversicherung nicht übernommen, so ist das für sich kein Grund, andere erfolgsversprechende Therapiewege im Gespräch zu übergehen. Erhält der Patient eine Behandlung, die dem Bereich des individuellen Heilversuchs zuzurechnen ist, muss er hierüber und über die spezifischen Risiken aufgeklärt werden. Die zum Teil anzutreffende große Zurückhaltung der Rechtspraxis bei dieser Frage sollte nach der hier vertretenen Ansicht überdacht werden. Stößt der Arzt an die Grenzen seiner Fachkenntnis, muss er – soweit möglich – den Patienten rechtzeitig an einen spezialisierten Arzt oder ein Krankenhaus überweisen.

f) Therapeutische Beratung

Die therapeutische Beratung bzw. Sicherheitsaufklärung ist Teil der Behandlung lege artis. Sie soll den Patienten zur Sicherung des Heilerfolgs und zu gesundheitsgerechtem Verhalten anleiten oder ihn vor Schaden bewahren bzw. drohende Gesundheitsschäden abwenden. Sie kann geboten sein, um die Compliance des Patienten herzustellen, dem Patienten Aufschlüsse über eine verantwortliche Lebensgestaltung, zum Einhalten einer Diät oder zur Enthaltsamkeit zu vermitteln. Aber auch die konkrete Mitwirkung des Patienten, z. B. an einer körperlichen Untersuchung, wird häufig erst durch die therapeutische Information ermöglicht, indem dem Patienten mitgeteilt wird, wie er sich zu verhalten hat. In der Praxis zeigt sich, dass die Selbstbestimmungsaufklärung und die therapeutische Beratung sich zum Teil überschneiden.

2.3.4 Ärztliche Pflichten im Behandlungsumfeld

Neben einer ordnungsgemäßen Diagnose und Therapiewahl ist Bedingung der Behandlung lege artis, dass die Therapie sachgerecht durchgeführt wird. So dürfen z. B. keine Fremdkörper sachwidrig im Operationsgebiet zurückgelassen werden. Der Arzt ist weiterhin zur fehlerfreien Medikation sowie Rezeptierung verpflichtet. Bei den erforderlichen Eingriffen ist das richtige Maß einzuhalten. Bei der Bestrahlung im Rahmen der Onkologie sind die Verfahren und Dosen einzusetzen, die das gesunde Gewebe bestmöglich schonen. Des Weiteren müssen Hygienevorschriften beachtet werden. Zu diesen klassischen Sorgfaltspflichten treten solche im Behandlungsumfeld. Hierzu zählt, dass der Arzt den angekündigten Hausbesuch tatsächlich ausführt oder den Patienten einbestellt, wenn Anhaltspunkte einer ernsten Erkrankung bestehen. Die stetig anwachsende Technisierung in Arztpraxen und Krankenhäusern und Spitälern bedingt, dass sich hieraus spezielle Pflichten ergeben. Hierzu zählt unter anderem, dass er mit dem verwendeten medizinisch-technischen Gerät umgehen kann und sich vor dem Einsatz über die Funktionsweise informiert, sodass der fehlerfreie Einsatz gewährleistet ist. Bei riskanten Behandlungen oder Situationen besteht darüber hinaus die Verpflichtung zur ständigen Überwachung von Gerät und Patient, um rechtzeitig Fehlfunktionen aufdecken zu können. Der Arzt ist weiterhin verpflichtet, die verfügbaren medizinisch-technischen Geräte bei gegebener Indikation einzusetzen. Sieht er hiervon ab, weil er sich z. B. nicht mit der Funktionsweise vertraut gemacht hat, liegt hierin ein – gegebenenfalls grober – Behandlungsfehler.

2.3.5 Arbeitsteilung

Die medizinische Versorgung basiert regelmäßig auf der Zusammenarbeit mehrerer, sei es als vertikale oder horizontale Arbeitsteilung. Die horizontale Arbeitsteilung betrifft die partnerschaftliche Gleichordnung, wie sie z. B. bei der interdisziplinären Zusammenarbeit zwischen Fachärzten verschiedener Gebiete stattfindet. Wesentlich sind die eigenständigen Pflichten- und Kompetenzbereiche der weisungsfrei Zusammenwirkenden. Jeder ist für die ordnungsgemäße Erledigung seines eigenen ärztlichen Aufgabenbereiches verantwortlich. Die horizontale Arbeitsteilung bedeutet i. d. R. eine gegenseitige fachliche Entlastung, was auch bedeutet, dass sich jeder darauf verlassen und vertrauen darf, dass die Kooperationspartner mit der gebotenen Sorgfalt und unter Beachtung der Lex artis vorge-

hen. Eine gegenseitige Überwachungspflicht besteht insoweit nicht. Der Vertrauensgrundsatz gilt jedoch nicht für den Kooperationspartner, der sich selbst pflichtwidrig verhält, der bemerkt, dass der Kollege deutlich seinen Handlungsrahmen überschreitet oder der eine lebensbedrohliche Situation des Patienten erkennt, die dem Kollegen aufgrund fehlender Untersuchungsmöglichkeiten verborgen bleibt.
Die vertikale Arbeitsteilung betrifft die Zusammenarbeit in einem durch unterschiedlichen beruflichen Status begründeten Weisungsverhältnis. Sie wird häufig als Chefarztprinzip bezeichnet. Demjenigen, der die Aufgaben delegiert, obliegen weiterhin Gesamtverantwortung und Weisungsbefugnis. Zugleich übernehmen die nachgeordneten Mitarbeiter in ihrem Bereich Gewähr für die richtige Durchführung der übertragenen Tätigkeit. Da der Arzt dem Patienten auch bei Zwischenschalten von Hilfskräften die Behandlung lege artis schuldet, obliegt ihm nach wie vor die Verpflichtung, die Einhaltung des Standards sicherzustellen. Daher muss der Vorgesetzte die Mitarbeiter gewissenhaft auswählen, ihre fachliche und persönliche Qualifikation regelmäßig überprüfen und für ihre Weiterbildung Sorge tragen. Bei der konkreten Tätigkeit steht die Pflicht zur Instruktion, Information und laufenden Überwachung im Vordergrund. Zugleich sind eindeutige Zuständigkeitsverteilungen vorzunehmen.

2.4 Einwilligung und Aufklärung des Patienten

2.4.1 Einführung

Die Rechtspraxis in **Deutschland** (seit der Entscheidung des Reichsgerichts im Jahre 1894, RGSt 25, 375) und in der **Schweiz** (BGE 99 IV 208 f.; 124 IV 258 ff.) behandelt den ärztlichen Eingriff als Körperverletzung, die durch die wirksame Einwilligung des Patienten gerechtfertigt ist. Die frühere Leitmaxime «Wer heilt, hat recht» wurde durch den Grundsatz «Voluntas aegroti suprema lex» abgelöst. Diese Ansicht gilt sowohl im Rahmen des Behandlungsvertrages wie auch im Rahmen der strafrechtlichen Würdigung der ärztlichen Behandlung. Ob diese holzschnittartige Beurteilung den hochkomplexen Behandlungen der modernen Medizin als schlichte Körperverletzung noch sachgerecht ist, darüber kann man trefflich und mit sehr guten Argumenten streiten. Solange die «Körperverletzungsdoktrin» von der Judikative zur Beurteilung ärztlichen Handelns herangezogen wird, ist sie jedoch als «Goldstandard» von der Praxis zu beachten.
Das heißt, der medizinisch indizierte und lege artis durchgeführte ärztliche Eingriff wird als Körperverletzung eingeordnet. Die rechtswirksame Einwilligung des Patienten kann den Eingriff jedoch rechtfertigen. Daneben gibt es weitere Rechtfertigungsgründe, die im Einzelfall zur Anwendung kommen. So z. B. die mutmaßliche Einwilligung, die dann zum Zuge kommt, wenn eine tatsächliche Einwilligung beispielsweise wegen Bewusstlosigkeit des Patienten, nicht erlangt werden kann und der indizierte Eingriff dem mutmaßlichen Willen des Patienten entspricht.
Zu den Voraussetzungen der wirksamen Einwilligung, insbesondere auch zur Frage der Aufklärung, gibt es eine differenzierte Rechtsprechung.

2.4.2 Einwilligung und Aufklärung im Einzelnen

Therapieentscheidungen sind nicht allein ärztliche Angelegenheit, sondern im Idealfall das Ergebnis einer konstruktiven Besprechung zwischen Arzt und Patient. Der Patient bedarf hierzu i. d. R. der ärztlichen Aufklärung, um sich mit dem Krankheitsbild, den Therapiemöglichkeiten und deren Folgen vertraut zu machen. Da er die Konsequenzen der Therapieentscheidung trägt, kommt grundsätzlich ihm die Letztentscheidung über die Behandlung zu. In **Deutschland** sichern dieses Recht namentlich folgende Grundrechte ab: das Recht auf körperliche Unversehrtheit, Art. 2 Abs. 2 GG, das allgemeine Persönlichkeitsrecht, Art. 2 Abs. 1 GG, und die in Art. 1 Abs. 1 GG verankerte Menschenwürde. In der **Schweiz** sind es das Recht auf Leben und auf persönliche Freiheit, Art. 10 BV, aber auch die Menschenwürde, Art. 7 BV, die es dem Patienten erlauben, selbst über seinen Körper und seine Gesundheit zu entscheiden. Da – abgesehen vom eng definierten Bereich der Zwangsmaßnahmen, dazu z. B. für die Schweiz die medizinisch-ethischen Richtlinien der SAMW «Zwangsmassnahmen in der Medizin, 2005» – ein ärztliches Behandlungsrecht gegen den erkennbaren Willen des Patienten grundsätzlich nicht anerkannt wird, muss der Arzt selbst von einer nötigen Behandlung oder einem Eingriff absehen, wenn der urteilsfähige Patient dies wünscht. Nicht die medizinische Indikation ist letztentscheidend, sondern der Wille des Patienten. Manche Patienten beschränken ihre Einwilligung auf bestimmte Therapien, so z. B. Mitglieder der Zeugen Jehovas, die aus religiösen Gründen eine Bluttransfusion ablehnen. Den Willen des Patienten hat der Operateur zu respektieren. Andererseits ist er – abgesehen vom Notfall – berechtigt, den Eingriff abzulehnen, wenn den vorhersehbaren Risiken nicht adäquat mit Blutersatz begegnet werden kann. Verweigern jedoch die Sorgeberechtigten missbräuchlich den nötigen Eingriff am Minderjährigen, so muss der Arzt in **Deutschland** das Familiengericht, in der **Schweiz** die Vormundschaftsbehörde involvieren. Diese(s) kann die erforderlichen Maßnahmen treffen, um eine Gefahr abzuwenden, bis hin zum vorläufigen Entzug der Personensorge, § 1666 BGB (D), Art. 307 ff. ZGB (CH). In Not- und Eilfällen kann der Arzt zum Schutz des Wohles des urteilsunfähigen Minderjährigen die nötigen ärztlichen Handlungen vornehmen. Dies sind Situationen, die zur Vermeidung nicht wiedergutzumachender gesundheitlicher oder körperlicher Schäden zu unaufschiebbaren Maßnahmen zwingen. Der Arzt ist daher berechtigt, bis zur Eilentscheidung der Behörde im Interesse des Kindes die erforderlichen Handlungen nach den Regelungen des rechtfertigenden Notstandes, § 34 StGB (D), Art. 17 StGB (CH), bzw. der mutmaßlichen Einwilligung vorzunehmen.

2.4.3 Zeitpunkt

Einwilligung und Aufklärung müssen vor der Behandlung ausdrücklich oder konkludent erklärt werden. Die nachträgliche Genehmigung des Patienten macht die Rechtsverletzung nicht ungeschehen, kann aber weitere Rechtsfolgen entfalten: So kann z. B. bei der einfachen vorsätzlichen bzw. fahrlässigen Körperverletzung in Deutschland das besondere Interesse an der Strafverfolgung entfallen, in der Schweiz wird der Patient in einem solchen Fall i. d. R. den für die Strafverfolgung nötigen Strafantrag nicht stellen. Aber auch für eine allfällige Einstellung des Strafverfahrens ist die Genehmigung von Bedeutung, §§ 153 ff. StPO (D), Art. 52 StGB, Art. 8 StPO (CH).

Bei der Aufklärung muss der Patient ausreichend Zeit bekommen, die für und gegen den Eingriff sprechenden Umstände abzuwägen und eine freie Entscheidung zu treffen. Unter Berücksichtigung von Dringlichkeit und Schwere des Eingriffs kann der angemessene Zeitpunkt des Aufklärungsgespräches nur unter Beachtung der in der konkreten Situation vorliegenden Umstände bestimmt werden. Normalerweise hat die Aufklärung so zeitig zu erfolgen, dass der Patient noch im vollen Besitz seiner Erkenntnis- und Entscheidungsfreiheit ist und ihm eine Überlegungsfrist verbleibt. Aufgrund des zeitlichen Zusammenhangs von Aufklärung und Eingriff darf für den Patienten nicht der Eindruck entstehen, dass er sich von dem bereits in Gang gesetzten Geschehensablauf nicht mehr distanzieren kann. Eine Aufklärung zur Unzeit liegt vor, wenn sich der Patient bereits auf dem Operationstisch oder in der Phase der Operationsvorbereitung befindet und unter dem Einfluss von Medikamenten steht. Bei Notfällen verkürzt sich diese Überlegungszeit oder entfällt ganz, wenn zur Lebensrettung des Patienten sofortiges Handeln angezeigt ist. Dennoch ist auch hier ein allfälliges entgegenstehendes Interesse des Patienten zu beachten, wie es sich z. B. aus einer Patientenverfügung ergeben kann. Bei verspäteter Aufklärung kommt es in einem allfälligen Rechtsstreit darauf an, ob der Patient sich trotzdem vor der Behandlung frei entscheiden konnte.

2.4.4 Widerruf

Die Einwilligung ist ohne Bindung an bestimmte Gründe oder Fristen jederzeit frei widerruflich, wobei auch der Widerruf geäußert werden muss. In diesem Fall darf die Behandlung nicht begonnen werden bzw. muss – soweit ohne größeren Schaden für den Patienten möglich – abgebrochen werden. Der Arzt hat den Patienten jedoch über die gesundheitlichen Folgen aufzuklären.

2.4.5 Inhalt

a) Überblick

Die wirksame Einwilligung setzt die zureichende Selbstbestimmungsaufklärung des Patienten voraus, vgl. dazu Art. 10 Standesordnung FMH (CH), § 8 MuBO-Ä (D). Wie bereits erwähnt, findet sich auch im Bereich der Behandlung lege artis eine Aufklärungsverpflichtung, die sogenannte therapeutische Beratung. Während die Selbstbestimmungsaufklärung den Patienten befähigen soll, eine bewusste und freie Entscheidung über die Behandlung, ihre Voraussetzungen und Folgen zu treffen, betrifft die therapeutische Aufklärung die Information über das für ein Gelingen der Therapie adäquate Patientenverhalten. Die therapeutische Aufklärung, auch Sicherheitsaufklärung genannt, ist Teil der Behandlung lege artis, Fehler in diesem ärztlichen Pflichtenbereich sind infolgedessen dem Behandlungsfehlerbereich zuzurechnen.

Der Inhalt der **Selbstbestimmungsaufklärung** ist im abweichenden Votum zur Entscheidung des deutschen Bundesverfassungsgerichts (BVerfGE 52, 131, 171, 176) wie folgt beschrieben:

Definition:

Damit eine freie Entscheidung des einwilligungsfähigen Patienten möglich ist, ist typischerweise, d. h. soweit er nicht auf ihre Kenntnis wirksam verzichtet, erforderlich, dass der Patient die für seine Entscheidung bedeutsamen Umstände kennt. Bedeutsame Umstände in diesem Sinne sind zumindest der angenommene medizinische Befund, die Art des geplanten Eingriffs und seine voraussichtliche gesundheitliche Tragweite sowie – bezogen auf die konkrete Situation dieses Patienten – die mit und die ohne diesen Eingriff zu erwartenden Heilungs- oder Besserungsmöglichkeiten und -aussichten, mögliche andere medizinisch sinnvolle Behandlungsweisen, ferner die mit und die ohne diesen Eingriff zu erwartenden oder möglichen, nicht völlig unerheblichen Risiken einer Verschlechterung des Gesundheitszustandes des Patienten.

Das schweizerische Bundesgericht sagt: Der Patient soll über den Eingriff oder die Behandlung soweit unterrichtet sein, dass er seine Einwilligung in Kenntnis der Sachlage geben kann (BGE 117 Ib 203). Die hierzu nötige Aufklärung dient damit «nicht nur dem Schutz der freien Willensbildung des Patienten, sondern auch dem Schutz seiner körperlichen Integrität» (BGE, a. a. O.).
Im **schweizerischen Privatrecht** ist die Persönlichkeit nach Art. 28 ff. ZGB geschützt. Danach ist jede Verletzung der Persönlichkeit widerrechtlich, «wenn sie nicht durch Einwilligung des Verletzten, durch ein überwiegendes privates oder öffentliches Interesse oder durch Gesetz gerechtfertigt ist». Eine weitere Rechtsgrundlage der Aufklärungspflicht des Arztes ist die Aufklärungs- und Benachrichtigungspflicht des Beauftragten nach Art. 398 Abs. 2 OR und seine Rechenschaftspflicht nach Art. 400 OR.
In **Deutschland** gilt der in § 823 Abs. 1 BGB geregelte Rechtssatz: «Wer vorsätzlich oder fahrlässig das Leben, den Körper, die Gesundheit, die Freiheit, das Eigentum oder ein sonstiges Recht eines anderen widerrechtlich verletzt, ist dem anderen zum Ersatz des daraus entstehenden Schadens verpflichtet.» Zudem ist der Arzt aufgrund seiner Nebenpflichten aus dem Dienstvertrag, § 611 BGB, auch vertraglich gehalten, den Patienten in dem gebotenen Maße aufzuklären.
Der Umfang der gebotenen Aufklärung wird von vielfältigen Faktoren bedingt.

b) Diagnose-, Verlaufsaufklärung

Die rechtswirksame Einwilligung des Patienten in eine ärztliche Behandlung setzt das Wissen des Patienten über den ärztlichen Befund und die entsprechende Aufklärung durch die Behandlungsseite voraus. Der Arzt muss den Grad der Diagnosewahrscheinlichkeit mitteilen und dazu unterrichten, ob die Diagnose als sicher gilt oder als dringende oder nur einfache Vermutung bzw. als Verdacht zu verstehen ist. Bei diagnostischen Eingriffen ohne therapeutischen Eigenwert muss der behandelnde Arzt besonders sorgfältig über die hiermit verbundenen Gefahren aufklären und selbst entfernt liegende Komplikationsmöglichkeiten mitteilen.
Die Verlaufsaufklärung hat zum Ziel, den Patienten über die in Aussicht genommene Therapie, d. h. über Art, Umfang, Durchführung, Schwere und Schmerzhaftigkeit zu unterrichten. Sie erfasst auch die Prognose darüber, wie sich der Gesundheitszustand des Patienten mit und ohne Behandlung entwickeln wird, welche Behandlungs(neben)folgen eintreten und mit welchem Grad an Erfolgssicherheit zu rechnen ist. Wesentlicher Teil der Verlaufsaufklärung ist die Unterrichtung über bestehende Alternativen in der Behandlung. Hierzu zählt auch der Verzicht auf einen Eingriff, soweit er eine vernünftige Alternative darstellt.

c) Risikoaufklärung

Die Risikoaufklärung dient dazu, den Patienten über die mit der Behandlung verbundenen typischen Folgen und Risiken zu unterrichten. Eingriffsspezifische Risiken sind nicht völlig unbedeutende Risiken, die dem geplanten Eingriff anhaften und von denen der Arzt nicht annehmen darf, dass der Patient mit ihnen rechnet. Über schwerwiegende Risiken und Komplikationen, die mit einer Operation verbunden sind, ist der Patient auch dann aufzuklären, wenn sie nur selten eintreten. Es kommt nicht auf die Komplikationsdichte, sondern darauf an, ob die Gefahr dem Eingriff spezifisch anhaftet und bei seiner Verwirklichung die Lebensführung des Patienten besonders belastet. Dies gilt selbst dann, wenn eine andere erfolgversprechende Therapie nicht in Betracht kommt und der Patient bei Nichtbehandlung nur eine verhältnismäßig kurze Lebensspanne vor sich hat. Über allgemeine Gefahren der Behandlung, mit denen der Patient üblicherweise rechnet, braucht i. d. R. nicht aufgeklärt zu werden, so z. B. die Möglichkeit einer Wundinfektion nach einer Operation. Dies gilt nicht, wenn die Gefahren im Falle einer Verwirklichung den Patienten schwer belasten. Eine besonders sorgfältige Aufklärung ist nötig, wenn der Eingriff vorgenommen wird, um ein vorhandenes körperliches Gebrechen oder eine sonstige Beeinträchtigung des Gesundheitszustandes zu bessern, nicht aber um eine akute oder schwerwiegende Gefahr abzuwenden. Das gilt vor allem bei Zweifelhaftigkeit des erstrebten Erfolges. Der Patient muss daher wissen, welches Austauschrisiko er eingeht.

d) Dringlichkeit des Eingriffs

Die Risikoaufklärung vermittelt dem Patienten eine zutreffende Vorstellung über die Dringlichkeit des

Eingriffs, das heißt, ob z. B. nach medizinischer Erkenntnis eine sofortige Operation zur Verhinderung schwerer Gesundheitsgefahren erforderlich oder nur angezeigt ist. Der Patient muss wissen, ob und wie lange er warten kann, um seine Entscheidung zu überdenken, weitere Ansichten einzuholen und einen Operationstermin in einem Krankenhaus seiner Wahl auszusuchen.

e) Wirtschaftliche Aufklärung

Die wirtschaftliche Aufklärung über Kosten der Behandlung, wenn diese nicht von der Krankenversicherung übernommen werden, gewinnt immer mehr an Bedeutung. In der schweizerischen Grundversicherung ergibt sich das Gebot der Wirtschaftlichkeit aus Art. 32 Abs. 1 KVG, wonach die *Leistungen*, die der Diagnose oder Behandlung einer Krankheit und ihrer Folgen dienen, *wirksam, zweckmäßig und wirtschaftlich* sein müssen. § 2 SGB V sagt für die deutsche gesetzliche Krankenversicherung: «Die Krankenkassen stellen den Versicherten die im dritten Kapitel genannten Leistungen unter Beachtung des Wirtschaftlichkeitsgebots (§ 12) zur Verfügung, soweit diese Leistungen nicht der Eigenverantwortung der Versicherten zugerechnet werden.» Und § 12 SGB V präzisiert: «Die Leistungen müssen ausreichend, zweckmäßig und wirtschaftlich sein; sie dürfen das Maß des Notwendigen nicht überschreiten. Leistungen, die nicht notwendig oder unwirtschaftlich sind, können Versicherte nicht beanspruchen, dürfen die Leistungserbringer nicht bewirken und die Krankenkassen nicht bewilligen.»

Damit will das Gebot der Wirtschaftlichkeit Exzesse und eine übermäßige Inanspruchnahme der (gesetzlichen) Krankenkassen bzw. der Grundversicherung verhindern. Wenngleich der Arzt die Wirtschaftlichkeit stets beachten muss, darf er die Untergrenze der nach der Lex artis verfügbaren Bandbreite an zulässigen Behandlungsmaßnahmen nicht unterschreiten. Anderenfalls verletzt er seine Pflichten aus dem Behandlungsvertrag.

Die Wirtschaftlichkeitserwägungen haben Einfluss auch auf die nötige Information des Patienten. Denn er ist über die wirtschaftlichen Konsequenzen der Behandlung aufzuklären. Diese Pflicht ist von der Selbstbestimmungsaufklärung und der therapeutischen Aufklärung zu trennen, auch wenn beide Bezüge zur wirtschaftlichen Aufklärung beinhalten können. Dies gilt z. B., wenn die von der Krankenversicherung nicht umfasste Behandlungsmethode eine weniger belastende Therapie bietet als die im Leistungsumfang enthaltene Maßnahme. Kann das angestrebte Therapieergebnis nur über eine von dem Leistungskatalog der gesetzlichen Krankenversicherung bzw. der Grundversicherung nicht umfasste Leistung erreicht werden oder werden die Kosten von der privaten Krankenversicherung bzw. Zusatzversicherung nicht erstattet, so hat der Arzt dies dem Patienten mitzuteilen. Leistungen, die der Arzt ohne Unterrichtung über die fehlende Kostendeckung oder Übernahme durch die Kassen erbringt, können wegen Verletzung der wirtschaftlichen Aufklärungspflicht grundsätzlich nicht gegenüber dem Patienten in Rechnung gestellt werden.

f) Form

Aufklärung und die Einwilligung sind grundsätzlich nicht formgebunden. Etwas anderes gilt, wenn durch Gesetz für bestimmte Eingriffe explizit Schriftform vorgesehen ist. Aus Gründen der Dokumentation und des Beweises einerseits wie der Warnfunktion andererseits ist jedoch insgesamt Schriftform anzuraten.

Die Aufklärung des Patienten über Diagnose, Verlauf der Therapie sowie die hiermit verbundenen Chancen und Risiken findet durch ein persönliches Arzt-Patienten-Gespräch statt. Es trägt nicht nur zur Compliance bei, wenn der operierende Arzt den Patienten selbst aufklärt, sondern erhöht auch die Sicherheit bezüglich der zureichenden Information des Patienten. Die Mitteilung einer infausten Prognose sollte – bereits aus ethischen Gründen – nicht allein unerfahrenen Assistenzärzten aufgebürdet werden. Die Wortwahl der Aufklärung muss sich daran orientieren, dass der Patient die Bedeutung und Tragweite verstehen kann. Bei Patienten, die der Landessprache nicht mächtig sind, ist darauf zu achten, dass ein Familienmitglied oder sonst eine nahe stehende Person mit genügend Sprachkenntnissen übersetzt oder dass ein Dolmetscher hinzugezogen wird. Die Aufklärung setzt eine angemessene Sprache voraus, welche die Lebenssituation, den Bildungsgrad, den Beruf des Patienten sowie die konkrete Gesprächssituation berücksichtigen muss.

g) Verwendung von Merk- und Informationsblättern

Die ärztliche Praxis bedient sich häufig Merk- und Informationsblätter, um den prognostizierten Verlauf des bevorstehenden Eingriffs sowie die hiermit verbundenen Risiken in einer für den medizinischen Laien verständlichen Sprache schriftlich zu erläutern. Solche Merkblätter können wesentlich zum Verständnis eines bevorstehenden Eingriffs beitragen. Als Hilfsmittel ergänzen sie, ersetzen aber nicht das erforderliche Aufklärungsgespräch. Eine ausschließlich durch Aushändigung eines Formblattes erfolgte Unterrichtung des Patienten ist unwirksam. Das Vorhandensein einer durch den

Patienten schriftlich bestätigten Aufklärung oder unterzeichneten Einwilligungserklärung ist im Regelfall Indiz dafür, dass vor der Unterzeichnung überhaupt ein Aufklärungsgespräch über den Eingriff geführt wurde. Außerhalb der Verpflichtung zur Diagnose-, Verlaufs- und Risikoaufklärung ist der Patient auf sein Verlangen hin über die objektiven Feststellungen, seine körperliche Befindlichkeit und die vorhandenen Therapiemöglichkeiten zu informieren.

2.4.6 Einschränkung der Aufklärungspflicht

a) Dringlichkeit

Die Dringlichkeit der anstehenden Maßnahme beeinflusst die Ausführlichkeit der gebotenen Aufklärung. Als Grundsatz gilt, dass an die Aufklärung vor einer zur Abwendung einer akuten Lebens- oder schwerwiegenden Gesundheitsgefahr erforderlichen Operation, bei eingeschränkter Zeit vor der Operation, geringere Anforderungen zu stellen sind als bei indizierten, aber nicht zwingend notwendigen Maßnahmen. Das Erfordernis der Aufklärung entfällt jedoch nur in Ausnahmefällen. So z.B., wenn die Einwilligung nicht oder nicht rechtzeitig eingeholt werden kann, weil der Patient bewusstlos eingeliefert wird und unverzüglich operiert werden muss, um Schäden für das Leben oder die Gesundheit abzuwenden. Der Patient ist jedoch im Nachhinein über den vorgenommenen Eingriff zu informieren. Hiervon zu trennen ist die Situation, dass sich ein noch einsichts- und willensfähiger Patient in vital bedrohlicher Situation in ärztliche Behandlung begibt. Wenngleich aus zeitlichen Gründen eine ausführliche Aufklärung mit Bedenkzeit in dieser Lage kaum möglich ist, muss der Patient im Rahmen des tatsächlich Möglichen über die Grundzüge der Behandlung oder zumindest über die Operationsabsicht unterrichtet werden.

b) Informierter Patient

Der Umfang der ärztlichen Aufklärung wird durch den individuellen Kenntnisstand des Patienten bedingt und reduziert sich dementsprechend beim bereits informierten Patienten. Der Arzt muss sich jedoch im Gespräch vergewissern, dass der Patient nicht nur ein Schein- oder Halbwissen hat, wie es häufig bei Benutzung der neuen Medien, wie z.B. Internetforen der Fall sein kann. Denn ohne zureichende Aufklärung kann der Patient nicht wirksam in die Behandlung einwilligen.

c) Therapeutisches Privileg?

Das gesundheitliche Wohl des Patienten kann weder der Arzt noch ein verständiger Dritter, sondern letztendlich nur der Patient bestimmen. Das Verschweigen von relevanten Umständen – auch wenn es wohlmeinend dazu dient, den Patienten nicht übermäßig zu ängstigen – führt im Regelfall zu einer Aufklärungspflichtverletzung.

Unter dem Stichwort «therapeutisches Privileg» wird jedoch die Einschränkung der Aufklärung diskutiert als Teil der ärztlichen Fürsorge bzw. Pflicht zur Schadensbegrenzung. Die Zulässigkeit einer derartigen Einschränkung wird nur unter sehr engen Voraussetzungen bejaht.

Ursprünglich war in **Deutschland** die Einschränkung der Aufklärung aufgrund des therapeutischen Privilegs für den Sonderbereich der Forschung mit Arzneimitteln und mit Medizinprodukten geregelt. Nach § 21 Nr. 5 a.F. MPG bestand im Rahmen der klinischen Prüfung die Möglichkeit, dass Aufklärung und Einwilligung des Kranken bzw. seines gesetzlichen Vertreters entfallen, wenn in einem besonders schweren Fall durch die Aufklärung der Behandlungserfolg gefährdet würde und ein entgegenstehender Wille des Kranken nicht erkennbar war. Diese Regelung war § 41 Nr. 7 a.F. AMG nachgebildet, um zu ermöglichen, dass der Heilversuch zugunsten eines Kranken möglich ist, selbst wenn ihn die Mitteilung, an einem Heilversuch teilzunehmen, erheblich belasten würde. Obgleich diese Einschränkung als Ausdruck des humanitären Prinzips, wonach die Rettung des Kranken gegenüber psychischen Blockaden Vorrang haben sollte, verstanden wurde, ist sie mit der 12. Novelle zum AMG ersatzlos weggefallen. § 21 Nr. 5 MPG wurde mit Wirkung zum 21.3.2010 aufgehoben. Diese Streichungen betonen den grundsätzlichen Willen des deutschen Gesetzgebers, die Einschränkungen der Aufklärung und Einwilligung gerade auch im allgemeinen Behandlungskontext nur als Ausnahmesituation zu behandeln, deren Zulässigkeit sehr sorgfältig auszuloten ist und lediglich mit großer Zurückhaltung angewendet werden sollte.

Für die **Schweiz** ist die Geltung des therapeutischen Privilegs in einem noch stärkeren Maße anerkannt (BGE 105 II 284, 288; 117 Ib 197). Dennoch bewirken die Grundrechte der Bundesverfassung, der EMRK und die Regelungen der Biomedizinkonvention, die allesamt der Selbstbestimmung des Patienten großes Gewicht einräumen, dass fürsorgliche Einschränkungen der selbstbestimmten Entscheidung nur unter sorgfältiger Abwägung der kollidierenden Interessen zulässig sind.

Als Faustregel gilt, dass zwischen dem «Ob» und dem «Wie» der Nichtaufklärung unterschieden werden muss. Bei der Frage, «ob» eine Grundaufklärung erfolgen soll, besteht grundsätzlich kein Beurteilungsspielraum des Arztes. Ausnahmen können für den Bereich der Psychiatrie und Psychotherapie gelten. Die Intensität, das «Wie» der Aufklärung, richtet sich nach der Situation des Einzelfalles. Wird von einer (Voll-)Aufklärung abgesehen, so kann dies nur im überwiegenden Interesse des Patienten erfolgen. Das ärztliche Vorgehen muss sich am (mutmaßlichen) Willen des Patienten orientieren. Auch wenn z.B. dem Patienten mit infauster Prognose nicht ohne Not die Hoffnung genommen werden darf, so muss ihm auch die Chance gegeben werden, sich z.B. auf das Sterben vorzubereiten. Unter Berücksichtigung der psychischen Verfassung und des verbleibenden Zeitrahmens ist es im Regelfall aber geboten, den Patienten nicht im «Rundumschlag» mit den harten Fakten zu konfrontieren, sondern ihn schrittweise mit der Realität vertraut zu machen. Ansonsten ist ein Zurückhalten von Informationen über die Erkrankung nur unter strikter Abwägung der gegebenenfalls kollidierenden Interessen zulässig. So z.B., wenn die vollständige Aufklärung über die erforderlichen therapeutischen Schritte oder die hiermit verbundenen Risiken ernsthaft das Leben des Patienten gefährden würde oder wenn die konkrete Gefahr schwerer Schäden für die Gesundheit des Patienten besteht. Darüber hinaus bleibt kein Raum für ein allgemeines therapeutisches Privileg des Arztes, eigenmächtig von der Mitteilung des Befundes und den hiermit verbundenen therapeutischen Konsequenzen abzusehen.

d) Recht auf Nichtwissen

Etwas anderes gilt dann, wenn der Patient eigenverantwortlich auf die Aufklärung (teilweise) verzichtet. Denn aus dem Selbstbestimmungsrecht folgt keine Selbstbestimmungspflicht des Patienten. Die Kehrseite des Rechtes auf Information ist das Recht des Patienten, darüber zu entscheiden, was er über seinen gesundheitlichen Zustand wissen möchte. Das Recht auf Nichtwissen besteht jedoch nicht schrankenlos. Unter dem Aspekt der Rechtssicherheit ist es notwendig, dass der Verzicht bewusst und gewollt geschieht. Bloßes Schweigen des Patienten bedeutet nicht zwingend einen Verzicht, vielmehr muss zwischen dem konkludenten Aufklärungsverzicht und der Unkenntnis darüber, dass es etwas zu fragen gäbe, unterschieden werden. Nur der Einwilligungsfähige kann auf Aufklärung verzichten. Bei Einwilligungsunfähigen ist zwingend der gesetzlich berufene Vertreter zu informieren, und er muss – unter weitest möglichem Einbezug des Patienten – entscheiden. Auch kann der Verzicht jederzeit ausdrücklich oder konkludent widerrufen werden. Der Aufklärungsverzicht stößt an rechtliche Grenzen, wenn sich der Patient dadurch zum «bloßen Objekt» Dritter macht. Dies bedeutet, dass im Regelfall auf die Grundaufklärung nicht wirksam verzichtet werden kann. Trotz Verzichts ist die Patientin z.B. zwingend vor Durchführung eines Schwangerschaftsabbruches aufzuklären, § 2 SchKG (D), Art. 119 Abs. 2 StGB (CH). Bei einem Aufklärungsverzicht sollte der Arzt die Gründe des Aufklärungsverzichts erfragen und dies dokumentieren.

e) Aufklärung bei Operationserweiterung

Bei sogenannten Operationserweiterungen sind unterschiedliche Konstellationen zu unterscheiden. Ausgangspunkt ist, dass der Arzt nicht mehr an Aufklärung schuldet, als was er aufgrund seiner ärztlichen Kenntnisse hätte wissen können. Das Vorhersehbare ist mit dem Patienten zu besprechen, das Vorgehen während der Operation an der erteilten Einwilligung auszurichten. Erfordert der intraoperative Befund ein mit dem Patienten nicht besprochenes Vorgehen, bleibt entweder die Möglichkeit, die Operation abzubrechen und mit dem Patienten das weitere Vorgehen zu besprechen oder weiter zu verfahren. Die erste Möglichkeit ist versperrt, wenn die Unterbrechung eine ernste Lebensgefahr oder Gefahr einer schweren Gesundheitsschädigung für den Patienten bedeutet. In diesem Fall ist für das weitere Vorgehen der mutmaßliche Wille des Patienten ausschlaggebend. Anderenfalls besteht grundsätzlich die Verpflichtung, die Operation abzubrechen, um mit dem Patienten nach Abklingen der Narkosewirkungen diese Änderung sowie seine Einwilligung abzuklären. Wäre der Befund, der sich im Laufe der Operation ergab, bei sorgfältiger Anamnese, präoperativ erkennbar und voraussehbar gewesen, kann dieser Pflichtenverstoß zur Haftung führen, selbst wenn die Operation gut verlief.

f) Hypothetische Einwilligung

Ist die erteilte Einwilligung oder die Aufklärung durch den Arzt fehlerhaft, haftet der lege artis handelnde Arzt für negative Folgen nicht, wenn der Patient auch bei ordnungsgemäßer Aufklärung in den Eingriff eingewilligt hätte und der Arzt sich auf diese hypothetische Einwilligung beruft. Dann ist es Aufgabe des Patienten, dem Gericht darzulegen, dass er bei ordnungsgemäßer Aufklärung in einen echten Entscheidungskonflikt geraten wäre, ob er dem ärztlichen Eingriff zustimmt oder nicht. Über die sogenannte hypothetische Aufklärung wird das Erfordernis der aufgeklärten Einwilligung schrittweise unterlaufen. Zwar wird es oft so sein, dass der

Patient auch bei ordnungsgemäßer Aufklärung seine Einwilligung in den nötigen Eingriff erteilt hätte – insbesondere, wenn mangels Alternativen kaum eine echte Wahlfreiheit bestand hätte. Dennoch ist zu beachten, dass der Patient auch das Recht hat, eine Behandlung abzulehnen. Durch die Annahme einer hypothetischen Aufklärung wird ihm als Laien eine weitere Beweislast aufgebürdet, was oft dazu führen wird, dass ein Haftpflichtprozess mit hohen Hürden versehen wird.

2.4.7 Einwilligungsfähigkeit

Um wirksam in die ärztliche Behandlung einzuwilligen, muss der Patient einwilligungsfähig sein. Dies bedeutet, dass der Patient die Einsichts- und Urteilsfähigkeit besitzt, um «die Bedeutung und Tragweite des Eingriffs und seiner Gestattung zu ermessen».

a) Volljährige

Volljährige bzw. mündige Personen sind grundsätzlich einwilligungsfähig, soweit nicht konkrete Anhaltspunkte für psychische Defekte, Bewusstseinsstörungen etc. vorliegen. Allein die Verweigerung einer ärztlichen Behandlung oder das Beharren auf einer unvernünftigen Entscheidung ist kein Grund, fehlende Einsichtsfähigkeit anzunehmen.
Ein sinnvolles Aufklärungsgespräch und damit eine wirksame Einwilligung kommen nicht zustande, wenn der Patient – sei es vorübergehend oder endgültig – die entscheidungserheblichen Gesichtspunkte nicht erfassen und abwägen kann. Hiervon ist auszugehen, wenn der Patient z. B. binnen weniger Stunden schon zum zweiten Mal operiert wurde, erheblich sediert ist und aufgrund des Gesamtgeschehens unter einer schweren psychischen und physischen Belastung steht; oder wenn die Geburt so weit fortgeschritten ist, dass die Frau infolge der erheblichen psychischen und physischen Belastungen durch den Geburtsvorgang, der starken Schmerzen und der Einwirkung der verabreichten Schmerzmittel nicht mehr in der Lage ist, eine eigenverantwortliche relevante Entscheidung zu treffen.

b) Minderjährige

Über die Einwilligungsfähigkeit Minderjähriger (D) bzw. Unmündiger (CH) besteht Uneinigkeit. Anerkannt ist jedoch, dass dem Lebensalter, der Tragweite und dem Risiko des Eingriffs Bedeutung zukommt. Jugendliche ab einem Lebensalter von zwölf bis 14 Jahren sind i. d. R. geistig so weit entwickelt, dass sie eigene, auch vom Willen der gesetzlichen Vertreter abweichende Entscheidungen über eine ärztliche Behandlung zu treffen vermögen. Dies ist jedoch keine starre Altersgrenze. Maßgebend sind zum einen die individuellen Fähigkeiten des Betroffenen und zum anderen ist die Einwilligungsfähigkeit nicht generell, sondern für den konkreten Eingriff zu bestimmen. Im Einzelfall kann es durchaus sachgerecht sein, einem unter 14-Jährigen nach seinem Entwicklungsstand die natürliche Einsichts- und Urteilsfähigkeit im Hinblick auf die Bedeutung einer geringfügigen ärztlichen Behandlung zuzubilligen, während schwere, folgenreiche Eingriffe bei einem 16-Jährigen der Einwilligung der Personensorgeberechtigten bedürfen. Ausnahmen von diesem fließenden Übergang gelten in den Bereichen, in denen die Einsichtsfähigkeit kraft Gesetzes an bestimmte Altersgrenzen gebunden ist. Beispiele hierfür sind das deutsche und das schweizerische Transplantationsrecht.

c) Fremdbestimmung

Fehlt dem Patienten die erforderliche Einsichts- und Willensfähigkeit, ist grundsätzlich die Einwilligung der Person einzuholen, die an Stelle des Patienten – nach entsprechender Aufklärung – zu entscheiden hat.
Dies sind in **Deutschland** bei noch nicht einsichtsfähigen Minderjährigen die Personensorgeberechtigen, d. h. regelmäßig die Eltern, der personensorgeberechtige Elternteil, §§ 1626 f., 1629 BGB, bzw. der Vormund, §§ 1773, 1800 BGB. Die Sorgeberechtigten sind verpflichtet, Entscheidungen zu treffen, die das körperliche, geistige und seelische Wohl nicht gefährden, § 1666 BGB. Anderenfalls können Schutzmaßnahmen zugunsten des Kindeswohls ergriffen werden bis hin zum vorläufigen Entzug der elterlichen Sorge, §§ 1666 Abs. 1, 1696 BGB.
Einwilligungsunfähigkeit kann auch bei erwachsenen Personen gegeben sein. Zudem kann ein Volljähriger bzw. eine mündige Person aufgrund einer psychischen Krankheit etc. gehindert sein, seine Angelegenheiten ganz oder teilweise zu besorgen. Der dann bestellte Betreuer vertritt den Betreuten und hat seine Entscheidungen am Wohl des Betreuten auszurichten, § 1902 BGB. Bei ärztlichen Maßnahmen sind die Einschränkungen von § 1904 BGB zu beachten. Soweit nicht Einwilligungsfähige in der Lage sind, die Bedeutung der Tragweite eines Eingriffes zu verstehen, sind sie trotz ihrer Einwilligungsunfähigkeit angemessen aufzuklären (vgl. z. B. §§ 1626 Abs. 2, 1901b BGB). Hat ein einwilligungsfähiger Volljähriger für den Fall seiner Einwilligungsunfähigkeit schriftlich festgelegt, ob er in bestimmte, zum Zeitpunkt der Festlegung noch nicht unmittelbar bevorstehende Untersuchungen

seines Gesundheitszustands, Heilbehandlungen oder ärztliche Eingriffe einwilligt oder sie untersagt (Patientenverfügung), prüft der Betreuer, ob diese Festlegungen auf die aktuelle Lebens- und Behandlungssituation zutreffen. Ist dies der Fall, hat der Betreuer dem Willen des Betreuten Ausdruck und Geltung zu verschaffen, § 1901 BGB.
In der **Schweiz** sind bei urteilsunfähigen Unmündigen zunächst ebenfalls die Eltern zur Vertretung im Rahmen der elterlichen Sorge berufen, Art. 304 ZGB, bei Entzug der elterlichen Sorge der Vormund, Art. 311 ZGB. Urteilsunfähige Mündige werden grundsätzlich durch den Vormund vertreten, Art. 407 ZGB. Urteilsfähige Unmündige oder entmündigten Patienten können zudem auch ohne Zustimmung ihres gesetzlichen Vertreters Rechte ausüben, die ihnen um ihrer Persönlichkeit willen zustehen. Dies bedeutet auch, dass sie im Rahmen ihrer Urteilsfähigkeit in eine medizinische Behandlung einwilligen können.
Liegt Gefahr im Verzug vor, z. B. bei bewusstlosen bzw. nicht einwilligungsfähigen Patienten, kann ärztlicherseits im Notfall alles medizinisch Erforderliche getan werden. Hier wird davon ausgegangen, dass ein durchschnittlich verständiger Patient in entsprechende Maßnahmen eingewilligt hätte, wenn er dazu in der Lage gewesen wäre (sog. mutmaßliche Einwilligung). Etwas anderes gilt, wenn eine aktuelle und wirksame Patientenverfügung vorliegt, die z. B. bestimmte Maßnahmen untersagt, § 1901a BGB (D). Auch in der Schweiz werden aktuelle und konkrete Patientenverfügungen grundsätzlich beachtet. Dies ergibt sich unter anderem aus etlichen kantonalen Regelungen, aber auch den Vorwirkungen des voraussichtlich zum 1.1.2013 in Kraft tretenden neuen Erwachsenenschutzrechtes, Art. 370 ff. neues ZGB.
Die mutmaßliche Einwilligung stellt lediglich eine Hilfskonstruktion dar, falls die tatsächliche Einwilligung nicht (rechtzeitig) eingeholt werden kann. Aus dem Grunde gilt der Grundsatz der Subsidiarität. In die Erforschung des mutmaßlichen Willens sind frühere mündliche oder schriftliche Äußerungen des Patienten ebenso wie seine religiöse Überzeugung und sonstigen persönlichen Wertvorstellungen mit einzubeziehen. Weiterhin sind die nächsten Angehörigen oder andere enge Bezugspersonen zu befragen. Zudem sollen die gesamten Lebensumstände Berücksichtigung finden, soweit der Arzt sie in der gegebenenfalls knappen Zeit erforschen kann. Der im Wege des Wahrscheinlichkeitsurteils zu ermittelnde Wille kann durchaus vom Standpunkt des objektiven Betrachters unvernünftig sein. Stellt sich im Nachhinein heraus, dass der vom Arzt sorgfaltsgemäß erforschte Wille nicht dem tatsächlichen Willen des Patienten entspricht, hat dies keine haftungsrechtlichen Folgen für den Arzt.

2.4.8 Schranken der Einwilligung

Die Einwilligung darf weiterhin nicht gegen Gesetze verstoßen. So zeigt die Strafbarkeit der Tötung auf Verlangen, § 216 StGB (D) bzw. Art. 114 StGB (CH), dass die aktive Sterbehilfe unzulässig ist, selbst wenn sie dem freien und ernsthaften Willen des Sterbewilligen entspricht.
Eine weitere Schranke beinhaltet § 228 StGB (D). Danach ist die Körperverletzung trotz Einwilligung des Patienten rechtswidrig, wenn die Tat gegen die guten Sitten verstößt.

2.4.9 Darlegungs- und Beweislast

Ein Eingriff in die körperliche Integrität ist grundsätzlich nur zulässig, wenn eine Einwilligung des Patienten vorliegt. Da im Haftungsrecht derjenige das Vorhandensein einer behaupteten Tatsache zu beweisen hat, der aus ihr Rechte ableitet, trägt der Arzt grundsätzlich die Darlegungs- und Beweislast für das Vorhandensein der wirksamen Einwilligung. Da sie nur gültig ist, wenn der Patient aufgeklärt wurde, trägt der Arzt auch dafür die Beweislast.
Im Strafrecht gilt der Grundsatz, dass der Staat die strafrechtsrelevanten Tatsachen darlegen und beweisen muss. Gelingt ihm das nicht, gilt zugunsten des Beschuldigten der Grundsatz «In dubio pro reo», z. B. Art. 10 StPO (CH).

2.4.10 Spezielle Sorgfaltspflichten des öffentlichen Rechts der Schweiz

Das *Medizinalberufegesetz* (MedBG) normiert unter anderem in Art. 40 einheitliche und abschließende *Berufspflichten* für alle selbstständig tätigen Ärzte. Werden sie verletzt, so kann die Aufsichtsbehörde Disziplinarmaßnahmen ergreifen: Verwarnung, Verweis, Buße bis 20 000 Franken, vorübergehendes oder dauerndes Berufsverbot, Art. 43 MedBG.

Art. 40 MedBG Berufspflichten

Personen, die einen universitären Medizinalberuf selbstständig ausüben, halten sich an folgende Berufspflichten:

a. Sie üben ihren Beruf sorgfältig und gewissenhaft aus; sie halten sich an die Grenzen der Kompetenzen, die sie im Rahmen der Aus-, Weiter- und Fortbildung erworben haben.

b. Sie vertiefen, erweitern und verbessern ihre beruflichen Kenntnisse, Fähigkeiten und Fertigkeiten durch lebenslange Fortbildung.
c. Sie wahren die Rechte der Patientinnen und Patienten.
d. Sie machen nur Werbung, die objektiv ist, dem öffentlichen Bedürfnis entspricht und weder irreführend noch aufdringlich ist.
e. Sie wahren bei der Zusammenarbeit mit Angehörigen anderer Gesundheitsberufe ausschließlich die Interessen der Patientinnen und Patienten und handeln unabhängig von finanziellen Vorteilen.
f. Sie wahren das Berufsgeheimnis nach Maßgabe der einschlägigen Vorschriften.
g. Sie leisten in dringenden Fällen Beistand und wirken nach Maßgabe der kantonalen Vorschriften in Notfalldiensten mit.
h. Sie haben eine Berufshaftpflichtversicherung nach Maßgabe der Art und des Umfanges der Risiken, die mit ihrer Tätigkeit verbunden sind, abzuschließen oder andere gleichwertige Sicherheiten zu erbringen.

2.4.11 Pflicht zur Dokumentation

Die sorgfältige, vollständige und verständliche Dokumentation von Anamnese, Untersuchung, Diagnose und Therapie – einschließlich allfälliger Nachsorge sowie Aufklärung und Einwilligung des Patienten – dient zum einen dem behandelnden Arzt bzw. Arzt- und Pflegeteam als eine wichtige Gedankenstütze. Sie erleichtert zum anderen die Weiterbehandlung des Patienten durch einen allfälligen Nachfolger und ist zudem ein wichtiges Beweismittel über die unternommenen ärztlichen Schritte und die Krankengeschichte. Zugleich legt der Arzt dem Patienten mit der schriftlichen Dokumentation Rechenschaft über die durchgeführte Behandlung ab. Die Dokumentationspflicht hat damit im Wesentlichen drei Zielsetzungen: die Therapiesicherung, die Rechenschaftspflicht des Arztes und die Beweissicherung. Ziel der Dokumentation ist nicht die forensische Beweissicherung, auch wenn sie in einem allfälligen Prozess beachtliche Bedeutung erlangen kann.

Die Dokumentationspflicht ist in etlichen Rechtsgrundlagen verankert. Sie resultiert aus dem Behandlungsvertrag, dem Standesrecht sowie etlichen spezialgesetzlichen Regelungen. In der Schweiz sind zudem die kantonalen Gesundheits- und Patientengesetze von großer Wichtigkeit (s. Tab. 2-4).

Die ärztliche Dokumentationspflicht erstreckt sich auch auf angefertigte Aufnahmen, z. B. beim Ultraschall oder CT, Laborbefunde, unerwartete Zwischenfälle, wie z. B. Komplikationen während einer Operation, aber auch risikoreiches Verhalten des Patienten während der Therapie und gegen den ärztlichen Rat, wie z. B. das vorzeitige Verlassen des Krankenhauses. Sie erstreckt sich nicht auf ungesicherte Befunde, wohl aber auf die Arbeitsdiagnose, selbst wenn sie sich später nicht bestätigt. Selbstverständliche Routinehandlungen brauchen nicht dokumentiert zu werden. Eine Dokumentation, die medizinisch nicht erforderlich ist, ist auch rechtlich nicht nötig. So muss beispielsweise der Arzt keinen bildgebenden Nachweis für den Erfolg seiner Behandlung erstellen. Im Ausnahmefall kann die Pflicht bestehen, negative Befunde zu dokumentieren, so z. B., wenn zureichende Gründe zur Ausräumung eines Verdachts besteht oder bei medizinisch besonders wichtigen Befunden. Bei Anfängeroperationen bestehen zudem erhöhte Anforderungen an Inhalt und Genauigkeit der Dokumentation.

Die Dokumentation muss verständlich sein und darf sich nicht in einer Art Geheimsprache erschöpfen. Normalerweise ist Schriftform erforderlich, ergänzt durch allfällige Abbildungen, Bilder, Skizzen etc. Die digitale Dokumentation ist in den Grenzen der Datenschutzbestimmungen zulässig. Eine EDV-Dokumentation hat i. d. R. denselben Beweiswert wie die schriftliche Dokumentation, wenn der Arzt nachvollziehbar darlegt, dass sie nicht nachträglich verändert wurde und dass sie medizinisch plausibel ist.

Die Dokumentation ist grundsätzlich im nahen zeitlichen Zusammenhang mit dem jeweiligen Behandlungsschritt durchzuführen. Mit der Dokumentationspflicht ist i. d. R. eine Befundsicherungspflicht verbunden. Die Aufbewahrungsdauer variiert je nach Rechtsgrundlage der Dokumentationsverpflichtung. Sie beträgt z. B. nach dem Standesrecht mindestens zehn Jahre, § 10 MuBO-Ä 2007, Art. 12 Standesordnung FMH, und verlängert sich vereinzelt durch spezialgesetzliche Regelungen (vgl. z. B. § 28 Röntgenverordnung [D]).

Rechtsfolgen nicht ausreichender bzw. unterbliebener Dokumentation:

- In der **Schweiz** gilt die Verletzung der Dokumentationspflicht als Beweisvereitelung und führt im Streit mit dem Patienten zu einer Umkehr der Beweislast (BGE 57 II 210).
- In **Deutschland** ist die lückenhafte Dokumentation für sich alleine kein Haftungsgrund. Sie kann aber die Vermutung dafür begründen, dass eine nicht dokumentierte Maßnahme vom Arzt nicht getroffen wurde, soweit sie aus medizinischen Gründen erforderlich war (BGH NJW 1999, 3408).
- Verstöße gegen vertragsärztliche Pflichten können dazu führen, dass kein Honoraranspruch für die

Tabelle 2-4: Rechtsgrundlagen der Dokumentation in Deutschland und der Schweiz

Rechtsgrundlagen der Dokumentation	Deutschland	Schweiz
Behandlungsvertrag	§ 611 ff. BGB	Art. 394 ff. OR, insbes. Art. 400 OR
Standesrecht	§ 10 I MBO-Ä 2006, die landesrechtliche Berufsordnungen der Ärzte	Art. 12 Standesordnung v. 10.12.2009
Gesetze, zum Beispiel:		
gefährliche übertragbare Krankheiten	§§ 6 ff. IfSchG	Art. 27f. EpG
Strahlenschutz	§ 85 StrahlenschutzVO § 28 RöntgenVO	Art. 25 StrahlenschutzVO
Spenderdokumentation, Anwendung von Blutprodukten etc.	§§ 11, 14 TFG	Art. 39 HMG
Spenderdokumentation, Organ- und Gewebetransplantation	§ 15 TPG i. V. mit Einzelnorm	Art. 34 Transplantationsgesetz
Landesgesetze/kantonale Gesetze	z. B. Sektionsgesetze	Gesundheits- und Patientengesetze

ärztliche Leistung besteht und bei Behandlungsfehlern eine Schadenersatzpflicht bejaht wird. Bei Vertragsärzten in Deutschland kann die grobe Verletzung der Dokumentationspflicht zum Entzug der Kassenzulassung führen, § 81 Abs. 5 SGB V i. V. mit den KV-Satzungen, § 95 Abs. 6 SGB V.

- Bei Verdacht auf betrügerische Honorarabrechnung, z. B. die Abrechnung nicht oder nicht leistungslegendengerecht erbrachter Leistungen, oder auch Untreue (D) bzw. ungetreue Geschäftsbesorgung (CH) sind Strafverfahren naheliegend.

2.4.12 Recht zur Einsichtnahme in die Krankenakte bzw. Herausgabe

Mit der Dokumentationspflicht korrespondiert das Einsichtsrecht des Patienten in seine Krankenakte. Dies ergibt sich in **Deutschland** aus dem Behandlungsvertrag sowie aus dem Recht auf informationelle Selbstbestimmung, ohne dass dafür ein besonderes rechtliches Interesse dargelegt werden muss. Eine Beschränkung auf objektive Befunde, wie z. B. Operationsberichte, und ein Ausschluss von Dokumentationen, die bewertungsabhängige und daher subjektive Beurteilungen des Krankheitsbildes durch die behandelnden Ärzte betreffen, ist nicht per se gerechtfertigt. Vielmehr kommt es auf die Verhältnismäßigkeit im Einzelfall an (BVerfG NJW 2006, 1116). Einschränkungen sind daher nur zulässig, soweit in die Aufzeichnungen die Persönlichkeit des Arztes bzw. dritter Personen umfassend einfließen und – speziell im Bereich der Psychiatrie – spezifische therapeutische Risiken aus einer Rekonstruktion bereits bewältigter Problemfelder für den Patienten entstehen können.

In der **Schweiz** beruht das Einsichtsrecht namentlich auf Art. 400 OR bzw. den kantonalen Gesundheits- und Patientengesetzen. Auf Wunsch hat der Arzt dem Patienten Kopien anzufertigen. Die Krankenakte ist zudem eine Datensammlung gemäß dem Datenschutzgesetz, daher besteht auch hiernach ein Einsichtsrecht, Art. 8 DSG.

Herausgabepflicht

Der Arzt muss alles, was ihm infolge seiner Behandlungstätigkeit zugekommen ist, dem Patienten auf dessen Verlangen herausgeben; so sind z. B. Röntgenbilder, die der Patient in die Sprechstunde mitgebracht hat, auf dessen Verlangen nach Abschluss der Behandlung zu übergeben.

Die Krankengeschichte hingegen ist primär Arbeitsmittel des Arztes, sodass der Patient hier nur einen Anspruch auf Kopien, nicht aber auf Herausgabe des Originals hat. Etwas anders gilt, wenn im gerichtlichen Verfahren die Krankenakte auf Anordnung des Gerichtes in Augenschein genommen wird.

Die ärztliche Schweigepflicht gilt über den Tod des Patienten hinaus, siehe nachfolgend die Ausführungen zum Arztgeheimnis (s. Kap. 2.6).

2.5 Behandlungsfehler

2.5.1 Systeme zur Sicherheit der Patienten, der Qualität und der Wirtschaftlichkeit

Trotz des hohen Qualitätsstandards des deutschen und des schweizerischen Gesundheitssystems sind Behandlungsfehler immer wieder ein zentrales Thema. Verlässliche Zahlen sind für beide Länder kaum zu erlangen. Dies hängt unter anderem damit zusammen, dass z.B. beim strafrechtlichen Arzthaftungsprozess regelmäßig nur das Hellfeld staatsanwaltschaftlicher Ermittlungen gegen Ärzte, nicht aber das Dunkelfeld der aus unterschiedlichsten Gründen nicht zur Anzeige gebrachten Fehlbehandlungen in den Blick genommen wird. Das Hellfeld bietet aber lediglich eine je nach Deliktart mehr oder weniger starke Annäherung an die Realität. Im Bereich des Haftpflichtrechtes werden zudem etliche Fälle durch vorgerichtliche Schlichtungen und Vergleiche erledigt. In der **Schweiz** führt die FMH eine außergerichtliche Gutachterstelle, die unter bestimmten Voraussetzungen hilft, Behandlungsfehlergutachten zu erstellen. Nötig ist, dass eine bestimmte Wahrscheinlichkeit besteht, dass der Patient durch einen Diagnose- oder einen Behandlungsfehler einen erheblichen Gesundheitsschaden erlitten hat und dass er deswegen noch kein Gericht angerufen hat.

Die Vermeidung von Behandlungsfehlern und die damit verbundene Patientensicherheit ist zudem auch ein besonderes Anliegen der Krankenversorgung. In der Schweiz wurde außerdem eine unabhängige Stiftung für Patientensicherheit gegründet, die Projekte zur Vermeidung von Behandlungsfehlern und zur Erhöhung der Patientensicherheit auf verschiedenen Ebenen unterstützt. Sie betreibt unter anderem das CIRRNET-Netzwerk, ein überregionales Netzwerk lokaler Fehlermeldesysteme. Es ermöglicht angeschlossenen Gesundheitseinrichtungen, Fehlermeldungen aus ihren lokalen CIRS-Systemen anonymisiert einzuspeisen, um daraus für die Zukunft zu lernen. Der Qualitätssicherung im Gesundheitswesen dienen zudem weitere Maßnahmen. So wurde das durch die Gesundheitsdirektion Zürich gestartete Pilotprojekt «Medical Board», das einen Beitrag zur Sicherstellung der im Krankenversicherungsgesetz geforderten Wirksamkeit, Zweckmäßigkeit und Wirtschaftlichkeit von medizinischen Behandlungen leistet, Anfang 2011 auf nationaler Ebene verankert. Das Medical Board ist ein von Verwaltung, Leistungserbringern und Industrie unabhängiges Gremium, das diagnostische Verfahren und therapeutische Interventionen aus der Sicht der Medizin, der Ökonomie, der Ethik und des Rechts analysiert und Empfehlungen zuhanden der politischen Entscheidungsträger und der Leistungserbringer formuliert. Träger sind die Schweizerische Konferenz der kantonalen Gesundheitsdirektorinnen und -direktoren (GDK), die Verbindung der Schweizer Ärztinnen und Ärzte (FMH) sowie die Schweizerische Akademie der Medizinischen Wissenschaften (SAMW).

In **Deutschland** haben sich namentlich das von der Bundesärztekammer und der Kassenärztlichen Bundesvereinigung gegründete Forum Patientensicherheit, die Landesärztekammern und die Kassenärztlichen Vereinigungen sowie das Aktionsbündnis Patientensicherheit e. V. (APS) die Patientensicherheit zur besonderen Aufgabe gemacht. Sie kommen damit der Empfehlung des Rats der Europäischen Union zur Sicherheit der Patienten nach. Arbeitsschwerpunkte sind die Unterstützung bei Einführung und Weiterentwicklung nationaler Strategien und Programme in Bezug auf die Patientensicherheit; Stärkung der Handlungskompetenzen der Bürger und Patienten und Information der Bürger und Patienten; Unterstützung bei Einführung bzw. Ausbau von sanktionsfreien Systemen der Berichterstattung, wie z.B. das Medical Error Reporting System (MERS), d.h. von Dokumentationssystemen zur Erfassung von medizinischen Behandlungsfehlervorwürfen der Gutachter- und Schlichtungsstellen der Landesärztekammern und Cirsmedical, d.h. dem Berichts- und Lernsystem der Deutschen Ärzteschaft für kritische Ereignisse und Fehler in der Medizin; Förderung der Aus- und Weiterbildung von Arbeitskräften des Gesundheitswesens auf dem Gebiet der Patientensicherheit.

Das Institut für Qualität und Wirtschaftlichkeit im Gesundheitswesen (IQWiG), getragen von der Stiftung für Qualität und Wirtschaftlichkeit im Gesundheitswesen, greift im Auftrag des Gemeinsamen Bundesausschusses (G-BA) und des Bundesgesundheitsministeriums (BMG) – zum Teil auch in eigener Verantwortung – Themen auf, um die Vor- und Nachteile medizinischer Leistungen für die Patienten zu überprüfen. Hierbei stehen Qualität und Wirtschaftlichkeit im Vordergrund der Überlegungen.

2.5.2 Fehlerquellen bei der ärztlichen Tätigkeit

Im Vordergrund von Behandlungsfehlervorwürfen stehen die Fächer Chirurgie, Anästhesie, Innere Medizin, Gynäkologie und Geburtshilfe sowie Allgemeinmedizin. Typische Fehlerquellen ärztlicher Tätigkeit sind Behandlungsfehler, Aufklärungsfehler, Kooperationsfehler, aber auch Organisationsfehler des Krankenhausträgers und der verantwortlichen Ärzte. Auch im Rahmen der Pflege können Behandlungsfehler vorkommen, wie z.B. die Medikamentenverwechslung, unzureichende Beaufsichtigung von frisch operierten, schwer kranken oder sehr jungen Patienten.

Ein *Behandlungsfehler* liegt vor, wenn der Arzt im Rahmen seiner medizinischen Tätigkeit die nach dem anerkannten und gesicherten Stand der ärztlichen Wissenschaft im Zeitpunkt der Behandlung unter den jeweiligen Umständen objektiv gebotene Maßnahme unsachgemäß ausführt. Dies bedeutet, dass diejenige Sorgfalt außer Acht gelassen wurde, die allgemein von einem pflichtbewussten Arzt, der sich regelmäßig weiterbildet, in der konkreten Situation erwartet wird.

Ein Behandlungsfehler wird dann als *grob* bewertet, wenn eindeutig gegen bewährte ärztliche Behandlungsregeln oder gesicherte medizinische Erkenntnisse verstoßen und dadurch ein Fehler begangen wurde, der aus objektiver ärztlicher Sicht nicht mehr verständlich erscheint, weil ein solcher Fehler dem Arzt «schlechterdings nicht unterlaufen darf». Die Einstufung eines ärztlichen Fehlverhaltens als «grob» bemisst sich nach den gesamten Umständen des Einzelfalls, deren Würdigung weitgehend im tatrichterlichen Bereich liegt (so z.B. BGH NJW 2007, 2767).

Leitlinien können den Standard, d.h. die jeweils einzuhaltende Lex artis, zutreffend beschreiben, aber auch veraltet und damit ungültig sein.

Dagegen sind in **Deutschland** die *Richtlinien* der Bundesausschüsse der Ärzte bzw. Zahnärzte und Krankenkassen über die ärztliche/zahnärztliche Versorgung der Kassenpatienten verbindlich im Sinne eines Mindeststandards (s. **Tab. 2-5** und **2-6**).

Tabelle 2-5: Typische Fehlerquellen ärztlicher Tätigkeit

1. Behandlungsfehler	■ falsche Anamnese, Untersuchung, Indikationsstellung ■ Nichterhebung, unkorrekte Erhebung von Befunden (Labor, Röntgen, Ultraschall, CT, MRI, PET etc.) ■ falsche Wahl der Behandlungsmethode ■ Behandlungsübernahme trotz mangelnder Erfahrung/fehlender Fachkenntnisse/Übermüdung ■ therapeutische Beratungs- oder Hinweisfehler ■ Patientenverwechslung, Verwechslung des Operationsgebietes (Arm, Bein) oder des vereinbarten Eingriffs (Schwangerschaftsabbruch anstatt PND) ■ fehlerhafte Medikation, Überdosierung, Medikamentenverwechselung, mangelnde Überwachung des Gesundheitszustandes des Patienten ■ Verstoß gegen Hygiene- und Sicherheitsbestimmungen ■ Nichterkennen bzw. nicht rechtzeitiges Erkennen einer Komplikation ■ fehlerhafte bzw. veraltete Operationstechnik ■ Lagerungsfehler ■ Fehler bei Einsatz und Wartung medizinisch-technischer Geräte ■ Implantation fehlerhafter Medizinprodukte ■ Implantation falscher/unverträglicher Organe, Gewebe ■ fehlerhafte Vornahme von Injektionen, Infusionen, Transfusionen ■ unterlassene bzw. verspätete Krankenhauseinweisung ■ unterlassenes bzw. verspätetes Hinzuziehen eines Konsiliarius ■ fehlende Aufmerksamkeit gegenüber Kindern ■ unnötige Eingriffe
2. Selbstbestimmungsaufklärung – Aufklärungsfehler	■ fehlende, falsche, zu späte Aufklärung ■ inhaltlich mangelhafte Aufklärung
3. Kooperationsfehler	■ Organisationsfehler ■ Koordinationsfehler ■ Kommunikationsfehler ■ Übernahmeverschulden ■ Delegationsfehler: fehlerhafte Delegation, mangelhafte Auswahl ■ Überwachungsfehler bei vertikaler Arbeitsteilung: Instruktionsfehler, Informationsfehler, mangelnde/nicht ausreichende Kontrolle
4. Dokumentationsfehler	■ unzureichende, fehlende Dokumentation der Krankengeschichte ■ mangelhafte Befundsicherung

Tabelle 2-6: Allfällige Folgen von Behandlungsfehlern

zivilrechtliche Auseinandersetzungen
strafrechtliche Konsequenzen
arbeits- bzw. dienstvertragliche Konsequenzen
berufsrechtliche Konsequenzen
disziplinarrechtliche Konsequenzen
ggf. Berufsverbot
Konsequenzen bezüglich der Tätigkeit als Vertragsarzt

2.5.3 Zivilrecht, öffentliches Haftungsrecht

Zivilrechtliche Haftungsgrundlagen bei einem Behandlungsfehlervorwurf sind namentlich die Vertragshaftung und das Deliktrecht. In der **Schweiz** gilt für die kantonalen Spitäler zudem öffentliches Haftungsrecht.

a) Deutschland: Zivilrechtliche Haftungsgrundlagen (s. Tab. 2-7)

Beweislast: Behandlungsfehler. Im Arzthaftungsrecht gilt als Grundsatz: Der Patient trägt die Beweislast für den *objektiven Behandlungsfehler*, einerlei, ob er sich auf ein Tun oder ein Unterlassen des Arztes bezieht. Dieser Beweis wird geführt durch den Nachweis einer Abweichung der ärztlichen Behandlung vom medizinischen Standard. Sache der Behandlungsseite ist es dann, ausreichende Befundtatsachen darzulegen und bei Bestreiten zu beweisen, dass eine Abweichung vom standardgemäßen Vorgehen gestattet bzw. erforderlich war (BGH NJW 1999, 1778).

Der Beweis des Behandlungsfehlers ist zur Gewissheit des Gerichts zu führen. Dies bedeutet nicht den Ausschluss allerletzter Zweifel, vielmehr reicht ein für das normale Leben brauchbarer Grad an Gewissheit (BGH NJW 1994, 810). Bleibt die Behauptung ungeklärt, ist der Behandlungsfehler zu Lasten des Patienten unbewiesen. Die Feststellung eines Behandlungsfehlers wird regelmäßig mithilfe eines Sachverständigengutachtens geschehen.

Kausalität: Die Haftung aus Vertrag oder Delikt setzt voraus, dass zwischen Behandlungsfehler und Schaden ein adäquater Ursachenzusammenhang besteht. Zentraler Teil des Arzthaftungsprozesses ist daher die Feststellung der Kausalität. In der Rechtspraxis scheitern hieran viele Haftungsansprüche. Hierbei wird zwischen der haftungsbegründenden und der haftungsausfüllenden Kausalität unterschieden.

Die *haftungsbegründende Kausalität* betrifft die Frage, ob eine ursächliche Verknüpfung zwischen dem

Tabelle 2-7: Zivilrechtliche Haftungsgrundlagen bei einem Behandlungsfehlervorwurf – Deutschland

Vertrag	Rechtsgrundlage	§§ 611 ff. BGB
Geschäftsführung ohne Auftrag	Rechtsgrundlage	§§ 677 BGB
Delikt	Rechtsgrundlage	§§ 823 ff. BGB

Behandlungsfehler und dem Eintritt des Primärschadens an Körper oder Gesundheit besteht (BGH NJW 2008, 2647).

Als Regel gilt, dass der Schädiger für alle gesundheitlichen Beeinträchtigungen haftet, die durch die schädigende Handlung verursacht wurden. Dabei reicht es aus, wenn der zum Schadenersatz führende Umstand eine Mitursache bei mehreren Ursachen ist. Im Rahmen eines Behandlungsvertrages ist der Patient i. d. R. bereits krank, wenn er einen Arzt aufsucht. Entwickelt sich aus dieser gesundheitlichen Vorschädigung ein Schaden, so haftet der Arzt hierfür nicht allein aufgrund Behandlungsübernahme. Nur wenn ein Behandlungsfehler zu einem weiteren Schaden führt, haftet der Arzt.

Die haftungsbegründende ursächliche Verknüpfung zwischen Behandlungsfehler und Primärschädigung liegt vor, wenn der Schaden durch die Fehlbehandlung verursacht wurde und die nach der Lex artis angemessene Behandlung den Schadenseintritt verhindert hätte. Beim Unterlassen einer gebotenen ärztlichen Handlung ist eine hypothetische Kausalität nötig. Dies ist gegeben, wenn die lege artis gebotene Handlung zum richtigen Befund und zur richtigen Therapie geführt hätte und dadurch die Schädigung vermieden worden wäre. Die bloße Wahrscheinlichkeit hierfür genügt nicht (BGH NJW 2008, 1381).

Weiterhin ist das sogenannte *rechtmäßige Alternativverhalten* von Bedeutung. Die haftungsbegründende Kausalität wird nur dann bejaht, wenn der Primärschaden gerade auf der Pflichtwidrigkeit, d. h. dem Verstoß gegen die Lex artis, beruht. Wäre der Schaden auch bei der Behandlung lege artis eingetreten oder ist dies zumindest nicht auszuschließen, so beruht er nicht auf der Pflichtwidrigkeit. So z. B., wenn nicht nachgewiesen werden kann, ob ein früher durchgeführter Blutaustausch bei einer Blutgruppenunverträglichkeit eines Neugeborenen den Schaden verhindert hätte.

Die *haftungsausfüllende Kausalität* betrifft die Frage, ob zwischen dem Primärschaden, den daraus entstehenden weiteren Sekundärschäden, wie weitere Gesundheitsschädigung und Vermögensschäden, ein Kausalzusammenhang besteht.

Stellt das Gericht nach sachverständiger Beratung einen *groben Behandlungsfehler* fest, so kann auch dies zu einer Beweislastumkehr führen. Die Beklagten müssen dann ihrerseits darlegen, dass der eingetretene Schaden nicht kausal auf den festgestellten groben Behandlungsfehler zurückzuführen ist.

b) Schweiz: Zivilrechtliche Haftungsgrundlagen (s. Tab. 2-8)

Der Arzt ist gegenüber den Patienten verpflichtet, entsprechend der Lex artis darauf hinzuwirken, dass die gewünschte gesundheitliche Verbesserung eintritt. Er haftet aber nicht dafür, wenn die Behandlung nicht erfolgreich ist, d.h. er muss einen bestimmten Erfolg auch nicht garantieren. Auch wird nicht jede Maßnahme oder Unterlassung, die den Schaden bewirkt oder vermieden hätte, als Behandlungsfehler qualifiziert, nur weil sie sich bei der nachträglichen Betrachtung als Schadenursache herausstellt. Vielmehr wird berücksichtigt, dass Arzt und Spital eine «gefahrengeneigte Tätigkeit» ausüben, der auch haftpflichtrechtlich Rechnung zu tragen ist. Die neuere Rechtspraxis der Schweiz geht davon aus, dass die Haftung des Arztes nicht auf grobe Verstöße gegen die Regeln der ärztlichen Kunst beschränkt ist. Er hat Kranke vielmehr stets fachgerecht zu behandeln, zum Schutz ihres Lebens oder ihrer Gesundheit die nach den Umständen gebotene und zumutbare Sorgfalt aufzuwenden und grundsätzlich für jede Pflichtverletzung einzustehen (BGE 120 II 248ff.). Da der Nachweis des adäquaten Kausalzusammenhanges oftmals große Schwierigkeiten verursacht, werden die Anforderungen hier nicht allzu hoch angesetzt (BGE 113 Ib 420). Haftpflichtrechtlich relevant sind jene ärztlichen Fehler, die einen Schaden mit **überwiegender Wahrscheinlichkeit** verursacht haben.

c) Öffentliches Haftungsrecht der Schweiz

Wird der Patient in einem öffentlichen Spital behandelt, untersteht seine Rechtsbeziehung zum Spital dem kantonalen öffentlichen Recht (s. Kap. 2.1.3). Ist das öffentliche Spital als öffentliche Anstalt organisiert, wird mit der Aufnahme des Patienten in das Spital ein öffentlich-rechtliches Anstaltsverhältnis begründet. Die Rechte und Pflichten der Ärzte, des Pflegepersonals und des Patienten sind durch Gesetz und Verordnungen festgelegt. Die meisten Kantone haben die Verantwortlichkeit ihrer Beamten und Angestellten in einem kantonalen Haftungsgesetz geregelt. Darüber hinaus wurde mehrheitlich die direkte Kausalhaftung des Staates (Haftung ohne Verschulden) eingeführt. Sie wird angewendet, wenn der Kanton bzw. die Angehörigen seines öffentlichen Dienstes in Ausübung amtlicher Verrichtungen gehandelt haben. Voraussetzung dieser außervertraglichen Haftung ist z.B. im Kanton Zürich das Vorliegen eines Schadens, einer Widerrechtlichkeit und eines adäquaten Kausalzusammenhanges zwischen dem widerrechtlichen Verhalten des in seiner Amtspflicht handelnden Arztes und dem eingetretenen Schaden. Aufgrund der Kausalhaftung entfällt die Haftungsvoraussetzung des Verschuldens.

Tabelle 2-8: Zivilrechtliche Haftungsgrundlagen bei einem Behandlungsfehlervorwurf – Schweiz

Vertrag	Rechtsgrundlage	Art. 394 ff. i. V. mit Art. 97 OR
Geschäftsführung ohne Auftrag	Rechtsgrundlage	Art. 419–424 OR
außervertragliche Haftung	Rechtsgrundlage	Art. 41 ff. OR
		öffentlich-rechtliche Staatshaftung nach kantonalem Recht

Im öffentlichen Recht, soweit es von einer originären kausalen Staatshaftung beherrscht ist, wird der Kunst- bzw. Behandlungsfehler der Widerrechtlichkeit zugeordnet. In Analogie zur privaten Arzthaftung hat der Patient das Vorliegen eines ärztlichen Kunst- bzw. Behandlungsfehlers zu beweisen, den somit auch hier die volle Beweislast trifft.

Definition:

Die objektiv gebotene Sorgfalt wird nach der Rechtsprechung und der herrschenden Lehre bei der vertraglichen Haftung von der Vertragsverletzung, bei der außervertraglichen, zu der auch die Staatshaftung zu zählen ist, dagegen von der Widerrechtlichkeit erfasst; sie gehört daher im einen wie im andern Fall zum Beweisthema des Geschädigten [...].
Die Beweislast für die Aufklärung und für den Rechtfertigungsgrund der Einwilligung hingegen trifft stets den Arzt oder den, der an seiner Stelle für widerrechtliches oder schuldhaftes Verhalten einzustehen hat. Die Einwilligung kann sich dabei nur auf Risiken beziehen, die bei pflichtgemäßer Vornahme des Eingriffs bestehen, nicht aber auf unerwünschte Folgen, die einem Behandlungsfehler zuzuschreiben sind. Der Einwand der Einwilligung ist zudem nur zu hören, wenn der Arzt seiner Aufklärungspflicht gegenüber dem Patienten genügt, ihn insbesondere auf die Risiken der Operation aufmerksam gemacht hat.
(BGE 115 Ib 175, E.2.b.)

Die verschuldensunabhängige Kausalhaftung wird dann verneint, wenn der Staat bei Vorliegen eines Kunst- bzw. Behandlungsfehlers den Nachweis erbringt, sich keiner Sorgfaltspflichtverletzung schuldig gemacht zu haben.

2.5.4 Arztstrafrecht

a) Einführung

Der Vorwurf eines Behandlungsfehlers kann gerade auch im Strafrecht gravierende Konsequenzen für den Beschuldigten bzw. Verurteilten nach sich ziehen. Der Vorwurf der fahrlässigen Tötung wiegt schwer, aber auch der Vorwurf der Körperverletzung kann für den Arzt sehr belastend sein und nimmt auch in der Rechtspraxis einen gewissen Raum ein. Die Frage, ob ein Arzt im konkreten Fall die erforderliche Sorgfalt angewendet hat, ist eine Rechtsfrage. Sie wird letztendlich durch das Gericht entschieden, im Regelfall aufgrund vorheriger sachverständiger Beratung.

b) Deutschland

Mit Freiheitsstrafe bis zu fünf Jahren oder Geldstrafe bedroht § 223 StGB denjenigen mit Strafe, der vorsätzlich eine andere Person körperlich misshandelt oder an der Gesundheit schädigt. Der Versuch ist unter Strafe gestellt, § 223 Abs. 2 StGB. Strafverfolgungsvoraussetzung ist der Strafantrag der geschädigten Person, soweit nicht die Strafverfolgungsbehörde wegen des besonderen öffentlichen Interesses an der Strafverfolgung ein Einschreiten von Amts wegen für geboten hält, § 230 Abs. 1 StGB. Bei Vorliegen der Voraussetzungen der vollendeten oder versuchten gefährlichen Körperverletzung, § 224 StGB, gilt das Offizialprinzip. Das heißt, die Tat wird von der Staatsanwaltschaft von Amts wegen verfolgt, wenn die Körperverletzung mittels Gift oder anderen gesundheitsschädlichen Stoffen, mit einem anderen Beteiligten gemeinschaftlich oder mittels einer das Leben gefährdenden Behandlung begangen wurde. Der Strafrahmen beträgt dann Freiheitsstrafe von sechs Monaten bis zu zehn Jahren, in minder schweren Fällen Freiheitsstrafe von drei Monaten bis zu fünf Jahren.

Die schwere Körperverletzung kann mit Freiheitsstrafe von einem Jahr bis zu zehn Jahren geahndet werden, § 226 Abs. 1 StGB. Hier gilt das Offizialprinzip ausnahmslos. Die wichtigsten Anwendungsfälle sind solche, in denen das Opfer infolge der Körperverletzung das Sehvermögen auf einem Auge oder beiden Augen, das Gehör, das Sprechvermögen oder die Fortpflanzungsfähigkeit verliert (Nr. 1), ein wichtiges Glied des Körpers verliert oder dauernd nicht mehr gebrauchen kann (Nr. 2) oder in erheblicher Weise dauernd entstellt wird oder in Siechtum, Lähmung oder geistige Krankheit oder Behinderung verfällt (Nr. 3). Verursacht der Täter diese Folge absichtlich oder wissentlich, so ist die Strafe Freiheitsstrafe nicht unter drei Jahren (Abs. 2). In minder schweren Fällen gelten reduzierte Strafrahmen. § 229 StGB bedroht die fahrlässige Schädigung eines Menschen am Körper oder an der Gesundheit mit Freiheitsstrafe bis zu drei Jahren oder Geldstrafe. Hier gilt das Antragsprinzip, soweit keine überwiegenden öffentlichen Interessen eine Strafverfolgung von Amts wegen gebieten.

Das Strafrecht muss sich bei dem Behandlungsfehlervorwurf aber auch mit den Fällen auseinandersetzen, in denen es um eine vorsätzliche oder fahrlässige Tötung und die Abgrenzung zum straflosen Verhalten geht. Diese Delikte sind Offizialdelikte, die zugrunde liegenden Sachverhalte sind bei entsprechendem Anfangsverdacht von Amts wegen durch die Strafverfolgungsbehörden abzuklären. Die vorsätzliche Tötung wird mit Freiheitsstrafe nicht unter fünf Jahren bestraft, § 212 StGB. Liegt ein minder schwerer Fall vor, so ist die Strafe Freiheitsstrafe von einem Jahr bis zu zehn Jahren, § 213 StGB. Der abstrakte Strafrahmen der fahrlässigen Tötung, § 222 StGB, reicht bis zu fünf Jahren Freiheitsstrafe oder Geldstrafe. Verursacht die vorsätzliche Körperverletzung fahrlässig den Tod, so ist die Strafe Freiheitsstrafe nicht unter drei Jahren, § 227 StGB.

All diese Straftatbestände sind Schutzgesetze i. S. von § 823 Abs. 2 BGB. Ihre Verwirklichung begründet regelmäßig die Pflicht zu Schadensersatz bzw. Schmerzensgeld, § 253 Abs. 2 BGB.

c) Schweiz

Das schweizerische Strafgesetzbuch (StGB) schützt die körperliche und geistige Unversehrtheit durch verschiedene Straftatbestände. Art. 126 Abs. 1 StGB bedroht die vorsätzliche Verübung der sogenannten Tätlichkeit mit Übertretungsstrafe. Während Abs. 1 die Strafverfolgung an den Antrag der verletzten Person oder deren Vertreter knüpft, werden die Fälle, bei denen die Tat wiederholt begangen wird oder eine besonders enge Beziehung zwischen Täter und Opfer besteht, von Amts wegen verfolgt. Unter Tätlichkeit versteht die bundesgerichtliche Praxis physische Einwirkungen auf einen Menschen, die zwar keine körperlichen oder gesundheitlichen Schädigungen zur Folge haben, aber das übliche und gesellschaftlich geduldete Maß überschreiten.

Mit Freiheitsstrafe bis zu drei Jahren oder Geldstrafe bedroht Art. 123 Ziff. 1 StGB denjenigen mit Strafe, der vorsätzlich einen Menschen am Körper oder an der Gesundheit schädigt. Strafverfolgungsvoraussetzung ist der Strafantrag der geschädigten Person. Der Täter wird aber von Amtes wegen verfolgt, wenn er Gift, eine Waffe oder einen gefährlichen Gegenstand gebraucht, Art. 123 Ziff. 2 Abs. 1 StGB, oder die Tat an einem Wehrlosen oder einer Person begeht, die unter seiner Obhut steht oder für die er zu sorgen hat, namentlich an einem Kind, Art. 123 Ziff. 2 Abs. 2.

Für die schwere Körperverletzung, die nach Art. 122 Abs. 4 StGB mit Freiheitsstrafe bis zu zehn Jahren oder mit Geldstrafe nicht unter 180 Tagessätzen geahndet werden kann, gilt das Offizialprinzip ausnahmslos. Die wichtigsten Anwendungsfälle sind solche, in denen der Täter das Opfer entweder lebensgefährlich verletzt oder ein wichtiges Organ bzw. Glied des Geschädigten verstümmelt oder unbrauchbar macht oder eine andere schwere Schädigung des Körpers bzw. der körperlichen oder geistigen Gesundheit verursacht.

Art. 125 Abs. 1 StGB bedroht die *fahrlässige* Schädigung eines Menschen am Körper oder an der Gesundheit auf Antrag mit Freiheitsstrafe bis zu drei Jahren oder Geldstrafe; bei fahrlässiger schwerer Körperverletzung wird der Täter von Amtes wegen verfolgt, Art. 125 Abs. 2 StGB.

Das Arztstrafrecht befasst sich aber auch mit Fällen, in denen eine vorsätzliche oder fahrlässige Tötung, Art. 111, Art. 117 StGB, eine Tötung auf Verlangen, Art. 114 StGB, oder die Verleitung und Beihilfe zum Selbstmord, Art. 115 StGB, in Betracht kommen. Diese Delikte sind Offizialdelikte, die zugrunde liegenden Sachverhalte müssen bei Vorliegen eines entsprechenden Anfangsverdachtes vonseiten der Strafverfolgungsbehörden abgeklärt werden. Die vorsätzliche Tötung wird mit Freiheitsstrafe nicht unter fünf Jahren bestraft. Handelt der Täter in einer nach den Umständen entschuldbaren heftigen Gemütsbewegung oder unter großer seelischer Belastung, so ist die Strafe Freiheitsstrafe von einem Jahr bis zu zehn Jahren, Art. 113 StGB. Der Strafrahmen der Tötung auf Verlangen, Art. 114 StGB, und derjenige der fahrlässigen Tötung, Art. 117 StGB, reicht bis zu drei Jahren Freiheitsstrafe oder Geldstrafe, derjenige der Verleitung und Beihilfe zum Selbstmord, Art. 115 StGB, ist Freiheitsstrafe bis zu fünf Jahren oder Geldstrafe.

Eine zusätzliche Schwierigkeit stellt sich, wenn durch eine ärztliche Behandlung ein Embryo oder Fötus verletzt oder abgetötet wird. In diesem Fall ist zu klären, ob der Ein- bzw. Angriff bereits einem (lebenden) Menschen im Sinne des Strafrechts galt oder ob er sich auf die Leibesfrucht bezog. Diese Abgrenzung ist bedeutsam. Denn die körperliche Integrität der Leibesfrucht ist strafrechtlich nur über die Vorschriften gegen den vorsätzlichen Schwangerschaftsabbruch, nicht aber gegen vorsätzliche und fahrlässige Körperverletzung bzw. fahrlässige Tötung geschützt.

d) Praktische Bedeutung des Arztstrafverfahrens

Da im Strafverfahren, im Unterschied zum zivilrechtlichen Haftpflichtverfahren, die Tatsachen, die für oder gegen eine Strafbarkeit sprechen, von Amts wegen abgeklärt werden, wird von den Geschädigten immer öfter der Weg des Strafantrages bzw. der Strafanzeige gewählt, um so kostengünstig die Beweislage abgeklärt zu erhalten. Die strafrechtlichen Erkenntnisse binden zwar nicht das Zivilgericht, kommt es aber zu einer strafrechtlichen Verurteilung, so können die Akten beigezogen und im Rahmen des Zivilverfahrens verwendet werden.

Zudem kennt die deutsche Strafprozessordnung das Adhäsionsverfahren, §§ 403 ff. StPO, die neue eidgenössische Strafprozessordnung die Privatklägerschaft, bezogen auch auf den Zivilpunkt, Art. 122 ff. StPO.

Das **Adhäsionsverfahren** ist ein besonderes strafprozessuales Verfahren, mit dem der Verletzte einer Straftat oder sein Erbe im Strafverfahren zivilrechtliche Ansprüche geltend machen kann. In Deutschland kommt das Adhäsionsverfahren dennoch eher selten vor. Denn das Gericht kann von einer Entscheidung absehen, wenn der Angeklagte nicht schuldig gesprochen wird, der Antrag unbegründet erscheint oder wenn sich der Antrag zur Erledigung im Strafverfahren nicht eignet, was insbesondere bei einer Verfahrensverzögerung zu bejahen ist (§ 405 StPO). Die Vorteile des Adhäsionsverfahrens für den Geschädigten sind namentlich, dass zur Abklärung der Ansprüche der Amtsermittlungsgrundsatz gilt, § 244 StPO. Die Beweismittel werden von Amts wegen herangezogen, es besteht bezüglich Zeugen und Sachverständigen keine Kostenvorschusspflicht. Auch hat der Antragsteller nicht die im Zivilverfahren komplizierte Darlegungs- und Beweislast, auch wenn er die Beweismittel benennen soll. Zudem kann das Gericht die Ansprüche nicht rechtskräftig abweisen, sondern nur von einer Entscheidung absehen, wenn es sie für unzulässig oder unbegründet hält. Das heißt, der Geschädigte kann in einem solchen Fall noch vor den Zivilgerichten klagen. Auch bewirkt der Adhäsionsantrag die Rechtshängigkeit des Anspruchs, wodurch die Verjährung unterbrochen wird. Als Nachteil kann die mögliche Verfahrensverzögerung im Zivilanspruch genannt werden, wenn von einer Entscheidung abgesehen wird. Zudem kann in diesem Fall das Gericht nach billigem Ermessen dem Antragssteller Kosten auferlegen.

Auch ist es im Adhäsionsverfahren z. B. nicht möglich, die Haftpflichtversicherung des (potenziellen) Schädigers in Anspruch zu nehmen, sondern nur den Schädiger selbst. Das heißt, ob das Adhäsionsverfahren einzuleiten ist, wird sich je nach Sachlage des Einzelfalles beurteilen.

Die Rechtslage zur **schweizerischen Privatklägerschaft** ergibt sich seit dem 1.1.2011 aus Art. 122 ff. StPO. Geschädigte, die sich aktiv am Strafverfahren beteiligen wollen, müssen sich bis zum Abschluss des Vorverfahrens (Art. 318 Abs. 1 StPO) als Privatklägerschaft konstituieren. Dies geschieht durch Erklärung bei der Strafverfolgungsbehörde. Mit der Konstituierung im Zivilpunkt wird eine Zivilklage geltend gemacht, mit Abgabe der entsprechenden Erklärung wird die Sache rechtshängig, Art. 122 Abs. 3 StPO. Sie kann adhäsionsweise Zivilforderungen einreichen (Art. 122–126 StPO). Wäre die vollständige Beurteilung des Zivilanspruchs unverhältnismäßig aufwendig, kann das Gericht die Zivilklage nur dem Grundsatz nach entscheiden und sie im Übrigen auf den Zivilweg verweisen, Art. 126 StPO. Welche Bedeutung die Privatklägerschaft gerade auch im Bereich der Arzthaftung künftig erlangen wird, bleibt abzuwarten. Allein die Möglichkeit, beide Verfahren zu verbinden, eröffnet aber gerade für die Abklärung von Behandlungsfehlern und den daraus entstanden Folgen ein weites Feld.

e) Einige zentrale Grundsätze der strafrechtlichen Arzthaftung

Im Arztstrafrecht gelten folgende Grundsätze: Nach der Lex artis besteht grundsätzlich die Pflicht, eine zutreffende Diagnose zu stellen bzw. eine wirksame Therapie anzuwenden und dadurch gesundheitlichen Schaden vom Patienten abzuwenden oder Schaden zu begrenzen. Die Vornahme einer fehlerhaften bzw. das Unterlassen einer nach der Lex artis gebotenen Therapie führt nur dann zur strafbaren Körperverletzung oder Tötung, wenn sich eine hierdurch verursachte Schädigung nachweisen lässt. Dies ist unstreitig, wenn es infolge des Behandlungsfehlers kausal zu einer Verschlechterung des Gesundheitszustandes oder zum Eintritt des Todes gekommen ist. Bedeutsam ist zudem die Bestimmung der Kausalität. Bei Begehungsdelikten beurteilt sie sich nach der sogenannten «conditio sine qua non»-Formel. Danach ist eine Handlung ursächlich für einen Erfolg, wenn sie nicht hinweggedacht werden kann, ohne dass der Erfolg in der konkreten Gestalt entfiele. Diese weite Ursächlichkeit wird sodann durch die objektive Zurechnung begrenzt. Ausreichend ist danach ein nach der Lebenserfahrung ausreichendes Maß an Sicherheit, das vernünftige Zweifel nicht aufkommen lässt. Eine Aussage über die Ursächlichkeit zwischen einem ärztlichen Behandlungsfehler, wie z. B. der Verabreichung eines nicht indizierten bzw. falsch dosierten Medikaments oder der Vornahme eines kunstwidrigen Eingriffs und einer Verschlechterung der Gesundheit bzw. dem Erleiden unnötiger Schmerzen, setzt nicht voraus, dass die Wirkungsweise der Behandlung auf den menschlichen Organismus naturwissenschaftlich nachgewiesen ist oder alle anderen möglichen Ursachen ausgeschlossen werden. Kausalität kann bereits dann angenommen werden, wenn im Rahmen einer Gesamtbewertung der bekannten Umstände zumindest die Mitverursachung des fehlerhaften Vorgehens zweifelsfrei festgestellt wird.

Liegt der Vorwurf im Unterlassen der nötigen Behandlung, lautet die Kausalitätsfrage: Entfällt der konkrete Taterfolg mit an Sicherheit grenzender Wahrscheinlichkeit, wenn man die konkret erforderliche Handlung hinzudenkt? Falls ja, ist Kausalität gegeben. Dies festzustellen, kann im Einzelfall sehr schwierig sein, denn eine Wahrscheinlichkeit beispielsweise von 80 % genügt nach der Rechtspraxis nicht. Wird die Unterlassenskausalität bejaht, steht dem beschuldigten Arzt unter anderem der Einwand des rechtmäßigen Alternativverhaltens offen. Er entlastet ihn, wenn der schädigende Erfolg auch bei Anwendung der lege artis gebotenen Therapie mit an Sicherheit grenzender Wahrscheinlichkeit eingetreten wäre oder dies zumindest nicht ausgeschlossen werden kann. Dann wird ihm – im zweiten Fall nach dem Grundsatz «In dubio pro reo» – der schädigende Erfolg nicht zugerechnet.

Stehen mehrere praktisch gleichwertige Methoden zur Verfügung, so darf der Arzt das nach seinem Ermessen am besten geeignete Mittel bzw. Verfahren wählen, soweit dies nicht unter Außerachtlassen der grundlegenden Erkenntnisse der medizinischen Wissenschaft erfolgt. Die Therapiewahl entspricht nicht dem einzuhaltenden Qualitätsstandard, wenn es Interventionen gibt, die für den Patienten erfolgsversprechender und in der Wissenschaft anerkannt sind.

Stehen mehrere gleich geeignete Vorgehensweisen mit unterschiedlicher Risikoquote zur Verfügung, ist diejenige zu wählen, welche den Heilerfolg am besten gewährleistet und in den damit verbundenen Nebenwirkungen am wenigsten schädigend ist. Die Anforderungen an die therapeutische Abwägung steigen mit der Gefährlichkeit der Erkrankung bzw. des vorzunehmenden Eingriffs.

Ergibt sich im Laufe der Behandlung, dass die angewendete Therapie nicht ausreicht, muss sie, soweit die Möglichkeit besteht, durch eine andere Therapie substituiert bzw. ergänzt werden. Bezüglich des individuellen Heilversuches gilt, dass er per se nicht unzulässig ist, sondern dass er rechtlich nach den allgemeinen Grundsätzen zu beurteilen ist.

f) Beachtung der Grundsätze der Einwilligung und Aufklärung

Zunächst ist hier auf die allgemeinen Ausführungen zur Einwilligung und Aufklärung zu verweisen, die gerade auch im Arztstrafrecht gelten.

Im Rahmen der Lex artis obliegt dem Arzt die therapeutische Pflicht, mit dem Patienten das aus ärztlicher Sicht Notwendige zu besprechen. Dies bedeutet, dass der Arzt den Patienten über Nutzen und Risiken informieren muss, wenn mehrere Behandlungsarten mit jeweils unterschiedlichen Belastungen bzw. Chancen zur Verfügung stehen.

Es ist im Grundsatz unumstritten, dass der Patient im Rahmen der Selbstbestimmungsaufklärung über den Verlauf der Therapie, ihre Erfolgsaussichten und Risiken sowie mögliche Behandlungsalternativen, soweit sie mit wesentlich anderen Belastungen und Chancen verbunden sind, zu informieren ist. Ziel der ärztlichen Aufklärung ist es, dem Patienten zu ermöglichen, das Für und Wider der Therapie abzuwägen und so eine selbstbestimmte Einwilligung zu ermöglichen. Diese ist nach der Rechtspraxis im Strafrecht ein Rechtfertigungsgrund. Die Aufklärung setzt eine gezielte Information über Art, Tragweite und Folgen der Behandlung voraus. Sie muss sich im Rahmen des für den Arzt Möglichen und Zumutbaren halten. Zugleich kann sein gesundheitliches Wohl weder aus der Sicht des Arztes noch eines verständigen Dritten, sondern nur aus der Sicht des Patienten bestimmt werden.

Die Aufklärungspflicht kann nur in eng begrenzten Fällen eingeschränkt werden. Unter der Bezeichnung «therapeutisches Privileg» wird auch im Strafrecht diskutiert, ob die Aufklärungspflicht des Arztes ihre Grenze findet, wenn der psychische Zustand des Patienten zu einer Gefährdung der Heilungsaussichten führen könnte (nähere Informationen s. Kap. 2.4.6c und d).

Ein Zurückhalten von Informationen über die Erkrankung ist nur unter strikter Abwägung der gegebenenfalls kollidierenden Interessen zulässig. So z. B., wenn die vollständige Aufklärung über die erforderlichen therapeutischen Schritte oder die hiermit verbundenen Risiken ernsthaft das Leben des Patienten gefährden würden oder wenn die konkrete Gefahr schwerer Schäden für die Gesundheit des Patienten besteht.

Auf die Grundaufklärung kann nach der hier vertretenen Auffassung nicht wirksam verzichtet werden. Etwas anderes kann im Einzelfall bei der Therapiebegrenzung oder dem Therapieabbruch infolge Aussichtslosigkeit bei infauster Prognose gelten oder wenn selbst die Grundaufklärung zu schwerwiegenden Schäden auf Patientenseite führen würde.

g) Sonderfall: Unterlassen

Gründet der Behandlungsfehlervorwurf wegen Körperverletzung oder gar Tötung auf einem Unterlassen, sind neben der bereits erwähnten Besonderheit der hypothetischen Kausalität weitere Voraussetzungen zu beachten. In Deutschland bestimmen sie sich nach § 13 StGB, in der Schweiz nach Art. 11 StGB. In beiden Ländern setzt die Unterlassensstrafbarkeit voraus, dass dem Täter die unterlassene Handlung nach den Umständen möglich und zumutbar war. Weitere gesetzliche Voraussetzung ist das Bestehen einer Garantenstellung des Arztes für Leben und Gesundheit des Patienten. In der Mehrzahl der Fälle wird die Garantenstellung des Arztes durch die Übernahme der ärztlichen Behandlung begründet – sei es auch nur durch einen telefonischen Ratschlag. Allein der Umstand, dass jemand als Arzt tätig ist, begründet aber noch keine Garantenstellung für alle möglichen Personen. Auch aus der allgemeinen Hilfspflicht nach § 323c StGB (D) bzw. Art. 128 StGB (CH) folgt keine Garantenstellung.

Besteht eine Garantenstellung, so folgt hieraus die Garantenpflicht, vom Patienten Schaden abzuwenden. Sie bestimmt sich einerseits nach der Lex artis und andererseits nach der persönlichen Wertevorstellung des Patienten, d. h. seiner Selbstbestimmung. Der Patient kann im Rahmen seiner Selbstbestimmung die Garantenpflicht des Arztes begrenzen, so z. B., wenn er einen Behandlungsabbruch wünscht. Hat der Arzt ihn über die Folgen klar und verständlich informiert und beharrt der urteilsfähige Patient dennoch darauf, so ist dies vom Arzt zu respektieren, selbst wenn in der Folge der Tod des Patienten eintritt (nähere Informationen s. Kap. 2.8.2e).

h) Verhalten bei einem Behandlungsfehlervorwurf

Jedem Arzt ist bekannt, wie er bei medizinischen Notfallsituationen reagieren muss. Die Krankenhäuser und Spitäler haben sich durch entsprechende Einsatzpläne auf Notfallmaßnahmen organisatorisch vorbereitet. Oft fehlt es jedoch an strukturierten Vorgaben zum Verhalten bei und nach

Zwischenfällen, soweit es um die rechtliche, insbesondere die strafrechtliche Bewältigung von Behandlungskomplikationen bzw. -fehlern geht. Bei der rechtzeitigen Etablierung eines Risk Managements sollte das Augenmerk darauf gelenkt werden, wie allfällige juristische Auseinandersetzungen in geordneten Bahnen ablaufen können. Eine korrekte und gut durchdachte Strategie und eine entsprechende Umsetzung in der Praxis können z. B. helfen, dass zurecht erhobene zivilrechtliche Ansprüche unkompliziert reguliert werden und der Patient deswegen keinen Grund sieht, mit einem Strafantrag das Verfahren in seinem Sinne voranzubringen.
Zudem ist es anzuraten, die Kommunikation so transparent zu regeln, dass nicht durch eine Sensationsberichterstattung die Betroffenen unnötig Schaden nehmen.
In Bezug auf ein allfälliges Strafverfahren ist zu beachten, dass eine fachkundige Verteidigung von Anfang an hilft, die offenen Fragen effektiv zu klären.
Im Rahmen des strafrechtlichen Verfahrens gilt der Grundsatz «nemo tenetur se ipsum accusare». Das heißt, niemand ist verpflichtet, sich selbst zu beschuldigen bzw. zu belasten. Dies hat auch zur Folge, dass z. B. ein Arzt, der eines strafbaren Verhaltens beschuldigt wird, nicht verpflichtet ist, aktiv an seiner Strafverfolgung mitzuwirken. Zugleich ist bei einem Fehlverhalten von Ärzten oder Pflegekräften selbstverständlich alles Erforderliche zu veranlassen, um eine ordnungsgemäße Weiterbehandlung des Patienten im Sinne einer Schadensbegrenzung zu gewährleisten. Dazu gehört oft auch die entsprechende Information mit- oder nachbehandelnder Ärzte bzw. Pflegekräfte, damit sie sich auf die Behandlungssituation einstellen können.
Auch ist immer zu bedenken, dass frühzeitige Gespräche helfen, allfällige offene Fragen zu klären. Damit kann auch der mit einem Strafverfahren i. d. R. verbundene Reputationsschaden möglichst gering gehalten werden. Zudem sollte die Bedeutung eines vertrauensvollen klärenden Gespräches mit dem Patienten, der geltend macht, falsch behandelt worden zu sein, nicht unterschätzt werden. Dass solche Gespräche möglichst unter Begleitung eines (im Arztrecht) fachkundigen Rechtsanwaltes bzw. einer Rechtsanwältin erfolgen sollten, braucht keine weitschweifende Erklärung.
In der eidgenössischen StPO ist zudem der «Anwalt der ersten Stunde» verankert. Dies bedeutet, dass sich der Beschuldigte bereits bei der ersten polizeilichen Einvernahme das Recht hat, einen Verteidiger beizuziehen, der auch Fragen stellen kann, Art. 159 StPO (CH).

Die nachfolgenden Punkte können bei der Abklärung eines Behandlungsfehlervorwurfs helfen:

1. Sicherung möglicher Beweismittel:
- Krankenakte
- Dokumentation über Aufklärung und Einwilligung
- Behandlungsplan
- OP-Berichte, Laborbefunde, Bilder und sonstige Aufzeichnungen
- verwendete Spritzen, Infusionen, Geräte, Blutkonserven etc. bei Zwischenfall im Zusammenhang mit ärztlichen und pflegerischen Maßnahmen.

2. Im Todesfall:
- Todesbescheinigung ordnungsgemäß ausfüllen, Qualifizierung der Todesart als nicht geklärt, nicht natürlich bzw. als außergewöhnlich bezeichnen, wenn dazu entsprechende Anhaltspunkte bestehen. Um Konfliktsituationen zu vermeiden, ist die Todesbescheinigung durch einen Arzt auszustellen, der in den Zwischenfall nicht involviert war.
- Abklärung der Todesursache durch rechtsmedizinische Obduktion, ggf. Virtopsie, und Speicherung der entsprechenden Bilder.

3. Allgemein:
- *Gegenüber Arbeitgeber/Vorgesetzen:* Rechtzeitige Information über den allfälligen Zwischenfall. Dabei sollte daran gedacht werden, dass z. B. das Gedächtnisprotokoll des betroffenen Arztes nur an den Verteidiger ausgehändigt wird, da es hier nicht der Beschlagnahme unterliegt; Abklärung des internen weiteren Vorgehens.
- *Gespräch mit Patienten/Angehörigen:* Das Gespräch sollten die beteiligten Ärzte selbst führen, in Krankenhäusern der Oberarzt bzw. leitende Arzt. Es sollte gut vorbereitet und nicht unüberlegt stattfinden. Allfällige Schuldeingeständnisse des beteiligten Arztes, der durch die Situation gegebenenfalls selbst überfordert ist, können später kaum korrigiert werden. Bei dem Gespräch sollten Zeugen zugegen sein. Wesentliche Gesprächsinhalte sollten im Gedächtnisprotokoll schriftlich fixiert werden. Aber immer daran denken, dass hiermit zugleich Beweismittel geschaffen werden.
- *Haftpflichtversicherung:* Obliegenheitspflichten gegenüber dem Haftpflichtversicherer sollten beachtet werden. Das heißt, die eigenmächtige Abgabe eines Schuldanerkenntnisses gegenüber dem Patienten oder den Angehörigen geht in die Regulierung ein mit ggf. sehr nachteiligen Folgen. Ein Zwischenfall sollte unverzüglich dem Versi-

cherer mitgeteilt werden, unabhängig, ob ein Behandlungsfehlervorwurf erhoben wurde. Anderenfalls droht Rechtsverlust.

- *Polizei/Staatsanwaltschaft:* Beschuldigtenvernehmung in der Regel nur bei Anwesenheit eines fachkundigen Anwalts/einer Anwältin. Zudem ist die Möglichkeit in Erwägung zu ziehen, vom Schweigerecht Gebrauch zu machen. Vor allfälliger Aussage Konsultation eines Anwalts, gegebenenfalls nur schriftliche Aussage.
  Zeugen in Deutschland: Jeder Zeuge kann die Auskunft auf solche Fragen verweigern, deren Beantwortung ihm die Gefahr zuziehen würde wegen einer Straftat oder Ordnungswidrigkeit verfolgt zu werden, § 55 StPO (D).
  Zeugen in der Schweiz: Eine Person kann das Zeugnis verweigern, wenn sie sich mit ihrer Aussage selbst derart belasten würde, dass sie a) strafrechtlich verantwortlich gemacht werden könnte, oder dass sie b) zivilrechtlich verantwortlich gemacht werden könnte, und das Schutzinteresse das Strafverfolgungsinteresse überwiegt, Art. 169 StPO (CH).
  Sämtliche *Behandlungsunterlagen* sollten den Ermittlungsbehörden freiwillig ausgehändigt werden, da sie sonst in der Regel beschlagnahmt werden. Vor der Übergabe ist es ratsam, Kopien anzufertigen.

2.6 Die Geheimhaltungspflicht des Arztes und seiner Hilfspersonen

2.6.1 Überblick

«Über alles, was ich während oder außerhalb der Behandlung im Leben der Menschen sehe oder höre und das man nicht nach draußen tragen darf, werde ich schweigen und es geheim halten.» Dieser Auszug aus dem Eid des Hippokrates zeigt, dass die Diskretion des Arztes schon seit langem unverzichtbarer Bestandteil des ärztlichen Berufsethos ist. Heute findet sie sich im Genfer Gelöbnis und in Standespflichten. Die Geheimhaltung gehört zur Nebenpflicht des Behandlungsvertrages und ist in der Schweiz zudem durch etliche kantonale Gesundheits- bzw. Patientengesetze regelt.

Die Schweigepflicht des Arztes findet ihre Legitimation primär in der Individualsphäre des Patienten. Sie ist strafrechtlich sanktioniert und wird ergänzt durch das straf- und zivilprozessuale ärztliche Zeugnisverweigerungsrecht und dem Verbot der Beschlagnahme von Patientenkarteien. Zudem ist die ärztliche Verschwiegenheit im Standesrecht und in der Schweiz zusätzlich im Medizinberufegesetz (MedBG) sowie in etlichen kantonalen Erlassen normiert.

2.6.2 Rechtslage Deutschland, § 203 StGB

§ 203 StGB Verletzung von Privatgeheimnissen

(1) Wer unbefugt ein fremdes Geheimnis, namentlich ein zum persönlichen Lebensbereich gehörendes Geheimnis oder ein Betriebs- oder Geschäftsgeheimnis, offenbart, das ihm als

1. Arzt, Zahnarzt, Tierarzt, Apotheker oder Angehörigen eines anderen Heilberufs, der für die Berufsausübung oder die Führung der Berufsbezeichnung eine staatlich geregelte Ausbildung erfordert,
2. Berufspsychologen mit staatlich anerkannter wissenschaftlicher Abschlussprüfung, [...] anvertraut worden oder sonst bekanntgeworden ist, wird mit Freiheitsstrafe bis zu einem Jahr oder mit Geldstrafe bestraft.

(3) [...] Den in Absatz 1 und Satz 1 Genannten stehen ihre berufsmäßig tätigen Gehilfen und die Personen gleich, die bei ihnen zur Vorbereitung auf den Beruf tätig sind. Den in Absatz 1 und den in Satz 1 und 2 Genannten steht nach dem Tod des zur Wahrung des Geheimnisses Verpflichteten ferner gleich, wer das Geheimnis von dem Verstorbenen oder aus dessen Nachlass erlangt hat.

(4) Die Absätze 1 bis 3 sind auch anzuwenden, wenn der Täter das fremde Geheimnis nach dem Tod des Betroffenen unbefugt offenbart.

(5) Handelt der Täter gegen Entgelt oder in der Absicht, sich oder einen anderen zu bereichern oder einen anderen zu schädigen, so ist die Strafe Freiheitsstrafe bis zu zwei Jahren oder Geldstrafe.

a) Geschütztes Rechtsgut, Täter

Das Strafrecht schützt mithilfe von § 203 StGB primär die Privat- und Intimsphäre des Geheimnisträgers. Neben das Recht auf informationelle Selbstbestimmung tritt das der Allgemeinheit, einen Tabubereich zu schaffen, in dem sich der Geheimnisträger ohne Vorbehalt der Vertrauensperson anvertrauen darf. Berufsständische Interessen hingegen erfahren nur reflexartigen Schutz. § 203 ist ein Vorsatzdelikt, d. h. der fahrlässige Bruch der Verschwiegenheit ist nicht unter Strafe gestellt. § 203 StGB ist zudem ein echtes Sonderdelikt, d. h. Täter (auch Mittäter und mittelbare Täter) können nur die im Gesetz bezeichneten Personen sein. Im medizinischen Kontext sind dies Ärzte, Zahnärzte, Tierärzte, Apotheker, Angehörige sonstiger Heilberufe, deren Ausübung oder Berufsbezeichnung eine staatlich geregelte Ausbildung erfordert, wie Ergotherapeuten, Hebammen und Entbindungspfleger, Krankenschwestern und -pfleger, Kinderkrankenschwestern, MTA, Masseure, Rettungsassistenten, psychologische Psychotherapeuten und Kinder- und Jugendlichenpsychotherapeuten, nicht aber

Heilpraktiker, da deren Ausbildung staatlich nicht geregelt ist. Hauptberufliche Psychologen mit einer staatlich anerkannten wissenschaftlichen Abschlussprüfung können Täter sein. Ihnen gleichgestellt sind Hilfspersonal und in der Berufsausbildung befindlicher Personen.

b) Fremde Geheimnisse

Geschützt sind fremde Geheimnisse vor unbefugter Offenbarung. Geheimnisse sind Tatsachen, die erkennbar geheim gehalten werden sollen, nur einem begrenzten Personenkreis bekannt sind und an denen der Betroffene ein berechtigtes Geheimhaltungsinteresse hat. Das Geheimnis ist fremd, wenn es eine andere Person betrifft. Erfasst sind z. B. der Gesundheitszustand des Patienten, die Alkohol- und Drogenabhängigkeit, die Art der Verletzungen, das Bestehen der frühen Schwangerschaft, aber auch der Umstand, dass der Patient überhaupt den Arzt aufgesucht hat oder welcher Patient in welchem Krankenhauszimmer liegt. Geheimnisse Dritter, die der Patient dem Arzt anvertraut oder sonst bekannt gibt und die im inneren Zusammenhang mit der Behandlung, Beratung etc. stehen, unterfallen auch dem Geheimnisschutz.

c) Kenntniserlangung als Arzt etc.

Das Geheimnis muss dem Täter anvertraut oder sonst bekannt geworden sein, und zwar in seiner Eigenschaft *als* Arzt oder als Angehöriger der weiteren erfassten Berufsgruppen. Es kann mündlich, schriftlich oder z. B. durch Vorzeigen einer Verletzung mitgeteilt werden. Sonst bekannt gewordene Tatsachen sind solche, die der Schweigepflichtige auf andere Weise im medizinischen Kontext erfahren hat, z. B. im Rahmen der Operation. Darauf, ob der Patient dem Arzt vertraut oder ihm gar innerlich misstraut, kommt es nicht an. Die Kenntniserlangung muss «als» Arzt etc. geschehen, d. h. im inneren Zusammenhang mit der beruflichen Eigenschaft stehen. Ein Sonderfall stellt die Kenntniserlangung über Tatsachen als gerichtlich bestellter Sachverständiger oder sonst als Gutachter dar.

d) Unbefugte Offenbarung

Tathandlung ist die unbefugte Offenbarung, d. h. die unerlaubte Mitteilung des Geheimnisses an einen Dritten. Sie muss sich auf die Tatsache und die konkrete Person erstrecken, sodass aufgrund der Angaben eine Identifikation der Person möglich ist. Die nur anonyme Fallschilderung im Rahmen einer medizinischen Fortbildung genügt nicht. Die ärztliche Schweigepflicht gilt grundsätzlich auch gegenüber anderen Ärzten und gegenüber der Krankenhausverwaltung. Ist der Patient aber mit der Überweisung an einen anderen Arzt oder zu mehreren Ärzten einverstanden, so ist damit regelmäßig auch die Einwilligung in die Weitergabe der für die Behandlung erforderlichen Informationen gegeben.

Einwilligung des Geheimnisträgers: Die Bekanntmachung ist unbefugt, wenn keine wirksame Einwilligung des Patienten bzw. seines gesetzlichen Vertreters vorliegt oder sonst ein Rechtfertigungsgrund gegeben ist. Die Rechtsnatur der Einwilligung ist umstritten. Es geht hierbei um die Frage, ob sie bereits den Tatbestand ausschließt oder «nur» einen Rechtfertigungsgrund darstellt. Für erstere Ansicht sprechen gute Argumente. Denn wenn der Geheimnisherr mit der Weitergabe einverstanden ist, so liegt bereits kein tatbestandliches Unrecht vor. Unabhängig davon ist die Einwilligung aber nach den allgemeinen Regeln zu beurteilen. So ist z. B. Urteilsfähigkeit des Geheimnisherren nötig, die Einwilligung muss grundsätzlich nicht schriftlich sein, kann widerrufen werden, darf nicht auf Drohung oder Zwang beruhen etc.

Rechtfertigungsgründe: Eine mutmaßliche Einwilligung des Patienten kann z. B. i. d. R. angenommen werden, wenn die Angehörigen über einen schweren Unfall und eine allfällige Notoperation des bewusstlosen Patienten unterrichtet werden. Die Offenbarung ist ferner gerechtfertigt, wenn spezielle Gesetze zur Offenbarung verpflichten oder berechtigen, so z. B., wenn der Arzt von seinem Patienten von einem geplanten Mord erfährt und er die geplante Straftat zur Anzeige bringt, § 138 f. StGB, oder sein Handeln sonst unter Notstandsgesichtspunkten erlaubt ist, § 34 StGB.

§ 34 StGB Rechtfertigender Notstand

Wer in einer gegenwärtigen, nicht anders abwendbaren Gefahr für Leben, Leib, Freiheit, Ehre, Eigentum oder ein anderes Rechtsgut eine Tat begeht, um die Gefahr von sich oder einem anderen abzuwenden, handelt nicht rechtswidrig, wenn bei Abwägung der widerstreitenden Interessen, namentlich der betroffenen Rechtsgüter und des Grades der ihnen drohenden Gefahren, das geschützte Interesse das beeinträchtigte wesentlich überwiegt. Dies gilt jedoch nur, soweit die Tat ein angemessenes Mittel ist, die Gefahr abzuwenden.

Gemäß § 34 StGB kommt eine Rechtfertigung in Betracht z. B. zur Abwendung von Gefahren für Leib und Leben. Bei Information von Angehörigen des Patienten über die HIV-Erkrankung ist zu unterscheiden, ob der Arzt auch eine Garantenstellung bezüglich der gefährdeten Person innehat, dann besteht grundsätzlich eine Offenbarungspflicht, sonst – je nach Einzelfall – eine Offenbarungsbefugnis.

Bei Tod des Patienten besteht das Arztgeheimnis grundsätzlich auch gegenüber den Angehörigen, soweit der Patient zu Lebzeiten nicht etwas anderes ausdrücklich oder konkludent bestimmt hat. Entsprechendes gilt für die Einsicht in die Krankenunterlagen. Kann ein naher Angehöriger oder eine dem früheren Patienten sonst nahe stehende Person ein berechtigtes rechtliches Interesse an Informationen über den Inhalt der Krankenunterlagen darlegen, z. B. beim Verdacht eines Behandlungsfehlers oder die ernstzunehmende Möglichkeit, dass die Todesursache auch für den Gesundheitszustand der Angehörigen von wesentlicher Bedeutung sein kann, wird im Regelfall davon aus auszugehen sein, dass das Interesse an der Geheimhaltung zurücktritt.

Soweit es um gravierende Straftaten mit Wiederholungsgefahr oder die gegenwärtige Gefährdung hochwertiger Rechtsgüter geht, ist eine Offenbarung durch den Arzt im Regelfall gerechtfertigt, nicht aber bei Bagatelldelikten. Im Strafvollzug ist der Arzt zur Offenbarung ihm im Rahmen der allgemeinen Gesundheitsfürsorge bekanntgewordener Geheimnisse befugt, soweit dies für die Aufgabenerfüllung der Vollzugsbehörde unerlässlich oder zur Abwehr von erheblichen Gefahren für Leib oder Leben des Gefangenen oder Dritter erforderlich ist, § 182 StVollzG. Bei einem im Auftrag der Ermittlungsbehörden bzw. des Gerichts erstatteten ärztlichen Gutachten ist der Betroffene verpflichtet, die Preisgabe seiner Geheimnisse durch den Arzt zu dulden (BGH NStZ-RR 2009, 15).

Besondere Offenbarungspflichten des Arztes ergeben sich unter anderem bei Verdacht eines nichtnatürlichen Todes, § 159 StPO, oder auch bei meldepflichtigen Krankheiten, §§ 6, 7 Abs. 1 und 2 IfSchG.

Zeugnisverweigerungsrechte: Spezielle Rechtsfragen wirft das Zusammentreffen von prozessualer Aussagepflicht und materieller Schweigepflicht auf. Die prozessualen Aussagepflichten gehen der strafrechtlich normierten Schweigepflicht vor, soweit die Prozessgesetze dem Arzt oder sonst nach materiellem Recht Schweigepflichtigen kein Zeugnisverweigerungsrecht gewähren. Dennoch gibt es keine verfahrensrechtliche Regel, wonach die Wahrheit um jeden Preis zu erforschen ist. Hat der Patient den Arzt von der Schweigepflicht entbunden, darf (und muss) er vor Gericht aussagen, §§ 53 StPO, 385 ZPO. Hat er ihn nicht entbunden, so kann sich der Arzt grundsätzlich für oder gegen eine Aussage entscheiden. Steht die Aussage jedoch im Widerspruch zu § 203 StGB, weil z. B. kein sonstiger Rechtfertigungsgrund vorliegt, so macht sich der Arzt strafbar. Darauf, dass er seine Aussage vor Gericht tätigt, kommt es insoweit nicht an. Trotz des materiellen Unrechts soll nach Ansicht des Bundesgerichtshofes die Aussage verwertbar sein (st. Rechtssprechung, z. B. BGH 64, 78), was zu Widersprüchen führt und nicht überzeugt.

§ 53 StPO Zeugnisverweigerungsrecht

(1) Zur Verweigerung des Zeugnisses sind ferner berechtigt:
3. [...] Ärzte, Zahnärzte, Psychologische Psychotherapeuten, Kinder- und Jugendlichenpsychotherapeuten, Apotheker und Hebammen über das, was ihnen in dieser Eigenschaft anvertraut worden oder bekanntgeworden ist, [...]
(2) Die in Absatz 1 Satz 1 Nr. 2 bis 3b Genannten dürfen das Zeugnis nicht verweigern, wenn sie von der Verpflichtung zur Verschwiegenheit entbunden sind.

§ 383 ZPO Zeugnisverweigerung aus persönlichen Gründen

(1) Zur Verweigerung des Zeugnisses sind berechtigt: [...]
6. Personen, denen kraft ihres Amtes, Standes oder Gewerbes Tatsachen anvertraut sind, deren Geheimhaltung durch ihre Natur oder durch gesetzliche Vorschrift geboten ist, in Betreff der Tatsachen, auf welche die Verpflichtung zur Verschwiegenheit sich bezieht.

§ 385 ZPO Ausnahmen vom Zeugnisverweigerungsrecht

[...]
(2) Die im § 383 Nr. 4, 6 bezeichneten Personen dürfen das Zeugnis nicht verweigern, wenn sie von der Verpflichtung zur Verschwiegenheit entbunden sind.

e) Vorsatz

Die strafbare Geheimnisverletzung setzt vorsätzliches Handeln des Täters voraus. Geht er z. B. irrtümlich von der Einwilligung des Patienten aus oder merkt er nicht, dass ein Unbefugter zuhört, wenn er die geschützte Tatsache z. B. am Telefon weitergibt, liegt kein Vorsatz vor.

f) Strafantrag

Die Bestrafung nach § 203 StGB erfordert einen Strafantrag, § 205 StGB. Antragsberechtigt ist der über das Geheimnis Verfügungsberechtigte, d. h. im Regelfall der Patient, der dem Arzt das Geheimnis anvertraut oder sonst bekannt gegeben hat. Mit seinem Tod geht das Antragsrecht grundsätzlich auf die Angehörigen über. Der Strafantrag ist innerhalb von drei Monaten zu stellen, die Frist beginnt mit Ablauf des Tages, an dem der Berechtigte von der Tat und der Person des Täters Kenntnis erlangt, § 77b StGB (vertiefend Tag 2011 a, Komm. zu §§ 203 ff.).

2.6.3 Der Schutz des Arztgeheimnisses in der Schweiz

a) Überblick

Neben den eidgenössischen und kantonalen Bestimmungen und der Schweigepflicht aus dem Behandlungsvertrag stellt Art. 321 StGB die Verletzung des ärztlichen Berufsgeheimnisses unter Strafe. Die Vorschrift wird ergänzt durch Art. 320 StGB, Verletzung des Amtsgeheimnisses, und Art. 321bis StGB, Berufsgeheimnis in der medizinischen Forschung. Das eidgenössische Strafprozessrecht sichert das Zeugnisverweigerungsrecht aufgrund eines Berufsgeheimnisses zu, Art. 171 StPO; Art. 264 StPO erweitert den Schutz auf das Verbot der Beschlagnahme von Aufzeichnungen und Korrespondenzen. Art. 321 StGB dient neben dem Schutz der individuellen Geheimsphäre dem Allgemeininteresse in die ärztliche Verschwiegenheit.

Art. 321 StGB Verletzung des Berufsgeheimnisses

1. [...] Ärzte, Zahnärzte, Apotheker, Hebammen sowie ihre Hilfspersonen, die ein Geheimnis offenbaren, das ihnen infolge ihres Berufes anvertraut worden ist, oder das sie in dessen Ausübung wahrgenommen haben, werden, auf Antrag, mit Freiheitsstrafe bis zu drei Jahren oder Geldstrafe bestraft.
Ebenso werden Studierende bestraft, die ein Geheimnis offenbaren, das sie bei ihrem Studium wahrnehmen.
Die Verletzung des Berufsgeheimnisses ist auch nach Beendigung der Berufsausübung oder der Studien strafbar.
2. Der Täter ist nicht strafbar, wenn er das Geheimnis aufgrund einer Einwilligung des Berechtigten oder einer auf Gesuch des Täters erteilten schriftlichen Bewilligung der vorgesetzten Behörde oder Aufsichtsbehörde offenbart hat.
3. Vorbehalten bleiben die eidgenössischen und kantonalen Bestimmungen über die Zeugnispflicht und über die Auskunftspflicht gegenüber einer Behörde.

b) Täter von Art. 321 StGB

Art. 321 StGB ist ein *Sonderdelikt*, Täter können nur die im Gesetz umschriebenen Angehörigen einer Berufsgruppe sein, d.h. unter anderem Ärzte, Zahnärzte, Apotheker, Hebammen sowie ihre Hilfspersonen. Letztere sind Mitarbeitende des Arztes, die in einer Weise an seiner Berufstätigkeit beteiligt sind, welche die Kenntnis von Tatsachen aus dem Geheimbereich des Patienten vermittelt oder voraussetzt. Dabei muss es sich um eine berufsmäßig ausgeübte Funktion handeln. Zu den Hilfspersonen i.S. von Art. 321 Ziff. 1 StGB gehören also unter anderem Arztgehilfinnen und -sekretärinnen, das gesamte Pflege- und Laborpersonal von Krankenhäusern sowie im Einzelfall unter ärztlicher Kontrolle tätige Therapeuten. Nicht zu den Hilfspersonen nach der erwähnten Bestimmung gehören die Angestellten von Krankenkassen, für diese bestehen Sonderregelungen. Dem Täterkreis gleichgestellt sind Studierende, die ein Geheimnis offenbaren, das sie bei ihrem Studium wahrnehmen. Anstifter bzw. Gehilfen, die nicht zum aufgezählten Personenkreis gehören, können milder bestraft werden, Art. 26 StGB.

c) Geheimnis

Nach einem Entscheid des Bundesgerichtes (BGE 75 IV 73) ist ärztliches Geheimnis alles, was der Patient dem Arzt «zwecks Ausführung des Auftrages anvertraut oder was der Arzt in Ausübung seines Berufes wahrnimmt». Dies ist zu weit. Denn vieles, doch nicht alles, was dem Arzt mitgeteilt wurde, ist ein Geheimnis. Geheimnisse sind nur Geschehnisse der Gegenwart und Vergangenheit, die des Beweises zugänglich, nur einem begrenzten Personenkreis bekannt sind und nach dem erkennbaren und berechtigten Willen des Geheimnisgeschützten geheim gehalten werden (Tag, ZStR 2004, S. 1ff. m.w.N.). Art. 321 StGB schützt die Geheimnisse, die dem Arzt in Ausübung seines Berufes anvertraut worden sind und auch jene, die er in Ausübung seines Berufes wahrgenommen hat. Das Schweigegebot ist nicht auf den Gesundheitszustand oder sonstige medizinisch relevante Faktoren beschränkt. Geheimnisse, die der Arzt als Privatperson erfährt, sind aber nicht erfasst.

Jeder vorsätzliche Bruch des ärztlichen Berufsgeheimnisses ist sanktioniert und zwar grundsätzlich auch dann, wenn die Erklärungsempfänger ihrerseits – etwa als Ärzte oder ärztliche Standesorganisation – auch der Geheimhaltung unterliegen. Etwas anderes gilt, wenn die Ärzte oder sie und ihre Hilfspersonen erkennbar zusammenarbeiten und der Patient ausdrücklich oder konkludent in die Weitergabe der Daten einwilligte. Eine Ausnahme gilt, wenn die Mitteilung nicht den Aufgabenbereich des Adressaten betrifft.

Der strafrechtliche Schutz des Geheimnisses entfaltet Wirkung auch im Privatrecht. So sind auch die Zivilgerichte mit der Frage befasst, wie weit der Schutz der ärztlichen Schweigepflicht reicht: Sei es mit Blick auf die Wirksamkeit von Abtretungen privatärztlicher Honorarforderungen, die Übergabe kompletter Patientenkarteien an den Praxisnachfolger oder ob und gegebenenfalls unter welchen Voraussetzungen das Outsourcing ärztlicher Abrechnungsstellen mit dem Geheimnisschutz zu vereinbaren ist.

d) ***Unbefugte Offenbarung***
Art. 321 Ziff. 1 StGB untersagt dem Arzt etc. Geheimnisse zu offenbaren, die ihm infolge seines Berufes anvertraut worden sind oder die er in dessen Ausübung wahrgenommen hat. Gibt er vertrauliche Informationen weiter, ist er nicht in jedem Fall strafbar. Bespricht er mit dem Patienten den medizinischen Befund, so ist das aufgrund des Behandlungsvertrages nötig. Zudem nennt das Gesetz vier Einschränkungen der Schweigepflicht: Die Einwilligung der betroffenen Person, die Bewilligung der vorgesetzten Behörde, die Auskunftspflicht gegenüber einer Behörde sowie die Zeugnispflicht.

e) Entbindung durch den Patienten
Die Entbindung durch den Patienten ist in der Praxis der häufigste Fall. Diese Einwilligung setzt Urteilsfähigkeit mit Blick auf die Tragweite des Entscheides voraus und ist nicht an eine bestimmte Form gebunden, wenngleich aus Beweisgründen Schriftform anzuraten ist. Eine spezielle Situation besteht bei urteilsunfähigen Unmündigen bzw. Entmündigten oder wegen ihres Kindesalters oder psychischer Beeinträchtigungen urteilsunfähigen Patienten. In diesen Fällen erhalten ihre gesetzlichen Vertreter die Stellung von Geheimnisherren. Etwas anderes gilt bei den Eltern oder dem Vormund eines urteilsfähigen Patienten. Der Arzt, der sie über dessen Zustand informiert, ist der Strafdrohung nach Art. 321 StGB ausgesetzt, wenn er seine Offenbarung nicht auf die Einwilligung des Patienten oder einen Rechtfertigungsgrund zu stützen vermag.
Das ärztliche Berufsgeheimnis kollidiert oft mit dem Interesse von Krankenkassen und Versicherungsgesellschaften, die zur Abklärung ihrer Leistungspflicht und deren Umfang darauf angewiesen sind, Informationen über die bei einem Patienten gestellten Diagnosen und dessen Behandlung zu erhalten. Deswegen wird von Personen, die in eine Versicherung aufgenommen werden wollen, oftmals eine Erklärung verlangt, wonach sie ihre gegenwärtigen und zukünftigen Ärzte dazu ermächtigen, der betreffenden Gesellschaft alle zur Beurteilung der Aufnahmebedingungen und zur Abklärung der jeweiligen Leistungsansprüche erforderlichen Auskünfte zu erteilen. Solche generellen Verpflichtungen beschränken die persönliche Freiheit jedoch unverhältnismäßig.
Wenn der Patient für die Heilung von Krankheiten und Unfallfolgen Leistungen seiner Versicherung oder Krankenkasse in Anspruch nehmen will, hat er deshalb den behandelnden Arzt im konkreten Einzelfall von der Schweigepflicht zu entbinden, damit dieser den Versicherer über seine Feststellungen informieren darf. Dies kann ausdrücklich oder konkludent geschehen, so z. B., wenn der Patient dem Arzt eine Versichertenkarte vorlegt oder sonst wie zu verstehen gibt, dass er die Leistungen der Versicherung in Anspruch nehmen will. Noch unproblematischer ist es, wenn dem Patienten selbst die codierte Arztrechnung zugestellt wird. Denn hier entscheidet er selbst darüber, ob er sie der Gesellschaft bzw. Kasse weiterleiten und dieser damit die ärztlichen Befunde bekannt geben will. In allen Fällen darf der Arzt jedoch dem Versicherer nur soweit Auskunft geben, als dies zur Beurteilung seiner Leistungspflicht nötig ist.

f) Mutmaßliche Einwilligung und weitere Rechtfertigungsgründe
Wird ein Notfallpatient nach einem Unfall bewusstlos ins Spital eingeliefert, muss der Arzt anhand von Indizien prüfen, ob der Patient mutmaßlich damit einverstanden ist, dass Dritte über seinen Gesundheitszustand unterrichtet werden. Wenn keine abweichenden Gesichtspunkte bekannt sind, ist der Arzt – insbesondere in lebensbedrohlichen Situationen – nach den Grundsätzen der mutmaßlichen Einwilligung berechtigt, die nächsten Angehörigen über den Gesundheitszustand des Unfallopfers zu informieren.
Eine Rechtfertigung der Offenbarung kann sich zudem aus den Regeln über Notwehr, Notstand und die Wahrung berechtigter Interessen ergeben.
Ist sich der Arzt nicht sicher, ob er das Geheimnis aufgrund der besonderen Umstände des Einzelfalles verletzen darf oder gar muss, kann er ein Gesuch an die vorgesetzte Behörde oder Aufsichtsbehörde richten. Erteilt sie die schriftliche Bewilligung zur Offenbarung, entfällt die Strafbarkeit des Arztes wegen Geheimnisbruchs. Im Unterschied zur deutschen Rechtslage steht dem Arzt damit ein Instrumentarium zur Verfügung, das ihn im Zweifelfall vor einer Geheimnisverletzung schützt. Die Bewilligung setzt voraus, dass die beantragte Offenbarung des Patientengeheimnisses mit den Grundwerten der Rechtsordnung im Einklang steht.

g) Gesetzliche Anzeigepflichten und Melderechte
Gemäß Art. 321 Ziff. 3 StGB bleiben die eidgenössischen und kantonalen Bestimmungen über die Zeugnis- und die Auskunftspflicht gegenüber einer Behörde vorbehalten.
Gesetzliche Anzeigepflichten und Melderechte, die den Bruch des Arztgeheimnisses rechtfertigen, sind zugleich Rechtfertigungsgründe i. S. des Strafrechts (vgl. Art. 14 StGB). Die Bezeichnung «Auskunfts-

pflicht» ist zu eng. Erfasst werden sowohl Regelungen, die den Schweigepflichtigen zur Meldung bestimmter Feststellungen verpflichten als auch ihn zumindest berechtigen. Sie können sich sowohl aus dem eidgenössischen als auch aus dem kantonalen Recht ergeben. Einige Beispiele sind: Art. 14 Abs. 4 SVG, wonach jeder Arzt Personen, die wegen körperlicher oder geistiger Krankheiten oder Gebrechen oder wegen Süchten zur sicheren Führung von Motorfahrzeugen nicht fähig sind, der Aufsichtsbehörde für Ärzte und der für Erteilung und Entzug des Führerausweises zuständigen Behörde melden kann. Art. 15 Abs. 1 BetmG, wonach unter anderem Ärzte berechtigt sind, die in ihrer beruflichen Tätigkeit festgestellten Fälle von Betäubungsmittelmissbrauch, bei denen sie Betreuungsmaßnahmen im Interesse des Patienten, seiner Angehörigen oder der Allgemeinheit als angezeigt erachten, der für die Betreuung zuständigen Behörde oder einer zugelassenen Behandlungs- oder Fürsorgestelle zu melden. Eine Pflicht zur Meldung übertragbarer Krankheiten und entsprechender Verdachtsfälle an die zuständige kantonale Stelle ergibt sich zudem aus Art. 28 EpG. Auch kennen die kantonalen Medizinalgesetze Bestimmungen, welche die Ärzte berechtigen oder verpflichten, bei ihrer Berufstätigkeit festgestellte strafbare Handlungen bzw. Verdachtsmomente für solche Taten den Strafverfolgungsbehörden zu melden. So schreibt etwa § 15 Abs. 1 Gesundheitsgesetz des Kantons Zürich den Angehörigen der Berufe der Gesundheitspflege vor, verdächtige oder außergewöhnliche Todesfälle, wie Unglücksfälle und Selbstmorde, unverzüglich der Polizei zu melden. Nach § 15 Abs. 2 Gesundheitsgesetz sind sie ohne Rücksicht auf die Pflicht zur Wahrung des Berufsgeheimnisses befugt, der Polizeibehörde Wahrnehmungen zu melden, die auf ein Verbrechen oder Vergehen gegen Leib und Leben, die öffentliche Gesundheit oder die Sittlichkeit (d. h. die sexuelle Integrität) schließen lassen.

h) Zeugnisverweigerungsrechte

Art. 171 StPO Zeugnisverweigerungsrecht aufgrund eines Berufsgeheimnisses

[1] [...] Ärztinnen und Ärzte, Zahnärztinnen und Zahnärzte, Apothekerinnen und Apotheker, Hebammen sowie ihre Hilfspersonen können das Zeugnis über Geheimnisse verweigern, die ihnen aufgrund ihres Berufes anvertraut worden sind oder die sie in dessen Ausübung wahrgenommen haben.

[2] Sie haben auszusagen, wenn sie:

a. einer Anzeigepflicht unterliegen; oder

b. nach Artikel 321 Ziffer 2 StGB von der Geheimnisherrin, dem Geheimnisherrn oder schriftlich von der zuständigen Stelle von der Geheimnispflicht entbunden worden sind.

[3] Die Strafbehörde beachtet das Berufsgeheimnis auch bei Entbindung von der Geheimnispflicht, wenn die Geheimnisträgerin oder der Geheimnisträger glaubhaft macht, dass das Geheimhaltungsinteresse der Geheimnisherrin oder des Geheimnisherrn das Interesse an der Wahrheitsfindung überwiegt. [...]

Art. 166 ZPO Beschränktes Verweigerungsrecht

[1] Eine dritte Person kann die Mitwirkung (Einfügung: bei der Beweiserhebung) verweigern: [...]

b. soweit sie sich wegen Verletzung eines Geheimnisses nach Artikel 321 StGB strafbar machen würde; [...] Dritte haben jedoch mitzuwirken, wenn sie einer Anzeigepflicht unterliegen oder wenn sie von der Geheimhaltungspflicht entbunden worden sind, es sei denn, sie machen glaubhaft, dass das Geheimhaltungsinteresse das Interesse an der Wahrheitsfindung überwiegt; [...]

Art. 171 StPO und Art. 166 ZPO regeln das Zeugnisverweigerungsrecht aufgrund eines Berufsgeheimnisses. Danach können Ärzte, Zahnärzte, Apotheker, Hebammen sowie ihre Hilfspersonen das Zeugnis über Geheimnisse verweigern, die ihnen aufgrund ihres Berufes anvertraut worden sind oder die sie in dessen Ausübung wahrgenommen haben. Sie haben jedoch die grundsätzliche Pflicht zur Aussage, wenn sie einer Anzeigepflicht unterliegen oder vom Geheimnisherrn oder schriftlich von der zuständigen Stelle von der Geheimnispflicht entbunden worden sind. Hiervon gibt es dann eine Ausnahme, wenn der Geheimnisträger glaubhaft macht, dass das Geheimhaltungsinteresse der Geheimnisherrin oder des Geheimnisherrn das Interesse an der Wahrheitsfindung überwiegt. Zu denken ist beispielsweise an den Fall, dass ein Patient seinen Arzt von der Geheimhaltungspflicht entbunden hat, bei einer Preisgabe der vollen Diagnose zum Zeitpunkt der Einvernahme des Arztes jedoch eine ernsthafte Verschlechterung des Krankheitsverlaufs zu befürchten wäre (Botschaft BBl 2006, 1204). An die Glaubhaftmachung werden keine allzu hohen Anforderungen gestellt, weil sonst das Risiko besteht, dass dadurch auch das zu wahrende Geheimnis preisgegeben wird.

Im Unterschied zum deutschen Recht bezieht sich das schweizerische Zeugnisverweigerungsrecht nur auf Geheimnisse. Zugleich hat der Arzt ein «Zeugnisverweigerungsrecht», ihm obliegt keine prozessuale Schweigepflicht. Verletzt er mit seiner Aussage zugleich Art. 321 StGB, so gilt auch im schweizerischen Recht, dass er nach Art. 321 StGB strafbar ist. Ob daraus ein Verwertungsverbot im Strafverfahren folgt, ist unter den neuen Strafprozessordnungen noch nicht entschieden. Im Hinblick auf die Funktionstüchtigkeit der Rechtspflege führt nicht jedes Vernehmungsverbot zu einem Verwertungsverbot. Aber es gibt keine Pflicht, die Wahrheit um jeden Preis zu erforschen. Es sprechen daher gute Gründe dafür, dass das makelbehaftete Beweismittel im Prozess außer Betracht bleibt.

i) Strafantrag

Art. 321 StGB ist ein Strafantragsdelikt, d.h. wird nur verfolgt, wenn die Bestrafung innerhalb von drei Monaten nach Kenntnis des Täters durch die verletzte Person beantragt wird, Art. 30f. StGB.

2.6.4 Ausstellen unrichtiger Gesundheitszeugnisse

Die Ärzte sind aus verschiedensten Gründen verpflichtet bzw. berechtigt, Gesundheitszeugnisse auszustellen. Die Gründe hierfür sind vielfältig: Sei es, dass ein Arbeitnehmer eine Arbeitsunfähigkeitsbescheinigung benötigt, ein Schüler sich wegen Erkrankung einige Tage vom Schulbesuch oder gar von einer Prüfung dispensieren lassen möchte oder dass ein Beschuldigter oder ein Zeuge sich gesundheitlich nicht in der Lage sieht, der Aufforderung des Gerichts, zur mündlichen Verhandlung zu kommen, Folge zu leisten. Werden ärztliche Bescheinigung unrichtig ausgestellt, so ist dieses Verhalten sowohl in Deutschland wie der Schweiz unter bestimmten Voraussetzungen mit Strafe bedroht.

a) Deutschland

§ 278 StGB Ausstellen unrichtiger Gesundheitszeugnisse

Ärzte und andere approbierte Medizinalpersonen, welche ein unrichtiges Zeugnis über den Gesundheitszustand eines Menschen zum Gebrauch bei einer Behörde oder Versicherungsgesellschaft wider besseres Wissen ausstellen, werden mit Freiheitsstrafe bis zu zwei Jahren oder mit Geldstrafe bestraft.

§ 278 StGB bestraft das Erstellen eines inhaltlich unrichtigen Gesundheitszeugnisses. Der Täterkreis ist auf Ärzte (vgl. § 3 BÄO) und in Anlehnung an § 203 StGB auf weitere approbierte im medizinischen Bereich tätige Personen beschränkt, wie z.B. Hebammen, Krankenpfleger, Logopäden etc. Das Delikt gilt nicht für Heilpraktiker. § 278 StGB ist damit ein echtes Sonderdelikt. Für den beamteten Arzt gilt die Sonderreglung des § 348 StGB.

Unter Gesundheitszeugnisse fallen alle schriftlichen Erklärungen des genannten Täterkreises, die Aussagen zum vergangenen oder aktuellen Gesundheitszustand bzw. zum prognostizierten Krankheitsverlauf eines Patienten machen. Hierzu zählen namentlich Krankenscheine, ärztliche Gutachten inklusive gerichtsmedizinische Blutalkoholuntersuchungen, Arbeitsunfähigkeitsbescheinigungen. Nicht erfasst werden Geburts- oder Totenscheine. Werden jene falsch ausgestellt, kann dies gegebenenfalls eine Ordnungswidrigkeit erfüllen.

Das Zeugnis ist unrichtig, wenn es zumindest in einem maßgeblichen Punkt von den objektiv vorliegenden medizinischen Erkenntnissen abweicht. Beispielsweise, wenn die Einzelbefunde erhebliche Fehler beinhalten, ein Befund ohne Untersuchung attestiert wird, so z.B. bei einer Telefondiagnose oder bei Arbeitsunfähigkeitsbescheinigungen, die ohne ärztliche Untersuchung ausgestellt werden (BGH NStZ-RR 2007, 343). Auch wenn ein Arzt auf die Mitteilungen von Kollegen vertraut, ohne eigene Untersuchungen durchzuführen, und er dies nicht kenntlich macht, ist das Zeugnis unrichtig.

Der Täter muss wissen, dass er falsche Angaben macht. Irrt der Arzt, da er von der Richtigkeit seiner Angaben ausgeht, fehlt der nötige Vorsatz.

Das Gesundheitszeugnis muss zum Gebrauch bei einer Behörde oder einer Versicherungsgesellschaft hergestellt worden sein. Hierbei genügt bedingter Vorsatz. Behörden sind alle Träger öffentlicher Verwaltung des Bundes, der Länder und der Gemeinden. Auch die Träger der gesetzlichen Sozialversicherung und Gerichte fallen hierunter. Versicherungsgesellschaften sind alle privaten Versicherungsunternehmen, sofern Vertragsbegründung und/oder Leistungspflicht in Zusammenhang mit dem Gesundheitszustand eines Menschen stehen. Wer ein unrichtiges Gesundheitszeugnis zur Vorlage bei einem privaten Arbeitgeber ausstellt, macht sich nicht nach § 278 StGB strafbar, möglich ist aber eine Strafbarkeit wegen Beihilfe zum Betrug.

Für § 278 StGB ist entscheidend, dass das Gesundheitszeugnis mit Wissen des Arztes in den Rechtsverkehr gelangt. Bloße Eintragungen in die eigene Krankenakte oder interne Aufzeichnungen sind nicht tatbestandsmäßig.

Der Versuch ist nicht strafbar. Das Delikt ist jedoch bereits vollendet, wenn das Zeugnis zum speziellen Gebrauchszweck fertig gestellt wird. Neben den strafrechtlichen Konsequenzen drohen auch eine berufsgerichtliche Ahndung und vertragsarztrechtliche Disziplinarmaßnahmen. Zudem kann eine Schadensersatzpflicht nach § 823 Abs. 2 BGB i.S. § 278 StGB in Betracht kommen.

b) Schweiz

Art. 318 StGB Falsches ärztliches Zeugnis

1. Ärzte, Zahnärzte, Tierärzte und Hebammen, die vorsätzlich ein unwahres Zeugnis ausstellen, das zum Gebrauche bei einer Behörde oder zur Erlangung eines unberechtigten Vorteils bestimmt, oder das geeignet ist, wichtige und berechtigte Interessen Dritter zu verletzen, werden mit Freiheitsstrafe bis zu drei Jahren oder Geldstrafe bestraft.
Hat der Täter dafür eine besondere Belohnung gefordert, angenommen oder sich versprechen lassen, so wird er mit Freiheitsstrafe bis zu drei Jahren oder Geldstrafe bestraft.
2. Handelt der Täter fahrlässig, so ist die Strafe Busse.

In der Schweiz bedroht Art. 318 StGB das Ausstellen bzw. den Gebrauch eines falschen ärztlichen Zeugnisses mit Strafe, und zwar sowohl bei vorsätzlicher wie bei fahrlässiger Begehung.

Als Täter kommen nur patentierte Ärzte, Zahnärzte, Tierärzte und Hebammen in Betracht, soweit sie eine staatliche Bewilligung zur Berufsausübung besitzen. Art. 318 StGB ist insofern ein echtes Sonderdelikt. Medizinalpersonen, die in amtlicher Eigenschaft Atteste zu verfassen haben, so z. B. der Amtsarzt oder der Kreisarzt der SUVA, fallen bei der Ausstellung eines falschen Zeugnisses nicht unter Art. 318 StGB, sondern unter die Spezialnorm des Art. 317 Ziff. 1 Abs. 2 StGB.

Tatobjekt ist eine schriftliche Erklärung der Medizinalperson über den Gesundheitszustand einer Person, in der Angaben über den Gesundheitszustand gemacht werden. Beispiele sind Arbeitsfähigkeitszeugnisse, Geburtsschein, Todesschein. Nicht darunter fallen die Anamnese sowie die Krankengeschichte.

Das Zeugnis ist unwahr, wenn es ein unzutreffendes Bild des Gesundheitszustandes wiedergibt oder wenn wesentliche Umstände verschwiegen werden. Tathandlung ist das Ausstellen des unwahren Zeugnisses. Vollendet ist das Delikt mit der Aushändigung bzw. Zusendung des unwahren Zeugnisses an den Patienten oder einen Dritten.

Das Zeugnis muss zum Gebrauch bei einer Behörde oder zur Erlangung eines unberechtigten Vorteils bestimmt sein oder geeignet sein, wichtige und berechtigte Interessen Dritter zu verletzen.

Ziffer 1 erfordert Vorsatz, wobei ausreicht, wenn die Verwirklichung der Tat für möglich gehalten und in Kauf genommen wird. Art. 318 Ziff. 2 StGB begnügt sich dagegen mit Fahrlässigkeit. Diese liegt z. B. vor, wenn aus pflichtwidriger Unvorsichtigkeit die Unrichtigkeit einer Feststellung übersehen wird.

Hat die Medizinalperson für das unwahre Zeugnis eine besondere Belohnung gefordert, angenommen oder sich versprechen lassen, gilt ein erhöhtes Strafmaß.

2.7 Rechtliche und ethische Entscheidungen am Lebensbeginn

2.7.1 Einführung

Der Schutz des ungeborenen menschlichen Lebens ist sowohl in Deutschland wie in der Schweiz fragmentarisch ausgestattet. In beiden Ländern ist der Embryo bzw. Fötus in vivo durch die Regelungen des Schwangerschaftsabbruchs vor vorsätzlichem Abbruch der Schwangerschaft geschützt. Der fahrlässige Abbruch ist ebenso wenig wie die vorsätzliche bzw. fahrlässige Verletzung der Leibesfrucht mit Strafe bedroht. In beiden Ländern stellen sich etliche rechtliche und ethische Fragen zum Beginn des Lebens, zur Zulässigkeit und zu den Grenzen künstlich unterstützter Fortpflanzung einschließlich der Präimplantationsdiagnostik und des sonst zulässigen Umgangs mit dem menschlichen Keimgut zu Forschungszwecken. Ein weiteres schwieriges Feld sind die sogenannten Spätabbrüche, bei denen bereits weit fortgeschrittene Schwangerschaften nach einer Pränataldiagnostik (PND) abgebrochen werden.

2.7.2 SKIP-Argumente

Über die Rechtsstellung der befruchteten Eizelle wird national und international kontrovers diskutiert (Näheres bei Tag 2011 b). Es ist hier nicht möglich, die vertretenen Meinungen auch nur ansatzweise wiederzugeben. Allerdings haben sich in der Diskussion einige Argumente herauskristallisiert, die auch als SKIP-Argumente bezeichnet werden und die je nach Gewichtung herangezogen werden, um Eingriffe in den Embryo zu verbieten oder zu gestatten. Es handelt sich hierbei um das Speziesargument, das Kontinuumsargument, das Identitätsargument und das Potenzialitätsargument.

Das Speziesargument besagt, dass alle Angehörigen der Spezies Mensch eine Würde haben und damit auch ihre Existenz schützenswert ist. Dies gilt auch für den Embryo, der genetisch der Spezies Mensch angehört. Das Argument des Kontinuums hat bereits das deutsche Bundesverfassungsgericht in seinem ersten «Fristenlösungsurteil» zur früheren Regelung über das Schwangerschaftsabbruchsrecht 1975 erklärt: Der menschliche Entwicklungsprozess sei «ein kontinuierlicher Vorgang, der keine scharfen Einschnitte aufweist». Daher sei es willkürlich, einen solchen «Einschnitt» zu markieren. Deshalb müsse der Lebens- und Würdeschutz schon mit dem Anfang der embryonalen Entwicklung einsetzen. Gemäß dem Kontinuumsargument gibt es in der Entwicklung eines Embryos keine moralisch relevanten Einschnitte. Das Identitätsargument bezieht sich darauf, dass in moralischer Hinsicht eine Identitätsbeziehung zwischen Embryo und der künftigen Person, die sich aus ihm entwickeln kann, besteht. Daher ist bereits dem Embryo Würde zuzubilligen. Das Potenzialitätsargument weist darauf hin, dass den Embryonen deshalb Würde zukommt, weil sie das Potenzial besitzen, sich zu einem Menschen zu entwickeln.

Doch kann man alle Argumente relativieren: Die Spezieszugehörigkeit, weil hierzu die Ansicht besteht, sie bewirkte nur Solidaritätspflichten, nicht aber Schutzpflichten des Staates. Die Potenzialität, da sich nicht jede Entwicklungschance realisiert – was sich eindrücklich an den bekannten Zahlen über Schwangerschaftsabbrüche ablesen lässt, aber auch an den natürlichen Umständen, die verhindern, dass sich ein Embryo in der Gebärmutter einnistet. Das Kontinuumsargument, weil auch bei einem Kontinuum wie der Schwangerschaft willkürfrei Einschnitte gemacht werden können. Und das Identitätsargument, da die Identität des Embryos in einem frühen Entwicklungsstadium nicht ganz so eindeutig bestimmbar ist, wie behauptet. Denn erst ab der Ausprägung des Primitivstreifens ist eine Mehrlingsbildung ausgeschlossen und damit auch die Identität des Embryos feststehend.

2.7.3 Deutschland

a) Embryonenschutzgesetz (ESchG)

Das Embryonenschutzgesetz (ESchG) gewährt dem Embryo in vitro einen breiten Schutz ab Vollendung der Befruchtung.

Als Embryo im Sinne des ESchG gilt bereits die befruchtete, entwicklungsfähige menschliche Eizelle vom Zeitpunkt der Kernverschmelzung an, ferner jede einem Embryo entnommene totipotente Zelle, die sich bei Vorliegen der dafür erforderlichen weiteren Voraussetzungen zu teilen und zu einem Individuum zu entwickeln vermag, § 8 Abs. 1 ESchG.

Nach § 2 ESchG darf der Embryo zu keinem Zweck verwendet werden, der nicht seiner Erhaltung dient.

Präimplantationsdiagnostik: Lange Zeit umstritten war die Frage, ob das ESchG die Präimplantationsdiagnostik (PID) an nicht totipotenten Zellen des Embryos als missbräuchliche Verwendung unter Strafe stellt. Zu Recht hat der BGH diese Frage im Juli 2010 verneint (BGH, NJW 2010, 2672 ff.). Es

§ 2 ESchG Missbräuchliche Verwendung menschlicher Embryonen

(1) Wer einen extrakorporal erzeugten oder einer Frau vor Abschluss seiner Einnistung in der Gebärmutter entnommenen menschlichen Embryo veräußert oder zu einem nicht seiner Erhaltung dienenden Zweck abgibt, erwirbt oder verwendet, wird mit Freiheitsstrafe bis zu drei Jahren oder mit Geldstrafe bestraft.

(2) Ebenso wird bestraft, wer zu einem anderen Zweck als der Herbeiführung einer Schwangerschaft bewirkt, dass sich ein menschlicher Embryo extrakorporal weiterentwickelt.

(3) Der Versuch ist strafbar.

ging konkret um die Frage, ob die Durchführung der PID mittels Blastozystenbiopsie und die Untersuchung der entnommenen pluripotenten Trophoblastzellen auf schwere genetische Schäden sowie das «Absterbenlassen» der Embryonen mit auffälligem Befund nach § 2 Abs. 1 ESchG strafbar sind.

§ 2 Abs. 1 ESchG verbietet den Verbrauch einer totipotenten Zelle zum Zwecke der genetischen Untersuchung. Zudem untersagt § 6 ESchG das Klonen eines Embryos. Wird eine totipotente Zelle aus dem Zellverband gelöst, um hieran eine PID durchzuführen, liegt im rechtlichen Sinne zugleich ein Verbrauch des Embryos sowie ein verbotenes Klonen vor. Im Unterschied zur PID an einer totipotenten Zelle ist der Verbrauch einer pluripotenten Zelle zum Zwecke der genetischen Untersuchung nicht von vornherein strafbewehrt. Da die PID vorgenommen wird, um bei dem erhofften negativen Ergebnis der genetischen Untersuchung auf seltene Genveränderungen den Embryo in die Gebärmutter einzupflanzen, damit ein Kind heranwachsen kann, ist dies für sich gesehen noch keine missbräuchliche Verwendung menschlicher Embryonen. Denn auch das ESchG gewährleistet keinen umfassenden Lebensschutz des Embryos. Allein die Einwilligung der künftigen Eltern bzw. der Frau in eine Handlung, die darüber entscheidet, ob der Embryo weiterkultiviert wird oder sein Absterben zur Folge hat, kann eine PID aber nicht legitimieren. Vielmehr bedarf es darüber hinaus klarer medizinischer Vorgaben, unter denen es gerechtfertigt ist, eine PID durchzuführen. Der BGH hat daher einschränkend festgestellt, dass bei verfassungskonformer Auslegung von § 2 ESchG und mit Blick auf die im Spannungsverhältnis stehenden hochstehenden Rechtsgüter schwere Konfliktlagen der Eltern erforderlich sind, damit die Präimplantationsdiagnostik an pluripotenten Zellen nicht zum missbräuchlichen Verwenden des Embryos gerät (BGH NJW 2010, 2672 ff.).

Die potenzielle Gefahr der missbräuchlichen Durchführung von Gendiagnosen führt hier zu kei-

ner anderen Beurteilung. Ein vollständiger Missbrauchschutz müsste die PID und damit auch die Pränataldiagnostik verbieten. Dies ist jedoch zu Recht nicht geschehen, vielmehr hat der Gesetzgeber erst jüngst die Voraussetzungen der PND im Gendiagnostikgesetz niedergeschrieben, § 15 GenDG. Es wäre aber höchst widersprüchlich, wollte man die PID generell verbieten und die biologische Mutter auf die Möglichkeit des psychisch und körperlich stark belastenden Schwangerschaftsabbruchs verweisen. Ein solches Vorgehen ist ebenso unverhältnismäßig wie die Bezeichnung eines medizinisch indizierten Schwangerschaftsabbruchs als «Schwangerschaft auf Probe».
Der Bundestag hat am 7.7.2011 für die begrenzte Zulassung der PID gestimmt (BT-Drs. 1715451).

b) Stammzellgesetz (StZG)

Das restriktive Stammzellgesetz (StZG) erlaubt den Import und die Verwendung von Stammzellen nur, wenn fest steht, dass die Stammzellen vor dem 1.5.2007 gewonnen wurden (Stichtagsregelung), die Stammzellen aus überzähligen IVF-Embryonen (also nicht aus Klonverfahren) stammen und keine PID vorangegangen ist, § 4 StZG. Damit soll verhindert werden, dass Deutschland einen Embryonenverbrauch im Ausland veranlasst. Jede von Deutschland aus erfolgende Teilnahme von Forschenden an ausländischer Stammzellgewinnung ist nach § 9 StGB in Verbindung mit den Bestimmungen des StZG verboten und strafbar, selbst dann, wenn die Tat am Ort des Geschehens nicht strafbar ist.

c) Schwangerschaftsabbruch

§§ 218 ff. StGB schützen den Embryo bzw. Fötus ab der Nidation vor vorsätzlichem Abbruch der Schwangerschaft. Zudem berücksichtigt sie auch Gesundheitsinteressen der Schwangeren.

§ 218 StGB Schwangerschaftsabbruch

(1) Wer eine Schwangerschaft abbricht, wird mit Freiheitsstrafe bis zu drei Jahren oder mit Geldstrafe bestraft. Handlungen, deren Wirkung vor Abschluss der Einnistung des befruchteten Eies in der Gebärmutter eintritt, gelten nicht als Schwangerschaftsabbruch im Sinne dieses Gesetzes.
(2) In besonders schweren Fällen ist die Strafe Freiheitsstrafe von sechs Monaten bis zu fünf Jahren. Ein besonders schwerer Fall liegt in der Regel vor, wenn der Täter
1. gegen den Willen der Schwangeren handelt oder
2. leichtfertig die Gefahr des Todes oder einer schweren Gesundheitsschädigung der Schwangeren verursacht.
(3) Begeht die Schwangere die Tat, so ist die Strafe Freiheitsstrafe bis zu einem Jahr oder Geldstrafe.
(4) Der Versuch ist strafbar. Die Schwangere wird nicht wegen Versuchs bestraft.

Der Abbruch setzt einen Eingriff voraus, der nach der Nidation und vor dem Beginn der Geburt auf die Leibesfrucht einwirkt und dadurch deren Absterben herbeiführt (BGHSt 31, 348). Bei Vorliegen einer Garantenstellung ist der Abbruch grundsätzlich auch durch Unterlassen begehbar. Die Unterbindung der Nidation z. B. durch intrauterine Pessare, Spiralen etc. wird nicht erfasst.
Der Eingriff muss den Tod der Leibesfrucht bewirken, sei es unmittelbar (z. B. durch Ausschaben), mittelbar (z. B. durch chemisch wirkendes Mittel) oder dadurch, dass eine lebende, aber nicht lebensfähige Frucht abgeht und dann außerhalb des Mutterleibes verstirbt. Ein Schwangerschaftsabbruch kann auch gegeben sein, wenn die Schwangere infolge des Eingriffs verstirbt oder wenn sie getötet wird und mit ihr die Leibesfrucht.
§ 218 StGB ist ein Vorsatzdelikt, d. h. der fahrlässige Abbruch ist nicht strafbewehrt, kann aber je nach Sachlage eine (fahrlässige) Körperverletzung zu Lasten der Schwangeren sein. Der Versuch des Abbruchs ist bei Dritten, nicht aber bei der Schwangeren unter Strafe gestellt.
§ 218a StGB regelt die Voraussetzungen, unter denen ein Schwangerschaftsabbruch straflos ist. Die Fälle der Beratungsregelung, Abs. 1, sind bereits nicht tatbestandsmäßig, die Fälle der Abs. 2 und 3 sind rechtmäßig, die des Abs. 4 straffrei.

§ 218a StGB Straflosigkeit des Schwangerschaftsabbruchs

(1) Der Tatbestand des § 218 ist nicht verwirklicht, wenn
1. die Schwangere den Schwangerschaftsabbruch verlangt und dem Arzt durch eine Bescheinigung nach § 219 Abs. 2 Satz 2 nachgewiesen hat, dass sie sich mindestens drei Tage vor dem Eingriff hat beraten lassen,
2. der Schwangerschaftsabbruch von einem Arzt vorgenommen wird und
3. seit der Empfängnis nicht mehr als zwölf Wochen vergangen sind.
(2) Der mit Einwilligung der Schwangeren von einem Arzt vorgenommene Schwangerschaftsabbruch ist nicht rechtswidrig, wenn der Abbruch der Schwangerschaft unter Berücksichtigung der gegenwärtigen und zukünftigen Lebensverhältnisse der Schwangeren nach ärztlicher Erkenntnis angezeigt ist, um eine Gefahr für das Leben oder die Gefahr einer schwerwiegenden Beeinträchtigung des körperlichen oder seelischen Gesundheitszustandes der Schwangeren abzuwenden, und die Gefahr nicht auf eine andere für sie zumutbare Weise abgewendet werden kann.
(3) Die Voraussetzungen des Absatzes 2 gelten bei einem Schwangerschaftsabbruch, der mit Einwilligung der Schwangeren von einem Arzt vorgenommen wird, auch als erfüllt, wenn nach ärztlicher Erkenntnis an der Schwangeren eine rechtswidrige Tat nach den §§ 176 bis

179 des Strafgesetzbuches begangen worden ist, dringende Gründe für die Annahme sprechen, dass die Schwangerschaft auf der Tat beruht, und seit der Empfängnis nicht mehr als zwölf Wochen vergangen sind.
(4) Die Schwangere ist nicht nach § 218 strafbar, wenn der Schwangerschaftsabbruch nach Beratung (§ 219) von einem Arzt vorgenommen worden ist und seit der Empfängnis nicht mehr als zweiundzwanzig Wochen verstrichen sind. Das Gericht kann von Strafe nach § 218 absehen, wenn die Schwangere sich zur Zeit des Eingriffs in besonderer Bedrängnis befunden hat.

Voraussetzung eines jeden straflosen Schwangerschaftsabbruchs ist die Vornahme des Abbruchs durch einen approbierten Arzt der Humanmedizin. Wird der Abbruch durch die Einnahme von Mitteln durchgeführt, so muss es vom Arzt verschrieben und die ordnungsmäßige Einnahme ärztlich überwacht sein.
Abs. 1, die sog. *Fristenlösung mit Beratungspflicht*, setzt das Verlangen der Schwangeren, den Nachweis der mindestens drei Tage zurückliegenden Beratung (§ 219 StGB) und den Abbruch der Schwangerschaft durch einen Arzt innerhalb der 12-Wochen-Frist voraus. Darauf, welche Gründe die Schwangere zum Eingriff bewogen haben, kommt es nicht an. Der Nachweis der Beratung bedingt, dass eine Beratung tatsächlich stattgefunden hat, die Bescheinigung echt ist, von einer anerkannten Beratungsstelle (§ 219 Abs. 2 StGB, §§ 8, 9 SchKG) ausgestellt und die Drei-Tages-Frist eingehalten wurde.
Ab der 13. Schwangerschaftswoche bis zum Beginn der Geburt des Kindes ist ein Schwangerschaftsabbruch rechtmäßig möglich, wenn er unter Berücksichtigung der gegenwärtigen und zukünftigen Lebensverhältnisse der Schwangeren nach ärztlicher Erkenntnis angezeigt ist, um eine Gefahr für das Leben oder die Gefahr einer schwerwiegenden Beeinträchtigung des körperlichen oder seelischen Gesundheitszustandes der Schwangeren abzuwenden, und die Gefahr nicht auf eine andere für sie zumutbare Weise abgewendet werden kann. Je länger die Schwangerschaft besteht, desto größer muss die Gefahr für die Schwangere sein.
Diese notstandsähnlich konzipierte Indikation wird als *medizinisch-sozial* bezeichnet. Die Gründe für den Abbruch können sich hier im Wesentlichen aus drei Bereichen ergeben: Erstens der physischen Bedrohung von Gesundheit oder Leben der Schwangeren. Eine Lebensgefahr kann z.B. bestehen bei Mehrlingsschwangerschaften. Zweitens der psychisch ausgelösten Bedrohung von Gesundheit bzw. Leben der Schwangeren. Denn das Gesetz hat die Gefahr einer schwerwiegenden Beeinträchtigung des seelischen Gesundheitszustandes der Schwangeren der Bedrohung der körperlichen Gesundheit gleichstellt. Eine solche Situation kann vorliegen, wenn eine schwangerschaftsbedingte Depression bei der Schwangeren konkrete Suizidgefahr auslöst. Drittens können sich Gefahren aus dem Austragen bzw. der Pflege und Erziehung des Kindes ergeben bzw. entwickeln. Die frühere embryopathische Indikation wurde aus dem Gesetz gestrichen, um damit verbundene allfällige Diskriminierungen von Menschen mit Behinderungen möglichst zu vermeiden. Daher ist es heute nötig, dass die schwere genetische Abweichung des Embryos bzw. Fötus oder eine sonstige schwere Missbildung zu einer schwerwiegenden Beeinträchtigung des seelischen Gesundheitszustandes oder Suizidgefahr der Schwangeren führen. Dass der Gesetzgeber die Rechtfertigung nach § 218a Abs. 2 StGB zwingend an die Mitwirkung von zwei Ärzten/Ärztinnen knüpft, soll dem Fötus verstärkten Schutz bieten. Die Feststellung der Indikation muss nach «ärztlicher Erkenntnis» erfolgen. Hierbei steht dem Arzt jedoch ein weiter Beurteilungsspielraum zur Verfügung. Maßgebend ist, ob seine Feststellung nach ärztlicher Erkenntnis vertretbar ist. Zwischen der Beratung und Mitteilung der Diagnose und der schriftlichen Feststellung der Indikation müssen mindestens drei Tage liegen, § 2a SchKG. Auch darf der Indikationsarzt den Abbruch nicht selbst vornehmen, § 218b Abs. 1 StGB. Für die Durchführung einer PND gelten seit dem 1.2.2010 die gesetzlichen Vorgaben des Gendiagnostikgesetzes (GenDG).

§ 15 GenDG Vorgeburtliche genetische Untersuchungen

(1) Eine genetische Untersuchung darf vorgeburtlich nur zu medizinischen Zwecken und nur vorgenommen werden, soweit die Untersuchung auf bestimmte genetische Eigenschaften des Embryos oder Fötus abzielt, die nach dem allgemein anerkannten Stand der Wissenschaft und Technik seine Gesundheit während der Schwangerschaft oder nach der Geburt beeinträchtigen, oder wenn eine Behandlung des Embryos oder Fötus mit einem Arzneimittel vorgesehen ist, dessen Wirkung durch bestimmte genetische Eigenschaften beeinflusst wird und die Schwangere nach § 9 aufgeklärt worden ist und diese nach § 8 Abs. 1 eingewilligt hat. Wird anlässlich einer Untersuchung nach Satz 1 oder einer sonstigen vorgeburtlichen Untersuchung das Geschlecht eines Embryos oder Fötus festgestellt, kann dies der Schwangeren mit ihrer Einwilligung nach Ablauf der zwölften Schwangerschaftswoche mitgeteilt werden.
(2) Eine vorgeburtliche genetische Untersuchung, die darauf abzielt, genetische Eigenschaften des Embryos oder des Fötus für eine Erkrankung festzustellen, die

nach dem allgemein anerkannten Stand der medizinischen Wissenschaft und Technik erst nach Vollendung des 18. Lebensjahres ausbricht, darf nicht vorgenommen werden.
(3) Vor einer vorgeburtlichen genetischen Untersuchung und nach Vorliegen des Untersuchungsergebnisses ist die Schwangere entsprechend § 10 Abs. 2 und 3 genetisch zu beraten und ergänzend auf den Beratungsanspruch nach § 2 des Schwangerschaftskonfliktgesetzes hinzuweisen; der Inhalt der Beratung ist zu dokumentieren.
(4) Wird die vorgeburtliche genetische Untersuchung bei einer Schwangeren vorgenommen, die nicht in der Lage ist, Wesen, Bedeutung und Tragweite der vorgeburtlichen genetischen Untersuchung zu erkennen und ihren Willen hiernach auszurichten, findet § 14 Abs. 1 Nr. 2 und 3 Anwendung. Die genetische Untersuchung darf nur vorgenommen werden, wenn zuvor
1. der Vertreter der Schwangeren nach § 9 aufgeklärt worden ist,
2. eine Ärztin oder ein Arzt, die oder der die Voraussetzungen nach § 7 Abs. 1 und 3 erfüllt, den Vertreter entsprechend Absatz 2 genetisch beraten und
3. der Vertreter nach § 8 Abs. 1 eingewilligt hat.
Die §§ 1627 und 1901 Abs. 2 und 3 des Bürgerlichen Gesetzbuchs finden Anwendung.

Danach dürfen die genetische Untersuchung und vorgeburtliche Risikoabklärung nur durchgeführt werden zu medizinischen Zwecken und nur zur Abklärung genetischer Eigenschaften des Embryos/Fötus, die seine Gesundheit während der Schwangerschaft oder nach der Geburt beeinträchtigen, soweit die Erkrankung nicht erst nach Vollendung des 18. Lebensjahrs ausbrechen wird (z. B. Chorea Huntington) oder wenn eine Behandlung des Embryos/Fötus mit einem Arzneimittel vorgesehen ist, dessen Wirkung durch bestimmte genetische Eigenschaften beeinflusst wird, und wenn die Schwangere nach § 9 GenDG aufgeklärt worden ist, angemessene Bedenkzeit hatte und nach § 8 Abs. 1 schriftlich einwilligte. Das Geschlecht darf erst – bei Einwilligung der Schwangeren – nach der 12. SSW mitgeteilt werden. Die Schwangere ist zudem auf die Beratung nach § 2a SchKG hinzuweisen. Die Beratung ist zu dokumentieren.
§ 218a Abs. 3 StGB enthält einen weiteren Rechtfertigungsgrund für einen Abbruch innerhalb der 12-Wochen-Frist seit der Empfängnis, die sogenannte *kriminologische Indikation*. Vorausgesetzt wird eine rechtswidrige Tat gemäß §§ 176–179 StGB, welche die Schwangerschaft verursacht hat. Dies sind namentlich: § 176, § 176a StGB, (schwerer) sexueller Missbrauch von Kindern, § 177 StGB sexuelle Nötigung, Vergewaltigung, § 179 StGB, sexueller Missbrauch von Widerstandsunfähigen. Die gesetzlich geforderten dringenden Gründe für die Annahme, dass die Schwangerschaft auf der rechtswidrigen Tat beruht, setzte eine Wahrscheinlichkeit voraus, wonach dieser Zusammenhang ernstlich in Betracht zu ziehen ist (str.).

2.7.4 Schweiz

Das ungeborene menschliche Leben wird im schweizerischen Recht durch verschiedene Gesetze geschützt.

a) Fortpflanzungsmedizingesetz
Die Legaldefinition von Embryo bzw. Fötus findet sich im Fortpflanzungsmedizingesetz, sie hat jedoch auch in anderen Rechtsgebieten Geltung. Das Stammzellenforschungsgesetz (StFG) beinhaltet in Art. 2a die wortgleiche Definition des Embryos.

Art. 2 FMedG Begriffe
In diesem Gesetz bedeuten:
[...]
h. *imprägnierte Eizelle*: die befruchtete Eizelle vor der Kernverschmelzung;
i. *Embryo*: die Frucht von der Kernverschmelzung bis zum Abschluss der Organentwicklung;
j. *Fötus*: die Frucht vom Abschluss der Organentwicklung bis zur Geburt;
[...]

Der Embryo in vitro ist derzeit durch das FMedG und das StFG geschützt. Das FMedG legt fest, unter welchen Voraussetzungen die Verfahren der medizinisch unterstützten Fortpflanzung beim Menschen angewendet werden dürfen und welche Handlungen verboten sind. Nach Art. 3 FMedG dürfen medizinisch unterstützte Fortpflanzungsverfahren nur angewendet werden, wenn das Kindeswohl gewährleistet ist. So ist Voraussetzung, dass sie nur bei Paaren angewendet werden, zu denen ein Kindesverhältnis im Sinne der Artikel 252–263 des Zivilgesetzbuchs (ZGB) begründet werden kann und die aufgrund ihres Alters und ihrer persönlichen Verhältnisse voraussichtlich bis zur Mündigkeit des Kindes für dessen Pflege und Erziehung sorgen können. Gespendete Samenzellen dürfen nur bei Ehepaaren und Keimzellen oder imprägnierte Eizellen dürfen nach dem Tod der Person, von der sie stammen, nicht mehr verwendet werden. Art. 4 FMedG verbietet zudem die Ei- und die Embryonenspende sowie die Leihmutterschaft.
Art. 5 untersagt unter anderem die Präimplantationsdiagnostik (PID). Dies ist die Untersuchung eines durch künstliche Befruchtung, d. h. In-vitro-Fertilisation (IVF), erzeugten Embryos auf geneti-

sche Defekte hin vor dessen Einpflanzung in die Gebärmutter. Dieses Verbot soll jedoch gelockert werden, ein entsprechender Gesetzesentwurf wurde am 18.6.2011 zur Vernehmlassung gestellt.

Art. 5a des E-FMedG 2011 verlangt bereits für eine PID die nicht anders abwendbare Gefahr der Veranlagung für eine schwere Krankheit, die wahrscheinlich vor dem 50. Lebensjahr ausbricht, für die es keine wirksame und zweckmäßige Therapie gibt und angesichts derer das Paar geltend macht, dass ihm die Gefahr nicht zumutbar sei. Die Regelung geht in den Voraussetzungen deutlich weiter als das Gesetz über die genetische Untersuchung am Menschen (GUMG) bei der Pränataldiagnostik (PND). Dort sind Untersuchungen nur ausgeschlossen, wenn sie sich auf die nicht die Gesundheit betreffenden Eigenschaften beziehen. § 5b E-FMedG verlangt die hinreichende Information und Beratung des Paares sowie dessen schriftliche Einwilligung. Nach drei erfolglosen Behandlungszyklen ist eine erneute Einwilligung nötig, davor muss eine angemessene Bedenkzeit liegen.

b) Stammzellenforschungsgesetz (StFG)

Das StFG bestimmt, unter welchen Voraussetzungen menschliche embryonale Stammzellen aus überzähligen Embryonen gewonnen und zu Forschungszwecken verwendet werden dürfen. Nach geltendem Recht dürfen überzähligen Embryonen mit Einwilligung des betroffenen Paares bis zum siebten Tag ihrer Entwicklung Stammzellen entnommen werden. Überzählig ist ein Embryo, der im Rahmen einer IVF erzeugt wurde, nicht zur Herbeiführung einer Schwangerschaft verwendet werden kann und deshalb keine Überlebenschance hat.

c) Entwurf Humanforschungsgesetz (E-HFG), Transplantationsgesetz

Das künftige Humanforschungsgesetz wird Bestimmungen zur Forschung an Embryonen und Föten in vivo, d.h. im Mutterleib, enthalten, Art. 24 ff. E-HFG, sowie die Forschung an Embryonen und Föten aus Schwangerschaftsabbrüchen und Spontanaborten sowie an Totgeburten regeln, Art. 38 ff. E-HFG. Die Bestimmungen beziehen sich auf die Forschung im Gesundheitsbereich. Ergänzend hierzu regelt das Transplantationsgesetz die Transplantation embryonaler oder fötaler menschlicher Gewebe oder Zellen, Art. 37 ff.

d) Schwangerschaftsabbruch

Die im StGB verorteten Regelungen über den Schwangerschaftsabbruch legen fest, unter welchen Voraussetzungen ein vorsätzlicher Abbruch der Schwangerschaft mit Strafe bedroht ist. Die Regelungen dienen dem Schutz des ungeborenen Kindes im Mutterleib. Bis zum Beginn der Eröffnungswehen bzw. der Öffnung der Bauchdecke zum Zwecke der Schnittgeburt und ab der Nidation sind Embryo bzw. Fötus strafrechtlich vor einem vorsätzlichen Schwangerschaftsabbruch geschützt, Art. 118 ff. StGB. Für die Abgrenzung der Regelungen über den Schwangerschaftsabbruch und der vorsätzlichen bzw. fahrlässigen Tötung ist maßgebend der Zeitpunkt, zu dem die Tathandlung auf den Fötus bzw. das Kind einwirkt.

Die Nidation ist der Abschluss der Einnistung der befruchteten Eizelle in die Gebärmutter, die in der Regel am 5.–6. Tag nach der Ovulation stattfindet. Handlungen, die darauf abzielen, die Nidation zu vereiteln, sei es durch chemische Verhütungsmittel, die Pille oder den Einsatz nidationshemmender Methoden, wie z.B. der Einsatz der Spirale oder der Pille danach, werden von Art. 118 StGB nicht erfasst.

Art. 118 StGB Strafbarer Schwangerschaftsabbruch

[1] Wer eine Schwangerschaft mit Einwilligung der schwangeren Frau abbricht oder eine schwangere Frau zum Abbruch der Schwangerschaft anstiftet oder ihr dabei hilft, ohne dass die Voraussetzungen nach Artikel 119 erfüllt sind, wird mit Freiheitsstrafe bis zu fünf Jahren oder Geldstrafe bestraft.

[2] Wer eine Schwangerschaft ohne Einwilligung der schwangeren Frau abbricht, wird mit Freiheitsstrafe von einem Jahr bis zu zehn Jahren bestraft.

[3] Die Frau, die ihre Schwangerschaft nach Ablauf der zwölften Woche seit Beginn der letzten Periode abbricht, abbrechen lässt oder sich in anderer Weise am Abbruch beteiligt, ohne dass die Voraussetzungen nach Artikel 119 Absatz 1 erfüllt sind, wird mit Freiheitsstrafe bis zu drei Jahren oder Geldstrafe bestraft.

[4] In den Fällen der Absätze 1 und 3 tritt die Verjährung in drei Jahren ein.

Art. 118 Abs. 1 StGB pönalisiert den vorsätzlichen Abbruch der Schwangerschaft durch Dritte bei Einwilligung der Schwangeren, wenn nicht Art. 119 StGB eingreift. Dasselbe gilt für denjenigen, der die schwangere Frau zum Abbruch der Schwangerschaft anstiftet oder ihr dabei hilft. Das Delikt betrifft nur den Abbruch zum Zwecke der Abtötung der Leibesfrucht, nicht aber die künstliche Einleitung der Geburt, damit ein lebendes Kind zur Welt gebracht werden kann. Der fahrlässige Schwangerschaftsabbruch ist ebenso wenig wie die vorsätzliche oder fahrlässige Verletzung von Embryo oder Fötus unter Strafe gestellt. Diese Beeinträchtigungen können derzeit als fahrlässige Körperverletzung der Mutter geahndet werden, wenn die Beeinträchtigung ihres Kindes z. B. zu einer Fehlgeburt führt und/oder dies die psychische Gesundheit der Mutter verletzt.

Nach den Gesetzesmaterialien soll sich aus Art. 118 StGB keine Pflicht ableiten lassen, die Schwangerschaft einer Hirntoten aufrechtzuerhalten.

Die Voraussetzungen, unter denen ein Schwangerschaftsabbruch straflos ist, ergeben sich aus Art. 119 StGB.

Art. 119 StGB Strafloser Schwangerschaftsabbruch

[1] Der Abbruch einer Schwangerschaft ist straflos, wenn er nach ärztlichem Urteil notwendig ist, damit von der schwangeren Frau die Gefahr einer schwerwiegenden körperlichen Schädigung oder einer schweren seelischen Notlage abgewendet werden kann. Die Gefahr muss umso größer sein, je fortgeschrittener die Schwangerschaft ist.

[2] Der Abbruch einer Schwangerschaft ist ebenfalls straflos, wenn er innerhalb von zwölf Wochen seit Beginn der letzten Periode auf schriftliches Verlangen der schwangeren Frau, die geltend macht, sie befinde sich in einer Notlage, durch eine zur Berufsausübung zugelassene Ärztin oder einen zur Berufsausübung zugelassenen Arzt vorgenommen wird. Die Ärztin oder der Arzt hat persönlich mit der Frau vorher ein eingehendes Gespräch zu führen und sie zu beraten.

[3] Ist die Frau nicht urteilsfähig, so ist die Zustimmung ihrer gesetzlichen Vertreterin oder ihres gesetzlichen Vertreters erforderlich.

[4] Die Kantone bezeichnen die Praxen und Spitäler, welche die Voraussetzungen für eine fachgerechte Durchführung von Schwangerschaftsabbrüchen und für eine eingehende Beratung erfüllen.

[5] Ein Schwangerschaftsabbruch wird zu statistischen Zwecken der zuständigen Gesundheitsbehörde gemeldet, wobei die Anonymität der betroffenen Frau gewährleistet wird und das Arztgeheimnis zu wahren ist.

Das Gesetz äußert sich nicht dazu, ob Art. 119 StGB Rechtfertigungs-, Entschuldigungs- oder sonstige Strafausschließungsgründe normiert. Damit wird die dogmatische Bestimmung der Rechtspraxis und der Lehre überlassen, wobei die Lehre in der Indikation überwiegend einen Rechtfertigungsgrund erkennt.

Art. 119 Abs. 2 StGB enthält die sogenannte *Fristenregelung*. Danach ist der Abbruch der Schwangerschaft straflos, wenn er innerhalb von zwölf Wochen seit Beginn der letzten Periode auf schriftliches Verlangen der schwangeren Frau, die geltend macht, sie befinde sich in einer Notlage, durch eine zur Berufsausübung zugelassene Ärztin oder einen zur Berufsausübung zugelassenen Arzt vorgenommen wird. Die Schwangere muss die soziale Notlage weder näher erläutern noch begründen. Der Zweck der Regelung ist, dass die Schwangere ihre individuelle Situation reflektiert und dann entscheidet, ob sie die Schwangerschaft weiterführen oder abbrechen lassen möchte. Die Schriftform des Verlangens hat eine Warnfunktion. Die Frau soll ihre persönliche Situation nochmals überdenken. Die Ärztin/der Arzt hat persönlich mit der Frau vorher ein eingehendes Beratungsgespräch zu führen. Ist die Frau nicht urteilsfähig, bedarf die Entscheidung der Zustimmung ihres gesetzlichen Vertreters oder ihrer gesetzlichen Vertreterin, Art. 119 Abs. 3. Bei urteilsfähigen, unmündigen Schwangeren gelten die allgemeinen Grundsätze. Ein Schwangerschaftsabbruch an einer unter 16-Jährigen setzt zudem voraus, dass sich Arzt bzw. Ärztin persönlich vergewissern, dass sich die Schwangere zuvor an eine spezialisierte Beratungsstelle gewendet hat, Art. 120 StGB. Die Zuwiderhandlung ist eine Übertretung, die mit Buße geahndet wird.

Nach Ablauf der 12-Wochenfrist bemisst sich der Abbruch nach Art. 119 Abs. 1 StGB. Danach ist er nur straflos, wenn er nach ärztlichem Urteil notwendig ist, damit von der Schwangeren die Gefahr einer schwerwiegenden körperlichen Schädigung oder einer schweren seelischen Notlage abgewendet werden kann. Dem Arzt steht bei seinem zu treffenden Urteil ein weiter Beurteilungsspielraum zu. Die Gefahr für die Mutter kann eine medizinische sein, aber auch eine schwere seelische Notlage. Das bedeutet, dass auch die früher sogenannte embryopatische, die kriminologische und die soziale Indikation praktisch mit enthalten sind. Um dem Umstand Rechnung zu tragen, dass damit der Abbruch bis kurz vor der Geburt, d. h. an einem an sich lebensfähigen Kind möglich ist, hat der Gesetzgeber an die Prüfung der Verhältnismäßigkeit besondere Anforderungen gestellt. Die Gefahr für die Schwangere muss umso größer sein, je fortgeschrittener die Schwangerschaft ist. Die Kriterien zur Beurteilung der ethisch schwierigen Problematik der Spätabbrüche sind durch das Gesetz nicht abschließend geklärt. Hier reicht es nicht aus, dass die Indikation von der Schwangeren nur geltend gemacht wird. Vielmehr muss sich der Arzt überzeugen, dass die Notlage tatsächlich vorliegt. Es ist jedoch unzulässig, auf kantonaler Ebene ein zweites ärztliches Urteil einzufordern. Nach Art. 119 Abs. 1 StGB ist ein Beratungsgespräch sowie die Durchführung des Abbruchs durch einen zur Berufsausübung zugelassenen Arzt bzw. eine zugelassene Ärztin nötig.

Die Schwangerschaft ist nicht nur faktisch, sondern auch rechtlich eine Zweiheit in Einheit. Zwar ist die Rechtsstellung des Ungeborenen fragmentarisch, was dem Umstand geschuldet ist, dass der werdenden Mutter grundlegende (Persönlichkeits-)Rechte

zustehen, die mit der Geburt des Kindes kollidieren können. Entschließt sie sich trotz der Beratungs- und Unterstützungsangebote gegen das Kind, so ist diese Entscheidung im Rahmen von Art. 119 StGB hinzunehmen. Ein ummittelbarer oder mittelbarer Druck zum Schwangerschaftsabbruch, sei es aus finanziellen oder persönlichen Gründen, ist nicht akzeptabel, möchte man das Leben des Kindes und die Selbstbestimmung der Frau nicht gering achten.
Die im Rahmen von Schwangerschaften durchgeführte Pränataldiagnostik (PND) bestimmt sich nach dem Gesetz über die genetische Untersuchung beim Menschen (GUMG).

Art. 11 GUMG Pränatale Untersuchungen

Es ist verboten, pränatale Untersuchungen durchzuführen, die darauf abzielen:
a. Eigenschaften des Embryos oder des Fötus, welche dessen Gesundheit nicht direkt beeinträchtigen, zu ermitteln; oder
b. das Geschlecht des Embryos oder des Fötus zu einem anderen Zweck als der Diagnose einer Krankheit festzustellen.

Das GUMG hält in Art. 14 weiterhin fest, dass pränatale genetische Untersuchungen sowie Untersuchungen zur Familienplanung vor und nach ihrer Durchführung von einer nicht direktiven, fachkundigen genetischen Beratung begleitet sein müssen. Dabei ist die Schwangere unter anderem explizit zu informieren über allfällige Risiken, die mit der Untersuchung verbunden sind, sowie Häufigkeit und Art der zu diagnostizierenden Störung; die Möglichkeit eines unerwarteten Untersuchungsergebnisses, mögliche physische und psychische Belastungen; Möglichkeiten der Unterstützung im Zusammenhang mit dem Untersuchungsergebnis; die Bedeutung der festgestellten Störung sowie die sich anbietenden prophylaktischen oder therapeutischen Maßnahmen, Art. 14 GUMG. Zwischen der Beratung und der Durchführung der PND muss zudem eine angemessene Zeit liegen. Art. 15 GUMG legt weitere Punkte fest, zu denen im Rahmen einer PND informiert werden muss. So z. B., dass der Frau im Voraus gesagt werden muss, wenn die vorgeschlagene Untersuchung mit hoher Wahrscheinlichkeit keine therapeutische oder prophylaktische Möglichkeit eröffnet, dass sie auf Informations- und Beratungsstellen für pränatale Untersuchungen aufmerksam gemacht werden muss, welche Alternativen zum Schwangerschaftsabbruch bestehen, auch wenn eine schwerwiegende unheilbare Störung festgestellt wird. Ebenfalls ist der Ehegatte oder der Partner nach Möglichkeit in die genetische Beratung einzubeziehen.

2.7.5 «Wrongful birth, wrongful life»

a) Überblick

Sowohl in Deutschland wie in der Schweiz werden die rechtlichen und ethischen Fragen bezogen auf die Haftung des Arztes/der Ärztin wegen der Geburt eines – gesunden oder behinderten, jedenfalls aber nicht gewollten – Kindes kontrovers besprochen. Die Antworten hängen eng mit der jeweiligen Haltung zur Thematik des Schwangerschaftsabbruchs zusammen. Wird eine Schwangerschaft ganz allgemein übersehen oder auch die medizinische Indikation zu einem Abbruch, ist man sich in der Judikatur über die juristischen Folgen ebenso wenig einig, wie wenn eine Sterilisation oder eine Beratung fehlerhaft durchgeführt wurden bzw. eine Aufklärung über Möglichkeiten der Pränataldiagnostik nicht genutzt wurde. Neben der allgemeinen Feststellung, dass es unter vielen europäischen Rechtsordnungen insoweit zu heftigen Diskussionen kommt, eröffnen die vorgeschlagenen Lösungsmodelle eine große Bandbreite an Möglichkeiten: Sie reichen von der Ablehnung von Schadenersatz für die unerwünschte Geburt eines gesunden Kindes, der Ersatzgewährung bei Geburt eines behinderten Kindes bis hin zu einer Mittellösung, wenn eine behinderte Mutter von einem gesunden Kind entbunden wird. Zudem werden je nach geltend gemachtem Anspruch sehr feinsinnige Unterscheidungen getroffen.

b) Deutschland

Eine fehlgeschlagene Sterilisation oder ein fehlerhaft durchgeführter Schwangerschaftsabbruch kann nach den allgemeinen Grundsätzen einen Behandlungsfehler darstellen. Hierbei ist zwischen den Ansprüchen der Eltern und des zumindest zunächst unerwünscht oder geschädigt geborenen Kindes zu differenzieren. Nach der Rechtspraxis ist die ungewollte Schwangerschaft nach einer fehlgeschlagenen Sterilisation eine Körperverletzung der Frau. Sie hat daher einen Anspruch auf Schmerzensgeld, § 253 Abs. 2 BGB, ohne dass es darauf ankommt, ob die Geburt mit besonderen Komplikationen verbunden war (BVerfG, NJW 1998, 518 ff.). Der Schaden, den die Eltern durch die Unterhaltsverpflichtung gegenüber dem ungewollten Kind erleiden, kann aus dem Sterilisationsvertrag zur Haftung führen. Der Schaden knüpft selbstverständlich nicht an die Existenz des Kindes als solchen an, sondern an die Unterhaltsverpflichtung der Eltern gegenüber dem ungewollten Kind.
Die Empfängnis eines behinderten Kindes kann als Verletzung des Beratungsvertrages hinsichtlich pränataler Schäden zu einem Schadensersatzanspruch

führen, wenn der Arzt die Gefahr der Schädigung des ungeborenen Kindes schuldhaft nicht erkannt hat und ein allfälliger Schwangerschaftsabbruch rechtmäßig gewesen wäre (BGH, NJW 2002, 2636 ff.). Die Beweislast dafür, dass rechtzeitig ein erlaubter Schwangerschaftsabbruch hätte durchgeführt werden können, liegt bei der Mutter. Der Arzt muss sich dafür entlasten, dass sich die Mutter auch bei richtiger und umfassender Beratung nicht für eine pränatale Diagnostik oder einen Schwangerschaftsabbruch entschieden hätte.

c) Schweiz

Das Bundesgericht (BGer) hat die Frage, ob der Unterhaltsbetrag für ein nach einer fehlgegangenen Sterilisation geborenes Kind, ein Schaden im Sinne des Rechts ist, bejaht (BGE 132 III, 358 ff.). Nach konstanter Rechtsprechung ist der Schaden eine unfreiwillige Vermögenseinbuße. Er berechnet sich aus der Differenz zwischen dem gegenwärtigen – nach dem schädigenden Ereignis festgestellten – Vermögensstand und dem Stand, den das Vermögen ohne das schädigende Ereignis hätte. Die gesetzliche Unterhaltspflicht der Eltern führt zu vermögensrechtlichen Einbußen, die so nicht gewollt waren und durch die Sterilisation vermieden werden sollten. Dagegen wurden zwar etliche Argumente vorgetragen, die das BGer jedoch allesamt entkräftete. Namentlich wurde geltend gemacht: Die Akzeptanz des ursprünglich ungewollten Kindes durch die Mutter bzw. die Eltern mache die vertragswidrige Durchkreuzung der Familienplanung und damit die Verletzung der Entscheidungsfreiheit der Mutter bzw. der Eltern rückwirkend unwirksam. Die Freigabe zur Adoption oder die Abtreibung seien zumutbare Maßnahmen zur Verhinderung bzw. Verminderung der anfallenden Unterhaltskosten. Der Argumentation, das Kind sei kein Schaden, hält das BGer zu Recht entgegen, dass es hier um die durch die planwidrige Geburt eines Kindes ausgelöste Unterhaltsbelastung der Eltern gehe, nicht um das Kind als solches. Zudem dient die Zusprechung von Schadensersatz dem Kindeswohl, da die finanzielle Sicherung die möglichst optimale Entwicklung des Kindes im natürlichen Familienverband unter gleichzeitiger Entlastung der Eltern zugunsten der gesamten Familie – einschließlich des (zusätzlichen) Kindes – sicherstellt. Auch allfällige psychische Probleme des Kindes infolge des ursprünglichen Unerwünschtseins lassen sich mit der Verneinung eines Schadenersatzanspruchs nicht lösen. Dass der Unterhaltsanspruch zu einer «Elternschaft zum Nulltarif» führe, ist ebenso wenig stichhaltig, da sich diese bei weitem nicht auf die Erbringung finanzieller Leistungen beschränkt. Schließlich würde die Verneinung des Anspruchs zu einer sachlich nicht zu rechtfertigenden Sonderregelung für Ärzte bei Sterilisationsfehlern führen. Explizit abgelehnt hat das BGer die vom österreichischen Obersten Gerichtshof (OGH JBl/Wien 121/1999, 598) getroffene Unterscheidung zwischen behindertem und gesundem Kind. Eine derartige Differenzierung verstößt gegen das Diskriminierungsverbot und ist darüber hinaus unter ethischen Aspekten nicht haltbar.

2.8 Entscheidungen am Lebensende

2.8.1 Einführung

Obgleich das Sterben und der Tod im Alltag der Menschen und den Medien sehr präsent sind, besteht kein gesichertes Wissen darüber, wie Sterben und Tod individuell erfahren werden und wie Hilfe zum Sterben ethisch und rechtlich zu bewerten sind. Es geht namentlich darum, wie viel Selbstbestimmung eine Person angesichts ihres Todes hat, wie viel individueller Entscheidungsraum die Gesellschaft dem Einzelnen zugesteht und welche Hilfe als noch tolerierbar angesehen wird (vgl. Tag 2010).

Mit der fortschreitenden Technisierung und Medikalisierung des Sterbens in den Kliniken wächst bei vielen Menschen die Furcht, am Ende eines weitgehend freien und selbstbestimmten Lebens medizinischen Behandlungen und Geräten ausgeliefert und zumindest für eine geraume Zeit unter für sie nicht hinnehmbaren Umständen am Leben gehalten zu werden. Die Alternative, das Warten zu beenden und den Schlusspunkt im Leben selbst zu setzen, ist daher für viele Menschen eine Möglichkeit, über die sie zumindest ernsthaft nachdenken. Während zu früheren Zeiten die Umsetzung eines solchen Entschlusses zum Freitod oftmals daran scheiterte, dass der Einsatz der hierzu nötigen, oftmals gewaltsamen Mittel große Überwindung sowie Kraft kostete oder bei der Beschaffung der erforderlichen Menge an Schlaftabletten oder sonstigem Gift langfristiger Planung bedurfte, besteht heute in einigen Ländern die Möglichkeit, die todbringenden Mittel auf relativ einfachem Wege zu besorgen. So bieten in der Schweiz private Sterbehilfeorganisationen professionelle Unterstützung bei der Selbsttötung an. Diese Freitodbegleitung wurde als Antwort auf die zunehmende Nachfrage nach einem möglichst unkomplizierten «Aus-dem-Leben-Scheiden» gegründet und schrittweise professionalisiert. In den Benelux-Ländern wurde die Sterbehilfe sogar auf die Euthanasie, d.h. die aktive Sterbehilfe, erweitert. In England ist

es seit dem «Assisted Dying for the Terminally Ill Bill [HL]» aus dem Jahre 2006 dem Arzt unter engen Vorgaben erlaubt, auf Bitten des urteilsfähigen Patienten aktive Sterbehilfe zu leisten.
Die derzeitige Entwicklung hat ihre jüngeren Wurzeln Mitte der achtziger Jahre des 20. Jahrhunderts. In Deutschland engagierte sich der Arzt Julius Hackethal in der Sterbehilfe und setzte sich für aktive Sterbehilfe ein. In der Schweiz wurden 1982 die Sterbehilfevereine «EXIT-Deutsche Schweiz» und EXIT-ADMC suisse romande gegründet, 1998 folgte «Dignitas», 2005 der deutsche Ableger Dignitate. Im Jahr 1997 wurde EXIT-International in Australien gegründet. 2006 wurde in Deutschland von den Bundesländern Hessen, Saarland und Thüringen der Entwurf eines Gesetzes zum Verbot der geschäftsmäßigen Vermittlung von Gelegenheiten zur Selbsttötung eingebracht. Und in der Schweiz war, gerade auch aufgrund des «Sterbetourismus» in die Schweiz, die Diskussion entfacht, ob die Sterbehilfeorganisationen stärkeren Regelungen zu unterwerfen seien. Die Nationale Ethikkommission der Schweiz hatte 2005 eine effektive staatliche Aufsicht reklamiert. Der vom Bundesamt für Justiz erarbeitete Bericht «Sterbehilfe und Palliativmedizin – Handlungsbedarf für den Bund?» führte zunächst nicht zur Revision des Strafgesetzbuches. Nach dem Ausweichen einer Sterbehilfeorganisation von dem todbringenden, verschreibungspflichtigen Natrium-Pentobarbital (NAP) auf die allgemein zugängliche Helium-Methode wurde der gesetzgeberische Handlungsbedarf erneut geprüft. In der Folge wurden zwei Gesetzesvorschläge ausgearbeitet, die eine Reform des bestehenden Straftatbestandes, Art. 115 StGB, Verleitung und Beihilfe zum Selbstmord, vorbereiten sollten. Beide Vorschläge haben eine spannungsreiche Debatte ausgelöst, die vorerst durch den Entscheid des Bundesrates vom 29.6.2011, auf eine ausdrückliche Regelung der Suizidhilfe im Strafrecht zu verzichten, beendet wurde.
Demgegenüber gehen die Benelux-Länder und in den USA der Bundesstaat Oregon durch ihr Bekenntnis zur aktiven Sterbehilfe weit über das hinaus, was in vielen anderen europäischen Ländern noch für zulässig erachtet wird.

2.8.2 Strafrechtliche Wertungen

a) Überblick
Entscheidungen am Lebensende betreffen aus strafrechtlicher Sicht insbesondere die Straftatbestände zum Schutz von Leib und Leben und die unterlassene Hilfeleistung. Dies sind in **Deutschland** Totschlag, § 212 StGB, Mord, § 211 StGB, minder schwerer Fall des Totschlages, § 213 StGB, Tötung auf Verlangen, § 216 StGB und die unterlassene Hilfeleistung, § 323c StGB.
In der der **Schweiz** Tötung, Art. 111 StGB, Mord, Art. 112 StGB, Totschlag, Art. 113 StGB, Tötung auf Verlangen, Art. 114 StGB, Verleitung und Beihilfe zum Selbstmord, Art. 115 StGB, und die Unterlassung der Nothilfe, Art. 128 StGB.

b) Hilfe beim bzw. im Sterben
Im Rahmen der Sterbehilfedebatte werden grundsätzlich zwei Zeiträume unterschieden: Der des biologischen Sterbens und die Zeit davor.
Ist der Tod (noch) nicht eingetreten, hat der tödlich verlaufende Krankheitsprozess aber die unumkehrbare biologische Schwelle des Sterbens erreicht, besteht Einigkeit darüber, dass an die Stelle der Lebenserhaltung die ärztliche Pflicht tritt, dem Patienten einen Tod in Würde und Schmerzfreiheit zu ermöglichen. Der Beistand in der Sterbephase ist die Hilfe beim bzw. im Sterben. Der Arzt und die Pflege sind hier zur Basisversorgung verpflichtet, d.h. zur menschenwürdigen Unterbringung, Zuwendung, Körperpflege, Linderung von Schmerzen, Atemnot und Übelkeit sowie das Stillen von Hunger und Durst.

c) Hilfe zum Sterben durch aktives Tun – als Täter
Ist dieses Stadium (noch) nicht erreicht, ist in den Details zwar vieles strittig. In der Schweiz und in vielen anderen europäischen Ländern besteht aber – im Gegensatz zu den Benelux-Staaten – das eindeutige Verbot der aktiven Tötung und damit auch der direkten aktiven Sterbehilfe. Hierunter wird die gezielte oder zumindest wissentliche Verabreichung eines tödlichen Medikaments oder die Anwendung einer anderen zum Tode führenden Methode verstanden, und zwar im Sinne einer Fremdtötung. Sie kann auf bzw. ohne ausdrückliches Verlangen des Patienten geschehen. Die als Tötungsdelikt strafbare aktive Sterbehilfe kann gegebenenfalls Mordmerkmale erfüllen, z.B. bei Handeln aus Habgier, Skrupellosigkeit oder sonstigen niedrigen Beweggründen. Sie kann aber auch aus achtenswerten Beweggründen erfolgen, namentlich aus Mitleid oder auf ernsthaftes und eindringliches Verlangen des Opfers. Im letzten Fall liegt eine Tötung auf Verlangen vor (s. **Tab. 2-9**).
Das Tötungsverbot richtet sich an jedermann, d.h. auch an den behandelnden Arzt, das Pflegepersonal, die Angehörigen und Mitarbeitenden einer Sterbehilfeorganisation.
Indirekte aktive Sterbehilfe liegt vor, wenn z.B. schmerzlindernde Mittel, wie Morphine, verabreicht werden und als mögliche oder sichere Neben-

Tabelle 2-9: Tötung auf Verlangen

Deutschland
§ 216 StGB Tötung auf Verlangen
(1) Ist jemand durch das ausdrückliche und ernstliche Verlangen des Getöteten zur Tötung bestimmt worden, so ist auf Freiheitsstrafe von sechs Monaten bis zu fünf Jahren zu erkennen. (2) Der Versuch ist strafbar.
Schweiz
Art. 114 StGB Tötung auf Verlangen
Wer aus achtenswerten Beweggründen, namentlich aus Mitleid, einen Menschen auf dessen ernsthaftes und eindringliches Verlangen tötet, wird mit Freiheitsstrafe bis zu drei Jahren oder Geldstrafe bestraft.

folge der Palliativbehandlung die Lebensdauer verkürzt wird. Hierunter fällt auch die terminale Sedierung, um dem Patienten z. B. Erstickungsängste zu nehmen. Obgleich bei Heranziehen der allgemeinen Prinzipien eine aktive Fremdtötungshandlung vorläge, nimmt die Rechtspraxis hier Straflosigkeit an.

d) Hilfe zum Sterben durch Unterlassen – als Täter

Die passive Hilfe zum Sterben, z. B. durch Nichtaufnahme oder Einstellung einer lebenserhaltenden ärztlichen Behandlung, ist rechtlich ein Unterlassen, das den Eintritt des konkreten Todes zur Folge hat. Zwar verpflichtet die durch die Behandlungsübernahme begründete Garantenstellung den Arzt gemäß der Lex artis für Leib und Leben des Patienten zu sorgen. Der freiverantwortlich handelnde Patient kann jedoch bestimmen, welche Behandlung er möchte und auf welche er verzichtet. Wenngleich dieser Einfluss in den jeweiligen Ländern unterschiedlich gewichtet wird, so besteht vielfach Einigkeit darüber, dass die Freiheit zur Krankheit, das Recht, menschenwürdig zu sterben und das Recht auf den eigenen Tod durch die Freiheitsrechte der EMRK geschützt sind. Soweit nationale Regelungen die Selbsttötung nicht unter Strafe stellen, hat der Patient damit auch das Recht, über Art und Zeitpunkt der Beendigung des eigenen Lebens zu entscheiden. Dies gilt zumindest dann, wenn der Betroffene in der Lage ist, seinen Willen frei zu bilden und danach zu handeln. Lehnt er eine Lebensverlängerung ab, so verändert dies die Pflichten des Arztes von der Lebensverlängerung hin zur Sterbebegleitung. Trifft der urteilsfähige Patient aktuell oder in einer wirksamen Patientenverfügung die Entscheidung zum Behandlungsabbruch, so beschränkt und verändert dies die Garantenpflichten des Arztes. Für den infolge des Unterlassens lebensverlängernder Maßnahmen eingetretenen Tod ist der Arzt rechtlich nicht verantwortlich, eine Strafbarkeit wegen Tötung durch Unterlassen bzw. wegen Unterlassung der Nothilfe, Art. 128 Abs. 1 2. Alt. StGB (CH) bzw. § 323c StGB (D), entfällt. Führt er jedoch gegen den Willen des Patienten lebenserhaltende Maßnahmen durch, so ist dieser eigenmächtige Eingriff eine Körperverletzung.

Ist der Patient zum Zeitpunkt, zu dem lebenserhaltende Maßnahmen notwendig sind, endgültig nicht mehr urteils- und damit entscheidungsfähig, weil er sich z. B. im irreversiblen Wach-Koma befindet, und hat der eigentliche Sterbeprozess noch nicht begonnen, so darf der Arzt nicht von sich aus die Ernährung auf eine reine Flüssigkeitszufuhr umstellen. Ob hier dennoch passive Sterbehilfe geleistet werden darf, bestimmt sich nach den allgemeinen (medizinstraf-)rechtlichen Grundsätzen.

In der **Schweiz** haben bei Unmündigen, d. h. Unter-18-Jährigen, und entmündigten Personen deren gesetzliche Vertreter (Eltern bzw. Vormund) über die Anwendung bzw. Weiterführung lebensverlängernder Maßnahmen zu befinden, vgl. z. B. Art. 298 Abs. 1, Art. 304, Art. 368 ZGB. Bis zum Inkrafttreten des Erwachsenenschutzrechts entscheidet grundsätzlich der Vormund.

In **Deutschland** entscheiden bei urteilsunfähigen Minderjährigen die gesetzlichen Vertreter, bei Personen, die unter Betreuung stehen, der Betreuer, § 1896 BGB, nach dem Wohl der vertretenen Person. Nach § 1904 BGB bedarf die Einwilligung des Betreuers in eine Untersuchung des Gesundheitszustands, eine Heilbehandlung oder einen ärztlichen Eingriff der Genehmigung des Betreuungsgerichts, wenn die begründete Gefahr besteht, dass der Betreute aufgrund der Maßnahme stirbt oder einen schweren und länger dauernden gesundheitlichen Schaden erleidet. Ohne die Genehmigung darf die Maßnahme nur durchgeführt werden, wenn mit dem Aufschub Gefahr verbunden ist. Kontrovers ist die Frage, ob diese Vorschrift auch für den Abbruch der Behandlung mit dem Ziel der passiven Sterbehilfe gilt. Die Rechtsprechung geht von der Zuständigkeit des Betreuungsgerichts aus. Nur wenn keine Anhaltspunkte für eine frühere Ansicht des Betroffenen vorhanden sind, muss die Entscheidung anhand medizinisch-objektivierter Gesichtspunkte getroffen werden. Bleibt in Notfällen keine Zeit, Drittpersonen, wie z. B. den Betreuer oder das Betreuungsgericht in die Entscheidung einzubeziehen, richtet sich der Entscheid der behandelnden Ärzte nach dem mutmaßlichen Willen des Patienten. Es geht darum, wie sich der Patient im jetzigen Zeitpunkt entscheiden würde, wenn er urteilsfähig und über seinen Zustand und die Prognose seines Leidens vollumfänglich aufgeklärt wäre. Zu berücksichtigen sind unter anderem die früher gemachten Äußerungen, Wertehaltungen und biographische Hinweise. Nur bei Ermangelung von hinreichenden Anhaltspunkten zum Willen des Patienten muss der Arzt eine Entscheidung treffen, die sich am vernünftigen Patienten orientiert.

e) Patientenverfügung

Patientenverfügungen sollen helfen, dieser Unsicherheit ein Stück weit auszuweichen. In Deutschland sind die Patientenverfügung in § 1901a BGB geregelt.

§ 1901a BGB Patientenverfügung

(1) Hat ein einwilligungsfähiger Volljähriger für den Fall seiner Einwilligungsunfähigkeit schriftlich festgelegt, ob er in bestimmte, zum Zeitpunkt der Festlegung noch nicht unmittelbar bevorstehende Untersuchungen seines Gesundheitszustands, Heilbehandlungen oder ärztliche Eingriffe einwilligt oder sie untersagt (Patientenverfügung), prüft der Betreuer, ob diese Festlegungen auf die aktuelle Lebens- und Behandlungssituation zutreffen. Ist dies der Fall, hat der Betreuer dem Willen des Betreuten Ausdruck und Geltung zu verschaffen. Eine Patientenverfügung kann jederzeit formlos widerrufen werden.
(2) Liegt keine Patientenverfügung vor oder treffen die Festlegungen einer Patientenverfügung nicht auf die aktuelle Lebens- und Behandlungssituation zu, hat der Betreuer die Behandlungswünsche oder den mutmaßlichen Willen des Betreuten festzustellen und auf dieser Grundlage zu entscheiden, ob er in eine ärztliche Maßnahme nach Absatz 1 einwilligt oder sie untersagt. Der mutmaßliche Wille ist aufgrund konkreter Anhaltspunkte zu ermitteln. Zu berücksichtigen sind insbesondere frühere mündliche oder schriftliche Äußerungen, ethische oder religiöse Überzeugungen und sonstige persönliche Wertvorstellungen des Betreuten.
(3) Die Absätze 1 und 2 gelten unabhängig von Art und Stadium einer Erkrankung des Betreuten.
(4) Niemand kann zur Errichtung einer Patientenverfügung verpflichtet werden. Die Errichtung oder Vorlage einer Patientenverfügung darf nicht zur Bedingung eines Vertragsschlusses gemacht werden.
(5) Die Absätze 1 bis 3 gelten für Bevollmächtigte entsprechend.

Nach dem **schweizerischen Gesetzesentwurf** zum neuen Erwachsenenschutzgesetz soll eine urteilsfähige Person in einer Patientenverfügung festlegen können, welchen medizinischen Maßnahmen sie im Fall ihrer Urteilsunfähigkeit zustimmt oder nicht zustimmt, E-ZGB, Art. 370 Abs. 1 und 2. Sie kann auch eine sogenannte Vollmacht erteilen, in der eine natürliche Person ermächtigt wird, im Fall der Urteilsunfähigkeit des Ausstellers zusammen mit dem Arzt über anstehende medizinische Maßnahmen zu entscheiden. Die Patientenverfügung ist schriftlich zu verfassen, zu datieren und zu unterzeichnen. Der Arzt soll an die Patientenverfügung gebunden sein, es sei denn, sie verstößt gegen Gesetze, beruht nicht auf dem freien Willen oder entspricht nicht dem mutmaßlichen Willen des Ausstellers. Daneben wird das Institut des Vorsorgeauftrags geregelt, E-ZGB, Art. 360 Abs. 1. Damit kann eine handlungsfähige Person einen anderen beauftragen, im Fall ihrer Urteilsunfähigkeit die Personensorge oder die Vermögenssorge zu übernehmen oder sie im Rechtsverkehr zu vertreten. Die zu übertragenden Aufgaben sind zu umschreiben, auch können Weisungen erteilt werden. Der Vorsorgeauftrag ist eigenhändig zu errichten, zu datieren oder öffentlich zu beurkunden. Die beauftragte Person vertritt die auftraggebende Person und nimmt ihre Aufgaben nach den Bestimmungen des Auftragsrechtes wahr. Sie ist befugt, von den Weisungen abzuweichen, wenn die Einholung der Erlaubnis des Auftraggebers nicht möglich und überdies anzunehmen ist, dieser würde sie bei Kenntnis der Sachlage nicht erteilt haben.

f) Hilfe beim Suizid – als Teilnehmer

Sieht man die aktive Sterbehilfe und die passive als zwei Pole auf einer Linie, so nimmt die Unterstützung bei der Selbsttötung hier eine Zwischenposition ein. In vielen Ländern ist weder die freiverantwortliche Selbsttötung *strafbar* noch die Unterstützung hierzu. Dem Unterstützenden darf jedoch keine Tatmacht zukommen, und er muss sich dem Willen des urteilsfähigen Sterbewilligen unterordnen. Etwas anderes gilt, wenn ein Sondertatbestand besteht. Dies ist in der **Schweiz** der Fall, im Unterschied zu Deutschland. Es handelt sich um den Tatbestand Art. 115 StGB.

Art. 115 StGB Verleitung und Beihilfe zum Selbstmord

Wer aus selbstsüchtigen Beweggründen jemanden zum Selbstmord verleitet oder ihm dazu Hilfe leistet, wird, wenn der Selbstmord ausgeführt oder versucht wurde, mit Freiheitsstrafe bis zu fünf Jahren oder Geldstrafe bestraft.

Die Straflosigkeit der Mitwirkung an fremder Selbstschädigung endet dort, wo der Veranlasser oder Unterstützende die Geschehensherrschaft inne hat, sei es, weil er die schädigende Handlung selbst vornimmt, sei es, weil das Opfer die Tragweite seines Entschlusses nicht überblickt. Dies gilt z.B., wenn der Kranke bzw. Sterbewillige das tödliche

Medikament nicht mehr selbst einnehmen oder spritzen kann. Dem Helfer kommt hier faktisch Tatherrschaft zu. Leistet er aktive Hilfe, indem er das Gift beispielsweise injiziert, so ist dies nach überwiegend vertretener Ansicht eine strafbare aktive Sterbehilfe. Liegt nur eine Teilnahme vor, hängt die Strafbarkeit in der Schweiz davon ab, ob der Teilnehmer aus selbstsüchtigen Gründen handelt. Der Täter muss also überwiegend die Befriedigung eigener materieller oder affektiver Bedürfnisse anstreben, z. B. Antritt des Erbes, Entlastung von einer Unterhaltspflicht, Erlangen von sonstigen finanziellen Vorteilen. Die von Suizidhilfeorganisationen der Schweiz durchgeführte Suizidhilfe ist nach der Rechtspraxis nicht hierunter zu fassen, ist daher bis anhin straflos (s. Tab. 2-10).

2.8.3 Mitwirkung von Sterbehilfeorganisationen

Die ethischen und rechtlichen Fragen gewinnen eine neue Dimension, wenn die Hilfe zum Sterben nicht im Einzelfall, sei es durch Angehörige, Freunde oder auch einen Arzt, sondern professionell durch eine Sterbehilfeorganisation angeboten und durchgeführt wird. Diese Art assistierter Selbsttötung wurde in der Schweiz in den letzten Jahren von immer mehr Personen gewählt. Von den im Jahr 2007 in der Schweiz registrierten 1360 Suiziden wurden 10 % durch Dignitas und 18 % durch Exit begleitet. Auf die Tätigkeit der Sterbehilfeorganisationen finden bislang nur die allgemeinen Regelungen Anwendung, namentlich das Vereinsrecht, das Strafrecht, das Heilmittel- oder Betäubungsmittelgesetz, wenn NAP als Sterbemittel eingesetzt wird, das Standesrecht der Ärzte, wenn sie im Rahmen der Organisation ärztliche Tätigkeiten ausüben. Spezielle Aufsichtsnormen, die der Besonderheit Rechnung tragen, dass diese Organisationen Menschen dazu verhelfen, sich zu töten, bestehen bislang nicht. Einzig EXIT-Deutschland hat mit der Oberstaatsanwaltschaft des Kantons Zürich im Sommer 2009 eine Vereinbarung getroffen, mit der Verhaltensregeln angestrebt werden, die missbräuchliche Praktiken verhindern sollen. Unabhängig davon, welche Rechtsqualität die Vereinbarung hat, ist sie als Reaktion auf den zunehmenden Druck der Gesellschaft zu sehen, Sterbehilfeorganisationen entweder zu verbieten oder zumindest ihr Tun anhand vorgegebener Sorgfaltspflichten gesetzlich zu beschränken.

Die Frage, ob das Tätigsein der Sterbehilfeorganisationen näher geregelt werden soll, und wenn ja, in welchem Rechtsgebiet und in welchem Umfang, beschäftigt viele Staaten. Dass die hierzu angestellten Überlegungen jedoch nicht auf das nationale Recht beschränkt sind, ergibt sich durch die Freizügigkeit und die hiermit verbundene Mobilität – sowohl von Sterbehelfer wie Sterbewilligen.

Bei der Ausbreitung der organisierten Sterbehilfe zeigt sich, dass trotz der Auswirkungen ihrer Tätigkeit auf die Gesellschaft diese lange Zeit für derartige Entwicklungen wenig sensibilisiert war. Selbst

Tabelle 2-10: Rechtliche Bestimmungen «Sterbehilfe als Hilfe zum Sterben»

Art der Sterbehilfe	Deutschland	Schweiz
direkte aktive Sterbehilfe	Totschlag, Mord, minder schwerer Fall, §§ 211–213 StGB	Tötung, Mord, Totschlag, Art. 111–113 StGB
direkte aktive Sterbehilfe auf Verlangen	Tötung auf Verlangen, § 216 StGB, wenn der Täter durch ausdrückliches und ernstliches Verlangen des Getöteten zur Tötung bestimmt wurde.	Tötung auf Verlangen, Art. 114 StGB, wenn aus achtenswerten Beweggründen und aufgrund ernsthaftem sowie eindringlichem Verlangen des Sterbewilligen gehandelt wurde.
Anstiftung/Beihilfe zur Selbsttötung	straflos	strafbar, wenn aus selbstsüchtigen Beweggründen
indirekte aktive Sterbehilfe	Nicht strafbar, wenn der Todeseintritt eine unbeabsichtigte Nebenfolge der Schmerzbehandlung ist.	Nicht strafbar, wenn der Todeseintritt nicht eine beabsichtigte Nebenfolge der Schmerzbehandlung ist.
passive Sterbehilfe	Nicht strafbar, wenn dies dem tatsächlichen bzw. mutmaßlichen Willen des Patienten entspricht. Schließt auch die unterlassene Hilfeleistung, § 323c StGB, aus.	Nicht strafbar, wenn dies dem tatsächlichen bzw. mutmaßlichen Willen des Patienten entspricht. Schließt auch die Unterlassung der Nothilfe, Art. 128 StGB, aus.

nach der Vernehmlassung zu einer Reform des Art. 115 schweizerischen StGB wird bei den Suizidbegleitungen oft «nur» das individuelle Schicksal betrachtet. Dabei geraten die Fakten in den Hintergrund. Die Möglichkeit, dass mittels einer funktionierenden Sterbehilfeorganisation Menschen über Leben und Tod verfügen können, kann für viele hilfreich sein, trägt aber auch ein Macht- und Missbrauchspotenzial in sich. Hieraus entspringt das Bedürfnis für wirksame und breite Kontrollen und präventive Schutzmechanismen. Ob dies dazu führen wird, dass Sterbehilfeorganisationen strafrechtlich untersagt werden, ist eine offene Frage, die im Juni 2011 vom Bundesrat für die Schweiz ablehnend beantwortet wurde. Sie wird mit einiger Wahrscheinlichkeit in den verschiedenen Ländern jedoch auch unterschiedlich beantwortet werden. Gegen das absolute Verbot werden zahlreiche Argumente vorgebracht. Zentral ist hierbei der Bezug zur Selbstbestimmung. Denn freie Menschen sollen sich auch am Ende des Lebens frei entscheiden können. Zugleich besteht die Befürchtung, dass sich ein Verbot nicht durchsetzen lässt, wenn, wie in der Schweiz, die Vereinigung eine solch hohe Mitgliederzahl hat. Ein Abdrängen in das Strafrecht würde dazu führen, dass allfällige Straftatbestände unterlaufen würden. Dass dies für den Rechtsstaat auf die Dauer nicht tragbar ist, hat sich bereits bei den früheren restriktiven Regelungen zum Schwangerschaftsabbruch gezeigt. Die Argumente des Dammbruchs und des Missbrauchs sind zwar sehr ernst zu nehmen. Sie führen aber nicht zwingend zu einem absoluten Verbot.

Bei allfälligen Sorgfaltskriterien, die von den Sterbehilfeorganisationen eingehalten werden müssen, stehen im Vordergrund: Überprüfung, ob die sterbewillige Person ihren Willen frei gefasst und geäussert hat, er wohlerwogen ist und auf Dauer besteht; Klärung, wie bei urteilsunfähigen Personen mit und ohne gültige Patientenverfügung zu verfahren ist; Beteiligung von Ärzten: Ist es notwendig oder wünschenswert, dass sie den Suizid begleiten? Abklärungen im Vorfeld: Muss die Person terminal krank sein, genügen schwere chronische Krankheiten oder kann der Freitod auch gesunden und depressiven Personen ermöglicht werden? Wie ist mit der Person umzugehen? Sind mit ihr andere Hilfestellungen als der Suizid zu erörtern? Schließen sich Palliative Care/Hospize und Sterbehilfe gegenseitig aus? Muss der Suizid mit einem ärztlich verschriebenen Mittel ausgeführt werden oder dürfen auch andere tödliche Mittel eingesetzt werden? Wie ist einer allfälligen Kommerzialisierung des Freitodes entgegenzuwirken?

2.9 Rechtliche Bestimmungen zum Umgang mit der Leiche

2.9.1 Überblick

Sowohl in Deutschland wie in der Schweiz gibt es eine Vielzahl an Regelungen, die sich mit dem zulässigen Umgang mit der Leiche befassen. Dennoch sind die Aussagen nur bruchstückhaft. Je mehr die Leiche für die Forschung und die Medizin Bedeutung erlangt hat, desto mehr wurde erkannt, dass bestimmte Mindeststandards im Umgang mit der Leiche nötig sind. Damit soll insbesondere dem ehemaligen Menschsein der Leiche Rechnung getragen werden – sei es aus der Sicht der Gesellschaft, sei es aus der individuellen Perspektive des Einzelnen und seiner Angehörigen.

2.9.2 Deutschland

a) EU-Recht

Im EU-Recht finden sich etliche Regelungen, die in Teilbereichen Aussagen zum gesollten Umgang mit der Leiche treffen. Sie alle zu benennen, würde hier den gestreckten Rahmen bei weitem sprengen. Exemplarisch soll aber auf die EU-Richtlinie 2004/23/EG zur Festlegung von Qualitäts- und Sicherheitsstandards für die Spende, Beschaffung, Testung, Verarbeitung, Konservierung, Lagerung und Verteilung von menschlichen Geweben und Zellen hingewiesen werden. Art. 13 bestimmt, dass die postmortale Entnahme von Körpermaterial zu Forschungszwecken nicht ohne entsprechende Einwilligung bzw. Bewilligung geschehen und bei Widerspruch des Verstorbenen zu Lebzeiten nicht erfolgen darf. Darüber hinaus werden Grundsätze zur Aufbewahrung von Substanzen menschlicher Herkunft in Biobanken sowie zur Forschung mit diesen Substanzen aufgestellt, die grundsätzlich auch für postmortal gewonnene Substanzen und Daten Anwendung finden.

b) Nationale Regelungen

Grundgesetz: Die Regelungskompetenz hinsichtlich des Bestattungs- und Friedhofswesen, der Sektion und Leichenschau liegt in Deutschland bei den Ländern. Dem Bundesgesetzgeber steht es freilich offen, auf den Umgang mit der Leiche im Rahmen seiner Kompetenz Einfluss zu nehmen, so z. B. im Bürgerlichen Recht, Strafrecht und im gerichtlichen Verfahren, Art. 74 Abs. 1 Nr. 1 GG, im Personenstandswesen, Art. 74 Abs. 1 Nr. 2 GG, beim Infektionsschutz, Art. 74 Abs. 1 Nr. 19 GG, bezüglich der künstlichen Befruchtung beim Menschen und der

Transplantation von Organen und Geweben, Art. 74 Abs. 1 Nr. 26 GG.

Zivilrecht: Der Rechtsstatus der Leiche wird nicht explizit geregelt. Unter biologischen Gesichtspunkten ist es jedoch eindeutig, dass der Tod dem konkreten «Mensch-Sein» ein klares Ende setzt, was dafür spricht, dass die leblose Leiche zur herrenlosen Sache wird, § 90 BGB, die dem Rechtsverkehr jedoch nicht vollständig entzogen ist. Dies zeigt sich unter anderem an der vielfältigen Nutzung der Leiche. In der Rechtspraxis findet sich hierzu jedoch kein Konsens. Eine Auffassung bewertet die Rechtsstellung der Leiche bis zum Erlöschen der Pietätsbindung rein persönlichkeitsrechtlich, eine andere als Res extra commercium. Nicht mehr identifizierbare Knochen und Skelette sowie in der Pathologie anonymisierte Leichen sollen jedoch Sachen sein. Vorzugswürdig ist die Ansicht, dass die Leiche zwar eine Sache ist, eine unbeschränkte Eigentums- und Verkehrsfähigkeit ist jedoch nicht angemessen, namentlich aufgrund des Umstandes, dass sie Rückstand einer ehemaligen Person ist. Bereits das Reichsgericht hat daher für den menschlichen Leichnam wegen seiner «Besonderheit eine eigenartige rechtliche Lösung» verlangt (RGSt 64, 313 ff.).

Strafrecht: Die Leiche ist im Wesentlichen durch den Straftatbestand «Störung der Totenruhe» gegen unbefugte Handlungen geschützt.

§ 168 StGB, Störung der Totenruhe

(1) Wer unbefugt aus dem Gewahrsam des Berechtigten den Körper oder Teile des Körpers eines verstorbenen Menschen, eine tote Leibesfrucht, Teile einer solchen oder die Asche eines verstorbenen Menschen wegnimmt oder wer daran beschimpfenden Unfug verübt, wird mit Freiheitsstrafe bis zu drei Jahren oder mit Geldstrafe bestraft.
(2) Ebenso wird bestraft, wer eine Aufbahrungsstätte, Beisetzungsstätte oder öffentliche Totengedenkstätte zerstört oder beschädigt oder wer dort beschimpfenden Unfug verübt.
(3) Der Versuch ist strafbar.

§ 168 StGB regelt vier Tatbestände: Die Wegnahme des Körpers oder Teilen davon eines verstorbenen Menschen, einer toten Leibesfrucht oder Teilen davon, der Asche eines verstorbenen Menschen oder der beschimpfende Unfug daran in Abs. 1, die Zerstörung oder Beschädigung von Aufbahrungs-, Beisetzungs- oder öffentlichen Totengedenkstätten oder der beschimpfende Unfug dort in Abs. 2. Dessen ungeachtet ist der durch § 168 Abs. 1 entfaltete Schutz sterblicher Überreste von Menschen bzw. Föten fragmentarisch. Die aus einem Schwangerschaftsabbruch stammenden Föten unterliegen nur im Ausnahmefall den Bestattungsgesetzen. Tote Fehlgeborene oder aus Abbrüchen stammende Embryonen bzw. Föten werden daher oft im Krankenhaus zurückgelassen. Die tatsächliche Obhut liegt dann bei der Krankenhausleitung. Die im Einverständnis mit ihr vorgenommene Gewebeentnahme vor Ort oder die Weggabe toter Feten an Forschungszentren wird nicht von § 168 Abs. 1 StGB erfasst, einerlei, ob die Mutter bzw. die Eltern über diese Verwendung informiert und hiermit einverstanden sind. Etwas anderes gilt nur, wenn die Regelungen des Transplantationsgesetzes eingreifen.

Unbefugt ist die Wegnahme, wenn kein Rechtfertigungsgrund vorliegt. Bei wirksamer Einwilligung des Berechtigten und der zu Lebzeiten getroffenen Spendeverfügung des Verstorbenen entfällt allerdings bereits die Wegnahme. Der Schutz der Totenruhe findet seine Grenze in den zur verfassungsmäßigen Ordnung gehörenden Vorschriften, wie z. B. den strafprozessrechtlichen über die Leichenöffnung, § 87 StPO, auch wenn dazu eine Ausgrabung notwendig ist, vgl. §§ 159, 87 StPO, den § 1, 25 f. IfSchG, dem Gesetz über die Feuerbestattung, bei Unfalltod des Versicherten in § 63 SGB VII, wenn die Hinterbliebenen einer Anfrage des Unfallversicherungsträgers entsprechen. Zudem regeln einige Ländergesetze die Voraussetzungen, unter denen Sektionen durchgeführt und Leichenteile entnommen werden dürfen.

Tathandlung des Abs. 1 2. Alt. ist das Verüben von beschimpfendem Unfug am Körper oder an Teilen des Körpers eines verstorbenen Menschen etc. Es kommt nicht darauf an, wo sich der tote Körper etc. befindet, ist er aber bestattet, gilt Abs. 2. Das Verüben beschimpfenden Unfugs ist durch einen besonders pietätlosen, höhnenden oder herabsetzenden Umgang (BGH NJW 2005, 1876, 1878 «Kannibalenfall») mit dem Körper etc. gekennzeichnet, der Miss- bzw. Verachtung zum Ausdruck bringt. Grundsätzlich kein beschimpfender Unfug sind Leichensektionen zu wissenschaftlichen Zwecken.

Der subjektive Tatbestand verlangt Vorsatz, beim Verüben von beschimpfendem Unfug ist zudem das Bewusstsein der besonderen Pietätlosigkeit und des schimpflichen Charakters der Handlung erforderlich.

Das Strafgesetzbuch schützt weiterhin vor Verunglimpfung des Andenkens Verstorbener, § 189 StGB. Diese erfordert nach Form, Inhalt oder Motiv eine besonders schwere Kränkung, welche auch tätlich gegenüber der Leiche begangen werden kann.

Transplantationsgesetz (TPG): Das TPG regelt unter anderem die postmortale Entnahme von menschli-

chen Organen, Organteilen oder Geweben zum Zwecke der Übertragung auf andere Menschen, vgl. §§ 3 ff. TPG, sowie die Übertragung der Organe einschließlich der Vorbereitung dieser Maßnahmen. Liegt bei der postmortalen Entnahme eine wirksame Organspendeerklärung – sei es seitens des Spenders (vgl. § 3) oder subsidiär seiner Angehörigen gemäß § 4 Abs. 1 S. 2 TPG – nicht vor, sogenannte erweiterte Zustimmungslösung, ist die Explantation mit Freiheitsstrafe bis zu drei Jahren oder mit Geldstrafe bedroht, § 19 Abs. 1 TPG.
Der Umgang mit der Leiche hat Berührungspunkte mit weiteren Bundesregelungen, namentlich zum Arzneimittel- und Medizinprodukterecht, zum Bundesdatenschutzgesetz, Personenstandsgesetz, zum Sozialversicherungsrecht und zum Infektionsschutzgesetz.

c) Bestimmungen der Bundesländer
Der Umgang mit dem toten Körper ist weitgehend durch die Gesetze der Bundesländer geregelt. Vorab sind die Friedhofs- und Bestattungsgesetze zu nennen, aber auch das vereinzelt noch geltende Gesetz über die Feuerbestattung und einige Sektionsgesetze.

2.9.3 Schweiz

a) Einführung
Der Umgang mit der Leiche ist auch in der Schweiz nicht in einem einheitlichen Gesetz geregelt. Vielmehr finden sich auf internationaler, europäischer wie nationaler Ebene Bestimmungen, die sich zum Teil ergänzen, dennoch aber nur fragmentarisch den Umgang mit dem toten menschlichen Körper regeln.

b) Europäische Regelungen
Zentrale Aussagen zum Umgang mit Substanzen menschlicher Herkunft liefern das *Übereinkommen über Menschenrechte und Biomedizin (BMÜ)* und das Zusatzprotokoll des Europarates über die Transplantation von Organen und Geweben menschlichen Ursprungs, *Transplantationsprotokoll (TP)*. Beide Texte sind für die Schweiz in Kraft getreten. Art. 21 BMÜ bestimmt, dass der menschliche Körper und Teile davon als solche nicht zur Erzielung eines finanziellen Gewinns verwendet werden dürfen. Ergänzend regeln Art. 21, 22 TP das Handelsverbot und seine Grenzen. Art. 22 BMÜ betrifft den Schutz der Weiterverwendung von menschlichen Körpern und Teilen davon. Geregelt ist, dass, wenn bei einer Intervention ein Teil des menschlichen Körpers entnommen wird, er nur zu dem Zweck aufbewahrt werden darf, zu dem er entnommen worden ist; jede andere Verwendung setzt angemessene Informations- und Einwilligungsverfahren voraus. Art. 16–18 regeln die Rahmenbedingungen der postmortalen Entnahme von Organen und Geweben, namentlich die Feststellung des Todes, die nach der Rechtsordnung erforderliche Einwilligung in die Organ- und Gewebeentnahme sowie die Achtung des menschlichen Körpers.
Darüber hinaus finden sich Teilregelungen zum gesollten Umgang mit der Leiche im EU-Recht.

c) Nationales Recht
Im nationalen Recht sind Teilbereiche zum Umgang mit der Leiche in verschiedenen Gesetzen geregelt.
Die *Bundesverfassung* (BV) schützt die Leiche fragmentarisch. Wesentlich sind Art. 7 BV Menschenwürde, Art. 118 BV Schutz der Gesundheit, Art. 118a BV Forschung am Menschen, Art. 119a BV Transplantationsmedizin, Art. 122 BV Zivilrecht, Art. 123 BV Strafrecht, Art. 27 BV Wirtschaftsfreiheit, Art. 94 BV Grundsätze der Wirtschaftsordnung, Art. 95 BV Privatwirtschaftliche Erwerbstätigkeit.
Auf der Grundlage von Art. 119a BV wurde zum 1.7.2007 das *Transplantationsgesetz* mit seinen Ausführungsverordnungen in Kraft gesetzt. Es dient unter anderem der Umsetzung der bereits genannten EU-Richtlinien und vereinheitlichte die heterogenen kantonalen Bestimmungen zur Spende, Entnahme und Übertragung von Organen, Geweben und Zellen. Ziel des Gesetzes ist es, den missbräuchlichen Umgang der Transplantationsmedizin beim Menschen, insbesondere den Handel mit den Körpersubstanzen, zu verhindern und die Menschenwürde, die Persönlichkeit und die Gesundheit zu schützen, Art. 1 Abs. 3. Die wesentlichen Grundsätze der postmortalen Spende sind in Art. 8 ff. Transplantationsgesetz geregelt. Es gilt die erweiterte Zustimmungslösung. Sind keine nächsten Angehörigen vorhanden oder erreichbar, so ist die Entnahme unzulässig. Mindestalter der Spendenerklärung ist das 16. Lebensjahr, Art. 8 Abs. 7.
Die postmortale Entnahme setzt den irreversiblen Ausfall aller Funktionen des Hirns und des Hirnstamms der spendenden Person voraus, sogenannter Gesamthirntod, Art. 9 Abs. 1. Die Festlegung der Hirntodkriterien ist dem Bundesrat zugewiesen, Art. 9 Abs. 2. Die Transplantationsverordnung verweist weiter auf die medizinisch-ethischen Richtlinien der SAMW zur Feststellung des Todes mit Bezug auf Organtransplantationen in der Fassung vom 24.5.2005 (vgl. Art. 7). Das Transplantationsgesetz ist auf europäischer Ebene eingebettet in das Biomedizinübereinkommen des Europarates und das Zu-

satzprotokoll bezüglich der Transplantation von Organen und Geweben menschlichen Ursprungs.
Der Umgang mit der Leiche hat weiterhin Berührungspunkte zur Heilmittelgesetzgebung, zum Datenschutzrecht des Bundes und der Kantone, zum Sozialversicherungsrecht und zum Epidemiengesetz.
Das *Strafgesetzbuch* regelt einige Straftatbestände, die festlegen, wann ein spezieller Umgang mit der Leiche bzw. mit dem Andenken an den Verstorbenen unzulässig ist. Der Schutzumfang ist jedoch fragmentarisch. Zu erwähnen sind die Straftatbestände Art. 262 StGB, Störung des Totenfriedens, und Art. 175 StGB, Üble Nachrede oder Verleumdung gegen einen Verstorbenen oder einen verschollen Erklärten. Gemäß Art. 262 StGB ist unter anderem strafbar, wer einen Leichnam verunehrt oder öffentlich beschimpft oder wer einen Leichnam oder Teile eines Leichnams gegen den Willen des Berechtigten wegnimmt.

Art. 262 StGB Störung des Totenfriedens

1. Wer die Ruhestätte eines Toten in roher Weise verunehrt,
wer einen Leichenzug oder eine Leichenfeier böswillig stört oder verunehrt,
wer einen Leichnam verunehrt oder öffentlich beschimpft,
wird mit Freiheitsstrafe bis zu drei Jahren oder Geldstrafe bestraft.
2. Wer einen Leichnam oder Teile eines Leichnams oder die Asche eines Toten wider den Willen des Berechtigten wegnimmt, wird mit Freiheitsstrafe bis zu drei Jahren oder Geldstrafe bestraft.

Art. 262 StGB lässt jedoch viele Fragen unbeantwortet: So z. B., ob tote Embryonen und Föten nach Ausscheiden aus dem Mutterleib erfasst werden. Auch Inhalt und Grenzen des strafbaren Verunehrens des Leichnams sind nicht unumstritten. In Bezug auf die Sektion hat das Bundesgericht festgehalten, dass eine mit legalen Zielen durchgeführte Sektion keine Verunehrung des Leichnams sei – selbst wenn sie gegen den Willen des Verstorbenen zu Lebzeiten oder seiner Angehörigen durchgeführt wird. Dies erscheint mit Blick auf das neuere Verständnis des Umgangs mit der Leiche, wie es gerade im künftigen HFG zum Ausdruck kommen wird, zu weitgehend. Nimmt hingegen ein Präparator unbefugt von einer Leiche eine Goldzahnbrücke weg, selbst wenn dies aus wissenschaftlichem Interesse geschehen ist, oder entfernt ein am Spital nicht angestellter Arzt unerlaubt Augenhornhäute von einer dort aufbewahrten Leiche, liegt eine Strafbarkeit nach Art. 262 Ziff. 2 StGB vor.

Zusätzlich entfalten im Einzelfall noch weitere Tatbestände Relevanz: So z. B. Art. 111 StGB, Mord, beispielsweise wenn Zweck der Tat Befriedigung des Geschlechtstriebes durch nekrophile Handlungen ist, aber auch Eigentums- und Vermögensdelikte, Art. 137, 139 StGB, soweit es um die unrechtmäßige Aneignung bzw. Diebstahl von Leichen(-teilen) geht, z. B. aus einer anatomischen Sammlung. Die Tatbestände kommen aber nur selten zu Anwendung, denn sowohl die Sachqualität wie die Frage, ob die Leiche gegebenenfalls eigentumsfähig oder herrenlos ist, ist umstritten. Die Frage, unter welchen Voraussetzungen Gewebe, das legal, z. B. im Rahmen einer rechtsmedizinischen Sektion, entnommen wurde, für Forschungs- oder sonstige Zwecke aufbewahrt und weiterverwendet werden darf, findet daher auch im Strafrecht keine befriedigende Antwort. Die ärztliche Schweigepflicht, Art. 321 StGB, und das Forschungsgeheimnis, Art. 321bis StGB, gelten auch nach dem Todeseintritt des Patienten bzw. Probanden.
Das *Zivilrecht* hält überwiegend nur allgemeine Bestimmungen zum Umgang mit der Leiche bereit. Zu erwähnen sind beispielsweise Art. 27 und 28 ZGB, Schutz der Persönlichkeit oder Art. 641 ff. ZGB, die allgemeinen Bestimmungen zum Sachenrecht. Aufgrund des ehemaligen Menschseins ist es aber umstritten, ob die Leiche als Sache zu qualifizieren und wenn ja, ob sie grundsätzlich eigentumsfähig ist. Unter Einbezug der vielfältigen Verwendung von Leichenteilen in der Grundlagenforschung und der angewandten Forschung, aber auch der Pharmazie und den Medizinprodukten, erscheint es mit Blick auf die Rechtssicherheit unumgänglich, die Rechtsnatur der Leiche und die rechtliche wie ethische Bedeutung ihrer «menschlichen Herkunft» abzuklären.
Künftig wird das noch im Gesetzgebungsverfahren befindliche Humanforschungsgesetz (HFG) einige Aussagen zum gesollten Umgang der Forschung an Leichen sowie an menschlichen Embryonen und Föten aus Schwangerschaftsabbrüchen treffen. Der Entwurf des HFG legt in Art. 35 zudem die Grundsätze einer erweiterten Zustimmungslösung fest.

Art. 35 E-HFG Einwilligung

[1] Forschung an verstorbenen Personen darf durchgeführt werden, wenn diese vor ihrem Tod in die Verwendung ihres Körpers zu Forschungszwecken eingewilligt haben. Liegt keine dokumentierte Einwilligung oder Ablehnung der verstorbenen Person vor, so dürfen ihr Körper oder dessen Teile für die Forschung verwendet werden, wenn die nächsten Angehörigen oder eine von

der verstorbenen Person zu Lebzeiten bezeichnete Vertrauensperson einwilligen.
[2] Die Einwilligung der nächsten Angehörigen oder der Vertrauensperson richtet sich nach Artikel 8 des Transplantationsgesetzes vom 8.10.2004.
[3] Forschung an verstorbenen Personen, deren Tod vor mehr als 70 Jahren eintrat, darf ohne Einwilligung nach Absatz 2 durchgeführt werden. Wenden sich die nächsten Angehörigen gegen diese Forschung, so darf sie nicht durchgeführt werden.

Art. 37 E-HFG Forschung im Rahmen einer Obduktion oder Transplantation
Werden im Rahmen einer Obduktion oder Transplantation Körpersubstanzen entnommen, so darf eine geringfügige Menge davon ohne Einwilligung zu Forschungszwecken anonymisiert werden, sofern keine dokumentierte Ablehnung der verstorbenen Person vorliegt.

Die Botschaft zu Art. 35 E-HFG betont, dass verstorbenen Personen zwar grundsätzlich keine Rechtsfähigkeit mehr zustehe, dennoch seien sie weder eine bloße Sache noch ein herrenloses Gut. Geschützt werden soll das Selbstbestimmungsrecht der Person, zu ihren Lebzeiten über den dereinst toten Körper verfügen zu können bzw. Anordnungen über den Tod hinaus zu treffen. Aus diesem Grund soll dem Willen der verstorbenen Person entsprochen werden und die Angehörigen haben sich in ihrer subsidiären Entscheidkompetenz am mutmaßlichen Willen des oder der Verstorbenen zu orientieren. Grundsätzlich hat der Wille der verstorbenen Person Vorrang. Die Botschaft verweist ferner auf die SAMW-Empfehlungen vom 27.11.2008 zur «Verwendung von Leichen und Leichenteilen in der medizinischen Forschung sowie Aus-, Weiter- und Fortbildung», die bei Forschungsvorhaben vom Informed Consent und dem subsidiären Einwilligungsrecht der Angehörigen ausgehen.

2.9.4 Kantonale Bestimmungen

Abgesehen von den bundesrechtlichen Sonderregelungen unterfällt der Umgang mit dem toten Körper etc. der Gesetzgebungskompetenz der *Kantone.* Mit der Regelung des Bestattungswesens befassen sich außerordentlich vielfältige Erlasse von Kantonen und Gemeinden. Aber auch die Gesundheitsgesetze sowie Patientinnen- und Patientengesetze enthalten Sonderregelungen zum Umgang mit der Leiche und zur Zulässigkeit z.B. von klinischen Sektionen. Darüber hinaus begrenzen kantonale Polizeigesetze den Umgang mit der Leiche, indem dadurch z.B. unmittelbar drohende oder eingetretene schwere Störungen der öffentlichen Sicherheit und Ordnung abgewehrt oder beseitigt werden können.

2.9.5 Soft-Law

Wichtige Hilfestellung zum Umgang mit der Leiche bieten derzeit auch die *untergesetzlichen Regelungsinstrumente,* die überwiegend von medizinischen Fachgesellschaften verabschiedet wurden, so z.B. die Empfehlungen der SAMW. Sie sind zwar kein Ersatz für Gesetze im formellen Sinne, zeigen aber notwendige Mindeststandards des Expertenwissens auf. Sie leisten damit einen wichtigen Beitrag bei der Auslegung der vorhandenen gesetzlichen Regelungen und geben Hinweise für mögliche künftige Neuregelungen. Exemplarisch ist hier auf die *Deklaration von Helsinki* zu verweisen. Sie hat aus sich heraus zwar keine unmittelbare Rechtswirkung, wurde aber durch das innerstaatliche Berufsrecht der Ärzte für anwendbar erklärt, Art. 18 Standesordnung FMH i.V.m. Anhang 1. Danach schließt medizinische Forschung am Menschen die Forschung an identifizierbarem menschlichem Material oder identifizierbaren Daten ein. Die medizinische Forschung unterliegt ethischen Standards, die die Achtung vor den Menschen fördern und ihre Gesundheit und Rechte schützen sollen, und darf nur von wissenschaftlich qualifizierten Personen und unter Aufsicht einer klinisch kompetenten, medizinisch ausgebildeten Person durchgeführt werden. Einen Teilbereich des Umgangs mit der Leiche stellt die Sektion dar. Sie soll im Folgenden näher beleuchtet werden.

2.10 Rechtliche Aspekte der Sektion

2.10.1 Begriffsbestimmungen

Die Sektion von Leichen wird zu verschiedenen Zwecken durchgeführt. Im Vordergrund stehen die klinische, anatomische und rechtsmedizinische Sektion.

a) Klinische Sektion
Die klinische Sektion, in der Schweiz auch als Spitalobduktion bezeichnet, wird als letzte ärztliche Tätigkeit anlässlich der medizinischen Behandlung der Patientinnen und Patienten beschrieben. Zur klinischen Sektion im Sinne der inneren Leichenschau gehört die ärztliche, fachgerechte Öffnung einer Leiche. Dabei werden die drei Körperhöhlen – Schädel-, Brust- und Bauchhöhle – geöffnet und

die einzelnen Organe untersucht. Sie umfasst zudem die Entnahme und Untersuchung von Teilen und Körperflüssigkeit sowie die äußere Wiederherstellung des Leichnams. Die klinische Sektion dient zuvorderst der Qualitätssicherung und Überprüfung ärztlichen Handelns im Hinblick auf Diagnose, Therapie und Todesursache und der Überprüfung pflegerischer Behandlungsmaßnahmen. Sie unterstützt Lehre und Ausbildung, die Epidemiologie sowie die medizinische Forschung. Obgleich der klinischen Sektion große Bedeutung zugemessen wird, ist national wie international eine deutliche Abnahme der Sektionsraten festzustellen. Die Gründe hierfür sind vielfältig: Mangelnde Kenntnis darüber, was eine Sektion an Erkenntnissen zu bringen vermag; Unter- bzw. Falschbewertung des Arzt-Patienten-Verhältnisses mit der Folge, dass die Kommunikation – auch im Hinblick auf eine allfällige Sektion – mit den Patienten und den Angehörigen nicht oder nur unvollständig durchgeführt wird; ökonomische Überlegungen, namentlich der Einwand, dass die klinischen Autopsien zu gering entlohnt werden.

b) Rechtsmedizinische Sektion

Die rechtsmedizinische Sektion, auch Legalsektion genannt, soll die Frage klären, ob eine Person eines nicht-natürlichen Todes gestorben ist, ein Verschulden Dritter in Betracht kommt und wann die Todeszeit war. Darüber hinaus hat sie die wichtige Aufgabe, für einen allfälligen Strafprozess Beweise zu erheben und zu sichern. Auch sie umfasst in der Regel die Öffnung der drei Körperhöhlen. Gewebeproben können zur Untersuchung entnommen und, so lange der Zweck der Untersuchung es erfordert, asserviert werden. Neben der inneren Leichenschau wird zunehmend die «Virtopsie» eingesetzt. Dies ist die dreidimensionale, virtuelle Rekonstruktion von Körperoberflächen, dem Körperinneren sowie von Unfällen und Tatwaffen. Mithilfe von Computer-Tomographien (CT) und Magnetresonanz-Spektroskopie (MRI) ist es möglich, Todesursachen und Verletzungen sehr genau darzustellen, zudem ist die digitale Speicherung des gesamten Leichnams möglich. Die Virtopsie kann jedoch die Autopsie nicht vollständig ersetzen, da die Erfahrung des Arztes im tatsächlichen, wahrnehmbaren Umgang mit toten Körpern zu Hinweisen auf mögliche Todesursachen führt, die im Rahmen der Bildgebung so – zumindest bislang – nicht erlangt werden können.

c) Anatomische Sektion

Die anatomische Sektion wird häufig auch als Obduktion bezeichnet. Sie geht im Regelfall weiter als die klinische und gerichtsmedizinische Sektion. Sie ist die Zergliederung von Leichen oder Leichenteilen in anatomischen Instituten zum Zwecke der Lehre und Forschung über den Aufbau des menschlichen Körpers. Anatomische Präparier- und Operationskurse an der Leiche sind ein wichtiger Teil der Ausbildung von Medizinstudierenden und angehenden Fachärzten/innen. Zukünftige Ärzte/innen machen sich mit dem komplexen dreidimensionalen Bau des menschlichen Körpers dann vertraut, wenn sie Strukturen selbst darstellen und an vorbereiteten Präparaten studieren. Angehende chirurgische Fachärzte/innen lernen und üben Operationstechniken in anatomischen Operationskursen, bevor sie am Patienten angewendet werden. Außerdem werden neue Operationsverfahren an der Leiche entwickelt und erprobt, bevor sie am Patienten zum Einsatz kommen.

d) Versicherungssektion

Nach den Bestimmungen der Unfallversicherung ist unter bestimmten Voraussetzungen eine Autopsie an einem tödlich Verunfallten oder an einem an einer Berufskrankheit Verstorbenen zulässig. Sie darf regelmäßig nur dann durchgeführt werden, wenn keine Einwände der nächsten Angehörigen oder eine ablehnende Erklärung des früheren Versicherungsnehmers vorliegt. Eine Verweigerung hat freilich Einfluss auf die Beweiswürdigung, wenn nicht geklärt werden kann, ob die Folgen eines Arbeits- oder Wegeunfalls wesentliche Todesursache gewesen sind. Allein auf die Akten kann hier nicht abgestellt werden, denn sie sind wegen der verweigerten Autopsie gerade nicht vollständig. Dennoch muss versucht werden, den Sachverhalt auch ohne Autopsie so weit als möglich abzuklären. In der Folge ist im Rahmen einer freien Beweiswürdigung derjenige Sachverhalt zu erstellen, der am ehesten zutrifft.

e) Privatsektion

Die Privatsektion erfolgt nicht auf Anordnung der Behörde hin, sondern auf Auftrag und Kosten der Angehörigen. Sie darf im Regelfall erst nach Ausstellung der Todesbescheinigung und bei tatsächlicher bzw. mutmaßlicher Einwilligung des Verstorbenen zu Lebzeiten durchgeführt werden.

2.10.2 Absinken der Sektionsraten

Obgleich der Sektion große Bedeutung zugemessen wird, ist national wie international ein Einbruch bei den klinischen Sektionsraten festzustellen. Für Deutschland hat der wissenschaftliche Beirat der

Bundesärztekammer in seiner im Jahr 2005 veröffentlichten Stellungnahme zur Autopsie festgestellt, dass die Quote der klinischen Sektion stark rückläufig ist. In der ehemaligen Bundesrepublik Deutschland, d.h. vor der Wiedervereinigung, ist sie von 1980: 10 %, auf 1991: 8 %, 1994: 4,2 % und 1999: 3,1 % gesunken. Auch für die Schweiz wird seit langem ein Absinken der Sektionszahlen geltend gemacht. Im Rahmen einer im Frühjahr 2010 an 29 pathologischen, anatomischen und rechtsmedizinischen Instituten und Einrichtungen durchgeführten Umfrage, die eine Rücklaufquote von knapp 80 % erzielte, ergab sich folgender Trend: Die mitgeteilte Zahl der durchgeführten *klinischen Sektionen* in der Schweiz betrug im Jahr 2000 insgesamt 3979 und sank um ca. 42 % bis zum Jahr 2009 auf 2303. Die mitgeteilte Gesamtzahl der rechtsmedizinischen Sektionen in der Schweiz betrug 2000 1775, im Jahre 2009 1749. Sie blieb auf die Zeit gesehen in etwa konstant, wenngleich sich durchaus Schwankungen über die Jahre ergaben. Die anatomischen Sektionen hingegen haben seit 2001 um 24 % zugenommen, von mitgeteilten 89 im Jahr 2001 auf 110 im Jahr 2009. Obgleich hier nur ein Trend festgestellt werden kann, ergibt sich eindrücklich, dass die Anzahl der klinischen Sektion auch in der Schweiz deutlich abnimmt, während die der rechtsmedizinischen Sektion zwar Schwankungen ausgesetzt ist, aber dennoch in etwa gleich bleibt und die Anzahl der anatomischen Sektionen zunimmt.

2.10.3 Rechtliche Rahmenbedingungen

Die rechtlichen Rahmenbedingungen der Sektion bestimmen sich zunächst allgemein nach den Bestimmungen zum Umgang mit der Leiche. Ergänzend finden sich in Deutschland wie in der Schweiz jedoch spezielle Regelungen:

a) Deutschland

Rechtsmedizinische Sektion: Die bundesrechtliche StPO regelt die Leichenöffnung, wenn Anhaltspunkte vorliegen, dass eine Person eines nicht natürlichen Todes gestorben ist, oder wenn der Leichnam eines Unbekannten gefunden wird, §§ 87 ff. StPO. In diesem Fall sind die Polizei- und Gemeindebehörden zur sofortigen Anzeige an die Staatsanwaltschaft oder an das Amtsgericht verpflichtet. Die Leichenöffnung dient der Feststellung der Todesursache oder der Todeszeit, falls ein strafbares fremdes Verschulden am Tod eines Menschen in Betracht kommt. Sie darf nur angeordnet werden, wenn sie zur Erfüllung der den Strafverfolgungsorganen obliegenden Aufgaben nötig und ein geringerer Eingriff – etwa eine Leichenschau – im konkreten Fall nicht möglich oder weniger geeignet ist.

Seuchepolizeiliche Sektion nach dem Infektionsschutzgesetz, IfSchG: Ergibt sich, dass ein Verstorbener an einer übertragbaren Krankheit erkrankt war oder Symptome bestehen, welche das Vorliegen einer bestimmten übertragbaren Krankheit vermuten lassen, oder er Ausscheider war, so ist den Ärzten des Gesundheitsamtes und dessen ärztlichen Beauftragten vom Gewahrsamsinhaber die Untersuchung des Verstorbenen zu gestatten. Die zuständige Behörde kann gegenüber dem Gewahrsamsinhaber die innere Leichenschau anordnen, wenn dies vom Gesundheitsamt für erforderlich erachtet wird, §§ 1, 25 und 26 IfSchG.

Versicherungssektion: Im Geltungsbereich der gesetzlichen Unfallversicherung kann bei Unfalltod des Versicherten die Entnahme einer Blutprobe angeordnet werden, auch ist unter bestimmten Voraussetzungen die Versicherungssektion zulässig, § 63 SGB VII. Sektionen dürfen jedoch nur dann vom Unfallversicherungsträger durchgeführt werden, wenn die Hinterbliebenen seiner entsprechenden Bitte freiwillig zustimmen. Die Verweigerung hat aber Einfluss auf die Beweislast, wenn nicht geklärt werden kann, ob die Folgen eines Arbeitsunfalls wesentliche Todesursache gewesen sind.

Klinische und anatomische Sektion: Wie bereits erörtert, gehört das Sektionsrecht primär in die Gesetzgebungskompetenz der Bundesländer. Soweit dort überhaupt Regelungen vorhanden sind, zeichnen sie sich durch unterschiedliche Dichte und Inhalte aus. Das hamburgische Sektionsgesetz differenziert nach den Sektionsarten: bei der anatomischen Sektion wird die Zustimmung des Verstorbenen vorausgesetzt, bei der klinischen und rechtsmedizinischen Sektion kommt die Kombination von erweiterter Zustimmungs- und Widerspruchslösung zum Tragen. Letztere normiert das Berliner Sektionsgesetz für alle Sektionsarten. Die Sektionsrichtlinien der Landesärztekammer Baden-Württemberg unterstellen die anatomische Sektion der erweiterten Zustimmungslösung, die klinische Sektion einer kombinierten Zustimmungs- und Widerspruchslösung. Demgegenüber sehen das Thüringer Bestattungsgesetz und das Bestattungsgesetz Schleswig-Holstein für die klinische Sektion die erweiterte Zustimmungslösung und für die anatomische Sektion die enge Zustimmungslösung vor.

Insgesamt kann festgehalten werden, dass abgesehen von einigen vorbildlichen Landesregelungen die heterogene und bruchstückhafte Rechtslage zur klinischen und anatomischen Sektion in Deutschland unbefriedigend ist. Obgleich es bereits zahlreiche

Vorstöße gab, so z. B. die Stellungnahme des wissenschaftlichen Beirats der Bundesärzteammer aus dem Jahre 2005, haben sich der Bund und die Landesgesetzgeber der Fragen nicht in dem Maße angenommen, wie es wünschenswert wäre.

b) Schweiz

Rechtsmedizinische Sektion: Die Bestimmungen der Schweiz zur Sektion sind überwiegend kantonal und heterogen. Einzig die rechtmedizinische Sektion beruht seit Inkrafttreten der eidgenössischen Strafprozessordnung zum 1.1.2011 auf einer einheitlichen Grundlage.

Art. 253 StPO

[1] Bestehen bei einem Todesfall Anzeichen für einen unnatürlichen Tod, insbesondere für eine Straftat, oder ist die Identität des Leichnams unbekannt, so ordnet die Staatsanwaltschaft zur Klärung der Todesart oder zur Identifizierung des Leichnams eine Legalinspektion durch eine sachverständige Ärztin oder einen sachverständigen Arzt an.

[2] Bestehen nach der Legalinspektion keine Hinweise auf eine Straftat und steht die Identität fest, so gibt die Staatsanwaltschaft die Leiche zur Bestattung frei.

[3] Andernfalls ordnet die Staatsanwaltschaft die Sicherstellung der Leiche und weitere Untersuchungen durch eine rechtsmedizinische Institution, nötigenfalls die Obduktion an. Sie kann die Leiche oder Teile davon zurückbehalten, solange der Zweck der Untersuchung es erfordert.

Art. 253 StPO setzt Anzeichen für einen unnatürlichen Tod voraus. Die Botschaft führt hierzu aus, dass Todesfälle erfasst werden, bei denen Anzeichen für ein Gewaltverbrechen, aber auch Suizide, Unglücksfälle oder ärztliche Behandlungsfehler bestehen. Dem gleichgestellt sind Todesfälle, bei denen die Identität der verstorbenen Person nicht feststeht. Nach Art. 253 Abs. 3 StPO ist die rechtsmedizinische Obduktion zudem nicht zwingend, sondern nur «nötigenfalls» anzuordnen. Das bedeutet, dass sie dann durchzuführen ist, wenn es keine andere, weniger einschneidende Untersuchungsart gibt, die das bezweckte Beweisergebnis mit gleicher Sicherheit erbringt. Bezogen auf die Virtopsie hat dies zur Folge, dass sie das Verfahren der Wahl sein kann, wenn die Abklärung der Todesursache mit an Sicherheit grenzender Wahrscheinlichkeit bereits durch die virtuelle Untersuchungsmethode zu erreichen ist. Dies kann namentlich bei heftigen Gewalteinwirkungen der Fall sein. Verbleiben Unklarheiten oder sind konkurrierende Todesursachen nicht auszuschließen, wird im Zweifelsfall die Legalsektion nach wie vor der Goldstandard sein.

Die Legalsektion wird durch die Staatsanwaltschaft üblicherweise im Rahmen eines Gutachtensauftrages veranlasst, Art. 182 StPO. Da Art. 253 StPO keine spezielle Gebührenregelung enthält und diese durch die Kantone auch nicht ergänzend erlassen werden dürfen, wird es in der künftigen Rechtspraxis im Wesentlichen von der Entscheidung der zuständigen Staatsanwaltschaft abhängen, ob neben der konventionellen Leichenschau auch eine Virtopsie in Auftrag gegeben wird.

Klinische Sektion: Demgegenüber fallen die klinische und die anatomische Sektion in die Gesetzgebungskompetenz der Kantone. Namentlich die kantonalen Gesundheitsgesetze sowie Patientinnen- und Patientengesetze enthalten entsprechende Regelungen.

Im Hinblick auf den Einbezug der Willensäußerung des Verstorbenen zu Lebzeiten ergeben sich in Bezug auf die *klinische Sektion* drei Gruppen: Erstens die erweiterte Zustimmungslösung, zweitens die erweiterte Zustimmungslösung «plus», d. h. die erweiterte Zustimmungslösung, die im Regelfall ergänzt wird durch die Befugnis der Gesundheitsdirektion, Kantonsärzte oder sonstiger Institutionen, eine Obduktion aus (zwingendem) öffentlichem Interesse heraus anzuordnen, und drittens die Widerspruchslösung.

Die erweiterte Zustimmungslösung findet sich in zwei Kantonen, den Kantonen Luzern und Obwalden, die erweiterte Zustimmungslösung «plus» ist in 14 Kantonen anzutreffen, so z. B. in den Kantonen Bern und Zürich, die Widerspruchsregelung in zehn Kantonen, so z. B. in den Kantonen Basel-Stadt, Basel Landschaft und St. Gallen.

Die Vermutung, dass die unterschiedlichen kantonalen Regelungen Einfluss auf die Sektionshäufigkeit haben, wurde aufgrund der genannten Untersuchungen ebenso wenig erhärtet wie die These, bei Einführung einer möglichst in allen Kantonen geltenden Widerspruchslösung in Bezug auf die klinischen Sektionen könne der Trend zur Rückgang der klinischen Sektionen gestoppt werden.

Denn sowohl in den Kantonen mit erweiterter Zustimmungslösung «plus» wie auch in den Kantonen mit der Widerspruchslösung war der Rückgang um 42 % bzw. 40 % in der Zeit von 2000–2008 nahezu gleich. Dieses Ergebnis spricht dafür, dass das Absinken der Sektionsfrequenz nicht oder zumindest nicht primär von der rechtlichen Ausgestaltung der Voraussetzungen erweiterten Zustimmungslösung bzw. Widerspruchslösung abhängt. Unter rechtlichen Aspekten sprechen zudem etliche gute Gründe für die erweiterte Zustimmungslösung, wie es auch die von der SAMW verabschiedete Empfehlung zur «Verwendung von Leichen und Leichenteilen in der medizinischen Forschung sowie Aus-, Weiter- und Fortbildung» vorsieht.

Anatomische Sektion: Regelungen über die Voraussetzungen der *anatomischen Sektion* finden sich gelegentlich im Rahmen untergesetzlicher Regelungen und/oder Richtlinien, welche durch spezifische Weisungen ergänzt werden. Die anatomische Sektion setzt grundsätzlich die Körperspende durch den Verstorbenen zu Lebzeiten voraus. Diese letztwillige Verfügung kann subsidiär auch durch nahe Angehörige oder Vertrauenspersonen der verstorbenen Person getroffen werden, wenn sie dem mutmaßlichen Willen des Verstorbenen entspricht und kein Veto bekannt ist.

3 Klinische Rechtsmedizin – Beweissicherung an Lebenden

3.1 Körperverletzung

Bei rechtserheblichen Körperverletzungen kann der medizinischen Befunderhebung von Verletzungen und ihrer Dokumentation entscheidende Bedeutung für die juristische Würdigung zukommen. Auch wenn sich ein Patient nach einer Körperverletzung primär nur zur Befunderhebung und Therapie in ärztliche Behandlung begeben hat, können die ärztlichen Unterlagen später im rechtlichen Kontext von herausragender Bedeutung sein. Daher sind die Befunderhebung und Dokumentation grundsätzlich so auszurichten, dass sie sich für eine spätere juristische Würdigung als tragfähig erweisen. Verletzungsbefunde sind so zu dokumentieren, dass jemand, der den Primärbefund nicht mehr erhoben hat, anhand der Befundbeschreibung vom Befund zur Diagnose geleitet wird. Nicht sachkundig erhobene Befunde erweisen sich im weiteren Verfahrensablauf nicht selten als nicht tragfähig. Da der Rechtsmediziner in der Erhebung, Dokumentation und Interpretation von Verletzungsbefunden geübt ist, wird er auch bei überlebten Verletzungen häufig von den Ermittlungsbehörden oder konsiliarisch von den behandelnden Ärzten (z. B. Pädiater, Gynäkologen) hinzugezogen. Zahlenmäßig im Vordergrund stehen bei überlebten Verletzungen natürlich Befundungen durch klinische Kollegen, die jedoch ebenso professionell erfolgen müssen wie durch einen Rechtsmediziner.

In den letzten Jahren von zunehmender Bedeutung sind klinisch-rechtsmedizinische Untersuchungen bei Opfern von Menschenhandel, Folter sowie Verletzung von Menschenrechten.

Die Straftaten gegen die körperliche Unversehrtheit finden sich im 17. Abschnitt des Strafgesetzbuches. Einschlägige Straftatbestände sind:

§ 223 StGB Körperverletzung

(1) Wer eine andere Person körperlich misshandelt oder an der Gesundheit schädigt, wird mit Freiheitsstrafe bis zu fünf Jahren oder mit Geldstrafe bestraft.
(2) Der Versuch ist strafbar.

§ 224 StGB Gefährliche Körperverletzung

(1) Wer die Körperverletzung
1. durch Beibringung von Gift oder anderen gesundheitsschädlichen Stoffen,
2. mittels einer Waffe oder eines anderen gefährlichen Werkzeugs,
3. mittels eines hinterlistigen Überfalls,
4. mit einem anderen Beteiligten gemeinschaftlich oder
5. mittels einer das Leben gefährdenden Behandlung

begeht, wird mit Freiheitsstrafe von sechs Monaten bis zu zehn Jahren, in minder schweren Fällen mit Freiheitsstrafe von drei Monaten bis zu fünf Jahren bestraft.
(2) Der Versuch ist strafbar.

§ 225 StGB Misshandlung von Schutzbefohlenen

(1) Wer eine Person unter achtzehn Jahren oder eine wegen Gebrechlichkeit oder Krankheit wehrlose Person, die
1. seiner Fürsorge oder Obhut untersteht,
2. seinem Hausstand angehört,
3. von dem Fürsorgepflichtigen seiner Gewalt überlassen worden oder
4. ihm im Rahmen eines Dienst- oder Arbeitsverhältnisses untergeordnet ist

quält oder roh misshandelt, oder wer durch böswillige Vernachlässigung seiner Pflicht, für sie zu sorgen, sie an der Gesundheit schädigt, wird mit Freiheitsstrafe von sechs Monaten bis zu zehn Jahren bestraft.
(2) Der Versuch ist strafbar.
(3) Auf Freiheitsstrafe nicht unter einem Jahr ist zu erkennen, wenn der Täter die schutzbefohlene Person durch die Tat
1. in die Gefahr des Todes oder einer schweren Gesundheitsschädigung oder

2. einer erheblichen Schädigung der körperlichen oder seelischen Entwicklung bringt.

(4) In minder schweren Fällen des Absatzes 1 ist auf Freiheitsstrafe von drei Monaten bis zu fünf Jahren, in minder schweren Fällen des Absatzes 3 auf Freiheitsstrafe von sechs Monaten bis zu fünf Jahren zu erkennen.

§ 226 StGB Schwere Körperverletzung

(1) Hat die Körperverletzung zur Folge, dass die verletzte Person

1. das Sehvermögen auf einem Auge oder beiden Augen, das Gehör, das Sprechvermögen oder die Fortpflanzungsfähigkeit verliert,
2. ein wichtiges Glied des Körpers verliert oder dauernd nicht mehr gebrauchen kann oder
3. in erheblicher Weise dauernd entstellt wird oder in Siechtum, Lähmung oder geistige Krankheit oder Behinderung verfällt,

so ist die Strafe Freiheitsstrafe von einem Jahr bis zu zehn Jahren.

(2) Verursacht der Täter eine der in Absatz 1 bezeichneten Folgen absichtlich oder wissentlich, so ist die Strafe Freiheitsstrafe nicht unter drei Jahren.

(3) In minder schweren Fällen des Absatzes 1 ist auf Freiheitsstrafe von sechs Monaten bis zu fünf Jahren, in minder schweren Fällen des Absatzes 2 auf Freiheitsstrafe von einem Jahr bis zu zehn Jahren zu erkennen.

§ 227 StGB Körperverletzung mit Todesfolge

(1) Verursacht der Täter durch die Körperverletzung (§§ 223 bis 226) den Tod der verletzten Person, so ist die Strafe Freiheitsstrafe nicht unter drei Jahren.

(2) In minder schweren Fällen ist auf Freiheitsstrafe von einem Jahr bis zu zehn Jahren zu erkennen.

§ 228 StGB Einwilligung

Wer eine Körperverletzung mit Einwilligung der verletzten Person vornimmt, handelt nur dann rechtswidrig, wenn die Tat trotz der Einwilligung gegen die guten Sitten verstößt.

§ 229 StGB Fahrlässige Körperverletzung

Wer durch Fahrlässigkeit die Körperverletzung einer anderen Person verursacht, wird mit Freiheitsstrafe bis zu drei Jahren oder mit Geldstrafe bestraft.

3.2 Körperliche Untersuchung im Rahmen eines Ermittlungsverfahrens

Für die rechtliche Würdigung von Straftaten gegen das Leben und die Gesundheit sind nicht nur Verletzungsbefunde am Opfer, sondern ebenso mögliche Verletzungsbefunde bei Tatverdächtigen von Bedeutung. Darüber hinaus ist von Relevanz, ob ein Tatverdächtigter oder Beschuldigter unter dem Einfluss psychotroper Substanzen stand. Die Ermittlungsbehörden werden daher in entsprechenden Fällen eine körperliche Untersuchung des Beschuldigten nach § 81a StPO veranlassen.

3.2.1 Rechtslage in Deutschland

§ 81a StPO Körperliche Untersuchung des Beschuldigten

(1) Eine körperliche Untersuchung des Beschuldigten darf zur Feststellung von Tatsachen angeordnet werden, die für das Verfahren von Bedeutung sind. Zu diesem Zweck sind Entnahmen von Blutproben und andere körperliche Eingriffe, die von einem Arzt nach den Regeln der ärztlichen Kunst zu Untersuchungszwecken vorgenommen werden, ohne Einwilligung des Beschuldigten zulässig, wenn kein Nachteil für seine Gesundheit zu befürchten ist.

(2) Die Anordnung steht dem Richter, bei Gefährdung des Untersuchungserfolges durch Verzögerung auch der Staatsanwaltschaft und ihren Ermittlungspersonen (§ 152 des Gerichtsverfassungsgesetzes) zu.

(3) Dem Beschuldigten entnommene Blutproben oder sonstige Körperzellen dürfen nur für Zwecke des der Entnahme zugrunde liegenden oder eines anderen anhängigen Strafverfahrens verwendet werden; sie sind unverzüglich zu vernichten, sobald sie hierfür nicht mehr erforderlich sind.

Nach dieser Vorschrift ist die zwangsweise körperliche Untersuchung des Beschuldigten gestattet, er muss eine körperliche Inaugenscheinnahme hinnehmen. Zu den einfachen körperlichen Untersuchungen zählt auch die Untersuchung auf das Vorhandensein von Fremdkörpern in natürlichen Körperöffnungen durch Inspektion. Körperliche Untersuchungen muss der Beschuldigte dulden, er ist verpflichtet, sich hierfür zu entkleiden und die erforderliche Körperhaltung einzunehmen.
Zu einer aktiven Beteiligung an der Untersuchung kann er nicht gezwungen werden. Im Rahmen einer Blutentnahme muss ein Beschuldigter beispielsweise nicht an der Koordinationsprüfung teilnehmen. Entnahmen von Blutproben sind körperliche Eingriffe, die auch bei zwangsweiser Vornahme als ungefährlich gelten. Die Anordnung der Entnahme einer Blutprobe ist einem Richter vorbehalten. Erforderlich ist eine ausdrückliche Anordnung, da Alkohol und Drogen rasch aus dem Körper eliminiert werden, sollte eine Blutprobeentnahme möglichst zeitnah zum vorgeworfenen Delikt erfolgen. Ist kein Richter erreichbar, können die Ermittlungsbehörden ihrerseits die Blutentnahme anordnen, haben aber die konkreten Umstände für die Anordnung detailliert darzulegen. Während Untersuchungen der natürlichen Körperöffnungen (Mund, After,

Scheide) keinen körperlichen Eingriff darstellen, sondern eine einfache Untersuchung, liegt ein körperlicher Eingriff vor, wenn natürliche Körperbestandteile wie Körperzellen, Blut, Urin, Speichel entnommen oder wenn dem Körper Stoffe zugeführt werden. Der Eingriff muss dann nach den Regeln der ärztlichen Kunst vorgenommen werden und gesundheitliche Nachteile müssen mit an Sicherheit grenzender Wahrscheinlichkeit ausgeschlossen sein. Zulässige Untersuchungen und Eingriffe sind z. B. bildgebende Diagnostik (CT, MRT), EEG, EKG, Röntgenuntersuchung der Hand zur Altersbestimmung.
Soweit notwendig dürfen nach § 81b StPO Lichtbilder und Fingerabdrücke des Beschuldigten sowie anthropometrische Messungen auch gegen seinen Willen vorgenommen werden. In § 81c StPO ist die Untersuchung anderer Personen als Beschuldigter näher geregelt.

§ 81c StPO Untersuchung von Dritten

(1) Andere Personen als Beschuldigte dürfen, wenn sie als Zeugen in Betracht kommen, ohne ihre Einwilligung nur untersucht werden, soweit zur Erforschung der Wahrheit festgestellt werden muss, ob sich an ihrem Körper eine bestimmte Spur oder Folge einer Straftat befindet.
(2) Bei anderen Personen als Beschuldigten sind Untersuchungen zur Feststellung der Abstammung und die Entnahme von Blutproben ohne Einwilligung des zu Untersuchenden zulässig, wenn kein Nachteil für seine Gesundheit zu befürchten und die Maßnahme zur Erforschung der Wahrheit unerlässlich ist. Die Untersuchungen und die Entnahme von Blutproben dürfen stets nur von einem Arzt vorgenommen werden.
(3) Untersuchungen oder Entnahmen von Blutproben können aus den gleichen Gründen wie das Zeugnis verweigert werden. Haben Minderjährige wegen mangelnder Verstandesreife oder haben Minderjährige oder Betreute wegen einer psychischen Krankheit oder einer geistigen oder seelischen Behinderung von der Bedeutung ihres Weigerungsrechts keine genügende Vorstellung, so entscheidet der gesetzliche Vertreter; § 52 Abs. 2 Satz 2 und Abs. 3 gilt entsprechend. Ist der gesetzliche Vertreter von der Entscheidung ausgeschlossen (§ 52 Abs. 2 Satz 2) oder aus sonstigen Gründen an einer rechtzeitigen Entscheidung gehindert und erscheint die sofortige Untersuchung oder Entnahme von Blutproben zur Beweissicherung erforderlich, so sind diese Maßnahmen nur auf besondere Anordnung des Gerichts und, wenn dieses nicht rechtzeitig erreichbar ist, der Staatsanwaltschaft zulässig. Der die Maßnahmen anordnende Beschluss ist unanfechtbar. Die nach Satz 3 erhobenen Beweise dürfen im weiteren Verfahren nur mit Einwilligung des hierzu befugten gesetzlichen Vertreters verwertet werden.
(4) Maßnahmen nach den Absätzen 1 und 2 sind unzulässig, wenn sie dem Betroffenen bei Würdigung aller Umstände nicht zugemutet werden können.
(5) Die Anordnung steht dem Gericht, bei Gefährdung des Untersuchungserfolges durch Verzögerung auch der Staatsanwaltschaft und ihren Ermittlungspersonen (§ 152 des Gerichtsverfassungsgesetzes) zu; Absatz 3 Satz 3 bleibt unberührt. § 81a Abs. 3 gilt entsprechend.
(6) Bei Weigerung des Betroffenen gilt die Vorschrift des § 70 entsprechend. Unmittelbarer Zwang darf nur auf besondere Anordnung des Richters angewandt werden. Die Anordnung setzt voraus, dass der Betroffene trotz Festsetzung eines Ordnungsgeldes bei der Weigerung beharrt oder dass Gefahr im Verzuge ist.

Nach § 81d StPO soll die körperliche Untersuchung von einer Person des gleichen Geschlechtes oder einem Arzt/einer Ärztin durchgeführt werden (auf Wunsch ebenfalls des gleichen Geschlechtes), wenn bei der körperlichen Untersuchung das Schamgefühl verletzt wird.
In § 81e StPO ist die DNA-Analyse geregelt. Danach dürfen an dem durch Maßnahmen nach § 81a Abs. 1 erlangten Material auch molekulargenetische Untersuchungen durchgeführt werden, soweit sie zur Feststellung der Abstammung oder der Tatsache, ob aufgefundenes Spurenmaterial von dem Beschuldigten oder dem Verletzten stammt, erforderlich sind. Hierbei darf auch das Geschlecht der Person bestimmt werden. Entsprechende Untersuchungen sind auch zulässig an dem durch Maßnahmen nach § 81c erlangten Material (Untersuchungen an Zeugen entnommenem Material). Feststellungen über andere als die in Satz 1 bezeichneten Tatsachen dürfen nicht erfolgen; hierauf gerichtete Untersuchungen sind unzulässig.
Danach dürfen z. B. keine Untersuchungen zur prädiktiven Phänotypisierung (Bestimmung individualtypischer Merkmale wie Körpergroße, Pigmentierung, Haarfarbe, Augenfarbe) aus dem Genotyp vorgenommen werden.
Molekularbiologische Untersuchungen nach § 81e Abs. 1 dürfen ohne schriftliche Einwilligung der betroffenen Personen nur durch das Gericht, bei Gefahr im Verzug auch durch die Staatsanwaltschaft und ihre Ermittlungspersonen angeordnet werden (§ 81f StPO).
Molekulargenetische Untersuchungen zur Individualisierung sowie zur Zuordnung eines Tatverdächtigen zu einer Spur in einem anhängigen Strafverfahren werden nach § 81e, 81f durchgeführt. § 81g StPO erlaubt sie darüber hinaus zur Identitätsfeststellung in künftigen Strafverfahren.

§ 81g StPO DNA-Identitätsfeststellung

(1) Ist der Beschuldigte einer Straftat von erheblicher Bedeutung oder einer Straftat gegen die sexuelle Selbstbestimmung verdächtig, dürfen ihm zur Identitätsfeststellung in künftigen Strafverfahren Körperzellen entnommen und zur Feststellung des DNA-Identifizierungsmusters sowie des Geschlechts molekulargenetisch untersucht werden, wenn wegen der Art oder Ausführung der Tat, der Persönlichkeit des Beschuldigten oder sonstiger Erkenntnisse Grund zu der Annahme besteht, dass gegen ihn künftig Strafverfahren wegen einer Straftat von erheblicher Bedeutung zu führen sind. Die wiederholte Begehung sonstiger Straftaten kann im Unrechtsgehalt einer Straftat von erheblicher Bedeutung gleichstehen.

(2) Die entnommenen Körperzellen dürfen nur für die in Absatz 1 genannte molekulargenetische Untersuchung verwendet werden; sie sind unverzüglich zu vernichten, sobald sie hierfür nicht mehr erforderlich sind. Bei der Untersuchung dürfen andere Feststellungen als diejenigen, die zur Ermittlung des DNA-Identifizierungsmusters sowie des Geschlechts erforderlich sind, nicht getroffen werden; hierauf gerichtete Untersuchungen sind unzulässig.

Bei drei Gruppen von Straftaten wird die molekulargenetische Untersuchung für zulässig erklärt:

- Straftaten von erheblicher Bedeutung (dazu zählen alle Verbrechen und auch schwerwiegende Vergehen)
- Straftaten gegen die sexuelle Selbstbestimmung (§ 174–184 StGB)
- sonstige Straftaten, wenn sie wiederholt begangen wurden (wiederholter Hausfriedensbruch in Fällen des so genannten Stalkings).

In § 81h StPO ist schließlich die molekulargenetische Reihenuntersuchung geregelt. Hier heißt es:

§ 81h StPO DNA-Reihenuntersuchung

(1) Begründen bestimmte Tatsachen den Verdacht, dass ein Verbrechen gegen das Leben, die körperliche Unversehrtheit, die persönliche Freiheit oder die sexuelle Selbstbestimmung begangen worden ist, dürfen Personen, die bestimmte, auf den Täter vermutlich zutreffende Prüfungsmerkmale erfüllen, mit ihrer schriftlichen Einwilligung

1. Körperzellen entnommen,
2. diese zur Feststellung des DNA-Identifizierungsmusters und des Geschlechts molekulargenetisch untersucht und
3. die festgestellten DNA-Identifizierungsmuster mit den DNA-Identifizierungsmustern von Spurenmaterial automatisiert abgeglichen werden,

soweit dies zur Feststellung erforderlich ist, ob das Spurenmaterial von diesen Personen stammt, und die Maßnahme insbesondere im Hinblick auf die Anzahl der von ihr betroffenen Personen nicht außer Verhältnis zur Schwere der Tat steht.

Die betroffenen Personen sind dabei schriftlich darüber zu belehren, dass die Maßnahme nur mit ihrer Einwilligung durchgeführt werden darf. Voraussetzung für die Durchführung molekulargenetischer Reihenuntersuchungen sind insgesamt:

- Vorliegen eines Verbrechens
- Vorliegen bestimmter Prüfungsmerkmale, d.h. der Personenkreis, bei dem die Maßnahme durchgeführt werden soll, muss umgrenzt sein.
- Die Maßnahme muss erforderlich und verhältnismäßig sein.
- Es muss eine Einwilligung des Betroffenen nach Belehrung vorliegen.

Brechmitteleinsatz: Nach § 81 StPO sind andere körperliche Eingriffe, die von einem Arzt nach den Regeln der ärztlichen Kunst zu Untersuchungszwecken vorgenommen werden, ohne Einwilligung des Beschuldigten zulässig, wenn kein Nachteil für seine Gesundheit besteht. Unter «anderen körperlichen Eingriffen» sind nicht nur Blutentnahmen oder die Sicherstellung von Speichelproben für molekulargenetische Untersuchungen zu verstehen, sondern auch die Zuführung von Stoffen in das Haut-Muskel-umschlossene Innere des Körpers. Als zulässige Untersuchungen und Eingriffe wird z. B. die Magenaushebung genannt. Zu einem Brechmitteleinsatz kam es in der Vergangenheit bei Ingestion von Betäubungsmittelcontainern (z. B. Kokainbubbles), um entsprechende Beweismittel sicherzustellen. Zur Exkorporation von Betäubungsmittelcontainern wurde entweder Ipecacuanha-Sirup verabreicht bzw. – sofern der Beschuldigte den Sirup nicht freiwillig schluckt – dieser über eine Magensonde verabfolgt. Weitere Exkorporationsmethoden sind die Injektion von Apomorphin, Reizung der Rachenhinterwand bzw. Magenausspülung mit Wasser. Von den Strafverfolgungsbehörden wurde die Verabreichung von Vomitivmitteln überwiegend für rechtsmäßig erachtet. Nach mehreren Todesfällen hat der Europäische Gerichtshof für Menschenrechte in einer Entscheidung vom 11.6.2006 dargelegt, dass die strafprozessuale Maßnahme der Brechmittelgabe in einem Todesfall als Verstoß gegen Artikel 3 sowie Artikel 6 Abs. 1 EMRK zu werten sei.

3.2.1 Rechtslage in der Schweiz

In der Schweiz sind körperliche Untersuchungen im Rahmen eines Ermittlungsverfahrens geregelt in der Schweizerischen StPO, 4. Kapitel: Durchsuchungen und Untersuchungen, 5. Abschnitt: Untersuchungen von Personen.

Art. 249 StPO Grundsatz

Personen und Gegenstände dürfen ohne Einwilligung nur durchsucht werden, wenn zu vermuten ist, dass Tatspuren oder zu beschlagnahmende Gegenstände und Vermögenswerte gefunden werden können.

Art. 250 StPO Durchführung

[1] Die Durchsuchung von Personen umfasst die Kontrolle der Kleider, der mitgeführten Gegenstände, Behältnisse und Fahrzeuge, der Körperoberfläche und der einsehbaren Körperöffnungen und Körperhöhlen.
[2] Durchsuchungen, die in den Intimbereich der Betroffenen eingreifen, werden von Personen des gleichen Geschlechts oder von einer Ärztin oder einem Arzt durchgeführt, es sei denn, die Massnahme dulde keinen Aufschub.

Art. 251 StPO Grundsatz

[1] Die Untersuchung einer Person umfasst die Untersuchung ihres körperlichen oder geistigen Zustands.
[2] Die beschuldigte Person kann untersucht werden, um: a. den Sachverhalt festzustellen; b. abzuklären, ob sie schuld-, verhandlungs- und hafterstehungsfähig ist.
[3] Eingriffe in die körperliche Integrität der beschuldigten Person können angeordnet werden, wenn sie weder besondere Schmerzen bereiten noch die Gesundheit gefährden.
[4] Gegenüber einer nicht beschuldigten Person sind Untersuchungen und Eingriffe in die körperliche Integrität gegen ihren Willen zudem nur zulässig, wenn sie unerlässlich sind, um eine Straftat nach den Artikeln 111–113, 122, 140, 184, 185, 187, 189, 190 oder 191 StGB aufzuklären.

Die Voraussetzungen für DNA-Analysen regelt das 5. Kapitel der Schweizerischen StPO.

Art. 255 StPO Voraussetzungen im Allgemeinen

[1] Zur Aufklärung eines Verbrechens oder eines Vergehens kann eine Probe genommen und ein DNA-Profil erstellt werden von: a. der beschuldigten Person; b. anderen Personen, insbesondere Opfern oder Tatortberechtigten, soweit es notwendig ist, um von ihnen stammendes biologisches Material von jenem der beschuldigten Person zu unterscheiden; c. toten Personen; d. tatrelevantem biologischem Material.
[2] Die Polizei kann anordnen: a. die nicht invasive Probenahme bei Personen; b. die Erstellung eines DNA-Profils von tatrelevantem biologischem Material.

Art. 256 StPO Massenuntersuchungen

Das Zwangsmassnahmengericht kann auf Antrag der Staatsanwaltschaft zur Aufklärung eines Verbrechens die Entnahme von Proben und die Erstellung von DNA-Profilen gegenüber Personen anordnen, die bestimmte, in Bezug auf die Tatbegehung festgestellte Merkmale aufweisen.

Art. 257 StPO Bei verurteilten Personen

Das Gericht kann in seinem Urteil anordnen, dass eine Probe genommen und ein DNA-Profil erstellt wird von Personen: a. die wegen eines vorsätzlich begangenen Verbrechens zu einer Freiheitsstrafe von mehr als einem Jahr verurteilt worden sind; b. die wegen eines vorsätzlich begangenen Verbrechens oder Vergehens gegen Leib und Leben oder gegen die sexuelle Integrität verurteilt worden sind; c. gegenüber denen eine therapeutische Massnahme oder die Verwahrung angeordnet worden ist.

Art. 258 StPO Durchführung der Probenahme

Invasive Probenahmen werden von einer Ärztin oder einem Arzt oder von einer anderen medizinischen Fachperson vorgenommen.

Art. 259 StPO Anwendbarkeit des DNA-Profil-Gesetzes

Im Übrigen findet das DNA-Profil-Gesetz vom 20.6.2003 Anwendung.

Weitere generelle Bestimmungen:

Art. 261 StPO Aufbewahrung und Verwendung erkennungsdienstlicher Unterlagen

[1] Erkennungsdienstliche Unterlagen über die beschuldigte Person dürfen außerhalb des Aktendossiers während folgender Dauer aufbewahrt und, sofern ein hinreichender Tatverdacht auf ein neues Delikt besteht, auch verwendet werden: a. im Falle einer Verurteilung oder eines Freispruchs wegen Schuldunfähigkeit: bis zum Ablauf der Fristen für die Entfernung der Einträge im Strafregister; b. im Falle eines Freispruchs aus andern Gründen, der Einstellung oder der Nichtanhandnahme eines Verfahrens: bis zur Rechtskraft des Entscheids.
[2] Ist in einem Fall von Absatz 1 Buchstabe b aufgrund bestimmter Tatsachen zu erwarten, dass die erkennungsdienstlichen Unterlagen über die beschuldigte Person der Aufklärung künftiger Straftaten dienen könnten, so dürfen sie mit Zustimmung der Verfahrensleitung während höchstens 10 Jahren seit Rechtskraft des Entscheides aufbewahrt und verwendet werden.
[3] Erkennungsdienstliche Unterlagen über nicht beschuldigte Personen sind zu vernichten, sobald das Verfahren gegen die beschuldigte Person abgeschlossen oder eingestellt wurde oder entschieden wurde, es nicht an die Hand zu nehmen.
[4] Ist das Interesse an der Aufbewahrung und Verwendung vor Ablauf der Fristen nach den Absätzen 1–3 offensichtlich dahingefallen, so sind die erkennungsdienstlichen Unterlagen zu vernichten.

Art. 262 StPO Schrift- und Sprachproben

[1] Beschuldigte Personen, Zeuginnen und Zeugen sowie Auskunftspersonen können dazu angehalten werden, für einen Schrift- oder Sprachvergleich Schrift- oder Sprachproben abzugeben.

[2] Personen, die sich der Abgabe solcher Proben widersetzen, können mit Ordnungsbusse bestraft werden. Ausgenommen sind die beschuldigte Person und, im Umfang ihres Verweigerungsrechts, Personen, die zur Aussage- oder Zeugnisverweigerung berechtigt sind.

3.3 Häusliche Gewalt

Der Begriff «häusliche Gewalt» oder «domestic violence» beschreibt physische und psychische Traumatisierungen im sozialen Nahbereich, und zwar in der Regel zwischen Erwachsenen, die in einer intimen Partnerbeziehung zueinander stehen oder standen. Häusliche Gewalt wird vor allen Dingen deswegen als besonders verletzend empfunden, da sie die Opfer typischerweise in ihrem Wohnbereich betrifft und von Menschen ausgeht, mit denen sie zusammenleben.

Epidemiologie: Häusliche Gewalt gilt weltweit als eines der größten Gesundheitsrisiken. Schätzungen gehen davon aus, dass etwa jede fünfte Frau im Lauf ihres Lebens geschlechtsbezogene Gewalt mit Folgen für ihre Gesundheit erlebt. Eine repräsentative Studie an 10000 Frauen zwischen dem 16. und 85. Lebensjahr kommt zu dem Ergebnis, dass 40% der Frauen seit ihrem 16. Lebensjahr körperliche oder sexuelle Gewalt oder beides erlebt haben. 22–33% aller Patientinnen und Patienten, die sich in traumatologischen Einrichtungen zur Behandlung vorstellen, sollen Opfer häuslicher Gewalt sein. Häusliche Gewalt umfasst:

- physische Gewalt,
- psychische Gewalt,
- sexualisierte Gewalt,
- soziale Gewalt,
- ökonomische Gewalt (s. Tab. 3-1).

Für den Arzt erkennbar sind in der Regel die Folgen physischer Gewalt in Form von äußerlich sichtbaren Verletzungszeichen, wobei Frauen aufgrund der Abhängigkeit von ihrem Lebenspartner häufig akzidentelle Ursachen für äußerlich sichtbare Verletzungsbefunde angeben (auf der Treppe gestolpert, von der Leiter gestürzt etc.). Daher ist besonders auch auf Warnzeichen mit Hinweischarakter auf häusliche Gewalt zu achten (s. Tab. 3-2). Betroffene Frauen empfinden es häufig als Erleichterung, wenn sie nicht von sich aus die Ursachen ihrer Verletzungen und Beschwerden schildern müssen, sondern vom Arzt gezielt und vorsichtig befragt werden. Als Gesprächseinstieg wird unter anderem folgende Frage empfohlen: «Symptome, wie Sie sie haben, stehen häufig in Zusammenhang mit Gewalt. Kann es sein, dass Ihnen jemand Gewalt angetan hat?» Neben einer ungestörten Gesprächs- und Untersu-

Tabelle 3-1: Häusliche Gewalt – Typisierung (aus Leitfaden MAGS NRW 2005)

physische Gewalt	sexualisierte Gewalt	ökonomische Gewalt	psychische Gewalt	soziale Gewalt
Schlagen, Stoßen, Treten, Würgen, Fesseln, mit Gegenständen bedrohen und verletzen, Essensentzug	Zwang zu sexuellen Handlungen, Nötigung, Vergewaltigungen in einer Paarbeziehung	Entzug von Geld, Arbeitsverbot oder Zwang zu arbeiten	permanente Beschimpfung und Erniedrigung, Drohungen, für verrückt erklären, Kinder als Druckmittel einsetzen, Schlafentzug	Einsperren, Kontaktverbot, soziale Isolation, Kontrolle

Tabelle 3-2: Warnzeichen mit Hinweischarakter auf häusliche Gewalt

1) chronische Beschwerden, die keine offensichtliche psychische Ursache haben
2) Verletzungen, die nicht mit der Erklärung, wie sie entstanden sind, übereinstimmen
3) verschiedene Verletzungen in unterschiedlichen Heilungsstadien
4) Partner, der übermäßig aufmerksam ist, kontrolliert und nicht von der Seite der Frau weichen will
5) physische Verletzungen während der Schwangerschaft
6) spätes Beginnen der Schwangerschaftsvorsorge
7) häufige Fehlgeburten
8) häufige Suizidversuche und -gedanken
9) Verzögerungen zwischen Zeitpunkt der Verletzung und Aufsuchen der Behandlung
10) chronische reizbare Darmstörungen
11) chronische Beckenschmerzen

(Hagemann-White und Bohne 2003)

chungsatmosphäre ist eine vollständige Befunderhebung und Dokumentation aller Verletzungen von Bedeutung (s. Tab. 3-3). Wichtig ist bei der Beratung Geschädigter, dass rechtliche Konsequenzen nicht sofort eingeleitet werden müssen, die Dokumentation von Verletzungsbefunden jedoch für eine spätere Strafanzeige hilfreich ist. Nach dem «Gesetz zur Verbesserung des zivilrechtlichen Schutzes bei Ge-

Tabelle 3-3: Befunderhebung und -dokumentation bei Körperverletzung (aus Leitfaden MAGS NRW 2005)

1. Basisdokumentation WER? Name des Untersuchers WO? Ort der Untersuchung (Praxis/Klinik) WANN? Datum & Uhrzeit der Untersuchung **Für WEN?** Name des Patienten/der Patientin **WO? & WANN? Soll sich WAS? Ereignet haben?** (Anamnese zum Sachverhalt) möglichst die Angaben wortgetreu wiedergeben
2. Patientenbezogene Angaben ■ Identifikation durch … (Personalausweis, Angaben Dritter?) ■ Mitanwesende Personen? (Dolmetscher, Partner, Kinder) ■ Körperlänge und Körpergewicht ■ Habitus ■ psychische Verfassung (Beschreiben! Nicht werten!) ■ Besonderheiten (z. B. Schwangerschaft, Behinderung, Erkrankungen)
3. Befunderhebung WO? Exakte Zuordnung am Körper unter Verwendung von anatomisch/topografischen Strukturen WAS? Benennung des Befundes, z. B. Hämatom, Schnittwunde usw. WIE? nähere Beschreibung des Befundes mit Größe, Form, Farbe, Tiefe, Randkontur – eventuell Handskizze, Schemazeichnung oder Fotos
4. Beurteilung **WELCHE Art von Störung/Verletzung?** Diagnose, Verdachtsdiagnose **WIE ALT ist die Störung/Verletzung?** frisch, … Tage alt? **WIE ist der Befund im Kontext mit der Anamnese zu bewerten?** Beurteilung überhaupt möglich? Übereinstimmung der Befunde mit den Angaben oder Abweichungen? Schweregrad der Verletzungen?
5. Weitere Maßnahmen? ■ z. B. Wiedervorstellungstermin z. B. innerhalb von 1 bis 2 Tagen ■ Blut-, Urin- oder andere Proben (z. B. Abstriche bei sexuellen Übergriffen) für welche Untersuchungen? ■ Weitere diagnostische Maßnahmen? ■ Weitervermittlung an wen? Facharzt, Beratungsstelle usw. Bei Fragen wenden Sie sich an die in Ihrer Region tätige Rechtsmedizin. *Ihre Dokumentation ist ein Dokument Ihrer Kompetenz – Ihre Visitenkarte!*
6. Fotodokumentation ■ Konventionelle Fotos sind besser als Polaroid-Fotos (Farbechtheit bei Lagerung, Reproduzierbarkeit). ■ Digitale Fotos sind anzustreben. ■ Ablichtung des Befundes in der Übersicht, dann ■ Detailaufnahme mit Maßstab im Bildausschnitt. ■ Alternativ zum Maßstab einen genormten, reproduzierbaren Gegenstand mit integrieren, z. B. Pinzette o. Ä. ■ Wird die Fotodokumentation abgelehnt, sollte dies dokumentiert werden.

walttaten und Nachstellungen sowie zur Erleichterung der Überlassung der Ehewohnung bei Trennung» vom 1.1.2002 (Gewaltschutzgesetz) sowie nach Länderrecht (z.B. § 34a Polizeigesetz NRW) bestehen zahlreich zivilrechtliche Schutzmaßnahmen für die Opfer häuslicher Gewalt. So kann ein Zivilgericht auf Antrag des Opfers dem Täter längerfristig das Betreten der gemeinsamen Wohnung verbieten und ihm untersagen, sich dem Opfer zu nähern oder Kontakt aufzunehmen. In NRW wurden die polizeirechtlichen Befugnisse geschaffen, die gewalttätige Person zur Vermeidung weiterer Gewalt für die Dauer von regelmäßig zehn Tagen aus der gemeinsamen Wohnung zu verweisen und ihr die Rückkehr zu untersagen.
In der **Schweiz** bestehen kantonale Regelungen, wie z.B. das Gewaltschutzgesetz des Kantons Zürich (GSG) vom 1.4.2007 (vgl. http://www.zhlex.zh.ch/Erlass.html?Open&Ordnr=351). Im Falle häuslicher Gewalt können von der Polizei bzw. dem Gericht Schutzmaßnahmen angeordnet bzw. verlängert werden, wie z.B. das Rayonverbot oder auch die Wegweisung.

§ 4 GSG Mitteilung

[1] Die Polizei teilt die angeordneten Schutzmassnahmen schriftlich mit. In der Regel händigt sie die Verfügung der gefährdenden und der gefährdeten Person zusammen mit einer Information über das weitere Verfahren persönlich aus.
[2] Ist die persönliche Aushändigung an die gefährdende Person trotz sachdienlicher Nachforschungen nicht möglich, wird sie durch geeignete Bekanntmachung am Ort, wo sie wohnt oder sich gewöhnlich aufhält, aufgefordert, sich sofort bei der Polizei zu melden. Meldet sie sich innert drei Tagen nicht, wird die Verfügung zusammen mit einem Hinweis auf Abs. 3 Satz 2 im Amtsblatt veröffentlicht.
[3] Wurde eine gefährdende Person im Sinne von § 3 Abs. 2 lit. a aus der Wohnung oder aus dem Haus gewiesen, so hat sie eine Adresse für behördliche Mitteilungen zu bezeichnen. Unterlässt sie dies, können Vorladungen und Verfügungen nach diesem Gesetz während der Geltungsdauer der Schutzmassnahmen bei der Polizei hinterlegt werden und gelten als zugestellt.

§ 5 GSG Gerichtliche Beurteilung

Innert fünf Tagen nach Geltungsbeginn der Schutzmassnahme kann die gefährdende Person das Gesuch um gerichtliche Beurteilung stellen. Dem Begehren kommt keine aufschiebende Wirkung zu.

§ 6 GSG Verlängerung, Änderung und Aufhebung

[1] Die gefährdete Person kann innert acht Tagen nach Geltungsbeginn der Schutzmassnahmen beim Gericht um deren Verlängerung ersuchen.
[2] Ändern sich die Verhältnisse, so können die Parteien um Aufhebung, Änderung oder Verlängerung der haftrichterlichen Schutzmassnahmen ersuchen.
[3] Die gerichtlich verfügten Schutzmassnahmen dürfen insgesamt drei Monate nicht übersteigen.

3.4 Sexualstraftaten, Vergewaltigung

Nach der polizeilichen Kriminalstatistik werden in Deutschland ca. 50 000 Straftaten gegen die sexuelle Selbstbestimmung begangen, darunter jährlich ca. 7000 Fälle von sexueller Nötigung und Vergewaltigung. Bei der juristischen Aufarbeitung von Straftaten gegen die sexuelle Selbstbestimmung gibt es häufig nur zwei Beteiligte (Tatverdächtiger und mutmaßliches Opfer), deren Aussagen sich gegenüber stehen. Da vom Tatverdächtigen häufig sexuelle Handlungen nicht in Abrede gestellt werden, sondern das Opfer diese freiwillig zugelassen habe, kommt auch geringen Verletzungszeichen für die Rekonstruktion und juristische Würdigung maßgebliche Bedeutung zu.
Bei Straftaten gegen die sexuelle Selbstbestimmung ist von einem großen Dunkelfeld auszugehen, da in vielen Fällen keine Anzeige erstattet wird. Nach mehreren Studien werden etwa 5–10 % der angezeigten Vergewaltigungen vorgetäuscht.

3.4.1 Rechtslage in Deutschland

Strafrechtlich relevante Vorschriften finden sich in folgenden Paragraphen des Strafgesetzbuches:
- § 173 Beischlaf zwischen Verwandten
- § 174a Sexueller Missbrauch von Gefangenen, behördlich Verwahrten oder Kranken und Hilfsbedürftigen in Einrichtungen
- § 174b Sexueller Missbrauch unter Ausnutzung einer Amtsstellung
- § 174c Sexueller Missbrauch unter Ausnutzung eines Beratungs-, Behandlungs- oder Betreuungsverhältnisses
- § 177 Sexuelle Nötigung, Vergewaltigung
- § 178 Sexuelle Nötigung und Vergewaltigung mit Todesfolge
- § 179 Sexueller Missbrauch widerstandsunfähiger Personen
- § 183 Exhibitionistische Handlungen

§ 177 StGB Sexuelle Nötigung, Vergewaltigung

(1) Wer eine andere Person
1. mit Gewalt,
2. durch Drohung mit gegenwärtiger Gefahr für Leib oder Leben oder

3. unter Ausnutzung einer Lage, in der das Opfer der Einwirkung des Täters schutzlos ausgeliefert ist,
nötigt, sexuelle Handlungen des Täters oder eines Dritten an sich zu dulden oder an dem Täter oder einem Dritten vorzunehmen, wird mit Freiheitsstrafe nicht unter einem Jahr bestraft.
(2) In besonders schweren Fällen ist die Strafe Freiheitsstrafe nicht unter zwei Jahren. Ein besonders schwerer Fall liegt in der Regel vor, wenn
1. der Täter mit dem Opfer den Beischlaf vollzieht oder ähnliche sexuelle Handlungen an dem Opfer vornimmt oder an sich von ihm vornehmen lässt, die dieses besonders erniedrigen, insbesondere, wenn sie mit einem Eindringen in den Körper verbunden sind (Vergewaltigung), oder
2. die Tat von mehreren gemeinschaftlich begangen wird.
(3) Auf Freiheitsstrafe nicht unter drei Jahren ist zu erkennen, wenn der Täter
1. eine Waffe oder ein anderes gefährliches Werkzeug bei sich führt,
2. sonst ein Werkzeug oder Mittel bei sich führt, um den Widerstand einer anderen Person durch Gewalt oder Drohung mit Gewalt zu verhindern oder zu überwinden, oder
3. das Opfer durch die Tat in die Gefahr einer schweren Gesundheitsschädigung bringt.
(4) Auf Freiheitsstrafe nicht unter fünf Jahren ist zu erkennen, wenn der Täter
1. bei der Tat eine Waffe oder ein anderes gefährliches Werkzeug verwendet oder
2. das Opfer
a) bei der Tat körperlich schwer misshandelt oder
b) durch die Tat in die Gefahr des Todes bringt.
(5) In minder schweren Fällen des Absatzes 1 ist auf Freiheitsstrafe von sechs Monaten bis zu fünf Jahren, in minder schweren Fällen der Absätze 3 und 4 auf Freiheitsstrafe von einem Jahr bis zu zehn Jahren zu erkennen.

§ 178 StGB Sexuelle Nötigung und Vergewaltigung mit Todesfolge

Verursacht der Täter durch die sexuelle Nötigung oder Vergewaltigung (§ 177) wenigstens leichtfertig den Tod des Opfers, so ist die Strafe lebenslange Freiheitsstrafe oder Freiheitsstrafe nicht unter zehn Jahren.

§ 179 StGB Sexueller Missbrauch widerstandsunfähiger Personen

(1) Wer eine andere Person, die
1. wegen einer geistigen oder seelischen Krankheit oder Behinderung einschließlich einer Suchtkrankheit oder wegen einer tiefgreifenden Bewusstseinsstörung oder
2. körperlich
zum Widerstand unfähig ist, dadurch missbraucht, dass er unter Ausnutzung der Widerstandsunfähigkeit sexuelle Handlungen an ihr vornimmt oder an sich von ihr vornehmen lässt, wird mit Freiheitsstrafe von sechs Monaten bis zu zehn Jahren bestraft.
(2) Ebenso wird bestraft, wer eine widerstandsunfähige Person (Absatz 1) dadurch missbraucht, dass er sie unter Ausnutzung der Widerstandsunfähigkeit dazu bestimmt, sexuelle Handlungen an einem Dritten vorzunehmen oder von einem Dritten an sich vornehmen zu lassen.
(3) In besonders schweren Fällen ist auf Freiheitsstrafe nicht unter einem Jahr zu erkennen.
(4) Der Versuch ist strafbar.
(5) Auf Freiheitsstrafe nicht unter zwei Jahren ist zu erkennen, wenn
1. der Täter mit dem Opfer den Beischlaf vollzieht oder ähnliche sexuelle Handlungen an ihm vornimmt oder an sich von ihm vornehmen lässt, die mit einem Eindringen in den Körper verbunden sind,
2. die Tat von mehreren gemeinschaftlich begangen wird oder
3. der Täter das Opfer durch die Tat in die Gefahr einer schweren Gesundheitsschädigung oder einer erheblichen Schädigung der körperlichen oder seelischen Entwicklung bringt.
(6) In minder schweren Fällen des Absatzes 5 ist auf Freiheitsstrafe von einem Jahr bis zu zehn Jahren zu erkennen.
(7) § 177 Abs. 4 Nr. 2 und § 178 gelten entsprechend.

3.4.2 Rechtslage in der Schweiz

Strafrechtlich relevante Vorschriften finden sich im fünften Titel des schweizerischen Strafgesetzbuches unter der Bezeichnung «Strafbare Handlungen gegen die sexuelle Integrität»:

Art. 187 StGB Sexuelle Handlungen mit Kindern

1. Wer mit einem Kind unter 16 Jahren eine sexuelle Handlung vornimmt,
es zu einer solchen Handlung verleitet oder
es in eine sexuelle Handlung einbezieht,
wird mit Freiheitsstrafe bis zu fünf Jahren oder Geldstrafe bestraft.
2. Die Handlung ist nicht strafbar, wenn der Altersunterschied zwischen den Beteiligten nicht mehr als drei Jahre beträgt.
3. Hat der Täter zur Zeit der Tat das 20. Altersjahr noch nicht zurückgelegt und liegen besondere Umstände vor oder ist die verletzte Person mit ihm die Ehe oder eine eingetragene Partnerschaft eingegangen, so kann die zuständige Behörde von der Strafverfolgung, der Überweisung an das Gericht oder der Bestrafung absehen.
4. Handelte der Täter in der irrigen Vorstellung, das Kind sei mindestens 16 Jahre alt, hätte er jedoch bei pflichtgemässer Vorsicht den Irrtum vermeiden können, so ist die Strafe Freiheitsstrafe bis zu drei Jahren oder Geldstrafe.

Art. 188 StGB Sexuelle Handlungen mit Abhängigen

1. Wer mit einer unmündigen Person von mehr als 16 Jahren, die von ihm durch ein Erziehungs-, Betreuungs- oder Arbeitsverhältnis oder auf andere Weise abhängig ist, eine sexuelle Handlung vornimmt, indem er diese Abhängigkeit ausnützt,
wer eine solche Person unter Ausnützung ihrer Abhängigkeit zu einer sexuellen Handlung verleitet,
wird mit Freiheitsstrafe bis zu drei Jahren oder Geldstrafe bestraft.
2. Ist die verletzte Person mit dem Täter eine Ehe oder eine eingetragene Partnerschaft eingegangen, so kann die zuständige Behörde von der Strafverfolgung, der Überweisung an das Gericht oder der Bestrafung absehen.

Art. 189 StGB Sexuelle Nötigung

[1] Wer eine Person zur Duldung einer beischlafsähnlichen oder einer anderen sexuellen Handlung nötigt, namentlich indem er sie bedroht, Gewalt anwendet, sie unter psychischen Druck setzt oder zum Widerstand unfähig macht, wird mit Freiheitsstrafe bis zu zehn Jahren oder Geldstrafe bestraft.
[2] ...
[3] Handelt der Täter grausam, verwendet er namentlich eine gefährliche Waffe oder einen anderen gefährlichen Gegenstand, so ist die Strafe Freiheitsstrafe nicht unter drei Jahren.

Art. 190 StGB Vergewaltigung

[1] Wer eine Person weiblichen Geschlechts zur Duldung des Beischlafs nötigt, namentlich indem er sie bedroht, Gewalt anwendet, sie unter psychischen Druck setzt oder zum Widerstand unfähig macht, wird mit Freiheitsstrafe von einem Jahr bis zu zehn Jahren bestraft.
[2] ...
[3] Handelt der Täter grausam, verwendet er namentlich eine gefährliche Waffe oder einen anderen gefährlichen Gegenstand, so ist die Strafe Freiheitsstrafe nicht unter drei Jahren.

Art. 191 StGB Schändung

Wer eine urteilsunfähige oder eine zum Widerstand unfähige Person in Kenntnis ihres Zustandes zum Beischlaf, zu einer beischlafsähnlichen oder einer anderen sexuellen Handlung missbraucht, wird mit Freiheitsstrafe bis zu zehn Jahren oder Geldstrafe bestraft.

Art. 192 StGB Sexuelle Handlungen mit Anstaltspfleglingen, Gefangenen, Beschuldigten

[1] Wer unter Ausnützung der Abhängigkeit einen Anstaltspflegling, Anstaltsinsassen, Gefangenen, Verhafteten oder Beschuldigten veranlasst, eine sexuelle Handlung vorzunehmen oder zu dulden, wird mit Freiheitsstrafe bis zu drei Jahren oder Geldstrafe bestraft.
[2] Hat die verletzte Person mit dem Täter die Ehe geschlossen oder ist sie mit ihm eine eingetragene Partnerschaft eingegangen, so kann die zuständige Behörde von der Strafverfolgung, der Überweisung an das Gericht oder der Bestrafung absehen.

Art. 193 StGB Ausnützung der Notlage

[1] Wer eine Person veranlasst, eine sexuelle Handlung vorzunehmen oder zu dulden, indem er eine Notlage oder eine durch ein Arbeitsverhältnis oder eine in anderer Weise begründete Abhängigkeit ausnützt, wird mit Freiheitsstrafe bis zu drei Jahren oder Geldstrafe bestraft.
[2] Ist die verletzte Person mit dem Täter eine Ehe oder eine eingetragene Partnerschaft eingegangen, so kann die zuständige Behörde von der Strafverfolgung, der Überweisung an das Gericht oder der Bestrafung absehen.

Art. 194 StGB Exhibitionismus

[1] Wer eine exhibitionistische Handlung vornimmt, wird, auf Antrag, mit Geldstrafe bis zu 180 Tagessätzen bestraft.
[2] Unterzieht sich der Täter einer ärztlichen Behandlung, so kann das Strafverfahren eingestellt werden. Es wird wieder aufgenommen, wenn sich der Täter der Behandlung entzieht.

Art. 195 StGB Förderung der Prostitution

Wer eine unmündige Person der Prostitution zuführt,
wer eine Person unter Ausnützung ihrer Abhängigkeit oder eines Vermögensvorteils wegen der Prostitution zuführt,
wer die Handlungsfreiheit einer Person, die Prostitution betreibt, dadurch beeinträchtigt, dass er sie bei dieser Tätigkeit überwacht oder Ort, Zeit, Ausmass oder andere Umstände der Prostitution bestimmt,
wer eine Person in der Prostitution festhält,
wird mit Freiheitsstrafe bis zu zehn Jahren oder Geldstrafe bestraft.

Art. 197 StGB Pornografie

1. Wer pornografische Schriften, Ton- oder Bildaufnahmen, Abbildungen, andere Gegenstände solcher Art oder pornografische Vorführungen einer Person unter 16 Jahren anbietet, zeigt, überlässt, zugänglich macht oder durch Radio oder Fernsehen verbreitet, wird mit Freiheitsstrafe bis zu drei Jahren oder Geldstrafe bestraft.
2. Wer Gegenstände oder Vorführungen im Sinne von Ziffer 1 öffentlich ausstellt oder zeigt oder sie sonst jemandem unaufgefordert anbietet, wird mit Busse bestraft.

Wer die Besucher von Ausstellungen oder Vorführungen in geschlossenen Räumen im Voraus auf deren pornografischen Charakter hinweist, bleibt straflos.
3. Wer Gegenstände oder Vorführungen im Sinne von Ziffer 1, die sexuelle Handlungen mit Kindern oder mit Tieren, menschlichen Ausscheidungen oder Gewalttätigkeiten zum Inhalt haben, herstellt, einführt, lagert, in Verkehr bringt, anpreist, ausstellt, anbietet, zeigt, überlässt oder zugänglich macht, wird mit Freiheitsstrafe bis zu drei Jahren oder Geldstrafe bestraft.
Die Gegenstände werden eingezogen.
3bis. Mit Freiheitsstrafe bis zu einem Jahr oder mit Geldstrafe wird bestraft,[2] wer Gegenstände oder Vorführungen im Sinne von Ziffer 1, die sexuelle Handlungen mit Kindern oder Tieren oder sexuelle Handlungen mit Gewalttätigkeiten zum Inhalt haben, erwirbt, sich über elektronische Mittel oder sonst wie beschafft oder besitzt.
Die Gegenstände werden eingezogen.
4. Handelt der Täter aus Gewinnsucht, so ist die Strafe Freiheitsstrafe bis zu drei Jahren oder Geldstrafe. Mit Freiheitsstrafe ist eine Geldstrafe zu verbinden.
5. Gegenstände oder Vorführungen im Sinne der Ziffern 1–3 sind nicht pornografisch, wenn sie einen schutzwürdigen kulturellen oder wissenschaftlichen Wert haben.

Art. 198 StGB Sexuelle Belästigungen

Wer vor jemandem, der dies nicht erwartet, eine sexuelle Handlung vornimmt und dadurch Ärgernis erregt,
wer jemanden tätlich oder in grober Weise durch Worte sexuell belästigt,
wird, auf Antrag, mit Busse bestraft.

Art. 199 StGB Unzulässige Ausübung der Prostitution

Wer den kantonalen Vorschriften über Ort, Zeit oder Art der Ausübung der Prostitution und über die Verhinderung belästigender Begleiterscheinungen zuwiderhandelt, wird mit Busse bestraft.

Art. 200 StGB Gemeinsame Begehung

Wird eine strafbare Handlung dieses Titels gemeinsam von mehreren Personen ausgeführt, so kann der Richter die Strafe erhöhen, darf jedoch das höchste Mass der angedrohten Strafe nicht um mehr als die Hälfte überschreiten. Dabei ist er an das gesetzliche Höchstmass der Strafart gebunden.

3.4.3 Praktisches Vorgehen

Geschädigte sind möglichst zeitnah nach einer Sexualstraftat zu untersuchen. Nach Anamneseerhebung soll eine vollständige körperliche Untersuchung erfolgen. Hierbei ist insbesondere auf folgende Verletzungszeichen zu achten:

- Folgen stumpfer Gewalteinwirkung in Form von Schlägen (Gesicht, Rumpf, Arme)
- Griffspuren (Oberarme)
- Abwehrverletzungen (Unterarme)
- Widerlagerverletzungen bei Liegen auf hartem Untergrund (insbesondere Hautschürfungen oder Hämatome über den Schulterblattgräten, den Dornfortsätzen der Wirbelsäule oder dem Steißbein)
- Zeichen der Halskompression, insbesondere Würgemale der Halshaut sowie ihrer hämodynamischen Wirksamkeit (Stauungsblutungen der Augenlider, Augenlidbindehäute, Mundvorhofschleimhaut etc.)
- Verletzungszeichen in Folge gewaltsamen Herunterreißens der Kleidung im Bereich der Brust oder der Oberschenkel
- Verletzungszeichen als Folge eines gewaltsamen Spreizens der Beine (Hämatome an den Innenseiten der Oberschenkel)

Gerade den extragenitalen Begleitverletzungen kommt als Indizien für einen gewaltsam herbeigeführten Geschlechtsverkehr große Bedeutung zu. Alle Befunde sind hinsichtlich Größe, Farbe, Durchmesser, Lokalisation sorgfältig zu dokumentieren, nach Möglichkeit auch fotografisch (mit Maßstab und Farbskala). Wird von mutmaßlich Geschädigten eine Halskompression angegeben, ist anamnestisch zu fragen nach Bewusstlosigkeit, unwillkürlichem Urin- oder Stuhlabgang, Beeinträchtigung des Hörens und Sehens («Sterne vor den Augen» als Indiz einer hypoxischen Schädigungen von Nervenzellen der Retina). Bei Heiserkeit und Schluckstörungen (retropharyngeale Hämatome) sollte eine HNO-ärztliche Untersuchung veranlasst werden.
Bei der gynäkologischen Untersuchung ist zu achten auf Verletzungen des Genitales (Rötungen, Schleimhauteinrisse, Hämatome, Zustand des Hymens). Für spurenkundliche Untersuchungen sollten folgende Asservate sichergestellt werden (s. **Tab. 3-4**).
Zunehmend wird im Zusammenhang mit Sexualstraftaten die Beibringung von K.-o.-Mitteln vermutet. In Abhängigkeit der Pharmakodynamik der eingesetzten Substanzen werden von den Opfern

Tabelle 3-4: Spurenkundliche Untersuchungen nach einem Sexualdelikt (Vergewaltigung)

Material	Untersuchung auf	Asservierung
Kleidung (falls bei der Tat getragen)	Zerreißungen, Antragungen von Fremdmaterial (Blut, Sperma), Antragungen von Untergrund (Laub, Äste)	Papiertüten, trocken; offene Plastiktüten bei feuchter Kleidung
Urinprobe (ca. 100 ml) + Blutprobe (10 ml, citratfrei), gegebenenfalls Haare	Alkohol, Drogen, Medikamente, K.-o.-Mittel	verschlossen, kühl
Speichel, evtl. Mundspülflüssigkeit und/oder Mundschleimhautabstriche	Sperma	keine Zusätze
Abstriche: Haut, Vulva, Vaginalabstriche	Speichel (vom Täter), Blut, Sperma, Gleitmittel, Beschichtungsmittel von Präservativen (Lykopodiumspuren)	feuchter Wattetupfer, danach trocknen lassen; erst Vulva- dann Vaginalabstrich
Abstriche: Penis, perianal, rektal	Speichel, Blut, Sperma, Gleitmittel, Beschichtungsmittel von Präservativen (Lykopodiumspuren)	Feuchter Wattetupfer, danach trocknen lassen
verklebte Haare: Kopf-, Rumpf-, Schamhaare	Sperma	Plastiktüte
lose Schamhaare, durch Kämmen gewonnene Schamhaare	Fremdhaare bzw. Identitätsdiagnostik	Plastiktüte; Vergleichshaare entnehmen, Haare auf Kamm belassen
Fingernägel bzw. Material unter den Fingernägeln	Fremdmaterial (DNA) vom Täter	Plastiktüte; für jeden Fingernagel eine eigene Tüte

einer K.-o.-Mittelgabe häufig folgende Symptome geschildert:

- ekliger, bitterer Geschmack eines vorher unauffälligen Getränks
- Verwirrtheit
- Schwindel
- Benommenheit
- Schläfrigkeit
- Bewusstseinsstörungen
- Bewusstlosigkeit
- Beeinträchtigung des Erinnerungsvermögens
- Gefühl, seine Handlungen nicht entsprechend dem Willen ausrichten zu können
- erniedrigte Herzfrequenz, Hypotonus
- Verlust der Muskelkontrolle
- Übelkeit
- Enthemmung

Hierauf hat sich auch die Anamneseerhebung auszurichten (s. Tab. 3-5). Zusätzlich zu den spurenkundlichen Asservaten sollten bei Verdacht auf die

Tabelle 3-5: Anamneseerhebung bei Verdachtsfällen

- Wissentliche Einnahme von Alkohol, Medikamenten, Drogen? Wenn ja: Zeitpunkt und Dosis?
- Wahrnehmung von verändertem Geschmack des Getränks?
- Getränk oder Lebensmittel angeboten bekommen?
- Von wem wurde das Getränk serviert?
- Getränk unbeaufsichtigt gelassen?
- Plötzliche Zustandsänderung?
- Dämmerzustand («wie in Watte gehüllt»)?
- Gefühle der Willenlosigkeit und Reglosigkeit?
- Sprachstörungen, Benommenheit?
- Psychovegetative Auffälligkeiten?
- Erinnerungsstörung?
- Im Nachgang Übelkeit, Erbrechen, Schwindel, Herzbeschwerden, Muskelschwäche?
- Zeitintervall bis zur Meldung an die Polizei, Vorstellung beim Arzt, Probennahme

Beibringung von K.-o.-Mitteln Asservate für toxikologische Untersuchungen sichergestellt werden (s. Tab. 3-6).
Ist ein Tatverdächtiger vorhanden, sollte auch dieser körperlich untersucht werden. Verletzungen sind zu dokumentieren. Für molekularbiologische Untersuchungen sollten Abstriche vom Penisschaft und der Penisspitze angefertigt werden.

Tabelle 3-6: Ärztliche Maßnahmen und Asservate bei Verdacht auf Beibringung von K.-o.-Mitteln

- körperliche, inklusive gynäkologische Untersuchung
- detaillierte und sorgfältige Dokumentation von Verletzungen, insbesondere auch von Bagatellverletzungen
- Sicherung von möglichen DNA-Spuren/Abstriche
- Sicherung von Proben für eine toxikologische Analyse (Körperflüssigkeiten sollten unbedingt gekühlt gelagert werden, bei längerer Lagerung sind gewonnenes Serum und der Urin tiefzufrieren):
  - Blutprobe: 10 ml, ohne Citratzusatz
  - Urinprobe: ca. 100 ml.
  - Unter Umständen eine Haarprobe nehmen: ca. bleistiftdicke Haarsträhne, am Haaransatz mit einem Faden markieren, wenn kein Kopfhaar zur Verfügung steht ggf. auch Schamhaar. Haarprobe bei negativem Blut- und Urinbefund ca. vier Wochen nach dem Vorfall asservieren und trocken bei Raumtemperatur unter Lichtabschluss aufbewahren.

3.5 Gewalt gegen Kinder

3.5.1 Kindesmisshandlung

Obwohl die klassischen Merkmale der Kindesmisshandlung bereits durch den französischen Gerichtsmediziner Ambroise Tardieu 1860 beschrieben wurden, wurde der Begriff Battered-Child-Syndrom erst 1962 geprägt.
Eine standardisierte Definition der Kindesmisshandlung existiert nicht. Der Deutsche Bundestag (Drucksache 10/4560 vom 13.6.1986) gab folgende Definition:

Definition
Misshandlung ist die nicht zufällige bewusste oder unbewusste gewaltsame und/oder seelische Schädigung, die in Familien oder Institutionen geschieht, also in einem Zusammenlebensystem und die zu Verletzungen und/oder Entwicklungshemmungen und sogar zum Tode führt und somit das Wohl und die Rechte eines Kindes beeinträchtigt oder bedroht.

Eine Definition sollte umfassen:
- körperliche Misshandlung
- Vernachlässigung, Deprivation, Gedeihstörungen
- seelische oder emotionale Behandlung/Vernachlässigung
- sexueller Missbrauch
- Münchhausen-by-proxy-Syndrom (MbpS)

Teilweise werden unter Kindesmisshandlung nicht nur vorsätzliche Handlungen, sondern auch Achtlosigkeit der Eltern oder Erziehungsberechtigten verstanden.
1962 identifizierte Henry Kempe (1922–1984) Verletzungsfolgen und Verletzungsmuster als Folge elterlicher Gewalt und prägte den Begriff Battered-Child-Syndrom. Lange Zeit waren Verletzungsbefunde bei Kindern einer akzidentellen Verursachung zugeschrieben worden. So beschrieb Caffey 1946 die Kombination chronischer subduraler Hämatome und multipler Frakturen der langen Röhrenknochen bei Kindern. Obwohl er von einer traumatischen Genese dieser Verletzungen überzeugt war, war es für ihn offensichtlich nicht vorstellbar, dass es sich bei diesen Verletzungen um die Folgen von Misshandlungen durch die Betreuungspersonen handelte.
Folgt man der offiziellen Kriminalstatistik, handelt es sich bei der körperlichen Kindesmisshandlung um ein seltenes Delikt. Nach einer Unicef-Studie starben innerhalb von fünf Jahren 523 Kinder in Deutschland in Folge einer Kindesmisshandlung, darunter waren 148 unter ein Jahr alte Kinder. Jede Woche sterben in Deutschland zwei Kinder in Folge Misshandlung, wobei das Risiko für Kinder unter einem Jahr dreimal größer ist als für ein- bis vierjährige Kinder. Insgesamt wird für Deutschland mit 157 000 Fällen von Kindesmisshandlung pro Jahr gerechnet, von den stationär behandelten Kindern versterben 12–15 %. Es wird mit einer hohen Dunkelziffer gerechnet. Ursachen hierfür sind:
- Kindesmisshandlung ist ein intrafamiliäres Delikt ohne unabhängige Zeugen.
- mangelnde Aufmerksamkeit von Umgebungspersonen und behandelnden Ärzten.
- Fehlinterpretation von Verletzungen als Unfallfolgen.
- Abhängigkeit des Kindes von den Eltern.
- Von Kindesmisshandlung sind insbesondere Kinder betroffen, die zu jung sind, um eigenständig über die Ursache der Verletzungen zu berichten.

Kriminologie der Kindesmisshandlung

Besonders gefährdet sind Kinder unter zwei Jahren. In 75 % aller Fälle sind Kinder unter sieben Jahren betroffen. Häufig ist nur ein Kind unter mehreren Geschwistern Opfer von Misshandlungen.

- Besonders bedroht sind unerwünschte oder behinderte Kinder.
- Täter sind oftmals sehr junge Eltern oder Lebensgefährten der Mutter (siehe auch **Tab. 3-7**).
- Die meisten Fälle ereignen sich zu Hause, es handelt sich um Impulsivtaten in Stresssituationen bei mangelnder Frustrationstoleranz.
- Alkohol spielt eine große Rolle.
- Die Eltern und Erziehungsberechtigten machen nur unzureichende Angaben über die Entstehung der Verletzung, die Angaben variieren und werden den diagnostizierten Befunden angepasst. In manchen Fällen werden Geschwisterkinder für die Verursachung der Verletzungen verantwortlich gemacht.
- Ärzte werden häufig erst mit einiger Verzögerung nach Entstehung der Verletzungen aufgesucht. Wenn Ärzte Kontakt zu vorbehandelnden Ärzten aufnehmen, fällt auf, dass häufig keine kontinuierliche Behandlung des Kindes bestand, sondern verschiedene Ärzte konsultiert wurden (sog. «Doctor-hopping»).

Rechtliche Grundlagen

Neben den allgemeinen Straftatbeständen gegen die Gesundheit (§ 223, 224, 226, 227 StGB) sind von besonderer Relevanz:

§ 225 StGB Misshandlung von Schutzbefohlenen

(1) Wer eine Person unter achtzehn Jahren oder eine wegen Gebrechlichkeit oder Krankheit wehrlose Person, die
1. seiner Fürsorge oder Obhut untersteht,
2. seinem Hausstand angehört,
3. von dem Fürsorgepflichtigen seiner Gewalt überlassen worden oder
4. ihm im Rahmen eines Dienst- oder Arbeitsverhältnisses untergeordnet ist,
quält oder roh misshandelt, oder wer durch böswillige Vernachlässigung seiner Pflicht, für sie zu sorgen, sie an der Gesundheit schädigt, wird mit Freiheitsstrafe von sechs Monaten bis zu zehn Jahren bestraft.

Tabelle 3-7: Einflussfaktoren bei körperlicher Kindesmisshandlung

soziokulturell	Einstellung der Eltern bzw. Erziehungsberechtigten gegenüber Strafen, Einstellung gegenüber Kindern als eigenständige Individuen versus bewegliche Habe oder persönlicher Besitz
sozioökonomisch	Armut ist ein wichtiger Stressor, der Gewalt, Vernachlässigung und Misshandlung begünstigt
Arbeitslosigkeit	eigenständiger sozialer Stressor, verbunden mit Armut
Zerrüttung der Familie	gestörte familiäre Verhältnisse, Gewalt in der Familie, Trennung; Verlust familiärer Unterstützung aufgrund sozialer Mobilität
Gesundheit	angegriffene Gesundheit, insbesondere bei der Mutter, reduziert Toleranzschwelle; psychiatrische Erkrankung oder geringe psychische Stabilität; Alkohol-, Drogen- und Medikamentenabhängigkeit
Behinderung	wichtiger Faktor aufseiten des Kindes; andere Beispiele sind schwierig zu handhabende Kinder (Schreier, schlecht zu füttern)
Ausbildung	mangelnde Ausbildung, geringe Intelligenz
Schlechte Eltern	eigene schlechte Kindheitserfahrungen und Mangel, adäquat zu lernen
individuell	Jugend, Unreife, Isolation, Kriminalität
Generationenfaktor	Tendenz Misshandlung von Generation zu Generation zu wiederholen
Umweltfaktoren	Kälte, Enge, überfüllte Wohnung, kein Platz für die Kinder zu spielen
Hilfsangebote Sozialeinrichtungen	Fehlen geeigneter leicht zu erreichender Sozialeinrichtungen

(2) Der Versuch ist strafbar.
(3) Auf Freiheitsstrafe nicht unter einem Jahr ist zu erkennen, wenn der Täter die schutzbefohlene Person durch die Tat in die Gefahr
1. des Todes oder einer schweren Gesundheitsschädigung oder
2. einer erheblichen Schädigung der körperlichen oder seelischen Entwicklung
bringt.
(4) In minder schweren Fällen des Absatzes 1 ist auf Freiheitsstrafe von drei Monaten bis zu fünf Jahren, in minder schweren Fällen des Absatzes 3 auf Freiheitsstrafe von sechs Monaten bis zu fünf Jahren zu erkennen.

§ 171 StGB Verletzung der Fürsorge- oder Erziehungspflicht

Wer seine Fürsorge- oder Erziehungspflicht gegenüber einer Person unter sechzehn Jahren gröblich verletzt und dadurch den Schutzbefohlenen in die Gefahr bringt, in seiner körperlichen oder psychischen Entwicklung erheblich geschädigt zu werden, einen kriminellen Lebenswandel zu führen oder der Prostitution nachzugehen, wird mit Freiheitsstrafe bis zu drei Jahren oder mit Geldstrafe bestraft.

Regelungen zum Kindeswohl finden sich darüber hinaus im Bürgerlichen Gesetzbuch sowie im Sozialgesetzbuch:

§ 1631 BGB Inhalt und Grenzen der Personensorge

(1) Die Personensorge umfasst insbesondere die Pflicht und das Recht, das Kind zu pflegen, zu erziehen, zu beaufsichtigen und seinen Aufenthalt zu bestimmen.
(2) Kinder haben ein Recht auf gewaltfreie Erziehung. Körperliche Bestrafungen, seelische Verletzungen und andere entwürdigende Maßnahmen sind unzulässig.
(3) Das Familiengericht hat die Eltern auf Antrag bei der Ausübung der Personensorge in geeigneten Fällen zu unterstützen.

§ 1666 BGB Gerichtliche Maßnahmen bei Gefährdung des Kindeswohls

(1) Wird das körperliche, geistige oder seelische Wohl des Kindes oder sein Vermögen gefährdet und sind die Eltern nicht gewillt oder nicht in der Lage, die Gefahr abzuwenden, so hat das Familiengericht die Maßnahmen zu treffen, die zur Abwendung der Gefahr erforderlich sind.
(2) In der Regel ist anzunehmen, dass das Vermögen des Kindes gefährdet ist, wenn der Inhaber der Vermögenssorge seine Unterhaltspflicht gegenüber dem Kind oder seine mit der Vermögenssorge verbundenen Pflichten verletzt oder Anordnungen des Gerichts, die sich auf die Vermögenssorge beziehen, nicht befolgt.
(3) Zu den gerichtlichen Maßnahmen nach Absatz 1 gehören insbesondere
1. Gebote, öffentliche Hilfen wie z. B. Leistungen der Kinder- und Jugendhilfe und der Gesundheitsfürsorge in Anspruch zu nehmen,
2. Gebote, für die Einhaltung der Schulpflicht zu sorgen,
3. Verbote, vorübergehend oder auf unbestimmte Zeit die Familienwohnung oder eine andere Wohnung zu nutzen, sich in einem bestimmten Umkreis der Wohnung aufzuhalten oder zu bestimmende andere Orte aufzusuchen, an denen sich das Kind regelmäßig aufhält,
4. Verbote, Verbindung zum Kind aufzunehmen oder ein Zusammentreffen mit dem Kind herbeizuführen,
5. die Ersetzung von Erklärungen des Inhabers der elterlichen Sorge,
6. die teilweise oder vollständige Entziehung der elterlichen Sorge.
(4) In Angelegenheiten der Personensorge kann das Gericht auch Maßnahmen mit Wirkung gegen einen Dritten treffen.

§ 1 SGB VIII Recht auf Erziehung, Elternverantwortung, Jugendhilfe

(1) Jeder junge Mensch hat ein Recht auf Förderung seiner Entwicklung und auf Erziehung zu einer eigenverantwortlichen und gemeinschaftsfähigen Persönlichkeit.
(2) Pflege und Erziehung der Kinder sind das natürliche Recht der Eltern und die zuvörderst ihnen obliegende Pflicht. Über ihre Betätigung wacht die staatliche Gemeinschaft.
(3) Jugendhilfe soll zur Verwirklichung des Rechts nach Absatz 1 insbesondere
1. junge Menschen in ihrer individuellen und sozialen Entwicklung fördern und dazu beitragen, Benachteiligungen zu vermeiden oder abzubauen,
2. Eltern und andere Erziehungsberechtigte bei der Erziehung beraten und unterstützen,
3. Kinder und Jugendliche vor Gefahren für ihr Wohl schützen,
4. dazu beitragen, positive Lebensbedingungen für junge Menschen und ihre Familien sowie eine kinder- und familienfreundliche Umwelt zu erhalten oder zu schaffen.

§ 8a SGB VIII Schutzauftrag bei Kindeswohlgefährdung

(1) Werden dem Jugendamt gewichtige Anhaltspunkte für die Gefährdung des Wohls eines Kindes oder Jugendlichen bekannt, so hat es das Gefährdungsrisiko im Zusammenwirken mehrerer Fachkräfte abzuschätzen. Dabei sind die Personensorgeberechtigten sowie das Kind oder der Jugendliche einzubeziehen, soweit hierdurch der wirksame Schutz des Kindes oder des Jugendlichen nicht in Frage gestellt wird. Hält das Jugendamt zur Abwendung der Gefährdung die Gewährung von Hilfen für geeignet und notwendig, so hat es diese den Personensorgeberechtigten oder den Erziehungsberechtigten anzubieten.
(2) In Vereinbarungen mit den Trägern von Einrichtungen und Diensten, die Leistungen nach diesem Buch erbringen, ist sicherzustellen, dass deren Fachkräfte

den Schutzauftrag nach Absatz 1 in entsprechender Weise wahrnehmen und bei der Abschätzung des Gefährdungsrisikos eine insoweit erfahrene Fachkraft hinzuziehen. Insbesondere ist die Verpflichtung aufzunehmen, dass die Fachkräfte bei den Personensorgeberechtigten oder den Erziehungsberechtigten auf die Inanspruchnahme von Hilfen hinwirken, wenn sie diese für erforderlich halten, und das Jugendamt informieren, falls die angenommenen Hilfen nicht ausreichend erscheinen, um die Gefährdung abzuwenden.
(3) Hält das Jugendamt das Tätigwerden des Familiengerichts für erforderlich, so hat es das Gericht anzurufen; dies gilt auch, wenn die Personensorgeberechtigten oder die Erziehungsberechtigten nicht bereit oder in der Lage sind, bei der Abschätzung des Gefährdungsrisikos mitzuwirken. Besteht eine dringende Gefahr und kann die Entscheidung des Gerichts nicht abgewartet werden, so ist das Jugendamt verpflichtet, das Kind oder den Jugendlichen in Obhut zu nehmen.
(4) Soweit zur Abwendung der Gefährdung das Tätigwerden anderer Leistungsträger, der Einrichtungen der Gesundheitshilfe oder der Polizei notwendig ist, hat das Jugendamt auf die Inanspruchnahme durch die Personensorgeberechtigten oder die Erziehungsberechtigten hinzuwirken. Ist ein sofortiges Tätigwerden erforderlich und wirken die Personensorgeberechtigten oder die Erziehungsberechtigten nicht mit, so schaltet das Jugendamt die anderen zur Abwendung der Gefährdung zuständigen Stellen selbst ein.

Bei Anhaltspunkten für eine Kindesmisshandlung bzw. Kindeswohlgefährdung wird die ärztliche Schweigepflicht nach § 203 StGB (Verletzung von Privatgeheimnissen) nach landesgesetzlichen Regelungen durchbrochen. So heißt es beispielhaft im Landesgesetz zum Schutz von Kindeswohl und Kindergesundheit (LKindSchuG) des Landes Rheinland-Pfalz vom 4.3.2008 in § 12 (Schweige- und Geheimhaltungspflicht, Befugnis zur Unterrichtung des Jugendamtes):

Werden Personen, die Schweige- oder Geheimhaltungspflichten im Sinne des § 203 des Strafgesetzbuches unterliegen, gewichtige Anhaltspunkte für eine Gefährdung des Wohls eines Kindes oder einer oder eines Jugendlichen bekannt und reichen die eigenen fachlichen Mittel nicht aus, die Gefährdung abzuwenden, sollen sie bei den Personensorge- und Erziehungsberechtigen auf die Inanspruchnahme der erforderlichen weitergehenden Hilfen hinwirken. Ist ein Tätigwerden dringend erforderlich, um die Gefährdung abzuwenden und sind die Personensorge- oder Erziehungsberechtigten nicht bereit oder in der Lage, hieran mitzuwirken, sind die in Satz 1 genannten Personen befugt, dem Jugendamt die vorliegenden Erkenntnisse mitzuteilen; hierauf sind die Betroffenen vorab hinzuweisen, es sei denn, damit wird der wirksame Schutz des Kindes oder der oder des Jugendlichen in Frage gestellt.

In einem bayerischen Gesetzentwurf heißt es:

6. Ärztinnen und Ärzte, Hebammen und Entbindungspfleger sind verpflichtet, gewichtige Anhaltspunkte für eine Misshandlung, Vernachlässigung oder einen sexuellen Missbrauch eines Kindes oder Jugendlichen, die ihnen im Rahmen ihrer Berufsausübung bekannt werden, unter Übermittlung der erforderlichen personenbezogenen Daten unverzüglich dem Jugendamt mitzuteilen.

Verletzungen

Bei Verletzungen von Kindern, insbesondere unter zwei Jahren, ist eine körperliche Misshandlung grundsätzlich in die differenzialdiagnostischen Überlegungen einzubeziehen. Eine sorgfältige körperliche Untersuchung mit Dokumentation der Verletzungsbefunde ist unverzichtbar.
Die meisten Verletzungen in Folge von Kindesmisshandlung sind Folge stumpfer Gewalt in Folge von Schlagen mit der Hand oder Faust, Schlagen mit Gegenständen (Stöcke, Gürtel), Schütteln, Werfen oder Fallenlassen des Kindes (s. **Tab. 3-8**). Verbrennungen oder Verbrühungen spielen eine geringere Rolle. «Anersticken» in Folge Verschluss der Atemöffnungen oder Vergiftungen sind beim MbpS von Bedeutung. Der Verdacht auf eine Kindesmisshandlung wird häufig aufgrund von Hautverletzungen oder knöchernen Frakturen geäußert. Ein klassischer Aphorismus englischer Rechtsmediziner lautet: «The skin and bones tell a story which the child is either too young or too frightened to tell».
Als Folge stumpfer Gewalteinwirkungen finden sich etwa Handabdrücke auf den Wangen, den Armen, dem Rumpf (s. **Abb. 3-1** und **Abb. 3-2**). Bei Misshandlungen sind insbesondere geschützte Körperteile wie Gesäß, Oberschenkel, Brustkorb, Ohren, Wangen und Mund betroffen, bei akzidentellen Verletzungen Unterschenkel, Knie, Ellenbogen (s. **Abb. 3-3**). Geformte Hämatome finden sich bei Schlag mit Gegenständen, typische doppelt konturierte Hämatome etwa bei Schlag mit Stöcken, Gürteln oder Kabeln (s. **Abb. 3-4**). Subunguale Hämatome finden sich etwa bei Schlag auf die Finger (s. **Abb. 3-5**).
Die Altersschätzung von Hämatomen ist außerordentlich schwierig, grobe Richtwerte finden sich in **Tabelle 3-9**. Bei sämtlichen Verletzungen sind folgende Fragen zu beantworten:

- Können die Verletzungen durch einen Unfall verursacht worden sein?
- Entspricht der Verletzungstyp dem vorgetragenen Verletzungsmechanismus?
- Ist der Verletzungsmechanismus bei dem Alter des Kindes überhaupt möglich?

Tabelle 3-8: Verletzungen bei Kindesmisshandlung durch stumpfe Gewalt

Art der Gewalt	Verletzungen bzw. Verletzungsmuster
Ziehen am Ohr	Einrisse der Ohrläppchen, insbesondere an deren Ansatz
Ziehen an den Haaren	umschriebene Haarausrisse («Epilation»), kahle Stellen
Schläge auf den Kopf	Hämatome, Platzwunden, Narben
Beißen	bisstypisch geformte ovale/halbmondförmig geordnete Zahnspitzenabdrücke
kräftiges Zupacken	je nach Lokalisation sog. Griffspuren, evtl. gruppierte Hämatome von 0,5 bis 2,5 cm Durchmesser, Daumenabdruck an gegenüberliegender Stelle
Kneifen	uncharakteristische Hämatome, evtl. durch Fingernägel Hautschürfungen
Griffspuren	charakteristisch lokalisierte Hämatome an den Oberarmen, evtl. am Thorax
Fesselung	Hautrötungen, Hautabschürfungen, Hämatome (Hand- und Fußgelenke)
Gewaltsames Füttern	Verletzungen der Schleimhaut des Mundvorhofes, des Lippenbändchens durch Einstoßen des Löffels, der Flasche; evtl. Zahnabbrüche
Schläge (flache Hand)	geformte Hämatome (insbes. an den Wangen), retroaurikuläre Hämatome, Trommelfellrupturen (HNO-Untersuchungen!)
Schläge (Faust)	Monokel- und Brillenhämatom, Augenverletzungen, Hämatome der Mundschleimhaut einschl. Zahnabdruckkonturen (Zahn als Widerlager!), Organzerreißungen im Bauchraum (Leber, Milz, Gastrointestinaltrakt) mit der Wirbelsäule als inneres knöchernes Widerlager (äußere Verletzungen der Rückenhaut über der Wirbelsäule können fehlen!)
Schläge (Fingerknöchel)	rundliche, nebeneinander liegende Hämatome
Schläge (Stock)	sog. Doppelstriemenmuster: feinstreifige Hämatome mit zentraler Abblassung
Schläge mit anderen Gegenständen (Gürtel, Kleiderbügel, Stuhlbeine, Aschenbecher usw.)	flächenhafte Hämatome, diese evtl. geformt korrespondierend zu Konturen des Schlagwerkzeuges; typische Lokalisation an der Körperrückseite (Gesäß, Rücken, Rückseite der Beine); evtl. finden sich sog. Abwehr- bzw. Parierverletzungen als Hämatome an den Streckseiten der Unterarme
Fußtritte	Möglich: Profilabdrücke bei Tritt mit beschuhtem Fuß. Cave: Gerade Tritte in den Bauch müssen nicht zu äußeren Verletzungen führen, können aber schwere innere Verletzungen verursachen (wie auch Faustschläge in den Bauch)!
Fallenlassen; Werfen gegen einen Gegenstand	flächenhafte Hämatome, Frakturen insbesondere auch der Schädelknochen konturierte Hämatome

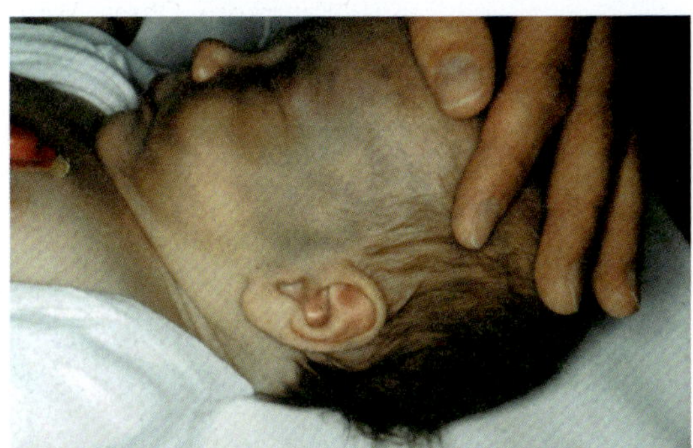

Abbildung 3-1: Vier Monate altes Kind, Hämatome der linken Wange und Stirn; von den Eltern nachts nach einem «Sturz vom Wickeltisch» unmittelbar zuvor ins Krankenhaus gebracht. Vier Wochen später an schweren hypoxischen Hirnschäden verstorben. Zum Zeitpunkt der Krankenhausaufnahme waren die Hämatome von Wange und Stirn bereits älter, aufgrund ihrer Lokalisation nicht in eine Verursachung durch eine Gewalteinwirkung einzuordnen. Entstehungsmechanismus: Schlag mit der rechten Hand auf die linke Wange.

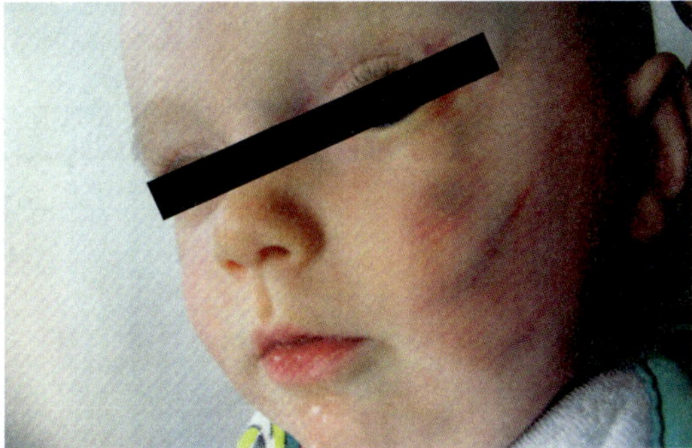

Abbildung 3-2: Typischer Handabdruck der linken Wange

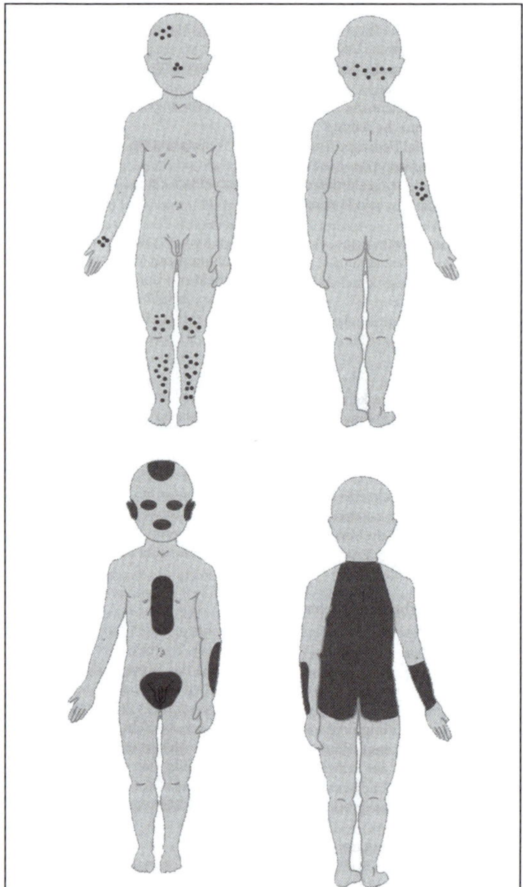

Abbildung 3-3: Oben: akzidentelle Verletzungen in nicht geschützten Körperarealen wie Unterschenkel, Knie, Ellenbogen, Stirn; unten: misshandlungstypische Verletzungen in geschützten Körperarealen wie Rücken, Gesäß, Brustkorb, Wange, Scheitelhöhe (nach Madea 2007)

Tabelle 3-9: Altersschätzung von Hämotomen nach verschiedenen Autoren

Alter	Farbe
0–2 Tage	geschwollen, empfindlich
0–5 Tage	rötlich, blau, violett
5–7 Tage	grün
7–10 Tage	gelb
10–14 Tage (oder länger)	braun
2–4 Wochen	abgeheilt
frisch (24–48 Stunden)	rötlich, violett, geschwollen, empfindlich
2–3 Tage	rötlich bräunlich
4–7 Tage	bräunlich grün
7 Tage und länger	gelb

- Sind die Verletzungen einzeitig oder mehrzeitig entstanden?

Knöcherne Verletzungen

Knöcherne Verletzungen in Folge von Kindesmisshandlung werden insbesondere bei Kindern unter drei Jahren beobachtet. Da kindliche Knochen noch biegbar sind, ist eine erhebliche Gewalteinwirkung zur Erzeugung von Frakturen notwendig. Bei misshandlungsbedingten Frakturen sind häufig Schädel, Rippen, Humerus, Femur und Tibia betroffen. Typi-

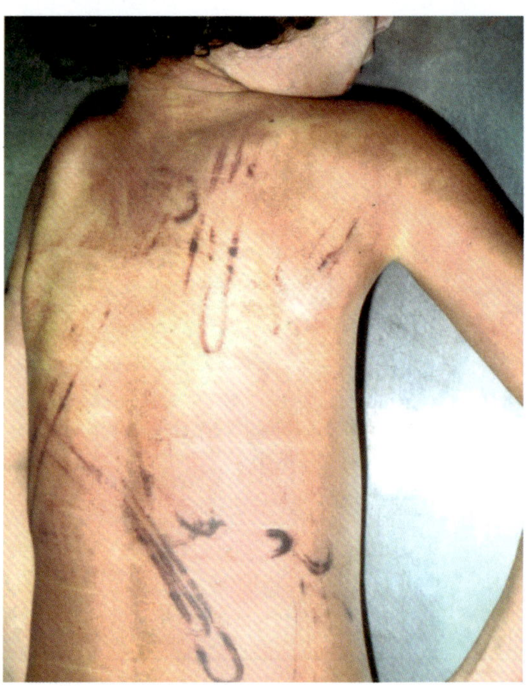

Abbildung 3-4: Doppelt konturierte Hämatome nach Schlag mit einem Gürtel

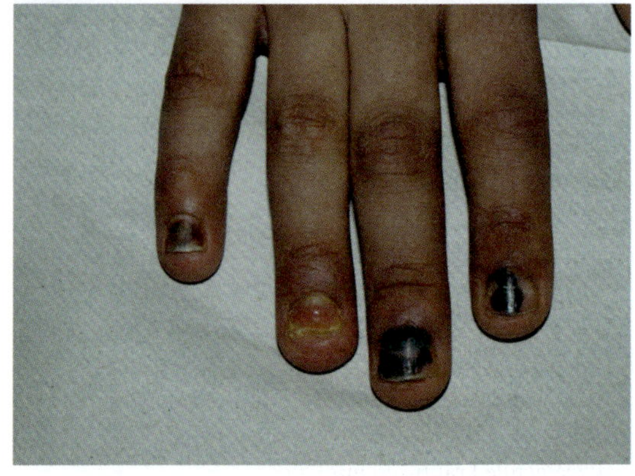

Abbildung 3-5: Subunguale Hämatome durch Schlag auf die Finger

sche radiologische Befunde bei knöchernen Verletzungen und ihre Verursachung finden sich in **Tabelle 3-10**, eine differenzialdiagnostische Abgrenzung von akzidentellen und misshandlungsbedingten Frakturen in **Tabelle 3-11**.

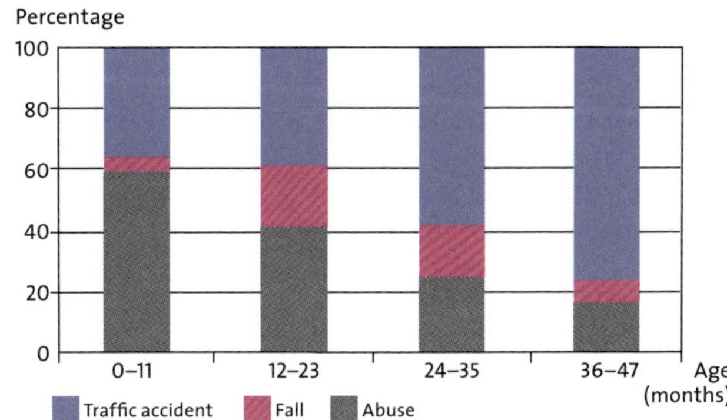

Abbildung 3-6: Altersabhängige Ursachen von 314 tödlichen Schädel-Hirn-Traumen von Säuglingen und Kleinkindern bis zum Alter von vier Jahren. Beschränkt man SHT auf Subduralblutungen, so verschiebt sich nach zahlreichen anderen Publikationen das Verhältnis der Ursachen bei Kindern < 1 Jahr deutlich «zugunsten» der Ursache «Misshandlung» (nach Arbogast et al. 2005).

Schädelverletzungen

Nach Schätzungen sind bis 95 % der schweren Schädelverletzungen im ersten Lebensjahr Ursache einer Misshandlung. Je jünger das Kind, desto größer ist der Anteil einer Misshandlung an tödlichen Schädel-Hirn-Traumata (s. **Abb. 3-6**). Schädelfrakturen sind Folge einer massiven stumpfen Gewalteinwirkung (mit der Hand, Faust, einem Gegenstand, Anstoß gegen einen Gegenstand). Die meisten misshandlungsbedingten Frakturen liegen in der Okzipito-parietal-Region, aufgrund der Lokalisation kann jedoch keine eindeutige Differenzierung

Tabelle 3-10: Radiologische Befunde und mögliche Ursache der Verletzungen

Radiologische Befunde	Ursache
Weichteilödem und subperiostales Hämatom	Quetschungen, grobes Zupacken, Zugkräfte und Drehung
Periostverkalkungen der Röhrenknochen	Verkalkung subperiostaler Hämatome (s. o.)
Metaphysenkantenabbrüche (corner signs), Epiphysenablösungen (paravertebrale) Rippenfrakturen	Überstrecken und -dehnen der Gelenke (der Abbruch entsteht durch den Zug der Gelenkkapsel am knöchernen Ansatz), z. B. nach Schütteln, durch grobe Kompression des Thorax bei Säuglingen; bei älteren Kindern durch Fußtritte
quere Frakturen der Röhrenknochen	direkte Gewalteinwirkung, Biegungsvorgänge
schräg-quere Frakturen der Röhrenknochen	Biegung oder Kompression
Spiralbrüche	axiale Drehung
«toddlers fracture» Schräg- oder Spiralfraktur der Tibia	nicht misshandlungsbedingt; Sturz beim fixierten Fuß im Laufiernalter
schräge Frakturen der Röhrenknochen	Biegung oder axiale Drehung mit axialer Belastung

Tabelle 3-11: Mit nicht-aktzidentellen Verletzungen assoziierte Frakturen (nach Hobbes et al. 1999b, Spevak 1994)

Knochen	Fraktur	Unfall	Misshandlung
Rippen	posterior häufiger als anterior/lateral	selten – z. B. Straßenverkehrsunfall, nicht durch kardiopulmonale Reanimation	+++
Humerus	Spiralschrägfraktur Methaphyse	+ selten	++ +++
Unterarm	Schaft	häufig	direkter Stoß
Femur	Spiralschrägfraktur Metaphyse	ungewöhnlich selten	++ +++
Tibia	Spiralfraktur	ungewöhnlich	++

Die Skalierung +, ++, +++ symbolisiert den Grad der Assoziation mit handlungsbedingten Frakturen. Schädel: lange, sich verzweigende Frakturen mit Überschreiten von Suturen sowie Impressionsfrakturen finden sich bei Misshandlung.
«Toddler fracture» ist eine nicht dislozierte Spiralfraktur der Tibia, die sich bei Kindern findet, die gerade beginnen zu laufen. Entstehungsmechanismus durch Sturz bei fixiertem Fuß.

zwischen unfall- oder misshandlungsbedingter Entstehung getroffen werden (s. **Tab. 3-12**).

Häufig wird von den Erziehungsberechtigten ein Sturz aus geringer Höhe als Ursache für Schädelfrakturen mit schwerwiegenden Schädel-Hirn-Verletzungen angegeben. Stürze aus geringen Höhen (unter 1 m) sind nicht geeignet, Schädelfrakturen mit lebensbedrohlichen Schädel-Hirn-Verletzungen zu verursachen (s. **Tab. 3-13**). So ergab eine prospektive Untersuchung von 106 durch unabhängige Zeugen beobachteten Sturzverletzungen, dass bei 15 Patienten keine Verletzungen vorlagen, darunter sieben Kinder, die mehr als 10 Fuß (3 m) tief stürzten. Geringe Verletzungen wie Unterblutungen und Schürfungen oder einfache Frakturen fanden sich bei 77 Patienten, darunter 43 Kinder, die mehr als 10 Fuß (3 m) tief stürzten. Schwere Verletzungen inklusive intrakranieller Hämatome und Frakturen lagen bei 14 Kindern vor, die zwischen 5 und 40 Fuß tief stürzten. Bei drei Kindern, die weniger als 10 Fuß (3 m) tief stürzten, lagen keine lebensbedrohlichen Verletzungen vor, obwohl kleine Schädelfrakturen ohne Bewusstseinsverlust bei Sturz gegen kantige Oberflächen vorlagen. Es fand sich in dieser Untersuchung nur ein Todesfall bei einem Sturz aus 70 Fuß (21 m).

Schütteltrauma – Shaken-Baby-Syndrome

Beim Schütteltrauma handelt es sich um eine typische Verletzungskombination aus subduralem Hämatom und retinalen oder Glaskörperblutungen als Folge eines heftigen Schüttelns von in der Regel nur wenige Monate alt gewordenen Kindern. Typischerweise wird das Kind an den Schultern, Armen oder am Brustkorb gefasst und vor und zurück geschleudert. Die in Relation zum Kopf gering entwickelte Halsmuskulatur kann den Kopf nicht halten, der dadurch unkontrolliert hin und her schlägt. Aufgrund von Relativbewegungen zwischen Tabula interna des Schädeldachs und Gehirn kommt es zur Zerreißung von Brückenvenen mit der Ausbildung subduraler Hämatome. In ca. 80 % der Fälle treten zusätzlich retinale Blutungen auf. Durch das Hin- und Her-Schleudern kommt es weiterhin zu einer diffusen Axonschädigung, die für die neurologische Symptomatik der Kinder verantwortlich ist. Durch Zerrungen kann es auch zu Verletzungen von Nervenwurzeln des Halsmarkes kommen.

Die typische Symptomatik besteht in einer rasch eintretenden Lethargie, Erbrechen, zerebralen Krampfanfällen, Bradykardie, Hyper- oder Hypotonie, Somnolenz, prolongierter Asphyxie und Koma (s. **Tab. 3-14**). Circa 10 % aller Fälle einer letalen Kindesmisshandlung sind Folge eines Schütteltraumas.

Tabelle 3-13: Erwartete Verletzungsfolgen und akzidentelle Verletzungsmechanismen bei sehr jungen Kindern (nach Duhaime et al. 1992)

Mechanismus	Verletzungsfolgen
Sturz < 4 Fuß (< 1,2 Meter)	Prellung/Weichteilverletzung lineare Fraktur epidurales Hämatom ? Impressionsfraktur
Sturz > 4 Fuß (> 1,2 Meter)	obige Verletzungen, zusätzlich: Impressionsfraktur Schädelbasisfraktur multiple Fraktur subarachnoidale Blutung Hirnkontusion ? subdurales Hämatom ? sternförmige Fraktur
Verkehrsunfall	obige Verletzungen, zusätzlich: subdurales Hämatom diffuse Axonschädigung

* Mit einem Fragezeichen versehene Verletzungsfolgen sind bei dem entsprechenden Mechanismus ungewöhnlich

Tabelle 3-12: Differenzialdiagnostik von Schädelfrakturen

Verletzungscharakteristika	Unfall	Misshandlung
Art	einzeln und linear	multipel, komplex, verzweigt
maximale Weite des Bruchspaltes	haarfein, schmal, 1–2 cm	weit, wachsend, 3 mm und mehr
Lokalisation	parietal, ein Schädelknochen betroffen	okzipital, bilateral, parietal, mehr als ein Schädelknochen betroffen
Impression	begrenzt, klare Anamnese eines Sturzes auf ein entsprechendes Objekt	Teil eines komplexen Frakturmusters, ausgedehnte oder multiple Impressionen
assoziierte intrakranielle Verletzungen	ungewöhnlich, außer bei Fallhöhe zwischen 2–3 m und mehr; epidurale Hämatome: ungewöhnliche, aber schwerwiegende Komplikation einzelner Frakturen	(rasch entstandene) subdurale Hämatome, Hirnrindenkontusionen, intrazerebrale Hämorrhagien und Hirnödem häufig

Circa 25 % der Opfer eines Schütteltraumas versterben. Da äußerlich sichtbare Verletzungen in der Regel vollständig fehlen, besteht die Gefahr, dass derartige Fälle als plötzlicher Kindstod fehlinterpretiert werden. Diagnostisch wegweisend sind radiologische Befunde (s. **Abb. 3-7**). Ein Algorithmus zur Abschätzung der Wahrscheinlichkeit einer nicht akzidentellen Kopfverletzung findet sich in **Abbildung 3-8**.

Die Kombination von subduralen Hämatomen und Netzhaut- bzw. Glaskörperblutungen ist nahezu pathognomonisch für ein Schütteltrauma. Differenzialdiagnostisch sind Aminoazidurien (z. B. Glutarazidurie Typ 1) abzugrenzen.

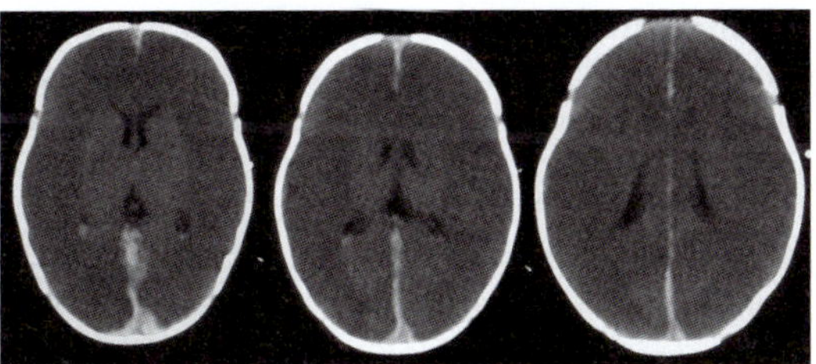

Abbildung 3-7: Interhemisphärische subdurale Blutung bei Schütteltrauma

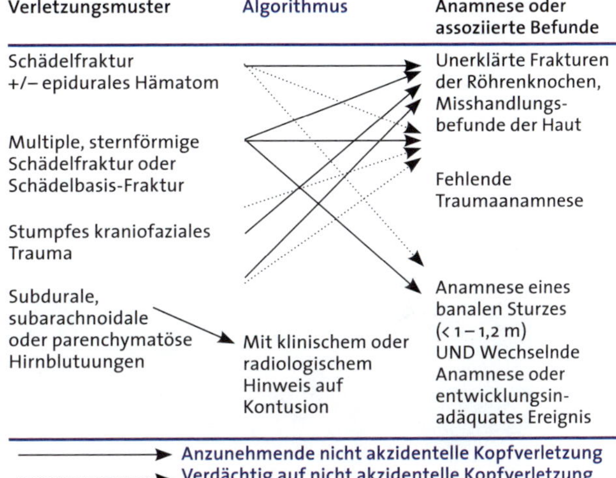

Abbildung 3-8: Algorithmus zur Abschätzung der Wahrscheinlichkeit einer nicht-akzidentellen Kopfverletzung (nach Minns 2005)

Thermische Verletzungen

Bei 10 % aller misshandelten Kinder sind Folgen von Hitzeeinwirkungen nachzuweisen (Verbrühungen, Kontaktverbrennungen durch Setzen des Kindes auf eine Herdplatte, Andrücken heißer Gegenstände [Bügeleisen, Zigarettenkippe] auf die Haut). Eine immersionsbedingte Verbrühung durch Eintauchen einer Extremität in heiße Flüssigkeit ist gekennzeichnet durch eine gleichmäßige Verbrühungstiefe und eine scharfe Abgrenzung zur gesunden Haut korrespondierend zum Wasserspiegel (s. **Abb. 3-9a–b**).

Differenzialdiagnostische Kriterien zur Abgrenzung von akzidentellen und misshandlungsbedingten thermischen Schädigungen finden sich in **Tabelle 3-15**.

Tabelle 3-14: Schweregrad von Schütteltraumen

Typus (Vorkommen im Untersuchungsmaterial in %)	Erstpräsentation/ Symptomatik	Befunde	Ursache	Folgen
A: hyperakute Encephalopathie/ cervico-medulläres Syndrom (6 %)	reanimationspflichtig/ tot/Hirntod nach partiell erfolgreicher Reanimation	minimale Subduralblutung, ggf. schwere hypoxische Encephalopathie	akuter Atemstillstand infolge traumatischer Hirnstammschädigung durch massives Schütteln	Tod
B: akute Encephalopathie (53 %; «klassisches SBS»)	Bewusstseinsstörung, Anfälle, Ateminsuffizienz, Hypotonie, Anämie, Schock	beidseitige subdurale Blutungen, ausgedehnte retinale Blutungen, Hirndruck, hypoxische und diffuse traumatische Hirnschäden	repetitives Rotationstrauma mit oder ohne Impact (Anprall); primäre traumatische und sekundäre hypoxische Hinrschäden	in etwa 60 % bleibende schwerwiegende Hirnschäden
C: nicht-encephalopathische, subakute Form (19 %)	unspezifische Symptome (vgl. D)	variable Kombinationen von Subduralblutungen und retinalen Blutungen, keine schwerere Hirnschädigung	wie B, jedoch ohne schwerere primär-traumatische oder sekundär-hypoxische Hirnschädigung	Prognose besser als bei B
D: chronische, extracerebrale Form (22 %)	Zunahme des Kopfumfanges, Irritabilität, Erbrechen, Gedeihstörung, hypoton, Anfälle	chron. Subduralblutung, keine retinalen Blutungen mehr	Trauma vor Woche(n) mit Brückenvenenverletzung(en), jedoch ohne primäre Hirnschädigung, «stabilisierte» Subduralblutung	gute Prognose

Differenzialdiagnostisch sind zum Ausschluss einer erhöhten Blutungsneigung bei Verdacht auf Kindesmisshandlung grundsätzlich Untersuchungen der Blutgerinnung, zum Ausschluss einer erhöhten Knochenbrüchigkeit radiologische Untersuchungen durchzuführen. Als Kindesmisshandlung fehlinterpretierte Erkrankungen finden sich in **Tabelle 3-16**.

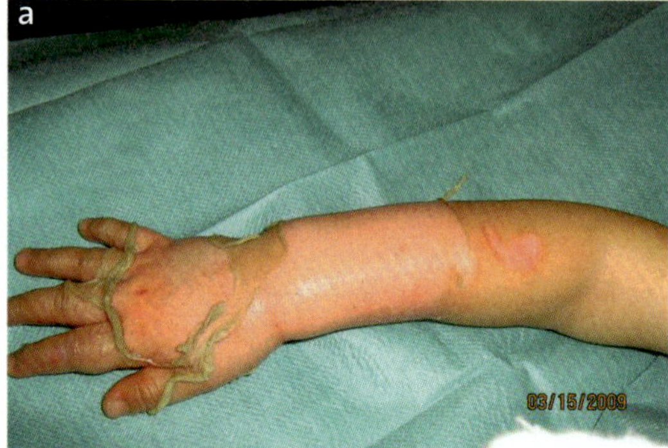

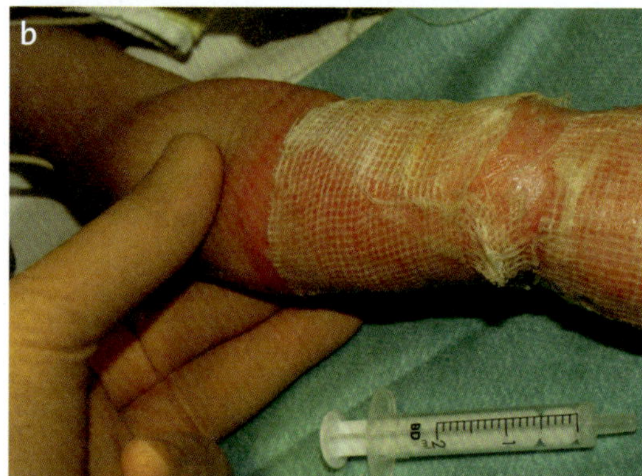

Abbildung 3-9a–b: Typische Immersionsverbrühung, scharfe Abgrenzung zwischen gesunder und verletzter Haut korrespondierend zum Wasserspiegel

Wichtige Informationsquellen bei Verdacht auf Kindesmisshandlung sind:

- Berichte vorbehandelnder Ärzte sowie sonstiger Gesundheitsberufe (Hebamme, Krankenschwester)

Ein Verdacht auf Kindesmisshandlung kann sich unter folgenden Umständen ergeben:

- verzögertes Aufsuchen eines Arztes (ohne Erklärung) trotz schwerer Verletzungszeichen
- Konsultation verschiedener Kinderärzte (doctor hopping)
- mitgeteilte Vorgeschichte zur Entstehung von Verletzungen wird abgewandelt
- unterschiedliche Angaben der Eltern oder Pflegepersonen
- Vorgeschichte zur Entstehung von Verletzungen mit Alter und Entwicklung des Kindes nicht vereinbar
- Verletzungen mit Angaben zur Entstehung nicht vereinbar
- für Entstehung von Verletzungen wird ein anderes Kind verantwortlich gemacht.

Mit der Diagnose Kindesmisshandlung stellt sich gleichzeitig die Frage, wie ein weiterer Schutz des Kindes vor Gewalteinwirkung oder Kindeswohlgefährdung sichergestellt werden kann. Reicht ein Gespräch mit den Eltern oder den Sorgeberechtigten aus? Reichen eigene Hilfsmöglichkeiten einer Klinik oder eines Arztes aus oder sind das Jugendamt gegebenenfalls die Ermittlungsbehörden einzuschalten? In schwerwiegenden Fällen mit vitaler Gefährdung eines Kindes wird die Einschaltung der Ermittlungsbehörden unumgänglich sein, in anderen Fällen reichen möglicherweise Hilfsangebote aus. Ein Entscheidungsbaum zum Verhalten bei

Tabelle 3-15: Charakteristika unfallbedingter und zugefügter thermischer Verletzungen

Unfallbedingte Verbrühungen bzw. Kontaktverbrennungen	Immersion (Eintauchen) bzw. beigebrachte Kontaktverbrennungen
unregelmäßiges Verletzungsmuster	gleichmäßige Verbrühungstiefe
unscharfe Grenze zur gesunden Haut	scharfer Rand zur gesunden Haut (evtl. sog. Wasserspiegel)
eher spritzerartige Verbrühungen an den Extremitäten	Handschuh- bzw. sockenartige Verbrühungen nach Eintauchen (der Hand, des Fußes)
bei Verbrühungen am Thorax pfeilartige Konfiguation	bei Eintauchen des Gesichts fehlen sog. Abrinnspuren
unvollständige Abbildung von heißen Kontaktflächen	vollständiger Abdruck mit klarer Kontur (Zigarette, Bügeleisen, Herdplatte etc.)
geringere und wechselnde Verletzungstiefe bei fehlender Fixierung des Körpers oder des Gegenstandes	gleichmäßige Verletzungstiefe durch Anpressen des Gegenstandes oder des Körpers

Tabelle 3-16: Phänomene, die als Kindesmisshandlung fehlinterpretiert werden können.

Fehlinterpretiert als Blutergüsse oder Abschürfungen	
Mongolenfleck	disseminierte intravasale Gerinnung
Erythema multiforme	Purpura fulminans
Naturheilverfahren (Lao-Gio)	Leukämie
Hämophilie	Purpura Schoenlein-Henoch
Vitamin-K-Mangel	Purpura bei idiopathischer Thrombozytopenie
Totenflecken	postmortale Schabenbisse
Gardner-Diamond-Syndrome	
Fehlinterpretiert als Verbrennungen	
Epidermolysis bullosa	Windeldermatitis
Impetigo	Naturheilverfahren
Fehlinterpretiert als zugefügte Frakturen	
Osteogenesis imperfecta	Rachitis
kongenitale Syphilis	Unfallfrakturen
ungewöhnliche Schädelsuturen	Osteomyelitis
Fehlinterpretiert als sexueller Mißbrauch	
Lichen sclerosus et atrophicans	Impetigo
kongenitale Anomalien	Hämangiome
Morbus Crohn	

drohender Kindeswohlgefährdung findet sich in **Abbildung 3-10**. Wichtig ist, dass die Diagnose einer Kindeswohlgefährdung im Interesse des Kindes Konsequenzen hat und an Schnittstellen zwischen Arzt/Jugendamt/Familiengericht keine Probleme (mangelnder Informationsfluss) auftreten.

3.5.2 Sexueller Missbrauch von Kindern

Die polizeiliche Kriminalstatistik geht von ca. 11 000 Fällen sexuellen Missbrauchs von Kindern (§ 176, 176a, 176b StGB) jährlich aus. Einschlägige gesetzliche Regelungen finden sich in:

- § 173 StGB (Beischlaf zwischen Verwandten)
- § 174 StGB (sexueller Missbrauch von Schutzbefohlenen)
- § 180 StGB (Förderung sexueller Handlungen Minderjähriger)
- § 182 StGB (sexueller Missbrauch von Jugendlichen).

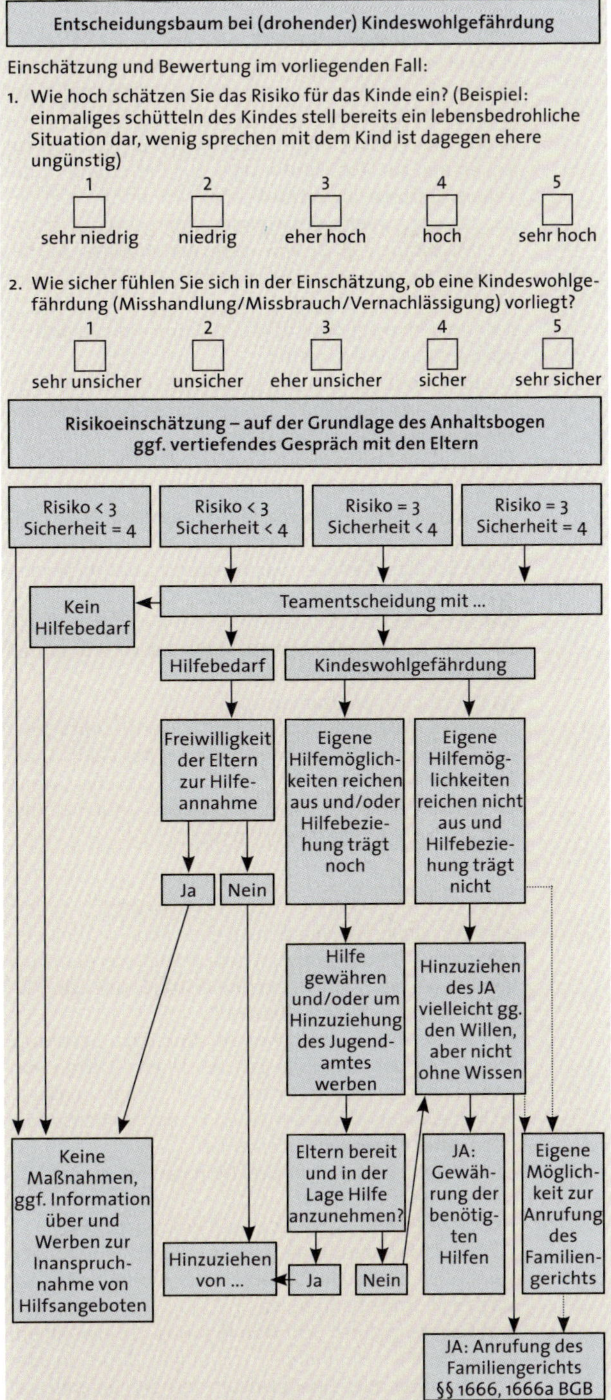

Quelle und Herausgeber: Werkbuch Vernetzung. Modellprojekt «Guter Start ins Kinderleben», Nationales Zentrum Frühe Hilfen, NZFH. Klinik für Kinder und Jugendpsychiatrie/Psychotherapie des Universitätsklinikum Ulm. Deutsches Institut für Jugendhilfe und Familienrecht (DIJuF) e. V.

Abbildung 3-10: Entscheidungsbaum bei (drohender) Kindeswohlgefährdung

§ 174 StGB Sexueller Missbrauch von Schutzbefohlenen

(1) Wer sexuelle Handlungen
1. an einer Person unter sechzehn Jahren, die ihm zur Erziehung, zur Ausbildung oder zur Betreuung in der Lebensführung anvertraut ist,
2. an einer Person unter achtzehn Jahren, die ihm zur Erziehung, zur Ausbildung oder zur Betreuung in der Lebensführung anvertraut oder im Rahmen eines Dienst- oder Arbeitsverhältnisses untergeordnet ist, unter Missbrauch einer mit dem Erziehungs-, Ausbildungs-, Betreuungs-, Dienst- oder Arbeitsverhältnis verbundenen Abhängigkeit oder
3. an seinem noch nicht achtzehn Jahre alten leiblichen oder angenommenen Kind
vornimmt oder an sich von dem Schutzbefohlenen vornehmen lässt, wird mit Freiheitsstrafe von drei Monaten bis zu fünf Jahren bestraft.
(2) Wer unter den Voraussetzungen des Absatzes 1 Nr. 1 bis 3
1. sexuelle Handlungen vor dem Schutzbefohlenen vornimmt oder
2. den Schutzbefohlenen dazu bestimmt, dass er sexuelle Handlungen vor ihm vornimmt,
um sich oder den Schutzbefohlenen hierdurch sexuell zu erregen, wird mit Freiheitsstrafe bis zu drei Jahren oder mit Geldstrafe bestraft.
(3) Der Versuch ist strafbar.
(4) In den Fällen des Absatzes 1 Nr. 1 oder des Absatzes 2 in Verbindung mit Absatz 1 Nr. 1 kann das Gericht von einer Bestrafung nach dieser Vorschrift absehen, wenn bei Berücksichtigung des Verhaltens des Schutzbefohlenen das Unrecht der Tat gering ist.

§ 176 StGB Sexueller Missbrauch von Kindern

(1) Wer sexuelle Handlungen an einer Person unter vierzehn Jahren (Kind) vornimmt oder an sich von dem Kind vornehmen lässt, wird mit Freiheitsstrafe von sechs Monaten bis zu zehn Jahren bestraft.
(2) Ebenso wird bestraft, wer ein Kind dazu bestimmt, dass es sexuelle Handlungen an einem Dritten vornimmt oder von einem Dritten an sich vornehmen lässt.
(3) In besonders schweren Fällen ist auf Freiheitsstrafe nicht unter einem Jahr zu erkennen.
(4) Mit Freiheitsstrafe von drei Monaten bis zu fünf Jahren wird bestraft, wer
1. sexuelle Handlungen vor einem Kind vornimmt,
2. ein Kind dazu bestimmt, dass es sexuelle Handlungen vornimmt, soweit die Tat nicht nach Absatz 1 oder Absatz 2 mit Strafe bedroht ist,
3. auf ein Kind durch Schriften (§ 11 Abs. 3) einwirkt, um es zu sexuellen Handlungen zu bringen, die es an oder vor dem Täter oder einem Dritten vornehmen oder von dem Täter oder einem Dritten an sich vornehmen lassen soll, oder
4. auf ein Kind durch Vorzeigen pornographischer Abbildungen oder Darstellungen, durch Abspielen von Tonträgern pornographischen Inhalts oder durch entsprechende Reden einwirkt.
(5) Mit Freiheitsstrafe von drei Monaten bis zu fünf Jahren wird bestraft, wer ein Kind für eine Tat nach den Absätzen 1 bis 4 anbietet oder nachzuweisen verspricht oder wer sich mit einem anderen zu einer solchen Tat verabredet.
(6) Der Versuch ist strafbar; dies gilt nicht für Taten nach Absatz 4 Nr. 3 und 4 und Absatz 5.

§ 176a StGB Schwerer sexueller Missbrauch von Kindern

(1) Der sexuelle Missbrauch von Kindern wird in den Fällen des § 176 Abs. 1 und 2 mit Freiheitsstrafe nicht unter einem Jahr bestraft, wenn der Täter innerhalb der letzten fünf Jahre wegen einer solchen Straftat rechtskräftig verurteilt worden ist.
(2) Der sexuelle Missbrauch von Kindern wird in den Fällen des § 176 Abs. 1 und 2 mit Freiheitsstrafe nicht unter zwei Jahren bestraft, wenn
1. eine Person über achtzehn Jahren mit dem Kind den Beischlaf vollzieht oder ähnliche sexuelle Handlungen an ihm vornimmt oder an sich von ihm vornehmen lässt, die mit einem Eindringen in den Körper verbunden sind,
2. die Tat von mehreren gemeinschaftlich begangen wird oder
3. der Täter das Kind durch die Tat in die Gefahr einer schweren Gesundheitsschädigung oder einer erheblichen Schädigung der körperlichen oder seelischen Entwicklung bringt.
(3) Mit Freiheitsstrafe nicht unter zwei Jahren wird bestraft, wer in den Fällen des § 176 Abs. 1 bis 3, 4 Nr. 1 oder Nr. 2 oder des § 176 Abs. 6 als Täter oder anderer Beteiligter in der Absicht handelt, die Tat zum Gegenstand einer pornographischen Schrift (§ 11 Abs. 3) zu machen, die nach § 184b Abs. 1 bis 3 verbreitet werden soll.
(4) In minder schweren Fällen des Absatzes 1 ist auf Freiheitsstrafe von drei Monaten bis zu fünf Jahren, in minder schweren Fällen des Absatzes 2 auf Freiheitsstrafe von einem Jahr bis zu zehn Jahren zu erkennen.
(5) Mit Freiheitsstrafe nicht unter fünf Jahren wird bestraft, wer das Kind in den Fällen des § 176 Abs. 1 bis 3 bei der Tat körperlich schwer misshandelt oder durch die Tat in die Gefahr des Todes bringt.
(6) In die in Absatz 1 bezeichnete Frist wird die Zeit nicht eingerechnet, in welcher der Täter auf behördliche Anordnung in einer Anstalt verwahrt worden ist. Eine Tat, die im Ausland abgeurteilt worden ist, steht in den Fällen des Absatzes 1 einer im Inland abgeurteilten Tat gleich, wenn sie nach deutschem Strafrecht eine solche nach § 176 Abs. 1 oder 2 wäre.

§ 176b StGB Sexueller Missbrauch von Kindern mit Todesfolge

Verursacht der Täter durch den sexuellen Missbrauch (§§ 176 und 176a) wenigstens leichtfertig den Tod des Kindes, so ist die Strafe lebenslange Freiheitsstrafe oder Freiheitsstrafe nicht unter zehn Jahren.

Bei sexuellen Missbrauchshandlungen sind zu differenzieren:

- innerfamiliärer sexueller Missbrauch,
- sexueller Missbrauch durch Fremdtäter,
- sexuell motivierte Tötungsdelikte bzw. Tötung nach sexuellem Missbrauch.

Opfer sind überwiegend Mädchen, betroffen sind Kinder aller Altersstufen. Bei den ermittelten Tatverdächtigen handelt es sich überwiegend um Männer. Die körperliche Untersuchung bei Verdacht auf sexuellen Missbrauch darf sich nicht auf eine gynäkologische oder anale Untersuchung beschränken, sondern umfasst den gesamten Körper (Nachweis anderer Zeichen von Gewalteinwirkungen wie Griffspuren, Verschluss des Mundes etc.). Die gynäkologische Untersuchung sollte durch entsprechend vorgebildete Gynäkologen oder Kindergynäkologen erfolgen, da Hymenformen und ihre Varianten (s. **Tab. 3-17**) für die Bewertung eines Untersuchungsbefundes von großer Bedeutung sind. Geeignete Untersuchungspositionen sind:

- Froschhaltung,
- Knie-Brust-Lage bzw.
- Seitenlage.

Beweisende Befunde für einen sexuellen Missbrauch sind:

- Nachweis von Samen, Spermien, saurer Phosphatase in Anal-, Oral- oder Vaginalabstrichen;
- Schwangerschaft;
- frische anogenitale Verletzungen (Einrisse, Abschürfungen, Prellungen, Durchtrennungen, Ausrisse, Hämatome, Ekchymosen, Petechien, Bissmarken) ohne adäquate alternative Unfallangabe;
- positiver Labortest oder Kultur für Syphilis oder Gonorrhöe (keine perinatale Infektion);
- HIV-Infektion (keine perinatale oder intravenöse Infektion);
- für das Alter ausgeprägte Vergrößerung der Hymenalöffnung verbunden mit Hymenrupturen (einschließlich fehlenden Hymens oder Hymenüberresten);
- abgeheilte Durchtrennungen oder Narben bei Fehlen eines adäquaten Traumas oder chirurgischer Eingriffe (s. auch **Tab. 3-18**).

Untersuchungsbefunde bei akutem oder chronischem analen Missbrauch finden sich in **Tabelle 3-19**. Auch die Bewertung analer Untersuchungsbefunde bedarf großer Erfahrung, um Fehlinterpretationen (z.B. anale Reflexdilatation) als eindeutigen Hinweis auf sexuellen Missbrauch zu vermeiden.

3.5.3 Münchhausen-by-proxy-Syndrom (MbpS)

Das Münchhausen-by-proxy-Syndrom stellt eine Form der Kindesmisshandlung dar, bei der in der Regel die Mutter als Täterin manipulativ bei ihrem Kind ein physisches oder psychisches Beschwerdebild erzeugt und das Kind wiederholt zur medizinischen Diagnostik und Therapie vorstellt.

Das MbpS ist durch vier Merkmale definiert:

- Es liegt bei einem Kind ein Beschwerdebild oder eine Symptomatik vor, das nicht auf einer echten medizinischen Erkrankung beruht, sondern durch einen Elternteil oder einen Erziehungsberechtigten vorgetäuscht und/oder aktiv herbeigeführt worden ist.
- Der Täter stellt das Kind wiederholt zur medizinischen Untersuchung und Behandlung vor und fordert von den Ärzten aufwendige sowie invasive, für das Kind physisch und psychisch belastende Untersuchungsmaßnahmen.
- Der Täter leugnet, die Ursachen des Beschwerdebildes zu kennen.
- Nach Trennung vom Täter kann sich das Beschwerdebild zurückbilden.

Tabelle 3-17: Angaben zum Hymen bei V.a. sexuellen Kindesmissbrauch

Kriterium	Befund
Form	anulär – semilunar – fimbrienartig – seltener: septiert, kribriform, mikroperforiertes Hymen – Sonderform
Lage	Die Hymenalöffnung kann anterior, zentral oder posterior liegen.
Beschaffenheit	zart-durchscheinend = Ruhephase; fleischig = Östrogeneinfluss
Breite des Hymenalsaumes	gleichmäßig – unregelmäßig
Aussehen des freien Hymenalsaumes	glatt – gewellt – Kerben – Tiefe der Kerben – Lücken
Durchmesser	Angabe des transhymenalen Durchmessers
Dehnungsfähigkeit	Soweit beurteilbar Angaben zur Dehnungsfähigkeit der Hymenalöffnung
Lokalisation von Verletzungen	Einrisse, Unterblutungen, Fibrinbeläge

Tabelle 3-18: Sexuell übertragbare Erkrankungen bei Kindern und ihr Beweiswert für einen Kindesmissbrauch – andere Infektionswege sollten, soweit möglich, ausgeschlossen werden.

Erreger	Inkubationszeit/Nachweis	Intrauterine/ perinatale Infektion möglich	Beweiswert
HIV	6 Wo.–18 Mon. (Serum)	ja	+++
Syphilis	10–90 Tage (Serum)	ja	+++
Gonorrhoe	2–7 Tage (kulturell)	ja	+++
Trichomoniasis	4–20 Tage (mikrosk./kulturell)	ja	+++
Herpes-simplex-Virus Typ 2 (HHSV-2)	2–24 Tage (z.B . aus Abstrich von Bläschen)	ja	++
HPV-Typen 6, 11, 16, 18; z. B. Condylomata acuminata	1–9 Mon. (? 20 Mon.) bioptisch; ISH	ja	++
Chlamydien	variabel (kulturell)	ja	++
Herpes-simplex-Virus Typ 1 (HHSV-1)	2–14 Tage (z. B. Abstrich aus Bläschen	ja	+
Mykoplasmen, Ureaplasma	2–3 Wochen? (kulturell)	?	+
bakterielle Vaginose	7–14 Tage (kulturell)	?	+
Candida albicans	? (mikrosk., kulturell)	?	unwahrscheinlich

+++ = starker Verdacht auf sexuellen Missbrauch
++ = erheblicher Verdacht auf sexuellen Missbrauch
+ = geringer Verdacht auf sexuellen Missbrauch
? = fraglich bzw. nicht bekannt

Tabelle 3-19: Mögliche Untersuchungsbefunde bei akutem und chronischem analen Missbrauch

Akut (Stunden)	Chronisch
perianale Schwellung («Reifenzeichen»)	Verdickung der Analhaut mit Verlust des Faltenreliefs
marginale Hämatome	Verminderung des Sphinktertonus
(blutende) radiäre Fissuren	anale Dilatation, venöse Stauung, chronische Fissuren
klaffender Anus	(keilförmige) Vernarbungen und Hautanhängsel («tags» – nicht in der Mittellinie)
lineare Hautabschürfungen	Warzen
extraanale Misshandlungsbefunde (Griffspuren etc.)	extraanale Befunde, z. B. sexuell übertragbare Erkrankungen

Das beim Kind vorgetäuschte oder artifiziell herbeigeführte Beschwerdebild kann bestehen in Blutungen, Krämpfen, ZNS-Depression, Apnoe, Diarrhoe, Erbrechen, Fieber (s. Tab. 3-20). Die eigentliche Diagnosesicherung eines MbpS gelingt während der ambulanten Behandlung nur selten, sondern zur Diagnosesicherung ist häufig eine stationäre Einweisung erforderlich. Neben der Symptomatik beim Kind gibt es charakteristische Merkmale bei der Mutter, die einen Verdacht auf ein MbpS lenken (s. Tab. 3-21). Der motivationale Hintergrund bei der Täterin, die die wahre Genese der Symptome leugnet, liegt in einem psychischen Gewinn aus der Einnahme der Krankenrolle und der ihr zuteil werdenden Anteilnahme (sekundärer Krankheitsgewinn). Differenzialdiagnosen zum MbpS sind:

- unentdecktes genuin-pädiatrisches Krankheitsbild mit einer seltenen oder atypischen Symptompräsentation;
- andere Form der körperlichen Misshandlung, des Missbrauchs oder der Vernachlässigung;
- exzessiv gesteigertes bzw. abweichendes medizinisches Inanspruchnahmeverhalten der Mutter.

Zur Diagnosesicherung sind neben Anamnese, klinischer Untersuchung und Beobachtung unter Umständen auch DNA- und toxikologische Unter-

Tabelle 3-20: Klinische Symptome bei Münchhausen-by-proxy-Syndrom und ggf. zu veranlassende Untersuchungen

Blutungen (Hämaturie, Hämatemesis) Blutungsquelle? Eigenes oder fremdes Blut? Ggf. DNA Untersuchung
Krämpfe Ggf. toxikologische Untersuchungen
ZNS-Depression (Müdigkeit, Koma) toxische Ursache, ggf. Urin und Blut für chemisch-toxikologische Untersuchungen sicherstellen
Apnoe perorale, perinasale Verletzungen; Verletzungen, Hämatome der Mundvorhofschleimhaut; Rachenverletzungen; Stauungsblutungen; generalisierte Petechien im Drainagegebiet der oberen Hohlvene
Wachstumsdefizit Malabsorption, Malabsorption ausgeschlossen?
Diarrhoe toxikologische Untersuchungen
Erbrechen toxikologische Untersuchungen
Fieber Ingestion bakteriell kontaminierter Substanzen?
Hauterythem
Bluthochdruck toxikologische Untersuchungen

(Quelle: M. Noeker, F. Mußhoff, I. Franke, B. Madea: Münchhausen-by-proxy-Syndrom, Rechtsmedizin 2010, 20: 223–237)

suchungen notwendig. Gegebenenfalls kann sich im stationären Bereich bei Verdacht des «Anerstickens» von Kindern die **versteckte Videoüberwachung** des Kindes empfehlen. Hierdurch wurden im angloamerikanischen Bereich schon Fälle des «Anerstickens» von Kindern bis zum Atemstillstand durch Verschluss der Atemöffnungen aufgedeckt (s. **Tab. 3-22**).

Zur heimlichen Videoüberwachung gelten in der **Schweiz** das Bundesgesetz über den Datenschutz (DSG) SR 235.1 und die kantonalen Regelungen, z. B. das Gesetz über die Information und den Datenschutz (IDG) (vom 12.2.2007) des Kantons Zürich. Die Videoüberwachung ist im Einzelfall als Mittel zur Aufdeckung eines MbpS, einer Kindesmisshandlung als Straftat geeignet und unter den Voraussetzungen von Art. 280 ff. StPO als Strafverfolgungsmaßnahme gegenüber dem Beschuldigten zulässig.

Tabelle 3-21: Charakteristische Merkmale und damit Warnhinweise für das Vorliegen eines Münchhausen-by-proxy-Syndroms.

Symptome und Merkmale beim Kind: 1) Ein chronisches bzw. rekurrierendes Symptombild, dessen Genese trotz einer lege artis durchgeführten pädiatrischen Diagnostik nicht aufzuklären ist. Erfahrene Ärzte kommentieren, dass sie einen solchen Fall noch nie gesehen haben. 2) Die häufigsten artifiziell herbeigeführten Symptombilder beziehen sich auf Blutungen (44 %), zerebrale Krampfanfälle (42 %), Apathie-/Komazustände (19 %), Dyspnoe (15 %), chronische Durchfälle (11 %) bzw. Erbrechen (10 %), unklares Fieber (10 %) sowie Hautausschläge (9 %). 3) Trotz adäquater symptomatischer Therapie ergibt sich keine klinisch nachhaltige Besserung. Häufig treten Komplikationen in der Behandlungsdurchführung auf (z. B. Erbrechen von Medikamenten). 4) Untersuchungsbefunde sind nicht kompatibel mit der von der Mutter erhobenen Anamnese. Laborbefunde sind physiologisch unplausibel (atypische Substanzen, Keimbesiedlungen in Blut, Urin, Stuhl oder Magen). 5) Exazerbationen der Symptomatik sind assoziiert mit der Anwesenheit der Mutter am Krankenbett.
Merkmale der Täterin und der Familie: 1) Die Mutter bietet eine fehlerhafte oder unvollständige Krankheits- und vor allem Behandlungsanamnese. 2) Die Mutter hält sich während des Klinikaufenthaltes ständig in der Nähe des Kindes auf. 3) Sie entwickelt ungewöhnlich rasch enge, vertrauliche Beziehungen zum Klinikpersonal und erweckt Mitgefühl für ihre Leidensgeschichte ergebnisloser Klinikaufenthalte. 4) Sie ist häufig medizinisch vorgebildet und macht eigenständige Vorschläge zum weiteren Procedere mit einem Akzent auf invasive Maßnahmen. 5) Bei akuten Verschlechterungen des klinischen Bildes bleibt sie seltsam gelassen oder greift die Ärzte in agitierter Weise wegen vermeintlicher Untätigkeit an. 6) Die Mutter oder ein anderes Familienmitglied zeigt ähnliche Symptome, ohne dass eine familiäre Häufung medizinisch plausibel ist. 7) Verfälschung auch der psychosozialen Anamnese (z. B. zu den innerfamiliären Beziehungen) 8) Medizinisch ebenfalls unklare Symptome bei einem weiteren Kind, das sich in der Betreuung der Mutter befindet oder sogar Todesfälle bei Geschwisterkindern (SIDS?). 9) Eine emotional distanzierte, von der Mutter dominierte Partnerschaftsbeziehung. 10) In der Herkunftsfamilie der Täterin finden sich gehäuft emotionale Vernachlässigung, körperliche Misshandlung, sexueller Missbrauch sowie eine exzessive Konsultation von Ärzten und Kliniken.

(Quelle: M. Noeker, F. Mußhoff, I. Franke, B. Madea: Münchhausen-by-proxy-Syndrom, Rechtsmedizin 2010, 20: 223–237)

Tabelle 3-22: Heimliche Videoüberwachung (nach M. Noeker & D. Tourneur, 2005: Das Münchhausen-by-proxy-Syndrom: Familienrechtliche und forensisch-psychiatrische Aspekte. Das Jugendamt. Zeitschrift für Jugendhilfe und Familienrecht, 78a: 167–175.)

1. Heimliche Videoüberwachung ist grundsätzlich nicht zulässig, außer zu Zwecken der Strafverfolgung durch die Polizei. Jede Videoüberwachung verletzt die Persönlichkeitsrechte des Überwachten. Abzuwägen ist im Einzelfall das Patienteninteresse (Schutz des Kindes) mit dem allg. Persönlichkeitsrecht des Überwachten; auch der Schutz des Klinikpersonals ist zu beachten.
2. Jede Videoüberwachung unterliegt einem datenschutzrechtlichen Vorbehalt. Für Krankenhäuser ist entweder das jeweilige Landesdatenschutz- oder Landeskrankenhausgesetz (in Bayern z. B. § 27 Bayer. Krankenhausgesetz) oder das Bundesdatenschutzgesetz einschlägig. In § 6d Bundesdatenschutzgesetz (BDSG) findet sich eine gesetzliche Regelung der Videoüberwachung, die mangels anderer konkreter Regelungen auch in den Landesgesetzen Prüfungsmaßstab sein dürfte. Als Wahrnehmung berechtigter Interessen im Sinne von Abs. 1 Ziffer 3 ist das Kindeswohl als ein schützenswertes Rechtsgut anzusehen, das die Persönlichkeitsrechte des mutmaßlichen Täters überwiegt.
3. Videoüberwachung ist im Einzelfall als Mittel zur Aufdeckung eines MbpS, einer Kindesmisshandlung als Straftat geeignet und unter den Voraussetzungen von § 100c StPO als **Strafverfolgungsmaßnahme** zulässig.

Zuständig für die Anordnung dieser Maßnahmen nach § 100c StPO ist der Strafrichter, bei Gefahr im Verzuge auch der Staatsanwalt oder die Polizei als sog. Hilfsbeamte der Staatsanwaltschaft (§ 100d StPO).

Aus der Schweizerischen StPO:

Art. 280 StPO Zweck des Einsatzes

Die Staatsanwaltschaft kann technische Überwachungsgeräte einsetzen, um: a. das nicht öffentlich gesprochene Wort abzuhören oder aufzuzeichnen; b. Vorgänge an nicht öffentlichen oder nicht allgemein zugänglichen Orten zu beobachten oder aufzuzeichnen; c. den Standort von Personen oder Sachen festzustellen.

Art. 281 StPO Voraussetzung und Durchführung

[1] Der Einsatz darf nur gegenüber der beschuldigten Person angeordnet werden.

[2] Räumlichkeiten oder Fahrzeuge von Drittpersonen dürfen nur überwacht werden, wenn aufgrund bestimmter Tatsachen angenommen werden muss, dass die beschuldigte Person sich in diesen Räumlichkeiten aufhält oder dieses Fahrzeug benutzt.

[3] Der Einsatz darf nicht angeordnet werden, um: a. zu Beweiszwecken Vorgänge zu erfassen, an denen eine beschuldigte Person beteiligt ist, die sich im Freiheitsentzug befindet; b. Räumlichkeiten oder Fahrzeuge einer Drittperson zu überwachen, die einer der in den Artikeln 170–173 genannten Berufsgruppen angehört.

[4] Im Übrigen richtet sich der Einsatz technischer Überwachungsgeräte nach den Artikeln 269–279.

Art. 282 StPO Voraussetzungen

[1] Die Staatsanwaltschaft und, im Ermittlungsverfahren, die Polizei können Personen und Sachen an allgemein zugänglichen Orten verdeckt beobachten und dabei Bild- oder Tonaufzeichnungen machen, wenn: a. aufgrund konkreter Anhaltspunkte anzunehmen ist, dass Verbrechen oder Vergehen begangen worden sind; und b. die Ermittlungen sonst aussichtslos wären oder unverhältnismässig erschwert würden.

[2] Hat eine von der Polizei angeordnete Observation einen Monat gedauert, so bedarf ihre Fortsetzung der Genehmigung durch die Staatsanwaltschaft.

Art. 283 StPO Mitteilung

[1] Die Staatsanwaltschaft teilt den von einer Observation direkt betroffenen Personen spätestens mit Abschluss des Vorverfahrens Grund, Art und Dauer der Observation mit.

[2] Die Mitteilung wird aufgeschoben oder unterlassen, wenn: a. die Erkenntnisse nicht zu Beweiszwecken verwendet werden; und b. der Aufschub oder die Unterlassung zum Schutze überwiegender öffentlicher oder privater Interessen notwendig ist.

Ist bei Verdacht auf MbpS keine eindeutige Diagnose möglich, empfiehlt sich eine «diagnostische» Trennung von Mutter und Kind unter stationären Bedingungen. Diese nimmt der Mutter die Möglichkeit, die Symptommanipulation fortzuführen, sodass bei Symptomfreiheit eine sich aus dem klinischen Verlauf resultierende Evidenz für oder gegen ein MbpS ergeben kann. In der Regel kann nicht von der Einwilligung der Mutter in eine diagnostische Trennung ausgegangen werden. Daher kann es notwendig sein, im Vorfeld einer diagnostischen Trennung die rechtlichen Voraussetzungen für eine Inobhutnahme des Kindes auch gegen den elterlichen Willen zu schaffen (§ 42 Kinder- und Jugendhilferecht KJHG). Bestätigt sich die Diagnose eines MbpS hat das Familiengericht Entscheidung über eine längerfristige Herausnahme des Kindes aus dem Familienverbund zu treffen, um das Kindeswohl langfristig zu schützen.

3.6 Selbstbeschädigung

Die Beweggründe für nicht suizidale Selbstbeschädigungen sind vielfältig und lassen sich hinsichtlich ihrer Motivation in folgende Fallgruppen einteilen:

- Selbstbeschädigung zum Zweck des Versicherungsmissbrauchs in der privaten Unfallversicherung (Versicherungsbetrug);
- Selbstverletzungen im Rahmen psychiatrischer Erkrankungen und bei Persönlichkeitsstörungen (Borderline Störung);

- Selbstverletzung in Gefängnissen (Motivation: Verlegung ins Krankenhaus);
- Selbstverletzungen, die eine Straftat vortäuschen sollen (z. B. Raub, Vergewaltigung);
- in Kriegszeiten spielen Selbstbeschädigungen von Soldaten zur Herbeiführung einer Dienstunfähigkeit eine Rolle.

Insbesondere Selbstverletzungen im Rahmen der privaten Unfallversicherung und zur Vortäuschung einer Straftat haben rechtliche Relevanz.

§ 263 StGB Betrug

(1) Wer in der Absicht, sich oder einem Dritten einen rechtswidrigen Vermögensvorteil zu verschaffen, das Vermögen eines anderen dadurch beschädigt, dass er durch Vorspiegelung falscher oder durch Entstellung oder Unterdrückung wahrer Tatsachen einen Irrtum erregt oder unterhält, wird mit Freiheitsstrafe bis zu fünf Jahren oder mit Geldstrafe bestraft.
(2) Der Versuch ist strafbar.

§ 145d StGB Vortäuschen einer Straftat

(1) Wer wider besseres Wissen einer Behörde oder einer zur Entgegennahme von Anzeigen zuständigen Stelle vortäuscht,
1. dass eine rechtswidrige Tat begangen worden sei oder
2. dass die Verwirklichung einer der in § 126 Abs. 1 genannten rechtswidrigen Taten bevorstehe,
wird mit Freiheitsstrafe bis zu drei Jahren oder mit Geldstrafe bestraft, wenn die Tat nicht in § 164, § 258 oder § 258a mit Strafe bedroht ist.

Hinsichtlich der fingierten Straftaten handelt es sich am häufigsten um

- Selbstverletzungen zur Vortäuschung von Raubüberfällen und Misshandlungen,
- Vortäuschung von politisch oder fremdenfeindlich motivierten Straftaten,
- fingierte Sexualdelikte.

Bei den fingierten Raubüberfällen wird häufig eine stumpfe Gewalteinwirkung gegen den Schädel mit anschließender Bewusstlosigkeit behauptet. In der Zwischenzeit sei ein Geschäft, eine Tankstelle, ein Geldbote etc. ausgeraubt worden. Bei der Untersuchung stellt sich eine augenfällige Diskrepanz zwischen geringer Verletzungsschwere und Ausmaß der funktionellen Auswirkungen (länger dauernde Bewusstlosigkeit) dar.
Bei Selbstverletzungen im Zusammenhang mit fingierten Sexualdelikten oder fremdenfeindlich motivierten Straftaten stehen häufig Verletzungen durch scharfe Gewalteinwirkung im Vordergrund. Betroffen sind vorwiegend Brust, Schambereich und unbekleidete Körperregionen, daneben auch Arme und Bauchhaut. Empfindliche Stellen, z. B. Brustwarze und Lippen, sind ausgespart, ebenso Funktionsbereiche (Ohren, Augen). Rücken und schwer erreichbare Regionen sind nicht betroffen. Fast durchweg handelt es sich um eine Gruppenbildung mit scharenweise parallel zueinander verlaufenden Oberhautanritzungen. Die gesamte Verletzungsschwere ist durchweg sehr leicht. Teilweise finden sich auch in die Haut eingeritzte, aus zahlreichen einzelnen Oberhautanritzungen bestehende Symbole oder Namen, die einen Tatverdächtigen im Zusammenhang mit einem Sexualdelikt belasten sollen. Zur differenzialdiagnostischen Abgrenzung selbst und fremd beigebrachter Verletzungen bei scharfer Gewalt siehe **Tabelle 3-23**.
Als Simulation bezeichnet man eine bewusste Vortäuschung von Krankheitserscheinungen; von Aggravation spricht man dagegen, wenn tatsächlich vorliegende Beschwerden übertrieben werden. So kommt es z. B. zu artifiziell herbeigeführten Wundheilungsstörungen durch Einbringen von Fremdkörpern, Urin oder Benzin in Operationswunden, um den Heilungsverlauf zu verzögern (Motivation: längerer Krankenhausaufenthalt, Krankenhaustagegeldversicherung).

In der **Schweiz** stellt sich die Rechtslage entsprechend dar:

Art. 146 StGB Betrug

[1] Wer in der Absicht, sich oder einen andern unrechtmässig zu bereichern, jemanden durch Vorspiegelung oder Unterdrückung von Tatsachen arglistig irreführt oder ihn in einem Irrtum arglistig bestärkt und so den Irrenden zu einem Verhalten bestimmt, wodurch dieser sich selbst oder einen andern am Vermögen schädigt, wird mit Freiheitsstrafe bis zu fünf Jahren oder Geldstrafe bestraft.
[2] Handelt der Täter gewerbsmässig, so wird er mit Freiheitsstrafe bis zu zehn Jahren oder Geldstrafe nicht unter 90 Tagessätzen bestraft.
[3] Der Betrug zum Nachteil eines Angehörigen oder Familiengenossen wird nur auf Antrag verfolgt.

Art. 151 StGB Arglistige Vermögensschädigung

Wer jemanden ohne Bereicherungsabsicht durch Vorspiegelung oder Unterdrückung von Tatsachen arglistig irreführt oder ihn in einem Irrtum arglistig bestärkt und so den Irrenden zu einem Verhalten bestimmt, wodurch dieser sich selbst oder einen andern am Vermögen schädigt, wird, auf Antrag, mit Freiheitsstrafe bis zu drei Jahren oder Geldstrafe bestraft.

Tabelle 3-23: Charakteristika selbst- und fremdbeigebrachter Verletzungen bei scharfer Gewalt (modifiziert nach König & Pollak, 1987)

Merkmal	Tatsächlicher Überfall	Fingierter Überfall
Art der scharfen Verletzung	überwiegend Stiche, einige Schnitte, vereinzelte Abkappungen	fast durchweg Oberhautanritzungen oder oberflächliche Schnitte, auch Kratzer und Übergangsformen
Anordnung	regellos über den Körper verteilt	Gruppenbildung, scharenweise parallel, vereinzelte Reihungen, symmetrische Anordnung
Lokalisation	alle Körperregionen, empfindliche Stellen nicht ausgespart	Brust, Schambereich und unbekleidete Körperregionen bevorzugt (Arme, Brust-, Bauchhaut); empfindliche Stellen (z. B. Brustwarzen, Lippen) und Funktionsbereiche (Ohren, Augen) ausgespart; Rücken und schwer erreichbare Regionen nicht betroffen; Betonung der der Arbeitshand gegenüberliegenden Seite
Form der Einzelverletzung	meist kurze Verläufe, auch unstetige	oft lange, stetige, nur schwach gekrümmte, konstante Formen
Intensität der Einzelverletzung	stark variierend, oft tiefreichend	nahezu konstant; immer oberflächlich; gleichmäßige Verletzungstiefe auch an gewölbten Körperpartien
Anzahl der Einzelverletzungen	große Anzahl seltener	auffallend häufig große Anzahl; evtl. Zeichen vorangegangener Selbstverletzungen
Gesamtverletzungsschwere	meist (sehr) schwer	durchweg sehr leicht
Begleitverletzungen	Meist zahlreiche Begleitverletzungen anderer Art	Vereinzelt Begleitverletzungen anderer Art (selbst beigebracht)
Einbeziehung der Kleidung	in die Verletzungen einbezogen; Träger zahlreicher Kampfspuren	meist nicht einbezogen; vereinzelt selbsterzeugte «Kampfspuren»
Abwehrverletzungen	oft typische, tiefe Schnitte an Fingerbeugeseite, Hohlhand, Handrücken und Unterarm	keine Abwehrverletzungen, durchweg oberflächliche Schnitte auch an Fingern, Hand und Unterarm

Art. 303 StGB Falsche Anschuldigung

[1] Wer einen Nichtschuldigen wider besseres Wissen bei der Behörde eines Verbrechens oder eines Vergehens beschuldigt, in der Absicht, eine Strafverfolgung gegen ihn herbeizuführen, wer in anderer Weise arglistige Veranstaltungen trifft, in der Absicht, eine Strafverfolgung gegen einen Nichtschuldigen herbeizuführen, wird mit Freiheitsstrafe oder Geldstrafe bestraft.

[2] Betrifft die falsche Anschuldigung eine Übertretung, so ist die Strafe Freiheitsstrafe bis zu drei Jahren oder Geldstrafe.

Art. 304 StGB Irreführung der Rechtspflege

[1] Wer bei einer Behörde wider besseres Wissen anzeigt, es sei eine strafbare Handlung begangen worden, wer sich selbst fälschlicherweise bei der Behörde einer strafbaren Handlung beschuldigt, wird mit Freiheitsstrafe bis zu drei Jahren oder Geldstrafe bestraft.

[2] In besonders leichten Fällen kann der Richter von einer Bestrafung Umgang nehmen.

3.7 Altersschätzung – Forensische Altersdiagnostik

3.7.1 Rechtlich relevante Altersgrenzen

Unter 14 Jahren ist ein Kind generell schuldunfähig und damit auch strafunmündig; die für die Strafmündigkeit relevante Altersgrenze ist das 14. Lebensjahr (s. Tab. 3-24). Nach § 1 Jungendgerichtsgesetz gilt als Jugendlicher, wer zur Zeit der Tat 14, aber noch nicht 18 Jahre alt ist, als Heranwachsender, wer zur Zeit der Tat 18, aber noch nicht 21 Jahre alt ist. Bei Jugendlichen ist generell Jugendstrafrecht anzuwenden, bei Heranwachsenden muss geprüft werden, ob die Gesamtwürdigung der Persönlichkeit des Täters und der Tat ergibt, dass der Betroffene nach seiner sittlichen und geistigen Entwicklung noch einem Jugendlichen gleichstand und damit Jugendstrafrecht anzuwenden ist oder das allgemeine Erwachsenenstrafrecht. Die Feststellung der Altersgrenzen kann aufgrund der Anwendung von Jugend- oder Erwachsenenstrafrecht erhebliche Bedeutung für das Strafmaß besitzen. Im Zivilrecht ist die Altersgrenze von 18 Jahren bedeutsam, etwa bei

Tabelle 3-24: Rechtlich relevante Altersgrenzen

Bezeichnung	Strafrecht (JGG/StGB)		Zivilrecht (BGB)	
	Alter (J)	Folgen	Alter (J)	Folgen
minderjährig	0–14	strafunmündig	0–7	nicht geschäftsfähig
jugendlich	14–18	relativ strafmündig (JGG)	7–18	beschränkt geschäftsfähig
heranwachsend	18–21	strafmündig (JGG/StGB)	> 18	geschäftsfähig
volljährig	> 21	strafmündig (StGB)		

Vormundschaftsangelegenheiten (§ 1773 BGB) sowie bei Pflegschafts- und Ergänzungspflegschaftsangelegenheiten (§§ 1909, 1915 BGB).

Verwaltungsrechtlich ist die Altersgrenze von 16 Jahren von Bedeutung, weil dann der Betroffene gemäß § 68 Abs. 1 AuslG, § 12 Asylverfahrensgesetz als handlungsfähig gilt, was unter anderem Auswirkungen auf die Unterbringung in einer Sammelunterkunft für Asylbewerber oder in einer Einrichtung der Jugendhilfe hat.

Die Altersdiagnostik kann schließlich auch Bedeutung im Rentenverfahren haben, da nach dem Deutschen Sozialgesetzbuch (SGB VI) ein Altersrentenanspruch in der Regel nach Vollendung des 65. Lebensjahres besteht, der durch die Vorlage der Geburtsurkunde nachzuweisen ist (§ 35 SGB VI). Sind Geburtsdaten nicht zweifelsfrei dokumentiert, kann es zu strittigen Rentenverfahren kommen. Die Schwierigkeit einer exakten Altersdiagnostik im höheren Lebensalter hat der Gesetzgeber 1997 im SGB I § 33a folgendermaßen gelöst:

§ 33a SGB I Altersabhängige Rechte und Pflichten

Sind Rechte davon abhängig, dass eine bestimmte Altersgrenze erreicht oder überschritten ist, ist das Geburtsdatum maßgebend, das sich aus der ersten Angabe des Berechtigten gegenüber einem Sozialleistungsträger ergibt.

Falsche Angaben zum Alter oder Alterstäuschung in Zivil- oder Sozialrechtsverhältnissen oder beim Asylantrag können auch den Tatbestand des Betruges gemäß § 263 Abs. 1 StGB verwirklichen.

3.7.2 Untersuchungsmethoden

Von der Arbeitsgemeinschaft für forensische Altersdiagnostik der Deutschen Gesellschaft für Rechtsmedizin wurden inzwischen Empfehlungen für die Altersdiagnostik bei Jugendlichen und jungen Erwachsenen, bei Lebenden im Strafverfahren sowie bei Lebenden im Rentenverfahren veröffentlicht. Wissenschaftliche Grundlage von Altersdiagnosen ist dabei die genetische Kontrolle der Ontogenie, wodurch die zeitliche Variabilität von Entwicklungsstadien begrenzt ist. So decken sich Wachstumskurven eineiiger Zwillinge sehr weitgehend.

Aus dem umfangreichen Spektrum verfügbarer Untersuchungsmethoden sind für eine forensische Anwendung bei Lebenden nur wenige Methoden brauchbar:

- die körperliche Entwicklung, erfasst durch Inspektion mit Erhebung anthropometrischer Daten (Körperhöhe und -gewicht, Körperbautyp), der sexuellen Reifezeichen (s. Tab. 3-25 und 3-26) sowie möglicher altersrelevanter Entwicklungsstörungen;
- die Röntgenuntersuchung der linken Hand;
- die zahnärztliche Untersuchung mit Erhebung des Zahnstatus und Röntgenuntersuchung des Gebisses.

Bei abgeschlossener Handentwicklung kann eine radiologische Untersuchung der Clavicula hilfreich sein. Entsprechende Untersuchungen sollten nur von einschlägigen Experten vorgenommen werden. Die rechtlichen Voraussetzungen zur Durchführung radiologischer Untersuchungen (richterliche Anordnung nach § 81a StPO bzw. persönliche Einwilligung) müssen beachtet werden.

3.7.3 Forensische Altersdiagnostik in der Schweiz

Unter 10 Jahren ist ein Kind in der Schweiz generell schuldunfähig und damit auch strafunmündig; die für die Strafmündigkeit relevante Altersgrenze ist das 10. Lebensjahr (vgl. Tabelle 2-3, S. 23). Das Jugendstrafgesetz gilt für Personen, die zwischen dem vollendeten 10. und dem vollendeten 18. Altersjahr eine mit Strafe bedrohte Tat begangen haben, Art. 3 JStG. Bei Jugendlichen ist generell Jugendstrafrecht anzuwenden. Sind gleichzeitig eine vor und eine nach Vollendung des 18. Altersjahres begangene Tat zu beurteilen, so ist hinsichtlich der Strafen nur das Strafgesetzbuch anwendbar, Art. 3 Abs. 2 JStG. Die Feststellung der Altersgrenzen kann aufgrund der Anwendung von Jugend- oder Erwachsenenstrafrecht erhebliche Bedeutung für das Strafmaß besitzen. Im Zivilrecht ist die Altersgrenze von 18 Jahren

Tabelle 3-25: Beurteilung des biologischen Alters (nach Flügel et al. 1986)

Mädchen				
Alter (Phase)	bis 11 Jahre (infantile Phase)	11 bis 13 Jahre (erste puberale Phase)	13 bis 16 Jahre (zweite puberale Phase)	ab 16 Jahre (mature Phase)
Brust	Düsengewebe fehlt (evtl. Brustknospe)	Drüsenwachstum, Knospenbrust	Rundung, beginnende Pigmentierung der Mamille	reife Form, pigmentierte Mamille, differenzierte Papille
Schambehaarung	keine Behaarung (Lanugo)	beginnende Behaarung, zunehmend dichter, Kräuselung	dichtes Haarfeld, auch seitlich	dichtes, stark gekräuseltes Haarfeld, horizontal begrenzt
Hüfte	kindliche Form	Übergang zur weiblichen Hüftform	Übergang zur weiblichen Hüftform	weibliche Hüftform ausgebildet
Achselhöhlenbehaarung	keine Behaarung (Lanugo)	beginnende Behaarung	lichteres, leicht gekräuseltes Haarfeld	dichteres, stärker gekräuseltes Haarfeld, Pigmentierung
Menstruation	fehlt	Menarche-Median des Geburtsjahrgangs 1965 13 Jahre, 2 Monate	teilweise anovulatorische Blutungen, zunehmend zyklisch	zyklisch

Tabelle 3-26: Beurteilung des biologischen Alters (nach Flügel et al. 1986)

Knaben				
Alter (Phase)	bis 12 Jahre (infantile Phase)	12 bis 14 Jahre (erste puberale Phase)	14 bis 17 Jahre (zweite puberale Phase)	ab 17 Jahre (mature Phase)
Penis	klein, konisch geformt	vermehrtes Längenwachstum, dünn, gestreckt	gesteigertes Dickenwachstum, beginnende Pigmentierung	walzenförmig, Pigmentierung ausgeprägt, Eichel abgesetzt
Hodensack	kuppelförmig, straff, Hoden kleiner als Haselnussgröße	beutelförmig, schlaffer Hoden, bis Haselnussgröße	beutelförmig, Fältelung, Hoden bis Kirschgröße	sackförmig, starke Fältelung, Pigmentierung, Hoden bis Walnussgröße
Schambehaarung	keine Behaarung (Lanugo)	beginnende Behaarung, zunehmend dichter, Kräuselung	dichtes Haarfeld, auch seitlich	dichtes, stark gekräuseltes Haarfeld, vertikal begrenzt
Achselhöhlenbehaarung	keine Behaarung (Lanugo)	beginnende Behaarung	leichteres, leicht gekräuseltes Haarfeld	dichteres, stärker gekräuseltes Haarfeld, Pigmentation
Kehlkopf und Stimme	Ring- und Schildknorpel nicht ausgeprägt, kindliche Stimme	Ring- und Schildknorpel beginnend prominent, dunklere Stimme	Ring- und Schildknorpel zunehmend prominent, Stimmbruch	ausgeprägte Prominenz von Schild- und Ringknorpel, männliche Stimme

bedeutsam, weil dann grundsätzlich Mündigkeit eintritt, Art. 14 ZGB.

Die Altersdiagnostik kann schließlich auch Bedeutung im Verfahren zur Gewährung einer Alters- und Hinterbliebenenversorgung haben. Anspruch auf eine Altersrente haben: Männer, welche das 65. Altersjahr vollendet haben und Frauen, welche das 64. Altersjahr vollendet haben, vgl. Art. 21 Bundesgesetz über die Alters- und Hinterlassenenversicherung. Der Anspruch auf die Waisenrente erlischt mit der Vollendung des 18. Altersjahres oder mit dem Tod der Waise. Für Kinder, die noch in Ausbildung sind, dauert der Rentenanspruch bis zu deren Abschluss, längstens aber bis zum vollendeten 25. Altersjahr, Art. 26 Bundesgesetz über die Alters- und Hinterlassenenversicherung.

Falsche Angaben zum Alter oder Alterstäuschung in Zivil- oder Sozialrechtsverhältnissen können u. a. den Tatbestand des Betruges gemäß Art. 146 StGB bzw. die Strafbestimmungen nach dem Bundesgesetz über die Alters- und Hinterlassenenversicherung, Art. 87 ff., verwirklichen.

4 Forensische Psychiatrie

4.1 Schuldfähigkeit

Eine Straftat ist eine tatbestandsmäßige, rechtswidrige und schuldhafte Handlung. Die Tat muss dem Täter persönlich zurechenbar sein, sie muss schuldhaft sein. Heute hat sich ein normativer Schuldbegriff durchgesetzt. Schuld ist Vorwerfbarkeit im Sinne des Belastetseins mit der Verantwortung für rechtswidrige Erfolge oder gefährliche Handlungen. Die Art der Schuld wird differenziert in Vorsatz und Fahrlässigkeit.

Die Schuldform des Vorsatzes umfasst das Wissen und Wollen des Tatbestandes, das gegenwärtige Wissen um die Folgen des Tuns oder Unterlassens gehört zu allen Formen des Vorsatzes (direkter, indirekter, bedingter Vorsatz).

Demgegenüber richtet sich die Schuldform der Fahrlässigkeit gegen einen Täter «mit gutem Gewissen», «ohne Unrechtsbewusstsein», der aber bei pflichtgemäßer und zumutbarer Sorgfalt hätte erkennen können, dass sein Tun oder Unterlassen Unrecht war.

Schuldunfähig ist, wer bei Begehung der Tat noch nicht 14 Jahre alt war (§ 19 StGB).

Für die übrigen Delinquenten – Täter zwischen 14 und 21 Jahren – gelten die Bestimmungen des Jugendgerichtsgesetzes (JGG). Für Personen zwischen 14 und 17 Jahren ist die Schuldfähigkeit im Einzelfall festzustellen (§ 3 JGG); für Personen ab 18 Jahren wird sie vom Gesetz regelmäßig unterstellt. Das Jugendgerichtsgesetz trägt den Besonderheiten des Jugend- und Entwicklungsalters Rechnung, sowohl hinsichtlich der Beurteilung von Straftaten wie hinsichtlich der Verhängung von Strafen und Maßnahmen. Für Personen über 21 Jahren gilt das allgemeine Strafrecht.

In §§ 20 und 21 StGB sind die Schuldunfähigkeit bzw. verminderte Schuldfähigkeit wegen seelischer Störungen geregelt.

§ 20 StGB Schuldunfähigkeit wegen seelischer Störungen

Ohne Schuld handelt, wer bei Begehung der Tat oder wegen einer krankhaften seelischen Störung, wegen einer tiefgreifenden Bewusstseinsstörung oder wegen Schwachsinns oder einer schweren anderen seelischen Abartigkeit unfähig ist, das Unrecht der Tat einzusehen oder nach dieser Einsicht zu handeln.

§ 21 StGB Verminderte Schuldfähigkeit

Ist die Fähigkeit des Täters, das Unrecht der Tat einzusehen oder nach dieser Einsicht zu handeln, aus einem der in § 20 bezeichneten Gründe bei Begehung der Tat erheblich vermindert, so kann die Strafe nach § 49 Abs. 1 gemildert werden.

Im Einzelfall ist zu prüfen, ob eine der biologischen Voraussetzungen des § 20 StGB vorliegt: krankhafte seelische Störung, tiefgreifende Bewusstseinsstörung, Schwachsinn oder schwere andere seelische Abartigkeit.

Den im § 20 StGB genannten Eingangsvoraussetzungen sind folgende klinische Diagnosen zuzuordnen:

- Krankhafte seelische Störung: endogene und exogene Psychosen, hirnorganisch bedingte psychische Störungen, Schizophrenien und Residualsyndrome endogener Psychosen, Intoxikationen (akuter Rausch), Bewusstseinsstörungen nach Schädelhirntrauma.
- Tiefgreifende Bewusstseinsstörung: Hiermit sind gemeint nicht krankhafte Bewusstseinsstörungen (physiologisch: Schlaftrunkenheit, Erschöpfung) sowie psychogene Störungen (Affektdelikte bei hochgradiger Erregung).
- Schwachsinn: intellektuelle Minderbegabung mit einem IQ unter ca. 70.
- Schwere andere seelische Abartigkeit: Persönlichkeitsstörungen wie Neurosen, Psychopathien, sexuelle Triebstörungen.

Liegt eine der Eingangsvoraussetzungen des § 20 vor, ist zu prüfen, wie sich dies auf die Einsichtsfähigkeit und/oder Steuerungsfähigkeit ausgewirkt hat. Die häufigsten Eingangsvoraussetzungen für eine Einschränkung der Schuldfähigkeit sind Alkohol- und Drogenbeeinflussung (etwa bei Verkehrs-, Eigentums-, Gewalt- und Sexualdelikten). In der Regel ist hierbei die Einsichtsfähigkeit erhalten, und es kommt zu einer Beeinträchtigung der Steuerungsfähigkeit.

Bei der Eingangsvoraussetzung Schwachsinn kann es auch zu einer Beeinträchtigung der Einsichtsfähigkeit kommen.

Bei der Beurteilung der Schuldfähigkeit sind generell folgende Punkte zu beachten:

1) Leistungsbild zur Tatzeit
2) Tatverhalten – und zwar vor, während und nach der Tat
3) BAK (Blutalkoholkonzentration) bzw. Beeinflussung durch andere psychotrope Substanzen (inkl. Pharmakodynamik, z. B. akute Anflutung, Wechselwirkungen, Gewöhnungen an psychotrophe Substanzen usw.)
4) Persönlichkeitsbild
5) psychopathologischer Befund

Das Tatverhalten ist zu analysieren hinsichtlich folgender Punkte: Zielstrebigkeit, Durchsetzungsfähigkeit gegen Widerstände, äußere Verhaltensmerkmale, Planung, Vorsicht, Umsicht, Sorgfalt.

Folgende psychopathologische Befunde sind in jedem Fall zu erheben und zu diskutieren:

- Bewusstsein: klar, getrübt, eingeengt
- Gedächtnis: erhalten, Erinnerungslücken
- Orientierung: erhalten, gestört
- Wahrnehmung: normal, Sinnestäuschungen, illusionäre Verkennung, Halluzinationen
- Denken: Ideenflucht, zerfahren, inkohärent, gehemmt
- Stimmung: gehoben, gedrückt, ängstlich, gespannt, zornig, gleichgültig
- Antriebslage: Erregung, Hemmung
- Vigilanz: konzentrative und distributive Aufmerksamkeit
- Affektivität (siehe auch Stimmung): Depression, Euphorie

Anknüpfungspunkte für die Erhebung des psychopathologischen Befundes liefern Einlassungen des Beschuldigten/Angeklagten, von Zeugen sowie polizeiliche und ärztliche Feststellungen bei Sachverhaltsaufnahme und Blutentnahme.

Nach Erhebung der psychopathologischen Befunde sollte bei Alkohol- und Drogendelikten der Trunkenheitsgrad eingeteilt werden in: angetrunken, betrunken oder volltrunken.

Bei Betrunkenen sind die Voraussetzungen des § 21 StGB zu diskutieren, bei Volltrunkenen die Voraussetzungen des § 20 StGB. Es existieren keine fixen Promillegrenzen, die für die Voraussetzungen des § 20 oder 21 StGB anzunehmen sind.

Bei der Beurteilung der Schuldfähigkeit eines Drogenabhängigen kommt es neben einem Nachweis der Sucht weiterhin auf die Einordnung des Deliktes (mittelbare oder unmittelbare Beschaffungskriminalität) an.

Zivilrechtlich ist der Ausschluss oder die Minderung der Verantwortlichkeit in § 827 BGB geregelt.

§ 827 BGB Ausschluss und Minderung der Verantwortung
Wer im Zustand der Bewusstlosigkeit oder in einem die freie Willensbestimmung ausschließenden Zustand krankhafter Störung der Geistestätigkeit einem anderen Schaden zufügt, ist für den Schaden nicht verantwortlich. Hat er sich durch geistige Getränke oder ähnliche Mittel in einen vorübergehenden Zustand dieser Art versetzt, so ist er für einen Schaden, den er in diesem Zustand widerrechtlich verursacht, in gleicher Weise verantwortlich, wie wenn ihm Fahrlässigkeit zur Last fiele; die Verantwortlichkeit tritt nicht ein, wenn er ohne Verschulden in den Zustand geraten ist.

4.2 Affekttat

Eine gemilderte Strafzumessung in Fällen von Totschlag ist in § 213 StGB geregelt.

§ 213 StGB Minderschwerer Fall des Totschlags
War der Totschläger ohne eigene Schuld durch eine ihm oder einem Angehörigen zugefügte Misshandlung oder schwere Beleidigung von dem getöteten Menschen zum Zorn gereizt und hierdurch auf der Stelle zur Tat hingerissen worden oder liegt sonst ein minderschwerer Fall vor, so ist die Strafe Freiheitsstrafe von 1 Jahr bis zu 10 Jahren.

Affektkriterien als Indizien einer tiefgreifenden Bewusstseinsstörung sind z. B.

1) spezifische Vorgeschichte und Tatanlaufzeit
2) affektive Ausgangssituation mit Tatbereitschaft
3) psychopathologische Disposition der Persönlichkeit
4) konstellative Faktoren
5) abrupter, elementarer Tatablauf ohne Sicherungstendenzen
6) charakteristischer Affektauf- und -abbau
7) Folgeverhalten mit schwerer Erschütterung
8) Einengung des Wahrnehmungsfeldes und der seelischen Abläufe

9) Missverhältnis zwischen Tatanstoß und Reaktion
10) Erinnerungsstörungen
11) Persönlichkeitsfremdheit
12) Störung der Sinn- und Erlebniskontinuität

Merkmale, die gegen eine relevante Bewusstseinsstörung und gegen einen Affekt sprechen sind:
1) aggressives Vorgestalten in der Phantasie
2) Ankündigung der Tat
3) aggressive Handlungen in der Tatanlaufzeit
4) Vorbereitungshandlungen für die Tat
5) Konstellierung der Tatsituation durch den Täter
6) fehlender Zusammenhang Provokation–Erregung–Tat
7) zielgerichtete Gestaltung des Tatablaufs vorwiegend durch den Täter
8) lang hingezogenes Tatgeschehen
9) komplexer Handlungsablauf in Etappen
10) erhaltene Introspektionsfähigkeit bei der Tat
11) exakte detailreiche Erinnerung
12) zustimmende Kommentierung des Tatgeschehens
13) Fehlen von vegetativen psychomotorischen und psychischen Begleiterscheinungen heftiger Affekterregung.

4.3 Maßregelung und Sicherung

Bei Suchtdelikten kommt gemäß §§ 63, 64 StGB auch die Unterbringung in einer Entziehungsanstalt in Betracht.

§ 63 StGB Unterbringung in einem psychiatrischen Krankenhaus

Hat jemand eine rechtswidrige Tat im Zustand der Schuldunfähigkeit (§ 20 StGB) oder der verminderten Schuldfähigkeit (§ 21 StGB) begangen, so ordnet das Gericht die Unterbringung in einem psychiatrischen Krankenhaus an, wenn die Gesamtwürdigung des Täters und seiner Tat ergibt, dass von ihm infolge seines Zustandes erhebliche rechtswidrige Taten zu erwarten sind oder er deshalb für die Allgemeinheit gefährlich ist.

§ 64 StGB Unterbringung in einer Entziehungsanstalt

Hat eine Person den Hang, alkoholische Getränke oder andere berauschende Mittel im Übermaß zu sich zu nehmen und wird sie wegen einer rechtswidrigen Tat, die sie im Rausch begangen hat oder die auf ihren Hang zurückgeht verurteilt oder nur deshalb nicht verurteilt, weil ihre Schuldunfähigkeit erwiesen oder nicht auszuschließen ist, so soll das Gericht die Unterbringung in einer Entziehungsanstalt anordnen, wenn die Gefahr besteht, dass sie infolge ihres Hanges erhebliche rechtswidrige Taten begehen wird. Die Anordnung ergeht nur, wenn eine hinreichend konkrete Aussicht besteht, die Person durch die Behandlung in einer Entziehungsanstalt zu heilen oder eine erhebliche Zeit vor dem Rückfall in den Hang zu bewahren und von der Begehung erheblicher rechtswidriger Taten abzuhalten, die auf ihren Hang zurückgehen.

4.4 Weitere wichtige Begriffsbestimmungen

Gewahrsamstauglichkeit: Sie bezieht sich auf die zeitlich relativ kurze polizeiliche Gewahrsamsnahme. Die Notwendigkeit einer Untersuchung auf Gewahrsamstauglichkeit ergibt sich vor allen Dingen bei Intoxikation durch psychotrope Substanzen (Alkohol, Drogen) bzw. entsprechendes Entzugssyndrom.

Haft- bzw. Vollzugsfähigkeit: Sie bezieht sich auf die Untersuchungs- bzw. Strafhaft. Die Haftfähigkeit wird in der Regel von Anstaltsärzten in Justizvollzugskrankenhäusern begutachtet, während die Gewahrsamstauglichkeit häufig vom Blut entnehmenden Arzt zu beurteilen ist. Haftunfähigkeit liegt nach § 455 StPO vor, wenn der Verurteilte in Geisteskrankheit verfällt. Dasselbe gilt bei anderen Krankheiten, wenn von der Vollstreckung eine nahe Lebensgefahr für den Verurteilten zu besorgen ist. Nach § 455 Absatz IV StPO kann die Vollstreckungsbehörde die Vollstreckung einer Freiheitsstrafe unterbrechen, wenn:

1. der Verurteilte in Geisteskrankheit verfällt
2. wegen einer Krankheit von der Vollstreckung eine nahe Lebensgefahr für den Verurteilten zu besorgen ist oder
3. der Verurteilte sonst schwer erkrankt und die Krankheit in einer Vollzugsanstalt oder einem Anstaltskrankenhaus nicht erkannt oder behandelt werden kann, und zu erwarten ist, dass die Krankheit voraussichtlich für eine erhebliche Zeit fortbestehen wird. Die Vollstreckung darf nicht unterbrochen werden, wenn überwiegende Gründe, namentlich der öffentlichen Sicherheit, entgegenstehen.

Vernehmungsfähigkeit: Zeugen, gerichtliche Sachverständige, vor allen Dingen aber Beschuldigte und Angeklagte werden vernommen, müssen also vernehmungsfähig sein.

Unter Vernehmungsfähigkeit wird die Fähigkeit verstanden, bei der Anhörung durch die Ermittlungsbehörden oder das Gericht den Sinn von Fragen zu verstehen und sinnvoll zu antworten. Nach § 136 StPO (Erste richterliche Vernehmung) ist dem Beschuldigten bei dem Beginn der ersten Vernehmung zu eröffnen, welche Tat ihm zur Last gelegt wird und welche Strafvorschriften in Betracht kommen. Er ist darauf hinzuweisen, dass es ihm nach dem Gesetz frei steht, sich zu der Beschuldigung zu äußern oder nicht zur Sache auszusagen und jederzeit einen von ihm zu wählenden Verteidiger zu befragen. Die Vernehmung soll dem Beschuldigten Gelegenheit geben, die gegen ihn vorliegenden Verdachtsgründe zu beseitigen und die zu seinen Gunsten sprechenden Tatsachen geltend zu machen. In § 136a StPO (Verbotene Vernehmungsmethoden) ist geregelt, dass die Freiheit der Willensentschließung und der Willensbetätigung des Beschuldigten nicht beeinträchtigt werden darf. Insbesondere sind Maßnahmen, die das Erinnerungsvermögen oder die Einsichtsfähigkeit des Beschuldigten beeinträchtigen, nicht gestattet.

Vernehmungsunfähigkeit ist etwa anzunehmen bei nachhaltigen Beeinträchtigungen des Bewusstseins, des Denkens, der Willensbildung und des Gedächtnisses. Ursachen für Vernehmungsunfähigkeit sind vor allen Dingen Intoxikationen durch psychotrope Substanzen (Alkohol, Medikamente, Drogen), ausgeprägte Entzugssymptomatik sowie schwere psychische Störungen (akute Psychose).

Verhandlungsfähigkeit: Der Angeklagte ist nicht Objekt, sondern Subjekt im Strafverfahren (Hauptverhandlung). Er hat Anspruch auf rechtliches Gehör. Verhandlungsfähigkeit setzt daher einen Zustand geistiger Klarheit und Freiheit voraus, sodass mit dem Angeklagten strafrechtlich verhandelt werden kann und er aufgrund seiner psychischen und physischen Verfassung in der Lage ist, der Verhandlung zu folgen, die Bedeutung des Verfahrens sowie der einzelnen Verfahrensakte zu erkennen, zu würdigen und sich sachgerecht zu verteidigen. Verhandlungsunfähigkeit liegt vor, wenn der Angeklagte nicht mehr in der Lage ist, seine Interessen vernünftig zu vertreten, seine Rechte zu wahren, seine Verteidigung in verständiger und verständlicher Weise zu führen, im Prozess Erklärungen abzugeben und entgegenzunehmen. Verhandlungsunfähigkeit liegt z. B. vor bei schweren körperlichen Erkrankungen im terminalen Stadium (z. B. metastasierte Tumore, dekompensierte Leberzirrhose o. Ä.). Im Einzelfall wird häufig kontrovers diskutiert, ob die Verhandlungsfähigkeit, z. B. bei koronarer Herzerkrankung und Hypertonie, eingeschränkt ist, ob eine Hauptverhandlung ein unkalkulierbares Risiko für den Angeklagten darstellt, wie die Prognose zu beurteilen ist (s. Tab. 4-1). Neben voller Verhandlungsfähigkeit und Verhandlungsunfähigkeit kann gegebenenfalls beschränkte Verhandlungsfähigkeit gegeben sein, bei der der Angeklagte durch die Verhandlungsdauer nicht übermäßig belastet werden darf. Um eine beschränkte Verhandlungsfähigkeit zu gewährleisten, wird der Verhandlungsablauf gegebenenfalls modifiziert.

Tabelle 4-1: Inhalt des Gutachtens zur Verhandlungsfähigkeit

Das Gutachten zur Verhandlungsfähigkeit sollte folgende Ausführungen erhalten:

- Krankheitsgeschichte, Untersuchungsbefunde, Diagnose
- wahrscheinliche (nicht mögliche!) Gesundheitsrisiken bei Durchführung der Hauptverhandlung
- Umfang (total, partiell) und Dauer (dauernd, vorübergehend) der Verhandlungsfähigkeit
- Art der Beschränkung der Verhandlungsfähigkeit
- Empfehlungen zum Verhandlungsverlauf
- Nachuntersuchung bzw. Kontrolluntersuchungen im Verlauf

Die strafprozessuale Verhandlungsfähigkeit heißt im Zivilrecht Prozessfähigkeit. Nach §§ 51, 52 ZPO ist eine Person insoweit prozessfähig, als sie sich durch Verträge verpflichten kann. Wer nicht geschäftsfähig ist, ist demnach auch nicht prozessfähig.

Terminsfähigkeit: Terminsfähigkeit bedeutet die Fähigkeit einer Person allein oder in Begleitung einer Person zum Ort der Vernehmung bzw. der Gerichtsverhandlung zu reisen. Terminsfähigkeit ist demnach gegeben, wenn eine Person nicht durch Krankheit oder Gebrechlichkeit gehindert ist, am Ladungsort zu erscheinen. Terminsfähigkeit («Reisefähigkeit») hat zunächst mit Vernehmungs-/Verhandlungsfähigkeit nichts zu tun. Nicht selten werden von Angeklagten Atteste behandelnder Ärzte vorgelegt, die ihnen eine fehlende Terminsfähigkeit attestieren, einer innerlichen Überprüfung allerdings nicht standhalten.

Testierfähigkeit: Im Rahmen von Erbstreitigkeiten wird gelegentlich von benachteiligten Erben die Fähigkeit des Erblassers bezweifelt, ein ordnungsgemäßes Testament zu errichten. Ursache für eine Testierunfähigkeit können sämtliche psychischen Störungen sein, die auch Eingangsvoraussetzung für das Vorliegen des § 20 und 21 StGB sind, insbesondere Demenz, akute Psychosen, Schwachsinn.

§ 2229 BGB Testierfähigkeit Minderjähriger

(1) Ein Minderjähriger kann ein Testament erst errichten, wenn er das 16. Lebensjahr vollendet hat.
(2) Der Minderjährige bedarf zur Errichtung eines Testaments nicht der Zustimmung seines gesetzlichen Vertreters.
(3) (weggefallen)
(4) Wer wegen krankhafter Störung der Geistestätigkeit, wegen Geistesschwäche oder wegen Bewusstseinsstörung nicht in der Lage ist, die Bedeutung einer von ihm abgegebenen Willenserklärung einzusehen und nach dieser Einsicht zu handeln, kann ein Testament nicht errichten.

4.5 Unterbringung

Psychisch kranke Menschen können gegen ihren Willen in stationäre psychiatrische Behandlung verbracht werden, wenn die akute Gefahr besteht, dass sie sich selbst oder andere erheblich gefährden. Ausreichend für die Unterbringung ist nicht die Möglichkeit, sondern die gegenwärtige Wahrscheinlichkeit eines solchen Verhaltens.
Das Unterbringungsrecht ist Länderrecht, jedes Bundesland hat mit etwas unterschiedlichen Benennungen ein eigenes «PsychKG». Relevante rechtliche Regelungen im PsychKG NRW sind beispielsweise:

§ 9 PsychKG Maßnahmen der unteren Gesundheitsbehörde

(1) Sind gewichtige Anhaltspunkte dafür vorhanden, dass Betroffene wegen einer psychischen Krankheit sich selbst erheblichen Schaden zuzufügen oder bedeutende Rechtsgüter anderer zu gefährden drohen, kann die untere Gesundheitsbehörde die Betroffenen auffordern, zu einer Untersuchung in der Sprechstunde des Sozialpsychiatrischen Dienstes zu erscheinen.

§ 10 PsychKG Unterbringung und Aufsicht

(1) Ziel der Unterbringung ist es, die in § 11 Abs. 1 und 2 genannten Gefahren abzuwenden und die Betroffenen nach Maßgabe dieses Gesetzes zu behandeln.
(2) Eine Unterbringung im Sinne dieses Gesetzes liegt vor, wenn Betroffene gegen ihren Willen oder gegen den Willen Aufenthaltsbestimmungsberechtigter oder im Zustand der Willenlosigkeit in ein psychiatrisches Fachkrankenhaus, eine psychiatrische Fachabteilung eines Allgemeinkrankenhauses oder einer Hochschulklinik (Krankenhaus) eingewiesen werden und dort verbleiben.

§ 11 PsychKG Voraussetzungen der Unterbringung

(1) Die Unterbringung Betroffener ist nur zulässig, wenn und solange durch deren krankheitsbedingtes Verhalten gegenwärtig eine erhebliche Selbstgefährdung oder eine erhebliche Gefährdung bedeutender Rechtsgüter anderer besteht, die nicht anders abgewendet werden kann. Die fehlende Bereitschaft, sich behandeln zu lassen, rechtfertigt allein keine Unterbringung.
(2) Von einer gegenwärtigen Gefahr im Sinne von Absatz 1 ist dann auszugehen, wenn ein schadenstiftendes Ereignis unmittelbar bevorsteht oder sein Eintritt zwar unvorhersehbar, wegen besonderer Umstände jedoch jederzeit zu erwarten ist.

§ 14 PsychKG Sofortige Unterbringung

(1) Ist bei Gefahr im Verzug eine sofortige Unterbringung notwendig, kann die örtliche Ordnungsbehörde die sofortige Unterbringung ohne vorherige gerichtliche Entscheidung vornehmen, wenn ein ärztliches Zeugnis über einen entsprechenden Befund vorliegt, der nicht älter als vom Vortage ist. Zeugnisse nach Satz 1 sind grundsätzlich von Ärztinnen oder Ärzten auszustellen, die im Gebiet der Psychiatrie und Psychotherapie weitergebildet oder auf dem Gebiet der Psychiatrie erfahren sind. Sie haben die Betroffenen persönlich zu untersuchen und die Notwendigkeit einer sofortigen Unterbringung schriftlich zu begründen. Will die örtliche Ordnungsbehörde in der Beurteilung der Voraussetzungen für eine sofortige Unterbringung von einem vorgelegten ärztlichen Zeugnis abweichen, hat sie den Sozialpsychiatrischen Dienst der unteren Gesundheitsbehörde zu beteiligen.
(2) Nimmt die örtliche Ordnungsbehörde eine sofortige Unterbringung vor, ist sie verpflichtet, unverzüglich beim Amtsgericht – Vormundschaftsgericht – einen Antrag auf Unterbringung zu stellen. In diesem Antrag ist darzulegen, warum andere Hilfsmaßnahmen nicht ausreichten und eine gerichtliche Entscheidung nicht möglich war. Ist die Unterbringung und deren sofortige Wirksamkeit nicht bis zum Ablauf des auf den Beginn der sofortigen Unterbringung folgenden Tages durch das Gericht angeordnet, so sind die Betroffenen von der ärztlichen Leitung des Krankenhauses, bei selbstständigen Abteilungen von der fachlich unabhängigen ärztlichen Leitung der Abteilung (ärztliche Leitung), zu entlassen.

§ 20 PsychKG Besondere Sicherungsmaßnahmen

(1) Bei einer gegenwärtigen erheblichen Selbstgefährdung oder einer gegenwärtigen erheblichen Gefährdung bedeutender Rechtsgüter anderer können Beschränkung des Aufenthalts im Freien, Unterbringung in einem besonderen Raum, Fixierung (Einschränkung der Bewegungsfreiheit durch mechanische Hilfsmittel) angeordnet werden, soweit und solange die Gefahr nicht durch weniger einschneidende Maßnahmen abgewendet werden kann.
(2) Maßnahmen nach Absatz 1 sind den Betroffenen vorher anzudrohen und zu begründen. Von der Androhung kann bei einer Fixierung ausnahmsweise abgesehen werden, wenn die Umstände sie nicht zulassen, insbesondere wenn die sofortige Anwendung des Zwangsmittels zur Abwehr einer Gefahr notwendig ist.

Sie bedürfen der ärztlichen Anordnung und Überwachung. Sie sind zu befristen und sofort aufzuheben, sobald die Voraussetzungen für ihre Anordnung entfallen. Bei Fixierungen ist eine ständige Beobachtung sicherzustellen. Anlass, Anordnung, Art, Umfang und Dauer der Maßnahmen sind zu dokumentieren und der Verfahrenspflegerin, dem Verfahrenspfleger, den Verfahrensbevollmächtigten und der gesetzlichen Vertretung der Betroffenen unverzüglich mitzuteilen.
In den Landesunterbringungsgesetzen ist in unterschiedlicher Weise geregelt, wie lange ein ordnungsrechtlich Untergebrachter ohne Gerichtsbeschluss festgehalten werden darf. In manchen Bundesländern ist eine sofortige Anrufung des Amtsgerichtes erforderlich, in anderen ist eine fürsorgliche Zurückhaltung von einem Tag möglich.

4.6 Betreuung

Nach § 1896 BGB bestellt das Betreuungsgericht von Amts wegen oder auf Antrag des zu Betreuenden einen Betreuer, wenn ein Volljähriger aufgrund einer psychischen Krankheit oder einer körperlichen, geistigen oder seelischen Behinderung seine Angelegenheiten ganz oder teilweise nicht besorgen kann. Ein Betreuer darf nur für Aufgabenkreise bestellt werden, in denen die Betreuung erforderlich ist.

§ 1904 BGB Genehmigung des Betreuungsgerichts bei ärztlichen Maßnahmen

(1) Die Einwilligung des Betreuers in eine Untersuchung des Gesundheitszustands, eine Heilbehandlung oder einen ärztlichen Eingriff bedarf der Genehmigung des Betreuungsgerichts, wenn die begründete Gefahr besteht, dass der Betreute auf Grund der Maßnahme stirbt oder einen schweren und länger dauernden gesundheitlichen Schaden erleidet. Ohne die Genehmigung darf die Maßnahme nur durchgeführt werden, wenn mit dem Aufschub Gefahr verbunden ist.

§ 1906 BGB Genehmigung des Betreuungsgerichts bei der Unterbringung

(1) Eine Unterbringung des Betreuten durch den Betreuer, die mit Freiheitsentziehung verbunden ist, ist nur zulässig, solange sie zum Wohl des Betreuten erforderlich ist, weil
1. auf Grund einer psychischen Krankheit oder geistigen oder seelischen Behinderung des Betreuten die Gefahr besteht, dass er sich selbst tötet oder erheblichen gesundheitlichen Schaden zufügt, oder
2. eine Untersuchung des Gesundheitszustands, eine Heilbehandlung oder ein ärztlicher Eingriff notwendig ist, ohne die Unterbringung des Betreuten nicht durchgeführt werden kann und der Betreute auf Grund einer psychischen Krankheit oder geistigen oder seelischen Behinderung die Notwendigkeit der Unterbringung nicht erkennen oder nicht nach dieser Einsicht handeln kann.
(2) Die Unterbringung ist nur mit Genehmigung des Betreuungsgerichts zulässig. Ohne die Genehmigung ist die Unterbringung nur zulässig, wenn mit dem Aufschub Gefahr verbunden ist; die Genehmigung ist unverzüglich nachzuholen.
(3) Der Betreuer hat die Unterbringung zu beenden, wenn ihre Voraussetzungen wegfallen. Er hat die Beendigung der Unterbringung dem Betreuungsgericht anzuzeigen.
(4) Die Absätze 1 bis 3 gelten entsprechend, wenn dem Betreuten, der sich in einer Anstalt, einem Heim oder einer sonstigen Einrichtung aufhält, ohne untergebracht zu sein, durch mechanische Vorrichtungen, Medikamente oder auf andere Weise über einen längeren Zeitraum oder regelmäßig die Freiheit entzogen werden soll.

4.7 Fixierungen

Laut offizieller Statistik haben Fixierungen in Heimen in den letzten Jahren um 180 % zugenommen. Derzeit geht man von ca. 98 000 Fixierungen aus, von denen 91 000 genehmigt sind.
Unter Fixierung versteht man nicht nur die mechanische Behinderung der Fortbewegung (Bettgitter, Bauchgurt, Fixierung der Betroffenen an Stuhl oder Bett), sondern auch die Gabe von Medikamenten zur Sedierung, mit denen bereits der Wille zur Fortbewegung unterbunden werden soll. Fixierungen gehören zu freiheitsentziehenden Maßnahmen und stellen das letzte Mittel dar, um Patienten vor sich selbst zu schützen oder die Gefährdung anderer auszuschließen. Rechtliche Grundlage für Fixierungen bei Personen, die öffentlich-rechtlich untergebracht sind, finden sich in den einschlägigen Psychisch-Kranken-Gesetzen der Länder.
Im Übrigen gilt für Betreute die Vorschrift des § 1906 Abs. 4 in Verbindung mit Abs. 1–3 BGB, wonach die Einwilligung des Betreuers in freiheitsentziehende Maßnahmen, die in einem Krankenhaus, einem Heim oder einer sonstigen Einrichtung über einen längeren Zeitraum oder regelmäßig angewendet werden sollen, nur unter bestimmten Voraussetzungen zulässig ist und der Genehmigung des Betreuungsgerichtes bedarf.
Bettgitter und Bauchgurt ohne kontinuierlichen Blickkontakt mit einer Pflegeperson gelten als gefährliche Bewegungseinschränkungen, da Todesfälle bei dieser Form von Fixierung wiederholt vorgekommen sind.
Auch bei Patienten, die weder öffentlich-rechtlich untergebracht sind, noch unter gerichtlicher Betreuung, elterlicher Sorge, Vormundschaft oder Pfleg-

schaft stehen, noch eine Vorsorgevollmacht erteilt haben, kann das Erfordernis von Freiheitsentziehungen bestehen. Die o.g. Vorschriften sind in diesen Fällen allesamt nicht anwendbar, eine ausdrückliche gesetzliche Regelung existiert nicht.
Nach juristischer Einschätzung sind andauernde oder regelmäßige freiheitsentziehende Maßnahmen gegen sich selbst gefährdende Volljährige, die nicht unter Betreuung stehen und keine Vorsorgevollmacht erteilt haben, nur durch mutmaßliche Einwilligung gerechtfertigt, wenn das Personal der betreffenden Einrichtung alle Verfahrensschritte ergreift, die möglich und geboten sind, um die tatsächliche Entscheidung einer dazu befugten Person oder Stelle einzuholen. Wenn freiheitsentziehende Maßnahmen länger als bis zum Tage des auf ihren Beginn folgenden Tages andauern oder regelmäßig erfolgen sollen, ist das Betreuungsgericht um eine einstweilige Anordnung zu ersuchen. Darüber hinaus sollte das Personal einer entsprechenden Einrichtung unverzüglich die Bestellung eines Betreuers anregen.

4.8 Rechtslage der forensischen Psychiatrie in der Schweiz

Auch in der Schweiz wird unter einer Straftat ein tatbestandmäßiges, rechtswidriges und schuldhaftes menschliches Verhalten verstanden. Im Regelfall indiziert der Tatbestand die Rechtwidrigkeit, es sei denn, es greifen Rechtfertigungsgründe, wie z.B. Notwehr, Notstand, Einwilligung etc. ein. Durch die Rechtswidrigkeit des Verhaltens wird die Schuld indiziert, sie muss also – abgesehen vom Jugendstrafrecht, Art. 11 JStG – nicht positiv festgestellt werden. Voraussetzungen der Schuld sind die Schuldfähigkeit, der Schuldvorwurf, d.h. Vorsatz oder Fahrlässigkeit als Schuldform, das (potentielle) Unrechtsbewusstsein und das Nichteingreifen von Entschuldigungsgründen. Daneben können je nach Delikt besondere Schuldmerkmale gefordert sein.
Schuldunfähig ist, wer bei Begehung der Tat das 10. Altersjahr noch nicht vollendet hat, Art. 4 JStG. Für die Täter zwischen dem 10.und dem 18. Alterjahr gilt das Jugendstrafgesetz, Art. 3 JStG. Hat der Jugendliche schuldhaft gehandelt, so verhängt die urteilende Behörde zusätzlich zu einer Schutzmassnahme oder als einzige Rechtsfolge eine Strafe, Art. 11 JStG. Art. 21 JStG bleibt vorbehalten:

Art. 21 JStG Strafbefreiung

[1] Die urteilende Behörde sieht von einer Bestrafung ab, wenn: a. die Bestrafung das Ziel einer früher angeordneten oder im laufenden Verfahren anzuordnenden Schutzmassnahme gefährden würde; b. die Schuld des Jugendlichen und die Tatfolgen gering sind; c. der Jugendliche den Schaden so weit als möglich durch eigene Leistung wieder gutgemacht oder eine besondere Anstrengung unternommen hat, um das von ihm begangene Unrecht auszugleichen, als Strafe nur ein Verweis nach Artikel 22 in Betracht kommt und die Strafverfolgung für die Öffentlichkeit und den Geschädigten nur von geringem Interesse ist; d. der Jugendliche durch die unmittelbaren Folgen seiner Tat so schwer betroffen ist, dass eine Strafe unangemessen wäre; e. der Jugendliche wegen seiner Tat von den Eltern, andern erziehungsberechtigten Personen oder Dritten schon genug bestraft worden ist; oder f. seit der Tat verhältnismässig lange Zeit verstrichen ist, der Jugendliche sich wohlverhalten hat und das Interesse der Öffentlichkeit und des Geschädigten an der Strafverfolgung gering sind.
[2] Von einer Bestrafung kann ferner abgesehen werden, wenn der ausländische Staat, in dem der Jugendliche seinen gewöhnlichen Aufenthalt hat, wegen der Tat des Jugendlichen bereits ein Verfahren eingeleitet oder sich bereit erklärt hat, ein solches einzuleiten.

Im Strafgesetzbuch regeln die Art. 19 und Art. 20 StGB die Schuldunfähigkeit bzw. die verminderte Schuldfähigkeit.

Art. 19 Schuldunfähigkeit und verminderte Schuldfähigkeit

[1] War der Täter zur Zeit der Tat nicht fähig, das Unrecht seiner Tat einzusehen oder gemäss dieser Einsicht zu handeln, so ist er nicht strafbar.
[2] War der Täter zur Zeit der Tat nur teilweise fähig, das Unrecht seiner Tat einzusehen oder gemäss dieser Einsicht zu handeln, so mildert das Gericht die Strafe.
[3] Es können indessen Massnahmen nach den Artikeln 59–61, 63, 64, 67 und 67b getroffen werden.
[4] Konnte der Täter die Schuldunfähigkeit oder die Verminderung der Schuldfähigkeit vermeiden und dabei die in diesem Zustand begangene Tat voraussehen, so sind die Absätze 1–3 nicht anwendbar.

Art. 20 Zweifelhafte Schuldfähigkeit

Besteht ernsthafter Anlass, an der Schuldfähigkeit des Täters zu zweifeln, so ordnet die Untersuchungsbehörde oder das Gericht die sachverständige Begutachtung durch einen Sachverständigen an.

Der Gesetzgeber hat bei dem zum 1.1.2007 in Kraft getretenen revidierten Allgemeinen Teil des StGB bewusst darauf verzichtet, einzelne Gründe anzuführen, aufgrund deren die Schuldfähigkeit entfallen kann. Art. 19 StGB setzt grundsätzlich einen biologischen Befund voraus, der zu bestimmten psychischen Folgen geführt haben muss. Zwar verzichtet Art. 19 im Unterschied zur früheren Regelung der Zurechnungsunfähigkeit gemäss alt Art. 10 StGB darauf, die potenziellen Ursachen der Schuld-

unfähigkeit bzw. verminderten Schuldfähigkeit zu benennen. Die früher im Gesetz genannten Gründe können jedoch nach wie vor herangezogen werden.
Art. 19 Abs. 4 StGB regelt die sog. actio libera in causa (alic). Bei der vorsätzlichen alic hat der Täter bei voller oder verminderter Schuldfähigkeit den Vorsatz gefasst, ein bestimmtes Vorsatzdelikt zu begehen und hat dann seine schwere Bewusstseinsstörung vorsätzlich herbeigeführt, um in diesem Zustand die Tat zu begehen. Hier ist der Täter entsprechend seiner Schuldfähigkeit im Zeitpunkt des Tatentschlusses wegen vorsätzlicher Verübung der betreffenden Tat zu bestrafen, wenn er diese Vorsatztat wie geplant später im schuldunfähigen Zustand begangen hat. Die fahrlässige alic liegt vor, wenn der Täter bei gestörtem Bewusstsein bezüglich der begangenen Tat zwar nicht vorsätzlich handelte, ihre Verübung aber für ihn vorhersehbar war. In diesem Fall macht sich der Täter wegen fahrlässiger Begehung der Tat – sofern sie als Fahrlässigkeitstat mit Strafe bedroht ist – strafbar.
Hat der Täter vor Herbeiführung der Schuldunfähigkeit nicht damit gerechnet, dass er später im Zustand der Bewusstseinsstörung ein bestimmtes Delikt begeht und war dies für ihn auch nicht vorhersehbar, und hat er sich vorsätzlich oder fahrlässig durch Alkohol oder Drogen in den Zustand der Schuldunfähigkeit versetzt und dann ein Verbrechen oder Vergehen erfüllt, ist er nach Art. 263 StGB zu bestrafen.

Art. 263 StGB Verübung einer Tat in selbstverschuldeter Unzurechnungsfähigkeit

[1] Wer infolge selbstverschuldeter Trunkenheit oder Betäubung unzurechnungsfähig ist und in diesem Zustand eine als Verbrechen oder Vergehen bedrohte Tat verübt, wird mit Geldstrafe bis zu 180 Tagessätzen bestraft.
[2] Hat der Täter in diesem selbstverschuldeten Zustand ein mit Freiheitsstrafe als einzige Strafe bedrohtes Verbrechen begangen, so ist die Strafe Freiheitsstrafe bis zu drei Jahren oder Geldstrafe.

Gemäß Art. 56 StGB können neben der Strafe (soweit zumindest verminderte Schuldfähigkeit gegeben ist) oder allein (wenn der Täter schuldunfähig ist) **therapeutische Maßnahmen** bis hin zur **Verwahrung** angeordnet werden.

Art. 56 StGB 1. Grundsätze

[1] Eine Massnahme ist anzuordnen, wenn: a. eine Strafe allein nicht geeignet ist, der Gefahr weiterer Straftaten des Täters zu begegnen; b. ein Behandlungsbedürfnis des Täters besteht oder die öffentliche Sicherheit dies erfordert; und c. die Voraussetzungen der Artikel 59–61, 63 oder 64 erfüllt sind.
[2] Die Anordnung einer Massnahme setzt voraus, dass der mit ihr verbundene Eingriff in die Persönlichkeitsrechte des Täters im Hinblick auf die Wahrscheinlichkeit und Schwere weiterer Straftaten nicht unverhältnismäßig ist.
[3] Das Gericht stützt sich beim Entscheid über die Anordnung einer Massnahme nach den Artikeln 59–61, 63 und 64 sowie bei der Änderung der Sanktion nach Artikel 65 auf eine sachverständige Begutachtung. Diese äussert sich über: a. die Notwendigkeit und die Erfolgsaussichten einer Behandlung des Täters; b. die Art und die Wahrscheinlichkeit weiterer möglicher Straftaten; und c. die Möglichkeiten des Vollzugs der Massnahme.
[4] Hat der Täter eine Tat im Sinne von Artikel 64 Absatz 1 begangen, so ist die Begutachtung durch einen Sachverständigen vorzunehmen, der den Täter weder behandelt noch in anderer Weise betreut hat.
[4bis] Kommt die Anordnung der lebenslänglichen Verwahrung nach Artikel 64 Absatz 1bis in Betracht, so stützt sich das Gericht beim Entscheid auf die Gutachten von mindestens zwei erfahrenen und voneinander unabhängigen Sachverständigen, die den Täter weder behandelt noch in anderer Weise betreut haben.
[5] Das Gericht ordnet eine Massnahme in der Regel nur an, wenn eine geeignete Einrichtung zur Verfügung steht.
[6] Eine Massnahme, für welche die Voraussetzungen nicht mehr erfüllt sind, ist aufzuheben.

Art. 59 StGB 2. Stationäre therapeutische Massnahmen: Behandlung von psychischen Störungen

[1] Ist der Täter psychisch schwer gestört, so kann das Gericht eine stationäre Behandlung anordnen, wenn: a. der Täter ein Verbrechen oder Vergehen begangen hat, das mit seiner psychischen Störung in Zusammenhang steht; und b. zu erwarten ist, dadurch lasse sich der Gefahr weiterer mit seiner psychischen Störung in Zusammenhang stehender Taten begegnen.
[2] Die stationäre Behandlung erfolgt in einer geeigneten psychiatrischen Einrichtung oder einer Massnahmevollzugseinrichtung.
[3] Solange die Gefahr besteht, dass der Täter flieht oder weitere Straftaten begeht, wird er in einer geschlossenen Einrichtung behandelt. Er kann auch in einer Strafanstalt nach Artikel 76 Absatz 2 behandelt werden, sofern die nötige therapeutische Behandlung durch Fachpersonal gewährleistet ist.
[4] Der mit der stationären Behandlung verbundene Freiheitsentzug beträgt in der Regel höchstens fünf Jahre. Sind die Voraussetzungen für die bedingte Entlassung nach fünf Jahren noch nicht gegeben und ist zu erwarten, durch die Fortführung der Massnahme lasse sich der Gefahr weiterer mit der psychischen Störung des Täters in Zusammenhang stehender Verbrechen und Vergehen begegnen, so kann das Gericht auf Antrag der Vollzugsbehörde die Verlängerung der Massnahme um jeweils höchstens fünf Jahre anordnen.

Der **fürsorgliche Freiheitsentzug (FFE)** nach Art. 397a ff. ZGB dient dazu, eine Person, die für sich selbst oder Dritte eine Gefahr darstellt unabhängig von einem Verschulden in einen geschützten Aufenthalt zu bringen. Der FFE ist Teil des Vormundschaftsrechtes und hat keinen Strafcharakter. Als schwerer Eingriff in die persönliche Freiheit darf er nur in Ausnahmefällen angeordnet werden. Der FFE ist derzeit noch geregelt in Art. 314a und Art. 397a, 397 f. ZGB sowie durch kantonale Regelungen.

Art. 397a ZGB A. Voraussetzungen

[1] Eine mündige oder entmündigte Person darf wegen Geisteskrankheit, Geistesschwäche, Trunksucht, anderen Suchterkrankungen oder schwerer Verwahrlosung in einer geeigneten Anstalt untergebracht oder zurückbehalten werden, wenn ihr die nötige persönliche Fürsorge nicht anders erwiesen werden kann.

[2] Dabei ist auch die Belastung zu berücksichtigen, welche die Person für ihre Umgebung bedeutet.

[3] Die betroffene Person muss entlassen werden, sobald ihr Zustand es erlaubt.

Die vorsorgliche Einweisung in eine psychiatrische Klinik gegen den Willen des Patienten geschieht idR durch einen Arzt/eine Ärztin. Er/sie muss die betroffenen Personen persönlich untersuchen und anhören. Zudem hat er/sie die betroffene Person über den getroffenen Entscheid und die Beschwerdemöglichkeiten zu informieren.

5 Thanatologie

5.1 Tod und Leichenerscheinungen

Der Begriff «Thanatologie» stammt aus dem Griechischen (thanatos; Tod) und meint die Wissenschaft von den Ursachen und Umständen des Todes. In der Bundesrepublik Deutschland ereignen sich etwa 820 000 Todesfälle pro Jahr, davon ca. 50 % in Kliniken, ca. 20 % in Heimen, ca. 30 % zu Hause bzw. in der Öffentlichkeit. Bei 17 178 573 Krankenhausaufnahmen waren 2007 393 438 Sterbefälle in Krankenhäusern zu verzeichnen, der überwiegende Anteil in der Inneren Medizin (285 684). 4–6,5 % der Sterbefälle entfallen nach Angaben des statistischen Bundesamtes auf nicht-natürliche Todesfälle, die allerdings in der amtlichen Todesursachenstatistik um 33–50 % unterrepräsentiert sind. Bis zum 40. Lebensjahr stehen nicht-natürliche Todesfälle zahlenmäßig vor den anderen großen Todesursachengruppen (Erkrankungen des Kreislaufsystems, der Atmungsorgane, bösartige Neubildungen).

5.1.1 Sterben

Sterben und Tod sind Prozesse, die gekennzeichnet sind durch den Funktionsverlust der großen Systeme (Herz-Kreislauf-, Atem-, Zentrales Nervensystem) und ihrer Koordination (s. **Abb. 5-1**). Mit dem Verlust der Koordination setzt eine zunehmende Dissoziation der Organfunktionen ein.
Die Phase des Sterbens bezeichnet man als Agonie, deren Dauer in Abhängigkeit vom schädigenden Agens und den verbleibenden Reaktionsmöglichkeiten stark variieren kann.
Lange Agonieformen im Stundenbereich charakterisieren das Endstadium vieler chronischer Erkrankungen (z. B. Tumorerkrankungen). Hier kündigt sich der Tod für Außenstehende erkennbar an. Bereits aus dem Altertum ist für derartige Todesfälle die «facies hippocratica» bekannt (Gesichtsausdruck des Sterbenden mit blasser, spitzer Nase, eingesunkenen Augen und Wangen, grau-blasser Haut und kaltem Schweiß auf der Stirn). Ultrakurze bzw. fehlende Agonieformen (Bruchteile von Sekunden) finden sich bei gewaltsamen Todesursachen, etwa vollständiger gröbster Zertrümmerung des Körpers bei einer Explosion. Kurze Agonieformen (im Minutenbereich) findet man sowohl bei gewaltsamen Todesfällen als auch solchen aus innerer krankhafter Ursache (Strangulation, Ertrinken, Verbluten bei Stichverletzungen, akuter Myokardinfarkt, fulminante Lungenthrombembolie). Manche gewaltsamen Todesursachen (z. B. asphyktisches Ersticken) sind durch heftigste Reaktionen der Atmung und des Kreislaufs (Dyspnoe, Tachykardie, Blutdruckanstieg) und des ZNS (tonisch-klonische Krämpfe) charakterisiert. Auf diese Fälle trifft der Ausdruck Agonie (Todeskampf) zu, während bei vielen Sterbevorgängen aus krankhafter innerer Ursache aufgrund einer Hypoxie des Gehirns zumindest die terminale Sterbephase nicht mehr bewusst erlebt wird.
«Todeseintrittspforten» (Atria mortis) sind in der Regel Herz, Lunge und Gehirn. So schreibt bereits Xavier Bichat (1772–1802) in seinen physiologischen Untersuchungen über den Tod (1800):

Jede Art des plötzlichen Todes beginnt in der Tat mit der Unterbrechung des Blutkreislaufes, der Atmung oder der Hirntätigkeit. Eine dieser Funktionen sistiert zuerst – alle anderen hören dann sukzessive auf.

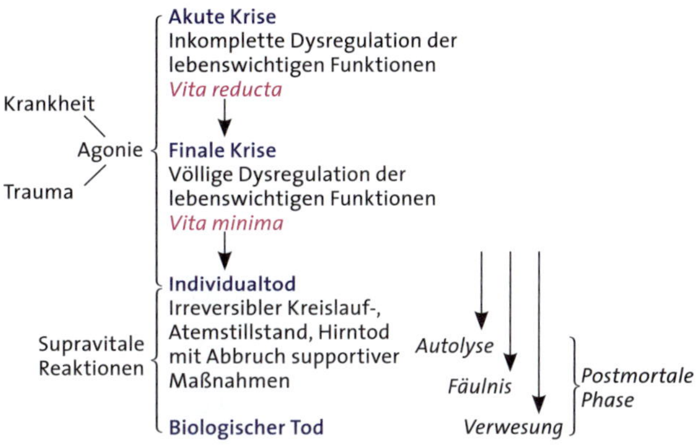

Abbildung 5-1: Schema der agonalen Abläufe (modifiziert nach Berg)

Der Tod eines Menschen als Mensch (Individualtod) wird festgestellt:

- anhand der sicheren Todeszeichen als Folge des irreversiblen Kreislauf- und Atemstillstandes (Totenflecke, Totenstarre, fortgeschrittene Leichenerscheinungen) oder
- durch Nachweis des Hirntodes entsprechend den Richtlinien der Bundesärztekammer.

Als Folge des irreversiblen Kreislauf- und Atemstillstandes – der klassischen Kriterien des Individualtodes – bilden sich unmittelbar als frühe Leichenerscheinungen Totenflecke und Totenstarre aus. Postmortal sind in der Phase des intermediären Lebens jedoch noch Lebensäußerungen von Geweben und Zellen auf Reize auszulösen. Erst mit dem Absterben der letzten Körperzelle – einer für die Todesfeststellung völlig irrelevanten Zäsur – spricht man vom biologischen Tod.

5.1.2 «Scheintod»

Die Feststellung des eingetretenen Todes kann sich schwieriger gestalten in der Phase einer Vita minima und Vita reducta mit zunehmender Devitalisierung vor Eintreten sicherer Leichenerscheinungen als Folge des irreversiblen Herz-Kreislauf-Stillstandes. In der Phase der Vita minima und Vita reducta mit Dysregulation der großen Funktionssysteme und ihrer Koordination sowie zunehmender Devitalisierung können die Lebensäußerungen (Respiration, Zirkulation) so darniederliegen, dass sie bei oberflächlicher Untersuchung nicht wahrgenommen werden. Ursachenkomplexe und Umstände, die zu einer Vita minima oder Vita reducta führen können, wurden als AEIOU-Regel zusammengefasst (s. **Tab. 5-1**).

Bei dem Verdacht auf das Vorliegen von Umständen entsprechend der AEIOU-Regel, klinisch also Schlafmittel-, CO-, Alkoholvergiftungen, Unterkühlungen, Elektrounfälle, Apoplex, Hirndruck, metabolische Komata, Anfallsleiden, hypoxische Hirnschädigung, fehlenden Lebensäußerungen aber gleichzeitig fehlenden sicheren Todeszeichen ist größte Vorsicht geboten. Grundsätzlich gilt: *Keine Todesbescheinigung ohne sichere Todeszeichen. Im Zweifelsfall, insbesondere bei Unterkühlung, sofortige Krankenhauseinweisung veranlassen!*

Tabelle 5-1: Ursachenkomplexe für eine Vita minima/Vita reducta (nach Prokop 1976)

A	Alkohol, Anämie, Anoxämie
E	Elektrizität/Blitzschlag
I	Injury (Schädel-Hirn-Trauma)
O	Opium, Betäubungsmittel, zentral wirksame Pharmaka
U	Urämie (andere metabolische Komata), Unterkühlung

Beispiel

Eine 63 Jahre alt gewordene Frau wurde im Januar leblos am Flussufer außerhalb des Wassers in Rückenlage gefunden, die Bekleidung regelrecht, die unbeschuhten Füße am Wasserrand. Der sofort alarmierte Notarzt diagnostizierte einen Herz-Kreislauf-Stillstand und eine Apnoe. Epikritisch stellte er fest: Apnoe, Karotis-Puls nicht tastbar, beginnende Leichenstarre am Unterkiefer, eingeschränkte Beweglichkeit der oberen Extremitäten, weite, lichtstarre, entrundete Pupillen, Abbruch der Leichenschau wegen V.a. nicht-natürliche Todesursache, Übergabe an Polizei. Bei der kriminalpolizeilichen Leichenschau in den Räumen eines Bestatters konnte Totenstarre weder im Kiefergelenk noch in den Fingergelenken festgestellt werden, dagegen leichte, unregelmäßige Atembewegungen. Sofortige intensivmedizinische Maßnahmen waren erfolglos. Möglicherweise vorhandene Kältestarre war fälschlich als Totenstarre interpretiert worden, die differenzialdiagnostisch wichtige Prüfung auf das Vorhandensein von Totenflecken war vom Notarzt verpasst worden.

Sogenannte unsichere Todeszeichen (lichtstarre, weite Pupillen; Areflexie; fehlende Herztätigkeit; fehlende Atmung; Absinken der Körperkerntemperatur) sagen bei unsachgemäßer Prüfung wenig aus und dürfen nie Grundlage für die Feststellung des Todes sein.

Gegebenenfalls ist abzustellen auf ein 30-minütiges Nullinien-EKG nach ordnungsgemäßer Reanimation mit adäquater Herzmassage. Auch hier muss eine Unterkühlung bzw. Intoxikation mit zentral wirksamen Medikamenten ausgeschlossen sein. Ansonsten müssen bei unterkühlten Patienten, Beinahe-Ertrunkenen oder bei Fällen von Intoxikation Reanimationsmaßnahmen über den angegebenen Zeitpunkt hinaus bis zur Wiedererwärmung bzw. Detoxikation fortgeführt werden.

Die Ausstellung einer Todesbescheinigung für einen Lebenden ist immer eine ärztliche Fehlleistung.

5.1.3 Hirntod

Mit der Möglichkeit, Funktionsverluste von Atmung und Kreislauf maschinell zu ersetzen, bedurfte es für Fälle, in denen das Organ Gehirn nach primärer oder sekundärer Hirnschädigung seine integrative Funktion irreversibel eingestellt hat, unter dem Gesichtspunkt des normativen Lebensschutzes eines weiteren Todeskriteriums. Der irreversible Funktionsverlust des Gehirns als Eintrittspforte des Todes war bereits lange vorher bekannt und akzeptiert. Der Hirntod ist folgendermaßen definiert:

Definition
«Hirntod» ist der Zustand des irreversiblen Erloschenseins der Gesamtfunktion des Großhirns, des Kleinhirns und des Hirnstamms bei einer durch kontrollierte Beatmung noch aufrecht erhaltenen Herz-Kreislauf-Funktion. Der Hirntod ist der Tod des Menschen.

Voraussetzungen zur Feststellung des Hirntodes sind eine akute schwere primäre oder sekundäre Hirnschädigung sowie ein Ausschluss von Intoxikation, neuromuskulärer Blockade, Unterkühlung, Kreislaufschock, metabolischem oder endokrinem Koma. Die klinische Symptomatik des Hirntodes ist gekennzeichnet durch Bewusstlosigkeit, Lichtstarre beider mittel- bis maximal erweiterter Pupillen, wobei keine Wirkung eines Mydriatikums vorliegen darf, Fehlen der Hirnstammreflexe (Kornealreflex, okulozephaler Reflex, Schmerzreaktion im Trigeminusbereich, Pharyngealreflex) sowie Ausfall der Spontanatmung. Die Beobachtungszeit zur Feststellung des Hirntodes variiert in Abhängigkeit vom Lebensalter und der Art der Hirnschädigung (primär, sekundär). Die klinische Beobachtungszeit kann verkürzt werden durch ergänzende Befunde (Nulllinien-EEG, Erlöschen der evozierten Potenziale, zerebraler Zirkulationsstillstand). Die Feststellung des Hirntodes spielt nur bei einer verschwindend kleinen Zahl von Patienten eine Rolle im Zusammenhang mit der Beendigung intensivmedizinischer Maßnahmen und der Explantation von Organen. Ganz überwiegend wird auf die sicheren Todeszeichen nach irreversiblem Funktionsverlust von Kreislauf und Atmung abgestellt. Nach den Richtlinien der Bundesärztekammer erfolgt die Hirntodfeststellung grundsätzlich durch zwei Ärzte, die bei einer geplanten Explantation für Transplantationszwecke unabhängig vom Transplantationsteam sein müssen. Ein Flussdiagramm zum Nachweis des Hirntodes entsprechend den Richtlinien der Bundesärztekammer zeigt **Abbildung 5-2.**

5.1.4 Leichenerscheinungen und supravitale Reaktionen – Todeszeitbestimmung

Die Leichenerscheinungen sind nicht nur von Bedeutung für die Feststellung des Todes, sondern ihr Ausprägungsgrad erlaubt Rückschlüsse auf die seit Todeseintritt verflossene Zeit. Jeder Arzt muss mit

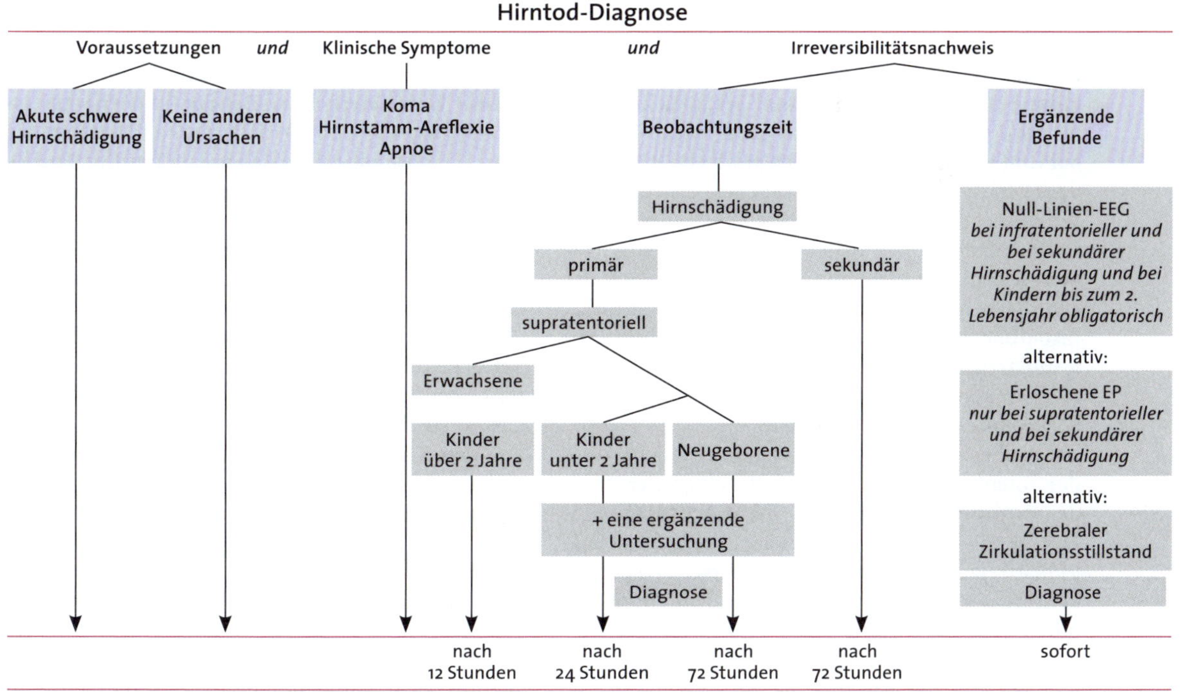

Flußdiagramm zu Voraussetzungen, klinischen Symptomen und Nachweis des Hirntodes (aus: Dtsch. Ärztebl. 94, 1997)

Abbildung 5-2: Hirntoddiagnose (aus: Deutsches Ärzteblatt 94, 1997)

der Prüfung der klassischen Todeszeichen Totenstarre und Totenflecke vertraut sein, während eine Todeszeitschätzung aus dem Abfall der Körperkerntemperatur und supravitalen Reaktionen fachärztlich rechtsmedizinisches Wissen voraussetzt.

Totenflecke (Livores)
Totenflecke sind das als Folge des irreversiblen Herz-Kreislauf-Stillstandes am frühesten auftretende sichere Todeszeichen. Bereits agonal kann es mit dem Nachlassen der Herzkraft zu lokalen Staseerscheinungen – etwa im Bereich der Wangen – kommen, die wegen ihrer ungünstigen Prognose als «Kirchhofrosen» bezeichnet werden. Mit dem Kreislaufstillstand senkt sich das Blut im Körper entsprechend dem hydrostatischen Druck. Die Hypostase betrifft alle Flüssigkeitskompartimente, nicht nur das Blut. Dieses senkt sich entsprechend der Schwerkraft in die «abhängigen» zuunterst liegenden Körperpartien, bei Rückenlage des Leichnams in die Rückenpartien, den Nacken, die seitlichen Halspartien. Die nach außen sichtbaren Totenflecke entstehen durch «Senkungsblutfülle» in den Kapillaren der Lederhaut; zunächst bilden sich kleine hellrötliche Flecken, die mit zunehmender Todeszeit zu größeren Arealen konfluieren und aufgrund der Sauerstoffzehrung eine blau-violette Farbe annehmen. Frühpostmortal sind Totenflecke bei Lageänderung des Leichnams verlagerbar sowie auf leichten, stumpfen Druck wegdrückbar. Mit zunehmender Todeszeit kommt es zu einer graduellen Abnahme von Verlagerbarkeit und Wegdrückbarkeit, bis die Totenflecke schließlich nicht mehr verlagerbar und wegdrückbar sind. Die graduelle Abnahme von Verlagerbarkeit und Wegdrückbarkeit ist im Wesentlichen Folge der intravasalen Hämokonzentration, erst deutlich später kommt es zu einer Hämolyse und Hämoglobindiffusion. Im Bereich der Hypostase kann es aufgrund der Senkungsblutfülle, insbesondere wenn das Leichenblut flüssig bleibt, zu Kapillarrupturen mit kleinfleckigen Hauteinblutungen kommen, die als Leichenfleckblutungen bzw. Vibices bezeichnet werden.
An Aufliegestellen kommt es zu einer Aussparung der Totenflecke, da der Aufliegedruck größer ist als der hydrostatische Druck. Bei Rückenlage des Leichnams betreffen die Aussparungen die Schulterblattregion, das Gesäß und die Fersen. Weiterhin kommt es zu Aussparungen im Bereich von Hautfalten oder korrespondierend zu eng anliegenden Kleidungsstücken. Unter Umständen findet sich eine musterartige Ausprägung der Totenflecke entsprechend der Unterlage.
Die frühpostmortal noch hellroten Totenflecke nehmen rasch eine blau-livide Farbgebung an. Hellrote Totenflecke findet man bei CO-Intoxikation (Bildung von Carboxyhämoglobin) sowie bei Lagerung des Leichnams in der Kälte (Diffusion von Sauerstoff durch die Haut mit Linksverschiebung der Hb-O_2-Dissoziationskurve). Bei Kohlenmonoxidintoxikation zeigen sich die typischen kirschroten Flecken jedoch erst ab CO-Hb-Werten von mehr als 30 %. Braunrote Totenflecke findet man bei Vergiftungen mit Methämoglobinbildnern (Nitrate, Nitrite), grünliche Totenflecke etwa bei Vergiftungen mit Schwefel (Sulfhämoglobinbildung).
Die Totenflecke bilden sich immer in den zuunterst liegenden, «abhängigen» Körperpartien aus. Daher sind die abhängigen Körperpartien im Einzelfall deskriptiv festzuhalten (etwa Totenflecke der Körperrückseite mit Aussparung der Aufliegeflächen, Ausdehnung bis in die mittleren Axillarlinien, Totenflecke auf stumpfen Druck unvollständig wegdrückbar, nicht mehr verlagerbar, kräftige Ausdehnung und Intensität, blau-violette Farbgebung bzw. Totenflecke strumpfförmig und handschuhförmig in Armen und Beinen entsprechend einer Suspensionssituation siehe **Abbildungen 5-3a–f.**).
Frühpostmortal sind die Totenflecke nach Wenden des Leichnams noch vollständig verlagerbar, sie verschwinden am Ort ihrer ursprünglichen Ausprägung, um sich in der nunmehr abhängigen, zuunterst liegenden Körperpartie neu auszubilden (s. **Abb. 5-4**).
Mit zunehmender Todeszeit nimmt die Verlagerbarkeit kontinuierlich ab. Bei der Leichenschau ist immer zu prüfen, ob die Totenflecke korrespondierend zur Auffindessituation ausgeprägt sind. Ist dies nicht der Fall, ergeben sich Hinweise auf postmortale Manipulation am Leichnam (Wenden, Sterbeort nicht Fundort etc.). Bei äußerem und inneren Verbluten sowie Anämie können Totenflecke unter Umständen sehr schwach ausgeprägt sein, während sie insbesondere bei plötzlichen Todesfällen aus innerer Ursache mit flüssig bleibendem Leichenblut sehr intensiv sein können.
Die Ausbildung der Totenflecke beginnt mit dem Kreislaufstillstand, nach 30 Minuten können sie als hellrötliche Flecken erkennbar sein. In den folgenden Stunden konfluieren sie, um nach gut einem halben Tag ihre größte Ausdehnung und Intensität erreicht zu haben. Vollständig auf Daumendruck wegdrückbar sind sie bis ca. 20 Stunden, unvollständig auf starken Druck (Messer, Pinzette) bis ca. 36 Stunden. Eine vollständige Verlagerbarkeit findet sich bis sechs Stunden, eine unvollständige bis 20 Stunden nach Todeseintritt. Die Zeitzuordnungen zu den Ausprägungsgraden der Totenflecken unter-

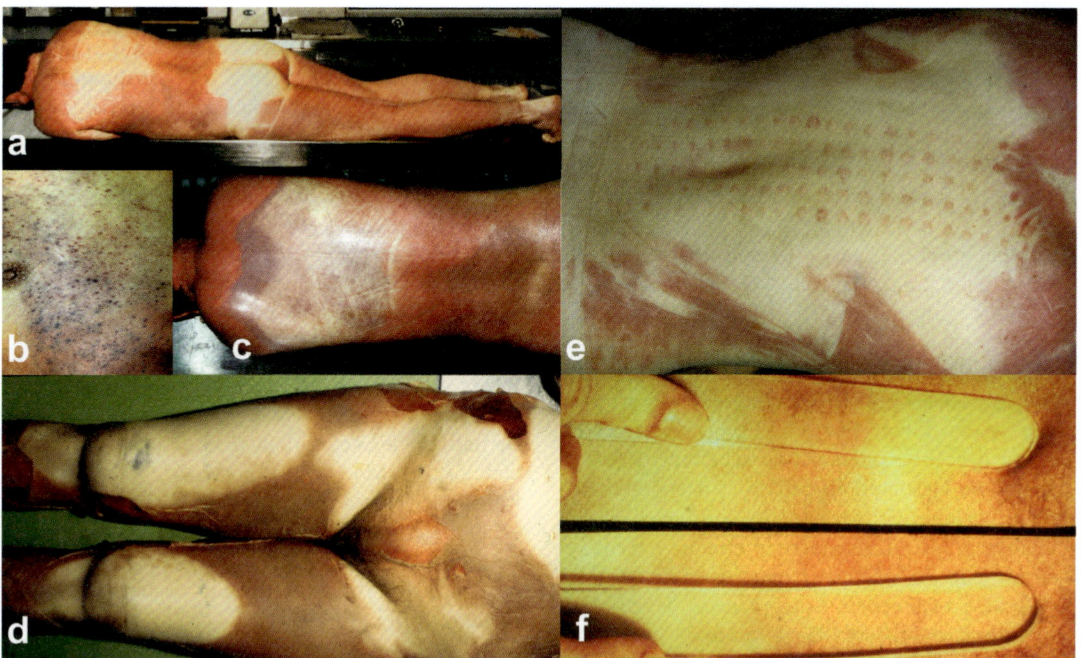

Abbildung 5-3a–f: Totenflecke
a) konfluierte Totenflecke an der Körperrückseite mit Aussparungen über den Aufliegeflächen (Schulterblätter, Gesäß, Fersen) und den Hautfalten
b) Leichenfleckblutungen (Vibices) der Brusthaut bei Bauchlage des Leichnams
c) Zonale Gliederung der Totenflecke mit teilweise livider, teilweise rötlicher Farbgebung bei Lagerung des Leichnams in der Kühlkammer. Wird der Leichnam aus der Kühlkammer in normale Zimmertemperatur verbracht, nehmen die Totenflecke rasch wieder eine blau-livide Farbgebung an.
d) schokoladenbraune Totenflecke bei Intoxikation mit Methhämoglobinbildnern
e) gemusterte Totenflecke korrespondierend zu ihrer Unterlage
f) Totenflecke auf leichten stumpfen Druck noch vollständig wegdrückbar

liegen großen interindividuellen Schwankungen, sodass Rückschlüsse auf die seit Todeseintritt verflossene Zeit nur mit Zurückhaltung möglich sind. Hypostasebedingte Verfärbungen finden sich auch an den inneren Organen. So sind bei Rückenlage des Leichnams die rückwärtigen Anteile der Lungen livider verfärbt als die ventralen, bei Suspensionssituation zeigen sich die im kleinen Becken befindlichen Dünndarmschlingen düster livide verfärbt.

Totenstarre (Rigor mortis)

Die zweite sichere Leichenerscheinung, die bei normaler Umgebungstemperatur und normalem Kräfte- und Ernährungszustand im Mittel drei bis vier Stunden post mortem eintritt, ist die Totenstarre. Mit dem Todeseintritt kommt es zunächst zu einem Tonusverlust mit vollständiger Erschlaffung der Muskulatur. Letzte Empfindungen zu Lebzeiten sind dem Antlitz eines Verstorbenen daher nicht anzusehen. Über die Kreatinkinasereaktion und

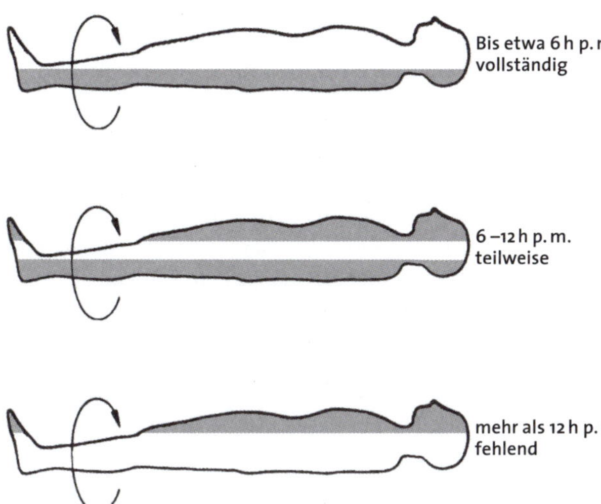

Abbildung 5-4: Schema zur Verlagerbarkeit der Totenflecke

anaerobe Glykolyse kann zunächst in Abhängigkeit von den Glykogenreserven des Muskels ATP resynthetisiert werden. Erst mit dem Abfall des ATP-Spiegels unter 85 % des Ausgangswertes kommt es zu irreversiblen Verbindungen zwischen Aktinfilamenten und Myosinköpfchen. Die Steifheit der Muskulatur nimmt zu, die Elastizität und Reißfestigkeit des Muskels nehmen ab.

Ausbildung und Ausprägungsgrad der Totenstarre werden in der Praxis rein subjektiv dadurch geprüft, ob bei Bewegungen in einem Gelenk die Beweglichkeit eingeschränkt und ein Widerstand spürbar ist. Der Ausprägungsgrad der Totenstarre darf nie nur in einem Gelenk geprüft werden, sondern um sich einen Eindruck vom Fortschreitungsgrad bzw. der Lösung der Totenstarre zu verschaffen, ist sie in zahlreichen Gelenken zu prüfen (Kiefergelenk, Ellenbogengelenk, Fingergelenke, Hüftgelenk). Bei voll ausgeprägter Totenstarre in einem großen Gelenk ist auch ein kräftiger Untersucher nicht in der Lage, diese zu brechen. Entsprechend der Nystenschen Regel (publiziert 1811) beginnt die Totenstarre zunächst im Kiefergelenk, dann im Nacken, den Gelenken der oberen Extremitäten, dem Rumpf, dann den unteren Extremitäten. Diese Reihenfolge des Eintritts der Totenstarre trifft für die überwiegende Zahl der Todesfälle mit Todeseintritt aus innerer krankhafter Ursache zu. Werden agonal jedoch andere Muskelgruppen beansprucht (etwa die der unteren Extremitäten in Folge Laufens) wird hier aufgrund einer agonalen Glykogenverarmung die Totenstarre zuerst eintreten.

Totenstarre bildet sich nicht nur in verschiedenen Muskelgruppen zeitlich versetzt (in Abhängigkeit vom Glykogenbestand, dem Anteil weißer und roter Muskelfasern, der lokalen Temperatur), sondern auch in verschiedenen Fasern eines Muskels. Hat sie sich in einzelnen Fasern eines Muskels bereits ausgeprägt, kann subjektiv Starre wahrgenommen werden. Wird diese frühpostmortal gebrochen, kann sich die Totenstarre in den noch nicht erstarrten Fasern wieder ausbilden (s. **Abb. 5-5**). Das Phänomen des Wiedereintritts der Totenstarre nach Brechen kann in einem Zeitbereich von sechs bis acht Stunden post mortem beobachtet werden.

Lösung der Totenstarre

Die Lösung der Totenstarre ist stark temperaturabhängig, bei normaler Zimmertemperatur löst sie sich nach zwei bis drei Tagen. Bei tiefer Umgebungstemperatur kann Totenstarre durchaus zwei bis drei Wochen erhalten bleiben. Ursache der Lösung der Totenstarre ist eine Proteolyse, biochemisch ablesbar am Anstieg des Ammoniakspiegels, strukturell zeigt sich eine Lösung der Aktinfilamente aus den Z-Banden. Totenstarre ist in der Regel nach drei bis vier Stunden wahrnehmbar. Ihre volle Ausprägung hat die Totenstarre nach ca. acht Stunden erreicht. In der Regel bleibt sie zwei bis drei Tage erhalten, eine vollständige Lösung ist bei Zimmertemperatur nach vier bis fünf Tagen erreicht. Totenstarre zeigt sich nicht nur an der quergestreiften, sondern auch an der glatten Muskulatur, etwa der Pupille oder den Musculi arrectores pilorum. Hier kann die Totenstarre zum Bild der «Gänsehaut» (Cutis anserina) führen.

Kataleptische Totenstarre

Unter kataleptischer Totenstarre versteht man eine unmittelbar durch Totenstarre fixierte letzte Körperhaltung des Verstorbenen. Es gibt kein pathophysiologisches Modell zur Erklärung kataleptischer Totenstarre. Beobachtungen angeblicher kataleptischer Totenstarre stammen überwiegend aus dem deutsch-französischen Krieg 1870/71 und dem Ersten Weltkrieg. Ihre Existenz darf zu Recht bezweifelt werden.

Supravitale Reaktionen

Grundlage supravitaler Reaktionen sind postmortal ablaufende Stoffwechselprozesse, vor allem die anaerobe Glykolyse. Erst nach Absterben der letzten Körperzelle – bei bradytrophen Geweben einige 100 Stunden post mortem – spricht man vom biologischen Tod. Die Supravitalphase ist gewebespezifisch, innerhalb des gleichen Gewebes abhängig von der topografischen Lokalisation im Körper. Hier wirkt sich die unterschiedliche postmortale Temperaturabfallcharakteristik in Abhängigkeit vom Durchmesser eines Körperteils aus. Von praktischer Bedeutung sind die supravitalen Reaktionen der quergestreiften Muskulatur auf mechanische und elektrische Reizung sowie der glatten Irismuskulatur auf pharmakologische Reizung.

Supravitale Reaktionen sind über den Individualtod hinaus auslösbare «Lebensäußerungen» von Geweben auf Reize.

Frühpostmortal reagiert die quergestreifte Muskulatur noch auf mechanische Reizung, etwa durch kräftiges Anschlagen des Musculus biceps brachii; es kommt zu einer fortgeleiteten Kontraktion, die sich über den gesamten Muskel ausdehnt. Diese erste Phase ist synonym zu dem sogenannten Zsako'schen Muskelphänomen. Eine fortgeleitete Erregbarkeit kann 1,5–2,5 Stunden post mortem beobachtet werden. In der zweiten Phase entwickelt sich auf mechanische Reizung ein kräftiger und typischer reversibler idiomuskulärer Wulst. Diese Phase dauert etwa vier bis fünf Stunden post mortem. In der letzten Phase bildet sich nur noch ein schwacher idiomuskulärer Wulst aus, der allerdings über eine längere Zeitphase, nämlich bis zu 24 Stunden persistieren kann. Ein schwacher idiomuskulärer Wulst kann im Intervall von acht bis zwölf Stunden post mortem beobachtet werden.

Elektrische Erregbarkeit der Skelettmuskulatur
Zur Prüfung der elektrischen Erregbarkeit der Skelettmuskulatur bedient man sich kleiner, transportabler Reizgeräte mit definierten Reizimpulsen (z. B. 30 mA Stromstärke, Impulsfolgefrequenz von 50/s bei einer Impulsdauer von 10 ms). Bei Prüfung der elektrischen Erregbarkeit der mimischen Muskulatur und Elektrodeneinstich im medialen Anteil des Augenoberlides kann der Reizerfolg hinsichtlich der Ausbreitung auf elektrodenferne Areale in sechs Stufen graduiert werden: Frühpostmortal reagiert die gesamte ipsilaterale Gesichtshälfte, mit zunehmender Todeszeit bleibt die Reaktion auf den Reizort beschränkt, schließlich reagiert nur noch das gesamte Oberlid bzw. 1/3–2/3 des Oberlides bzw. der Musculus orbicularis oculi nur noch unmittelbar angrenzend an die Reizelektroden. Aus der Ausbreitung der Reaktion auf elektrodenferne Areale wird unmittelbar der Zeitbezug hergestellt (s. Abb. 5-6).
In gleicher Weise kann auch die elektrische Reagibilität des Musculus orbicularis oris bei Einstich der Elektroden beidseits der Mundwinkel geprüft werden. Die Prüfung der supravitalen elektrischen Erregbarkeit der Skelettmuskulatur ist eine in der rechtsmedizinischen Praxis unverzichtbare Methode zur Schätzung der Liegezeit eines Leichnams. Die elektrische Erregbarkeit der mimischen Muskulatur kann in Einzelfällen bis 20 Stunden post mortem erhalten bleiben. An der Thenar- oder Hypothenarmuskulatur erlischt die Erregbarkeit spätestens zehn bis zwölf Stunden post mortem. Der Musculus orbicularis oris ist ebenfalls bis etwa elf Stunden post mortem reagibel. Auch die glatte Irismuskulatur ist postmortal reagibel, wobei die Reaktionsdauer der quergestreiften Skelettmuskulatur von der der glatten Irismukulatur auf pharmakologische Reizung deutlich übertroffen wird: Reagibilität in Einzelfällen bis 50 Stunden post mortem. So zeigt sich auf subkonjunktivale Injektion von Noradrenalin bzw. Acetylcholin in Einzelfällen bis 46 Stunden post mortem eine Mydriasis bzw. Miosis. Andere Pupillomotorika weisen eine geringere Zeitdauer supravitaler Reagibilität auf.

Abkühlung
Nach Todeseintritt folgt die postmortale Angleichung der Körperkerntemperatur an die Umgebungstemperatur vier Mechanismen:

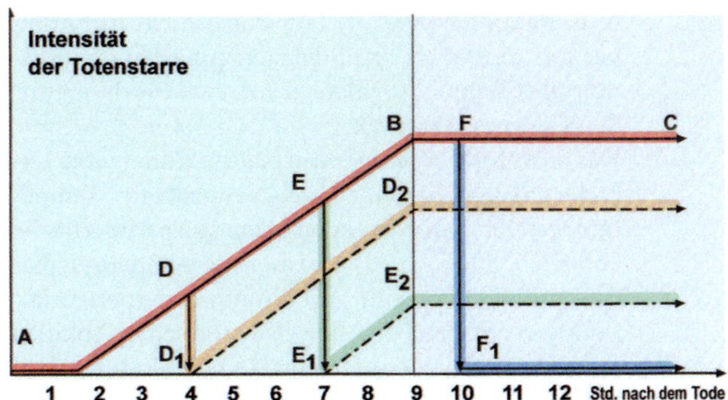

Abbildung 5-5: Wiedereintritt der Totenstarre nach Brechen zu unterschiedlichen postmortalen Zeitpunkten. Wird die Totenstarre zum Zeitpunkt D gebrochen, bildet sie sich bis zum Niveau D2 wieder aus. Da zum Zeitpunkt D die Mehrzahl der Fasern noch nicht erstarrt war, bildet sich die Totenstarre sogar auf einem höheren Niveau als zuvor wieder aus. Wird die Totenstarre erst zum Zeitpunkt E gebrochen, kann sie sich nur noch bis zum Niveau E2 ausprägen. Wird die Totenstarre erst nach voller Ausprägung gebrochen (F) bildet sich keine Totenstarre mehr aus.

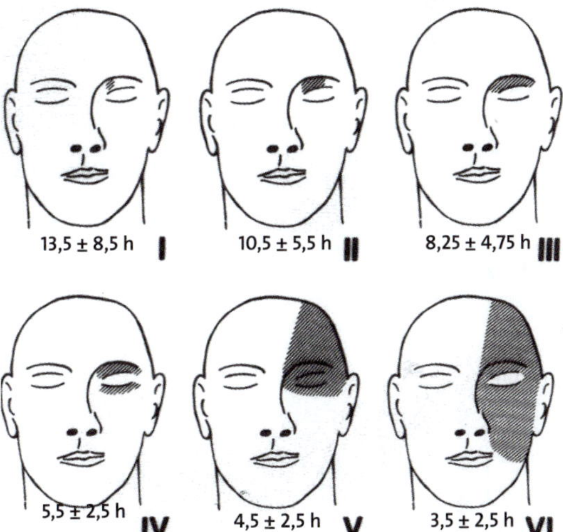

Abbildung 5-6: Ausbreitung der Erregung auf elektrodenferne Areale bei Prüfung der elektrischen Erregbarkeit der mimischen Muskulatur. Frühpostmortal Kontraktion der gesamten ipsilateralen Gesichtshälfte, mit zunehmender Todeszeit bleibt die Erregung auf den Reizort (Musculus orbicularis oculi) beschränkt. Elektrodeneinstich im medialen Anteil des Augenoberlides.

- Konduktion
- Konvektion
- Strahlung und
- Wasserverdunstung

wobei Konvektion und Konduktion die führenden Mechanismen sind. Die Körperkerntemperatur

(z. B. Rektaltemperatur) fällt dabei nicht unmittelbar postmortal ab, es bildet sich zunächst ein postmortales Temperaturplateau von zwei bis drei Stunden Dauer (s. **Abb.** 5-7).

Das postmortale Temperaturplateau findet seine Ursache darin, dass sich zunächst ein radiales Temperaturgefälle vom Körperkern zur Körperoberfläche aufbauen muss. An das postmortale Temperaturplateau schließt sich eine Abkühlung in Exponentialfunktion entsprechend dem Newton'schen Abkühlgesetz an, sodass der postmortale Temperaturverlauf insgesamt als sigmoidal bezeichnet werden kann. Die Abkühlgeschwindigkeit hängt von zahlreichen individuellen Faktoren ab (Körperproportionen, Fettreichtum, Körperhaltung - ausgestreckt, in kauernder Stellung mit an den Unterkörper herangezogenen Oberschenkeln –, Kleidung, Bedeckung, Windverhältnisse, Lagerung in einem flüssigen Medium, Durchfeuchtung der Bekleidung usw.). Der Abfall der Körperkerntemperatur beträgt etwa 0,5–1,5 °C pro Stunde. Die sigmoidale Abkühlcharakteristik kann mathematisch mit einem Zwei-Exponenten-Modell beschrieben werden:

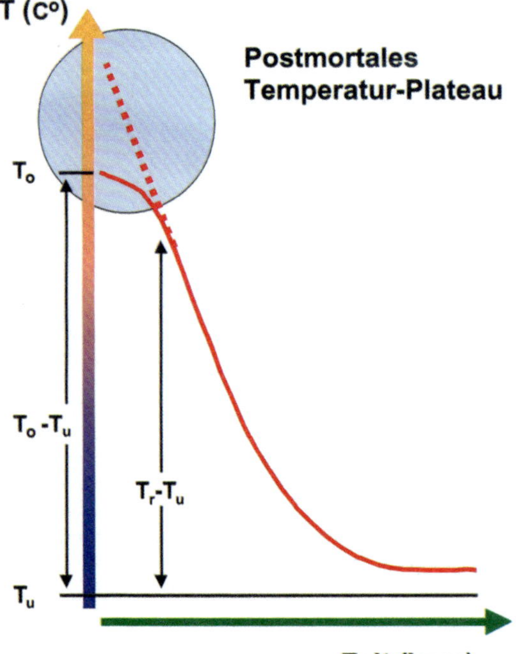

Abbildung 5-7: Sigmoidale Abkühlcharakteristik von Körperkerntemperaturen. Ein einfacher Exponentialausdruck entsprechend dem Newtonschen Abkühlgesetz beschreibt den postmortalen Temperaturabfall nicht hinreichend. Mit einem Zwei-Exponenten-Ausdruck ist die sigmoidale Abkühlcharakteristik mathematisch gut beschrieben. To: Temperatur bei Todeseintritt (37,2°C); Tu: Umgebungstemperatur; Tr: Rektaltemperatur.

$$\frac{T - T_u}{T_o - T_u} = \frac{p}{p - Z} e^{-Zt} - \frac{Z}{p - Z} e^{-pt}$$

T_o = Temperatur bei Todeseintritt
T_u = Umgebungstemperatur
T = aktuell gemessene Körperkerntemperatur
Z = Exponent des ersten Ausdrucks, maßgeblich für die Abkühlgeschwindigkeit nach Abschluss des postmortalen Temperaturabfalls
p = Exponent des zweiten Ausdrucks, maßgeblich für die Ausprägung bzw. Dauer des postmortalen Temperaturabfalls

Die mathematische Beschreibung des Abfalls der Körperkerntemperatur bei konstanter Umgebungstemperatur und empirische Anpassung der Exponenten Z und p führte zur Entwicklung eines Nomogramms (s. **Abb.** 5-8), das aus einmaliger Messung von aktueller tiefer Rektaltemperatur und Umgebungstemperatur bei bekanntem Körpergewicht die Schätzung der Liegezeit eines Leichnams erlaubt. Zunächst wird die tiefe Rektaltemperatur mindestens 8 cm oberhalb des Sphincter ani mit einem geeichten Thermometer (Temperaturskala 0–50 °C) gemessen, am günstigsten sind Thermometer mit Digitalanzeige. Dann wird die Umgebungstemperatur des Leichnams gemessen. Beide Temperaturen werden auf die entsprechende Skala des Nomogramms eingezeichnet und durch eine Gerade verbunden. Die Gerade schneidet eine im Nomogramm bereits eingezeichnete Diagonale. Vom Schnittpunkt des Fadenkreuzes wird eine Gerade durch den Schnittpunkt der Diagonalen mit der Geraden, die beide Termperaturskalen verbindet, gezogen und bis zum äußersten Kreisbogen mit Angabe der 95 % Toleranzgrenzen durchgezogen. Beim Viertelkreisbogen des entsprechenden Körpergewichts wird die mittlere Todeszeit in Stunden abgelesen, im äußeren Viertelkreisbogen ergeben sich die entsprechenden 95 % Toleranzgrenzen.

Bei einer Rektaltemperatur von 25 °C, einer Umgebungstemperatur von 10 °C ergibt sich bei einem Körpergewicht von 80 kg eine mittlere Todeszeit von 15 Stunden mit 95 % Toleranzgrenzen von +/– 2,8 Stunden.

Das Nomogramm ist zunächst entwickelt worden für Standardfälle der Leichenlagerung: unbekleidete Leiche auf thermisch indifferenter Aufliegefläche in ruhender Luft. Der abkühlungsverzögernde bzw. -beschleunigende Effekt von gegenüber den Standardfällen variierenden Abkühlbedingungen (Bekleidung, Bedeckung, Durchfeuchtung, Wind, La-

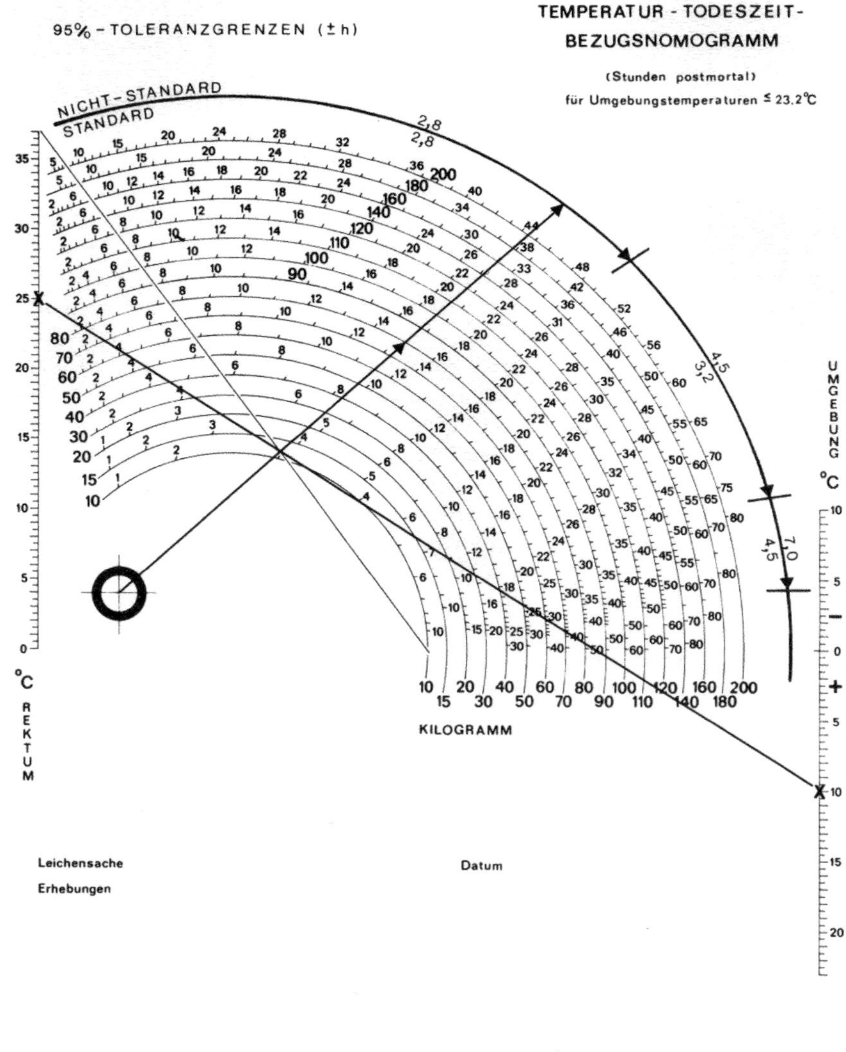

Abbildung 5-8: Rektaltemperatur-Todeszeit-Bezugsnomogramm (nach Henßge und Madea 1988)

gerung in einem flüssigen Medium) kann durch empirisch ermittelte Körpergewichtskorrekturfaktoren berücksichtigt werden. Dies sind beispielsweise:

- unbekleidet im Wasser 0,3–0,5;
- feuchte Kleidung, Wind 0,7;
- unbekleidet, Wind 0,75;
- unbekleidet im Sommer 1,0;
- dünne Kleidung, kein Wind 1,2;
- dicke Kleidung, Wind 1,4;
- dicke, feuchte Kleidung, kein Wind 1,2;
- dicke Bettdecke 2,0.

Die Schätzung der Liegezeit aus der Körperkerntemperatur mit Auswahl des entsprechenden Korrekturfaktors sowie die Prüfung der Anwendbarkeit des Verfahrens setzt fachärztlich rechtsmedizinisches Wissen voraus. Von jedem Arzt muss jedoch die Messung und Protokollierung der tiefen Rektaltemperatur (mindestens 8 cm oberhalb des Afterschließmuskels) verlangt werden, wobei man sich am besten von der Polizei vorgehaltener geeichter Thermometer bedient.

Wichtig ist, dass bei erster Untersuchung des Leichnams Körperhaltung, Sitz und Art der Bekleidung, eventuelle Durchfeuchtung der Bekleidung, Umgebungstemperatur, Wind und Lichteinfall, Sonneneinstrahlung, Veränderung der Temperaturverhältnisse durch Öffnen von Fenstern, An- und Abschalten einer Heizung, Anschalten von Scheinwerfern etc. genau protokolliert werden, da durch diese Maßnahmen die ursprünglichen Abkühlbedingungen verändert werden.

Vertrocknung der intakten Haut und sichtbaren Schleimhäute
Haut und Schleimhäute des Lebenden sind feucht und werden feucht gehalten. Transsudation und Schweißsekretion sind für diesen Zustand genauso verantwortlich wie die mechanische Befeuchtung durch Lidschlag oder Zunge. Diese Vorgänge sistieren mit Todeseintritt. In Abhängigkeit von Luftbewegung, Luftfeuchtigkeit und Wärme verdunstet die Oberflächenfeuchtigkeit unbedeckter Haut und Schleimhäute rasch. Insbesondere bei Säuglingen vertrocknen bald die Schleimhäute der Lippen, der Zunge, die Nasenspitze, das Skrotum und die großen Labien. Relativ rasch vertrocknet bei geöffneten Augen auch die Kornea, sie verliert ihren Glanz und wird trübe (s. **Abb. 5-9**).
Aufgrund der Hypostase der transzellulären Flüssigkeiten verliert der Augapfel seine Spannung. Bei geöffneten Augen kommt es zu dreieckigen oder auch bandförmigen Vertrocknungen der Augapfelbindehaut. Derartige Verfärbungen können bereits ein bis zwei Stunden post mortem auftreten. Relativ rasch vertrocknen auch die Fingerbeeren und Akren, die Konsistenz wird derber, die Farbe rötlichbräunlich. Vertrocknungen treten postmortal bald auch dort auf, wo durch Schweiß- oder Urinmazeration ein Epidermisverlust eingetreten ist. Von großer diagnostischer Bedeutung sind Vertrocknungen im Bereich von Hautabschürfungen. Überall dort, wo es durch vitale oder postmortale Kompression oder Schürfung der Epidermis zu einer leichten Flüssigkeitsabgabe kommt, treten in Abhängigkeit von Umgebungsbedingungen (Luftzufuhr, Wärme, Feuchtigkeit der Luft) Vertrocknungen auf. Derartige Vertrocknungen finden sich z. B. als Folge von Sturzverletzungen (Knie), Defibrillation, als Folge mechanischer Gewalteinwirkung (Drossel-, Würgemale) usw. Postmortal entstandene Hautabschürfungen vertrocknen freilich in gleicher Weise wie vitale zu braun-roten, lederartig harten Flächen. Diagnostisch und rekonstruktiv von besonderer Bedeutung sind geformte Vertrocknungen, die die Konfiguration eines einwirkenden Werkzeuges abformen.

Fortgeschrittene Leichenveränderungen
Die weitere Zerstörung eines Leichnams geschieht durch exogene und endogene Faktoren. Zu den exogenen Faktoren gehören etwa Tierfraß, Witterungseinflüsse und grob mechanische Insulte. Endogene Faktoren sind Autolyse, Fäulnis und Verwesung.

Autolyse
Als Autolyse bezeichnet man die Zersetzung organischer Strukturen durch körpereigene Fermente.
Relativ rasch kommt es postmortal zu einer Erweichung der Magenschleimhaut, die Magenwand kann vollständig brüchig werden und Mageninhalt kann sich in die Bauchhöhle ergießen. Das Pankreas daut sich postmortal selbst an, sodass auch die morphologische Diagnostik an diesem Organ erschwert ist. Mit dem Zusammenbruch der Membranfunktion kommt es zu einem Konzentrationsausgleich vital ungleich verteilter Stoffgrößen in verschiedenen Kompartimenten. So steigt die Kaliumkonzentration in der extrazellulären Flüssigkeit an, Natrium- und Chloridkonzentrationen fallen ab. Als Folge der anaeroben Glykolyse kommt es zu einem Abfall des pH-Wertes und einem Anstieg der Laktatkonzentration. Autolyse und postmortal-biochemische Prozesse sind die wesentlichen Gründe dafür, dass nach Todeseintritt eine klinisch-chemische Diagnostik nur noch sehr eingeschränkt möglich ist.

Fäulnis
Fäulnis ist ein bakterieller, heterolytisch bewirkter, alkalisch kolliquativer Prozess auf reduktiver Grundlage. Durch Gasbildung (H_2S, Kohlenwasserstoffe) und Abspaltung von Ammoniak entsteht die typisch ammoniakalische Geruchsbelästigung.
Als erstes Zeichen der Fäulnis zeigt sich eine Grünverfärbung der Haut, häufig zunächst im rechten Unterbauch, die sich auf die gesamte Körperoberfläche ausdehnen kann. Ursache ist eine Sulfhämoglobinbildung, zu der Sauerstoff notwendig ist. Daher zeigt sich die Fäulnis zunächst in oberflächlichen Körperpartien. Durch Hämolyse in subkutanen Venen kommt es zu einem «Durchschlagen der Venennetze» (s. **Abb. 5-10**).
Infolge der Gasbildung zeigt sich eine Gasdunsung, insbesondere an Körperpartien mit geringem Gewebsturgor (Augenlider, Mund). Durch Fäulnisgasdruck kann es zur Protrusion der Zunge kommen sowie zum Kotaustritt aus dem After. Der Körper insgesamt ist aufgebläht und knisternd. Infolge des Fäulnisgasdruckes kann es bei schwangeren Frauen zu einer Austreibung des Fötus aus dem Uterus kommen («Sarggeburt»). Durch Fäulnistranssudation bilden sich Fäulnisblasen zwischen Ober- und Lederhaut, die einreißen und zu einer fetzigen Oberhautablösung führen können. Im Rahmen der Fäulnis kommt es zu einer Ablösung von Haaren und Nägeln. Weitere Begleiterscheinungen der Fäulnis sind eine Verflüssigung des Fettgewebes, eine Proteolyse mit Anfall von biogenen Aminen

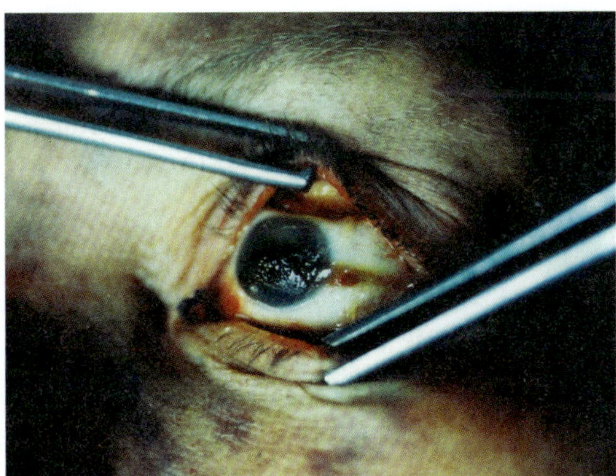

Abbildung 5-9: Vertrocknung der Kornea mit honiggelber, streifenförmiger Vertrocknung der Augapfelbindehaut bei postmortal spaltförmig offenen Augen

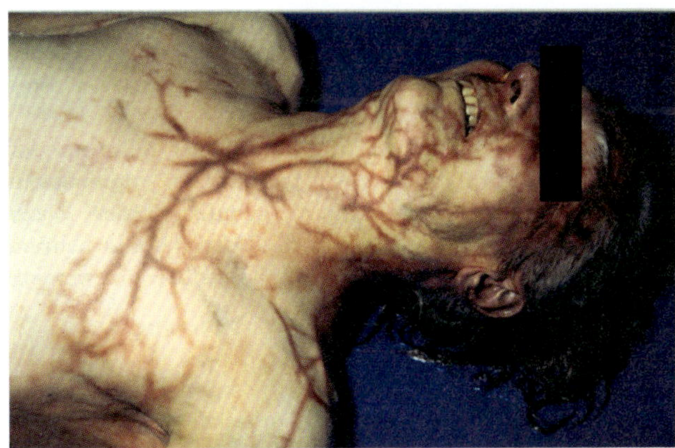

Abbildung 5-10: Durchschlagen des Venennetzes

und Leichenalkaloiden (Ptomaine). Folgeprodukte der bakteriellen Proteolyse (δ-Aminovaleriansäure und γ-Aminobuttersäure) wurden auf ihre Eignung zur Todeszeitschätzung untersucht, spielen in der Praxis jedoch bislang keine Rolle. Das Gehirn wird weich und zerfließlich, innere Organe werden von Fäulnisgasblasen durchsetzt («Schaumorgane»). Der Fortschreitungsgrad der Fäulnis ist stark temperaturabhängig. Schätzungen der Leichenliegezeit können aus dem Fortschreitungsgrad der Fäulnis nur mit größter Zurückhaltung – wenn überhaupt – erfolgen (s. **Abb. 5-11**).

Entsprechend der Casper'schen Regel entspricht der Zersetzungszustand nach einer Woche Luft dem in zwei Wochen Wasser bzw. acht Wochen Erdgrab. Verlässliche Angaben zur Liegezeitschätzung sind daraus nicht ableitbar.

Eine literarische Beschreibung aller Phänomene der Fäulnis (nicht nur der optischen, olfaktorischen, taktilen, sondern auch der akustischen) findet sich bei Charles Baudelaire in dem Gedicht «Une charogne» in *Les Fleurs du Mal*.

Verwesung

Verwesung ist ein trockener, saurer Prozess auf oxidativer Grundlage. Durch die Abspaltung von Säuren (H_2CO_3, H_3PO_4, H_2SO_4) entsteht ein typischer, aromatisch-ranziger Geruch. Es kommt zu einer Vermoderung des Gewebes und einem typischen muffigen Gruftgeruch.

Die verschiedenen fortgeschrittenen Leichenerscheinungen können sich an einem Leichnam in zeitlicher Sukzession ablösen oder, sollten verschiedene Körperteile eines Leichnams verschiedenen Milieubedingungen ausgesetzt sein, gleichzeitig eintreten.

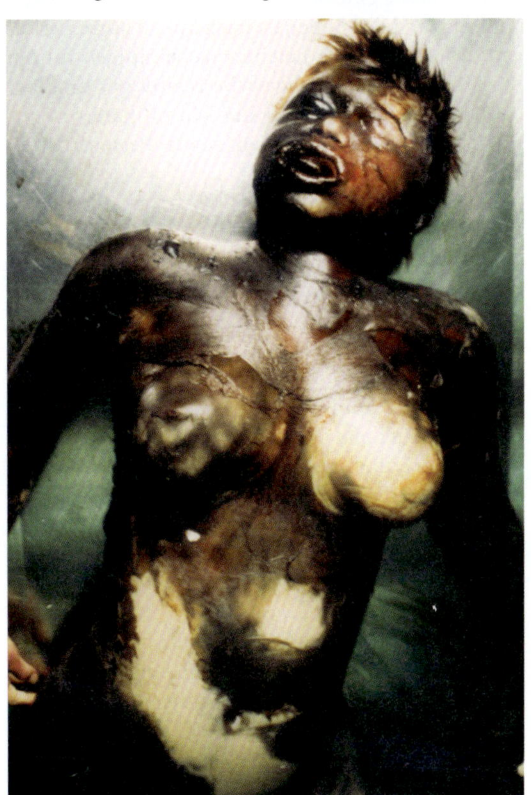

Abbildung 5-11: Weit fortgeschrittene Fäulnis mit Gasdunsung, schmutzig grünlich-schwärzlicher Verfärbung, Fäulnisblasen und fetziger Oberhautablösung

Tierfraß, Entomologie

Sowohl Haustiere (Hund, Katze) als auch Wildtiere, im Wasser auch Fische, können bald nach Todeseintritt Tierfraßverletzungen hervorrufen. Fliegen können schon agonal auf Sterbenden Eier ablegen, postmortal insbesondere in den Augenwinkeln,

Mundwinkeln, Nasenöffnungen sowie penetrierenden Hautverletzungen. Der Entwicklungszyklus der Fliege dauert je nach Art und Temperatur drei bis fünf Wochen.
Die Leichenbesiedelung kann unter Kenntnis der Milieubedingungen von forensischen Entomologen zur Liegezeitbestimmung genutzt werden. Dazu sollten von Maden, Puppen, Käfern jeweils mehrere Exemplare in 70 %igem Alkohol aufbewahrt werden.

Außergewöhnliche Leichenveränderungen, Leichenkonservierung

Bei Lagerung über der Erde kann ein Leichnam durch Tierfraß und Madenbesiedelung innerhalb weniger Wochen vollständig skelettiert werden, im Erdgrab sollte eine Skelettierung – in Abhängigkeit vom Zustand des Bodens – nach 20–30 Jahren erfolgen. Konservierende Leichenerscheinungen führen dazu, dass auch Weichgewebe relativ gut erhalten bleiben. Zu nennen sind die Mumifikation, Fettwachsbildung, Moorleichen sowie Permafrostleichen.
Mumifikation: Verdunstung bei Trockenheit und guter Luftzufuhr. Durch die Verdunstung kann ein starker Gewichtsverlust auftreten, es kommt zu einer Vertrocknung und Schrumpfung der Gewebe, die Haut ist lederartig vertrocknet, sodass die letzte Körperhaltung hierdurch fixiert sein kann.
Fettwachsbildung (Leichenlipid, Adipocire): Zur Fettwachsbildung kommt es bei Lagerung des Leichnams in feuchtem Milieu unter gänzlichem oder partiellem Luftabschluss. Es findet eine Umwandlung ungesättigter (Ölsäure) in gesättigte Fettsäuren (Palmitin-Stearinsäure) statt. Fettwachsbildung kann in der Haut bereits nach einigen Wochen beginnen, in der Muskulatur nach drei bis vier Monaten. Die Umwandlung einer kompletten Leiche in Fettwachs erfordert mehrere Monate bis Jahre.
Moorleichen: Konservierung von Leichen durch die Einwirkung von Huminsäuren unter Luftabschluss im Hochmoor. Es kommt zu einer Entkalkung der Knochen, Gerbung der Weichteile und typischer Rotfärbung der Haare.
Permafrostleichen: Konservierung von Leichen mittels Durchfrieren des Gewebes.

Prinzipien der rechtsmedizinischen Todeszeitbestimmung

Von allen Verfahren zur Bestimmung der Liegezeit eines Leichnams ist das nomographische Verfahren nach einmaliger Messung von Körperkern- und Rektaltemperatur am Leichenfundort unter Berücksichtigung abkühlungsbeschleunigender oder verzögernder Bedingungen, die über Körpergewichtskorrekturfaktoren quantitativ erfasst werden können, wissenschaftlich am besten untersucht. Das nomographische Verfahren zur Todeszeitbestimmung ist daher die Leitmethode. Im günstigsten Fall erhält man einen Todeszeitbereich von 5,6 Stunden (Mittelwert +/– 2,8 Std.), in dem der Tod sehr wahrscheinlich eingetreten ist. Dieses Todeszeitintervall wird man am Leichenfundort durch die Prüfung supravitaler Reaktionen (idiomuskulärer Wulst, elektrische Reagibilität der mimischen Muskulatur, Ausprägungsgrad von Totenstarre und Totenflecken) weiter einzugrenzen versuchen. Insbesondere im frühpostmortalen Intervall (innerhalb der ersten 24 Std.) kann dabei die Eingrenzung der Liegezeit auf ein bis zwei Stunden gelingen.

5.2 Leichenschau und Sektion

Die Leichenschau ist eine verantwortungsvolle ärztliche Aufgabe, bei der ein Arzt die letzten Diagnosen für seinen ihm oftmals über Jahre bekannten Patienten stellen muss. Bei ca. 820 000 Todesfällen pro Jahr in der Bundesrepublik Deutschland und dem bei der Leichenschau zu bewältigenden Aufgabenkanon ist zunächst der behandelnde Arzt der kompetenteste für ihre Durchführung, da er über die nötigen Kenntnisse zu Anamnese, Symptomatik und Umständen des Todeseintritts verfügt. Allerdings darf nicht verkannt werden, dass durch unsorgfältige Leichenschauen ca. 11 000 nicht-natürliche Todesfälle, darunter ca. 1200 Tötungsdelikte pro Jahr nicht erfasst werden, da sie als natürliche Todesfälle deklariert werden. Derartige Fehlklassifikationen ereignen sich vorwiegend im Zuständigkeitsbereich niedergelassener Ärzte.
Die Leichenschau ist der letzte Dienst des Arztes am Patienten, mit der über medizinische Feststellungen hinaus (Feststellung des Todes und der Todesursache) der Rechtssicherheit und dem öffentlichen Interesse dienende Aufgaben verbunden sind (Qualifikation der Todesart, Meldepflichten, «seuchenhygienische Aspekte»). Die wichtigsten Aufgaben bei der ärztlichen Leichenschau sind in Tabelle 5-2 genannt.
Im Folgenden sollen die Aufgabenkomplexe der ärztlichen Leichenschau sowie sich immer wieder ergebende Problembereiche und Fehler anhand der sachlichen Notwendigkeiten besprochen werden.

5.2.1 Rechtsgrundlagen der Leichenschau

In der Bundesrepublik Deutschland fällt die Regelung des Leichenschau- und auch des Obduktionswesens – soweit nicht strafrechtlich relevante

Tabelle 5-2: Aufgaben und Bedeutung der Leichenschau

1. Feststellung des Todes, Sicherstellung der Identität	allgemein gesellschaftliches und individuelles Interesse an einer sicheren Todesfeststellung, Beendigung des normativen Lebensschutzes, Personenstandsregister
2. Feststellung der Todesursache	medizinische Aspekte, Todesursachenstatistik, Epidemiologie, Ressourcenverteilung im Gesundheitswesen
3. Todesart	Rechtssicherheit, Erkennen von Tötungsdelikten, Klassifikation der Todesumstände für zivil-, versicherungs- und versorgungsrechtliche Fragen
4. Feststellung der Todeszeit	Personenstandsregister, Erbrecht
5. Übertragbare Erkrankungen (nach Infektionsschutzgesetz)	seuchenhygienische Aspekte im öffentlichen Interesse
6. Meldepflichten	bei nicht natürlicher/nicht geklärter Todesart, bei unbekannter Identität, gemäß Infektionsschutzgesetz

Bereiche betroffen sind – in die alleinige Gesetzgebungskompetenz der Bundesländer (Art. 70 Abs. 1 GG). Die Bundesländer haben Fragen des Leichenschaurechtes in speziellen Gesetzen über das Leichen-, Friedhofs- und Bestattungswesen geregelt. Die Gesetze bzw. Verordnungen aller Bundesländer schreiben zunächst vor, dass bei jedem Todesfall eine «äußere Leichenschau» durch einen approbierten Arzt stattzufinden hat. Übereinstimmend heißt es: «Jede Leiche ist zur Feststellung des Todes, des Todeszeitpunktes, der Todesart und der Todesursache ärztlich zu untersuchen (Leichenschau).»

Eine Ausnahme findet sich lediglich für einige schleswig-holsteinische Inseln und Halligen, dort darf die Leichenschau auch von «einer anderen geeigneten Person» durchgeführt werden.

Jeder approbierte Arzt darf die Leichenschau durchführen, im Allgemeinen muss sie jeder Arzt auf Verlangen durchführen, insbesondere niedergelassene Ärzte, behandelnde Ärzte, Krankenhausärzte, Ärzte im Notfalldienst. Sollte kein anderer Arzt greifbar sein, sind Ärzte der unteren Gesundheitsbehörde zur Durchführung der Leichenschau verpflichtet.

In einigen Bundesländern (Baden-Württemberg, Bayern, Brandenburg, Bremen, Hamburg, Mecklenburg-Vorpommern, Nordrhein-Westfalen, Rheinland-Pfalz, Sachsen, Sachsen-Anhalt, Schleswig-Holstein) sind Ärzte im Rettungsdiensteinsatz von ihrer Verpflichtung zur Durchführung der vollständigen Leichenschau befreit. Die Pflichten der Notärzte beschränken sich daher auf die Feststellung des Todes und seiner Dokumentation in einer «Vorläufigen Todesbescheinigung». Bei Anhaltspunkten für einen nicht-natürlichen Tod hat der Notarzt sofort die Polizei zu informieren. Neben Angaben zur Person und zur Identifikation sind vom Notarzt die sicheren Todeszeichen sowie der Ort des Todes (ggfs. Auffindeort) zu vermerken. Daneben sind natürlich die Notarzteinsatzprotokolle sorgfältig auszufüllen, die bei nicht-natürlichen oder unklaren Todesfällen für die weiteren Ermittlungen große Bedeutung haben können.

In Bayern sind auch Notfallärzte (Ärzte im kassenärztlichen Notfalldienst) von der Verpflichtung zur Durchführung der Leichenschau nach sicherer Feststellung des Todes ausgenommen, wenn sie die verstorbene Person vorher nicht behandelt haben und sichergestellt ist, dass der behandelnde oder ein anderer Arzt die fehlenden Feststellungen, die für die vollständige Leichenschau nötig sind, treffen wird.

In Sachsen-Anhalt gilt demgegenüber die Befreiung von Ärzten im vertraglichen Notfalldienst explizit nicht, da im Gegensatz zu Notärzten, die im Rahmen des Rettungsdienstes dazu verpflichtet sind, lebensrettende Sofortmaßnahmen bei Notfallpatienten durchzuführen, niedergelassene Ärzte im Rahmen des Notfalldienstes lediglich nicht akut lebensgefährdete Patienten behandeln und die Reihenfolge der zu behandelnden Personen nach der Dringlichkeit selbst entscheiden können.

Ein Weigerungsrecht des Arztes zur Durchführung der Leichenschau besteht z. B. in Bayern explizit in den Fällen des Art. 2 Abs. 3 Bestattungsgesetz (Gefahr der Strafverfolgung). Gemeint sind hier Todesfälle im Zusammenhang mit ärztlichen Maßnahmen bzw. auf fragliche Behandlungsfehler zurückzuführende Todesfälle. Die **Bayerische Bestattungsverordnung** lautet in **§ 5 Abs. 2:**

> Ist anzunehmen, dass die Leichenschau nicht ordnungsgemäß vorgenommen wird oder vorgenommen wurde, so kann die Staatsanwaltschaft oder die Polizei verlangen, dass die Leichenschau von einem anderen Arzt des Gesundheitsamtes, in dessen Amtsbezirk sich die Lei-

che befindet, von einem Landgerichtsarzt, von einem Facharzt für Rechtsmedizin oder von einem durch die Polizei besonders verpflichteten Arzt vorgenommen wird, oder wenn sie bereits durchgeführt worden ist, wiederholt wird.

Sollte sich ergeben, dass die Leichenschau nicht ordnungsgemäß durchgeführt wurde, droht dem betroffenen Arzt ein Bußgeld (je nach Bundesland bis zu 25000 Euro).

5.2.2 Was ist eine menschliche Leiche?

Die Definition eines menschlichen Leichnams kann **Tabelle 5-3** entnommen werden und findet sich in dieser Form auch in Formulierungen der Landesgesetze.
Die Grenze für anzeigepflichtige Totgeburten ist mit Änderung des Personenstandsgesetzes (PStG) vom 1.4.1994 von 1000g auf 500g gesenkt worden. Geburten ab diesem Gewicht müssen vom Standesamt beurkundet werden. Weiterhin ist in neueren Bestattungsgesetzen bzw. Verordnungen als Leiche definiert «ein Körperteil, ohne den ein Weiterleben nicht möglich ist». Im Bestattungsgesetz des Landes Sachsen-Anhalt vom 5.2.2002 heißt es hierzu präzisierend: «Kopf oder Rumpf als abgetrennte Teile des Körpers, die nicht zusammengeführt werden können, gelten als Leiche», alle übrigen abgetrennten Körperteile und Organe jedoch nicht.
In vielen Leichenschauverordnungen finden sich Regelungen zu Bestattungsfristen bzw. zur Überführung in eine öffentliche Leichenhalle. Danach ist jede Leiche spätestens 36 Stunden nach dem Tod, jedoch nicht vor Ausstellung der ärztlichen Todesbescheinigung in eine Leichenhalle zu überführen. Jede Leiche muss innerhalb von acht Tagen, sie darf jedoch nicht vor Ablauf von 48 Stunden nach dem Tode bestattet werden. Ausnahmen von diesen Bestattungsfristen sind zulässig (s. **Tab. 5-4**).

5.2.3 Veranlassung der Leichenschau

Je nach Ort des Todeseintritts ist nach einem Sterbefall die Leichenschau unverzüglich zu veranlassen von den Angehörigen (Ehegatte, volljährige Kinder, Eltern, andere Verwandte), von Personen, mit denen der Verstorbene in häuslicher Gemeinschaft gelebt hat, demjenigen in dessen Räumen oder auf dessen Grundstück sich der Sterbefall ereignet hat. Bei Sterbefällen in Krankenhäusern, in Heimen, in Anstalten oder in Verkehrsmitteln sind die Leitungspersonen der Einrichtungen bzw. die Fahrzeugführer verpflichtet, die Leichenschau zu veranlassen. Bei Fundleichen ist jede Person, die eine Leiche findet, zur Veranlassung der Leichenschau verpflichtet. Bei einem Totgeborenen haben die Leichenschau zu veranlassen:

- der Arzt, der bei der Geburt zugegen war,
- die Hebamme, die bei der Geburt zugegen war,
- jede andere Person, die dabei zugegen war oder durch eigene Feststellung von der Geburt Kenntnis erlangt hat.

In Krankenanstalten hat der leitende Abteilungsarzt bzw. der Ärztliche Direktor per Dienstanweisung die Vornahme der Leichenschau zu regeln.
Im Anschluss an die Leichenschau sind der nicht vertrauliche und vertrauliche Teil (im verschlossenen Umschlag) der Todesbescheinigung dem Veranlasser der Leichenschau zur Weiterleitung an das Standesamt zur Beurkundung des Todes auszuhändigen. Verzögert sich die Ausfüllung des vertraulichen Teils der Todesbescheinigung, da bei natürlicher Todesart z. B. noch ausstehende Laborbefunde für die Benennung der Todesursache abgewartet werden, muss der nicht vertrauliche Teil der Todesbescheinigung den Angehörigen zur Beurkundung des Todes ausgehändigt werden.

5.2.4 Ort und Zeitpunkt der Leichenschau, Betretungsrecht

Die Leichenschau soll an dem Ort stattfinden, an dem der Tod eingetreten ist oder an dem die Leiche aufgefunden wurde. Lassen die Umstände eine hinreichend sorgfältige Leichenschau an diesem Ort nicht zu – etwa weil der Tod auf einem öffentlichen Platz mit viel Publikumsverkehr eingetreten ist – so kann sich der Arzt zunächst auf die Feststellung und Dokumentation des Todes beschränken und die Leichenschau später an einem geeigneteren Ort fortsetzen. In den meisten Regelungen findet sich die Formulierung, dass die Leichenschau «unverzüglich» nach Erhalt der Anzeige über einen Todesfall vorzunehmen sei. Fristen in älteren Verordnungen, nach denen die Leichenschau innerhalb von sechs, zwölf oder 24 Stunden nach Erhalt der Anzeige über den Todesfall vorzunehmen sei, machen keinen Sinn, da zunächst sicher festzustellen ist, ob tatsächlich der Tod eingetreten ist oder ein noch reanimationsfähiger Zustand vorliegt.
Der Begriff «unverzüglich» wird im Allgemeinen unter Heranziehung einer Legaldefinition aus dem Bürgerlichen Gesetzbuch verstanden als «ohne schuldhaftes Zögern». Eine gerade durchgeführte Behandlung oder Operation muss daher nicht abgebrochen werden.

Zur Durchführung der Leichenschau muss der Arzt den Sterbe- bzw. Fundort, an dem sich der Leichnam befindet, betreten. Dieses Betretungsrecht, z. B. der Wohnung, ist eine zulässige Durchbrechung der verfassungsrechtlich garantierten Unverletzlichkeit der Wohnung. Weigert sich der Inhaber des Haus- bzw. Wohnrechtes, dem Leichenschauarzt Zutritt zu gewähren, so sollte in jedem Fall das Betreten der Wohnung erst durch herbeigerufene Polizeibeamte erzwungen werden.

Notfallärzte und Notärzte sind bei Todesfällen ihnen nicht bekannter Personen auf anamnestische Angaben vorbehandelnder Ärzte sowie Angaben der Angehörigen angewiesen. Der Leichenschauarzt kann daher von allen Personen Auskunft verlangen, die Kenntnisse von konkreten Umständen haben, unter denen der Sterbefall sich ereignet hat. So heißt es z. B. im Bayerischen Bestattungsgesetz:

Art. 3 Abs. 2 BestG Bayern

(2) Wer den Verstorbenen unmittelbar vor dem Tod berufsmäßig behandelt oder gepflegt hat, oder mit der verstorbenen Person zusammengelebt hat oder die Umstände des Todes kennt, hat auf Verlangen des Arztes, der die Leichenschau vornimmt, unverzüglich die zu diesem Zweck erforderlichen Auskünfte zu erteilen und Unterlagen vorzulegen.

Bei dieser gesetzlich normierten Auskunftspflicht handelt es sich um eine zulässige Durchbrechung der ärztlichen Schweigepflicht. Der leichenschauende Arzt darf die Angaben des vorbehandelnden Arztes unter Würdigung der Umstände des Todeseintritts für seine Eintragungen zu Grundleiden und Todesursache und zur Qualifikation der Todesart im Leichenschauschein verwenden.

Als Ausnahme von der Auskunftspflicht gelten die in der Strafprozessordnung festgelegten Zeugnisverweigerungsrechte (§§ 52 ff. StPO). Danach braucht dann keine Auskunft erteilt zu werden, wenn der Betroffene sich selbst oder einen der in § 52 Abs. 1 Nr. 1–3 StPO genannten Angehörigen durch die Beantwortung der Fragen des Leichenschauarztes der Gefahr einer strafrechtlichen Verfolgung oder eines Verfahrens nach dem Gesetz über die Ordnungswidrigkeiten aussetzen würde (§ 55 StPO). Die Verweigerung von Auskünften käme daher etwa bei Behandlungsfehlern in Betracht, die in Verbindung mit dem Todeseintritt stehen könnten.

5.2.5 Angabe-, Anzeige- und Meldepflichten des Leichenschauarztes

Nach sorgfältiger Durchführung der Leichenschau hat der Leichenschauarzt unverzüglich und sorgfältig eine Todesbescheinigung auszufüllen, die einem von der zuständigen Behörde (in der Regel Landesministerium) festgelegten Muster entsprechen muss (s. **Abb. 5-12** und **5-13**).

Dieses Muster verlangt Angaben, die unter anderem zur Erfüllung anderweitig festgelegter Vorschriften notwendig sind (etwa Vorschriften des Personenstandsgesetzes, des Infektionsschutzgesetzes). Meldepflichten obliegen dem Arzt bei Anhaltspunkten für einen nicht-natürlichen Tod, bei ungeklärter Todesart sowie bei nicht geklärter Identität. In diesen Fällen ist die Polizei zu benachrichtigen. Bis zum Eintreffen der Polizei hat der Arzt bei nichtnatürlichem Tod von der weiteren Durchführung der Leichenschau abzusehen und keine Veränderungen am Leichnam und am Leichenfundort vorzunehmen, damit artifiziell keine Spuren verwischt oder gelegt werden, sondern erst nach sicherer Feststellung des Todes.

Weiterhin obliegt dem leichenschauenden Arzt eine Meldung an das Gesundheitsamt, wenn der Verstorbene an einer meldepflichtigen Krankheit gemäß dem Infektionsschutzgesetz oder einer ande-

Tabelle 5-3: Definition menschliche Leiche

Eine menschliche Leiche ist:
der Körper eines Verstorbenen, solange der gewebliche Zusammenhang infolge Fäulnis noch nicht aufgehoben ist
jede Lebendgeburt (unabhängig vom Körpergewicht) mit einem der Lebenszeichen (Herzschlag, Pulsation der Nabelschnur, Atmung)
eine Totgeburt (Totgeborenes mit einem Körpergewicht von mindestens 500 g)
jeder Körperteil, ohne den ein Weiterleben nicht möglich ist (Kopf oder Rumpf, nicht jedoch Extremitäten)
Keine Leichen sind:
Skelette oder Skelettteile Fehlgeburten (Totgeburten mit einem Geburtsgewicht < 500 g; keine Anzeigepflicht)

Tabelle 5-4: Beim Tod eines Menschen zu beachtende Fristen

Maßnahme	Frist
Durchführung der Leichenschau:	unverzüglich nach Erhalt der Anzeige über den Todesfall
Überführung in eine Leichenhalle:	spätestens nach 36 Std., jedoch nicht vor Durchführung der Leichenschau und Ausstellung der Todesbescheinigung
Anzeige beim Standesamt:	spätestens am ersten Werktage nach Todeseintritt
Bestattungsfristen:	frühestens nach 48 Std., spätestens nach 8 Tagen

Todesbescheinigung NRW
- Nichtvertraulicher Teil -

Blatt 1 — Untere Gesundheitsbehörde über Standesamt

Die Todesbescheinigung ist unverzüglich auszuhändigen.

Zutreffendes bitte ankreuzen und / oder ausfüllen [X]

1. Personalangaben

1 Name (ggf. Geburtsname), Vorname(n)

2 Straße | 3 Hausnummer

4 PLZ, Wohnort, Kreis

5 Geburtsdatum | 6 Geburtsort, Kreis

Wird vom Standesamt ausgefüllt
Standesamt
Sterbefall beurkundet, Sterbebuch-Nr.
Eingang vorgemerkt, Vormerk-Liste-Nr.
☐ Erdbestattung ☐ Feuerbestattung

7 Geschlecht ☐ männlich ☐ weiblich

8 Identifikation nach ☐ eigener Kenntnis ☐ Personalausweis/Reisepass ☐ Angaben Angehöriger/Dritter

☐ nicht möglich (kein Eintrag unter 1 - 6)

2. Feststellung des Todes/Sterbezeitpunkt

9 ☐ Nach eigenen Feststellungen ☐ Nach Angaben Angehöriger/Dritter am Tag | Monat | Jahr um Stunden | Minuten

10 Falls Sterbezeitpunkt nicht bestimmbar: Leichenauffindung am Tag | Monat | Jahr um Stunden | Minuten

Ende des Durchschreibeverfahrens! Bitte die Blätter 2 ff. wegklappen und gesondert ausfüllen!

Nicht im Durchschreibeverfahren!

Zusatzangabe für totgeborene oder in der Geburt gestorbene Leibesfrüchte von mindestens 500 g (als Sterbezeitpunkt gilt der Geburtszeitpunkt):

11 ☐ Sterbeort 12 ☐ Auffindeort, falls nicht Sterbeort 13 ☐ als tote Leibesfrucht geboren ☐ in der Geburt gestorben

Name der Einrichtung (des Krankenhauses/Heimes o.ä.)

Straße, Hausnummer

PLZ, Ort

oder Stempel der Einrichtung (falls vorhanden)

14 **3. Todesart**

Gibt es Anhaltspunkte für äußere Einwirkungen, die den Tod zur Folge hatten?
(z. B. Selbsttötung, Unfall, Tötungsdelikt, auch durch äußere Einwirkungen evtl. **mit**verursachte Todesfälle, Spättodesfälle nach Verletzung)

☐ nein wenn nein, Todesart ☐ natürlich oder

☐ ungeklärt, ob natürlich/nichtnatürlicher Tod

☐ ja (Wenn ja oder ungeklärt, im Vertraulichen Teil, Blätter 2 ff. Ziff. 20 [Epikrise] nähere Hinweise [falls möglich])

15 **4. Warnhinweise**

Liegen Hinweise dafür vor, dass die/der Verstorbene an einer übertragbaren Krankheit nach § 6 oder § 7 Infektionsschutzgesetz (einschließlich HIV) erkrankt war? ☐ ja ☐ nein

16 Sind besondere Verhaltensmaßnahmen bei der Aufbewahrung, Einsargung, Beförderung und Bestattung zu beachten?

☐ nein ☐ ja, welche?

17 ☐ Sonstiges (z. B. Gefährdung durch Giftstoffe/Chemikalien):

Fortsetzung des Durchschreibeverfahrens!

18 Bescheinigt aufgrund meiner sorgfältigen Untersuchung am Tag | Monat | Jahr um Stunden | Minuten Uhr.

Ich habe in meine Untersuchung die gesamte Körperoberfläche mit Rücken, Kopfhaut und allen Körperöffnungen einbezogen: ☐ ja ☐ nein

Ort, Datum | Unterschrift

Stempel und Telefon (falls nicht im Stempel)

Abbildung 5-12: Nicht vertraulicher Teil der Todesbescheinigung in Nordrhein-Westfalen

Todesbescheinigung NRW - Vertraulicher Teil -

Blatt 3 — Untere Gesundheitsbehörde zur Einsichtgewährung an Krebsregister und zur Weiterleitung an Untere Gesundheitsbehörde der Wohnsitzgemeinde

Zutreffendes bitte ankreuzen und / oder ausfüllen [X]

1. Personalangaben

1 Name (ggf. Geburtsname), Vorname(n)

2 Straße | 3 Hausnummer

4 PLZ, Wohnort, Kreis

5 Geburtsdatum | 6 Geburtsort, Kreis

Ausfüllung: Standesamt, hilfsweise Untere Gesundheitsbehörde

Standesamt

Sterbefall beurkundet, Sterbebuch-Nr.

Eingang vorgemerkt, Vormerk-Liste-Nr.

☐ Erdbestattung ☐ Feuerbestattung

7 Geschlecht ☐ männlich ☐ weiblich

8 Identifikation nach ☐ eigener Kenntnis ☐ Personalausweis/Reisepass ☐ Angaben Angehöriger/Dritter

☐ nicht möglich (kein Eintrag unter 1 - 6)

2. Feststellung des Todes/Sterbezeitpunkt

9 ☐ Nach eigenen Feststellungen ☐ Nach Angaben Angehöriger/Dritter am — Tag | Monat | Jahr | um | Stunden | Minuten

10 Falls Sterbezeitpunkt nicht bestimmbar: Leichenauffindung am — Tag | Monat | Jahr | um | Stunden | Minuten

Sichere Zeichen des Todes

11 ☐ Totenflecke ☐ Totenstarre ☐ Fäulnis ☐ Hirntod

☐ Nicht mit dem Leben vereinbare Verletzungen

12 Reanimationsbehandlung durchgeführt ☐ ja ☐ nein

14 **Zuletzt behandelt durch Hausarzt/Krankenhaus (-abteilung)**

Name des Krankenhauses/Arztes o. ä.

Straße, Hausnummer

PLZ, Ort

oder Stempel (falls vorhanden)

Wer hat die Todesursache festgestellt?

13 ☐ Behandelnder Arzt ☐ Nicht behandelnder Arzt nach Angaben des behandelnden Arztes ☐ Nicht behandelnder Arzt ohne Angaben des behandelnden Arztes

Todesursache (nicht Endzustände wie Atemstillstand, Herz-Kreislaufversagen) — ungefähre Zeitspanne vom Krankheitsbeginn bis Tod *)

15 I a) Unmittelbare Todesursache:

16 b) Dies ist eine Folge von b1*)

17 b2*)

18 c) Hierfür ursächliche Grundleiden: *)

19 II Mit zum Tode führende Krankheiten ohne Zusammenhang mit dem Grundleiden: *)

*) ausfüllen, soweit dem Arzt möglich

20 **Epikrise** Weitere Angaben zur Todesart (Blatt 1, Ziffer 14), falls erforderlich (z. B. Unfall, Vergiftung, Gewalteinwirkung, Selbsttötung sowie Komplikationen medizinischer Behandlung): Äußere Ursache der Schädigung (Angaben über den Hergang); bei Vergiftung zusätzlich Angabe des Mittels

21 **Unfallkategorie (bitte nur Untergruppe ankreuzen)**

☐ Schulunfall (ohne Wegeunfall) ☐ Sport- oder Spielunfall (nicht in Haus oder Schule)

☐ Wegeunfall ☐ Arbeits- oder Dienstunfall (ohne Wegeunfall)

☐ häuslicher Unfall ☐ sonstiger Unfall ☐ Verkehrsunfall ☐ unbekannt

24 Diagnose durch Obduktion gesichert? ☐ nein ☐ ja

25 Liegt der Obduktionsbefund bei? ☐ nein ☐ ja

Bei Frauen, deren Alter eine Schwangerschaft nicht ausschließt

22 Liegt eine Schwangerschaft vor? ☐ nein ☐ ja Monat ☐ unbekannt

23 Bestehen Anzeichen für eine Schwangerschaft in den letzten 12 Monaten? ☐ ja ☐ nein

26 Bei ungeklärter Identität der Leiche: Bei nichtnatürlicher oder ungeklärter Todesart: Polizei unterrichtet? ☐ ja ☐ nein

Bei Kindern unter 1 Jahr und Totgeborenen

27 Wo wurde das Kind geboren? ☐ im Krankenhaus ☐ zu Hause ☐ sonstiger Ort

28 Mehrlingsgeburt? ☐ nein ☐ ja Geburtsgröße cm Geburtsgewicht g

29 Bei in den ersten 24 Stunden gestorbenen Neugeborenen: ☐ Frühgeburt in der Schwangerschaftswoche

Lebensdauer: volle Stunden ☐ unbekannt

30 Bescheinigt aufgrund meiner sorgfältigen Untersuchung am Tag | Monat | Jahr | um | Stunden | Minuten | Uhr.

Ich habe in meine Untersuchung die gesamte Körperoberfläche mit Rücken, Kopfhaut und allen Körperöffnungen einbezogen: ☐ ja ☐ nein

Ort, Datum | Unterschrift | Stempel und Telefon (falls nicht im Stempel)

Blätter 2 - 5 im Durchschreibeverfahren!

Abbildung 5-13: Vertraulicher Teil der Todesbescheinigung in Nordrhein-Westfalen

ren schweren übertragbaren Krankheit gelitten hat, die durch die Leiche verbreitet werden könnte. Weitere – wenn auch für Verstorbene nicht explizit normierte – Meldepflichten ergeben sich, wenn der begründete Verdacht besteht, eine Person könne an den Folgen einer Berufskrankheit verstorben sein oder die Berufskrankheit könne zumindest als Teilursache den Eintritt des Todes begünstigt haben (Meldung an Berufsgenossenschaft).

5.2.6 Durchführung der Leichenschau

In neueren Leichenschauverordnungen ist die sorgfältige Untersuchung des Leichnams explizit normiert und weiterhin präzisiert, dass die Leichenschau an der vollständig entkleideten Leiche durchzuführen ist. In **§ 3 der Bayerischen Bestattungsverordnung** heißt es:

> [...] die Feststellung eines natürlichen Todes setzt in jedem Fall die Durchführung der Leichenschau an der vollständig entkleideten Leiche voraus. Die Leichenschau an der vollständig entkleideten Leiche erfolgt unter Einbeziehung aller Körperregionen einschließlich aller Körperöffnungen, des Rückens und der behaarten Kopfhaut.

Unterschreitet der Arzt den geforderten Sorgfaltsmaßstab, begeht er bereits eine Ordnungswidrigkeit; es kommen bei unsorgfältiger Leichenschau mit daraus resultierender Schädigung Lebender grundsätzlich auch strafrechtliche Konsequenzen in Betracht (z. B. Übersehen hellroter Totenflecke als Hinweis auf eine CO-Intoxikation, da die Verstorbenen nicht entkleidet wurden; Tod weiterer Personen durch die aufgrund der unsachgemäßen Leichenschau nicht entdeckte CO-Quelle).

Handelt es sich prima facie erkennbar um einen nicht-natürlichen Tod oder stellt der Arzt während der Leichenschau Anhaltspunkte für einen nicht-natürlichen Tod fest, ist die weitere Entkleidung zu unterlassen und die Polizei zu benachrichtigen. Wenn in einem solchen Fall die Leichenschau – zulässigerweise – an einer teilbekleideten Leiche durchgeführt wurde, ist dies im Leichenschauschein entsprechend zu vermerken.

Die grundsätzliche Forderung nach einer Durchführung der Leichenschau am unbekleideten Leichnam wird sowohl bei Krankenhausärzten als auch bei niedergelassenen Ärzten, die terminal Kranke betreut haben, zu Unmut und Unverständnis führen. Dabei sollte bedacht werden, dass gerade bei ambulant verstorbenen Patienten, bei denen niedergelassene Ärzte die Leichenschau durchführen, die Dunkelziffer nicht erkannter nicht-natürlicher Todesfälle groß ist und es bei dieser Fallkategorie kaum die Möglichkeit eines späteren Korrektivs durch eine klinische bzw. gerichtliche Obduktion gibt, mithin auch Tötungsdelikte unentdeckt bleiben können. Der Forderung des Gesetz- und Verordnungsgebers nach sorgfältiger Durchführung der Leichenschau an der unbekleideten Leiche als Grundlage zur Attestierung eines natürlichen Todes ist daher im Interesse der Rechtssicherheit unbedingt genüge zu tun.

Die Unterschreitung des geforderten Sorgfaltsmaßstabs aus Bequemlichkeit, falsch verstandener Rücksichtnahme auf Angehörige, birgt Gefahren sowohl für die Aufdeckung von nicht-natürlichen Todesfällen (insbesondere Tötungsdelikte) als auch für den Arzt (zumindest Ordnungswidrigkeit).

Der vertrauliche Teil der Todesbescheinigung dient medizinalstatistischen Zwecken und enthält Angaben über den leichenschauenden Arzt, den zuletzt behandelnden Arzt, sichere Zeichen des Todes, Grundleiden, zum Tode führende Erkrankungen und letztendliche Todesursache sowie weitere Angaben zur Klassifikation der Todesursache. Der vertrauliche Teil wird an das Gesundheitsamt weitergeleitet. Im Regelfall sind nicht vertraulicher und vertraulicher Teil der Todesbescheinigung dem Veranlasser der Leichenschau unmittelbar nach Beendigung der Leichenschau und Ausfüllen der Todesbescheinigung zur Weiterleitung an das Standesamt auszuhändigen, da nach § 32 (Anzeige des Sterbefalls) des PStG dem Standesbeamten spätestens am folgenden Werktage nach Todeseintritt der Tod angezeigt werden muss.

Der nicht vertrauliche Teil ist für das zuständige Standesamt bestimmt und enthält Angaben zur Person des Verstorbenen – insbesondere die zur Eintragung in das Sterbebuch und für die Bestattung erforderlichen Angaben gem. § 37 PStG – zur Art der Identifikation, zur Feststellung des Todes, zur Todesart sowie Zusatzangaben bei Totgeborenen und Hinweise zum Infektionsschutzgesetz. Nur die Todesbescheinigung hat die in der jeweiligen Landesverordnung bzw. dem jeweiligen Landesgesetz festgelegten Rechtsfolgen, nicht jedoch der in einigen Bundesländern eingeführte vorläufige Leichenschein. Aufgrund des vorläufigen Leichenscheins kann also keine Beurkundung des Todes erfolgen.

Im nicht vertraulichen Teil der Todesbescheinigung sind zunächst Personalangaben zu machen, dann Angaben, wie die Identifikation sichergestellt wurde (aufgrund eigener Kenntnis, nach Einsicht in den Personalausweis, Reisepass, nach Angaben von Angehörigen/Dritten bzw. Identifikation nicht möglich). Dann finden sich Angaben zu den sicheren

Zeichen des Todes sowie zu Ort und Zeitpunkt des Todes.

5.2.7 Feststellung des Todes

Die erste und wichtigste Aufgabe bei der ärztlichen Leichenschau ist die sichere Feststellung des eingetretenen Todes. Leider gibt es vereinzelt Mitteilungen über fälschliche «Todesfeststellungen» bei noch Lebenden. Ursächlich hierfür sind immer ärztliche Fehlleistungen, d.h. der Verstorbene wurde nicht ordnungsgemäß untersucht.
Eine Kombination von Medikamentenintoxikation mit allgemeiner Unterkühlung ist die häufigste Ursache für eine Vita minima und Vita reducta mit fälschlicher Attestierung des Todes. Dass bei den bekannt gewordenen Fällen einer fälschlichen Attestierung des Todes bei noch Lebenden mehrheitlich Frauen betroffen sind, ist sicherlich kein zufälliger Fehler; möglicherweise wird geschlechtsspezifisch die Leichenschau bei Frauen noch weniger sorgfältig durchgeführt als bei Männern.
Die Feststellung des eingetretenen Todes ist unproblematisch, wenn sichere Todeszeichen (Totenstarre, Totenflecke, Fäulnis, mit dem Leben nicht zu vereinbarende Körperzerstörung) vorliegen. Unsicherheiten in der Feststellung des Todes treten vor allem in der Zeitphase zwischen scheinbar leblosem Zusammenbrechen und der Ausbildung sicherer Todeszeichen oder in einer Phase der Vita minima bzw. Vita reducta auf mit bei oberflächlicher Untersuchung nicht unbedingt evidenten Lebenszeichen.
Sogenannte unsichere Todeszeichen, die für sich allein in keinem Falle die Feststellung des Todes rechtfertigen, sind:

- Bewusstlosigkeit, Koma;
- Ausfall der Spontanatmung;
- keine Pulse tastbar;
- keine Herztöne wahrnehmbar;
- Areflexie;
- lichtstarre, weite Pupillen;
- Tonusverlust der Muskulatur.

Vielmehr muss die Irreversibilität des Ausfalls der Vitalfunktionen (irreversibler Kreislauf-, Atemstillstand) sichergestellt werden durch:

- das Vorliegen sicherer Todeszeichen (Livores, Rigor, fortgeschrittene Leichenerscheinungen) bzw.
- vergebliche Reanimation von ... Minuten Dauer, gesichert durch ein etwa 30-minütiges Null-Linien-EKG trotz adäquater Maßnahmen bei Ausschluss einer allgemeinen Unterkühlung bzw. Intoxikation mit zentral dämpfenden Medikamenten (Richtlinien der Bundesärztekammer).

Bei der ambulant durchgeführten Leichenschau muss immer ein sicheres Todeszeichen vorliegen. Livores treten etwa 15–20 Minuten post mortem als kleine rote Flecken auf, bei Rückenlage der Leiche häufig zuerst in der Nackenregion. Bei frustraner Reanimation über einen Zeitraum von mindestens 30 Minuten, ohne dass eine suffiziente Herz-Kreislauf-Funktion zustande kam, dürften bald nach Beendigung der Reanimation auch die ersten Livores auftreten. Weitere sichere Todeszeichen sind:

- Hirntod (nur unter klinischen Bedingungen bei assistierter Beatmung feststellbar);
- mit dem Leben nicht zu vereinbarende Körperzerstörungen (etwa Exenteration lebenswichtiger innerer Organe).

Wird bei fehlender oder mangelhafter Untersuchung eines «Verstorbenen» später noch Vitalität festgestellt (durch Bestatter oder Kriminalbeamte), muss der betroffene Arzt auch mit strafrechtlichen Ermittlungen wegen des Verdachts der fahrlässigen Tötung rechnen. Bei den in der Literatur mitgeteilten Fällen von «Scheintod» (Ausstellung von Todesbescheinigungen für noch Lebende infolge unzureichender Untersuchung des «Leichnams») handelt es sich nahezu ausschließlich um Fälle, in denen bedingt durch eine Intoxikation und Unterkühlung eine Vita minima oder Vita reducta vorlag. Bei sachgemäßer Untersuchung wäre in jedem Fall feststellbar gewesen, dass die Personen noch nicht verstorben waren.

5.2.8 Feststellung der Todeszeit

Im Leichenschauformular werden dem Arzt Angaben zur Todeszeit gegliedert nach Tag, Monat, Jahr und Uhrzeit abverlangt. Die Todeszeit kann vor allen Dingen bei quasi gleichzeitigem Tod von Angehörigen immense erbrechtliche Konsequenzen haben. Es sind Fälle bekannt geworden, in denen als Erben in Betracht kommende Personen den Leichenschauarzt bitten, den Todeszeitpunkt um einige Stunden zu verschieben, damit der monatliche Unterhaltsanspruch (nach § 1612 Abs. 3 BGB) oder auch die Rente noch einmal fällig wird. Einem solchen Ansinnen muss sich ein Arzt grundsätzlich verschließen, um sich nicht neben einer Ordnungswidrigkeit auch noch der Gefahr strafrechtlicher Konsequenzen wegen Beihilfe zum Betrug (§§ 27, 263 StGB) auszusetzen.
Für Totenauffindungen, bei denen eine retrospektive Eingrenzung des Todeszeitraums auch für den Erfahrenen schwierig ist, sehen einige Leichen-

schauformulare zur Eingrenzung des Todeszeitintervalls folgende Angaben vor:

- zuletzt lebend gesehen,
- tot aufgefunden am …,
- bzw. Sterbezeit …,
- falls Sterbezeitpunkt unbekannt bzw. tot aufgefunden: Datum und Uhrzeit der Leichenauffindung.

Tritt der Tod unter ärztlicher Überwachung ein oder ist der Todeseintritt durch zuverlässige Zeugen beobachtet, kann der Zeitpunkt des irreversiblen Herzstillstandes oder Atemstillstandes entsprechend als Todeszeitpunkt protokolliert werden. Bei Unglücksfällen mit ultrakurzer Agonie kann der Unglückszeitpunkt als Todeszeitpunkt verwertet werden. Liegt eine kurze Agonie vor, also etwa vom Unglückszeitpunkt bis zum Eintreffen des Arztes, so wird es sich empfehlen, diesen Zeitbereich als Todeszeitraum anzugeben. In gleicher Weise sollte der Arzt verfahren, wenn er von Angehörigen eines Verstorbenen zur Leichenschau gerufen wird. Zu empfehlen ist unter Umständen der Zusatz: «Nach Angaben der Angehörigen», sollte sich dieser nicht bereits als Vordruck im Leichenschauformular finden.

Vorsicht ist immer geboten, wenn Angehörige quasi gleichzeitig bei einem Unglücksfall ums Leben gekommen sind: Hier sind relativierende Angaben zur Todeszeit zu empfehlen.

Bei Totauffindungen stehen dem Arzt in der Regel keine Zeugenaussagen über den Todeszeitpunkt zur Verfügung, sondern allenfalls Angaben über den Auffindezeitpunkt oder Angaben über den Zeitpunkt, zu dem der Verstorbene letztmals lebend gesehen wurde. In jedem Fall sollten diese Zeitpunkte protokolliert werden. Die Todeszeitbestimmung muss sich dann nahezu ausschließlich am Ausprägungsgrad der Leichenerscheinungen orientieren, insbesondere dem Ausbildungsgrad der Totenflecke, der Totenstarre und der Fäulnis. Eine zusammenfassende Übersicht über den Fortschreitungsgrad der Leichenerscheinungen zur orientierenden Einschätzung der Liegezeit gibt **Tabelle 5-5**.

Die Ausprägung der Totenstarre sollte immer in mehreren Gelenken (Kiefer-, Ellenbogen-, Knie-, Fingergelenke) geprüft werden. Die Totenflecke sind zu beurteilen nach Ausdehnung, Intensität, Wegdrückbarkeit, gegebenenfalls Verlagerbarkeit und natürlich Farbe, da diese Kriterien neben groben Anhaltspunkten für die Todeszeit auch Hinweise

Tabelle 5-5: Schätzung der Liegezeit eines Leichnams aus dem Fortschreitungsgrad von Leichenerscheinungen und supravitalen Reaktionen

Körperkerntemperatur	
Abfall der Körperkerntemperatur (tiefe Rektaltemperatur 8 cm oberhalb des Spincter ani)	zunächst Temperaturplateau von 2–3 Std., dann ca. 0,5–1,5°C/h, abhängig von Umgebungstemperatur, Lagerung, Bekleidung, Bedeckung, Körperproportionen, Witterungsbedingungen
Hornhauttrübung bei offenen Augen	nach 45 min
Hornhauttrübung bei geschlossenen Augen	nach ca. 24 h
Totenflecke	
Beginn der Totenflecke am Hals	nach 15–20 min
Konfluktion	ca. 1–2 h
volle Ausbildung der Totenflecke	nach wenigen Std. (ca. 6–8)
Wegdrückbarkeit auf Fingerdruck	ca. 10 h (10–20 hpm)
Umlagerbarkeit	ca. 10 h
Totenstarre	
Beginn der Totenstarre im Kiefergelenk	nach 2–4 h
vollständig ausgeprägte Starre	nach ca. 6–8 h
Beginn der Lösung	nach ca. 2–3 Tagen (stark abhängig von der Umgebungstemperatur)
Wiedereintritt der Starre nach Brechen	bis ca. 8 hpm
vollständige Lösung	nach 3–4 Tagen, bei tiefer Umgebungstemperatur auch deutlich länger als 1 Woche erhalten
Mechanische Erregbarkeit der Skelettmuskulatur	
fortgeleitete Kontraktion	bis 1,5–2,5 hpm
lokale Kontraktion	bis ca. 8 hpm
*hpm = Stunden postmortal	

auf die Todesursache geben können (CO-Intoxikation: hellrote Totenflecke; Methämoglobinbildner: braunrote Totenflecke; geringe Ausdehnung und Intensität bei nicht in Entstehung begriffenen Livores: Hinweis auf inneres oder äußeres Verbluten, Anämie). Der Ungeübte sollte eine zu weitgehende Eingrenzung des Sterbezeitpunktes aus dem Ausprägungsgrad der Leichenerscheinungen vermeiden und relativierende Zusätze wie «etwa» wählen. Eine exakte Zeitschätzung aus dem Abfall der Körperkerntemperatur und der Prüfung supravitaler Reaktionen setzt fachärztlich-rechtsmedizinisches Instrumentarium und Wissen voraus. In entsprechend gelagerten Fällen kann jedoch von jedem Arzt verlangt werden, die tiefe Rektaltemperatur (mindestens 8 cm oberhalb des Sphincter ani) zu messen (nicht mittels Fieberthermometer, sondern mittels eines geeichten Glas- oder elektronischen Thermometers mit einem besonders langen Messansatz). Notwendig ist die gleichzeitige Messung der Umgebungstemperatur sowie die Protokollierung der Uhrzeit der Messungen. Sind in einem Todesfall am Ereignisort Erhebungen zur Todeszeit von kriminalistischer Relevanz, sind notfalls über die Polizei rechtsmedizinische Untersuchungen zu veranlassen. Jeder Arzt muss jedoch in der Lage sein, über den Ausprägungsgrad von Totenstarre (immer in mehreren Gelenken prüfen), Totenflecken (Konfluktion, Wegdrückbarkeit, Verlagerbarkeit) und Körpertemperatur (Leiche fühlt sich noch warm an oder erkaltet) grobe Einschätzungen zur Liegezeit des Leichnams vorzunehmen.

5.2.9 Feststellung der Todesursache

Im vertraulichen Teil der Leichenschauformulare ist unter der Rubrik «Todesursache» der Krankheitsverlauf in einer Kausalkette vom ausstellenden Arzt zu dokumentieren. Der entsprechende Teil der Todesbescheinigung richtet sich nach dem Muster der Weltgesundheitsorganisation (WHO) «International Form of Medical Certification of Cause of Death». Dabei ist

- in Zeile Ia die unmittelbare Todesursache anzugeben,
- in den Zeilen Ib und Ic die vorangegangenen Ursachen-Krankheiten, die die unmittelbare Todesursache unter Ia herbeigefügt haben, mit der ursprünglichen Ursache (Grundleiden) an letzter Stelle.

Schließlich sind in Zeile II andere wesentliche, mit zum Tode führende Krankheiten ohne Zusammenhang mit dem Grundleiden aufzuführen.

Beim Grundleiden handelt es sich um die zum Tode führende Erkrankung, bei der letztendlichen Todesursache (Ia) um die Art des Todeseintritts bei einem bestimmten Grundleiden. Ein an Diphtherie erkranktes Kind kann z. B. an einer Herzparalyse oder an einer Erstickung (durch Bildung von Pseudomembranen) versterben. Atria mortis (Todeseintrittspforte) wären also entweder Herzparalyse oder Ersticken, die Todeskrankheit, das zum Tode führende Grundleiden, jedoch die Diphtherie.

Weiterhin ist jeweils die ungefähre Zeitspanne zwischen Beginn der Krankheit und dem Tod anzugeben. Diese Zeitspanne dient einer inneren Plausibilitätskontrolle für die Richtigkeit der Todesursachenkaskade vom Grundleiden zur Todesursache. Eine formal richtig gestaltete Todesursachenkaskade, die von der unmittelbaren Todesursache zum Grundleiden zurückführt, wäre z. B.:

Ia Ösophagusvarizenblutung als Folge von
Ib Pfortaderstauung als Folge von
Ic Leberzirrhose (Grundleiden)
II Diabetes mellitus

oder:

Ia Retentionspneumonie als Folge von
Ib obturierendem Bronchialkarzinom

Die Rubrik Ia zur Todesursache muss in jedem Falle ausgefüllt werden. Anzugeben sind Krankheiten, Verletzungen oder Komplikationen, die den Tod unmittelbar verursachen. Wenn die Angaben unter Ia Folge einer anderen Bedingung («Folge von») waren, sind diese unter Ib anzugeben usw. Wenn die Todesursache unter Ia keine Folge weiterer Komplikationen oder anamnestisch bekannter Grundleiden ist, bedarf es keiner weiteren Eintragungen, z. B.:

Ia Schädel-Hirn-Durchschuss

oder

Ia Myokardinfarkt (1 Tag)

Bleibt die Todesursache durch die Leichenschau unklar, ist dies entsprechend im Leichenschauschein zu vermerken, damit gegebenenfalls ein behördliches Todesermittlungsverfahren in Gang kommen kann. Letzte mittelbare Todesursachen können differenziert werden in organgebundene und nicht organgebundene. Eine Übersicht über letzte mittelbare Todesursachen gibt die **Tabelle 5-6**, Beispiele und wichtige Aspekte finden sich in **Tabelle 5-7**.

Obwohl in nahezu allen Leichenschauformularen explizit angegeben ist, dass zur Todesursache keine funktionellen Endzustände wie Atemstillstand, Herzkreislaufversagen usw. angegeben werden sollen, da diese konstitutiver Bestandteil jedes Sterbeprozesses sind, findet man häufig nichtssagende

Tabelle 5-6: Letzte mittelbare Todesursache

1. organgebundene Todesursachen	
a) von Seiten der Atmungsorgane	Pneumonie, Lungengangrän, Pleuritis, Empyema pleurale, Pneumothorax, Pyopneumothorax, Infarkt
b) von Seiten der Kreislauforgane	Koronarthrombose, Herzbeuteltamponade, Koronarinsuffizienz, Myokarditis bei organischen Erkrankungen des Herzens: z. B. Endokarditis, Hypertonikerherz, Herzhypertrophie bei Mesaortitis, Cor pulmonale, Concretio cordis
c) von Seiten des Zentralnervensystems: zerebraler Tod	Hirnblutung, Hirnerweichung, Hirnerschütterung, Hirnquetschung, Hirnschwellung, Hirnödem, Enzephalitis, Status epilepticus, Leptomeningitis, Pachymeningitis, subdurales Hämatom
d) von Seiten des Gastrointestinaltraktes	Ileus, Peritonitis Kinder: Gastroenteritis, Enterokolitis, Intoxikation, Dyspepsie, Dystrophie, Atrophie
e) von Seiten der Leber	Coma hepaticum
f) von Seiten der Bauchspeicheldrüse	Coma diabeticum, hypoglykämisches Koma, hämorrhagische Pankreasnekrose
g) von Seiten der Nieren	Urämie, Urosepsis
2. nicht organgebundene Todesursachen	
a) tödliche Embolien	Thrombembolien, insbesondere Pulmonalembolie, Fettembolie, Luftembolie
b) Verblutung, innere und äußere	z. B. Hämoptoe, Melaena, Hämothorax, Hämaskos
c) Sepsis	infolge Phlegmone u. dgl., Pyämie, allgemeine Miliartuberkulose, Urosepsis, siehe auch Urämie
3. besondere letzte mittelbare Todesursachen	
a) mit dem Leben unvereinbare Missbildungen	z. B. Aplasie des Gehirns, Anencephalus
b) besondere Todesursachen der Frucht und des Neugeborenen	intrauterine Asphyxie mit/ohne Aspiration von Fruchtwasser, Chorioamnionitis, dystrophes Frühgeborenes

«Diagnosen» wie Kreislaufstillstand, Herzversagen, Atemstillstand, Lebensalter usw., insbesondere bei durch niedergelassene Ärzte ausgefüllten Todesbescheinigungen ambulant verstorbener Patienten. Derartige Angaben sind für die Todesursachenstatistik unbrauchbar und keine verlässliche Basis zur Qualifikation der Todesart.

Bei Würdigung von Befunden hinsichtlich ihrer todesursächlichen Dignität sind «harte» Todesursachen von «weichen» Todesursachen zu differenzieren. Ein typisches Beispiel wäre etwa der Myokardinfarkt, der innerhalb weniger Tage über eine Herzruptur zur tödlichen Herzbeuteltamponade führt.

«Harte» Todesursachen liegen vor, wenn Grundleiden und unmittelbare Todesursache eng miteinander verbunden sind und sie in kurzer zeitlicher Folge eintreten.

Schwieriger wird es, wenn das Grundleiden zwar klar zu definieren ist, also eine harte Diagnose darstellt, das letztendlich todesursächliche Ereignis jedoch über verschiedene pathogenetische Endstrecken eintritt: etwa eine chronisch-myeloische Leukämie über eine Soorsepsis und intestinale Blutung zum Kreislaufversagen führt. Zu bedenken ist schließlich, dass selbst vermeintlich «harte Diagnosen» wie Tod durch Erhängen nur über den Ausschluss konkurrierender Todesursachen zu stellen sind. Gerade bei Gewalteinwirkungen, die über ihre funktionellen Auswirkungen, die ex post nicht mehr zu fassen sind, zum Tod führen, kann erst nach Ausschluss aller konkurrierenden Todesursachen die definitive Diagnose gestellt werden: Das Drosseln wird erst durch Ausschluss konkurrierender Todesursachen zum Erdrosseln, das Hängen zum Erhängen.

Tabelle 5-7: Todesursachen – Beispiele und wichtige Aspekte (Empfehlungen des Statistischen Bundesamtes zur Angabe der Todesursache)

Pneumonie	■ primär, hypostatisch, Aspiration, zugrunde liegende Ursache ■ Erreger ■ sofern Folge von Immobilität oder Debilität, die Ursache für die Immobilität oder Debilität
Infektion	■ primär oder sekundär, Erreger ■ sofern primär – bakteriell oder viral ■ sofern sekundär – nähere Angaben zum primären Infekt
HWI	■ Lokalisation im Harntrakt, Erreger, zugrunde liegende Ursache ■ sofern Folge von Immobilität oder Debilität, die Ursache für die Immobilität oder Debilität
Nierenversagen	■ akut, chronisch oder terminal, zugrunde liegende Ursache, z. B. Hypertonie, Arteriosklerose, Herzerkrankung ■ sofern Folge von Immobilität oder Debilität, die Ursache für die Immobilität oder Debilität
Hepatitis	■ akut oder chronisch, alkoholbedingt ■ sofern viral – Typ (A, B, C, D oder E)
Infarkt	■ arteriosklerotisch, durch Thrombose oder Embolie
Thrombose	■ Arteriell oder venös – nenne das Gefäß ■ intrakranieller Sinus – eitrig, nicht eitrig, venös (welche Vene) ■ postoperativ oder bei Immobilisierung – Krankheit, die Anlass für die OP oder die Immobilisierung war
Lungenembolie	■ sofern jünger als 75 Jahre – Ursache ■ postoperativ – Krankheit, die Anlass für die OP oder die Immobilisierung war
Leukämie	■ akut/subakut/chronisch ■ lymphatisch/myeloisch/monozytär
Alkohol/Arzneimittel/ Betäubungsmittel	■ längerer Abusus oder einfach Gebrauch ■ Abhängigkeit
Komplikation eines operativen Eingriffs	■ Krankheit, die Anlass für die Operation war
Demenz	■ Ursache (z. B. senil, Alzheimer, Multiinfarkt)
Unfalltod	■ nähere Umstände (z. B. Radfahrer von Auto erfasst) ■ Unfall, suizidal, tätlicher Angriff oder Umstände unbestimmt ■ Unfallort (z. B. Straße, Wohnhaus …) und ggf. Tätigkeit zum Zeitpunkt des Todes (Golf, Kinobesuch, Berufsausübung …)
Tumor	■ benigne, maligne, Lokalisation, Metastasen

«Weiche» Diagnosen liegen vor, wenn mehrere Grunderkrankungen vorliegen, von denen sich keine a priori als Todesursache anbietet, die Todesursache letztendlich multifaktoriell bleibt.

Bei der Bewertung objektiv erhobener Befunde hinsichtlich ihrer todesursächlichen Dignität empfiehlt sich gerade bei mehrfaktoriellen Sterbeprozessen eine Orientierung an Graduierungen von Befunden, wie sie in der Rechtsmedizin seit mehr als 100 Jahren üblich sind.

Nach Richter (1905) werden Obduktionsbefunde, in gleicher Weise jedoch auch toxikologische oder klinische Befunde hinsichtlich ihrer todesursächlichen Wertigkeit in drei Gruppen eingeteilt:

- *Gruppe 1:* Befunde, die aufgrund ihres Schweregrades und ihrer Lokalisation für sich allein und ohne Einschränkung den Tod eines Menschen erklären. Typische Beispiele wären ein rupturiertes Hirnbasisarterien-Aneurysma mit tödlicher Subarachnoidalblutung oder der rupturierte Myokardinfarkt.
- *Gruppe 2:* Organveränderungen, die den Tod erklären, aber nicht die Akuität des Todeseintritts. Hinzu tritt eine äußere oder innere Gelegenheits-

ursache in Form von innerer Disposition oder äußeren Geschehnissen. Hier wäre zu nennen eine akute Koronarinsuffizienz. Das morphologische Substrat, die schwere Arteriosklerose, bestand zweifellos auch bereits am Tag zuvor, eine äußere Belastung wie körperliche Arbeit bei schwülem Wetter ist jedoch das hinzutretende äußere Ereignis für den Todeseintritt zum gegebenen Zeitpunkt.

- *Gruppe 3:* Todesfälle, bei denen trotz sorgsamster Untersuchungen keine Todesursache zu finden ist.

Der Rekonstruktion von Sterbenstypen aus den pathologisch-anatomischen Befunden ebenso wie aus dem klinischen Bild unter Einbeziehung aller mittels Zusatzuntersuchungen gewonnenen Befunde liegt die Überlegung zugrunde, dass der Tod das Resultat einer Summation von Störeffekten darstellt, «d.h. von Bedingungen auf der Basis von Multimorbidität und Polysymptomatik.» Aus den morphologischen Befunden, analog aus den klinischen Daten, der Verfolgung der Krankheitsgeschichte, der Entwicklung von Krankheiten zum Tode, wurden auf der Basis verschiedener Obduktionskollektive folgende Sterbenstypen abgegrenzt, die auch als «thanatologische Brücke zwischen Grundleiden und Todesursache» bezeichnet wurden: linearer, divergierender, konvergierender oder komplexer Sterbenstyp (s. **Abb. 5-14**).

Beim linearen Sterbenstyp liegen Grundleiden und Todesursache in einem Organsystem. Beim divergierenden Sterbenstyp liegt zwar ein organspezifisches Grundleiden, jedoch eine organunspezifische Todesursache vor. Beim konvergierenden Sterbenstyp führen in verschiedenen Organsystemen gelegene Grundleiden über eine gemeinsame pathogenetische Endstrecke zum Tod. Der komplexe Sterbenstyp ist charakterisiert durch in verschiedenen Organsystemen gelegene Grundleiden mit mehreren organspezifischen Todesursachen.

Von den zahlreichen Untersuchungen zur Validität der klinischen Todesursachendiagnostik im Vergleich zum pathologisch-anatomischen Befund soll auf die «Görlitzer Studie» verwiesen werden: Im Zeitraum 1986/87 konnten nahezu 100 % der Verstorbenen obduziert werden und die klinisch diagnostizierten Grundleiden und Todesursachen mit dem pathologisch-anatomischen Befund verglichen werden. Eine Übersicht über den Übereinstimmungsgrad von Leichenschau- und autoptischer Diagnose getrennt nach Geschlecht und Sterbeort gibt **Tabelle** 5-8.

Bezogen auf alle Obduktionen ergab sich in 40 % der Fälle, bei Heiminsassen in nahezu 60 % keine Übereinstimmung zwischen Leichenschau- und Obduktionsdiagnosen. Falsche Diagnosen mit klinischer Konsequenz lagen in insgesamt 25,4 % der Fälle vor, bei in der Klinik und Stadt Verstorbenen in jeweils 22 %, bei im Heim Verstorbenen in 41 %.

Bei Eintragungen zu Grundleiden und Todesursache im Leichenschauschein sollte sich der Arzt die gesamte Krankheitsgeschichte seines Patienten nochmals vor Augen führen und sich insbesondere auch fragen, ob eine finale Morbidität vorlag, die das Ableben des Patienten zum gegebenen Zeitpunkt und unter den gegebenen Umständen erwarten ließ. Ergibt sich die Todesursache weder aus anamnestisch bekanntem Grundleiden noch den Umständen des Todeseintritts, ist dies im Leichenschauschein entsprechend zu vermerken.

Bekannt gewordene Tötungsserien in Krankenhäusern und Altenheimen belegen, dass sich die Leichenschauer die Frage nach einer finalen Morbidität bei ihren Patienten nicht gestellt haben (z.B. Tötungsserie einer ambulanten Altenpflegerin, die ihre Pfleglinge im Lebensalter über 80 Jahren mit Truxal tötete; bei allen Patienten wurde ein natürlicher Tod bescheinigt). Auch wurden Tötungsserien in Krankenhäusern durch Luftembolie bzw. Clonidin bekannt mit reihenweise Bescheinigungen eines natürlichen Todes.

5.2.10 Qualifikation der Todesart

Eine bundesweit gültige Legaldefinition der Begriffe natürlicher Tod bzw. nicht-natürlicher Tod existiert nicht, obwohl die Frage nach der Todesart bei jeder Leichenschau zu beantworten ist.

«Natürlich» ist ein Tod aus krankhafter Ursache, der völlig unabhängig von rechtlich bedeutsamen äußeren Faktoren eingetreten ist.

Bei der Leichenschau hat der Arzt festzustellen, ob der Verstorbene eines natürlichen Todes infolge einer bestimmt zu bezeichnenden Krankheit gestorben und wegen dieser Krankheit von einem Arzt behandelt worden ist, oder ob Anzeichen eines nicht-natürlichen Todes vorliegen.

Dementsprechend kommt eine natürliche Todesart lediglich in Betracht, wenn der Verstorbene an einer bestimmt zu bezeichnenden Krankheit gelitten hat, wegen dieser Krankheit von einem Arzt behandelt worden und an dieser Krankheit gestorben ist, was sich aus der Schwere des zugrunde liegenden Krankheitsbildes und den Umständen des Todeseintritts ergeben muss.

Anamnestisch muss also ein schweres Krankheitsbild klinisch diagnostiziert worden sein, die Prognose quoad vitam muss schlecht gewesen sein, Art

und Umstände des Todes müssen mit Anamnese und Prognose kompatibel sein.
«Nicht-natürlich» ist demgegenüber ein Todesfall, der auf ein von außen verursachtes, ausgelöstes oder beeinflusstes Geschehen zurückzuführen ist, unabhängig ob dieses selbst- oder fremdverschuldet ist.
Nicht-natürliche Todesfälle sind daher:

- Gewalteinwirkungen, Unfälle, Tötungsdelikte;
- Vergiftungen;
- Suizide;
- Behandlungsfehler;
- tödlich verlaufende Folgezustände der ersten vier genannten Punkte.

Dabei gibt es kein zeitliches Intervall, das die Kausalität zwischen einem am Anfang der zum Tode führenden Kausalkette stehenden äußeren Ereignis und dem Todeseintritt unterbricht. Der Tod an Pneumonie vier Jahre nach einem während eines Narkosefehlers erlittenen hypoxischen Hirnschadens mit anschließendem appallischen Syndrom ist ebenso selbstverständlich ein nicht-natürlicher Tod wie der Tod an einer Lungenembolie drei Wochen nach einem Verkehrsunfall mit Unterschenkelfraktur, da jeweils am Anfang der zum Tode führenden Kausalkette ein von außen einwirkendes Ereignis steht.
In diesem Zusammenhang ist es außerordentlich bedenklich, dass nach einer heute noch gültigen Untersuchung von Berg und Ditt (1984) 6 % der Klinikärzte regelmäßig – und nur – einen natürlichen Tod attestieren, 30 % kreuzen auch bei Gewalteinwirkungen, Vergiftung, Suizid oder ärztlichem Eingriff einen natürlichen Tod an. Eine solche Fehlattestierung der Todesart behindert nicht nur die Rechtspflege, sondern unter Umständen auch die Durchsetzung berechtigter zivilrechtlicher Ansprüche der Hinterbliebenen nach einem Unfalltod. Wird bei einem Tod einige Zeit nach einem Verkehrsunfall mit posttraumatischer Bettlägerigkeit der Kausalzusammenhang des Todeseintritts mit dem Unfall verkannt und der Todeseintritt fälschlich einem vermeintlich präexistenten Leiden zugeordnet, so wird den Angehörigen später unter Bezugnahme auf die Angaben im Leichenschauschein unter Umständen die Leistung aus einer Unfallversicherung versagt. Die Fehlklassifikationen der Todesart werden auf 1–20 % geschätzt, valide epidemiologische Untersuchungen zur Dunkelziffer des nicht-natürlichen Todes fehlen jedoch vollständig und sind für die Bundesrepublik Deutschland bei Fehlen einer flächendeckenden gesetzlichen Regelung zur Durchführung von klinischen und Verwaltungsobduktionen auch nicht zu erwarten. Sachkenner haben an der Unterrepräsentation des nicht-natürlichen Todes in der amtlichen Todesur-

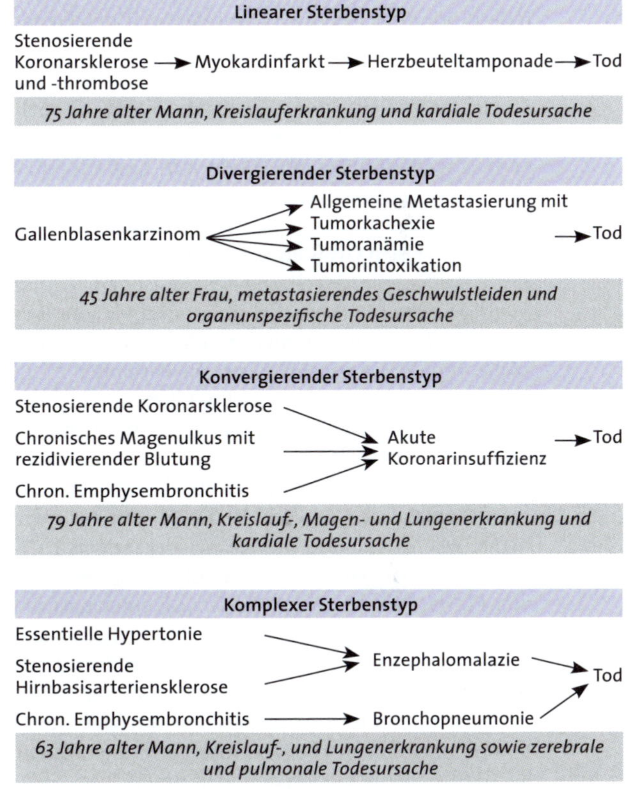

Abbildung 5-14: Sterbenstypen-Beispiele für den linearen, divergierenden, konvergierenden und komplexen Sterbenstyp; nach Thietze und Nizze, 1988

Tabelle 5-8: Übereinstimmung von Leichenschau- und Obduktionsdiagnose (in %) [Modelmog 1993]

	keine		völlige		teilweise	
	Männer	Frauen	Männer	Frauen	Männer	Frauen
gesamt	45,0	48,8	32,8	33,7	22,2	17,5
Klinik	42,9	44,0	32,7	41,5	24,4	14,5
Heim	63,2	57,8	15,8	16,3	21,0	25,9

sachenstatistik keinen Zweifel. Die Dunkelziffer nicht erkannter nicht-natürlicher Todesfälle ist am größten bei Durchführung der Leichenschau in der Wohnung durch niedergelassene Ärzte. Typische Fehler sind Unerfahrenheit, Sorglosigkeit und Bequemlichkeit des Arztes sowie falsch verstandene Rücksichtnahme auf Angehörige.

Bei Todesfällen im Krankenhaus ist die Dunkelziffer nicht-natürlicher Todesfälle geringer. Aber auch hier werden immer wieder Kausalzusammenhänge des Todeseintritts mit länger zurückliegenden, äußeren Einwirkungen verkannt.

Bleibt die Todesursache auch nach Befragen eines vorbehandelnden Arztes unklar, etwa weil keine finale Morbidität bekannt war, oder weil der Hausarzt den betroffenen Patienten seit längerer Zeit nicht mehr gesehen hat, sollte auch die Todesart als «ungeklärt» qualifiziert werden. Damit würde auch in der Bundesrepublik Deutschland ein Procedere zum Tragen kommen, wie es etwa in England oder Skandinavien seit langem praktiziert wird.

Die Rubrik der unklaren Todesfälle beinhaltet zweifellos auch einen Großteil von Todesfällen aus innerer Ursache, die durch die Leichenschau jedoch nicht zweifelsfrei klassifizierbar sind. Wenn bei durch die Leichenschau nicht zu klärender Todesursache und dem Arzt unbekanntem Patienten völlig richtig die Todesart als «nicht geklärt» qualifiziert wird, ist damit der Filterfunktion des Instruments Todesart genüge getan, da nun die Ermittlungsbehörden abzuklären haben, ob unter Umständen ein Fremdverschulden am Todeseintritt vorliegt oder nicht. Allerdings wird gerade bei derartigen Fallkonstellationen häufig über Beeinflussungsversuche von Polizeibeamten auf Attestierung eines natürlichen Todes berichtet. Notärzte und niedergelassene Ärzte, die im Wesentlichen Adressaten derartiger Beeinflussungsversuche sind, sollten diesen nicht nachgeben, sondern grundsätzlich nur das beurkunden, was sie nach bestem Wissen und Gewissen bei der Leichenschau feststellen konnten.

5.2.11 Verhalten bei fraglich iatrogenen Todesfällen

Todesfälle im Zusammenhang mit ärztlichen Maßnahmen, insbesondere fraglich iatrogene Todesfälle, stellen regelmäßig ein die behandelnden Ärzte belastendes Ereignis dar. Gemeint sind in diesem Zusammenhang nicht die intraoperativen Todesfälle schwer kranker und polytraumatisierter Patienten, die bei kunstgerecht durchgeführtem Eingriff ihrem Grundleiden bzw. Verletzungen erliegen, sondern Todesfälle von Patienten mit zum Zeitpunkt des Todes quoad vitam nicht unbedingt besorgniserregender Prognose oder gar Todesfälle von weitgehend gesunden Patienten. Oft ist in diesen Fällen den behandelnden Ärzten die Todesursache unklar bzw. die zum Tode beitragenden Geschehensabläufe können im Einzelnen nicht überblickt werden. In diesen Fällen empfiehlt sich eine Qualifikation der Todesart als unklar und Meldung des Falles an die Ermittlungsbehörden, auch wenn der behandelnde Arzt sich dadurch selbst unter Umständen strafrechtlichen Ermittlungen aussetzt. Zwar gilt in unserer Rechtsordnung allgemein der Grundsatz, dass sich niemand selbst strafrechtlichen Ermittlungen auszusetzen braucht, doch gilt gleichzeitig für den leichenschauenden Arzt – und hier kann eine Identität zu dem den iatrogenen Zwischenfall auslösenden Arzt gegeben sein –, dass er seine Feststellungen bei der Leichenschau sorgfältig und nach bestem Wissen gemacht hat. Es kann also eine echte Interessenkollision zwischen ordnungsgemäß durchgeführter Leichenschau einerseits und der dadurch ausgelösten Gefahr, Gegenstand eines staatsanwaltschaftlichen Ermittlungsverfahrens andererseits zu werden, bestehen. Der in einem derartigen Interessenskonflikt stehende Arzt kann etwa einen Kollegen bitten, nach Information über die Todesumstände die Leichenschau durchzuführen. In Krankenhäusern sollte per Dienstanweisung geregelt sein, dass in derartigen Fällen nicht der behandelnde Arzt die Leichenschau durchführt. In solchen Fällen dient gerade die Durchführung einer gerichtlichen Obduktion auch den Interessen des Arztes, da durch die Obduktion Grundleiden und Todesursache objektiv geklärt werden können und erst auf dieser Grundlage zur Frage eines Behandlungsfehlers und dessen Kausalität für den Todeseintritt Stellung genommen werden kann. Eine zusammenfassende Übersicht zur Durchführung der Leichenschau gibt die **Abbildung 5-15**.

Von einer Qualifikation der Todesart als natürlich mit der Zielsetzung sich «Ärger zu ersparen», ist abzuraten, da – sollten später Verdachtsmomente gegen den Arzt laut werden und der Todesfall zu behördlicher Kenntnis gelangen – der Arzt sich dem Argwohn ausgesetzt sieht, einen Behandlungsfehler vertuschen zu wollen.

5.2.12 Kremationsleichenschau

Neben der Erdbestattung ist die Kremation eine in verschiedenen Kulturen und historisch seit langem nachweisbare Bestattungsform, die heute auch aus Kostengründen immer häufiger gewählt wird. Da mit der Kremation bei später auftauchenden Ge-

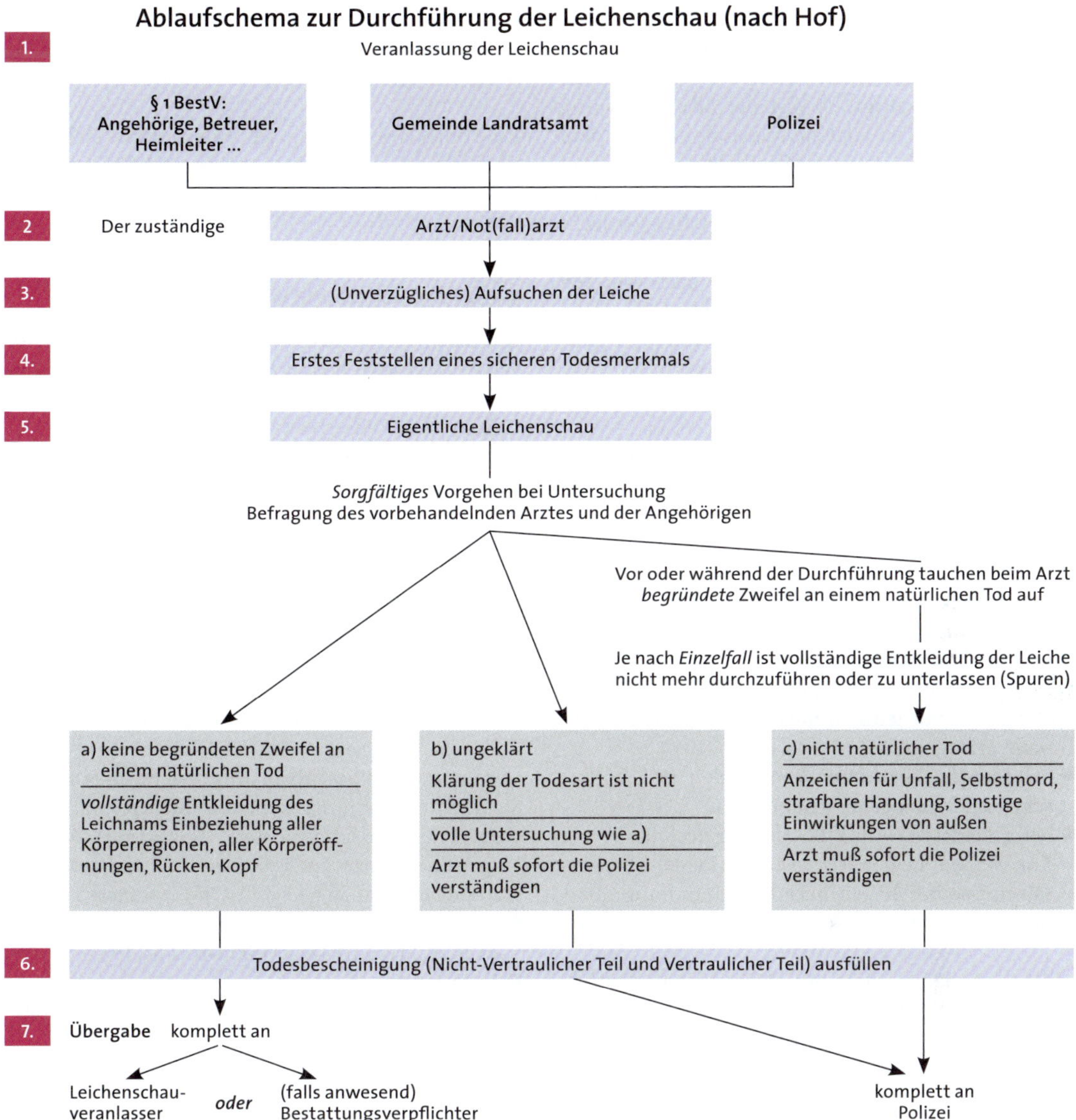

Abbildung 5-15: Ablaufschema zur Durchführung der Leichenschau (Quelle: M. L. Hof: Bayerisches Ärzteblatt, 6, 2001: 273–277 und 7, 2001: 327–330)

rüchten über einen gewaltsamen Tod sämtliche Beweismittel vernichtet sind, wurde bereits in Preußen 1911 ein erstes Feuerbestattungsgesetz erlassen, das die Feuerbestattung genehmigungspflichtig und von einer amtsärztlichen Leichenschau abhängig machte.

Das von 1934 stammende «Gesetz über die Feuerbestattung» galt als früheres Reichsrecht nach dem Kriege als Landesrecht fort. Inzwischen ist die Feuerbestattung in den entsprechenden Bestattungsgesetzen der Bundesländer geregelt. Danach muss vor jeder Kremation eine zweite amtsärztliche Leichenschau durchgeführt werden, die nach Durchsicht der Todesbescheinigung (vertraulicher und nicht vertraulicher Teil) auf Vollständigkeit der Angaben und formal richtiges Ausfüllen zu prüfen hat, ob die Angaben zu Grundleiden und Todesursache in sich stimmig und mit dem Leichenschaubefund kompatibel sind oder nicht. Ergeben sich keine Widersprüche und handelt es sich um eine natürliche Todesart, wird eine amtsärztliche gerichtsärztliche Bescheinigung ausgestellt. Ergibt sich jedoch «der Verdacht, dass der Verstorbene eines nicht natürlichen Todes gestorben» sein könnte und sind diesbezügliche Zweifel auch nach Hinzuziehung des behandelnden Arztes nicht beseitigt, so «ist die Leichenöffnung vorzunehmen». Der leichenschauende Arzt ist dem Amtsarzt gegenüber auskunftspflichtig. Lassen sich Widersprüche nicht ausräumen und steht das mögliche Einwirken eines Dritten oder z. B. der Verdacht eines Behandlungsfehlers im Raum, erfolgt eine Meldung an die Kriminalpolizei, die nach weiteren Ermittlungen eine gerichtliche Obduktion oder eine Freigabe des (bis dahin beschlagnahmten) Leichnams nach § 159 Abs. 2 StPO veranlasst.

5.2.13 Sektionsrecht

Bleibt durch die Leichenschau die Todesursache unklar,

- weil der Patient nicht in ärztlicher Behandlung stand,
- weil keine quoad vitam lebensbedrohlichen Vorerkrankungen bekannt sind,
- weil der Tod plötzlich und unerwartet eintrat,
- weil ein anderer als der behandelnde Arzt die Leichenschau vornehmen muss und eine Anamnese nicht erfragbar ist,
- bei Fundleichen unter Umständen mit fortgeschrittenen Leichenerscheinungen,
- bei Interessenkonflikten des Arztes, da er im Rahmen der Leichenschau eigene Fehler und Versäumnisse bei der vorherigen Behandlung überprüfen müsste,

sollte man meinen, dass mit einem Instrument höherer diagnostischer Aussagekraft Klarheit geschaffen wird: der Leichenöffnung (wie etwa in anderen europäischen Staaten, z. B. Österreich, Großbritannien, den skandinavischen Ländern). In Deutschland sind jedoch die Sektionszahlen dramatisch zurückgegangen, insbesondere bei klinischen Sektionen (von 6,3 auf unter 5 % der Verstorbenen). Die Quote gerichtlicher Obduktionen blieb mit ca. 2 % relativ konstant.

Obduktionen sind seit der frühen Neuzeit eines der wesentlichen Erkenntnismittel der Medizin. Sie dienen

- der Abklärung von Grundleiden und Todesursache,
- der Aus-, Fort- und Weiterbildung von Studenten und Ärzten,
- der Qualitätskontrolle der medizinischen Diagnostik und Therapie,
- der Beantwortung wissenschaftlicher Fragestellungen,
- der Aufdeckung unerkannter forensischer und versicherungsmedizinisch relevanter Aspekte,
- der Erkennung neuer Krankheitsbilder.

Eine objektive Klärung der Todesursache stellt darüber hinaus eine wichtige Hilfe und Trost für die Angehörigen bei der Verarbeitung von Todesfällen dar.

5.2.14 Rechtsstellung des Leichnams

Der Leichnam als solcher wird nach nahezu einhelliger Ansicht vom postmortal fortwirkenden Persönlichkeitsschutz (Art. 2 Abs. 1 GG i. V. m. Art. 1 Abs. 1 GG) erfasst. Dieser verlangt die Respektierung der Würde des Menschen auch nach dem Tode, insbesondere sind religiöse Vorstellungen des Verstorbenen und gegebenenfalls seiner Hinterbliebenen zu berücksichtigen, auch im Umgang mit dem Leichnam. Den Hinterbliebenen steht ein Totensorgerecht zu. Der Leichnam selbst gilt als nicht veräußerbare Sache im zivilrechtlichen Sinne, ein Leichnam oder auch Leichenteile dürfen nicht Gegenstand von Handelsgeschäften sein, sie gelten als «res extra commercium». Dennoch kann der Leichnam als Ganzes oder Teile des Leichnams rechtlich als Sache angesehen werden, z. B. als beschlagnahmte Sache im Sinne der Strafprozessordnung, wenn die Staatsanwaltschaft eine gerichtlich angeordnete Obduktion anstrebt. Folgende Sektionstypen sind zu differenzieren:

- bundesgesetzlich geregelte Obduktionen
- strafprozessuale bzw. gerichtliche Sektionen §§ 87 ff. StPO i. V. m. § 152 Abs. 2 StPO
- Feuerbestattungssektionen (gemäß Landesrecht bzw. gemäß § 3 Abs. 2 Ziff. 2 Feuerbestattungsgesetz
- sozialversicherungsrechtliche Sektion (gemäß §§ 103 ff. SGB VII)
- Sektion gemäß Infektionsschutzgesetz (§ 26 Abs. 3 IfSG)
- teilweise landesgesetzlich geregelte Obduktionen
- anatomische Sektionen
- klinisch wissenschaftliche Sektionen
- sonstige Obduktionen
- privatversicherungsrechtliche Obduktionen
- Privatsektionen

Verwaltungssektionen, die bei durch die Leichenschau unklar gebliebener Todesursache zwingend eine behördliche Obduktion zur Klärung der Todesursache vorschreiben, gibt es in Deutschland – im Gegensatz zu Österreich, Großbritannien und den skandinavischen Ländern – mit Ausnahme von Bremen und Hamburg leider nicht.

5.2.15 Sektionstypen

Gerichtliche Obduktionen

Gerichtliche Sektionen werden auf Antrag der Staatsanwaltschaft vom Amtsgericht angeordnet in Fällen, bei denen ein Fremdverschulden in Betracht kommt bzw. wenn «zureichende tatsächliche Anhaltspunkte» für eine Straftat vorliegen (§ 152 Abs. 2 StPO). Der Ermessensspielraum der Staatsanwaltschaft ist dabei sehr groß: Stellt für den einen erst das Messer im Rücken an einer der eigenen Hand nicht zugänglichen Lokalisation einen «zureichenden tatsächlichen Anhaltspunkt» dar, ist es für den anderen beim plötzlichen unerwarteten Tod bereits die nicht explizit bewiesene Tatsache eines natürlichen Todes. Schätzungen gehen dahin, dass nur jeder 10.–20. unklare Todesfall einer tatsächlichen medizinischen Todesursachenklärung durch eine gerichtliche Obduktion zugeführt wird.

Gerichtliche Obduktionen müssen grundsätzlich von zwei Ärzten vorgenommen werden. Alle Befunde müssen sorgfältig im Sektionsprotokoll so niedergelegt werden, dass der Leser, der den Verstorbenen nicht mehr in Augenschein nehmen kann, von der Befundbeschreibung zur Diagnose geführt wird. In die Befundbeschreibung sind Auffälligkeiten an der Bekleidung (Beschädigungen, Verschmutzungen, Sekretanhaftungen) aufzunehmen. Spezielles Augenmerk gilt auch nicht behandlungsbedürftigen Verletzungen (z.B. Hautschürfungen), die rekonstruktiv von großer Bedeutung sein können.

Klinische Sektionen

Die Durchführung klinischer Sektionen war lange Jahre überhaupt nicht gesetzlich geregelt, in neu erlassenen Bestattungsgesetzen der Bundesländer finden sich inzwischen gesetzliche Regelungen, die sich überwiegend an einer Zustimmungslösung orientieren. Danach ist die klinische Sektion zulässig, wenn sie dem Willen des Verstorbenen entspricht bzw. die nächsten Angehörigen zustimmen. Klinische Sektionen werden nahezu ausschließlich an in Krankenhäusern Verstorbenen vorgenommen, sie dienen der Klärung der Todesursache, der Überprüfung der Diagnose- und Therapieverfahren (Qualitätskontrolle), der Fürsorge der Hinterbliebenen sowie einem dem Fortschritt der Medizin dienenden wissenschaftlichen Interesse in Lehre, Forschung und Epidemiologie.

Bei widerrechtlich durchgeführter klinischer Sektion (entgegen dem Willen des Verstorbenen bzw. der Totensorgeberechtigten) kommt auch eine strafrechtliche Verurteilung gemäß § 168 Abs. 1 StGB (Störung der Totenruhe) in Betracht.

§ 168 Abs. 1 StGB Störung der Totenruhe

(1) Wer unbefugt aus dem Gewahrsam des Berechtigten den Körper oder Teile des Körpers eines verstorbenen Menschen, eine tote Leibesfrucht, Teile einer solchen oder die Asche eines verstorbenen Menschen wegnimmt oder wer daran beschimpfenden Unfug verübt, wird mit Freiheitsstrafe bis zu drei Jahren oder mit Geldstrafe bestraft.

Die sogenannte *Seuchensektion* gemäß § 26 Abs. 3 Infektionsschutzgesetz (IfSchG) wird vom Gesundheitsamt angeordnet. Seuchensektionen spielen zahlenmäßig keine Rolle. Die Feuerbestattungssektion wird vom Amtsarzt angeordnet, wenn sich bestehende Zweifel zur Todesursache auch nach Rücksprache mit dem behandelnden Arzt nicht ausräumen lassen. Die *sozialrechtliche Sektion* gemäß § 103 ff. Sozialgesetzbuch VII (z.B. zur Klärung des Kausalzusammenhangs zwischen Berufskrankheit und Tod) spielt zahlenmäßig ebenso keine Rolle.

Teilweise landesgesetzlich geregelt ist die *anatomische Sektion* zum Zwecke der Lehre und Forschung über den Aufbau des menschlichen Körpers. Sie darf vorgenommen werden, sofern der Verstorbene der Sektion zugestimmt und eine Leichenschau stattgefunden hat, ein natürlicher Tod vorliegt oder eine Freigabe des Leichnams durch die Staatsanwaltschaft nach § 159 Abs. 2 StPO erfolgt ist.

Privatversicherungsrechtlich begründete Sektionen

Von privaten Versicherungsträgern werden Obduktionen zur Frage eines Ursachenzusammenhangs zwischen dem eingetretenen Tod und der versicherten Tätigkeit in Auftrag gegeben. Rechtsgrundlage sind die privaten Versicherungsverträge. Die potenziell Begünstigten haben die Möglichkeit, der geplanten Obduktion zu widersprechen, jedoch mit nachteiligen Konsequenzen hinsichtlich der Beweislage. Sie spielen zahlenmäßig keine Rolle.

Privatsektionen

Obduktionen im Auftrage der Totensorgeberechtigten zur Klärung der Todesursache, zur Trauerbewältigung, bei Todesfällen von Kindern insbesondere auch zur Klärung der Frage, ob Missbildungen oder Stoffwechselstörungen vorliegen mit Auswirkungen für die weitere Familienplanung.

5.2.16 Exhumierungen

Die Ausgrabung von Leichen ist nur unter bestimmten gesetzlichen Voraussetzungen möglich. Für strafprozessuale Zwecke ist sie geregelt in § 87 Abs. 4 S. 1 StPO. Sie wird angeordnet vom Richter, bei Dringlichkeit auch vom zuständigen Staatsanwalt. Außerhalb strafrechtlicher Ermittlungen kommen Exhumierungen auch zur Klärung versicherungs- bzw. privatrechtlicher Probleme in Betracht. Hierzu muss die Genehmigung der zuständigen Behörde, in der Regel des Friedhofsamtes als Teil der Ordnungsbehörde, eingeholt werden. Als Auftraggeber von Exhumierungen fungieren meist Gerichte bzw. Staatsanwaltschaften und Versicherungsträger, in Einzelfällen auch Privatpersonen (Abklärung der Paternität). Typische Fragestellungen bei Exhumierungen sind:

- Kausalitätsfragen im Sozial- und Zivilrecht (Berufskrankheit, Arbeitsunfälle),
- kausaler Zusammenhang einer Gewalteinwirkung mit dem Todeseintritt,
- übersehene Gewalt- und Tötungsdelikte,
- Klärung eines Behandlungsfehlerverdachtes,
- Klärung der Identifikation.

Auch nach mehrjähriger Erdgrabzeit sind die Erfahrungen mit Exhumierungen überaus positiv, d.h. die zugrunde liegende Fragestellung kann häufig befriedigend geklärt werden.

5.3 Identifizierung

Unter Identifizierung versteht man, dieselbe Person oder Sache als die gleiche zu erkennen bzw. das Wiedererkennen einer Person oder Sache aufgrund unverwechselbarer Merkmale.

In der Regel werden hierzu zwei Datensätze verglichen: An der nicht identifizierten Person erhobene Merkmale, die verglichen werden mit Angaben zu einer vermissten Person. Die Identifizierung lebender Personen ist ausschließlich Aufgabe der Polizei: Hier kommt der Daktyloskopie herausragende Bedeutung zu (Daktyloskopie: Identifizierung über das Papillarleistenmuster der Finger; Fingerabdruck).

5.3.1 Identifizierung am Leichnam

Im Rahmen der Leichenschau hat der Arzt immer auch die Identität festzustellen; ist dies nicht möglich, ist die Polizei einzuschalten, die Polizei- und Gemeindebehörden sind zur sofortigen Anzeige an die Staatsanwaltschaft verpflichtet (§ 159 StPO). Merkmale, die am Verstorbenen zur Identifizierung erhoben werden müssen sind:

- Geschlecht
- Körperlänge (Körperhöhe zu Lebzeiten u. U. einige cm geringer als die an der ausgestreckt liegenden Leiche gemessene Körperlänge)
- Körpergewicht (kann mit fortgeschrittenen Leichenerscheinungen erheblich abnehmen)
- Körperbau
- Ernährungszustand (Cave: Faule Leichen sehen aufgrund der Gasdunsung wohlgenährt aus!)
- Länge und Farbe der Kopfhaare (rötliche Verfärbung bei Moorleichen durch Huminsäureeinwirkung)
- Farbe der Iris (bei faulen Leichen unabhängig von der ursprünglichen Farbe oft braune bis rötliche Verfärbung)
- Alter: Falten und Runzelbildung der Haut
- sogenannte Krähenfüße an den äußeren Augenwinkeln ab etwa 30 bis 35 Jahren
- Vertiefung der Nasolabialfalte ab 35 bis 40 Jahren
- Falten vor dem Ohr ab etwa 30 Jahren
- Falten auch unterhalb des Ohrläppchens ab etwa 40 Jahren
- Tiefe Nackenfalten: über 60 Jahre. Dabei ist immer zu beachten, dass das biologische (aufgrund des physischen Entwicklungszustandes) vom kalendarischen (chronologischen) Alter abweichen kann.

Von besonderer Bedeutung sind darüber hinaus:

- Effekten: Gegenstände, Schmuck, Geldbörse, Schlüssel
- Kleidungsstücke (Aufdruck, Wäschemarke, Größe, Namensschildchen)
- Tätowierungen, Piercing
- Naevi, Amputationen, Prothesen
- Narben: vorausgegangene Unfälle und Operationen (auch bei Oberhautablösung in der Lederhaut noch tast- und sichtbar)
- Implantate
- Krankenhausunterlagen: insbesondere OP-Berichte und Befunde bildgebender Verfahren

Bei Frauen ist zu achten auf Virginität bzw. Hinweise auf erfolgte Geburt. Bei der Obduktion geben weitere orientierende Hinweise: der Grad der Arteriosklerose der Körperhauptschlagader und ihrer großen Äste, die Ausbildung von Osteophyten der Wirbelkörper, der Schluss der Epiphysenfugen etc. Bei hochgradiger Verstümmelung oder Leichenzersetzung sind Maßnahmen im Sinne einer Leichentoilette (Nähen von Wunden, Schminken, Wiederaufbau von Weichteilen über Zellstoff etc.) die Voraussetzung zur Anfertigung erkennungdienstlicher Fotografien.

5.3.2 Identifizierung am Gebiss

Von allen Maßnahmen zur Identifizierung ist die Erhebung des Gebissbefundes (Zahnschema mit der Feststellung von Füllungen, Kronen, Brücken, Prothesen, Bissanomalien, Abschleifungsgrad der Schmelzkronen, Defekten, Karies) am bedeutsamsten, insbesondere bei Massenkatastrophen: Hier hat die odontologische Identifikation nach wie vor die höchste Erfolgsquote. Die Dokumentation zahnärztlicher Befunde erfolgt international nach dem Two-Digit-System: Dabei bezeichnet die erste Ziffer den Gebissquadranten (1 rechter oberer Quadrant, 2 linker oberer Quadrant, 3 linker unterer Quadrant, 4 rechter unterer Quadrant), die zweite Ziffer die Stellung des Zahnes in der Zahnreihe, wobei die Zählung beim medialen Incisivus beginnt. Beim Milchgebiss erhält der rechte oberere Quadrant die Ziffer 5, der linke die Ziffer 6, der linke untere Quadrant die Ziffer 7, der rechte untere die Ziffer 8 (s. **Abb. 5-16a–b**).

Das vollständige menschliche Dauergebiss umfasst 32 Zähne mit zwei Schneidezähnen, einem Eckzahn, zwei Prämolaren und drei Molaren in jeder Kieferhälfte. Das vollständige Milchgebiss besteht aus 20 Zähnen mit zwei Schneidezähnen, einem Eckzahn sowie zwei Mahlzähnen in jeder Kieferhälfte. Für die Altersschätzung am Gebiss von Bedeutung ist die Reihenfolge des Zahndurchbruches (s. **Abb. 5-17a–b**).

Der Durchbruch der Milchzähne erfolgt vom sechsten bis zum 30. Lebensmonat. Der Durchbruch des Permanentgebisses erstreckt sich über eine längere Zeit. Erst erscheint der erste Mahlzahn, der wegen seines Durchbruchtermins im sechsten Lebensjahr auch als 6-Jahr-Molar bezeichnet wird.

Neben dem Zahndurchbruch des Permanentgebisses werden bei Erwachsenen auch Gebrauchs- und Abnutzungserscheinungen am Gebiss zur Altersschätzung herangezogen. Neben Einzelmerkmalen werden in Kombinationsverfahren mehrere Faktoren gleichzeitig erfasst wie:

- Abnutzung/Abkauung (Abrasion),
- Ablagerung von Sekundärdentin in der Pulpahöhle,
- Rückbildung des Zahnhalterapparates (Parodontium),
- Zementablagerungen,
- Rückbildung von Zement und Wurzeldentin,
- Wurzeltransparenz.

Als biochemische Methode kann darüber hinaus die Bestimmung des Razemisierungsgrades von Asparaginsäure (Umwandlung der L- in die D-Form) im Dentin herangezogen werden.

5.3.3 Identifizierung am Skelett

Ist der Leichnam vollständig skelettiert oder werden nur noch Skelettreste vorgefunden, stehen folgende Fragestellungen im Vordergrund:

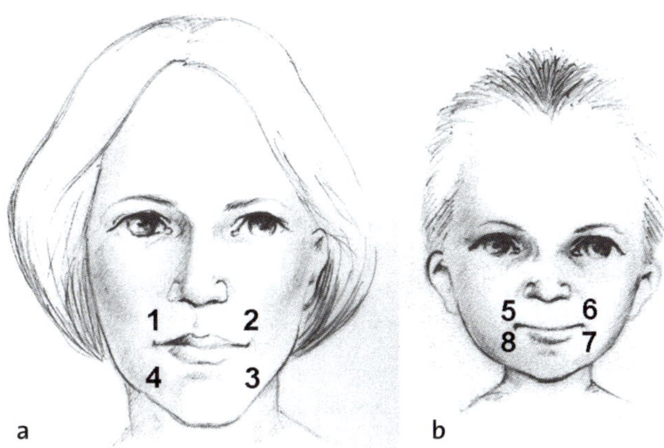

Abbildung 5-16a–b: Quadranten des Permanent- und Milchgebisses

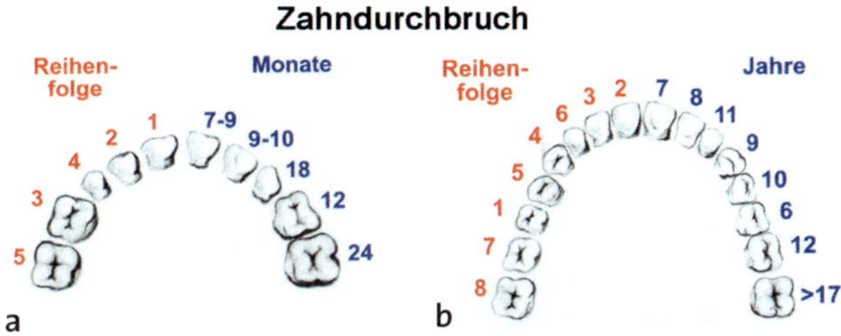

Abbildung 5-17a–b: Zahndurchbruch im Milch- und Permanentgebiss

- Geschlechtsbestimmung,
- Körpergrößenbestimmung,
- Altersschätzung,
- Liegezeitbestimmung.

Allgemein weist das Skelett einen Geschlechtsdimorphismus auf, wobei das weibliche Geschlecht eher grazil, das männliche gröber und kompakter ist. Naturgemäß gibt es Überschneidungen zwischen kleinem Mann und großer Frau. Muskelansätze sind beim weiblichen Skelett geringer als beim männlichen ausgebildet. Beim Mann zeigt sich am Schädel häufig eine fliehende Stirn durch kräftige Augenbrauenwülste, während beim weiblichen Skelett die Stirn eher steil aufsteigend ist. Die Augenhöhlen sind beim Mann eher breit als hoch, das Mastoid ist groß. Für die *Geschlechtsbestimmung* besonders aussagekräftig ist das Becken, das bei der Frau breit ausladend, beim Mann eher schmal ist. Der weibliche Beckeneingang ist eher quer oval, der männliche kartenherzförmig, die Incisura ischiadica ist bei der Frau bogig, beim Mann spitzwinklig, das Foramen obturatum bei der Frau dreieckig, beim Mann oval.

Körpergrößenbestimmung: Die Längenmaße korrelieren mit der Körpergröße. Aus den langen Röhrenknochen kann daher geschlechtsspezifisch die Körpergröße bestimmt werden. Vor der Körpergrößenbestimmung muss eine Geschlechtsbestimmung erfolgen. Geeignete Knochen sind Femur, Tibia und Humerus. Bei Männern ergibt sich aus dem Femur die Körpergröße folgendermaßen:

Körpergröße (cm) = 48,8 + (2,63 × Länge des Oberschenkelknochens in cm) ± 4,4.

Bei Frauen:

Körpergröße (cm) = 55,5 + (2,43 × Länge des Oberschenkelknochens in cm) ± 4,1.

Die Schätzung der Körpergröße wird genauer, wenn mehrere Regressionsformeln mit den Längen verschiedener Knochen verwendet werden. Zur Altersschätzung werden neben der Körpergröße der Entwicklungs- und Abnutzungszustand des Gebisses herangezogen (siehe oben). Weitere Kriterien sind:

- mit 25 Jahren ist die letzte Epiphysenfuge am Darmbeinkamm verknöchert;
- nach dem 25. Lebensjahr verschwindet die radiäre Streifung an den Wirbelkörperdeckplatten;
- am frontalen Sägeschnitt von Femur und Humerus kommt es mit zunehmendem Lebensalter zu einem allmählichen Hinaufrücken des proximalen Markhöhlenendes;
- mit zunehmendem Alter verknöchern die Schädelnähte (interindividuell hochvariabel).

Die Schätzung der *Liegezeit* ist vor allem juristisch relevant, da bei den meisten Kapitaldelikten nach 20–30 Jahren eine Verjährung eintritt und keine weiteren polizeilichen Ermittlungen erfolgen. Lediglich Verbrechen nach § 211 (Mord) verjähren nicht. Es stehen jedoch keine Methoden zur Verfügung, die eine exakte Datierung der Liegezeit von Skeletten erlauben. Bei Lagerung der Leiche im Freien kann bei hochsommerlichen Temperaturen in Verbindung mit Tierfraß eine vollständige Skelettierung in wenigen Wochen eintreten. Abhängig von der Bodenbeschaffenheit (konservierende oder zehrende Böden) erfolgt die Skelettierung im Erdgrab nach Jahren bis Jahrzehnten.

Zur Einschätzung der Liegezeit werden folgende Kriterien herangezogen:

- vollständige Skelettierung oder noch Weichteilreste vorhanden
- Fettwachs der Markhöhle
- Knochen spröde oder noch feucht
- Geruch
- Identifizierung durch Schädelbildvergleiche

5.3.4 Identifizierung durch Schädelbildvergleiche

Der Schädel weist zahlreiche Individualmerkmale auf. Liegen Bilder eines Vermissten vor, kann der Schädel in eine Fotografie der vermissten Person projiziert werden. Heute bedient man sich dazu der computergestützten Supraimpositionstechnik.

5.4 Unerwartete und unklare Todesfälle

In das Aufgabengebiet der Rechtsmedizin fällt nicht nur die Bearbeitung gewaltsamer Todesfälle (Unfälle, Suizide, Tötungsdelikte), sondern auch die aller unerwarteten und unklaren Todesfälle. Regelmäßig sind mit derartigen Todesfällen auch niedergelassene Ärzte, Notärzte und Notdienstärzte befasst, die daher in der differenzialdiagnostischen Abgrenzung unerwarteter und unklarer Todesfälle versiert sein müssen. Hinter derartigen Todesfällen können sich solche aus innerer, krankhafter Ursache verbergen, bei denen der Tod aus scheinbar voller Gesundheit plötzlich eintrat. Die Akuität des Todeseintritts ohne adäquate Anamnese erfordert bereits eine differenzialdiagnostische Abgrenzung gegenüber gewaltsamen Todesfällen.

Der plötzliche und unerwartete Tod im Erwachsenenalter ist nach der International Classification of Diseases (ICD-)10 der Weltgesundheitsorganisation (WHO) als Tod innerhalb von 24 Stunden nach Beginn einer Symptomatik definiert.

Häufig ist die symptomatische Phase zwischen Krankheitsbeginn und Todeseintritt eher kurz. Teilweise wurde der Todeseintritt von Zeugen beobachtet, in derartigen Fällen kann die klinische Symptomatik, unter der der Tod eintrat, für eine Verdachtsdiagnose zur Todesursache wichtig sein, gegebenenfalls folgte noch ein Transport ins Krankenhaus, in anderen Fällen wurde der Verstorbene tot aufgefunden, teilweise unter bizarren Umständen. Bei plötzlichen Todesfällen in der Öffentlichkeit (beim Sport etc.) wird in der Regel neben dem Notarzt zeitgleich die Polizei eingeschaltet. Das Gleiche gilt bei plötzlichen Todesfällen im Straßenverkehr. Bei unerwarteten Todesfällen am Arbeitsplatz ist abzuklären, ob der Tod im Zusammenhang mit einer versicherten Tätigkeit stand (Arbeitsunfall), differenzialdiagnostisch sind zuvor nicht erkannte Gefahrenquellen durch Strom, Fehlsteuerung technischer Systeme, Gefährdung durch toxische Substanzen etc. auszuschließen. Bei unerwarteten Todesfällen im öffentlichen Gewahrsam wird in der Regel auf behördliche Veranlassung eine gerichtliche Obduktion zur Klärung der Todesumstände (Suizid, Drogentod, nicht erkannte innere

Erkrankung – Behandlungsfehlerproblematik) durchgeführt. Plötzliche und unerwartete Todesfälle im Krankenhaus, insbesondere wenn sie in unmittelbarem zeitlichem Zusammenhang mit ärztlichen Maßnahmen stehen (Exitus in tabula), sollten grundsätzlich durch eine Obduktion abgeklärt werden. Hierzu sollte die Todesart als ungeklärt qualifiziert und die Polizei informiert werden.
Unerwartete und unklare Todesfälle können dargestellt werden:

- hinsichtlich der Umstände und Phänomenologie des Todeseintritts (am Arbeitsplatz, im Straßenverkehr, bei sexueller Betätigung etc.);
- organbezogen oder
- ätiologisch (z. B. als Folge eines Tumorleidens, einer Entzündung, von Alkoholismus und Drogenabhängigkeit sowie ihren Folgeschäden).

5.4.1 Phänomenologie und Ereignisorte

Tod im Krankenhaus

Etwa 2–2,5 % aller stationär aufgenommenen Patienten versterben im Krankenhaus, ganz überwiegend in Folge einer schweren Grunderkrankung oder eines Unfalls, der zur Krankenhausaufnahme führte. Daneben ereignen sich auch in Kliniken unerwartete Todesfälle infolge akuter Koronarinsuffizienz oder Lungenthrombembolie. Von forensischem Interesse sind hierbei nicht-natürliche Todesfälle nach Stürzen, unter Fixierung, durch Verbrühung bei unbeaufsichtigten Patienten, Suizide oder Tötung von Patienten.
Patiententötungen, begangen durch Pflegepersonal, können in einem Frühstadium nur aufgedeckt werden, wenn bei der Leichenschau sorgfältig geprüft wird, ob das Grundleiden das hic et nunc des Todeseintritts unter den gegebenen Umständen erklärt: Gehäufte Todesfälle auf Stationen oder in Pflegeheimen müssen zudem mit dem Dienstplan des Personals abgeglichen werden, um Häufungen während einer Schicht aufzudecken. Es sind auch Todesfälle Demenzkranker bekannt geworden, die sich bei mangelnder Beaufsichtigung im Krankenhaus verirrt haben. In all diesen Fällen sollte die Todesart zumindest als nicht geklärt bzw. nicht natürlich qualifiziert und die Polizei eingeschaltet werden. Dasselbe gilt für Todesfälle im Zusammenhang mit ärztlichen Maßnahmen (diagnostische oder therapeutische Eingriffe, Narkosezwischenfälle, postoperative Todesfälle, Exitus in tabula, Todesfälle im Zusammenhang mit Infusionen, Transfusionen (hämolytische Transfusionsreaktion), Medikation). In einem sehr hohen Prozentsatz entlasten die Befunde einer gerichtlichen Obduktion den Arzt.

Tod im Polizeigewahrsam

Betroffen sind überwiegend Männer im vierten und fünften Lebensjahrzehnt. Das Todesursachenspektrum reicht von Herz-Kreislauf-Erkrankungen, Alkoholfolgekrankheiten, Lungenerkrankungen, Suiziden (vorwiegend Erhängen) bis zu diagnostisch verkannten Schädel-Hirntraumen und Alkoholvergiftungen (Gefahr der Aspiration). Bei derartigen Todesfällen wird regelmäßig überprüft, ob zu Recht Gewahrsamstauglichkeit bescheinigt wurde und die Differenzialdiagnose eines Rauschzustandes in Abgrenzung zu einem Schädel-Hirntrauma vertretbar vorgenommen wurde.
Bei einem Alkoholisierten in somnolenten Bewusstseinszustand ist immer ein maßgebliches zusätzliches Schädel-Hirntrauma abzugrenzen. Gegebenenfalls müssen engmaschig die Vitalparameter überprüft werden.

Tod im Gefängnis

Todesfälle im Gefängnis sind in 30–40 % natürliche Todesfälle, überwiegend bei Herz-Kreislauf-Erkrankungen, selten Unfälle (Intoxikationen durch selbstgebrannten Schnaps, Drogentodesfälle) sowie Tötungsdelikte (begangen von Mithäftlingen, z. B. wegen einer von ihnen als verabscheuenswürdig angesehenen Tat des Getöteten). Von herausragender Bedeutung sind Suizide, vor allem durch Erhängen, seltener Pulsader- oder Halsschnitte, die vor allem von männlichen Gefangenen im dritten Lebensjahrzehnt zu Beginn der Haft in einer Einzelzelle begangen werden. Als Strangwerkzeug finden Gürtel, Bettzeug und Elektrokabel Verwendung. Bei der Inhaftierung drogenabhängiger Straftäter ist von besonderer arztrechtlicher Bedeutung, dass eine gegebenenfalls notwendige Substitution nicht mit zu hohen Methadonkonzentrationen vorgenommen wird (Gefahr der Atemlähmung).

Tod im Badezimmer

Der plötzliche Tod im Badezimmer und in der Badewanne stellt eine besondere Herausforderung für den Leichenschauer dar, da es sich lediglich in 10–30 % um einen natürlichen Tod handelt. Von wesentlich größerer Bedeutung sind demgegenüber Unfälle und Suizide (s. **Abb. 5-18**). In ca. 5 % der Fälle ist mit einem Tötungsdelikt bzw. Ablage eines Homizidopfers in der Badewanne zu rechnen. Von besonderer Bedeutung sind Kohlenmonoxydvergiftungen, Medikamentenintoxikationen sowie Stromeinwirkungen. Strommarken können beim Stromtod in der Badewanne fehlen. Bei elektrischen Leitern und Gegenständen in der Badewanne zunächst immer den Stecker herausziehen.

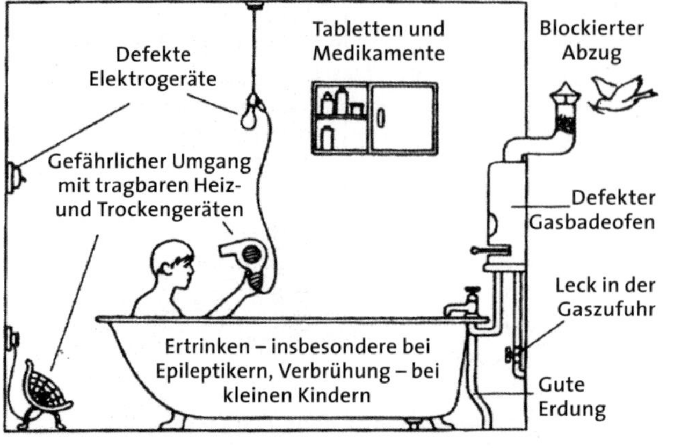

Abbildung 5-18: Gefahrenquellen im Badezimmer als Ursache nichtnatürlicher Todesfälle

Zu achten ist auf die Wassertemperatur und den Stand des Wasserspiegels in Relation zu den Atemöffnungen, Schaumpilz vor den Atemöffnungen und Gegenstände in der Badewanne. Bei Suiziden durch Tabletteneinnahme in der wassergefüllten Badewanne (in der Vorstellung nach Eintritt der Bewusstlosigkeit mit den Atemöffnungen unter die Wasseroberfläche zu gleiten und den tödlichen Geschehensablauf durch Ertrinken zu sichern) begibt sich der Suizident teilweise bekleidet in die Badewanne (aus Scham, von fremden Personen nackt aufgefunden zu werden).

Tod in der psychiatrischen Klinik

Entsprechend der bei psychisch Kranken, insbesondere Depressiven und Schizophrenen, erhöhten Suizidrate prävalieren die Selbsttötungen, die hauptsächlich von jüngeren Patienten im dritten und vierten Lebensjahrzehnt begangen werden. Als Suizidmethode wird am häufigsten das Erhängen gewählt, gefolgt von Intoxikationen (u. a. heimliches Ansammeln der ärztlich verordneten Medikamente, die daher immer unter Aufsicht eingenommen werden sollten) sowie Sprung aus der Höhe.

Tod am Steuer

Beim Tod am Steuer kann es sich neben Verkehrsunfällen (s. Kap. 8.7) um Suizide bzw. plötzliche natürliche Todesfälle handeln. Verdachtsmomente für einen Suizid ergeben sich, wenn sich keine rational nachvollziehbare Unfallursache ermitteln lässt, z. B. Abkommen von gerader Straße, Anprallen gegen einen Baum oder Brückenpfeiler mit hoher Geschwindigkeit bei nicht angelegtem Sicherheitsgurt. Von einem plötzlichen natürlichen Tod am Steuer sind vor allem Männer im sechsten und siebten Lebensjahrzehnt mit einer koronaren Herzkrankheit betroffen. Elektrophysiologisch entwickeln sich die letztlich tödlichen Herzrhythmusstörungen über einen Zeitraum von ca. zwei Minuten und verursachen über eine Beeinträchtigung der zerebralen Zirkulation subjektiv wahrnehmbare Warnsymptome, sodass in der Regel ein schwerer Unfall vermieden werden kann. Häufig wird von Zeugen eine unerklärliche Fahrweise geschildert (Streifen parkender Fahrzeuge, Kollision mit entgegenkommenden Fahrzeugen, Abkommen auf die Gegenfahrbahn oder Ausrollen am Fahrbahnrand). Bei der äußeren Leichenschau zeigen sich nur geringe oder fehlende Verletzungen. Zur Abgrenzung eines Unfalltodes bzw. natürlichen Todes ist auch aus versicherungsrechtlichen Gründen eine Obduktion notwendig.

Tod durch Gifteinwirkung

Die Verdachtsschöpfung beruht auf drei Säulen: der Anamnese, den Umständen des Todeseintritts und dem Leichenschaubefund (s. Kap. 7.3.2). Die Verdachtsdiagnose einer Vergiftung wird zu selten gestellt! Bei jedem Todesfall, bei dem sich eine akute Zustandsverschlechterung oder der Todeseintritt nicht aus dem anamnestisch bekannten Grundleiden erklärt, ist auch an eine Vergiftung zu denken.

Drogentod

Auch Suizide und Unglücksfälle Drogenabhängiger gelten als Drogentod. Von besonderer Bedeutung sind jedoch die akuten Drogenintoxikationen; die Hälfte der Verstorbenen wird in der eigenen Wohnung aufgefunden, daneben an bekannten Fixerschauplätzen (öffentliche Toiletten, Gebäude mit Publikumsverkehr, Bahnhöfe).

Als «Drogentod» werden alle Todesfälle zusammengefasst, die in einem kausalen Zusammenhang mit dem missbräuchlichen Konsum von Betäubungsmitteln oder als Ausweichmittel verwendeten Ersatzstoffen stehen.

Bei Todesfällen in einer Wohnung wurde der Verstorbene teilweise von Mitkonsumenten oder dem Wohnungsinhaber andernorts abgelegt, z. B. in Hauseingängen, Parkanlagen etc., um nicht selbst in den Verdacht der Drogenkriminalität bzw. einer unterlassenen Hilfeleistung zu geraten. Dieses Ablegen von Leichen bezeichnet man auch als «Dumping». Hinweise auf einen Drogentod ergeben sich aus der Auffindesituation und charakteristischen Leichenschaubefunden.

Auffindesituation: Fixerutensilien in Umgebung des Leichnams (Papierbriefchen oder Silberpapier, Staubinde, Injektionsbesteck, angerußte Löffel, Kerzen, Feuerzeug, Ascorbinsäure oder Zitronensaft bei i. v.

Konsum bzw. Rauchgeräte bei Inhalation). Häufige Leichenschaubefunde bei Drogentoten:

- Nadeleinstichstellen bzw. Nadelstichstraße (s. Abb. 5-19)
- Narbenstraßen
- Schaumpilz vor dem Mund (bei toxischem Lungenödem)
- enge Pupillen (nur frühpostmortal)
- schlechter Allgemein-, Pflege-, Ernährungszustand
- Tätowierungen

Auch bei noch intravenös liegender Spritze ist nicht von einem sofortigen Todeseintritt auszugehen, sondern nur von sofortiger Bewusstlosigkeit (klinische Trias der Heroinintoxikation: Miosis, Koma, Atemdepression). Zum Todeseintritt kommt es häufig erst nach einer längeren Agoniephase. Für Mitkonsumenten kann sich hier die Frage nach einer unterlassenen Hilfeleistung ergeben. Sinnlose Aktionen wie intravenöse Kochsalzinjektionen deuten darauf hin, dass der lebensbedrohliche Zustand (schnarchende Atmung) wahrgenommen, aber aus Angst vor Entdeckung als Drogenkonsument keine ärztliche Hilfe veranlasst wurde. Nadeleinstichstellen finden sich nicht nur in Projektion auf subkutane Venen, sondern bei weitgehender Phlebothrombosierung auch zwischen Zehen, Fingern, im Zungengrund, am Penis.

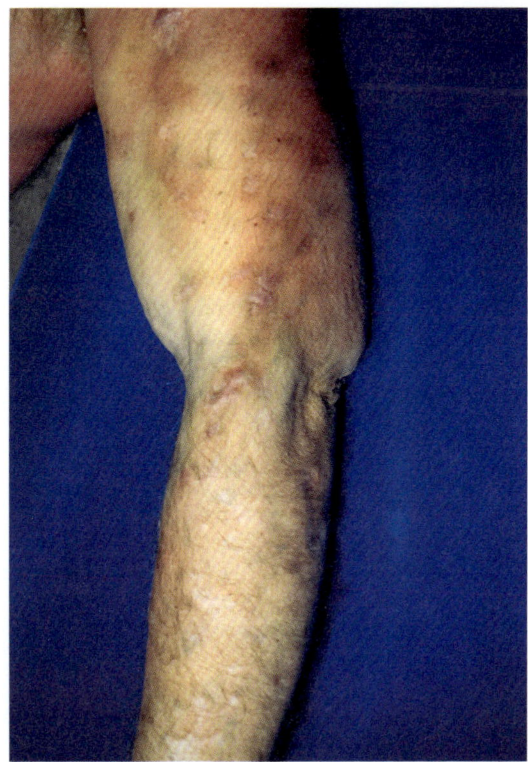

Abbildung 5-19: Zahlreiche vernarbte Nadeleinstichstellen des linken Ober- und Unterarmes bei langjährigem intravenösem Drogenkonsum

Wohnungsleiche

Hierunter versteht man zufällig, häufig nach längerer Liegezeit tot aufgefundene Personen, teilweise mit fortgeschrittenen Leichenerscheinungen und oftmals ohne bekannte Krankheitsanamnese. Anlass für das Aufsuchen der Wohnung sind z. B. unangenehmer Geruch (Fäulnis), überquellender Briefkasten, nicht bezahlte Rechnungen. Ursache für eine soziale Isolation ist häufig Alkoholismus. Hinweisgebend kann hier bereits der Wohnungszustand sein (verwahrlost, verdreckt, unzählige leere Alkoholflaschen, beblutete Handtücher in der Wohnung – benutzt zur Kompression sturzbedingter blutender Platzwunden). Die Leichenschau ist mit äußerster Sorgfalt durchzuführen, und wenn sich eine plausible Todesursache nicht ableiten lässt, ist in jedem Fall die Polizei beizuziehen, zumal eine zweifelsfreie Identifikation des Leichnams häufig nicht möglich ist.

Mehrleichenfund

Beim Auffinden von mehr als einer Leiche an einem Fundort (in einer Wohnung, einem Zimmer, außerhalb einer Wohnung), einer Leiche und einem Überlebenden oder einer Leiche und eines Tierkadavers ist bis zum Beweis des Gegenteils immer von einem nicht-natürlichen Tod auszugehen.
Der zufällige gleichzeitige natürliche Tod zweier Menschen an einem Ort aus innerer krankhafter Ursache ist eine absolute Rarität.
Kriminalistisch kommen folgende Fallkonstellationen in Betracht: Tötung, Tötung mit Überlebenden, Tötung und Tätersuizid, Tötung und Suizidversuch, Suizid, erweiterter Suizid, Suizid mit Überlebendem, Unfall (Intoxikationen), Tod durch Krankheit. Hinweisend auf einen Suizid können Warnhinweise oder Abschiedsbriefe sein.

Tod am Arbeitsplatz

Beim plötzlichen Tod am Arbeitsplatz wird häufig zutreffend an äußere Einflüsse gedacht und daher neben einem Arzt zeitgleich die Polizei informiert, auch die zuständige Berufsgenossenschaft (BG) ist zu benachrichtigen. Beim plötzlichen Tod während der Arbeit mit elektrischen Geräten ist an einen Stromtod zu denken, bei Stürzen aus der Höhe auf unfallmäßiges Fehltreten; hier sind in jedem Fall polizeiliche Ermittlungen zur Sicherung einer Baustelle notwendig, ferner ist eine Alkoholbeeinflussung zu überprüfen. Häufige Ursache eines plötzlichen Todes am Arbeitsplatz unter körperlicher Belastung sind Herz-Kreislauf-Erkrankungen. Hier können versicherungsmedizinische Fragestellungen von Bedeutung sein (gravierende Lebensverkürzung durch die äußere Einwirkung?). Im landwirtschaftlichen (Silos) oder chemischen Bereich ist immer auch an apoplektiform verlaufende Vergiftungen zu denken (CO, CO_2, H_2S, Chlorkohlenwasserstoffe). Bei mehreren leblos am Fuß eines Silos aufgefundenen Personen müssen diese von Helfern zur Vermeidung einer Eigengefährdung mit Atemschutzgeräten geborgen werden.

Tod beim Sport

Es handelt sich zumeist um natürliche Todesfälle infolge (nicht diagnostizierter) koronarer Herzkrankheit, Myokarditis, Kardiomyopathien, Hypertonie mit dadurch bedingter Herzhypertrophie (Hochdruckherz), Herzklappenfehlern.

Tod während der Schwangerschaft

Zu denken ist vor allem an Komplikationen im Umfeld von Schwangerschaft und Geburt:

- Ruptur einer Extrauteringravidität (Tubar-, Ovarial-, Abdominal-Graviditat) mit der Gefahr eines hämorrhagischen Schocks
- Embolien (Thromb-, Fruchtwasserembolie)
- Blutungen infolge Früh- oder Spätabort, Placenta praevia oder vorzeitige Plazentalösung
- hypertensive Erkrankungen während der Schwangerschaft (Gestose, Eklampsie).

Todesfälle während sexueller Betätigung (mors in actu)

Betroffen sind insbesondere Männer im sechsten und siebten Lebensjahrzehnt. Häufigste Todesursache ist die koronare Herzkrankheit. Der Tod ereignet sich dabei häufig bei Sexualkontakten außerhalb der Ehe (mit Freundin, Prostituierter), sodass die Umstände der Auffindung (unbekleidet in Hotelzimmer, Bordell, Pkw, abgelegenem Ort, im Freien, unter Umständen mit Fesselung bei sadomasochistischen Praktiken) zunächst alarmierend sind. Als Todesursache jüngerer Frauen beim Geschlechtsverkehr finden sich z. B. Subarachnoidalblutungen bei rupturierten Hirnbasisaneurysmen.

Tod des Alkoholikers

Beim Tod des Alkoholikers kommt eine Vielzahl von Todesursachen in Betracht, nicht nur die Alkoholisierung, sondern zahlreiche Alkoholfolgekrankheiten. Tödliche Alkoholvergiftungen finden sich bei Blutalkoholkonzentrationen ab etwa 3,5 Promille. Es wurden jedoch auch (überlebte) Werte weit über 5 Promille beobachtet. Bei Alkoholungewohnten kommen auch niedrigere Werte in Betracht, insbesondere bei schneller Alkoholanflutung (Kampf-, Wetttrinken). Todesursächlich kann die Atem- und Kreislaufdepression durch den Alkohol selbst sein oder ein Ersticken an aspiriertem Erbrochenen. Weitere nicht-natürliche Todesursachen Alkoholisierter sind Ersticken in hilfloser Lage nach Stürzen sowie Unterkühlung. Der Sektionsbefund bei tödlicher Alkoholvergiftung ist uncharakteristisch: Blutstauung innerer Organe, Hirn- und Lungenödem, als Folge des Alkoholmissbrauchs Fettleber bis zur Leberzirrhose.

Unter Alkoholbeeinflussung kann es beim hastigen Herunterschlingen von groben Nahrungspartikeln zum Bolustod kommen (reflektorischer Herzstillstand bei in den Kehlkopfeingang aspirierten groben Nahrungsbestandteilen). Todesursächliche Alkoholfolgekrankheiten sind z. B.:

- «dekompensierte Leberzirrhose» (mit Ikterus, Aszites etc.)
- Ösophagusvarizenblutung
- nekrotisierende Pankreatitis
- Lobärpneumonie («ambulante Pneumonie des Alkoholikers»)
- Entzugsdelir sowie
- alkoholische Ketoazidose

Bei an einer alkoholischen Ketoazidose Verstorbenen besteht zum Zeitpunkt des Todeseintritts in der Regel keine Alkoholisierung, es finden sich aber erhöhte Werte für Azeton und Ketonkörper (Acetoacetat, b-Hydroxybutyrat). Die Azidose selbst ist aufgrund des postmortalen pH-Abfalls infolge einer anaeroben Glykolyse nicht nachweisbar.

Gelegentlich sieht man beim chronischen Alkoholabusus erst autoptisch eine reaktivierte postprimäre Lungentuberkulose.

5.4.2 Kriminalistische Aspekte

Oftmals erweckt neben den Umständen des Todeseintritts auch die Auffindesituation Verdachtsmomente auf eine Fremdeinwirkung:

- etwa bei Todesfällen im Zusammenhang mit einer körperlichen Auseinandersetzung oder einem Unfall;
- bei agonalen Sturzverletzungen;
- bei Krankheiten mit Blutungsneigung (insbesondere Alkoholiker, die zahlreiche Hämatome in sturz- und anstoßtypischer Lokalisation unter-

schiedlichen Alters aufweisen können; auch Marcumar-Patienten haben eine erhöhte Blutungsneigung);
- bei Blutungen nach außen in Kombination mit Blutspuren in Umgebung des Leichnams, durchbluteten Gegenständen, die als Kompressen benutzt wurden etc.

Blutungen nach außen bei Todesfällen aus innerer Usache treten auf bei:
- Ösophagusvarizenblutungen,
- Zungenbiss im Rahmen eines Anfallsleidens,
- Blutsturz bei arrodierten Lungengefäßen bei Tbc oder Bronchialkarzinom,
- rupturierten Unterschenkelvarizen,
- blutenden Magen- oder Duodenalulzera.

Schließlich können auch frühpostmortal (innerhalb 30 Minuten) ausgedehnte Tierfraßspuren (insbesondere durch eigene Hunde) am Leichnam eines natürlich Verstorbenen den Verdacht auf Fremdeinwirkung lenken.

5.4.3 Einteilung nach Organsystemen

Circa 85–90 % aller Todesfälle sind als natürlich zu qualifizieren, wobei die natürlichen Todesfälle in der Statistik des Statistischen Bundesamtes sicherlich überrepräsentiert sind. Der Anteil der plötzlich und unerwartet Verstorbenen beläuft sich auf etwa 10–15 %. Hieran haben kardiale Todesfälle mit gut 50 % den größten Anteil (s. **Tab. 5-9**).
Nahezu alle Erkrankungen in allen Organsystemen können zu plötzlichen und unerwarteten Todesfällen führen, auch Erkrankungen, die eher chronisch progredient verlaufen, aber noch nicht klinisch symptomatisch geworden sind, oder deren klinische Manifestation bagatellisiert, verdrängt, dissimuliert oder schlicht nicht wahrgenommen wurde (Sarkoidose mit Beteiligung von Lunge und Myokard, maligne Hirntumoren, Leukämien, Malaria etc.). Eine systematische Aufzählung sämtlicher Ursachen eines plötzlichen Todes müsste große Teile der speziellen Pathologie rekapitulieren, hier sollen in Auswahl lediglich die häufigsten Krankheiten vorgestellt werden.

Koronarsklerose
Kardiovaskuläre Erkrankungen stehen an der Spitze der Statistik des plötzlichen Todes aus natürlicher Ursache, unter ihnen die arteriosklerotisch bedingte koronare Herzkrankheit (KHK), von der überwiegend Männer betroffen sind, und zwar bereits im vierten bis sechsten Lebensjahrzehnt, Frauen

Tabelle 5-9: Plötzlicher und unerwarteter Tod aus innerer Ursache – unterteilt nach Organsystemen (Literaturauswertung; alle Altersgruppen)

Herz und Aorta	ca. 50 %
Atmungsorgane	ca. 15 %
Hirn und Hirnhäute	ca. 10 %
Verdauungs- und Urogenitalsystem	ca. 10 %
sonstige Erkrankungen	ca. 10 %
ungeklärt	ca. 5 %

erst im höheren Lebensalter (Ausnahme: jüngere Frauen, die rauchen und hormonelle Kontrazeptiva einnehmen). Risikofaktoren für die Etablierung einer KHK sind arterielle Hypertonie, Diabetes mellitus, Hyperurikämie, Fettstoffwechselstörungen, Rauch- und Essgewohnheiten, Adipositas, Stress, Bewegungsmangel. Das morphologische Korrelat für die KHK ist eine stenosierende Koronarsklerose. Prädilektionsstellen sind der proximale Anteil der großen subepikardialen Gefäßstämme des Ramus intraventricularis anterior (RIVA), der A. coronaria dextra, des Anfangsteils des Ramus circumflexus sowie des Hauptstamms der A. coronaria sinistra.
Bei gleichzeitiger Herzhypertrophie (arterielle Hypertonie) kann eine KHK jederzeit – auch ohne außergewöhnliche körperliche Belastung – zum Tod führen.
Die letztendliche Todesursache ist in diesen Fällen in der Regel eine tödliche Rhythmusstörung (Kammerflimmern oder Asystolie). In derartigen Fällen stellt die KHK jedoch eine Ausschlussdiagnose dar, da zunächst andere Ursachen eines plötzlichen Todes ausgeschlossen werden müssen. Ein akuter Koronarverschluss auf dem Boden einer KHK findet sich in etwa der Hälfte der Koronartodesfälle mit folgenden morphologischen Korrelaten:
- ödematöse Verquellung eines atheromatösen Plaques,
- Intimablutung,
- Koronarthrombus (über Deckplattenaufbruch eines Plaques).

Myokardinfarkte auf dem Boden einer stenosierenden Koronarsklerose müssen eine Überlebenszeit von einigen Stunden (ca. 6–8) aufweisen, um makroskopisch als lehmgelber Infarkt sichtbar zu sein. Zuvor kommt es zu einer Abblassung des Nekroseareals mit hämorrhagischem Randsaum.
Histologisch und immunhistochemisch sind Myokardinfarkte allerdings früher darstellbar (z. B. in der C5b-9-Färbung nach ca. 30–40 Minuten). Mor-

phologische Korrelate älterer Infarkte sind Infarktnarben bzw. – als Folge einer relativen Koronarinsuffizienz – disseminierte myokardiale Fibrosen (sog. Koronarinsuffizienzschwielen). In ca. 6–7 % der Myokardinfarkte kommt es mit zunehmender Durchsetzung des Randbereichs des Infarktes durch Entzündungszellen zur Myokardruptur (ca. 3–5 Tage nach dem Infarkt). Die Herzwandruptur führt über ein Hämatoperikard – klinisch Herzbeuteltamponade – zum Tod. Die Ausbildung von Herzwandaneurysmen kann zu Abscheidungsthromben mit Emboliegefahr führen, große Herzwandaneurysmen zur Herzinsuffizienz. Schließlich kann sich eine Perikarditis mit Concretio peridardii entwickeln. Typische Folgen einer Koronarsklerose zeigen die **Abbildungen 5-20a–g**.

Nicht-arteriosklerotisch bedingte koronare Herzkrankheiten

Hierzu zählen Koronaranomalien, koronare Muskelbrücken, Dissektionen der Koronararterien, selten primäre Arteriitiden. Von größerer Bedeutung sind Koronaranomalien, etwa der Fehlabgang einer Koronararterie aus der Arteria pulmonalis (Bland-White-Garland-Syndrom). Viele Koronaranomalien, bei denen die linke Koronararterie aus dem rechtskoronartragenden Sinus entspringt, werden bei körperlicher Belastung im Jugendalter symptomatisch.

Besonders risikobehaftet ist dabei ein schlitzförmiger Ursprung der linken Herzkranzarterie sowie ein intertrunkaler Verlauf, da hier durch Verschluss des Ostiums und intertrunkale Kompression die Gefahr einer mangelnden Perfusion, Bewusstseinsverlust und eines plötzlichen Todes gegeben ist.

Bei nicht koronaren Herzbeschwerden lassen sich folgende Gruppen unterscheiden:

- Herzklappenerkrankungen (angeboren oder erworben, z. B. nach Endokarditis),
- entzündliche Herzerkrankungen – alle Arten von Myokarditis,
- hypertensive Herzerkrankungen,
- kongenitale Vitien (ASD, VSD, TGA etc.),
- Kardiomyopathien (erworben oder angeboren).

Jede zur Grundkrankheit hinzutretende Hypertrophie des Myokards disponiert dabei zum plötzlichen Herztod, insbesondere wenn das kritische Herzgewicht von ca. 500 g überschritten wird, und es damit zu einer relativen Koronarinsuffizienz kommt.

Bei den Herzklappenerkrankungen disponieren zum plötzlichen Herztod vor allem eine valvuläre Aortenstenose, häufig mit erheblicher Herzhypertrophie sowie ein Mitralklappenprolaps (plötzliche Todesfälle infolge Rhythmusstörung bei jungen Menschen). Die Mitralklappe ist hierbei vergrößert und sulzig verdickt, die Sehnenfäden häufig verklebt und verdickt.

Eine relativ häufige Ursache plötzlicher kardialer Todesfälle ist die Myokarditis unterschiedlicher Genese (bakteriell, viral, infektiös, toxisch, rheumatisch, idiopathisch), wobei virale Herzmuskelentzündungen die häufigste Gruppe darstellen. Die Myokarditis kann klinisch manifest sein mit Abgeschlagenheit, Arrhythmien, Pumpversagen. Hier findet sich makroskopisch häufig ein schlaff dilatiertes Herz mit fleckförmigen Abblassungen. Das makroskopische Bild kann jedoch auch weitgehend unauffällig sein. Da die Herzmuskelentzündung ein fokaler Prozess ist, hängt in diesen Fällen die zutreffende Diagnose davon ab, dass das Myokard repräsentativ histologisch untersucht wird (mind. 8 Probenentnahmestellen unterschiedlicher Lokalisation). Das histologische Bild ist gekennzeichnet durch Myozytolyse, Nekrose und dichte lymphomonozytäre Infiltrate. Eine chronische Myokarditis ist charakterisiert durch eine perivaskuläre und interstitielle Fibrose (s. **Abb. 5-21**).

Akute Todesfälle an einer viralen Myokarditis können aus scheinbarer Gesundheit oder nach uncharakteristischen grippeähnlichen Symptomen auftreten.

Kardiomyopathien

Kardiomyopathien sind definiert als nicht-entzündliche Herzmuskelerkrankungen, die weder auf Koronarveränderungen noch Vitien noch einer Hypertonie im großen und kleinen Kreislauf beruhen. Sie können eingeteilt werden in:

- hypertrophe Kardiomyopathie,
- dilatative Kardiomyopathie,
- restriktive Kardiomyopathie,
- inflammatorische Kardiomyopathie,
- arrhythmogene rechtsventrikuläre Dysplasie,
- verschiedene Kardiomyopathien (z. B. die alkoholische Kardiomyopathie).

Kardiomyopathien können über akute Rhythmusstörungen, häufig bei körperlicher Belastung, einen plötzlichen Tod auslösen. Mikroskopisch sind insbesondere bei den angeborenen Kardiomyopathien strukturelle Veränderungen im Myokard nachweisbar.

Die hypertrophe Kardiomyopathie geht häufig mit einer asymmetrischen linksventrikulären Hypertrophie einher und kann als subvalvuläre Aortenstenose zu plötzlichen Todesfällen führen.

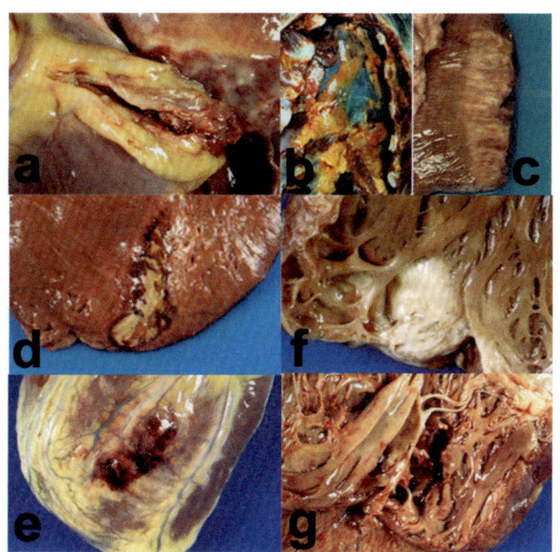

Abbildung 5-20a–g: a) Koronarthrombose in einem arteriosklerotisch veränderten Gefäß, b) Herzbeuteltamponade mit durch den Herzbeutel livide schimmerndem Blut, c) ältere Myokardschwiele; den Randbezirken können sich frische Nekrosen aufpfropfen, d) typischer 1 Tag alter lehmgelber Infarkt mit hämorrhagischem Randsaum, e) Myokardruptur, f) spitzennahes Herzwandaneurysma, g) Myokardruptur mit Infarzierung der Stellmuskeln

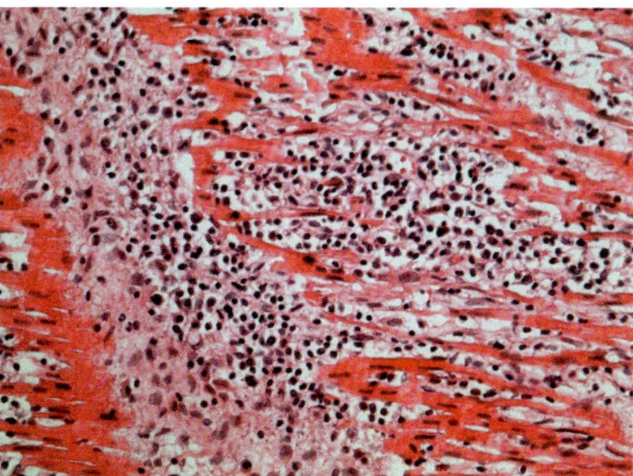

Abbildung 5-21: Dichte lymphozytäre Infiltration bei akuter viraler Myokarditis

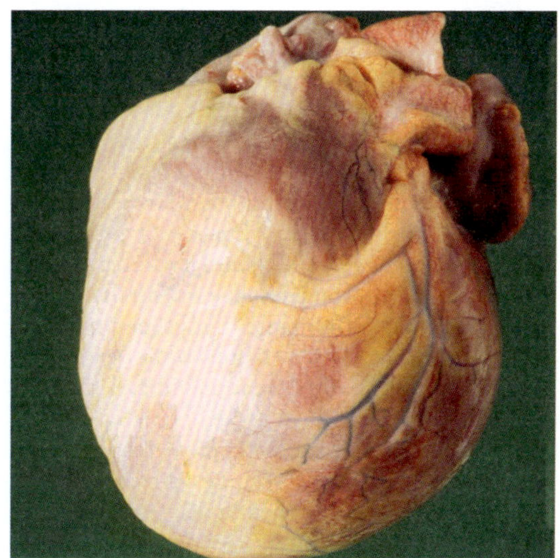

Abbildung 5-22: Kugelig dilatiertes und hypertrophiertes Herz

Die arrhythmogene rechtsventrikuläre Dysplasie ist durch einen Ersatz des rechtsventrikulären Myokards durch Fettgewebe sowie Einzelzellnekrosen von Myozyten charakterisiert. Sie kann insbesondere bei Jugendlichen und jungen Erwachsenen zu plötzlichen rhythmogenen Todesfällen führen. Genetische Ursachen werden – wie auch für andere rhythmogene Todesfälle (Long-QT-Syndrom, Brughada-Syndrom) – vermutet und können gegebenenfalls durch Nachweis von Punktmutationen für bestimmte Ionenkanäle nachgewiesen werden.

Hypertensive Herzerkrankungen bei nicht bekannter/behandelter Hypertonie können im Erwachsenenalter zu plötzlichen kardialen Todesfällen führen (s. Abb. 5-22). Auslöser ist häufig eine moderate körperliche Belastung (Sport). Auch die akute Rechtsherzbelastung (Cor pulmonale) kann zum akuten Herztod führen. Die häufigste Ursache eines chronischen Cor pulmonale ist ein Lungenemphysem, für ein akutes Cor pulmonale eine Lungenthrombembolie. Todesfälle bei chronischem Cor pulmonale – etwa durch eine Staublungenerkrankung (Silikose, Asbestose) – haben versicherungsrechtliche Bedeutung.

Relativ selten führen Erkrankungen des Endokards zum plötzlichen Tod (infektiöse Endokarditis). Primäre Endokardfibroelastosen können im Kindesalter ohne vorherige klinische Manifestation zu akuten Todesfällen führen. Die Diagnose wird häufig erst autoptisch gestellt.

Aortenrupturen

Rupturen der Aorta oder von Aneurysmen können Ursache eines plötzlichen Todes sein. Von ihrer Häufigkeit her stehen die arteriosklerotischen Aneurysmen (66,5 %) vor den kongenitalen (21 %), dissezierenden (8 %), entzündlichen (4 %) und traumatischen (0,6 %) Aneurysmen. Ab einem Durchmesser von 6 cm in der Aorta ascendens, von 6–7 cm in der Aorta descendens ist die Gefahr von Spontanrupturen signifikant erhöht. Neben der Arteriosklerose können Texturstörungen der Aorta bei Bindegewebserkrankungen wie dem Marfan-Syndrom oder der idiopathischen Medianekrose Erdheim-Gsell zur Ausbildung von Aneurysmen disponieren. Beim Morbus Erdheim-Gsell, der auch bei jüngeren Personen zu spontanen Aortenrupturen führen kann, liegt in der Regel ein isolierter Einriss der Intima im Bereich der Aorta ascendens vor. Es kann sich ein dissezierendes Aortenaneurysma ausbilden oder eine Ruptur in den Herzbeutel führt zur Herzbeuteltamponade. Rupturiert bei dissezierenden Aneurysmen die «falsche» Blutbahn nach außen, kommt es je nach Rupturstelle zu einer Herzbeuteltamponade, Hämatothorax, retroperitonalem Hämatom oder Hämascos.

Lungenembolien

Lungenthrombembolien treten nicht nur posttraumatisch, nach postoperativer Bettlägerigkeit sowie bei klinisch-manifester Bein- oder Beckenvenenthrombose auf, sondern es kommt auch zu spontanen Lungenembolien während alltäglicher Verrichtungen. Der akute Verlust von mehr als 50 % des Gefäßquerschnitts der terminalen Strombahn der Lunge führt infolge eines akuten Cor pulmonale auch bei nicht vorgeschädigtem Herzen zum Tode. Spontane Lungenthromembolien manifestieren sich häufig als akut fulminante Lungenembolien (s. Abb. 5-23), bei denen der Hauptstamm der Arteria pulmonalis vollständig durch fingerdicke Thrombemboli verstopft ist.

Emboliequelle sind in der Regel die tiefen Bein- und Beckenvenen, in denen häufig Restthromben nachweisbar sind. Von spontanen Lungenembolien sind häufig ältere Frauen betroffen, Adipositas ist ein weiterer Risikofaktor. Inzwischen konnten genetische Risikofaktoren für Thrombosen und Embolien identifiziert werden (z. B. Faktor V-Leiden). Als Hinweis auf rezidivierende, nicht tödliche Lungenthrombembolien finden sich unter Umständen sogenannte Strickleitersysteme der Arteria pulmonalis: fibröse Gewebespangen der Gefäßintima als Residium einer organisierten Thrombose. Die posttraumatische Lungenembolie beim nicht-natürlichen Tod ist häufig die kausalitätsfüllende Klammer zwischen einem am Anfang der zum Tode führenden Kausalkette stehenden Trauma und dem Todeseintritt.

Respirationstrakt

Bei den Lungenprozessen handelt es sich in der Regel um chronische Erkrankungen, deren Entwicklung sich über eine größere Zeitspanne bis zum Tod hinzieht. Dass Lungenerkrankungen, insbesondere Lungenentzündungen, gleichwohl zur Ursache eines plötzlichen und unerwarteten Todes werden können, hängt damit zusammen, dass oftmals soziale Randgruppen (Obdachlose, Alkoholiker) betroffen sind, die gegenüber Beschwerden indolent sind. Ursache letztendlich letaler infektiöser Komplikationen vonseiten der Lunge sind darüber hinaus häufig Intoxikationen oder anderweitige Organerkrankungen, die zu einer Immobilisierung geführt haben. So finden sich z. B. konfluierende Bronchopneumonien als Folge einer sturzbedingten Schenkelhalsfraktur älterer Menschen mit dadurch ausgelöster hilfloser Lage (hypostatische Pneumonie) oder als Folge einer Intoxikation mit länger dauernder Bewusstlosigkeit (Alkohol, Psychopharmaka etc.). Kommt es im Rahmen einer Intoxikation zu einer Aspiration, kann die Folge eine Aspirationspneumonie sein.

Grippepneumonien sind primär hämorrhagische Pneumonien, die akut zum Tod führen können. Neben herdförmigen Blutungen und einem hämorrhagischen Ödem imponiert vor allem eine düsterrote Verfärbung der Tracheal- und Bronchialschleimhaut. Grippepneumonien können auch sekundär bakteriell superinfiziert werden, dann bestimmt das Ausmaß der bakteriellen Infektion das morphologische Bild.

Sogenannte Lobärpeumonien treten im rechtsmedizinischen Obduktionsgut vergleichsweise häufig auf, insbesondere bei abwehrgeschwächten Personen (Alkoholabusus, Drogenabhängige). Sie können sich auch als Retentionspneumonie bei einem obturierendem Bronchialkarzinom ausbilden.

Die Tuberkulose ist zwar zahlenmäßig in Europa stark zurückgegangen, sie ist jedoch nach wie vor Ursache plötzlicher Todesfälle, in der Regel durch Arrosion von Gefäßen mit massiver Hämoptoe.

Ursache akuter Todesfälle kann ferner ein Asthma bronchiale sein. Aufgrund der als quälend empfundenen Atemnot werden häufig noch Fenster und Türen geöffnet, es kann zu agonalen Sturzverletzungen kommen, die zunächst eine «verdächtige» Auffindesituation schaffen. Asthmasprays in Umgebung des Verstorbenen können bereits Hinweise auf die Diagnose geben. Makroskopisch imponiert eine akute und chronische Überblähung der Lungen (obstruktives Lungenemphysem mit reichlich viskösem Schleim in den Luftwegen). Histologisch stellen sich neben einer Schleimobturation mit Curschmann-Spiralen und Charcot-Leyden-Kristallen eine Vermehrung der Becherzellen, eine Infiltration der Tunica propria mit eosinophilen Granulozyten und eine Verdickung der Basalmembran dar. Makroskopisch sieht man als Folge des Lungenemphysems sogenannte Zwerchfellschnürfurchen der Leber.

Schließlich können Bronchialkarzinome ebenfalls durch Arrosion von Lungengefäßen zu einer akuten Hämoptoe führen. Todesursächlich ist bei den Arrosionsblutungen das äußere Verbluten in Kombination mit Blutaspiration. Die Blutaspiration ist sowohl auf der Lungenober- als auch Schnittfläche aufgrund ihrer lobulären Begrenzung gut erkennbar.

Gastrointestinaltrakt
Ösophagusvarizen sowie Magen- und Duodenalulzera stellen häufige Blutungsquellen im Gastrointestinaltrakt dar. Zahlreiche Blutspuren in Umgebung des Leichnams schaffen zunächst eine verdächtige Auffindungssituation. Ösophagusvarizen entstehen als Folge einer portalen Hypertension, deren häufigste Ursache die alkoholbedingte Leberzirrhose ist. Zeichen der portalen Hypertension mit Entstehung von Umgehungskreisläufen können bereits bei der äußeren Leichenschau sichtbar sein (Caput medusae). In der Regel rupturieren subepitheliale Venen des unteren Ösophagus. Daher soll bei der Präparation der Ösophagus in Kontinuität mit dem Magen exenteriert werden. Gegebenenfalls lassen sich Rupturstellen durch Injektion von Flüssigkeit in Venen des Ösophagus darstellen. Peptische Ulcera des Magens und Duodenums können über Arrosionsblutungen von Gefäßen zu einer tödlichen oberen gastrointestinalen Blutung führen. Obere Gastrointestinalblutungen können mit kaffeesatzartigem Erbrechen und entsprechenden Antragungen im Gesicht einhergehen (s. **Abb. 5-24a–b**). Bei Ösophagusvarizen- und oberen Gastrointestinalblutungen kann die primär verdächtige Auffindesituation durch eine Obduktion mit Aufklärung der Blutungsquellen rasch entkräftet werden. Erkrankungen der Leber wie alkohologene Leberzirrhose können aufgrund der üblicherweise bei

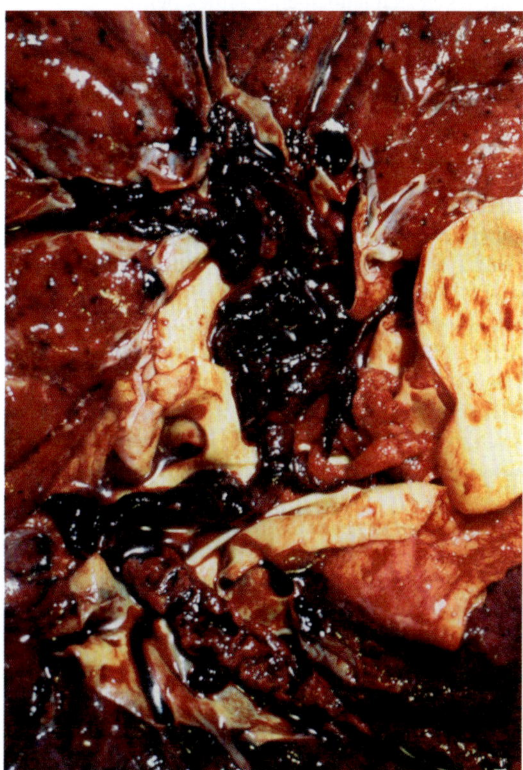

Abbildung 5-23: Akut-fulminante Lungenembolie mit fingerdicken Thrombemboli

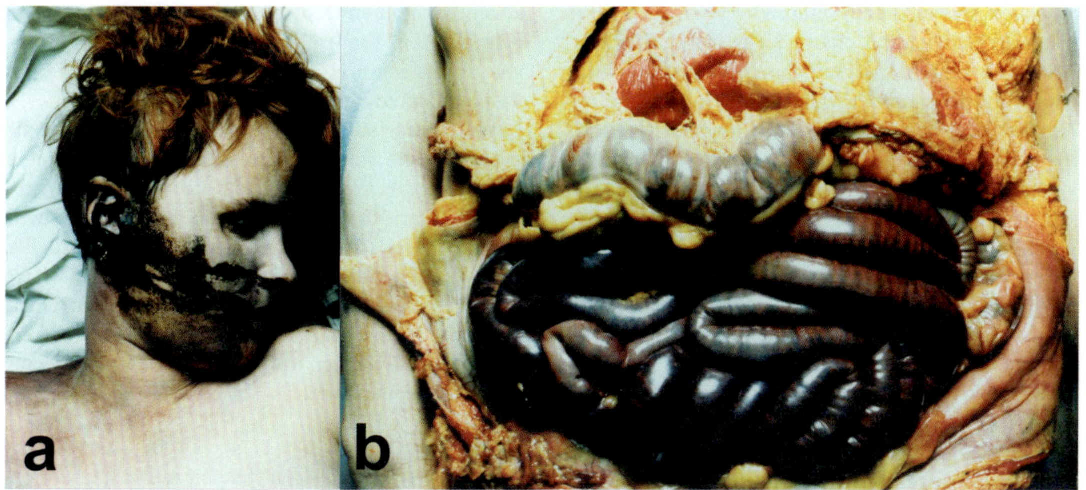

Abbildung 5-24a–b: Anhaftungen von hämatinisiertem, kaffeesatzartigen Blut im Gesicht (a), Dünndarmschlingen mit hämatinisiertem Blut gefüllt (b), Blutungsquelle Magenulcus

Zirrhosepatienten vorhandenen Gerinnungsstörungen zu zahlreichen am Leichnam sichtbaren Hämatomen geführt haben. Die dekompensierte Leberinsuffizienz mit zunehmendem Ikterus und Aszites entwickelt sich jedoch eher schleichend.
Weitere Ursachen plötzlicher Todesfälle sind eine akut hämorrhagisch nekrotisierende Pankreatitis, häufig nach erneuter Alkoholexposition, eine Peritonitis als Folge einer perforierten Appendizitis oder Divertikulitis. Die Peritonitis kann innerhalb weniger Stunden zum Tode führen. Weiterhin sind zu nennen die verschiedenen Formen des mechanischen (durch inkarzerierte Hernien, Volvulus, Briden, Invagination, Tumoren) und paralytischen (nach Perforation, Mesenterialgefäßverschluss) Ileus. Außerordentlich selten kann eine spontane Milzruptur bei vorbestehenden systemischen oder lokalen Erkrankungen mit Splenomegalie zu einem inneren Verbluten führen. Prädisponierende Erkrankungen sind z. B. portale Hypertension, Malaria, maligne System- und Speicherkrankheiten.

Krankheiten des zentralen Nervensystems
Spontane intrakranielle Blutungen sind eine häufige Ursache des plötzlichen Todes. Zu differenzieren sind die Hirnmassenblutungen von den Subarachnoidalblutungen der Hirnbasis. In 75 % der Fälle von Hirnmassenblutungen handelt es sich um eine hypertensive Blutung im Gebiet der Stammganglien, es kann jedoch auch zu Einblutungen in Brücke und Kleinhirn kommen. Häufig liegt zusätzlich noch ein Einbruch in das Ventrikelsystem (Hämatocephalus internus) vor. Neben der arteriellen Hypertonie als häufigster Ursache einer Hirnmassenblutung sind weitere Blutungsursachen Angiome, Tumoren sowie Aneurysmen. Die Hirnmassenblutung, der Schlaganfall, kann zu agonalen Sturzverletzungen führen, sodass neben einer Abgrenzung von krankheits- und verletzungsbedingten Befunden die Frage der Ursachen-Wirkungsbeziehung zu klären ist (Schlaganfall Ursache für Sturz oder Sturz Ursache für Schlaganfall?).
Aneurysma der Hirnbasisarterien: Circa 1–2 % der Bevölkerung weisen Aneurysmen der Hirnbasisarterien auf, die häufig an Aufteilungsstellen des Circulus arteriosus Willisii lokalisiert sind. Bei Aneurysmarupturen zeigen sich daher häufig basale Subarachnoidalblutungen.
Relativ selten sind entzündliche Erkrankungen der Hirnhäute (eitrig bakterielle Leptomeningitis) sowie Hirntumoren Ursache eines plötzlichen Todes. Bei den Hirntumoren überwiegen langsam wachsende gutartige Tumoren, deren intrakranielle Raumforderung über längere Zeit kompensiert werden kann, bevor es zu akuten Dysregulationen kommt. Eine perakute Meningokokkensepsis mit Nebennierenblutung (Waterhouse-Friderichsen-Syndrom) kann vor allem im Kindes- und jungen Erwachsenenalter zu Todesfällen führen.
Anfallsleiden können ebenfalls akut zum Tode führen. Hinweisgebend bei der äußeren Leichenschau können Zungenbissverletzungen sein. Es sind jedoch auch plötzliche Todesfälle bei Anfallskranken ohne krampfbedingte Verletzungen bekannt. Mögliche Pathomechanismen des plötzlichen Todes sind hierbei iktogen induzierte kardiale Arrhythmien sowie eine zentrale Apnoe im Status epilepticus. Die Diagnose SUDEP (Sudden unexpected death of epileptics) ist eine Ausschlussdiagnose nach Durchführung umfangreicher morphologischer, neuropathologischer und chemisch-toxikologischer Untersuchungen. Der Nachweis von Antiepileptika im subtherapeutischen Bereich kann hierbei durchaus die Diagnose stützen (unzureichende Erhöhung der Reizschwelle).

Infektionskrankheiten und Sepsis
Zahlreiche Infektionskrankheiten können zu einer foudroyant verlaufenden Sepsis führen. Beim Waterhouse-Friderichsen-Syndrom sind auslösende Erreger meist Meningokokken, seltener auch Pneumokokken oder β-hämolysierende Streptokokken. Neben bilateralen Nebennierenblutungen zeigen sich als Zeichen der Verbrauchskoagulopathie Petechien von Haut, Schleimhäuten und serösen Häuten (s. Abb. 5-25).
Bei Verdacht auf Infektionskrankheiten sind zum Erregernachweis umfassende mikrobiologische und virologische Untersuchungen erforderlich. So kommt es auch in Deutschland zu unerwarteten Todesfällen bei nicht erkannten Malariaerkrankungen, selbst wenn ein Aufenthalt der Betroffenen in Risikogebieten bekannt war.
Endokrines System: Als endokrine Erkrankung, die eine Ursache für einen plötzlichen unerwarteten Tod darstellen kann, soll das Katecholamine (Adrenalin, Noradrenalin) produzierende Phäochromozytom genannt werden. Bei der Mehrzahl der Phäochromozytome handelt es sich um einseitige Tumoren mit bunter Schnittfläche. Wenn die Ursache trotz hinweisgebender Symptomatik nicht erkannt wurde, drohen unter anderem arztstrafrechtliche Konsequenzen.

Beispiel
Ein 51 Jahre alt gewordener Mann mit anamnestisch bekanntem, jedoch ätiologisch nicht weiter abgeklärtem arteriellen Hypertonus und Allergie gegen Früh-

jahrsblüher fühlte sich morgens schlecht, nachdem er bereits in der Woche zuvor über Unwohlsein geklagt hatte. Sein Zustand verschlechterte sich über den Tag so weit, dass er nicht einmal Wasser bei sich behalten konnte. In der Notaufnahme eines Krankenhauses habe er Paspertin i.v. sowie eine Infusion erhalten, sei daraufhin jedoch wieder nach Hause geschickt worden. Auf der Heimfahrt habe sich der Zustand weiter verschlechtert, sodass die Ehefrau zum Krankenhaus zurückgefahren sei. Hier sei der Ehemann im Schockraum nach 30-minütiger Reanimation verstorben. Die Obduktion ergab als wesentlichen pathologischen Befund einen tennisballgroßen Tumor der linken Nebenniere mit bunter Schnittfläche aus helleren, weißlichen und dunkelroten Arealen. Die Diagnose eines Phäochromozytoms wurde histologisch gesichert.

Dies gilt in gleicher Weise bei nicht erkanntem Coma diabeticum. Hinweise auf einen Diabetes und ein sich entwickelndes Koma können – insbesondere bei Kindern – Bauchschmerzen sein. Autoptische Hinweise auf ein diabetisches Koma sind:

- Hirnödem,
- Zeichen des zentralen Todes,
- beginnende hypostatische Pneumonie.

Als Zeichen eines längere Zeit bestehenden Diabetes können sich eine Xanthochromie der Schädelkalotte und des Unterhautfettgewebes sowie eine Kimmelstiel-Wilson-Glomerulosklerose (fein granulierte, rote, feste Nieren) zeigen. Ausdruck der prämortalen Hyperglykämie sind histologisch sogenannte Armanni-Ebstein-Zellen (lichtoptisch leer erscheinende Tubulusepithelien an der Mark-Rinden-Grenze, bei konventioneller Aufarbeitung wird das dort gelagerte Glykogen herausgelöst). Zur Sicherung der Diagnose Coma diabeticum sind postmortal biochemische Untersuchungen notwendig. Beim diabetischen Koma finden sich im Liquor Summenwerte aus Glukose und Laktat von 500–600 mg/dl, im Glaskörper von >410 mg/dl sowie erhöhte HbA1c-Werte (über 12,1 %).

Beispiel

Ein 11-jähriges Mädchen wurde bewusstlos von seinen Eltern in die Kinder-Notfallambulanz des Krankenhauses gebracht. Nach akut auftretender Reanmiationspflichtigkeit wurde innerhalb von fünf Stunden zweimal, zuletzt erfolglos reanimiert. Die Eltern teilten mit, das Kind habe sich seit mehr als einer Woche matt und schlapp gefühlt. Zwei Tage zuvor habe man die Tochter wegen Unwohlsein in der Schule abholen müssen und sei zur Krankenhausambulanz gefahren. Dort habe man eine Magen-Darm-Infektion infolge einer Virusinfektion diagnostiziert, das Kind aber nicht stationär aufgenommen. Jetzt sei ihre Tochter bewusstlos geworden. Im Krankenhaus wurde nach zunächst erfolgreicher Reanimation ein Blutzuckerwert von 1050 mg/dl festgestellt. Bei der Obduktion makroskopisch ödematöses Pankreas mit zahlreichen kleinfleckigen Hämorrhagien. Histologisch akute, hämorrhagisch nekrotisierende Pankreatitis, in der Leber ausgeprägt feintropfige Leberzellverfettung vom nutritiv-toxischen Typ. Der Summenwert aus Glukose und Laktat in der Glaskörperflüssigkeit sowie der HbA1c-Wert waren im Blut massiv erhöht, sodass sich die Diagnose eines hyperosmolaren Coma diabeticum ergibt.

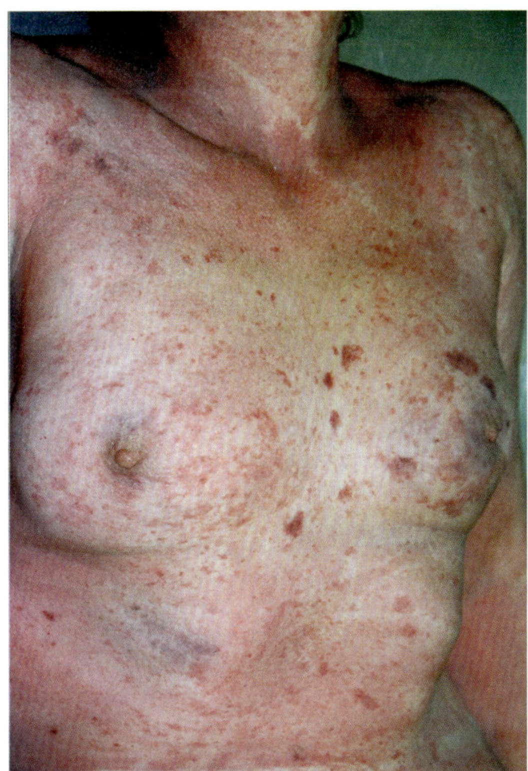

Abbildung 5-25: Zahlreiche Hautpetechien bei perakuter Sepsis einer jungen Frau nach banalen Grippesymptomen

Plötzlicher Kindstod

Der Plötzliche Kindstod (Sudden Infant Death Syndrome, SIDS) ist die häufigste Todesursache im ersten Lebensjahr (jenseits des 7. Lebenstages bis Ende des 1. Lebensjahres). Das Häufigkeitsmaximum liegt zwischen dem zweiten und sechsten Lebensmonat. Zahlreiche Definitionen des Plötzlichen Kindstodes lehnen sich an Beckwith (1970) an.

Der plötzliche Tod jedes Säuglings oder Kleinkindes, der unerwartet eintritt und bei dem sich durch

eine sorgfältige postmortale Untersuchung keine adäquate Todesursache nachweisen lässt. Die Stavanger-Definition von 1994 präzisierte: Plötzlicher Tod im Säuglingsalter, der nach Überprüfung der Vorgeschichte, Untersuchung der Todesumstände und den Ergebnissen der Obduktion ungeklärt bleibt.
Die International Society for the Prevention of Infant Death (ISPID) differenziert den SIDS im engeren Sinne, bei dem Obduktion und klinische Befunde keine Todesursache erkennen lassen, Borderline-SIDS, bei dem vorbestehende angeborene Krankheiten oder klinische Symptome und/oder Obduktion keine hinreichende Erklärung für die Todesursache ergeben, Non-SIDS, bei dem die Todesursache durch klinische Informationen und durch das Ergebnis der Obduktion hinreichend geklärt ist und Verdacht auf SIDS in Fällen, bei denen keine Obduktion durchgeführt wurde.
Die Ätiologie des Plötzlichen Kindstodes ist bis heute ungeklärt. Eine saisonale Häufung im Spätherbst und Winter und eine Abhängigkeit von Infektwellen sprechen für eine infektiologische Genese. Jungen zeigen gegenüber Mädchen eine Übersterblichkeit im Verhältnis 3:2. Die SIDS-Inzidenz schwankt von Land zu Land und liegt in Deutschland derzeit bei 0,5 Promille (vor ca. 30 Jahren bei 1,2–1,8 Promille). Ein breites Bündel von Belastungsfaktoren für einen Plötzlichen Kindstod konnte gesichert werden.

Aufseiten der Mutter:

- Alter (<19 und >40 Jahre)
- Vielgebärende
- hoher Alkohol-, Nikotin-, Koffein- und Teeabusus
- Drogenabhängigkeit.

Pränatale Entwicklung:

- Plazentafunktionsstörung
- Frühgeburtlichkeit
- Geburtsgewicht <2000 g
- Small for date
- Atemnotsyndrom oder bronchopulmonale Dysplasie

Störung der Atemregulation beim Neugeborenen:

- obstruktive Apnoen
- zentrale Apnoen
- Infekte
- passagere Hypoxie

Umweltfaktoren:

- Schlaflage (insbesondere Bauchlage)
- Wärmebelastung/-stau

Mit der Erkennung der Bauchlage als Risikofaktor und Propagierung einer Rückenlagerung wurde die SIDS-Inzidenz gesenkt. Da der Plötzliche Kindstod ein Tod im Schlaf ist, werden die Säuglinge in der Regel tot aufgefunden. In der Mehrzahl der Fälle wird der Säugling morgens zwischen 6 und 10 Uhr im Bett oder Kinderwagen leblos vorgefunden, in Europa vorwiegend während der kalten Jahreszeit (Oktober bis April). Teilweise sind die Atemöffnungen der Säuglinge vom Kopfkissen bzw. Oberbett bedeckt. Darüber hinaus sind manche Säuglinge verschwitzt und die Bettwäsche schweißdurchfeuchtet. Die typischen Obduktionsbefunde, die aber den Todeseintritt zum gegebenen Zeitpunkt nicht erklären können sind:

- bei Auffindung in Bauchlage Totenfleckverteilung entsprechend einer Bauchlage;
- Lippen- und Fingerzyanose;
- partiell hämorrhagisches Lungenödem;
- schaumiges Sekret im oberen Respirationstrakt und den Atemöffnungen;
- subseröse intrathorakale Petechien, insbesondere unter der Thymuskapsel (s. **Abb. 5-26**), subpleural, subepikardial;
- zuweilen mukopurulente Otitis media;
- keine Missbildungen der inneren Organe.

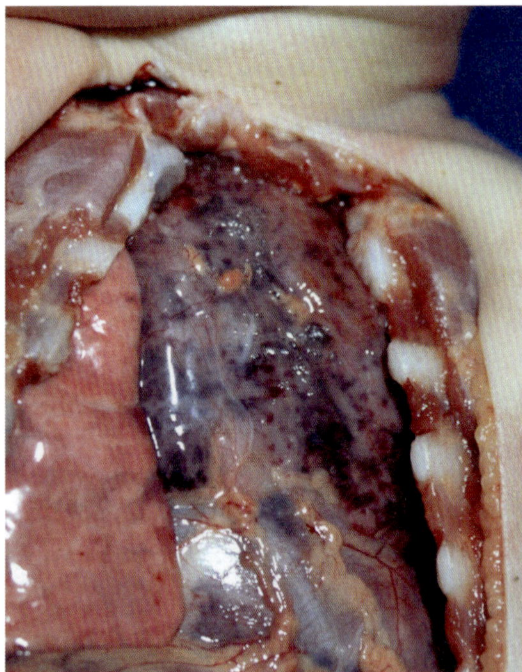

Abbildung 5-26: Zahlreiche Unterblutungen der Thymuskapsel

Umfangreiche morphologische Untersuchungen konnten das Phänomen des Plötzlichen Kindstodes bislang nicht klären, führten jedoch bei Anwendung einer speziellen Präparationsmethode zum Nachweis häufiger Infektionen der Nasen- und Rachenschleimhaut.

Die Diagnose SIDS oder Plötzlicher Kindstod ist keine Leichenschaudiagnose, sondern darf abschließend erst nach der Obduktion (leerer Sektionsbefund) und weiterführenden morphologischen, toxikologischen, molekularpathologischen und postmortal biochemischen Unersuchungen gestellt werden, wenn diese Untersuchungen keinen todesursächlichen Befund ergeben haben. Immer ist die Abgrenzung gegenüber spurenarmen gewaltsamen Todesfällen (Erstickung durch weiche Bedeckung, durch Verschluss der Atemöffnungen, Schütteltrauma) zu stellen. Manche angebliche «SIDS-Wiederholungsfälle» in einer Familie stellten sich nachträglich als Mehrfachtötungen von Säuglingen heraus.

Prophylaxe: Nach den Ergebnissen epidemiologischer Untersuchungen konnten die o. g. Risikofaktoren benannt und entsprechende Vorbeugemaßnahmen propagiert werden. Dazu gehören: Vermeidung der Bauchlage, kein Nikotinabusus, Stillen, Vermeidung von Überwärmung beim Schlafen (Säuglinge nicht im Bett der Eltern mitschlafen lassen; für kühle Raumtemperatur sorgen).

6 Traumatologie und gewaltsamer Tod

6.1 Rechtsgrundlagen

Bei rechtserheblichen Körperverletzungen kann der medizinischen Befunderhebung von Verletzungen und ihrer Dokumentation entscheidende Bedeutung für die juristische Würdigung zukommen. Auch wenn sich ein Patient nach einer Körperverletzung primär nur zur Befunderhebung und Therapie in ärztliche Behandlung begeben hat, können die ärztlichen Unterlagen später im rechtlichen Kontext von Bedeutung sein. Daher ist die Befunderhebung und Dokumentation grundsätzlich so auszurichten, dass sie sich für eine spätere juristische Würdigung als tragfähig erweist (s. Kap. 3.1).

Beispiel

Eine junge drogenabhängige Frau wurde von ihrem ebenfalls drogenabhängigen Freund misshandelt. Dabei zog sie sich Schädelhirnverletzungen zu, an deren Folgen sie drei Monate später verstarb. Bei der gerichtlichen Obduktion waren die Hautverletzungen an Hirn und Gesichtsschädel bereits abgeheilt, sodass zur Frage Sturz- oder Schlageinwirkung nicht mehr Stellung genommen werden konnte. Die primär behandelnden Chirurgen hatten die Schädelverletzungen summarisch lediglich mit «multiple Prellungen und Hämatome» beschrieben.

Wesentliche Aufgabe der ärztlichen Untersuchung bei Körperverletzungsdelikten ist die detaillierte Befunderhebung, die Befunddokumentation sowie gegebenenfalls die Asservierung von Spuren für weiterführende (kriminaltechnische) Untersuchungen. In der Mehrzahl der Fälle werden die primär behandelnden Ärzte später als sachverständige Zeugen bei Gericht gehört. Primäre Defizienzen der Befunderhebung sind dann auch durch Beiziehung eines Rechtsmediziners nicht mehr zu beheben. In der Interaktion zwischen Sachverständigem bzw. sachverständigen Zeugen und Gericht werden verschiedene Ebenen unterschieden (s. **Abb. 6-1**).

Die Ebene der Befunderhebung fällt in die Kompetenz der Sachverständigen, da das Gericht über eigene Sachkunde gerade nicht verfügt. Die Ebene der rechtlichen Würdigung fällt demgegenüber ausschließlich in die Kompetenz des Gerichtes, während auf der Ebene der Befundinterpretation ein Diskurs zwischen Sachverständigem und Gericht stattfindet.

Die Begutachtung rechtserheblicher Körperverletzungen ist vor allen Dingen im Strafrecht und im Zivilrecht, weniger im Sozialrecht von Bedeutung. Das materielle Strafrecht hat zum Ziel, sozialschädliches Verhalten durch Androhung von Strafe zu verhindern. Es basiert auf der strafrechtlichen Norm eines Tatbestandes und einer Strafandrohung.

Nach Art bzw. Maß der angedrohten Strafe werden zwei Kategorien von Straftaten unterschieden:

- Verbrechen mit einer Mindestfreiheitsstrafe ≥1 Jahr sowie
- Vergehen mit einer Mindestfreiheitsstrafe <1 Jahr oder Geldstrafe.

Die ebenfalls rechtswidrigen Ordnungswidrigkeiten sind nur mit einer Geldbuße bedroht. Eine Straftat ist durch drei Merkmale charakterisiert (s. **Tab. 6-1**).

Gesetzlich festgelegte Straftatbestände sind z. B.:

§ 222 StGB Fahrlässige Tötung

Wer durch Fahrlässigkeit den Tod eines Menschen verursacht, wird mit Freiheitsstrafe bis zu 15 Jahren oder mit Geldstrafe bestraft.

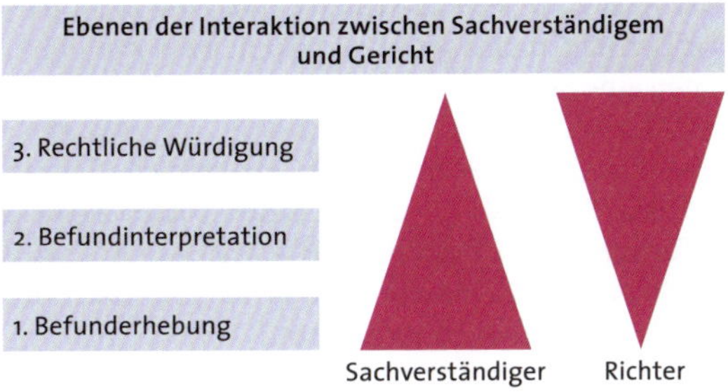

Abbildungen 6-1: Ebenen der Interaktion zwischen Sachverständigem und Gericht

Tabelle 6-1: Merkmale einer Straftat

Tatbestandsmäßigkeit	Tun oder Unterlassen des Täters erfüllt den gesetzlich festgelegten Straftatbestand Zwischen dem Tun/Unterlassen des Täters und der Vollendung der Straftat (Eintritt des Todes, der Körperverletzung etc.) besteht ein kausaler Zusammenhang (im Grundsatz nach der Äquivalenztheorie mit an Sicherheit grenzender Wahrscheinlichkeit)
Rechtswidrigkeit	Die Tat ist rechtswidrig, wenn keine Rechtfertigungsgründe vorliegen, solche sind: Einwilligung nach Aufklärung und kein Verstoß gegen die guten Sitten, Notwehr/Nothilfe, rechtfertigender Notstand
Schuldhaftigkeit	Täter handelt mit Vorsatz (Wissen und Wollen des Tatbestandes) oder Fahrlässigkeit (Außerachtlassung der erforderlichen Sorgfalt). Strafmündigkeit erst ab 14 Jahren Minderung/Aufhebung der Schuldfähigkeit gemäß §§ 20, 21 StGB: bei krankhafter seelischer Störung, tiefgreifender Bewusstseinsstörung, Schwachsinn, schwerer anderer seelischer Abartigkeit, wenn hierdurch die Fähigkeit, das Unrecht der Tat einzusehen (Einsichtsfähigkeit) oder nach dieser Einsicht zu handeln (Steuerungsfähigkeit) erheblich gemindert oder aufgehoben war (s. Kap. 4)

Dabei kann der Tatbestand nicht nur durch aktives Tun erfüllt werden, sondern auch durch Unterlassen.

§ 13 Abs. 1 StGB Begehen durch Unterlassen

(1) Wer es unterlässt, einen Erfolg abzuwenden, der zum Tatbestand eines Strafgesetzes gehört, ist nach diesem Gesetz nur dann strafbar, wenn er rechtlich dafür einzustehen hat, dass der Erfolg nicht eintritt, und wenn das Unterlassen der Verwirklichung des gesetzlichen Tatbestandes durch ein Tun entspricht.

Die Begehung einer fahrlässigen Körperverletzung durch Unterlassen ist vor allen Dingen im Arztrecht relevant, da sich der Arzt in einer Garantenstellung für den Patienten befindet. Er kann sich gerade nicht darauf berufen, nichts getan zu haben, da das Unterlassen geeigneter Maßnahmen bereits zu Vorwürfen führen kann.

Ein Patient mit retrosternalen Schmerzen, ausstrahlend in den linken Arm, kommt zum Hausarzt. Dieser unterlässt trotz wegweisender Symptomatik die Anfertigung eines EKGs sowie klinisch-chemische Untersuchungen des Blutes. Drei Tage später stirbt der Patient an einem rupturierten Myokardinfarkt. Der Arzt kann sich zu seiner Entlastung nicht darauf berufen, nichts getan zu haben, da er dem Patienten eine Behandlung nach dem Stand der Wissenschaft schuldet.

Der eingetretene Schaden muss ursächlich (kausal) auf das Tun oder Unterlassen des Täters zurückzuführen sein. Ursächlichkeit – Kausalität – wird im Strafrecht, Zivilrecht und Sozialrecht nach unterschiedlichen Theorien geprüft:

- Strafrecht: Äquivalenztheorie
- Zivilrecht: Adäquanztheorie
- Sozialrecht: Theorie der wesentlichen Bedingung

Äquivalenztheorie der Kausalität: Jede Bedingung ist für den Erfolg äquivalent (gleichwertig). Es wird nicht geprüft, ob die vorgeworfene Bedingung die wesentliche Bedingung für den Erfolg war oder ob sie nur unwesentliche Bedingung war, es wird nur geprüft, ob die vorgeworfene Bedingung für den Erfolg zum gegebenen Zeitpunkt wegdenkbar war, oder nicht (Conditio sine qua non). Wenn das vorgeworfene Ereignis nicht wegdenkbar für den Erfolg war, ist die Kausalität äquivalent begründet. Der Nachweis des Kausalzusammenhanges muss darüber hinaus mit an Sicherheit grenzender Wahrscheinlichkeit geführt werden. Die Verwirklichung des Tatbestandes muss objektiv voraussehbar und vermeidbar gewesen sein.

Adäquanztheorie der Kausalität: Die vorgeworfene Bedingung muss nach der allgemeinen Lebenserfahrung normalerweise geeignet – adäquat – sein, den Schaden herbeizuführen. Ein ganz ungewöhnlicher, nicht vorhersehbarer Ablauf begründet noch keine Haftung.

Kausalitätstheorie der wesentlichen Bedingung unter konkurrierenden Bedingungen: Das Ereignis muss unter den zum Erfolg beitragenden Bedingungen die wesentliche Bedingung sein. Es müssen mehr Argumente für als gegen den Kausalzusammenhang sprechen. Unter konkurrierenden möglichen Bedingungen ist die Wesentliche auszuwählen, die bloße Möglichkeit genügt nicht.

Wahrscheinlichkeiten: Unter an Sicherheit grenzender Wahrscheinlichkeit versteht man eine Wahrscheinlichkeit, die der dreifachen Standardabweichung entspricht (ca. 98 %). Mit hoher bzw. sehr hoher Wahrscheinlichkeit sind Wahrscheinlichkeiten über 90 % (bzw. 95 %) gemeint. Mit einfacher

Wahrscheinlichkeit sind Wahrscheinlichkeiten über 50 % gemeint.

6.1.1 Rechtswidrigkeit

Neben der Tatbestandsmäßigkeit muss als zweites Merkmal einer Straftat Rechtswidrigkeit vorliegen. Rechtswidrigkeit liegt nicht vor, wenn der Täter einen Rechtfertigungsgrund hatte. Rechtfertigungsgründe sind z. B. Notwehr und Nothilfe (§ 32 StGB) oder der rechtfertigende Notstand (§ 34 StGB).

§ 32 StGB Notwehr

1. Wer eine Tat begeht, die durch Notwehr geboten ist, handelt nicht rechtswidrig.
2. Notwendig ist die Verteidigung, die erforderlich ist, um einen gegenwärtigen rechtswidrigen Angriff von sich oder einem anderen abzuwenden.

Gerade am Beispiel der Notwehr lässt sich der entscheidende Stellenwert der medizinischen Befunderhebung und Dokumentation an Opfer und Täter für die Beweiswürdigung durch das Gericht deutlich machen.

Das Opfer hat drei tödliche Messerstiche erlitten, der Täter behauptet, zuvor vom Opfer gewürgt worden zu sein. Objektiv bestanden minimale Würgemale am Hals sowie geringe Stauungsblutungen (Petechien) der Augenlider und Augenlidbindehäute. Diese sind vom erstuntersuchenden Arzt nicht gesehen und dokumentiert worden, als sachverständiger Zeuge sagt er bei Gericht aus, dass keine Verletzungen vorgelegen haben. Damit kommt eine Verurteilung wegen eines vorsätzlichen Tötungsdeliktes (§ 212 StGB Totschlag, § 211 StGB Mord) in Betracht. Wären die Würgemale und Petechien dokumentiert worden, wäre die Notwehrsituation durch objektive Befunde substantiiert, da ein hämodynamisch wirksamer Angriff auf den Hals in Form von Würgen eine das Leben gefährdende Behandlung darstellt. Die Messerstiche wären dann in einer Notwehrsituation erfolgt.

Das Fallbeispiel soll etwas variiert werden, um die Grenze zur extensiven Überschreitung der Notwehr (sog. Notwehrexzess) zu verdeutlichen.

Das Opfer hat drei tödliche Messerstiche erlitten, das Ermittlungsverfahren wurde jedoch eingestellt. Erst über ein Klageerzwingungsverfahren der Angehörigen des Getöteten kommt es zur Eröffnung eines Hauptverfahrens vor Gericht. Dort kann die Reihenfolge der Stichverletzungen eindeutig bestimmt werden: Der erste Stich traf die Herzspitze vorne links, der zweite Stich traf das Opfer rechts subklavikulär, dieses wandte sich nun bereits tödlich getroffen vom Täter ab, der dritte Stich traf das Opfer von hinten oben in den Rücken. Zudem bestanden fünf aktive bzw. passive Abwehrverletzungen an Hand und Unterarmen. Bereits nach dem ersten Stich war das Opfer tödlich getroffen, sodass hier eine extensive Notwehrüberschreitung vorlag, der Täter wurde verurteilt.

Einer genauen und vollständigen Untersuchung von Tatverdächtigem und Opfer sowie einer vollständigen Dokumentation insbesondere auch der nicht-behandlungsbedürftigen Verletzungen, Nebenverletzungen bzw. Bagatellverletzungen können prozessentscheidende Bedeutung zukommen.

Rechtswidrigkeit liegt auch dann nicht vor, wenn ein rechtfertigender Notstand vorliegt. Der rechtfertigende Notstand hat im Arztrecht große Bedeutung.

§ 34 StGB Rechtfertigender Notstand

Wer in einer gegenwärtigen, nicht anders abwendbaren Gefahr für Leben, Leib, Freiheit, Ehre, Eigentum oder ein anderes Rechtsgut eine Tat begeht, um die Gefahr von sich oder einem anderen abzuwenden, handelt nicht rechtswidrig, wenn bei Abwägung der widerstreitenden Interessen, namentlich der betroffenen Rechtsgüter oder des Grades der ihnen drohenden Gefahren, das geschützte Interesse das beeinträchtigte wesentlich überwiegt. Dies gilt jedoch nur, soweit die Tat ein angemessenes Mittel ist, die Gefahr abzuwenden.

Der Arzt muss eine Rechtsgüterabwägung vornehmen. Typische Beispiele sind z. B. Bruch der Schweigepflicht, um den Patienten selbst, Angehörige und/oder die Allgemeinheit zu schützen – hierbei muss der Arzt jedoch zuvor versucht haben, ohne Rechtsgutverletzung auf den Patienten einzuwirken (s. Kap. 2.6).

Jeder Eingriff in die körperliche Integrität des Patienten stellt a priori eine Körperverletzung auch im Sinne des Strafrechts dar. Die Rechtswidrigkeit des Eingriffes wird beseitigt durch das Einverständnis des Patienten nach ordnungsgemäßer Aufklärung und Einwilligung, es sei denn der Eingriff wäre sittenwidrig (§ 228 StGB). Ein sittenwidriger Eingriff wäre etwa die Amputation des Daumens in Leitungsanästhesie, um einen Arbeitsunfall beim Holzspalten (traumatische Amputation des Daumens durch einen Axthieb) vorzutäuschen, zugleich läge eine Beihilfe zum Versicherungsbetrug vor.

6.1.2 Schuldhaftigkeit

Neben der Tatbestandsmäßigkeit und Rechtswidrigkeit ist das dritte Merkmal einer Straftat die Schuld. Das rechtswidrige Tun oder Unterlassen des Täters muss ihm persönlich «vorwerfbar» sein, es muss schuldhaft sein. Als Schuldform werden Vorsatz und Fahrlässigkeit unterschieden. Vorsatz ist das Wissen und Wollen des Tatbestandes, wobei verschiedene Vorsatzformen unterschieden werden (direkter Vorsatz, indirekter Vorsatz, bedingter Vorsatz). Das gegenwärtige Wissen um die Folgen des Tuns oder Unterlassens gehört zu allen drei Formen des Vorsatzes.

Die Schuldform Fahrlässigkeit richtet sich demgegenüber gegen einen Täter «mit gutem Gewissen», «ohne Unrechtsbewusstsein», der aber bei Anwendung pflichtgemäßer und zumutbarer Sorgfalt hätte erkennen können, dass sein Tun oder Unterlassen Unrecht war. Fahrlässigkeit wird im Zivilrecht definiert als Außerachtlassung der im Verkehr erforderlichen Sorgfalt (objektiver Sorgfaltsmaßstab). Im Strafrecht werden individuelle Aspekte berücksichtigt: Außerachtlassung der Sorgfalt, zu der der Täter nach seinen persönlichen Fähigkeiten und Kenntnissen sowie den Umständen verpflichtet gewesen wäre.

Rechtsmedizinisch relevant sind die Straftatbestände gegen das Leben und die Gesundheit. Die vorsätzliche Tötung eines Menschen wird als Totschlag bezeichnet.

§ 212 Abs. 1 StGB Totschlag

(1) Wer einen Menschen tötet, ohne Mörder zu sein, wird als Totschläger mit Freiheitsstrafe nicht unter 5 Jahren bestraft.

Die besonders verwerfliche Tötung eines Menschen wird als Mord bezeichnet. § 211 StGB listet sogenannte Mordmerkmale auf, für deren Vorliegen ebenfalls medizinische Befunde sprechen können:

§ 211 StGB Mord

(1) Der Mörder wird mit lebenslanger Freiheitsstrafe bestraft.

(2) Mörder ist, wer aus Mordlust, zur Befriedigung des Geschlechtstriebes, aus Habgier oder sonst aus niedrigen Beweggründen heimtückisch oder grausam oder mit gemeingefährlichen Mitteln oder um eine andere Straftat zu ermöglichen oder zu verdecken einen Menschen tötet.

Für Heimtücke (Ausnutzung der Arg- und Wehrlosigkeit des Opfers) können z. B. Begehensweisen von Tötungsdelikten sprechen (primäre Stiche in den Rücken, Kopfschuss bei schlafendem Opfer, Giftbeibringung, Strombeibringung). Tötungsdelikte zur Befriedigung des Geschlechtstriebes können sich aus sexuell getönten Verletzungen und extragenitalen Begleitverletzungen ergeben.

Bei den Körperverletzungsparagraphen ist geschütztes Rechtsgut die körperliche Unversehrtheit, verstanden als jede nicht unerhebliche Beeinträchtigung des körperlichen Wohlbefindens. Die Rechtsfolgen orientieren sich unter anderem an Verletzungsfolgen sowie der Art der Begehung der Körperverletzung (das Leben gefährdende Behandlung, gefährliches Werkzeug, hinterlistiger Überfall, gemeinschaftlich begangene Körperverletzung). Tritt im Zusammenhang mit einer Körperverletzung der Tod ein, ist unter anderem zu prüfen, ob der Todeseintritt kausal auf die Körperverletzung zurückzuführen ist (§ 227 StGB – Körperverletzung mit Todesfolge).

6.1.3 Rechtslage in der Schweiz

Die Abstufung der Straftatbestände nach ihrer Schwere wird in der Schweiz wie folgt vorgenommen:

Art. 10 StGB Verbrechen und Vergehen, Begriff

[1] Dieses Gesetz unterscheidet die Verbrechen von den Vergehen nach der Schwere der Strafen, mit der die Taten bedroht sind.

[2] Verbrechen sind Taten, die mit Freiheitsstrafe von mehr als drei Jahren bedroht sind.

[3] Vergehen sind Taten, die mit Freiheitsstrafe bis zu drei Jahren oder mit Geldstrafe bedroht sind.

Art. 103 StGB Übertretungen, Begriff

Übertretungen sind Taten, die mit Busse bedroht sind.

Gesetzlich festgelegte **Straftatbestände** in der Schweiz sind z. B.:

Art. 117 StGB Fahrlässige Tötung

Wer fahrlässig den Tod eines Menschen verursacht, wird mit Freiheitsstrafe bis zu drei Jahren oder Geldstrafe bestraft.

Art. 11 StGB besagt, dass ein Straftatbestand nicht nur durch ein aktives Tun, sondern auch durch **Unterlassen** verwirklicht werden kann, soweit die gesetzlichen Voraussetzungen eingehalten sind.

Art. 11 StGB Begehen durch Unterlassen

[1] Ein Verbrechen oder Vergehen kann auch durch pflichtwidriges Untätigbleiben begangen werden.

[2] Pflichtwidrig untätig bleibt, wer die Gefährdung oder Verletzung eines strafrechtlich geschützten Rechtsgutes nicht verhindert, obwohl er aufgrund seiner Rechtstellung dazu verpflichtet ist, namentlich auf Grund: a. des Gesetzes; b. eines Vertrages; c. einer freiwillig eingegangenen Gefahrengemeinschaft; oder d. der Schaffung einer Gefahr.

[3] Wer pflichtwidrig untätig bleibt, ist gestützt auf den entsprechenden Tatbestand nur dann strafbar, wenn ihm nach den Umständen der Tat derselbe Vorwurf gemacht werden kann, wie wenn er die Tat durch ein aktives Tun begangen hätte.

[4] Das Gericht kann die Strafe mildern.

Zum Unterlassen vgl. Ausführungen zum 2. Kapitel Medizin und Recht, S. 49.
Gesetzlich normierte **Rechtfertigungsgründe** finden sich sowohl im StGB als auch im OR, im ZGB und weiteren Gesetzen. Auch die außerstrafrechtlichen Rechtfertigungsgründe gelten im Strafrecht, dies folgt aus dem Grundsatz der Einheit der Rechtsordnung.

Art. 14 StGB Rechtmäßige Handlungen und Schuld, gesetzlich erlaubte Handlung

Wer handelt, wie es das Gesetz gebietet oder erlaubt, verhält sich rechtmäßig, auch wenn die Tat nach diesem oder einem andern Gesetz mit Strafe bedroht ist.

Die Rechtfertigungsgründe des StGB sind die Notwehr bzw. Nothilfe (zugunsten Dritter) und der Notstand.

Art. 15 StGB Rechtfertigende Notwehr

Wird jemand ohne Recht angegriffen oder unmittelbar mit einem Angriff bedroht, so ist der Angegriffene und jeder andere berechtigt, den Angriff in einer den Umständen angemessenen Weise abzuwehren.

Art. 17 StGB Rechtfertigender Notstand

Wer eine mit Strafe bedrohte Tat begeht, um ein eigenes oder das Rechtsgut einer anderen Person aus einer unmittelbaren, nicht anders abwendbaren Gefahr zu retten, handelt rechtmäßig, wenn er dadurch höherwertige Interessen wahrt.

Die Einwilligung und die mutmaßliche Einwilligung werden von der Rechtspraxis ebenfalls als ungeschriebene Rechtfertigungsgründe akzeptiert. Vgl. dazu Kap. 2, S. 32.
Überschreitet der Täter die Grenzen der erlaubten Notwehr bzw. Nothilfe, gilt Art. 16 StGB.

Art. 16 StGB Entschuldbare Notwehr

[1] Überschreitet der Abwehrende die Grenzen der Notwehr nach Artikel 15, so mildert das Gericht die Strafe.
[2] Überschreitet der Abwehrende die Grenzen der Notwehr in entschuldbarer Aufregung oder Bestürzung über den Angriff, so handelt er nicht schuldhaft.

Rechtmedizinisch relevante Straftatbestände sind u. a. Delikte gegen Leib und Leben, so z. B.:

Art. 111 StGB Vorsätzliche Tötung

Wer vorsätzlich einen Menschen tötet, ohne dass eine der besondern Voraussetzungen der nachfolgenden Artikel zutrifft, wird mit Freiheitsstrafe nicht unter fünf Jahren bestraft.

Art. 112 StGB Mord

Handelt der Täter besonders skrupellos, sind namentlich sein Beweggrund, der Zweck der Tat oder die Art der Ausführung besonders verwerflich, so ist die Strafe lebenslängliche Freiheitsstrafe oder Freiheitsstrafe nicht unter zehn Jahren.

Art. 113 StGB Totschlag

Handelt der Täter in einer nach den Umständen entschuldbaren heftigen Gemütsbewegung oder unter grosser seelischer Belastung, so ist die Strafe Freiheitsstrafe von einem Jahr bis zu zehn Jahren.

Die Körperverletzungsdelikte schützen die körperliche und – im Unterschied zur deutschen Rechtslage – auch die geistige Unversehrtheit. Zudem kennt das StGB den Tatbestand der Tätlichkeit, Art. 126 StGB. Er gilt für körperliche Beeinträchtigungen, die nicht die Intensität der Körperverletzung oder Gesundheitsschädigung erreichen, dennoch aber die Schwelle der Bagatelle überschreiten.

Art. 122 StGB Schwere Körperverletzung

Wer vorsätzlich einen Menschen lebensgefährlich verletzt, wer vorsätzlich den Körper, ein wichtiges Organ oder Glied eines Menschen verstümmelt oder ein wichtiges Organ oder Glied unbrauchbar macht, einen Menschen bleibend arbeitsunfähig, gebrechlich oder geisteskrank macht, das Gesicht eines Menschen arg und bleibend entstellt, wer vorsätzlich eine andere schwere Schädigung des Körpers oder der körperlichen oder geistigen Gesundheit eines Menschen verursacht, wird mit Freiheitsstrafe bis zu zehn Jahren oder Geldstrafe nicht unter 180 Tagessätzen bestraft.

Art. 123 StGB Einfache Körperverletzung

[1] Wer vorsätzlich einen Menschen in anderer Weise an Körper oder Gesundheit schädigt, wird, auf Antrag, mit Freiheitsstrafe bis zu drei Jahren oder Geldstrafe bestraft.
In leichten Fällen kann der Richter die Strafe mildern (Art. 48*a*).
[2] Die Strafe ist Freiheitsstrafe bis zu drei Jahren oder Geldstrafe, und der Täter wird von Amtes wegen verfolgt,
wenn er Gift, eine Waffe oder einen gefährlichen Gegenstand gebraucht, wenn er die Tat an einem Wehrlosen oder an einer Person begeht, die unter seiner Obhut steht oder für die er zu sorgen hat, namentlich an einem Kind,
wenn er der Ehegatte des Opfers ist und die Tat während der Ehe oder bis zu einem Jahr nach der Scheidung begangen wurde,
wenn er die eingetragene Partnerin oder der eingetragene Partner des Opfers ist und die Tat während der Dauer der eingetragenen Partnerschaft oder bis zu einem Jahr nach deren Auflösung begangen wurde,
wenn er der hetero- oder homosexuelle Lebenspartner

des Opfers ist, sofern sie auf unbestimmte Zeit einen gemeinsamem Haushalt führen und die Tat während dieser Zeit oder bis zu einem Jahr nach der Trennung begangen wurde.

Art. 125 StGB Fahrlässige Körperverletzung

[1] Wer fahrlässig einen Menschen am Körper oder an der Gesundheit schädigt, wird, auf Antrag, mit Freiheitsstrafe bis zu drei Jahren oder Geldstrafe bestraft.

[2] Ist die Schädigung schwer, so wird der Täter von Amtes wegen verfolgt.

Art. 126 StGB Tätlichkeiten

[1] Wer gegen jemanden Tätlichkeiten verübt, die keine Schädigung des Körpers oder der Gesundheit zur Folge haben, wird, auf Antrag, mit Busse bestraft.

[2] Der Täter wird von Amtes wegen verfolgt, wenn er die Tat wiederholt begeht:

a. an einer Person, die unter seiner Obhut steht oder für die er zu sorgen hat, namentlich an einem Kind;

b. an seinem Ehegatten während der Ehe oder bis zu einem Jahr nach der Scheidung;

oder b bis. an seiner eingetragenen Partnerin oder seinem eingetragenen Partner während der Dauer der eingetragenen Partnerschaft oder bis zu einem Jahr nach deren Auflösung;

oder c. an seinem hetero- oder homosexuellen Lebenspartner, sofern sie auf unbestimmte Zeit einen gemeinsamen Haushalt führen und die Tat während dieser Zeit oder bis zu einem Jahr nach der Trennung begangen wurde.

6.2 Einteilung der Gewalteinwirkungen

In der Rechtsmedizin werden verschiedene Formen der Gewalteinwirkung differenziert: stumpfe Gewalt, scharfe Gewalt, Schuss, Strangulation, Hitze, Kälte etc. (s. **Tab. 6-2**).

Gleichförmige Gewalteinwirkungen führen zu relativ monotonen Verletzungsmustern und bei Fehlen einer Anamnese zum Verletzungshergang sind durch subtile Erhebung des Wundbefundes Rückschlüsse auf die Verletzungsursache möglich. Denn anders als in der kurativen Medizin, wo der Arzt in der Regel davon ausgehen kann, dass die ihm vom Patienten gemachten Angaben zutreffend sind, finden sich in der Begutachtungsmedizin nicht selten falsche Angaben, einerseits um sich einen Vorteil zu verschaffen, andererseits um bei Rechtsverstößen unangenehme Rechtsfolgen zu vermeiden. Daher muss häufig ganz oder teilweise die Anamnese und die Verletzungsentstehung aus dem Wundbefund rekonstruiert werden.

Zu einer differenzierten Verletzungsbeschreibung als Grundlage einer Rekonstruktion gehören:

- genaue Lokalisation der Verletzung (nicht etwa «am Schädel», sondern wo genau am Schädel: oberhalb oder unterhalb der Hutkrempenlinie, in der Scheitelhöhe, am Stirnhöcker etc.);
- genaue Beschreibung der Verletzung hinsichtlich Länge, Größe, Durchmesser;
- Wundmorphologie (Wundränder, Wundgrund, Wundwinkel, Wunde adaptierbar oder Hautdefekt);
- Verfärbungen (Hämatome: Farbe, Abgrenzung gegenüber der Umgebung).

Darüber hinaus sind anamnestische Angaben zum Unfall- bzw. Tathergang und zur Auffindesituation notwendig, um zu überprüfen, ob Verletzungsbefunde und geschilderter Tathergang kompatibel sind.

Tabelle 6-2: Verschiedene Arten von Traumata als nicht-natürliche Todesursache

Tod durch mechanisches Trauma	stumpfe Gewalt/scharfe Gewalt: Hieb, Stich, Schnitt/Schuss
Tod durch Ersticken	Strangulation (Erhängen, Erdrosseln, Erwürgen) Verschluss der Atemöffnungen/Atemwege Behinderung der Atembewegungen Sauerstoffmangel in der Atemluft Ertrinken/Ertränken
Tod durch Entzug von Nahrung und Flüssigkeit	Verhungern/Verdursten
Tod durch abnorme Temperaturen	Hitze (Verbrennen, Verbrühen, Hitzschlag, Sonnenstich) Kälte (Unterkühlung, Erfrieren)
Tod durch abnorme Luftdruckverhältnisse	Überdruck (Taucher-Caissonkrankheit) Unterdruck (Höhenkrankheit)
Tod durch elektrische Energie	natürliche Elektrizität (Blitzschlag) technische Elektrizität (Stromtod)
Tod durch strahlende Energie	elektromagnetische + Korpuskular-Strahlung
Tod durch Gift	

6.3 Sekundärfolgen mechanischer Gewalteinwirkungen/ Todesursachen

6.3.1 Primäre Todesursachen

Primäre oder unmittelbare Todesursachen nach mechanischer Gewalteinwirkung sind z. B.:

- Zertrümmerung lebenswichtiger Organe (Gehirn, Rückenmark, Lunge, Herz),
- die mechanische Behinderung der Funktionstätigkeit lebenswichtiger Organe,
- das Verbluten,
- Embolien (Luftembolie, Fettembolie),
- das gewaltsame Ersticken.

Eine Zertrümmerung lebenswichtiger Organe, einzeln oder in Kombination, findet man z. B. als Polytrauma nach Verkehrsunfällen, Stürzen aus der Höhe, Eisenbahnüberfahrungen. Eine mechanische Behinderung der Funktionsfähigkeit lebenswichtiger Organe zeigt sich bei intrakraniellen Raumforderungen (epi-/subdurales Hämatom), einem beidseitigen Pneumothorax (z. B. beidseitige Rippenserienfrakturen mit Anspießungsverletzungen der Lungen), Thoraxkompression bei Verschüttung (Perthes'sche Druckstauung), Herzbeuteltamponade.
Ein Verbluten kann nach innen oder außen auftreten. Ein tödliches Verbluten kann auch bei isolierten Kopfschwartenverletzungen bzw. rupturierten Varizen eintreten. Der für den Todeseintritt notwendige Blutverlust ist umso geringer, je vorgeschädigter der Organismus bereits war. Bei einem Tod durch Verbluten müssen größere Arterien nicht durchtrennt sein, es reichen größerkalibrige Venen.
Zu einer letalen Luftembolie kommt es z. B. bei Eröffnung großer herznaher Venen und Eindringen von >70 ml Luft oder bei Zerreißung des Sinus sagittalis superior im Rahmen eines Schädel-Hirn-Traumas. Schädel-Hirn-Traumen mit Beteiligung der Nasennebenhöhlen sind die häufigste Ursache einer venösen Luftembolie. Gewaltsames Ersticken findet sich bei komprimierender Gewalt gegen den Hals oder Kompression des Thorax (Verschütten mit sog. Perthes'scher Druckstauung).
Zu den primären oder unmittelbaren Todesursachen werden schließlich noch reflektorische Todesfälle gezählt, deren Existenz bzw. Genese nicht unumstritten ist und die erst per Ausschluss anderweitiger Todesursachen diagnostiziert werden können. Reflektorische Todesfälle sind z. B. der Bolustod, der Karotissinusreflex und/oder die Reizung von Vagusbahnen bei Gewalteinwirkung gegen den Hals, schließlich die Reizung des Plexus solaris beim Schlag gegen den Bauch. Bei der Contusio cordis (stumpfe Gewalt gegen den Brustkorb mit Prellung des Herzens) werden Rhythmusstörungen als Todesursache vermutet. Die stumpfe Gewalt gegen den Thorax bis zum Herzen muss jedoch durch Hautverletzungen am Ort der Gewalteinwirkung, subkutane Einblutungen sowie Mikrohämorrhagien im Myokard nachvollziehbar sein. Auch die Contusio cordis ist eine Ausschlussdiagnose.

6.3.2 Sekundäre Todesursachen

Wird die primäre Gewalteinwirkung überlebt, sind typische sekundäre Todesursachen:

- Infektionen (Wundinfektionen), Sepsis,
- Embolien,
- Kreislaufschock (hämorrhagischer bzw. traumatischer Schock) und
- Verbrennungskrankheit.

Beim hämorrhagischen Schock weist der Patient blasse, kalte, feuchte Haut und Extremitäten auf; es besteht Durst, Übelkeit, Schwindel, Lufthunger, gegebenenfalls Verwirrtheit; der Schockindex ist erhöht (s. Kap. 6.7.3). Als Folge einer lokalen Infektion kann sich eine allgemeine Infektion bis zur Sepsis entwickeln. Auslöser sind Erreger, Erregerbestandteile bzw. bakterielle Endo- und/oder Exotoxine.
Mit dem Ausdruck SIRS («Systemic Inflammatory Response Syndrome») wird die Abwehrreaktion des Organismus auf einen infektiösen Stimulus bezeichnet. Ein SIRS liegt vor, wenn mindestens zwei der fünf folgenden Bedingungen erfüllt sind:

- Körpertemperatur >38 °C oder <36 °C,
- Herzfrequenz >90/min.,
- Atemfrequenz >20/min.,
- Leukozytenzahl >12 000/Mikroliter oder <4000/Mikroliter,
- stabkernige neutrophile Granulozyten >10 %.

Sepsis

Von Sepsis spricht man bei einer Allgemeininfektion mit Krankheitssymptomen, die infolge Streuung von Mikroorganismen (Bakterien, Pilze) von einem Herd aus in die Blutbahn entstehen. Bei einer schweren Sepsis treten Dysfunktionen von Organsystemen auf, wobei alle Organsysteme betroffen sind (insbesondere Lungen und Nieren). Der septische Schock stellt sich klinisch dar als Kreislaufdysregulation durch Entzündungsreaktion auf bakterielle Toxine.

Anaphylaktischer Schock

Der anaphylaktische Schock wird ausgelöst durch eine Immunreaktion, wobei Immunogene (Proteine, Insektenstich, Fremdserum) oder Haptene (Arzneimittel wie Penicillin, Analgetika, Röntgenkontrastmittel) mit spezifischen oder kreuzreagierenden Antikörpern reagieren. Die Symptomatik entwickelt sich kurz (innerhalb von Minuten) nach der Exposition. Klinisch zeigen sich Pruritus, Erythem, Asthmaanfälle, Schüttelfrost. Durch Flüssigkeitsverlust ins Gewebe entstehen Quaddeln, Gewebsödeme (z. B. Glottisödem, Quincke-Ödem), durch Konstriktion glatter Muskeln ein Bronchospasmus und pulmonale Vasokonstriktion, die zum akuten Cor pulmonale führen können.

Allergietodesfälle
Allergietodesfälle sind in der rechtsmedizinischen Praxis relativ selten (Insektenstiche, Gabe kontraindizierter Medikamente bei Arzneimittelallergie). Neben den makroskopischen Befunden (Ödeme, Glottisödem) führt der mikroskopische Nachweis von Mastzellen und eosinophilen Granulozyten sowie von Antikörpern im Serum weiter.

Lungenthrombembolie
Die Lungenthrombembolie ist häufig die kausalitätsfüllende Klammer zwischen einem am Anfang der zum Tode führenden Kausalkette stehenden äußeren Ereignis und dem späteren Todeseintritt. Begünstigend für die Entstehung einer Thrombose ist insbesondere die posttraumatische Immobilisation (Virchow'sche Trias der Thrombenentstehung: Verlangsamung der Blutfließgeschwindigkeit, Schädigung der Gefäßwand, gesteigerte Gerinnungsbereitschaft des Blutes). Fettembolien entstehen entweder als direkte Traumafolge aus zertrümmertem subkutanem Fettgewebe oder posttraumatisch durch Emulgation von Blutfetten. Eine letale Fettembolie der Lungen darf angenommen werden bei Verlegung von 1/3–3/4 aller Lungenkapillaren (in Abhängigkeit von der Kompensationsfähigkeit bzw. Vorschädigung des Herzens).

6.4 Vitale Reaktionen und Zeitschätzungen

Bei Todesfällen nach einer Gewalteinwirkung ist eine entscheidende Frage, ob das Trauma auf einen lebenden Organismus traf. Zur Beurteilung dieser Frage orientiert man sich an den vitalen Reaktionen.
Als vitale Reaktionen bezeichnet man Folgen am Organismus auf eine Traumatisierung, die einen sicheren Rückschluss darauf zulassen, dass das Trauma zu Lebzeiten – vital – eingewirkt hat. Zu differenzieren sind im Einzelnen:

- Vitale Reaktionen: Nach Schädigung auftretende örtliche Veränderungen, Anzeichen der Gegenwirkung (Reaktion) des lebenden Gewebes.
- Vitale Prozesse: Zusammengesetzte physiologische Vorgänge, deren Vorbedingung das Bestehen der Funktion des Nervensystems, des Atmungsapparates, des Gefäß- und Lymphsystems, der Darmbewegung und Harnausscheidung ist. Funktionieren des gesamten Organismus, nicht nur von Zellen und Geweben.
- Vitale Zeichen: Zustandsbilder, von denen auf vitale Entstehung geschlossen werden kann (arterielle Spritzspur, Blutaspiration, Blutverschlucken).

Vitale Reaktionen sind jedoch nicht nur von Bedeutung für die Differenzierung, ob ein Trauma den Organismus zu Lebzeiten oder postmortal (postmortale Verletzung, Leichenzerstückelung etc.) getroffen hat, sondern auch für die Feststellung der Reihenfolge verschiedener Gewalteinwirkungen sowie für die Bestimmung der Überlebenszeit. Vitale Reaktionen sind weiterhin zu differenzieren von agonalen, intermediären und supravitalen Reaktionen, die zum Zeitpunkt des Todes entstanden sein können sowie von postmortalen Veränderungen. Zu differenzieren sind allgemeine vitale Reaktionen, die durch die großen Funktionssysteme vermittelt werden (s. **Tab. 6-3**) sowie lokale Vitalreaktionen am Ort der Gewalteinwirkung (Blutung, Entzündung etc.).
Die kreislauf- und respirationsvermittelten allgemeinen Vitalreaktionen bilden sich sehr rasch aus, während die lokalen Vitalreaktionen zu ihrer Manifestation Überlebensintervalle von mindestens 20–30 Minuten, teilweise deutlich länger, benötigen.

Vitale Zeichen – Ereignisort und Spurenbild
Finden sich am Fundort/Ereignisort charakteristische Blutspuren, lassen diese eventuell Rückschlüsse auf die Handlungsfähigkeit bzw. Position des Opfers zu: Trittspuren des Opfers in Blutlachen mit entsprechenden Blutantragungen an den Fußsohlen beweisen eine erhaltene Handlungsfähigkeit. Daher ist auf Blutantragungen an Schuhsohlen, Strumpfsohlen bzw. Fußsohlen zu achten. Unter Umständen finden sich auch charakteristische Fußabdruckspuren in Blutlachen, die dem Opfer zuzuordnen sind.
Arterielle Spritzspuren beweisen einen funktionsfähigen Kreislauf bei Verletzungsentstehung; gelegentlich wird die Pulswelle sogar im Ausspritzmuster an einer Wand sichtbar. Blutspritzspuren

Tabelle 6-3: Vitale Reaktionen unterschiedlicher Organsysteme

Herz-Kreislauf-System	Verbluten/petechiale Blutungen/Embolien: Luft, Fett, Gewebe, Knochenmark, Fremdkörper (z. B. Geschossfragmente)
Respirationstrakt	Aspiration (Speisebrei, Fremdkörper, Blut, Hirngewebe, Ruß, Wasser oder andere Flüssigkeiten) alveolar-kapilläre Diffusion (Gas) (mit Nachweis des Gases im großen Kreislauf) Emphysema acuta (z. B. Emphysema aquosum beim Ertrinken) Hautemphysem
Gastrointestinaltrakt	Erbrechen/Verschlucken peristaltischer Transport von Mageninhalt Absorption/Resorption von nachweisbaren Substanzen Magenschleimhauterosionen (z. B. Wischnewsky-Flecken bei Hypothermie)
endokrine Drüsen	agonochemische Stressreaktion mit Erhöhung des Katecholaminspiegels, Entspeicherung der Schilddrüse, Nebenniere
Nervensystem	«krähenfußähnliche» Muster/Sekretion von Speichel und Schleim

müssen jedoch differenzialdiagnostisch gegen Abschleuderspuren bzw. Schlag-Spritz-Spuren bei Hineinschlagen in eine Blutlache bzw. stark blutende Wunden abgegrenzt werden.

Abrinnspuren am Leichnam, Wänden bzw. Gegenständen können Informationen über die Haltung des Opfers (senkrecht stehend, sitzend oder liegend usw.) geben.

Abwehrverletzungen weisen auf eine Auseinandersetzung mit dem Täter hin und belegen erhaltene Handlungsfähigkeit.

Krähenfüße: krähenfußähnliche Aussparungen der Berußung der Falten der Augenwinkel durch unwillkürliches Zusammenkneifen der Augen bei Brandeinwirkung.

6.4.1 Blutungen

Reaktionen des Kreislaufsystems – Blutungen: Blutungen nach innen und außen finden sich bei gewaltsamen Todesfällen überwiegend als Rhexisblutungen bei Kontinuitätsdurchtrennungen von Arterien, Venen und Kapillaren. Diapedetische Blutungen oder Blutungen bei Gerinnungsstörungen sind demgegenüber seltener (z. B. bei Verbrauchskoagulopathie, bei hämorrhagischem Schock, Sepsis, Marcumar-Blutungen).

Für das Ausmaß der Einblutung in das Gewebe bzw. nach außen ist die Druckdifferenz zwischen Gefäßinnerem und Umgebung entscheidend. Daher kann es bei einer ausreichenden Druckdifferenz auch postmortal zu Blutaustritten kommen.

Bei Durchtrennung von Arterien und Venen treten in der Regel Blutungen am Ort der Kontinuitätsdurchtrennung auf, demgegenüber sind kapilläre Blutungen – Petechien in der Haut bzw. Ekchymosen in den Schleimhäuten – durch multiples Auftreten auch jenseits des Ortes der Gewalteinwirkung gekennzeichnet. Petechien und Ekchymosen der Haut und Gesichtsschleimhäute sind überwiegend Folgen eines intrakapillären Druckanstieges mit Zunahme des transvaskulären Druckgradienten (von innen nach außen). Je höher der Stauungsdruck (Gefäßbinnendruck), desto kürzer die Manifestationszeit bis zum Auftreten von Stauungsblutungen.

Stauungsblutungen sind forensisch bedeutsam zur Abgrenzung von Reflextodesfällen bei Griff an den Hals, zu Angriffen auf den Hals in Form von Drosseln und Würgen, bei der Beurteilung der Priorität unterschiedlicher Gewalteinwirkungen (Halskompression vor Stich), zur Beurteilung der Lebensgefährlichkeit einer Halskompression und natürlich zur Beurteilung der Vitalität der Gewalteinwirkung, auch wenn Stauungsblutungen prinzipiell postmortal entstehen können (z. B. bei Kopftieflage). Beweiswert als vitales Zeichen kommt Stauungsblutungen nur in nicht-hypostatischen Körperarealen zu.

Auch bei postmortaler Traumatisierung kann es noch zu Einblutungen in das Unterhautfettgewebe kommen, unter Umständen kann auch postmortal aus Wunden noch eine nicht unbeträchtliche Blutmenge abfließen (s. **Tab. 6-4**); eine Anämie (des Leichnams, von Organen) tritt jedoch nicht mehr ein.

Ob im Gesamtkontext von Umständen und Befunden eines Falles überhaupt eine postmortale Entstehung einer Blutung zur Diskussion steht, hängt auch von der Art der einwirkenden Gewalt und der Lokalisation der Blutung ab. Bei typischem Erhängen weisen Simon'sche Blutungen, bei lang dauerndem Drosseln und Würgen Zungeneinblutungen, bei extraduralem Halssteckschuss eine Halsmarkkontusion durch die temporäre Wundhöhle (s. Kap.

Tabelle 6-4: Vitale Reaktionen – Blutung

Phänomen	Mechanismus	Nachweis	Postmortale Entstehung
Blutung arteriell/venös	bei Kontinuitätsdurchtrennungen der Gefäße Extravasation entsprechend dem Druckgefälle intravasal/extravasal	makroskopisch	ja
kapillär	stauungsbedingter intrakapillärer Druckanstieg mit Zunahme des transvaskulären Druckgradienten	makroskopisch	ja
Das Ausmaß der Blutung ist abhängig vom Kaliber des verletzten Gefäßes, Blutdruck und dem Widerstand gegen das ausströmende Blut.			

6.8) immer auf vitale Entstehung hin und sind wesentliche Elemente der Todesursachendiagnostik. In gleicher Weise sind Befunde von Dunsung, Zyanose und massiven Stauungsblutungen oberhalb der Strangmarke bei atypischem Erhängen einer vitalen Entstehung zuzuordnen.

Das Ausbluten des Leichnams, die Anämie als Blutungsfolge, ist im Regelfall eine sichere vitale Reaktion. Geringe Ausdehnung und Intensität der Totenflecke, Anämie des Leichnams, der Haut und der Schleimhäute sowie Hervortreten der Organeigenfarbe innerer Organe im Zusammenhang mit den auch bei akuten Todesfällen zumindest in dezenter Ausprägung häufig vorhandenen subendokardialen Blutungen beweisen ein intravitales Verbluten. Verbluten tritt in der Regel nach einem akuten Verlust von 40 % des Blutvolumens ein. Wird der hämorrhagische Schock durch Volumensubstitution und Intensivbehandlung noch einige Zeit überlebt, stehen die spezifischen Organveränderungen bei Schock als sichere Vitalitätszeichen morphologisch im Vordergrund (s. **Abb. 6-2** und **Tab. 6-5**).

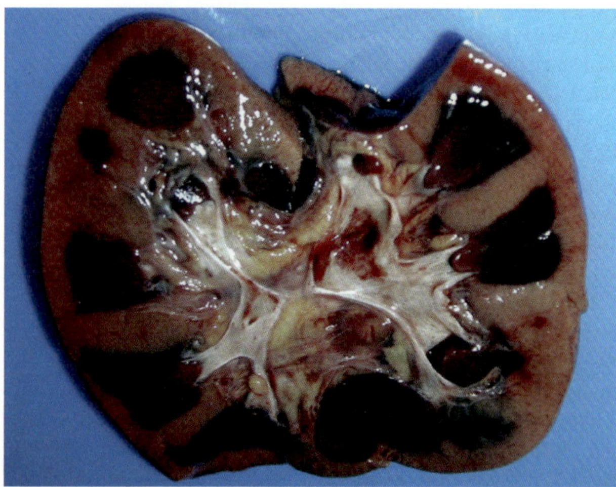

Abbildung 6-2: Typische Schockniere mit blasser Nierenrinde und betonter Abgrenzung zum Nierenmark

6.4.2 Embolien

Embolien setzen einen funktionierenden Kreislauf voraus. Bei den verschleppten körpereigenen oder körperfremden flüssigen oder festen Stoffen kann es sich um Fett, Zellen, Gewebeteile, Luft, Öle, Salben, Projektile bzw. Geschossfragmente handeln (s. **Tab. 6-6**).

Unter Embolien versteht man die Verschleppung körpereigenen und körperfremden Materials mit dem Blutkreislauf.

Rechtsmedizinisch relevant sind die Fett- und Thrombembolien, da sie über das Vitalitätszeichen hinaus oft die kausalitätsfüllende Klammer zwischen einem am Anfang der zum Tode führenden Kausalkette stehenden äußeren Ereignis und dem Todeseintritt darstellen. Der Nachweis einer Fettembolie erfolgt immer durch histologische Untersuchungen. 20–30 g Fett sind für eine letale Fettembolie erforderlich. Todesursächlich sind entweder ein Rechtsherzversagen bei Verlegung der Lungenstrombahn bzw. eine Fettembolie des Gehirns (entweder direkt bei offenem Foramen ovale im Sinne einer sog. gekreuzten Embolie oder verzögert durch Herauslösung des Fettes aus der Lungenstrombahn einige Stunden bis Tage nach dem Ereignis).

Zell- und Gewebsembolien finden sich nach Traumatisierung innerer Organe mit Verschleppung von Organ- und Gewebsfragmenten mit dem Blutstrom in die Lunge:

- Knochenmarksembolie,
- Lebergewebsembolie.

Fruchtwasserembolien sind seltene, aber unter Umständen letale Komplikationen während der Spätschwangerschaft und Geburt. Sie kommen durch direkte Kommunikation zwischen Amnionhöhle und mütterlichem Venensystem zustande. Der histologische Nachweis der Fruchtwasserembolie erfolgt über die Darstellung der Fruchtwasserbestandteile, Hornschüppchen, Mekonium, Lanugohaare und Schleim in peripheren Lungengefäßen.

Häufig zeigen sich zusätzlich frühe Schockveränderungen wie Thrombozytenaggregate und Mikrothromben.
Bei der Luftembolie führen Luftvolumina von ca. 70 ml nach Eröffnung großer herznaher Venen zum sofortigen Tod. Der typische Sektionsbefund bei pulmonaler Luftembolie ist die akut dilatierte rechte Herzkammer, die weitgehend blutleer ist oder nur wenig schaumiges Blut enthält. Als vitales Zeichen finden sich in Blutgerinnseln der rechten Herzkammer histologisch nachweisbare rundliche Aussparungen mit umgebenden Leuko- und Thrombozy-

Tabelle 6-5: Organveränderungen bei Schock

Organ	Makroskopische Befunde	Mikroskopische Befunde
Herz	Erweichung des Myokards	disseminierte Myokardnekrosen
Lunge	Lungenödem, Dystelektasen, Verfestigung der Konsistenz	interstitielles oder alveoläres Lungenödem, Atelektasen, intraalveoläre Hämorrhagien, hyaline Membranen, Megakaryozytenemboli in der kapillären Strombahn
Leber (sog. Schockleber)	teigige Konsistenz	a) disseminierte Einzel- und Gruppennekrosen b) zentrale Läppchennekrosen, Konfluenz durch interlobuläre Brückenbildungen
Niere (sog. Schocknieren)	sog. trübe Schwellung; blasse Nierenrinde, betonte Markkegel	Tubulusektasie, Epitheldegeneration, intravasale Zellansammlungen in den Vasa recta; Tubulusnekrosen
Magen und Dünndarm	akute Ulzera oder hämorrhagische Erosionen	--
Gerinnungssystem	petechiale und fleckförmige Hämorrhagien der Haut, Schleimhäute und serösen Häute	Hämorrhagien in den Lungen, im Gehirn, in den Nebennieren

Tabelle 6-6: Vitale Reaktionen – Embolien

Phänomen	Mechanismus	Nachweis	Postmortale Entstehung
Embolie	intakte Zirkulation		
Thrombembolie	Gerinnung, intakte Zirkulation	makroskopisch/ histologisch	nein
Geschossembolie	Eintritt eine Projektils in das Gefäßsystem, intakte Zirkulation	makroskopisch	nein bzw. Verschleppung bedingt durch Reanimation
Fettembolie	traumatische Einschwemmung von Fett bzw. Fettmark in das Kreislaufsystem, intakte Zirkulation	histologisch	nein Differenzialdiagnose nichttraumatische Fettembolie bei akuter Leberdystrophie
Luftembolie	Ansaugen von Luft/Injektion von Luft in das Gefäßsystem, intakte Zirkulation	radiologisch, Luftembolieprobe nach Richter, Gasanalyse	Fäulnisgas
Fruchtwasserembolie	Eintritt von Fruchtwasser in das venöse Gefäßsystem, intakte Zirkulation	histologisch	nein
Gewebsembolie	Traumatisierung von Gewebe mit Einbruch ins Gefäßsystem, intakte Zirkulation	makroskopisch/ histologisch	nein
Knochenmarksembolie	Verschleppung von Knochenmark, intakte Zirkulation	histologisch	Reanimation

tenaggregaten. Zur Differenzierung einer Luftembolie von Fäulnisgas muss unter Umständen das Gas asserviert und gaschromatographisch analysiert werden. Typische Fäulnisgasbestandteile sind z. B. Kohlendioxid sowie Wasserstoff, darüber hinaus Methan und Schwefelwasserstoff.

6.4.3 Respiration

Rechtsmedizinisch relevante Todesursachen wie die Halskompression führen über ihre pathophysiologischen Auswirkungen auch zu morphologischen Befunden, die die Vitalität einer Gewalteinwirkung auf den Hals sichern können. Bei der Halskompression handelt es sich um eine extrathorakale Zunahme der Resistance, eine Erhöhung des Strömungswiderstandes der Atemwege. Gekennzeichnet ist dies durch einen inspiratorischen Stridor. Folgen des pCO_2-Anstiegs sind schließlich Beschleunigung und Vertiefung der Atmung (Hyperpnoe und Tachypnoe), die zu einer akuten Lungenblähung, unter Umständen einem interstitiellen Emphysem führen. Die Zunahme der Atemarbeit kann darüber hinaus zu morphologischen Veränderungen in der Atemmuskulatur (z. B. in Form subfaszialer Blutungen) führen.

Lungenemphysem
Das akute Lungenemphysem bei Tod durch Halskompression oder Ertrinken ist ein einfach fassbares vitales Zeichen, das seinen diagnostischen Stellenwert jedoch bei Reanimationsbehandlung mit Beatmung sowie Fäulnis verliert. Bei Neugeborenen ist die Entfaltung des Lungengewebes das wesentliche Kriterium für das Gelebthaben (positive Lungenschwimmprobe).

Nachweis aspirierter Flüssigkeiten und Bestandteile: Aspirationsbefunde spielen als Vitalitätszeichen eine Rolle bei Einatmung von Blut, Ruß (bei Brandleichen), Mageninhalt sowie des Verschüttungsmediums bei Verschütteten und beim Ertrinken. Beweisend für Vitalität sind nur Aspirationen bis in die tieferen Luftröhrenverzweigungen innerhalb der Lungen und bis in die Bronchiolen. Postmortal können Flüssigkeiten auch noch passiv bis in die Trachea und Hauptbronchien gelangen (s. **Tab. 6-7**).
Die Blutaspiration ist bereits makroskopisch durch die leopardenfellähnliche Zeichnung des Lungengewebes sowohl subpleural als auch auf der Schnittfläche zu diagnostizieren (s. **Abb. 6-3a–b**).
Die Blutaspiration ist durch die lobuläre Begrenzung der Einatmungsherde eindeutig von der Lungenkontusion zu differenzieren. Blut ausschließlich

Tabelle 6-7: Vitale Reaktionen – Aspiration

Phänomen	Mechanismus	Nachweis	Postmortale Entstehung
Aspiration Ansaugen von Gasen/Flüssigkeiten, Eindringen flüssiger oder fester Stoffe in die Atemwege während der Inspiration			bei Atemstilltand nur durch Insufflation
Blutaspiration	1. Blutung mit Eintritt in das Tracheobronchialsystem 2. Ventilation	makroskopisch/ histologisch	bei Atemstillstand nur durch Insufflation/künstliche Beatmung
Hirngewebsaspiration	1. Schädel-Hirn-Trauma mit Schädelbasisfraktur 2. Ventilation	makroskopisch/ histologisch	spontan Ø
Ruß	1. Rußentstehung bei Brand/ Schwelbrand 2. Ventilation	makroskopisch/ histologisch	bei weitgehender Verkohlung mit Ankohlung von Trachea und Lungen artifizielle Befunde möglich
Heißluftinhalation	1. Inhalation heißer Luft/Dämpfe 2. thermische Schleimhautschäden	mikroskopisch	bei Atemstillstand nur durch Insufflation; Schleimhautschäden zumindest zum Teil auch postmortal möglich
Flüssigkeit (Ertrinken)	1. Submersion, entstanden in Wasser 2. Ventilation	makroskopisch	postmortales Eindringen auch korpuskulärer Elemente durch hydrostatischen Druck (abhängig von der Wassertiefe) möglich

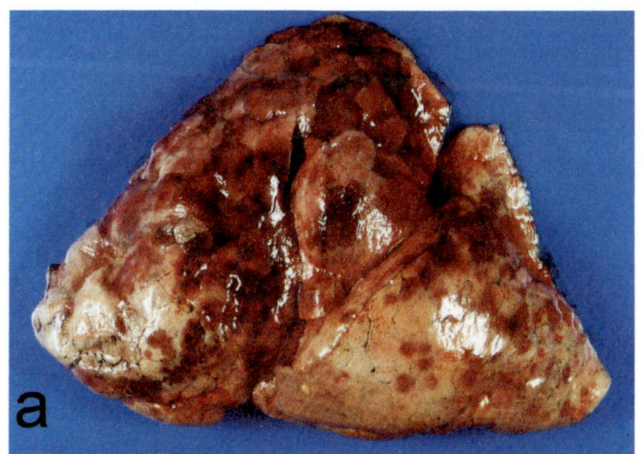

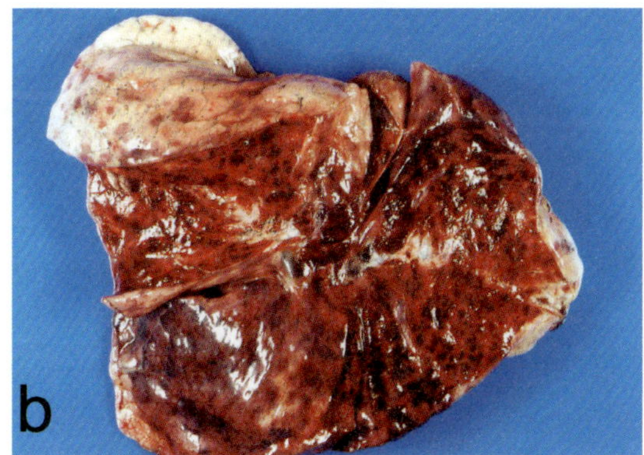

Abbildung 6-3a–b: Blutaspiration mit sowohl subpleural (a) als auch auf der Schnittfläche (b) typischer leopardenfellähnlicher Zeichnung des Lungengewebes

in den großen Luftröhrenverzweigungen beweist kein vitales Geschehen, da es während des Leichentransportes zu passiven Verlagerungen gekommen sein kann.

Aspiriertes Blut sowie anderweitig aspirierte Flüssigkeit vermischen sich während der Ventilation mit der Luft; in den Luftwegen, aber auch in der Mundhöhle entsteht blutfarbener Schaum bzw. schaumige Flüssigkeit. Bei der Wasserleiche tritt die schaumige Flüssigkeit zumindest dann, wenn die Atemöffnungen nicht mehr unter der Wasseroberfläche, sondern an bzw. oberhalb der Wasseroberfläche liegen, als Schaumpilz hervor. Der Schaumpilz ebenso wie ein blutfarbener Schaum sind Folge einer Vermischung von aspirierter Flüssigkeit, Luft und Bronchialsekret.

Zur Rußaspiration kommt es bei Einatmung von Rauchgasen im Brandherd. Gewebeaspiration, etwa von Hirngewebe, findet man bei Schädel-Hirn-Traumen mit Schädelbasisbruch.

6.4.4 Verdauung

Intravital erfolgt das Verschlucken von Blut, Fremdkörpern, Gewebebestandteilen, ausgeschlagenen Zähnen, Gebissteilen, Ertrinkungsflüssigkeit und Ruß. Beim Verschlucken handelt es sich um einen willkürlich eingeleiteten, dann reflektorisch peristaltischen Transport von Nahrung/Flüssigkeit in den Magen. Postmortal können feste Bestandteile nicht in den Magen gelangen, insbesondere kommt es zu keinem postmortalen peristaltischen Transport von Mageninhalt in das Duodenum. Ein isolierter Nachweis von Ertrinkungsflüssigkeit nur im Magen gilt jedoch nicht als beweisend für ein Ertrinken, da Wasser bei entsprechenden Druckverhältnissen auch postmortal bis in den Magen gelangen kann. Die Separierung eines wässrigen Mageninhaltes in drei Phasen, eine obere schaumige, eine flüssige mittlere, zu unterst eine feste (Wydler-Zeichen) stellt jedoch ein wichtiges diagnostisches Kriterium für ein vitales Ertrinken dar, ebenso sogenannte Sehrtsche Schleimhautrisse als Folge von Überdehnungen des Magens durch verschluckte Ertrinkungsflüssigkeit.

6.4.5 Haut

Typische Zeichen an der Haut sind anämische Aufschlagspuren beim Sprung aus der Höhe auf z. B. eine Wasseroberfläche. Hierbei wird der unter der Haut liegende Knochen als anämischer Bezirk auf der Haut abgeformt. Das zunächst bei Überlebenden beobachtete Phänomen ist auch noch an der Leiche sichtbar. Hitzeschädigungen der Haut wie Brandblasen, hyperämische Randsäume und Strommarken können grundsätzlich auch postmortal erzeugt werden.

6.4.6 Wundheilung

Nach Schädigung von Organen und Geweben setzen regelhaft ablaufende Reparaturprozesse ein, die man als Wundheilung bezeichnet (s. **Abb. 6-4**)

Die Reparaturprozesse dienen neben der Blutstillung dem Um- und Wiederaufbau des geschädigten Gewebes. Die Reaktionen verschiedener Gewebe auf Schädigungen durch direkte mechanische Gewalteinwirkungen verlaufen dabei für alle Gewebe relativ gleichartig und in Phasen ab, wobei sich die einzelnen Phasen überlappen können.

Die relative Konstanz dieses phasenhaften Ablaufs erlaubt daher eine Altersbestimmung der Verletzung, d. h. eine Einschätzung des Intervalls zwi-

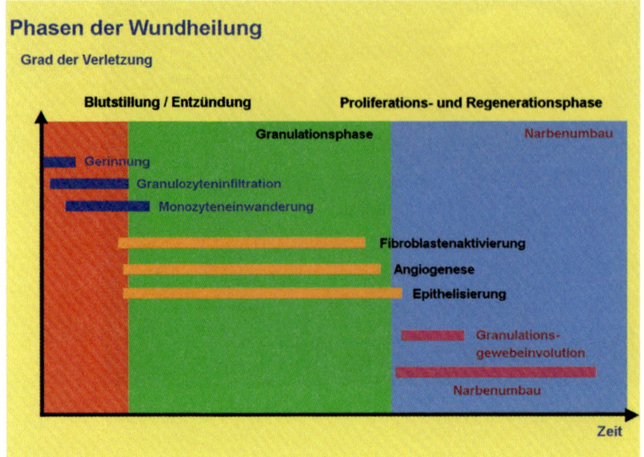

Abbildung 6-4: Phasen der Wundheilung

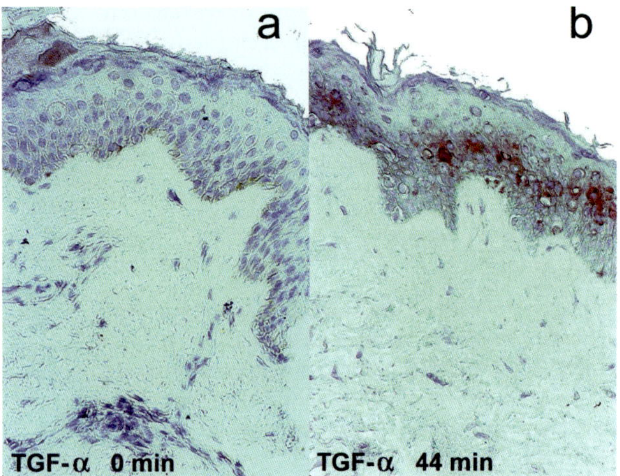

Abbildung 6-5a–b: Immunhistochemische Darstellung von TGF-α: Deutlicher Reaktionsanstieg in der mittleren Epidermis
a) Vergleichshaut und b) Schnittwunde nach 44 Minuten Überlebenszeit (x 400)

schen Zeitpunkt des Traumas und Todeseintritt. Bereits in der Routinehistologie (HE-Färbung) gut darstellbar ist das zeitabhängige Auftreten verschiedener zellulärer Elemente innerhalb des Wundgebietes (Granulozyten, Makrophagen, Lipophagen, Erythrophagen, Siderophagen, Lymphozyten, Fibroblasten). Eine granulozytäre Infiltration kann zwar schon nach deutlich weniger als einer Stunde einsetzen, im Allgemeinen werden die verschiedenen Entzündungszellen jedoch erst nach einer Überlebenszeit von mindestens mehreren Stunden bis zu mehr als einem Tag deutlich beobachtbar sein. Mittels immunhistochemischer Verfahren kann eine Reihe weiterer Wundheilungsvorgänge visualisiert werden, insbesondere zum Nachweis von Zytokinen und Adhäsionsmolekülen. Diverse proinflammatorische Zytokine (Interleukine, transformierende Wachstumsfaktoren) übernehmen als Peptidmediatoren im Rahmen eines Netzwerkes wesentliche Aufgaben bei der Initiierung von sehr frühen Entzündungsvorgängen (s. **Abb. 6-5a–b**). Die Zytokinkaskade induziert unter anderem auch die Expression der Adhäsionsmoleküle (ICAM-1, VCAM-1) und Selektine auf aktivierten Endothelzellen, die an der Bindung und Emigration von Leukozyten aus einem Gefäß nach einem traumatischen Ereignis mitwirken und somit ebenfalls einer manifesten leukozytären Reaktion vorausgehen.

6.4.7 Fett- und Muskelgewebe

Jede Durchtrennung eines Gewebes zu Lebzeiten wird mit einer Retraktion beantwortet; hierbei ist die Retraktionsfähigkeit der Organe und Gewebe unterschiedlich (Haut, Bindegewebe, Muskulatur, arterielle oder venöse Gefäßstümpfe). Die Retraktion ist jedoch nicht immer eine sichere vitale Reaktion, insbesondere in der Supravitalphase kann Gewebe nach Durchtrennung noch retrahieren. Bei weitgehender Körperzertrümmerung (etwa Bahnleichen) sprechen Blutungen fern vom Ort der einwirkenden Gewalt an Ansatzstellen von Muskeln für ein intravitales Geschehen (Zerrungsblutungen).

6.4.8 Biochemische vitale Reaktionen

Seit Jahrzehnten werden auch biochemische Funktionsvorgänge als Antwort auf spezifische Formen äußerer Gewalteinwirkung auf ihre Eignung als vitale Reaktionen untersucht. Zu nennen ist insbesondere die agonochemische Stressreaktion. Danach korrelieren Katecholaminwerte mit der Agoniedauer und sind z. B. von Bedeutung bei der Abgrenzung gewaltsamer Strangulationstodesfälle (hohe Katecholaminwerte) gegen Reflextodesfälle. Die Untersuchungen zu Katecholaminwerten bei verschiedenen Todesmechanismen und ihre diagnostische Aussagekraft sind jedoch noch nicht zum Abschluss gekommen.

6.4.9 Hämatomalter bei Lebenden

Häufige Folgen stumpfer Gewalteinwirkung sind Hämatome, die auch in der Begutachtung (Hämatomalter) von Bedeutung sind. Anhand der Verfärbung des Hämatoms ist nur eine ungefähre Altersschätzung möglich. Bereits die primäre Färbung des Hämatoms hängt von zahlreichen Faktoren ab:

Stärke, Tiefe und Lokalisation. Der typische Farbverlauf und die Altersschätzungen sind in **Tabelle 6-8** angegeben. Die **Abbildung 6-6** zeigt beispielhaft den zeitlichen Farbverlauf an künstlich gesetzten Hämatomen. Kleine Hämatome werden selbstverständlich schneller vollständig resorbiert als große Hämatome, die teilweise erst Stunden nach der Gewalteinwirkung ihre volle Ausprägung zeigen und in den inneren Anteilen noch «frisch» wirken können, während in der Peripherie bereits grünliche oder gelbliche Verfärbungen erkennbar sind. Bei der Beurteilung ist also große Zurückhaltung geboten. Wichtiger ist eine genaue Beschreibung der Farbskala von Hämatomen, ihrer Größe, der Abgrenzung gegenüber der Umgebung, nach Möglichkeit fotografische Dokumentation bei Benutzung einer Farbskala.

Tabelle 6-8: Farbverlauf bei Hämatomen

Farbe	Hämatomalter
graublau	frisch
blauviolett	maximal wenige Tage
grünlich	mindestens 4–5 Tage; in der Regel 6–8 Tage
gelblich	ca. 8 Tage
braunrot	keine Einschätzung möglich

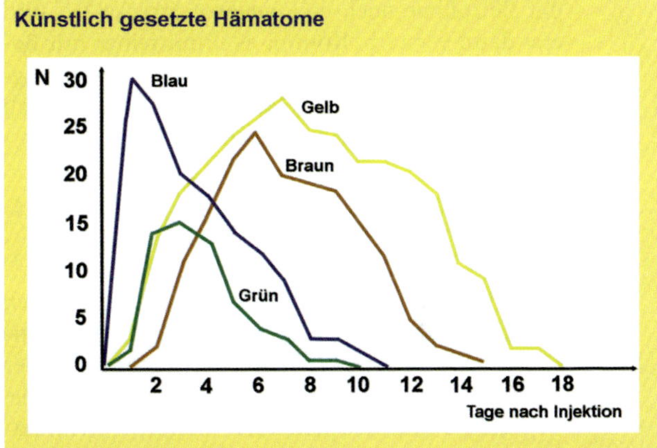

Abbildung 6-6: Zeitverlauf der Farbveränderungen an künstlich gesetzten Hämatomen

6.5 Handlungsfähigkeit

Die Frage nach einer posttraumatischen Handlungsfähigkeit, insbesondere bei Stich- und Schnittverletzungen sowie Schussverletzungen des Schädels, spielt in folgenden Fällen häufig eine Rolle:

- Der Tatort entspricht nicht dem Fundort.
- Sind die Verletzungen mit einer Selbstbeibringung vereinbar (mehrere Schussverletzungen des Schädels, mehrere Stichverletzungen des Herzens)?
- Es besteht Diskrepanz zwischen den Aussagen von Täter und Opfer zum Handlungsablauf.

Die Handlungsfähigkeit lässt sich dabei folgendermaßen differenzieren:

- Fähigkeit zu schwierigen, zielgerichteten und vom Bewusstsein getragenen Handlungen
- instinktive und situationsentsprechende Handlung (z. B. Abwehrverletzung)
- bei Bewusstlosen ablaufende, zusammenhängende und gleichförmige Bewegungsabläufe (z. B. Automatismen, Reflexabläufe)
- unzusammenhängende und schnell erschöpfbare Bewegungsabläufe (z. B. Streckkrämpfe).

Als handlungsfähig wird man nur Personen mit vom Bewusstsein getragenen Handlungen entsprechend der ersten zwei Kategorien einstufen können. Wesentliches Kriterium für die Beurteilung der Handlungsfähigkeit ist die Verletzungslokalisation und Verletzungsschwere. Personen, die an ihren Verletzungen noch am Ort des Geschehens versterben, werden in der Regel schnell handlungsunfähig gewesen sein.

Bei Schussverletzungen des Schädels beruht die Handlungsunfähigkeit entweder auf einer sofortigen traumatischen Funktionsstörung des ZNS, z. B. durch die temporäre Wundhöhle oder sekundär auf einer Sauerstoffmangelschädigung im Rahmen des hämorrhagischen Schocks. Sofortige Handlungsunfähigkeit liegt vor bei Schuss- oder Stichverletzungen von Halsmark, Hirnstamm sowie Teilen des Zwischen- und Mittelhirns. Insbesondere bei Schussverletzungen frontaler Hirnanteile mit kleinkalibrigen Geschossen kann die Handlungsfähigkeit erhalten bleiben.
Auch bei Verletzungen von Herz oder Aorta muss nicht unmittelbare Handlungsunfähigkeit gegeben sein. Auf Stichverletzungen des Abdomens mit Eröffnung der Bauchhöhle reagieren viele Verletzte zunächst besonnen, Handlungsunfähigkeit tritt häufig erst im Rahmen des sich entwickelnden hämorrhagischen Schocks ein. Bedeutsam ist hier die Geschwindigkeit des Blutverlustes. Relativ rasch setzt Handlungsunfähigkeit bei breiter Eröffnung einer Herzkammer, der Aorta und Arteria pulmonalis sowie Durchtrennung der Koronararterien ein. Bei stumpfer Gewalteinwirkung kann auch

nach ausgedehnten Hiebverletzungen und anderen Impressionstraumata des Schädels und Gehirns noch Handlungsfähigkeit erhalten sein. Nervenverletzungen oder topographisch begrenzte Verletzungen des Halsmarks führen nicht zu sofortiger Handlungsunfähigkeit, sondern zu weitgehender Bewegungsunfähigkeit.
Beim Erhängen mit freier Suspension kommt Handlungsfähigkeit nicht mehr in Betracht. Reißt zeitnah zum Beginn der Suspension das Strangulationswerkzeug, sind Einzelfälle beschrieben, in denen der Betroffene noch eine gewisse Strecke lief und erst dann verstarb. Kommt es unmittelbar mit Beginn der Suspension zu einem Reißen des Strangwerkzeuges, kehrt die Handlungsfähigkeit rasch zurück bzw. bleibt primär erhalten.

6.6 Kriminologie

Unter Kriminologie versteht man die Lehre von den Ursachen des Verbrechens. Sie macht sich als eigenständige empirische Wissenschaft Erkenntnisse der Strafrechtswissenschaften, Soziologie, Psychologie, Psychiatrie und Rechtsmedizin zunutze. Kriminalistik ist hingegen die Lehre von der Bekämpfung der Kriminalität. Der Kriminalist befasst sich mit der Aufdeckung der Tat und der Überführung des Täters.
Bis zum 35. Lebensjahr stehen gewaltsame Todesfälle statistisch hinsichtlich ihrer Häufigkeit vor den Todesfällen aus innerer, krankhafter Ursache, erst jenseits des 35. Lebensjahres treten die bösartigen Neubildungen sowie die Krankheiten des Kreislaufsystems zahlenmäßig deutlich hervor (s. **Abb. 6-7**).
Insgesamt rangieren die nicht-natürlichen, gewaltsamen Todesfälle an Platz 5 der Todesursachenstatistik, wobei sie dort sicherlich unterrepräsentiert sind. Ursache hierfür ist unter anderem eine falsche Todesartqualifikation bei der ärztlichen Leichenschau.
Bei den durch äußere Einflüsse verursachten Todesfällen führen die Unfälle vor den Suiziden und den Tötungsdelikten. Unfälle sind entsprechend den Allgemeinen Unfallversicherungsbedingungen (AUB 2000) folgendermaßen definiert:

> **§ 1 AVB Versicherte Gefahren, Geltungsbereich**
> Ein Unfall liegt vor, wenn der Versicherte durch ein plötzlich von außen auf seinen Körper wirkendes Ereignis (Unfallereignis) eine Gesundheitsbeschädigung erleidet [...].

Unter den Unfällen stehen neben den häuslichen Unfällen die Verkehrsunfälle ganz im Vordergrund, die einen Anteil von gut 30 % an den tödlichen Unfällen insgesamt ausmachen.
An zweiter Stelle der nicht-natürlichen Todesfälle stehen mit über 11 000 Fällen pro Jahr die Suizide. Unter Suizid, Selbsttötung, Selbstmord versteht man die selbst herbeigeführte Beendigung des eigenen Lebens. Die Suizidrate (Suizide je 100 000 Einwohner im Jahr) ist in den einzelnen Ländern unterschiedlich, weist in Deutschland in den letzten Jahren eine leicht sinkende Tendenz auf und liegt mit 15 Personen je 100 000 Einwohner etwas unter dem europäischen Durchschnitt (18 pro 100 000). Männer weisen eine deutlich höhere Suizidrate auf als Frauen (Männer 22 pro 100 000; Frauen 8 pro 100 000). Bei den Suizidmethoden überwiegt sowohl bei Frauen als auch bei Männern das Erhängen, gefolgt von Vergiftungen. An dritter Stelle steht bei Männern die Selbsttötung mit Schusswaffen, bei Frauen der Sturz aus der Höhe.
Die Zahl der Suizidversuche liegt bei Männern etwa fünfmal, bei Frauen ca. 18-mal so hoch wie die der vollendeten Suizide. Bei den Suizidversuchen stehen Vergiftungen an erster Stelle, gefolgt von Schnittverletzungen (Pulsaderschnitte), Sturz aus der Höhe und Erhängen.
Suizide nehmen mit dem Alter zu, werden jedoch auch bei Kindern ab ca. zehn Jahren als unmittelbare Reaktion auf als kränkend empfundene Ereignisse (nach körperlicher Züchtigung, Demütigung, Schulversagen) beobachtet. Zu den Risikogruppen für Suizide gehören:

- Patienten mit Depressionen,
- Alkohol-, Medikamenten-, Drogenabhängige,
- Personen mit schweren, unheilbaren Erkrankungen,
- Menschen, die einen Suizid ankündigen bzw. bereits einen Suizidversuch unternommen haben.

Bestimmte, auch seltene Suizidmethoden können – etwa nach Berichterstattung in den Medien – regional und zeitlich gehäuft auftreten (sogenannter Werther-Effekt).
Als erweiterter Suizid wird eine Selbsttötung bezeichnet, der die Tötung meist naher Familienangehöriger vorangeht. Die Bezeichnung erweiterter Suizid ist nur dann zutreffend, wenn die Tötung der Angehörigen einvernehmlich geschah, ansonsten ist sie als vorsätzliches Tötungsdelikt zu werten.
Ein Suizid sollte sich immer aus der Lebensgeschichte des Verstorbenen erklären. Hilfreich kann die Feststellung von Vorbereitungs- und Nebenhandlungen sein. Unter Vorbereitungshandlungen ver-

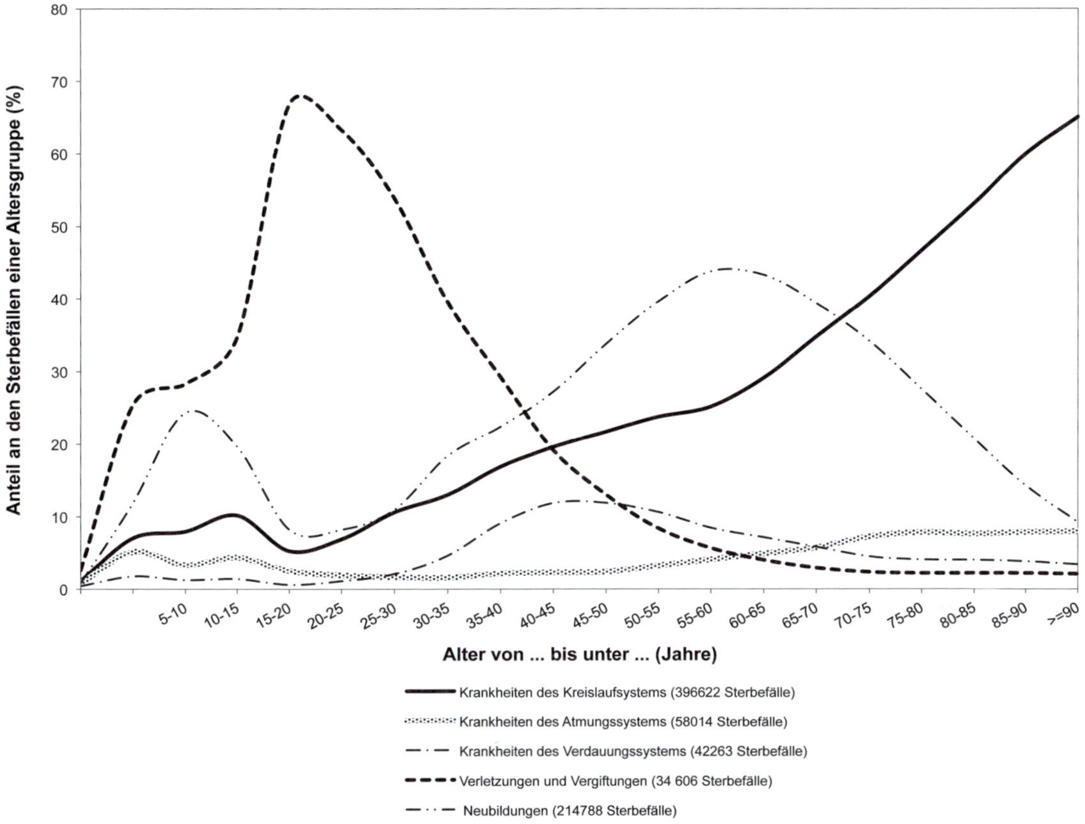

Abbildung 6-7: Sterbefälle in den großen Krankheitsgruppen in Abhängigkeit vom Sterbealter laut Todesursachenstatistik (Jahr 2008)

steht man Vorkehrungen des Suizidenten, die den letalen Geschehensablauf sichern sollen (Wahl eines einsamen Ortes oder einer Tageszeit, an der nicht mit vorzeitigem Auffinden zu rechnen ist; Selbstfesselung; Beibringung suizidaler Schnittverletzungen vor einem Spiegel). Die Nebenhandlungen geben Einblick in die psychische Verfassung des Suizidenten (etwa Aufstellen von Bildern nahestehender Personen, Schreiben von Abschiedsbriefen, Warnhinweise an Mitbewohner, z. B. bei suizidalen Vergiftungen der Hinweis: Vorsicht, nicht trinken, Gift!).
Die Zahl der vorsätzlichen Tötungsdelikte (Mord, Totschlag im Sinne von §§ 211, 212 StGB) blieb in den letzten Jahren laut polizeilicher Kriminalstatistik mit 800–1000 Fällen pro Jahr relativ konstant, wobei von einer hohen Dunkelziffer nicht entdeckter Tötungsdelikte auszugehen ist (auf 1000 entdeckte etwa die gleiche Anzahl nicht entdeckter Tötungsdelikte). Opfer von Tötungsdelikten sind überwiegend 21- bis 60-jährige Personen. Für den leichenschauenden Arzt ist dabei von besonderer Bedeutung, dass sich der Täterkreis zu etwa 60 % aus dem persönlichen Umfeld des Opfers rekrutiert. Männer und Frauen sind etwa gleich häufig betroffen, bei den Tötungen in Zusammenhang mit Sexualdelikten stehen Frauen als Opfer ganz im Vordergrund. Durch eine sorgfältige Leichenschau können Ärzte maßgeblich zur Aufdeckung von Tötungsdelikten beitragen.

6.7 Tod durch mechanische Gewalt

6.7.1 Stumpfe Gewalt

Stumpfe Gewalt ist die häufigste Form der Gewalteinwirkung. Sie ist definiert als die Einwirkung flächenhafter oder kantiger Gewalt auf den Körper. Sie kann ausgeübt werden mit körpereigener Kraft (Schlagen, Treten, Stoßen) sowie unter Zuhilfenahme von Werkzeugen (Stöcke, Latten, Prügel etc.). Zur stumpfen Gewalt zählen auch Stürze (Kollision eines frei beweglichen Körpers mit einer fixierten Unterlage).

Alle Folgen stumpfer Gewalteinwirkung sind sorgfältig zu dokumentieren, da gerade die nicht behandlungsbedürftigen Folgen stumpfer Gewalteinwirkung rekonstruktiv von großer Bedeutung sind. Befunddokumentationen wie multiple Prellungen des Schädels sind wertlos, da aus ihnen weder die Lokalisation noch Charakteristika der Verletzung hervorgehen.

Folgen stumpfer Gewalteinwirkung auf den Körper sind:

- Schürfungen (Exkoriationen)
- Blutungen (intrakutane Blutungen; subkutane Blutungen = Suffusionen)
- anämische Aufschlagspuren
- Dehnungsrisse
- Kontinuitätsdurchtrennungen der Haut (Riss-, Quetsch-, Platzwunden)
- Décollement
- Verletzungen innerer Organe bis zur Organruptur
- Knochenbrüche
- Schädel-Hirn-Traumen (Schädelfrakturen, Hirnhautblutungen, Hirnblutungen)

Schürfungen

Hautabschürfungen oder Exkoriationen entstehen durch tangentiale, schürfende Gewalteinwirkung auf die Haut. In Richtung der Gewalteinwirkung können Epithelschüppchen abgehoben sein. Postmortal vertrocknen Exkoriationen lederartig fest. Gleichartige Vertrocknungen als Folge einer Epidermiszerstörung findet man jedoch auch bei senkrechter Gewalteinwirkung auf die Haut, etwa im Rahmen eines Verkehrsunfalls (Pkw-Fußgängerunfall mit Kollision der Stoßstange mit der Außenseite des Unterschenkels 40 cm oberhalb der Sohlenebene). Typischerweise fände sich hier postmortal eine Hautvertrocknung mit subkutaner Einblutung. Auch postmortale Epidermiszerstörungen führen in gleicher Weise zu Vertrocknungen.

Geformte Vertrocknungen müssen genau dokumentiert werden, da sie Hinweise auf die Abmessungen eines verursachenden Werkzeuges geben (s. **Abb. 6-8a–e**).

Blutungen

Blutungen entstehen durch Dehnung und Zerreißung von Blutgefäßen am Ort einer Gewalteinwirkung bzw. Infiltration des Gewebes von entfernter gelegenen Rhexisblutungen. Hinsichtlich ihrer Lokalisation sind intrakutane von subkutanen Blutungen zu unterscheiden. In der Haut gelegene Blutungen (intrakutane Blutungen) stellen sich meist als gruppierte, teilweise musterförmig angeordnete, punktförmige, dermale Einblutungen dar (s. **Abb. 6-9**).

Intrakutane Blutungen findet man auch als Kompressionsblutungen der Haut bei Druck auf bekleidete Körperareale mit Einblutungen korrespondierend zur Textur des Bekleidungsstückes.

Musterartige Einblutungen sollten immer fotografisch dokumentiert werden, da über die Zuordnung eines verursachenden Werkzeuges ein Tatverdächtiger ermittelt werden kann.

Subkutane Hämatome (Suffusionen) finden sich einerseits als direkte Folgen einer Gewalteinwirkung mit Gefäßzerreißungen, andererseits auch als indirekte Blutungen, ausgehend von inneren Verletzungen (Knochenbrüchen) oder als abgesacktes Hämatom (vom Ort der Gewalteinwirkung entsprechend

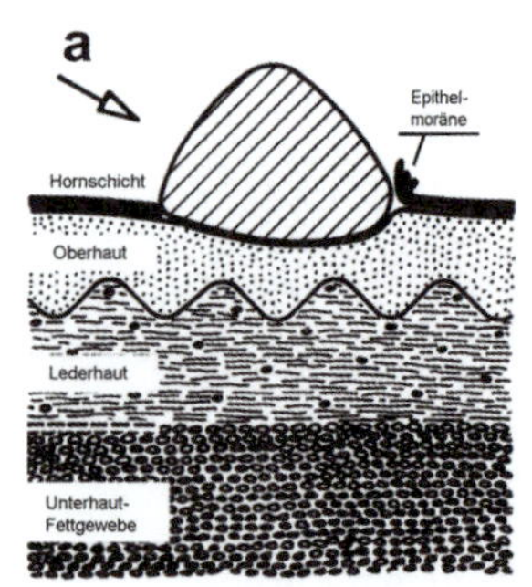

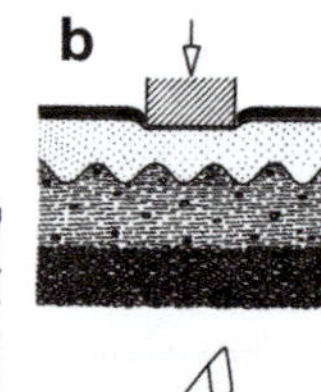

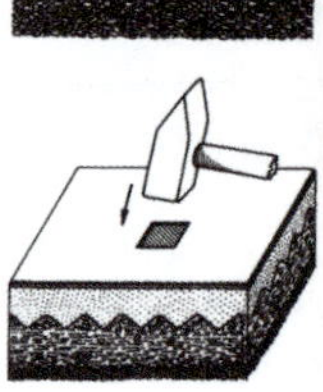

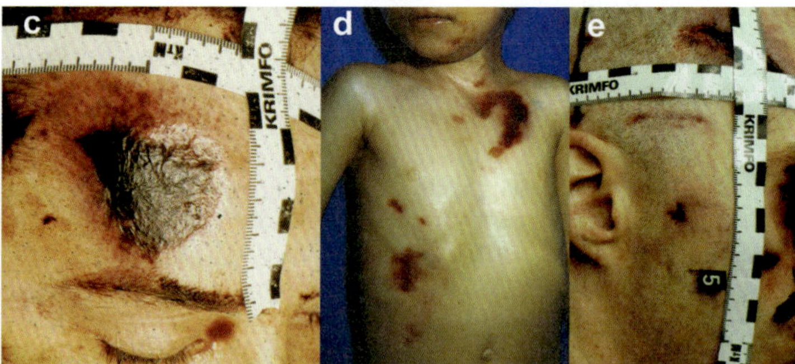

Abbildung 6-8a–e: Hautschürfung/Hautvertrocknung
a) Schürfung mit in Schürfrichtung abgehobenen Oberhautschüppchen
b) geformte Vertrocknung durch Kompression der Epidermis
c) lederartig vertrocknete Hautschürfung bei Sturz auf Straßenpflaster mit Schürfrichtung zwischen links oben und rechts unten
d) hufeisenförmige Hautvertrocknung der linken Subklavikularregion bei Huftritt
e) rechteckförmige Hautvertrocknung vor dem rechten Ohr bei Zuschlagen mit der Rückseite eines Hammers

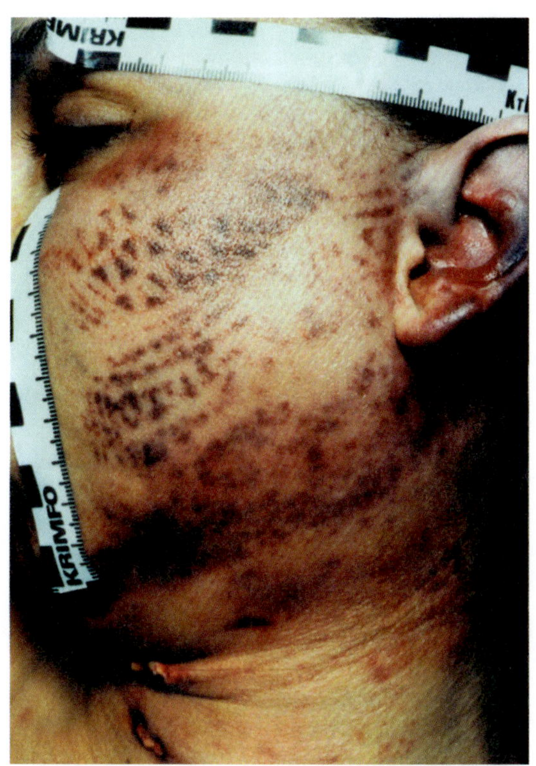

Abbildung 6-9: Intrakutanblutung der linken Wange nach Zutreten mit beschuhtem Fuß mit profilierter Schuhsohle, musterartige scharf begrenzte Einblutungen der Haut

der Schwerkraft innerhalb der Faszienlogen). Typische indirekte Blutungen wären Einblutungen in das Augenoberlid bei Sturz auf das Hinterhaupt mit knöchernen Contre-coup-Verletzungen des Orbitadaches. Subkutane Hämatome müssen nicht sofort nach ihrer Entstehung sichtbar sein, je nach Dicke des Unterhautfettgewebes muss die Blutung erst eine hinreichende Intensität erreicht haben, um nach außen durchzuscheinen. Frische subkutane Einblutungen stellen sich bei der Präparation (intraoperativ oder bei der Sektion) als feucht glänzende, blau-livide, relativ gut demarkierte Verfärbungen dar. Ältere Hämatome sind bei Einschnitt eher trocken, bräunlich, matt-glänzend, mit verwaschenen Grenzen. Mit dem Abbau des Hämoglobins und Diffusion der Abbauprodukte in die Umgebung wechselt die Farbe ins Gelbliche, Grünliche und Bräunliche, die Abgrenzung gegenüber der Umgebung wird unscharf (s. **Abb. 6-10a–b**).
Wichtiger als eine allzu ehrgeizige Eingrenzung des Alters eines Hämatoms ist die genaue Beschreibung hinsichtlich der Kriterien Durchmesser, Abgrenzung gegenüber der Umgebung, Farbgebung.

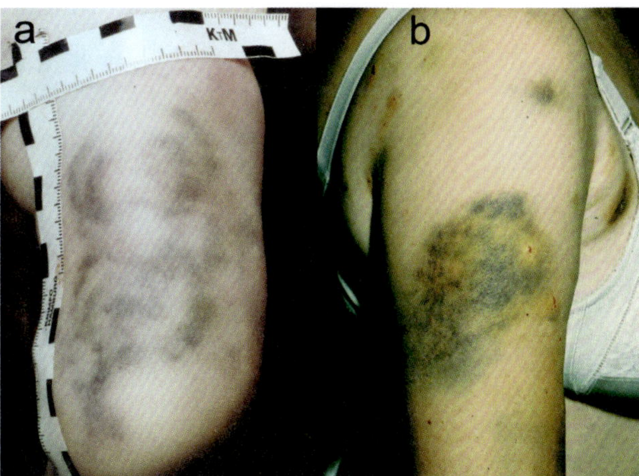

Abbildung 6-10a–b: Ältere geformte Hämatome des linken Oberschenkels bei Schlag mit einem Gegenstand (a), älteres, livides bis gelbliches, unscharf gegenüber der Umgebung abgegrenztes Hämatom des rechten Oberarms (b)

Das Ausmaß einer subkutanen Blutung ist von der Intensität der Gewalteinwirkung, daneben jedoch auch von der Durchblutung sowie vom Gewebsturgor abhängig. Ausnahmsweise kann ein subkutanes Hämatom in Form eines Doppelstriemens die Konfiguration eines verursachenden Werkzeuges wiedergeben (s. **Abb. 6-11a–d**). So findet man typischerweise Doppelstriemen bei Stockschlägen. Dabei entsprechen zwei parallel verlaufende Striemen einem Schlag: An der zentralen Aufschlagstelle kommt es zu einer Kompression des Gewebes mit Verdrängung des Blutes mit an die primäre Aufschlagstelle angrenzenden parallel verlaufenden Rhexisblutungen.

Anämische Aufschlagspuren

Anämische Aufschlagspuren wurden zuerst bei Frauen beschrieben, die in suizidaler Absicht von Donaubrücken gesprungen waren. Bei der klinischen Untersuchung fielen anämische Bezirke an Oberschenkeln (in Beinlängsachse) und Gesäß auf. Die Längsstreifen am Oberschenkel erschienen wie eine Projektion des Femurs, die runden Flecke fanden sich immer in Höhe des Foramen obturatum. Die Entstehung der anämischen Streifen wird einer plötzlichen Kompression beim Aufschlagen der Weichteile auf die Wasserfläche zugeordnet, wobei das Blut in die Umgebung gepresst wird, sodass dort eventuell auch Blutungen entstehen. Anämische Aufschlagspuren finden sich nicht nur an Lebenden, sondern auch als vitale bzw. agonale Reaktionen an der Leiche.

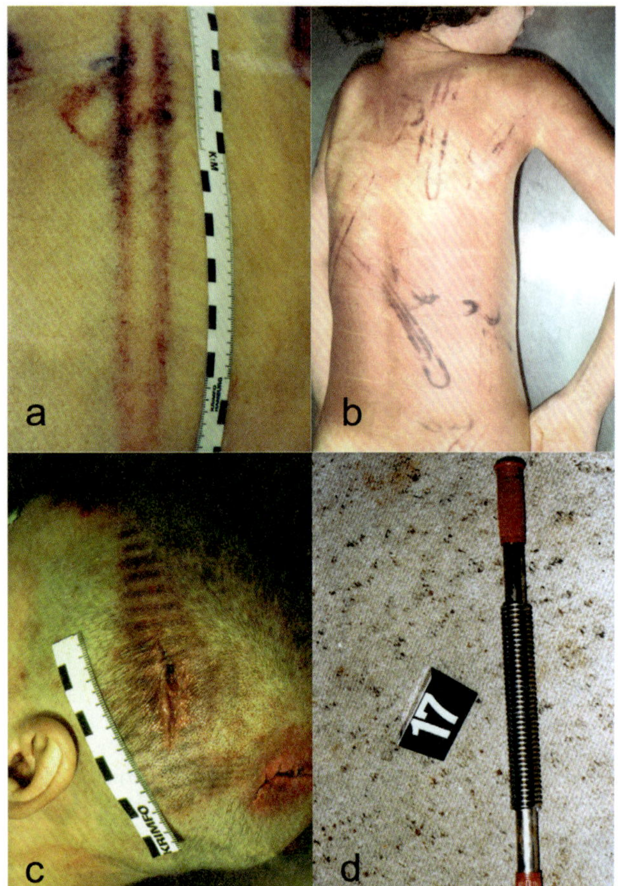

Abbildung 6-11a–d: Konturierte Hämatome
a) typisches doppelt konturiertes Hämatom der Haut des Rückens nach Schlag mit einer Stange
b) schlaufenförmig doppelt konturierte Hämatome des Rückens bei Schlag mit einem Gürtel
c) leitersprossenartig parallel zueinander angeordnete Einblutungen der Kopfschwarte nach Zuschlagen mit einem Expander
d) Tatwerkzeug zu Abbildung c)

Dehnungsrisse

Dehnungsrisse der Haut finden sich beim Überrollen des Körpers durch ein Kraftfahrzeug, durch Dehnung bzw. Zerrung der Haut über prominenten Knochenvorsprüngen auch fernab der eigentlichen Traumastelle. Es handelt sich hierbei zumeist um gruppierte, seichte Zusammenhangstrennungen der Epidermis, die bis ins Korium reichen können (s. **Abb. 6-12**), meist aber bereits im Stratum papillare enden.

Dehnungsrisse finden sich jedoch auch bei Verkehrsunfallopfern, die als Fußgänger in aufrechter Körperhaltung mit einem Fahrzeug kollidierten.

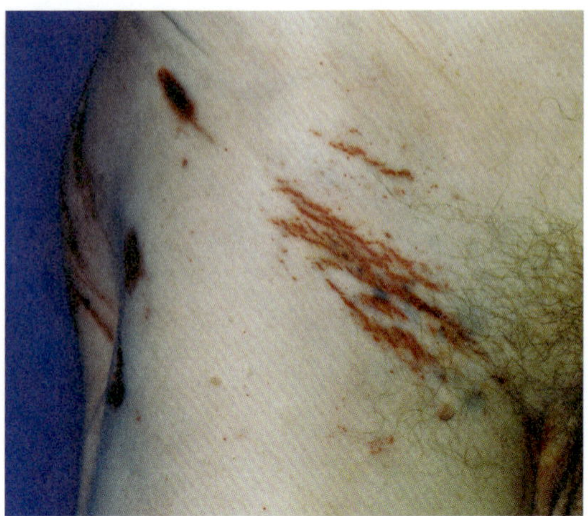

Abbildung 6-12: Dehnungsrisse der Inguinalhaut

Prädilektionsstellen sind hierbei die Leistengegend sowie der Halsbereich. Inguinale Dehnungsrisse finden sich nicht nur bei Dorsalkollisionen, sondern sogar bei Frontalkollisionen: beim Anprall abrupte Beschleunigung der unteren Hälfte des Körpers, während der Oberkörper trägheitsbedingt zurückbleibt.

Décollement

Durch tangentiale Gewebeverschiebungen zwischen Haut und Unterhautfettgewebe, etwa beim Überfahren, kann es zu massiven Gewebezerquetschungen, insbesondere des Unterhautfettgewebes mit Höhlenbildung und Einblutung kommen (Décollement, Ablederung). Auch bei äußerlich weitgehend intakter Haut kann es zu massiven Blutverlusten in Wundtaschen kommen (s. **Abb. 6-13a–b**).

Penetrierende Hautverletzungen

Bei den penetrierenden Hautverletzungen durch stumpfe Gewalt unterscheidet man nach ihrer Pathomechanik Risswunden, Quetschwunden und Platzwunden.

Risswunden entstehen durch starken Zug und Überdehnung der Haut. Reißt die Haut nicht vollständig ein, finden sich als Minimalvariante sogenannte Dehnungsstreifen (z. B. in den Inguinalfalten bei Überstreckung nach Anfahren eines Fußgängers von hinten).

Quetschwunden entstehen durch starken Druck auf die Haut.

Platzwunden entstehen, wenn die Haut über platten Knochen zum Platzen gebracht wird, besonders am Schädel bei direkt über dem Knochen verlaufender Haut (Jochbogen, Arcus superciliaris). Sie können

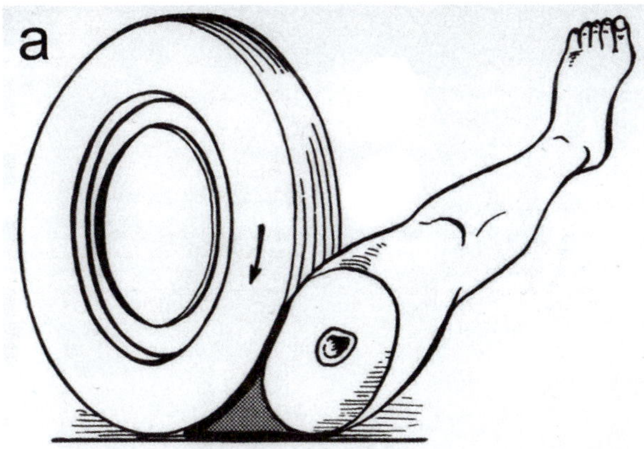

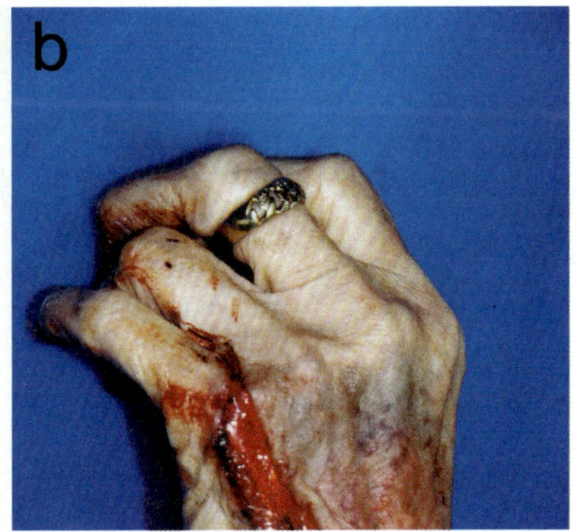

Abbildung 6-13a–b: Décollement (Ablederung)
a) typischer Entstehungsmechanismus mit Abscherung der Haut vom Unterhautfettgewebe
b) Ablederung der Haut des linken Handrückens durch Treten und Rotation auf die auf dem Fußboden fixierte Hand

hier etwa durch Faustschläge verursacht worden sein; am Schädeldach setzt die Entstehung einer Platzwunde in der Regel Schläge mit einem Gegenstand bzw. einen Sturz voraus.
Bei den durch stumpfe Gewalt verursachten Kontinuitätsdurchtrennungen der Haut finden sich in der Regel unregelmäßige, geschürfte Wundränder, bei flächenhafter Gewalteinwirkung Quetschungen der Wundränder sowie Gewebsbrücken im Wundgrund. Wird die Elastizitätsgrenze der Haut überschritten mit der Folge einer Kontinuitätsdurchtrennung, finden sich im Wundgrund Gewebsbrücken, da Gefäß- und Nervenäste eine größere Elastizität aufweisen als Haut und nicht einreißen. Bei kantiger Gewalteinwirkung auf den Schädel kann die Kontinuitätsdurchtrennung relativ gradlinig glattrandig sein, bei fehlenden Gewebsbrücken im Wundgrund sind sie in den seicht auslaufenden Wundwinkeln jedoch nachweisbar. Bei Kontinuitätsdurchtrennungen der Haut ist immer auch auf Fremdkörper in der Wunde zu achten, die Hinweise auf ein verursachendes Werkzeug geben können (Glas, Lacksplitter, Holzpartikel, Metallfragmente etc.).
Trifft eine Gewalt nicht senkrecht, sondern schräg auf, ist der Wundrand in Richtung der Gewalteinwirkung unterminiert, derjenige, aus der die Gewalt erfolgte, abgeschrägt. Bei Platzwunden am Hinterhaupt kann so eine Differenzierung sturz- bzw. schlagbedingter Platzwunden gelingen (bei Schlag von oben oberer Wundrand abgeschrägt, der untere unterminiert, bei Sturz unterer Wundrand abgeschrägt, der nach oben weisende unterminiert; s. **Abb. 6-14a–g**).

6.7.2 Verletzungen innerer Organe

Je nach Intensität der Gewalteinwirkung resultieren knöcherne Verletzungen, Kontusionen sowie Rupturen innerer Organe (s. **Abb. 6-15a–d**).
Schwergradige Verletzungen innerer Organe finden sich vor allen Dingen als Folge von Verkehrsunfällen, Stürzen aus der Höhe oder umschriebener lokaler Gewalteinwirkung wie Treten. Lungenquetschungen oder -rupturen werden in der Regel in Verbindung mit Rippenserienfrakturen bei Kompression des Brustkorbes beobachtet. Vitale Rippenfrakturen sind deutlich unterblutet, bei Durchspießung der Pleura parietalis kann es sekundär zu Anspießverletzungen der Lunge kommen (s. **Abb. 6-16a–b**).
Als Dezelerationsfolge finden sich häufig intensive Einblutungen der Lungenhili, unter Umständen inkomplette oder komplette Abrisse. Lungenkontusionen müssen abgegrenzt werden von Blutaspirationsherden. Dies gelingt i. d. R. durch Nachweis der Aspirationsquelle, des intrabronchialen Blutes und der lobulären Verteilung der Aspirationsherde.
Herzrupturen entstehen entweder durch direkte Gewalteinwirkung (Quetschung zwischen Brustbein und Wirbelsäule) oder als Dezelerationsfolge. Die Aortenruptur im Bereich des Aortenbogens ist ebenfalls in der Regel eine Dezelerationsverletzung, sie kann zunächst gedeckt verlaufen. Sowohl Milz- als auch Leberrupturen können zweizeitig verlaufen. Insbesondere die postintervalläre zweizeitige Milzruptur kann, wenn sie zu spät oder nicht erkannt wird, den Vorwurf eines Behandlungsfehlers auslösen. Darmrupturen, Zerreißungen des Mesen-

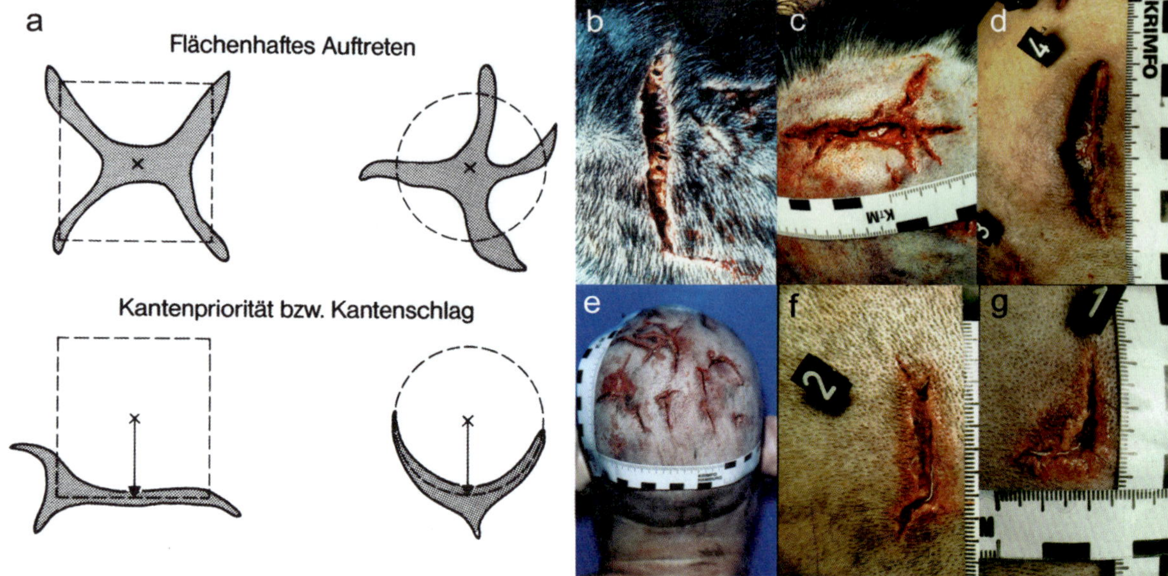

Abbildung 6-14a–g: Platzwunden der Haut

a) bei flächenhaftem Auftreffen von quadratischer oder runder Schlagfläche mehrstrahlige Platzwunden, bei Auftreffen zunächst einer Kante Kontinuitätsdurchtrennung entsprechend der primär auftreffenden Kante
b) Platzwunde der behaarten Kopfhaut, unregelmäßige Wundränder, im Wundgrund Gewebsbrücken
c) mehrstrahlige Platzwunde der behaarten Kopfhaut mit unregelmäßigen Wundrändern sowie Quetschung des Gewebes, verursachendes Werkzeug: Eisenstange
d) Abgeschrägter (rechts) bzw. unterminierter (links) Wundrand bei schrägem Auftreffen eines Werkzeuges. Die Kontinuitätsdurchtrennung ist in Richtung der Gewalteinwirkung unterminiert.
e) zahlreiche Platzwunden des Hinterkopfes bei Tötungsdelikt mit primärem Angriff von hinten
f) Schlag mit der Kante eines Hammers, Quetschung der unregelmäßigen Wundränder, Wundwinkel schwalbenschwanzförmig eingerissen
g) rechteckförmige Platzwunde mit gequetschten, etwas unregelmäßigen Wundrändern sowie radiären Einrissen der Haut, verursachendes Werkzeug: zwei Kanten eines Hammers

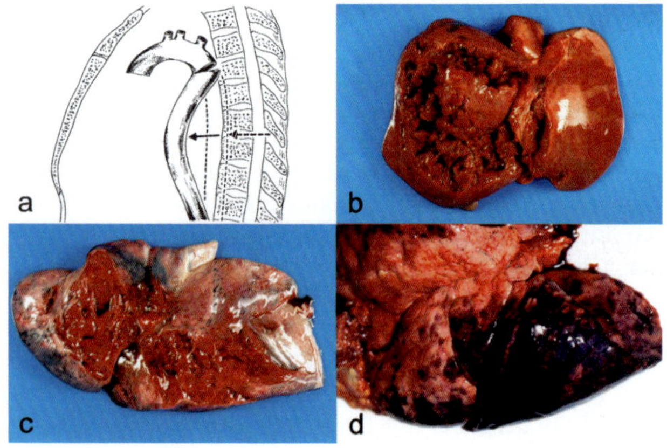

Abbildung 6-15a–d:

a) Aortenruptur bei Dezelerationstrauma, typischerweise am Ende des Aortenbogens
b) Leberruptur
c) Lungenzerreißung
d) Lungenkontusion

teriums und des großen Netzes finden sich insbesondere auch als Folge von Tritten in den Bauch eines am Boden liegenden Opfers. Bei fehlenden oder nur dezenten äußeren Hinweisen einer Gewalteinwirkung auf die Abdominalregion kontrastieren hierzu schwerste innere Verletzungen. Blutverluste in Weichteile können bei Frakturen beträchtliche Ausmaße erreichen (s. **Abb. 6-17**).

Schädel-Hirn-Traumen (SHT)

Unterblutungen der Kopfschwarte finden sich vielfältig als Folge unterschiedlichster Formen der Gewalteinwirkung: Schläge gegen den Kopf, Stoß des Kopfes an einen Gegenstand, Stürze. Aufgrund des Gefäßreichtums der Kopfschwarte kommen sogar letale Verblutungen aus isolierten Kopfschwartenverletzungen vor. Zu unterscheiden sind die subkutanen Einblutungen, die den Ort der Gewalteinwirkung anzeigen, von subaponeurotischen Blutungen, die sich unter der Galea aponeurotica ausbreiten, in

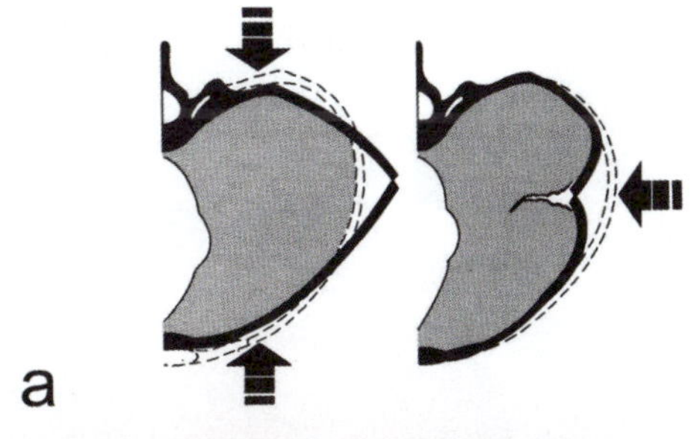

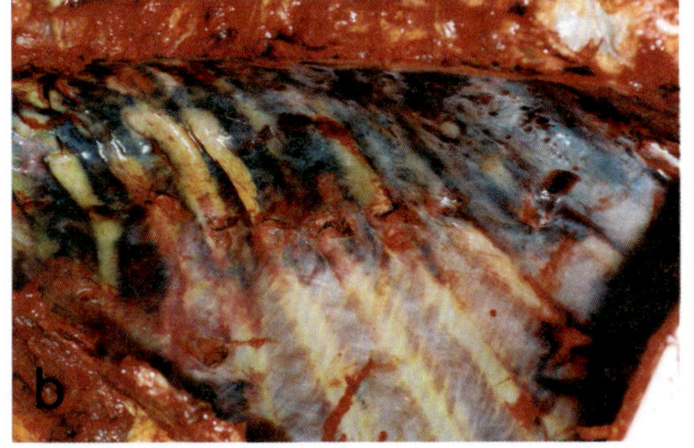

Abbildung 6-16a–b:
a) Mechanismus der Entstehung von Rippenfrakturen bei anterodorsaler bzw. lateraler Brustkorbkompression
b) massiv unterblutete durchspießende Rippenserienfrakturen

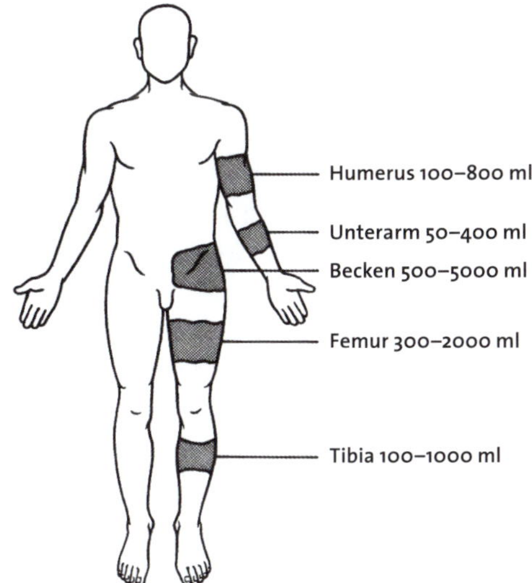

Abbildung 6-17: Blutverluste bei Frakturen

der Regel frakturassoziiert sind und nicht den Ort einer direkten Gewalteinwirkung anzeigen (s. **Abb. 6-18a–b**).

Schädelbrüche
Bei den Schädelbrüchen sind Biegungs- und Berstungsbrüche zu differenzieren (s. **Abb. 6-19a–h**). *Biegungsbrüche* entstehen durch lokale Verformung des Schädels am Ort der Gewalteinwirkung und verlaufen äquatorial zur Stelle der Gewalteinwirkung als bogenförmige Fissuren. Als Sonderformen der Biegungsbrüche entstehen geformte Brüche bei Werkzeugen mit umschriebener Angriffsfläche mit Abmessungen bis zu ca. 4 × 4 cm.
Geformte Brüche können die Abmessungen eines verursachenden Werkzeuges (z. B. Rückseite eines Hammers, eines Beils) annähernd wiedergeben.
Man differenziert den Lochbruch mit Impression von Tabula externa und interna des Schädeldaches nach innen vom Terrassenbruch, bei der die Gewalt nicht senkrecht, sondern etwas schräg bzw. verkantet auftrifft und daher einzelne Anteile des Schädeldaches tiefer in Richtung Schädelinneres imprimiert werden als andere. Eine Sonderform des Lochbruches ist schließlich der Schussbruch. Der

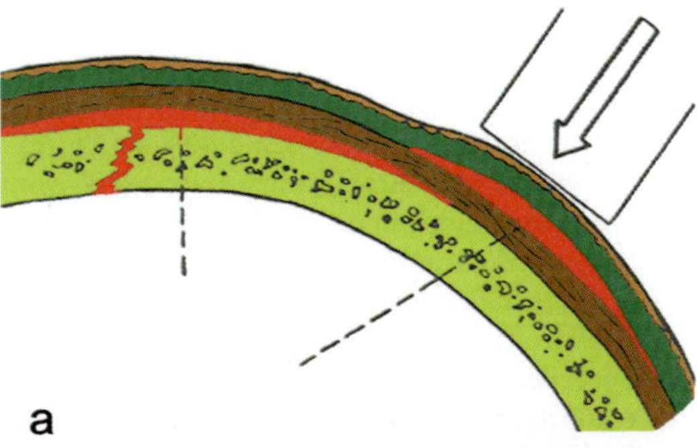

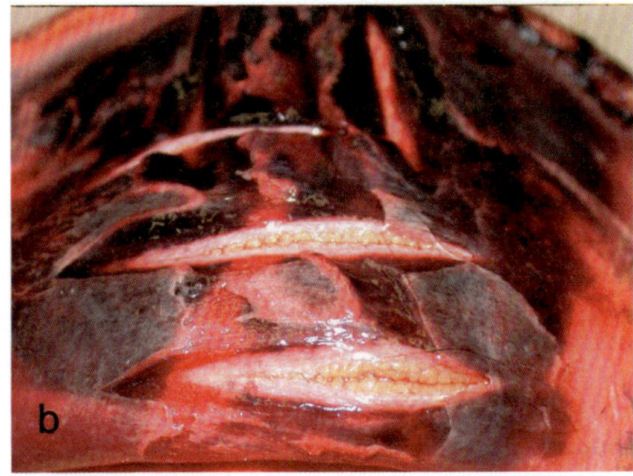

Abbildung 6-18a–b:
a) subkutane Blutung am Ort der Gewalteinwirkung (Pfeil), subaponeurotische Blutung ausgehend von einer Fraktur
b) Durch Einschnitt von innen nach außen ist im Einzelfall zu differenzieren, ob es sich um eine direkte oder indirekte Blutung handelt; hier subaponeurotische Blutung, keine Einblutung in das Unterhautfettgewebe.

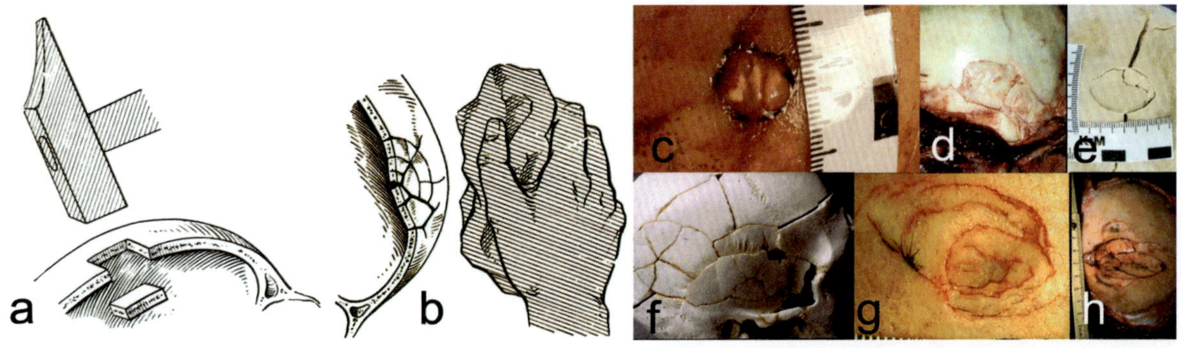

Abbildung 6-19a–h: Biegungsbrüche
a) Lochbruch mit Impression eines Anteils des Schädeldaches in das Schädelinnere korrespondierend zu den Abmessungen eines verursachenden Werkzeuges
b) Globusbruch mit äquatorial das Bruchzentrum umkreisenden Bruchlinien sowie radiär ausstrahlenden Bruchlinien
c) Schussbruch (Lochbruch, der in etwa das Kaliber des verursachenden Projektils wiedergibt)
d) angedeuteter Lochbruch nach Zuschlagen mit einem Hammer
e) Lochbruch nach Zuschlagen mit einem runden Werkzeug
f) Globusbruch
g) in Frakturlinien eingeklemmte Kopfhaare
h) komplexes Terrassenbruchsystem, annähernd kleeblattförmig angeordnet, verursacht durch Zuschlagen mit dem Fuß eines Wagenhebers

Globusbruch ist charakterisiert durch äquatorial das Bruchzentrum in unterschiedlichem Durchmesser umkreisende Bruchlinien sowie radiär vom Bruchzentrum ausgehende Bruchlinien.

Berstungsbrüche kommen durch allgemeine Verformung des Schädels zustande, sie gehen meridional vom Zentrum der Gewalteinwirkung aus. Berstungsbrüche sind insbesondere an der Schädelbasis von rekonstruktiver Bedeutung, da sie die Richtung der Gewalteinwirkung angeben. Bei Längsdruck auf die Schädelbasis kommt es zu einer Verkürzung des Längsdurchmessers und einer Verlängerung des Querdurchmessers. Da die Druckfestigkeit des Knochens größer ist als die Zugfestigkeit, reißt der Knochen quer zur Zugbeanspruchung ein und es resultiert eine Längsfraktur (s. **Abb. 6-20a–d**). Bei Querdruck (etwa Überfahren des am Boden fixierten Schädels) kommt es zu einer Verkürzung des Querdurchmessers und Verlängerung des Längsdurchmessers. Quer zur Zugbeanspruchung reißt die Schädelbasis ein mit der Folge einer Querfraktur. Längsbrüche der Schädelbasis findet man insbesondere beim Sturz auf das Hinterhaupt, Querfrakturen etwa beim Überfahren des Kopfes.

Schädelbasisringfrakturen – ringförmige Frakturen um das Foramen occipitale in der hinteren Schädelbasisgrube – kommen entweder durch einen Stauchungs- oder Traktionsmechanismus zustande: Stauchung der Schädelbasis gegen die Wirbelsäule bei Sturz auf den Schädel bzw. beim Sprung aus der Höhe mit Aufkommen auf den Fersen, mit über die Fersen und Röhrenknochen der unteren Extremitäten und Wirbelsäule fortgeleiteter Gewalteinwirkung auf die Schädelbasis. In beiden Fällen resultiert eine Einstauchung in die hintere Schädelbasisgrube.

Ein ringförmiger Ausriss eines Anteils der hinteren Schädelbasisgrube um das Foramen occipitale kommt bei Traktionsverletzungen in Betracht, etwa Anfahren eines Fußgängers von hinten mit hoher Geschwindigkeit und Hyperextension der Halswirbelsäule.

Schließlich kommt es beim Sturz auf das Hinterhaupt zu knöchernen Contre-coup-Verletzungen der medialen Orbitawand sowie der Orbitadächer, die zur Differenzialdiagnose Sturz oder Schlag neben anderen Befunden (Schädelbasislängsfraktur, Contre-coup-Verletzung des Gehirns) von essenzieller Bedeutung sind.

Knöcherne Contre-coup-Verletzung (Orbita- und Felsenbeinzeichen): Hierbei handelt es sich um Frakturen in der medialen und basalen Orbitawand als Contre-coup-Zeichen bei Sturz auf den Hinterkopf. Korrespondierend zu diesen Frakturen finden sich Einblutungen der Augenober- und Augenunterlider, ohne dass hier eine direkte Gewalteinwirkung vorliegt (s. **Abb. 6-21a–b**).

Ein derartiges positives Orbitazeichen findet sich in einem hohen Prozentsatz von Stürzen auf das Hinterhaupt. Durch zahlreiche experimentelle Untersuchungen konnte nachgewiesen werden, dass dem Faktor Bulbus in der Pathogenese der intraorbitalen

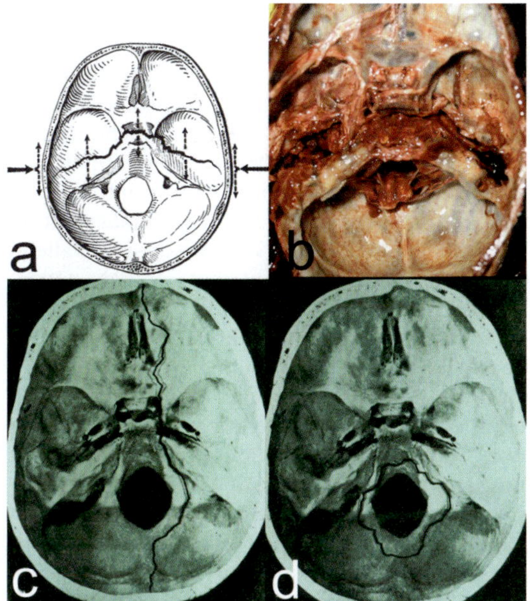

Abbildung 6-20a–d: Frakturen der Schädelbasis
a) Entstehungsmechanismen von Querfrakturen: Bei biparietaler Kompression des Schädels Verkürzung des Querdurchmessers und Verlängerung des Längsdurchmessers; quer zur Zugbeanspruchung reißt die Schädelbasis ein; daher bei Querkompression Querfraktur, bei Längskompression Längsfraktur
b) Querfraktur der Schädelbasis durch den Türkensattel verlaufend, sogenannte Scharnierfraktur, da nach Abheben der Kalotte und Exenteration des Gehirns die Schädelgruben scharnierartig gegeneinander bewegt werden können
c) Schädelbasislängsfraktur bei Längskompression
d) Schädelbasisringfraktur um das Foramen occipitale magnum verlaufend

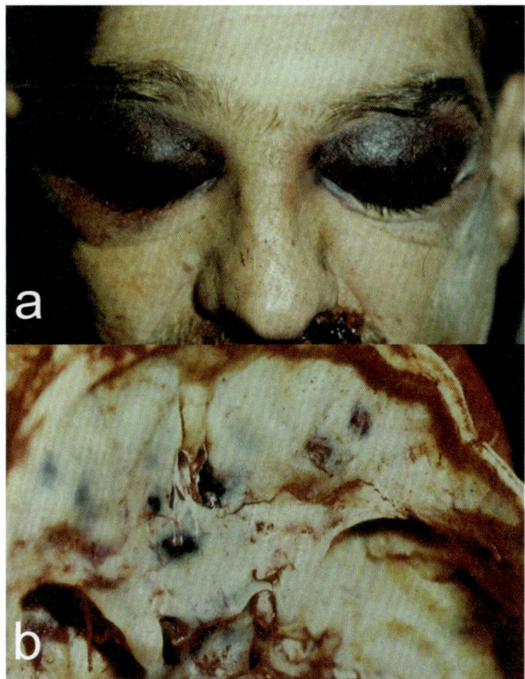

Abbildung 6-21a–b:
a) massive Einblutung in beide Augenoberlider bei
b) Orbita- und Siebbeinfraktur mit Einblutungen in die Siebbeinzellen

Frakturen ein hoher Stellenwert zukommt (Anschlagen des Bulbus gegen die Orbitawand). Das Orbitazeichen ist nicht nur bei der Differenzialdiagnose Schlag/Sturz bei Verstorbenen von Bedeutung, sondern auch bei der klinischen und radiologischen Untersuchung Lebender.

Puppe'sche Regel: Haben mehrere nacheinander folgende Gewalteinwirkungen zu Schädelbrüchen geführt, enden Bruchlinien einer späteren Gewalteinwirkung an denen einer vorausgehenden. Aus diesem Abbruch der Bruchlinien an der vorausgegangenen Einwirkungsstelle kann auf die Reihenfolge der Gewalteinwirkungen geschlossen werden.

Einteilung der Schädel-Hirn-Verletzungen

Leichte Gewalteinwirkungen gegen den Kopf werden als Kopfprellungen bezeichnet. An der Stelle der Gewalteinwirkung kann eine Unterblutung der Kopfschwarte oder Platzwunde resultieren.

Von der Kopfprellung zu unterscheiden ist die Gehirnerschütterung (Commotio cerebri) mit einer deutlichen neurologischen und vegetativen Symptomatik. Sie ist gekennzeichnet durch Bewusstlosigkeit, die sich unter anderem auch noch auf eine Zeitphase kurz vor der Gewalteinwirkung erstreckt (retrograde Amnesie), und vegetative Erscheinungen in Form von Übelkeit, Brechreiz, Erbrechen. In seltenen Fällen kann es zu posttraumatischen Dämmerzuständen kommen. Die Commotio cerebri hat kein morphologisches Substrat.

Demgegenüber findet man bei der Hirnprellung (Contusio cerebri) morphologische Folgeschäden am Gehirn in Form von Hirnrindenprellungsherden oder subarachnoidalen Blutungen am Ort der Gewalteinwirkung. Bei der Compressio cerebri kommt es durch Blutungen im Schädelinneren und Hirnödem zu einer intrakraniellen Volumenzunahme mit Einklemmung des Hirnstamms im Tentoriumschlitz bzw. der Medulla oblongata im Foramen occipitale magnum und Versagen der zentralen Regulation (Atmung, Pupillomotorik, Schmerzreaktion).

Klinisch wird der neurologische Zustand nach einem Schädel-Hirn-Trauma (SHT) mit dem Glasgow-Coma-Scale erfasst, der auch eine Abschätzung der Prognose der verschiedenen Komagrade erlaubt (s. **Tab. 6-9**).
Punktzahlen von 13 bis 15 entsprechen einem leichten SHT, Punktzahlen von 9 bis 12 einem mittelschweren, Punktzahlen von 8 oder weniger einem schweren SHT.
Beschleunigungstraumen am Schädel treten als Translationstrauma (lineare Beschleunigung oder Verzögerung des Kopfes), Rotationstrauma (Winkelbeschleunigung) bzw. einer Kombination von Translations- und Rotationsbeschleunigung auf. Beim Translationstrauma, etwa Faustschlag auf das Kinn mit Aufschlag auf das Hinterhaupt (Verzögerungstrauma), sind Kavitationskräfte wirksam, die die primär traumatischen Gewebeschäden erklären. Beim Rotationstrauma entstehen Scherkräfte sowohl zwischen Schädel und Gehirn als auch im Gehirn selbst.

Hirnhautblutungen
Epidurale Blutungen sind zwischen Tabula interna des Schädeldaches und harter Hirnhaut gelegen. Sie sind meist arteriellen Ursprungs und kommen bei Verletzungen der A. meningea media, etwa bei Schädelbrüchen im Parietalbereich in Betracht. Es muss jedoch nicht zwingend eine Schädelfraktur vorliegen, sondern es reicht eine Zerrung des Gefäßes im Gefäßsulcus. Da die Dura mater gleichzeitig das Endost bildet und fest mit dem Knochen verwachsen ist, muss die Blutung erst ein hinreichendes Volumen erreicht haben, um über Raumverdrängung im Schädelinneren (Mittellinienverlagerung) klinisch auffällig zu werden. Daher ist bei epiduralen Blutungen häufig ein freies Intervall zwischen Gewalteinwirkung und Einsetzen klinischer Symptome (Hirndrucksymptomatik bis zur Atemlähmung bei Compressio cerebri) von mehreren Stunden zu beobachten. Klinische Symptome einer sich entwickelnden Hirndrucksymptomatik bei intrakraniellen Blutungen mit progredierter Bewusstlosigkeit und Störung der Atmung müssen differenzialdiagnostisch immer von einem Alkoholrausch abgegrenzt werden, da sich viele Stürze unter Alkoholeinfluss ereignen. Werden neurologische Defizite mit Somnolenz, Artikulationsstörungen etc. nach einem Schädel-Hirn-Trauma ausschließlich der Alkoholisierung zugeschrieben und bei Hinweisen auf ein Schädel-Hirn-Trauma keine engmaschige klinische Überwachung veranlasst, kommt im Todesfall des Patienten eine Bestrafung des Arztes wegen fahrlässiger Tötung in Betracht.
Die subdurale Blutung ist überwiegend venösen Ursprungs und kommt zustande durch Abriss von Brückenvenen als Folge eines Rotations- oder Translationstraumas. Eine Sonderform ist das Schütteltrauma des Säuglings. Subdurale Hämatome sind in der Regel über der Konvexität oder parietal gelegen (s. **Abb. 6-22a–c**).
Subarachnoidale Blutungen zeigen sich häufig am Ort einer Gewalteinwirkung bzw. bei Translationstraumen auch in Contre-coup-Lokalisation. Häufig treten sie zusammen mit Hirnrindenprellungsherden auf. Rindenprellungsherde (Einblutungen in die Hirnrinde, insbesondere auf den Windungskuppen) können am Ort der Gewalteinwirkung (in Coup-Lokalisation), insbesondere beim Aufschlag auf das Hinterhaupt auch in Gegenstoßlokalisation (in Contre-coup-Lokalisation) an den Stirnhirnpolen, der Basis der Frontallappen oder dem Temporalpol auftreten. Ursache deutlich ausgeprägterer Rindenprellungsherde in Gegenstoßlokalisation sind die beim Verzögerungstrauma im Schädelinneren auftretenden Kavitationskräfte. Da sich beim Aufschlagen des Hinterhauptes auf einem Widerlager das Gehirn noch in Sturzrichtung fortbewegt, kommt es an der Stoßstelle zu einem Überdruck, an der dem Stoß gegenüberliegenden Seite zu einem negativen oder reduzierten Druck. Da Gefäße gegen Sog vulnerabler als gegen Druck sind, sind die Contre-

Tabelle 6-9: Glasgow-Coma-Scale (GCS)

Augenöffnung:	**Punktzahl**
spontan	4
auf Ansprache	3
auf Schmerzreize	2
keine	1
beste verbale Reaktion:	
orientiert	5
verwirrt	4
unangemessen	3
unverständlich	2
keine	1
beste motorische Reaktion:	
auf Aufforderung	6
gezielte Abwehrreaktion	5
ungezielte Abwehrreaktion	4
Beugen auf Schmerz	3
Strecken auf Schmerz	2
keine	1

Coup-Läsionen deutlich ausgeprägter als die Stoßherde. Coup- und Contre-coup-Läsionen liegen immer auf der Windungskuppe. Contre-coup-Herde finden sich bei Sturz auf das Hinterhaupt häufig fronto- sowie temporobasal.
Ausgehend von Rindenprellungsherden kann es zu Einblutungen in das Marklager kommen («wachsende Kontusionen» mit Durchbruch in das Marklager, die heute als «Delayed Traumatic Intracerebral Hematoma» [DTICH] bezeichnet werden). Derartige postintervalläre Blutungen, die im Bereich von Stunden bis wenigen Tagen auftreten können, werfen unter Umständen gutachterliche Probleme auf und können auch Anlass für Vorwürfe gegen behandelnde Ärzte darstellen, da die klinische Zustandsverschlechterung für die Angehörigen unerwartet kam. Blutungen in das Hirngewebe können – insbesondere als Folge von Rotationstraumen – primär traumatisch auftreten bzw. sekundär im Rahmen intrakranieller Raumforderungen mit venöser Abflussbehinderung.
Hirnkontusionen werden in drei Stadien eingeteilt:
1. Stadium: Blutungen und Nekrose
2. Stadium: Resorption und Organisation
3. Stadium: End- und Defektstadium.

Im ersten Stadium zeigt sich neben Schädigungen von Nervenzellen und der Glia eine Infiltration des Kontusionsareals mit Leukozyten. Im Stadium der Resorption und Organisation kommt es durch Infiltration zahlreicher Lipo- und Siderophagen zur Abräumung nekrotischen Materials mit einer perikontusionell entstehenden Proliferationszone. Im End- oder Defektstadium entsteht in der Regel eine Pseudozyste.

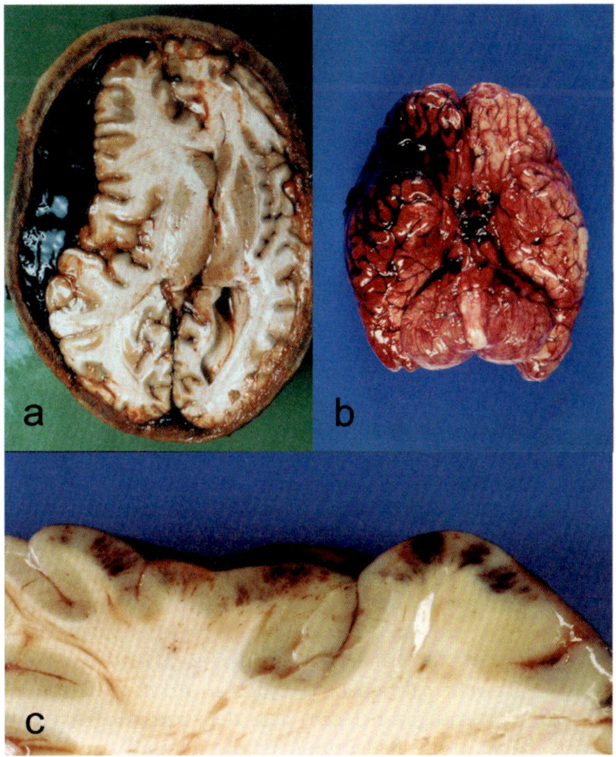

Abbildung 6-22a–c: Hirnhautblutungen
a) raumverdrängendes subdurales Hämatom rechts parietal mit deutlicher Mittellinienverlagerung
b) Subarachnoidalblutung frontobasal und parietal rechts
c) Hirnrindenprellungsherde, Einblutungen der Hirnrinde auf den Windungskuppen

Diffuse Axonschädigung

Die häufigste morphologische Veränderung beim Schädel-Hirn-Trauma, auch bei fehlenden Schädelfrakturen und anderen grob morphologischen Veränderungen ist der diffuse Axonschaden («diffuse axonal injury»). Er lässt sich etwa drei bis vier Stunden nach Schädigung durch fokale axonale Akkumulation des Beta-Amyloid-Vorläuferproteins nachweisen, etwa subkortikal unterhalb von Kontusionen oder im Corpus callosum.

Weitere intrakranielle Blutungen

Durch Rotationstraumen kann es auch zu Zerrungen der Schlagadern am Hirngrund mit Subarachnoidalblutungen kommen. Häufiger sind jedoch spontane Blutungen bei Ruptur von Aneurysmen der Schlagadern am Hirngrund, insbesondere im Bereich der A. vertebralis und A. basilaris. Bei Rupturen präexistenter Aneurysmen im Rahmen einer Gewalteinwirkung können sich gutachterliche Probleme ergeben. Im Rahmen verfilzter subarachnoidaler Blutungen kann es schwierig sein – auch bei Aneurysmen – die Blutungsquelle nachzuweisen. Bei entsprechender Präparationstechnik («Spülen» der Hirnbasis, um die verfilzte Blutung zu beseitigen und die Schlagadern am Hirngrund darzustellen) wird das Auffinden von Aneurysmen in der Regel gelingen. Traumatische, insbesondere sturzbedingte intrazerebrale Blutungen sind abzugrenzen von spontanen Hirnmassenblutungen.

Stürze

Als Stürze bezeichnet man eine von hoher kinetischer Energie getragene Abwärtsbewegung des Körpers mit abruptem, ungebremstem Auftreffen auf dem Boden. Da die freie Fallhöhe die Aufprallgeschwindigkeit und damit die kinetische Energie des Aufpralls bestimmt, stellt sie den entscheidenden

Parameter für die primäre Letalität und das Verletzungsmuster dar. Grundsätzlich sind zu unterscheiden: Stürze aus dem Stand zu ebener Erde und Stürze von einer Ebene auf eine andere. Große Sturzhöhen liegen z. B. vor beim Fenstersturz, Sturz von Gebäuden oder Monumenten, Absturz im Gebirge, Sturz von Brücken etc.
Als Folge der großen Resistenzfähigkeit der Haut können auch bei Stürzen aus großer Höhe gravierendere Verletzungen der Haut weitgehend fehlen. Häufig finden sich lediglich Hautschürfungen, einzelne Suggilationen – insbesondere, wenn der Körper auf eine ebene Fläche trifft.
Verletzungsmuster nach Sturz aus der Höhe sind auch klinisch von großer Bedeutung, da ein akzidenteller Sturz von seiner Entstehung her in der Regel ungerichtet ist, während der suizidale Sturz einer Intention bedarf und in eine bestimmte Richtung erfolgt. Bei ungerichtetem Fall finden sich relativ häufig Schädel-Hirn-Traumen, Thoraxverletzungen und Frakturen der oberen Extremitäten bzw. ein stammnahbetontes Frakturmuster. Die hohe Zahl distaler Radiusfrakturen wird mit einer Abwehrreaktion beim Aufprall erklärt. Klinische Erfahrungen belegen, dass der Aufschlagrichtung eine große Bedeutung für die Letalität zukommt. Nach suizidalen Sprüngen von der Golden Gate Bridge zeigte sich, dass der Tod durch intrathorakale und intraabdominale Verletzungen mit nachfolgendem hämorrhagischen Schock hervorgerufen wurde. Alle verstorbenen Patienten hätten einen Aufprall auf dem Rumpf aufgewiesen, alle überlebenden Patienten seien dagegen zuerst mit den Füßen aufgekommen. Stürze mit einer Sturzhöhe von mehr als fünf Stockwerken (>19,2 m) enden immer letal. In Beziehung zum Outcome nach einem Fall aus dem ersten Stock (Sturzhöhe 4,8 m, 11 % Todesfälle) erhöht sich das Letalitätsrisiko um den Faktor

- 6,4 nach Sturz aus dem dritten Stock (12 m),
- 10 nach Sturz aus dem vierten Stock (15,6 m) und
- 28 nach Sturz aus dem fünften Stock (19,2 m).

Kriminologie von Sturzverletzungen

Die Mehrzahl von Sturzverletzungen geschieht sicherlich akzidentell, gerade beim Sturz aus der Höhe kommen jedoch auch zahlreiche Suizide vor. Tötungen durch Herabstürzen sind vergleichsweise selten (etwa Tötung von Kindern durch Wurf aus dem Fenster, Absturz im Gebirge nach tätlicher Auseinandersetzung). Zur Differenzierung zwischen Suizid und Unfall bei Fensterstürzen oder Stürzen von Gebäuden kann als Faustregel herangezogen werden, dass bei suizidalen Fensterstürzen der Körper des Betreffenden mehr zur Straßenmitte bzw. weiter vom Gebäude entfernt liegt, weil der Suizident mit einem gewissen Schwung abspringt. Bei Unglücksfällen wird der Verletzte dagegen näher an der Hauswand vorgefunden, da er sich im letzten Moment noch festzuhalten versucht.

Differenzierung zwischen Sturz und Schlag

Bei der Differenzierung akzidenteller und fremdbeigebrachter Verletzungen durch stumpfe Gewalt kann man sich an folgenden Kriterien orientieren:
Bei der differenzialdiagnostischen Zuordnung von Verletzungen der Kopfschwarte und des Schädels zu einer Verursachung durch Schlageinwirkung oder Sturz zu ebener Erde wird seit langer Zeit die **Hutkrempenregel** herangezogen. Danach sprechen Verletzungen oberhalb der gedachten Hutkrempe für Schlageinwirkungen, Verletzungen unter der Hutkrempe für Sturz (gilt nur bei Differenzialdiagnose Schlag bzw. Sturz zu ebener Erde; bei Sturz gegen prominente Gegenstände und beim Treppensturz kommen selbstverständlich auch Sturzverletzungen oberhalb der Hutkrempenlinie in Betracht). Sturzassoziierte Prädilektionsstellen am Schädel sind demgegenüber Stirnhöcker, Jochbogen und Kinn. Für Schlag sprechen eher Verletzungen im Bereich des Auges und der Wangen (s. **Abb. 6-23a–c**). Alkoholiker weisen häufig sturz- bzw. anstoßbedingte Verletzungen (Hämatome) unterschiedlichen Alters auf, vorwiegend an Ellenbogen, Hüfte, Kniegelenk, Unterschenkelstreckseite.
Typische fremdbeigebrachte Verletzungen finden sich an der Innenseite der Oberarme als Griffspuren durch Festhalten des Opfers. Bei Gewalteinwirkungen eines auf harter Unterlage auf dem Rücken liegenden Opfers zeigen sich Widerlagerverletzungen, äußerlich sichtbar als Hautschürfungen über den Schulterblattgräten, den Dornfortsätzen der Wirbelsäule und dem Steißbein. Bei der Obduktion zeigen sich bei flächenhafter Präparation der Rückenweichteile häufig von außen nicht sichtbare Blutungen.

Pfählungs- und Durchspießverletzungen

Als Pfählungsverletzung bezeichnet man penetrierende Haut- und Weichteilverletzungen, bei denen pfahlähnliche Werkzeuge wie Stöcke, Stäbe, Baumlatten oder Holzsplitter in den Körper eindringen. Sie kommen zustande beim Sturz auf prominente Pfählungswerkzeuge, wobei das Ausmaß der Verletzungen neben der Beschaffenheit des Werkzeuges von der Fallhöhe und dem Körpergewicht abhängt. Ähnliche Verletzungen werden beobachtet, wenn der Körper – etwa im Rahmen eines Verkehrsunfalls – in Richtung auf ein feststehendes Pfählungsinstrument geschleudert wird (s. **Abb. 6-24a**).

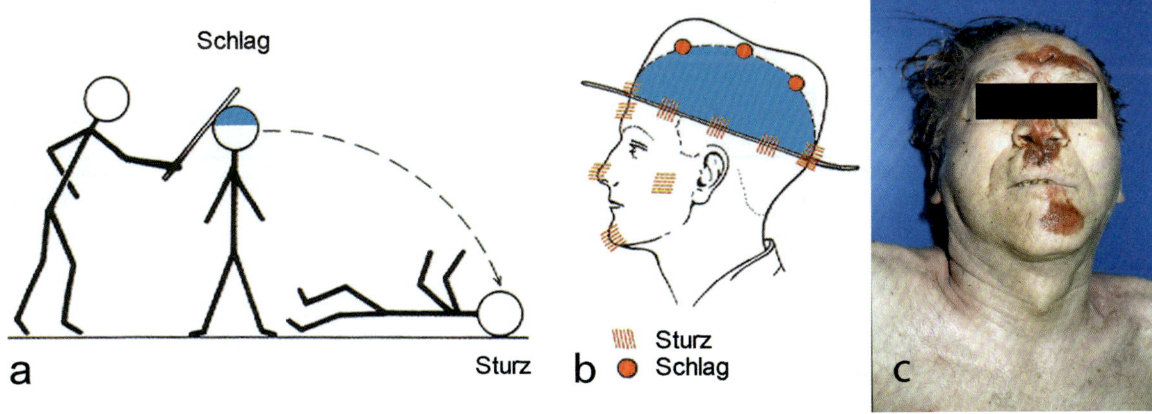

Abbildung 6-23a–c:
a) Differenzierung zwischen Sturz und Schlag
b) schlagbedingte Verletzungen oberhalb der Hutkrempenlinie, sturzbedingte eher in oder unter der Hutkrempenlinie
c) agonale Sturzverletzung bei atonischem Sturz auf das Gesicht (nach Ponsold 1967)

Pfählungsverletzungen weisen in der Tiefe in der Regel ausgedehnte Gewebszerreißungen auf. Im Gegensatz zu Pfählungsverletzungen erfolgt bei Durchspießungsverletzungen die Hautperforation durch frakturierte Knochenfragmente von innen nach außen (s. **Abb. 6-24b**).

6.7.3 Scharfe Gewalt: Stich-, Schnitt-, Hiebverletzungen

Bei den Verletzungen durch scharfe Gewalt unterscheidet man Stich-, Schnitt- und Hiebverletzungen. Grundsätzlich werden Verletzungen durch scharfe Gewalt verursacht durch spitz zulaufende oder schneidende Werkzeuge. Bei den Stichverletzungen erfolgt die Gewebedurchtrennung mittels spitz zulaufendem Werkzeug, das überwiegend senkrecht zur Körperoberfläche geführt wird. Schnittverletzungen resultieren als Folge einer längs – überwiegend parallel oder tangential zur Körperoberfläche – geführten Gewebedurchtrennung. Hiebverletzungen sind die Folge einer Schlagverletzung mittels scharfem Werkzeug großer Masse (Äxte, Beile, Säbel, Macheten). Nach den Verletzungen durch stumpfe Gewalt sind Verletzungen durch scharfe Gewalt die häufigste Art der Gewalteinwirkung. Stichverletzungen spielen insbesondere bei Tötungsdelikten eine große Rolle.
Gemeinsame morphologische Kriterien penetrierender Hautverletzungen als Folge scharfer Gewalteinwirkung sind:

- Gewebedurchtrennungen unterschiedlicher Tiefe,
- in der Regel geradlinig glattrandiger Wundrand,

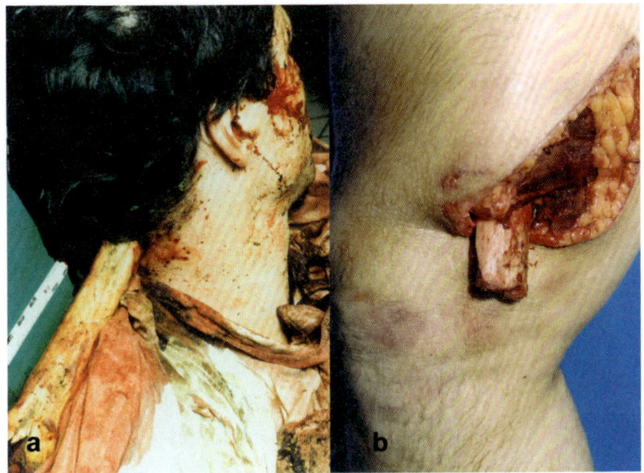

Abbildung 6-24a–b: Pfählungsverletzung des Nackens mit tief in die Nackenweichteile eingedrungenem Baumast, bei Verkehrsunfall gegen Baum geschleudert (a) und Durchspießungsverletzung durch frakturierten Röhrenknochen (b)

- Fehlen eines Vertrocknungs-, Schürf- oder Quetschungssaumes,
- Fehlen von Gewebebrücken in der Tiefe der Verletzungen sowie in den Wundwinkeln.

Stichverletzungen sind in die Tiefe gerichtet in Abgrenzung zu Schnittverletzungen, diese sind länger, aber weniger tief. Es gilt:

Stich = tiefer als lang, Schnitt = länger als tief.

Stichverletzungen
Nicht nur mit einem Messer, sondern auch mit konischen oder runden Werkzeugen beigebrachte

Stichverletzungen weisen in der Regel eine mandelförmige oder elliptische Gestalt auf, je nachdem, wie die elastischen Fasern der Haut durchtrennt werden (s. **Abb. 6-25**).

Drei- oder vierkantige Werkzeuge verursachen charakteristische Stichverletzungen korrespondierend zu ihrer Konfiguration (s. **Abb. 6-26**).

Der Wundrand von Stichverletzungen ist in der Regel geradlinig glattrandig, bei Riffelung oder Zähnelung des Messers können sich entsprechende Zähnelungen des Wundrandes ergeben. Die Konfiguration der Wundwinkel korrespondiert zur Schneidigkeit des Werkzeuges: Bei einschneidigem Werkzeug läuft nach Adaptation der Stichverletzung der Wundrand korrespondierend zur Schneideseite der Klinge spitz zu, der andere weist in der Regel eine kleine Kerbenbildung auf. Bei zweischneidigem Messer laufen beide Wundwinkel spitz zu. Sind bei einem einschneidigen Werkzeug die Kanten des Messerrückens sehr scharf, kann der Wundwinkel schwalbenschwanzförmig konfiguriert sein (kleiner Schwalbenschwanz an der Seite des Messerrückens (s. **Abb. 6-27a–d**).

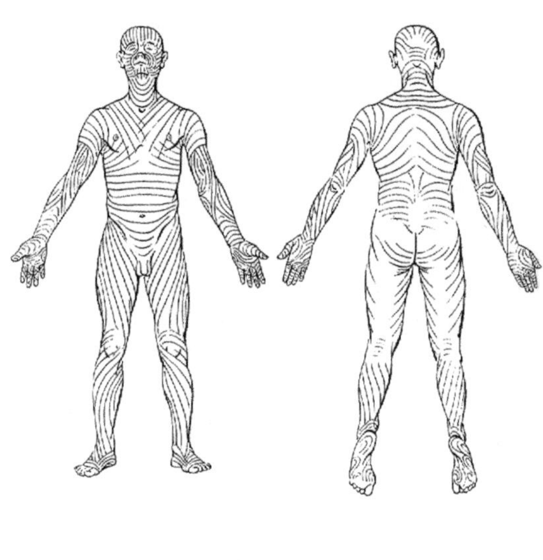

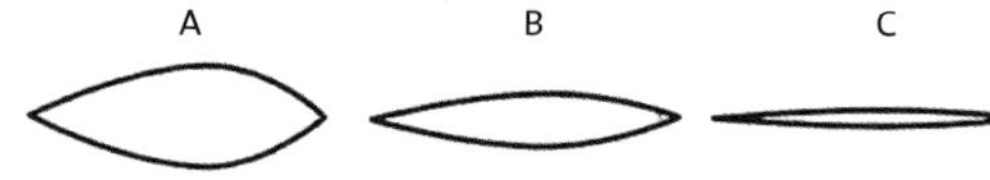

Abbildung 6-25: Verlauf der elastischen Fasern in der Haut, sogenannte Langer'sche Hautspaltlinien (oben); mit dem gleichen Stichwerkzeug beigebrachte Stichwunden, die mehr oder weniger klaffen, je nachdem, ob die Stichverletzung parallel (c) oder quer (a) zum Verlauf der elastischen Fasern liegt (unten)

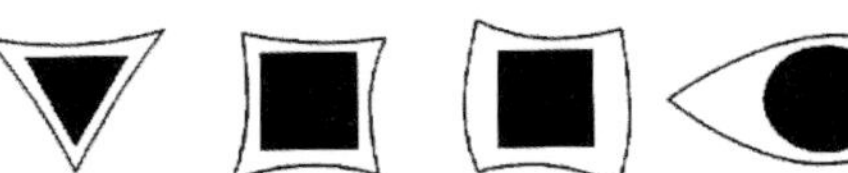

Abbildung 6-26: Stichwunden an der Haut durch drei-, vierkantige oder runde Werkzeuge

Kommt es zu Relativbewegungen zwischen Messer und durchstochenem Objekt, sodass die Lage des Messers im Stichkanal beim Herausziehen anders ist als beim Einstechen, resultiert an der Seite der Messerschneide ein sogenannter großer Schwalbenschwanz (s. **Abb. 6-28a–c**).

Während sich die Schneidigkeit des Messers sowie Hinweise auf Wellenschliff aufgrund der Charakteristika der Wundwinkel und des Wundrandes relativ gut beurteilen lassen, sind Rückschlüsse auf die Klingenlänge und -breite nur mit Zurückhaltung möglich, da bei einem Stich das Messer gleichzeitig noch in Richtung der Schneide bewegt werden kann, wodurch die Einstichwunde größer ist als die Klingenbreite. Weiterhin muss das Messer nicht über die gesamte Länge eingestochen worden sein bzw. es kommt bei einem wuchtigen Stich zu einer Kompression des Gewebes, sodass der Stichkanal kürzer bzw. länger als die Klingenlänge ist.

Werden bei der Obduktion mehrfach übereinstimmende Stichkanallängen von 7–8 cm gemessen bzw. – bezogen auf die Hautoberfläche – Längen der Stichverletzung zwischen 2 und 3 cm, wäre die zutreffende Aussage, dass zur Verursachung der Stichverletzungen ein Messer mit einer Klingenbreite von 2–3 cm und einer Klingenlänge von 7–8 cm in Betracht kommt.

Zur Verursachung von Stichverletzungen kommen zahlreiche andere spitz zulaufende Werkzeuge in Betracht (Scheren, Feilen, Schraubendreher, Spieße, Gabeln etc.). Bei diesen weniger scharfrandigen Werkzeugen finden sich häufig diskrete Schürfsäume angrenzend an die Hautdurchtrennung.

Todesursächlich bei Stichverletzungen sind:

- inneres oder äußeres Verbluten bei Verletzungen größerer Arterien oder Venen bzw. Anstich innerer Organe,
- eine Herzbeuteltamponade,
- Pneumo- und/oder Hämatothorax,
- Blutaspiration sowie
- Luftembolie.

Charakteristische morphologische Befunde des Verblutungstodes sind:

- geringe Ausdehnung und Intensität der Totenflecke,
- Ausblutungsblässe der inneren Organe mit Hervortreten der Organeigenfarbe,
- Milzkapselrunzelung,

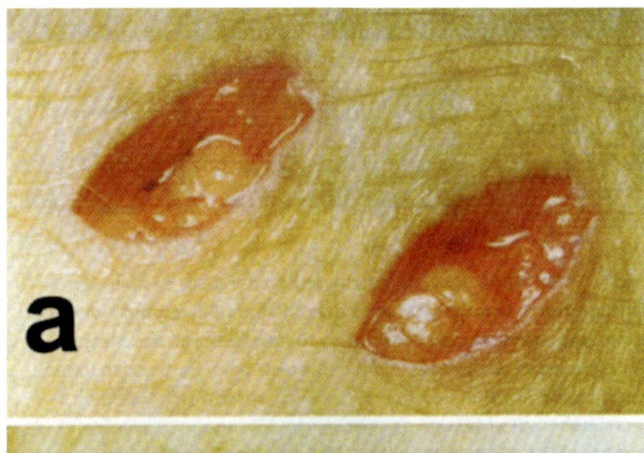

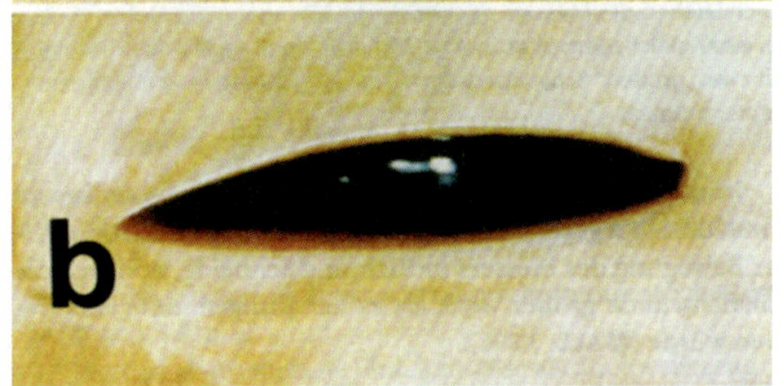

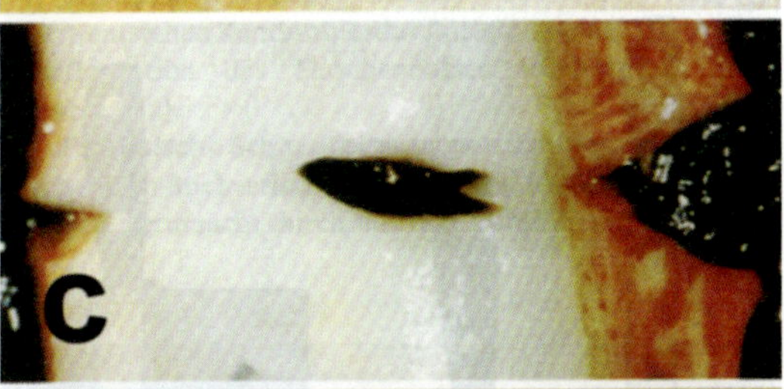

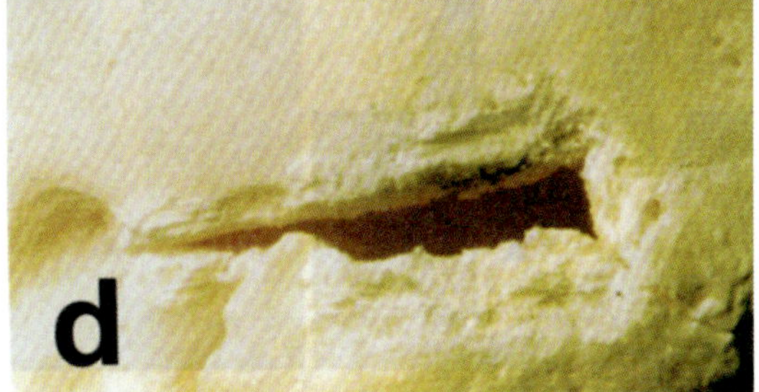

Abbildung 6-27a–d: Stichverletzung durch ein einschneidiges Werkzeug, Messerschneide weist nach links (unten), Messerrücken nach rechts (oben). Durch dasselbe Werkzeug beigebrachte Stichverletzungen in a) Haut, b) Leber, c) Aorta, d) Schädel.

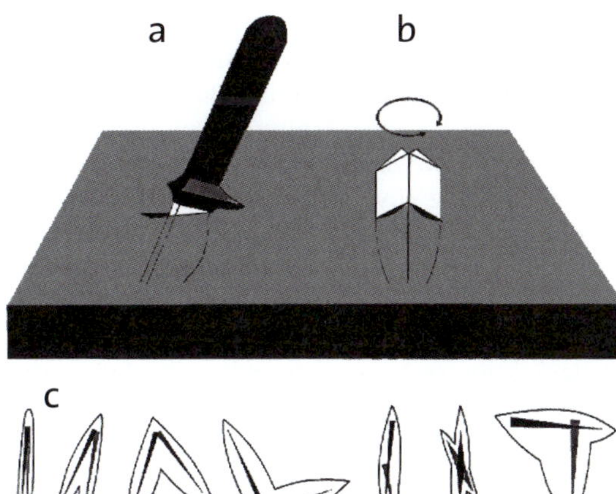

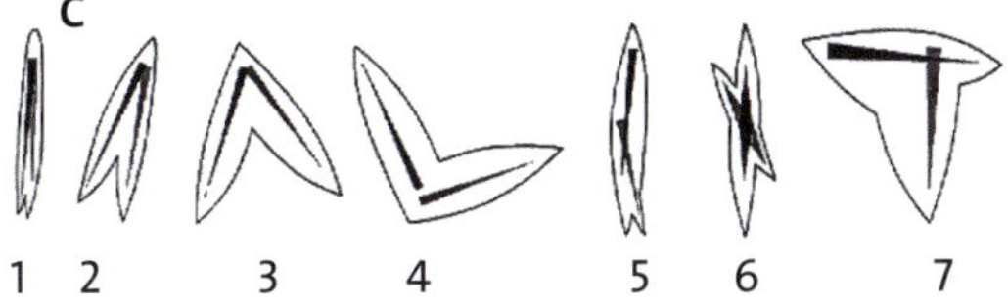

Abbildung 6-28a–c:
a) kleiner Schwalbenschwanz an der Seite des Messerrückens
b) großer Schwalbenschwanz durch Relativbewegung zwischen Messer und durchstochenem Objekt
c) Verschiedene Formen des großen Schwalbenschwanzes: 1–4 durch Drehen des Messers oder Ausweichbewegungen des Opfers, 5–7 bei einer gleichzeitigen groberen Schnittbewegung, die Wundform 6 mit zwei «großen» Schwalbenschwänzen ist nur bei zweischneidigem Messer möglich.

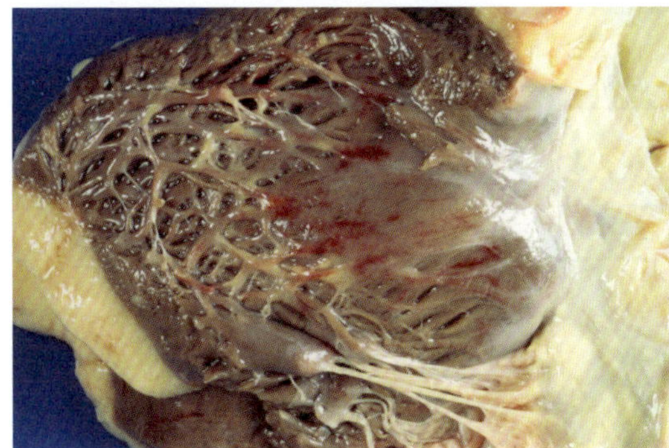

Abbildung 6-29: Subendokardiale Unterblutungen in der Ausflussbahn der linken Herzkammer (sog. Verblutungsblutungen)

- Unterblutungen des Endokards in der Ausflussbahn der linken Herzkammer (sog. Verblutungsblutungen; s. **Abb. 6-29**).

Das Blutvolumen beträgt bei Männern ca. 7 +/– 0,5 % des Körpergewichtes, bei Frauen 6,5 +/– 0,5 %. Kinder unter zehn Jahren haben ein relativ größeres Blutvolumen als Erwachsene (ca. 8–9 % des Körpergewichtes). Verluste von 50 % des Blutvolumens enden in der Regel tödlich. Bei innerem Verbluten finden sich dabei z. B. Volumina von 1–2 Litern Blut in den Brusthöhlen. Bei äußerem Verbluten ist die Abschätzung des Volumenverlustes aus Blutlachen, Blutdurchtränkung der Bekleidung und des Bodens etc. kaum möglich. Ein gutes Kriterium zur Abschätzung des Blutvolumenverlustes bei Lebenden ist der Schockindex (Quotient aus Puls und systolischem Blutdruck). Werte um 0,5 sind normal, Werte um 1 zeigen einen Verlust von ca. 30 % des Blutvolumens an, von 1,5 einen schweren Volumenmangelschock mit Lebensgefahr (s. **Tab. 6-10**).

Zur Entstehung einer tödlichen Luftembolie sind bereits Gasvolumina von 70–150 ml ausreichend. Morphologisch zeigt sich eine akut dilatierte rechte Herzkammer, in der sich nur wenig schaumiges Blut findet. Zum Nachweis der Luftembolie ist eine spezielle Sektionstechnik notwendig: Eröffnung des Brustkorbes unter Schonung der 1. Rippe, Eröffnung des Herzbeutels, Einfüllen von Wasser in den Herzbeutel, Anstich zunächst der rechten, dann der linken Herzkammer. Bei der Luftembolie entweicht blasenförmig Luft aus dem Herzen (Luftembolieprobe nach Richter). Bereits vor der Obduktion lässt sich eine Luftembolie gut radiologisch nachweisen. Gegebenenfalls ist die Luft mittels Aspirometer zu asservieren und gasanalytisch zur Abgrenzung gegenüber Fäulnisgas zu untersuchen.

Stichverletzungen können unfallmäßig durch eigene und fremde Hand entstehen. Bei Tötungsdelikten finden sich nicht selten multiple Stichverletzungen mit tiefgreifenden Stichkanälen. Betroffen sind neben dem Hals vor allem der Brustkorb sowie der Rücken (s. **Abb. 6-30**). Daneben können sich aktive und passive Abwehrverletzungen beim Opfer finden.

- *Aktive Abwehrverletzungen:* Stich- und Schnittverletzungen, lokalisiert an der Beugeseite der Finger und den Hohlhänden durch Hineingreifen in die Messerschneide (s. **Abb. 6-31**).
- *Passive Abwehrverletzungen:* Stich- und Schnittverletzungen, lokalisiert an der Außenseite der Oberarme bzw. Streckseite/Kleinfingerseite der Unterarme und Streckseite der Hände, die schützend vor das Gesicht gehalten werden.

Bei selbst beigebrachten Stichverletzungen findet sich in der Regel eine gruppierte Anordnung (z. B. in der Herzgegend), typischerweise bei Entkleidung der Einstichlokalisation, gleicher Verlaufsrichtung, Kombination mit Zauderverletzungen (Probierstichen, die bereits in der Epidermis, Dermis, nur selten in der Subkutis enden).

Bei bezogen auf die Körperoberfläche tangentialen Stichen, können Durchstiche resultieren, die äußeren Wundränder sind jeweils abgeschrägt, die inneren unterminiert. Bei Durchstichen kann die Diffe-

Tabelle 6-10: Schockindex

Zustand	Pulsfrequenz/ systolischer Blutdruck	Schockindex (SI)
normal	60/120	0,5
signifikante Hypovolämie	100/100	1,0
schwere Hypovolämie	120/80	1,5

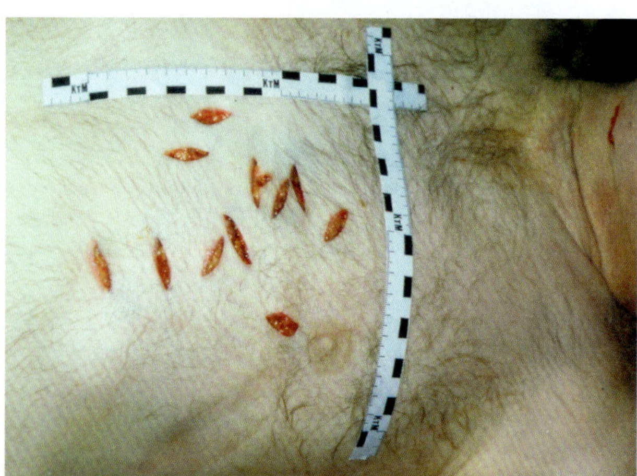

Abbildung 6-30: In Tötungsabsicht beigebrachte Stichverletzungen des Brustkorbes mit Beteiligung von Herz und Lungen

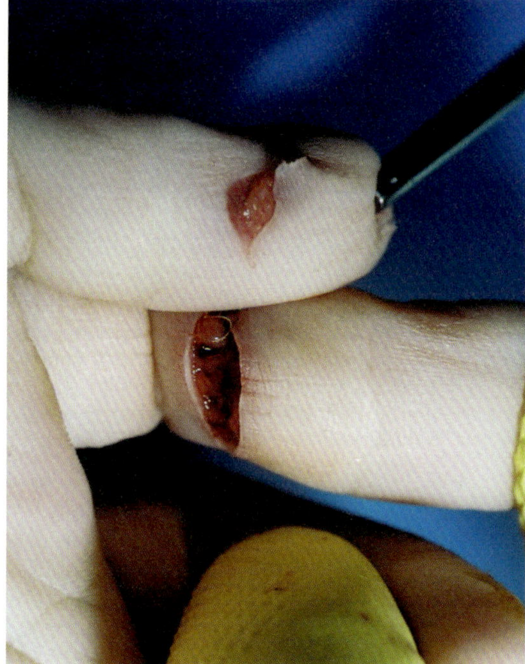

Abbildung 6-31: Aktive Abwehrverletzungen der Beugeseite der Finger durch Hineingreifen in die Messerschneide

renzierung der Schneidigkeit eines Werkzeuges außerordentlich schwierig sein.

Schnittverletzungen

Schnittverletzungen werden durch tangentiale Einwirkung eines schneidenden Werkzeuges auf die Haut beigebracht. Wie bei Stichverletzungen fehlen Gewebebrücken im Wundgrund. Wirkt das Werkzeug schräg ein, ist wie bei Stichverletzungen ein Wundrand abgeschrägt, der andere unterminiert. Die Wundwinkel laufen teilweise seicht aus.

In suizidaler Absicht beigebrachte Schnittverletzungen finden sich typischerweise an den Handgelenkbeugen (überwiegend quer- aber auch längsverlaufend), an den Ellenbeugen und am Hals. Neben zahlreichen, ganz oberflächlichen, parallel zueinander verlaufenden Oberhaut-/Lederhautdurchtrennungen finden sich einzelne, tiefgreifende Haut-/Unterhautfettgewebsdurchtrennungen (s. **Abb. 6-32**).

Bei suizidalen Schnittverletzungen des Halses ist beim Rechtshänder überwiegend die linke Halsseite betroffen, beim Linkshänder die rechte.

Auch bei psychischen Störungen (z. B. Borderline-Persönlichkeit) finden sich häufig zahlreiche selbstbeigebrachte Schnittverletzungen (s. **Abb. 6-33**).

Todesursächlich bei Schnittverletzungen ist in der Regel der höhergradige Blutverlust nach außen, bei tiefgreifenden Halsschnittverletzungen unter Umständen in Kombination mit Blutaspiration und Luftembolie des Herzens. Selbst beigebrachte Schnittverletzungen zur Vortäuschung eines Überfalles sind aufgrund zahlreicher Einzelmerkmale gut von fremdbeigebrachten Schnittverletzungen abgrenzbar.

Hiebverletzungen

Hiebwerkzeuge sind gekennzeichnet durch das relativ große Eigengewicht des Werkzeuges mit zumindest einer schneidenden Seite (Äxte, Beile, Säbel, Macheten, Propeller, Schiffsschrauben). Es finden sich in der Regel relativ gradlinig glattrandige Kontinuitätsdurchtrennungen der Weichteile, wobei die Wundränder und das angrenzende Gewebe Schürfungen und Quetschungen aufweisen können.

Todesursächlich sind bei Hiebverletzungen in der Regel schwere Schädel-Hirn-Zertrümmerungen bzw. Verbluten nach außen.

Bei Stürzen in Glasscheiben können die Verunfallten sich tiefgreifende akzidentelle Schnittverletzungen zuziehen. Bei tätlichen Auseinandersetzungen als Schlagwerkzeug benutzte Flaschen zerbersten in der Regel beim Schlag auf den Kopf. Von den Tätern wird dann häufig der abgebrochene Flaschenhals als Schnitt- bzw. Stichwerkzeug verwendet.

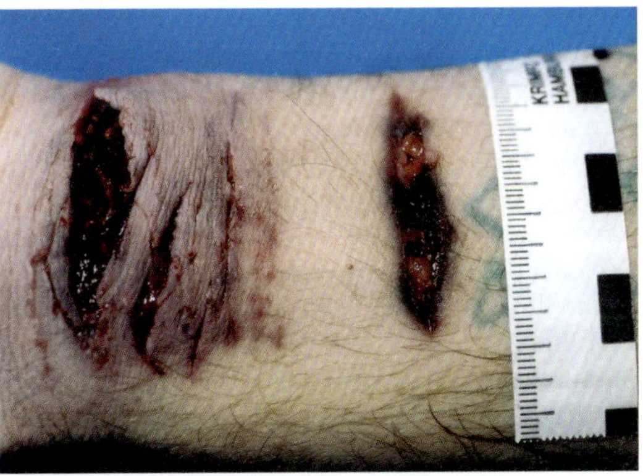

Abbildung 6-32: In suizidaler Absicht beigebrachte Schnittverletzungen der Handgelenksbeugen

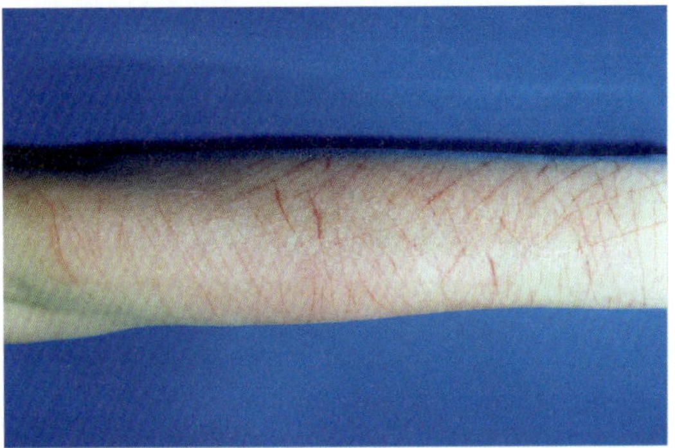

Abbildung 6-33: Zahlreiche selbstbeigebrachte Schnittverletzungen eines Unterarms bei Borderline-Persönlichkeit

Eisenbahntodesfälle

Eisenbahntodesfälle machen im rechtsmedizinischen Sektionsgut ca. 1 % der Obduktionen aus. Differenzialdiagnostisch sind Suizide, Unfälle sowie das Ablegen anderweitig getöteter Personen auf den Bahngleisen zur Verdeckung eines Tötungsdeliktes zu unterscheiden. Suizidenten legen sich häufig auf die Bahngleise; der Befund einer Dekapitation bei fehlender Verletzung der Hände ist relativ suizidtypisch. Hierbei liegt der Hals auf einem Gleis, Rumpf und Beine außerhalb der Gleise. Liegt auch der Rumpf im Gleisbereich, erfolgt häufig eine Durchtrennung des Rumpfes im Lendenbereich.

Bei der Interpretation von Verletzungsbefunden sind schließlich auch konstruktive Besonderheiten von Schienenfahrzeugen zu beachten. In Deutschland sind sämtliche Schienenfahrzeuge mit Bahnräumern ausgestattet (Winkeleisen in senkrechter Position beidseits von den Vorderrädern mit einem Abstand über der Schienenoberkante von 95 mm). Wird statt des Halses nun der Kopf auf die Schienen gelegt, kann dieser nicht primär überrollt werden,

sondern wird vom Schienenräumer erfasst und zertrümmert. Es kommen jedoch auch Suizide vor, in denen Personen sich im letzten Moment vor einen Zug werfen oder ihm entgegen gehen.
Ausgedehnte Anstoßverletzungen sprechen eher für ein Anfahren in stehender Position, wobei die Differenzialdiagnose Suizid/Unfall morphologisch außerordentlich schwierig sein kann. An der Seite der Anstoßlokalisation finden sich Hautschürfungen und Frakturen vor allem des Achsenskelettes. Amputationen werden beim Anfahren in aufrechter Position kaum beobachtet. Liegt das Opfer zwischen den Gleisen, hängt das Ausmaß der Verletzungsbefunde im Wesentlichen von der Kollisionsgeschwindigkeit ab. Unter 80 km/h Kollisionsgeschwindigkeit bleibt der Körper als Ganzes häufig noch intakt, bei Kollisionsgeschwindigkeiten über 100 km/h kommt es zu einer Zertrümmerung des Körpers mit Eröffnung der Körperhöhlen und Abtrennung einzelner Extremitäten. Bei Unglücksfällen findet sich häufig eine höhergradige Alkoholisierung.
Als Vitalitätszeichen können herangezogen werden eine Blutaspiration, Wundrand- und Hauteinblutungen, subendokardiale Blutungen, unterblutete Frakturen sowie Muskelansatz- und Zerrungsblutungen.

Bissverletzungen

Bissverletzungen durch Menschen spielen vor allem bei Sexualdelikten und Raufhändeln (etwa zur Abwehr eines Angreifers) eine Rolle. Eine Bissverletzung ist bei Biss mit Ober- und Unterkiefer durch eine rundlich-ovaläre Bissspur charakterisiert, wobei Hautimpressionen, -schürfungen, -einblutungen und -perforationen vorliegen können.
Bissspuren sind senkrecht mit Maßstab zu fotografieren, da sie dem Gebiss eines Verursachers positiv zugeordnet werden können.
Bei Hautimpressionen sind gegebenenfalls Abformungen der Bisswunde herzustellen. Man unterscheidet Abwehrbiss und Saugbiss (s. **Abb. 6-34a–b**).
Die Differenzierung zwischen Abwehr- und Saugbiss ergibt sich aus der Anordnung der Schürfungen am inneren oder äußeren Bogenrand des Zahnabdruckes. Beim Abwehrbiss ist das Epithel an der Innenseite der Zahnbögen zusammengeschoben, da gebissene Haut und Gebiss durch das Wegziehen entgegengesetzte Bewegungen machen. Beim Saugbiss wird die Hautfalte häufig in den Mund eingesogen, dabei wird die Epidermis in entgegengesetzter Richtung abgeschürft und dadurch am Außenrand des Zahneindrucks abgelagert.
Bei Tierbissen entstehen durch Hautperforationen durch die Eckzähne (Canini) Riss-/Quetschwunden, welche auch die Form des Gebisses wiedergeben. Bei tödlichen Hundeattacken – vor allem auf Kinder und ältere Personen – finden sich Riss-/Quetschwunden vor allem des Gesichtes und des Halses. Todesursächlich ist häufig äußeres Verbluten.
Eine Identifizierung verdächtiger Hunde gelingt durch molekularbiologische Analyse von Zahnabrieben der Hunde (Untersuchung auf humane STRs im Vergleich zum Opfer). Hilfreich können auch Abriebe von Bisswunden zur Untersuchung auf canine DNA sein. Sowohl Tier- als auch Menschenbisse bergen die Gefahr schwerer Wundinfektionen.

6.8 Schuss

Bei Schussverletzungen handelt es sich um eine Sonderform stumpfer Gewalteinwirkung, die mit sehr hoher Geschwindigkeit einwirkt (mehrere 100 m pro Sekunde). Die Geschosswirkung ist im Wesentlichen abhängig von der an das Gewebe abgegebenen kinetischen Energie und der Radialbeschleunigung des Gewebes. In Friedenszeiten ist die Häufigkeit von Schussverletzungen abhängig von den gesetzlichen Regelungen zum Erwerb und Mitführen von Waffen und Munition.

6.8.1 Gesetzliche Regelungen

In **Deutschland** sind der Erwerb und das Mitführen von Waffen an eine gesetzliche Erlaubnis gebunden. Schusswaffen im Sinne des Waffengesetzes (§ 1 Abs. 1 WaffG) sind Geräte, die zum Angriff, zur Verteidigung, zum Sport, Spiel und zur Jagd bestimmt sind, und bei denen Geschosse durch einen Lauf getrieben werden. Munition im Sinne dieses Gesetzes ist

- Patronenmunition (Hülsen mit Ladung, die das Geschoss enthalten),
- Kartuschenmunition (Hülsen mit Ladung, die ein Geschoss nicht enthalten),
- pyrotechnische Munition (Patronenmunition, bei der das Geschoss einen pyrotechnischen Satz enthält),

die zu verschießen aus Schusswaffen bestimmt ist (§ 2 Abs. 1 WaffG).

Geschosse im Sinne des Gesetzes sind:

- feste Körper oder
- gasförmige, flüssige oder feste Stoffe in Umhüllung (§ 2 Abs. 2 WaffG, Waffenbesitzkarte).

Der Erwerb von Waffen ist an eine behördliche Erlaubnis gebunden (§ 28 Abs. 1 WaffG, Munitionserwerb) ebenso wie der Erwerb von Munition (§ 29 Abs. 1 WaffG) sowie das Führen von Waffen (§ 35 WaffG, Waffenschein).

In der **Schweiz** ist das Recht auf Waffenerwerb, Waffenbesitz und Waffentragen im Rahmen des Waffengesetzes (WG) geregelt. Die Begrifflichkeiten wie Waffen, Waffenzubehör und Munition sind in Art. 4 WG normiert. Als Feuerwaffen gelten Geräte, mit denen durch Treibladung Geschosse abgegeben werden können und die eine einzige Person tragen und bedienen kann, oder Gegenstände, die zu solchen Geräten umgebaut werden können. Art. 8 regelt die Waffenerwerbsscheinspflicht und die Ausschlussgründe, Art. 16*a* die Besitzberechtigung bezüglich Munition oder Munitionsbestandteilen, Art. 17 ff. die Waffenhandelsbewilligung, Art. 27 ff. die Waffentragebewilligung, Art. 33 ff. WG regeln die Strafbestimmungen, wobei die Strafverfolgung und Beurteilung den Kantonen übertragen ist, Art. 36 StGB. Als Verfahrensordnung gilt damit die StPO.

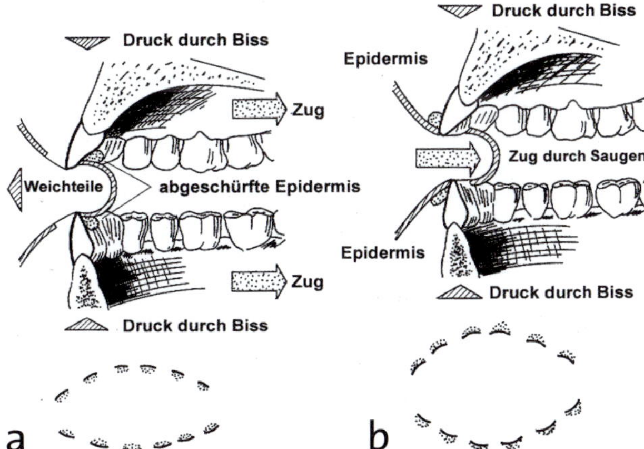

Abbildung 6-34a–b: Schematische Darstellung von Saug- und Abwehrbiss

a) Abwehrbiss: Epithel an der Innenseite der Zahnbögen zusammengeschoben

b) Saugbiss: Epithelabschürfung an der Außenseite

6.8.2 Waffentypen und Munition

Bei den Waffen unterscheidet man Kurz- und Langwaffen (Kurzwaffen für einhändiges Schießen, Langwaffen für beidhändiges Schießen). Bei den Kurzwaffen werden Pistolen und Revolver unterschieden.

Bei den Pistolen, zumeist Selbstladepistolen, befindet sich die Munition im Griff der Waffe. Nach Schussabgabe kommt es durch einen Rückholvorgang des Verschlussstückes zu einem Hülsenauswurf mit Nachladung einer neuen Patrone. Bei Revolvern sind Lauf und Patronenlager getrennt, nach Schussabgabe verbleibt die Hülse in der drehbaren Trommel.

Bei Schussverletzungen durch Langwaffen handelt es sich in Friedenszeiten zumeist um Jagdunfälle. Jagdgewehre verfügen in der Regel über zwei oder drei Läufe, einen Büchsenlauf zum Kugelschuss sowie einen Flintenlauf für den Schrotschuss.

Zur Stabilisierung der Flugbahn des Projektils ist der Lauf einer Waffe (Pistolen, Revolver, Büchsen) innen nicht glatt, sondern weist spiralig angeordnete Züge und dazwischenliegende gering vorspringende Felder auf, die auch zu charakteristischen Schartenlinien auf dem Projektil führen können (s. Abb. 6-35a–b). Der Lauf bildet die Beschleunigungsstrecke für das Geschoss, die schraubenförmig angeordneten Vertiefungen («gezogener Lauf») geben dem Geschoss die gewünschte Drehung («Drall»).

Der Flintenlauf für den Schrotschuss weist eine glatte Innenfläche auf. Eine Patrone besteht aus folgenden vier Elementen:

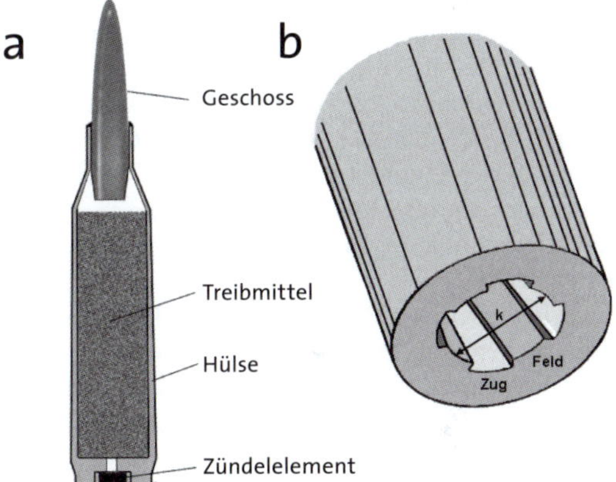

Abbildung 6-35a–b:

a) Aufbau einer Patrone bestehend aus Geschoss, Treibmittel, Hülse, Zündelement

b) Waffenlauf (Schnittzeichnung) mit Zügen und Feldern. Der Durchmesser über den Feldern (k) bildet die Basis für die Kaliberbezeichnung.

- Geschoss,
- Treibmittel,
- Hülse,
- Zündelement.

Eine metrische Patronenbezeichnung ist folgendermaßen aufgebaut:

- Kaliber,
- Hülsenlänge,
- Zusatzbezeichnung.

Kaliber und Hülsenlänge werden in Millimetern angegeben. Das Kaliber entspricht dabei nicht einfach dem Geschossdurchmesser, sondern dem ungefähren Laufdurchmesser der zugehörigen Waffe, gemessen über den Feldern. Deutsche Kaliberbezeichnungen sind z.B. 5,6 mm, 6,35 mm, 7,65 mm, 9 mm. Bei der angloamerikanischen Patronenbezeichnung ist die Kaliberzahl in Zoll (Inch) angegeben, z.B. .45, .32, .38. Verschossen werden in der Regel Vollbleigeschosse bzw. Mantelgeschosse.

Vollgeschosse bestehen durchweg aus dem gleichen Material (z.B. Blei, Messing, Kunststoff), während Mantelgeschosse einen Kern besitzen, der einem Vollgeschoss ähnlich sieht, der durch eine dünne Schicht eines anderen Materials umhüllt wird (Kupfer, Kupferlegierung, Stahl).

Formstabile Geschosse behalten auch beim Eindringen in den Körper ihre Form bei.

Deformierende Geschosse erfahren eine deutliche Vergrößerung des Querschnittes ohne Materialverlust.

Zerlegende Geschosse verlieren aufgrund der Zersplitterung beim Durchgang durch das Zielmedium einen Großteil ihrer Masse.

Für die Jagdausübung werden auch Teilmantelgeschosse verwendet, die sich beim Eintritt in den Körper zerlegen und zu umfangreichen Verletzungen führen. Durch Manipulation können auch Vollmantelgeschosse in Zerlegungsgeschosse umgearbeitet werden.

Bei Schrotpatronen finden sich Schrotkörner unterschiedlichen Durchmessers – je nach beschossenem Wild – in einem Plastikbecher, der durch den Flintenlauf verschossen wird. Erst außerhalb der Waffe streuen die Schrotkörner (s. **Abb. 6-36a–b**).

Die Masse gängiger Pistolen- und Revolverpatronen liegt zwischen 3 und 15 g, die Mündungsgeschwindigkeit bei 300–450 m/s. Die Mündungsgeschwindigkeit militärischer und jagdlicher Büchsenpatronen liegt mit ca. 700–1000 m/s deutlich höher.

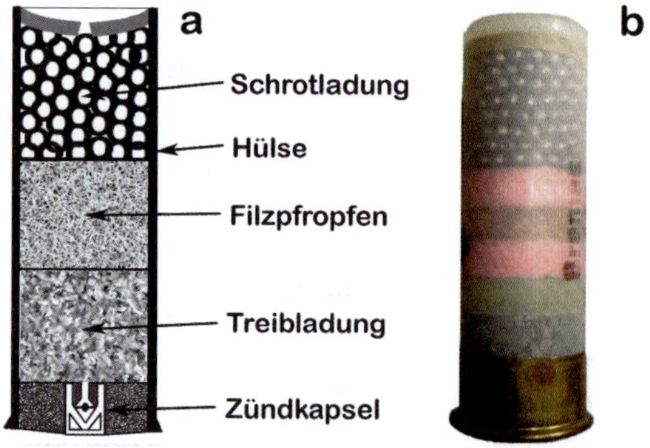

Als Zündsätze wurden früher Sinoxyd-Sätze verwendet mit den Hauptbestandteilen Bleitrizinat und Bariumnitrat, die aufgrund des hohen Bleigehaltes heute durch bleifreie Zündsätze ersetzt werden.

Das Treibmittel ist die eigentliche Energiequelle der Schusswaffe. In den meisten Fällen wird der Druck eines zusammengepressten Gases ausgenutzt, das auf den Geschossboden wirkt und die erforderliche Kraft erbringt. Das älteste Treibmittel ist Schwarzpulver, heute wird überwiegend Nitrozellulose und Nitroglycerin verwendet. Beim Abbrennen eines Nitropulvers entstehen die Gase CO_2, CO, H_2O (Wasserdampf), H_2, N_2. Bei gleicher Pulvermasse entwickelt sich ein etwa dreimal größeres Gasvolumen als beim Schwarzpulver.

Abbildung 6-36a-b: Aufbau einer Schrotpatrone (Kaliber 12)

6.8.3 Schusswirkungen

Die Geschosswirkung hängt neben der Geschossmasse, dem Kaliber und Deformationsgrad

- von der Geschwindigkeit des Projektils,
- von der an das Gewebe abgegebenen kinetischen Energie,
- vom getroffenen Gewebe oder Organ

ab.

Aus der Waffe tritt neben dem Projektil Schmauch aus dem Zünd- und Treibsatz aus, der sich sowohl auf dem beschossenen Ziel als auch auf der Schusshand niederschlagen kann. Wichtigste Bestandteile des Zündsatzes sind Blei, Antimon und Barium bzw. blei- und bariumfreie Zündsätze wie Sintox. Die Treibladung besteht aus Nitroglyzerin/Nitrozellulose.

Einschuss

Bei Auftreffen des Projektils auf das Gewebe kommt es nicht nur zu einer Beschleunigung des Gewebes in Schussrichtung, sondern zu einer Radialbeschleunigung, deren Ausmaß von der an das Gewebe abgegebenen kinetischen Energie abhängt (s. **Abb. 6-37a–c**).

Die Haut wird erst ab einer Geschossgeschwindigkeit von 50 m/sec perforiert (sog. Grenzgeschwindigkeit der Haut). Der Einschuss ist charakterisiert durch einen zentralen Gewebsdefekt mit angrenzendem Schürfsaum (s. **Abb. 6-38a–c**).

Der Schürfsaum wird durch kegelförmiges Zurückspritzen von Gewebsteilen in Richtung auf den Schützen und nicht durch Einstülpen und Schürfung der Haut verursacht. Im primären Auftreffziel findet sich an den Defekträndern ein schwärzlicher Abstreifring, der von dem Projektil anhaftenden Öl- und Fettrückständen aus dem Waffenlauf herrührt. Wurde vor der Haut Bekleidung durchschossen, findet sich der Abstreifring auf der äußersten Bekleidungsschicht.

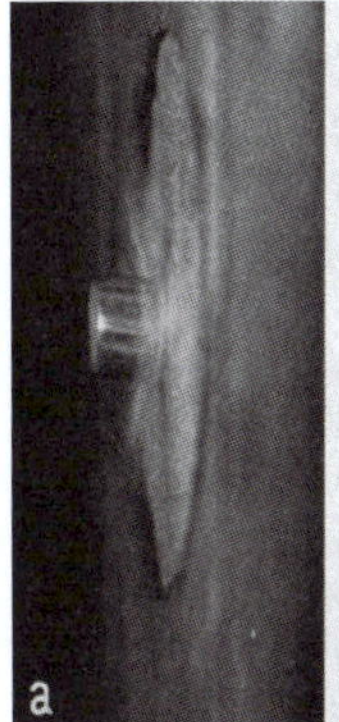

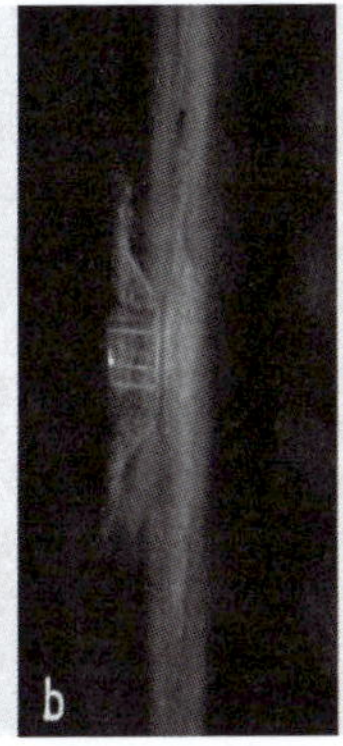

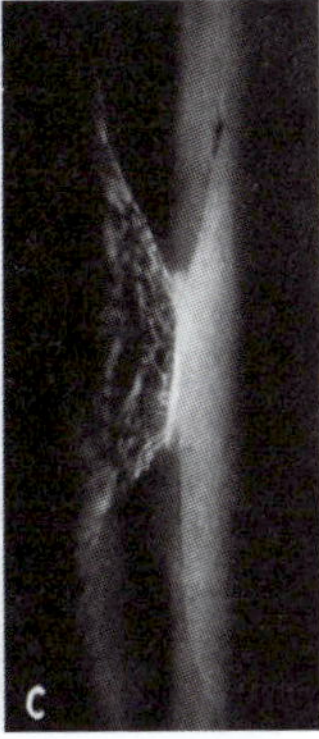

Abbildung 6-37a–c: Einschussstudien an der Haut (a, b, c) Pistolengeschoss Kaliber 7,65 mm, Bildfrequenz 70 000/sec. Deutlich wird einerseits die Radialbeschleunigung des Gewebes sowie das kegelförmige Zurückspritzen oberflächlicher Gewebsteilchen in Richtung auf den Schützen. Hierdurch erklären sich der an den zentralen Hautdefekt angrenzende Schürfsaum sowie Befunde an der Schusshand (back spatter).

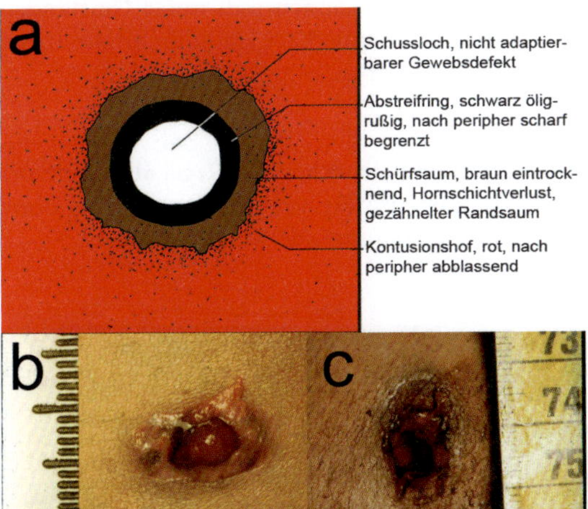

Abbildung 6-38a–c:

a) schematische Darstellung eines Einschusses mit zentralem Gewebsdefekt, Abstreifring, Schürfsaum und anschließendem Kontusionshof
b) Zentraler Gewebsdefekt mit angrenzendem rundlichem, noch nicht vertrocknetem Schürfsaum, Abstreifring fehlt, da Bekleidung durchschossen wurde.
c) Einschussdefekt mit ovalär nach oben, in Richtung auf den Schützen ausgezogenem Epidermisverlust bei schrägem Auftreffen des Projektils

Bei senkrechtem Auftreffen des Projektils findet sich ein rundlicher, 1–2 mm breiter Schürfsaum, bei schrägem Auftreffen ist der Schürfsaum halbmondförmig in Richtung auf den Schützen ausgezogen. An den Schürfsaum schließt sich der Kontusionsring als Projektion der temporären Wundhöhle auf die Hautoberfläche an.

Bei hoher Geschwindigkeit des Geschosses und Durchschuss flüssigkeitsgefüllter Hohlorgane kann die durch die Radialbeschleunigung gebildete temporäre Wundhöhle zu einer völligen Zerfetzung von Organen führen (s. **Abb. 6-39a–c**).

Bei Schädelschüssen mit rasanten Geschossen kann es zu einer vollständigen Exenteration des Gehirns kommen (sog. Krönleinscher Schädelschuss). Hinsichtlich des weiteren Schusskanals und der Projektilendlage unterscheidet man

- Steckschuss,
- Winkelschuss,

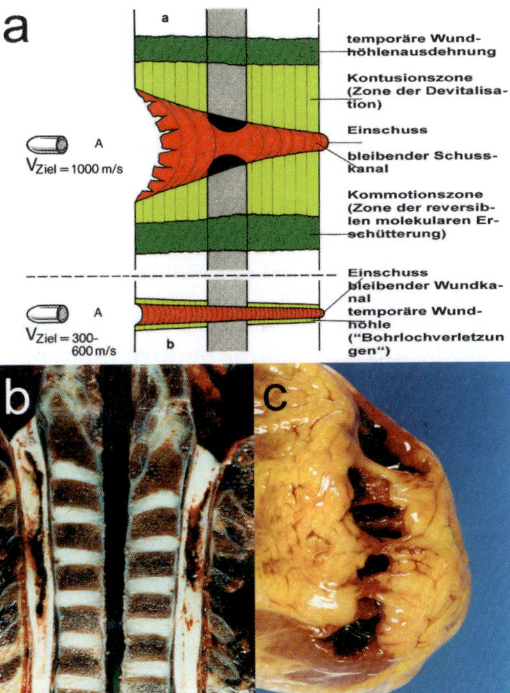

Abbildung 6-39a–c:

a) Das Ausmaß der temporären Wundhöhle ist abhängig von der an das Gewebe abgegebenen kinetischen Energie.
b) Halsmarkkontusion, entstanden durch Ausbildung einer temporären Wundhöhle bei extraduralem Halsdurchschuss. Die Halsmarkkontusion führte zu einem reflektorischen Herzstillstand.
c) Weitgehende Zerfetzung der Herzspitze bei Durchschuss durch das Herz.

- Durchschuss,
- Tangentialschuss,
- Kontur- oder Ringelschüsse.

Bei Verwendung von Pistolenmunition kommt es in der Regel erst ab Kaliber 7,65 mm zu *Durchschüssen*. Bei nur geringer Durchschlagskraft des Geschosses kommt es zu einem *Steckschuss*, zuweilen findet sich das Geschoss an der dem Einschuss gegenüberliegenden Stelle tastbar unter der Haut, markiert durch eine nach außen durchscheinende, subkutane Blutung. Bei Steckschüssen kann die Ausziehung des Schürfsaumes bereits Hinweise auf den weiteren Schusskanalverlauf geben, ebenso bei Durchschüssen.
Setzt das Projektil nach Eintritt in den Körper seinen Weg nicht in gerader Richtung fort, sondern wird durch Auftreffen auf Gewebe unterschiedlicher Dichte, z. B. Knochen, abgelenkt, spricht man von einem *Winkelschuss*. Beim *Streifschuss* trifft das Projektil tangential auf die Haut, die rinnenförmig einreißt und schräge, in Schussrichtung gelegene Einrisse aufweist.
Beim *Tangentialschuss* durchsetzt der Schuss die Haut in schräger Richtung, sodass Ein- und Ausschuss nahe beieinander liegen. Der Einschuss ist hier durch einen ovalären Schürfsaum gekennzeichnet.
Kontur- und *Ringelschüsse* entstehen, wenn das Projektil an der dem Einschuss gegenüberliegenden, kontralateralen Seite nur noch eine geringe kinetische Energie besitzt und – etwa bei Schädelschüssen – die Tabula interna des Schädeldachs bzw. die Kopfschwarte nicht mehr perforieren kann. Beim inneren Ringelschuss bewegt sich das Projektil an der Tabula interna der dem Einschuss gegenüberliegenden Seite entlang, beim äußeren Ringelschuss reicht die kinetische Energie noch zur Perforation des Schädeldaches aus, jedoch nicht zur Perforation der Kopfschwarte, das Projektil bewegt sich dann zwischen Tabula externa des Schädeldaches und Kopfschwarte entlang.
Gellertschüsse können entstehen, wenn das Geschoss in seiner Flugbahn in spitzem Winkel auf Gegenstände (Erdboden, Mauern, Wände, Geländer etc.) auftrifft und ricochettiert (abgelenkt) wird. Bei entsprechendem Auftreffwinkel kann ein Projektil auch von der Wasseroberfläche ricochettiert werden. Werden Warnschüsse auf den Boden abgegeben, können die ricochettierten Geschosse unbeabsichtigt zu tödlichen Verletzungen führen. Eine Rekonstruktion setzt dann neben der Bestimmung des Schusswinkels, Analyse der Position von Schütze und Opfer bei Schussabgabe, kriminaltechnische Untersuchungen des Projektils voraus, das unter Umständen Deformationen oder Fremdpartikel von der ablenkenden Unterlage aufweist. Unabhängig von der Schussentfernung können sich bei durchschossener Kleidung in der Einschusswunde Textilfasern als Einschusszeichen finden.
Abweichungen vom charakteristischen Befund einer nicht adaptierbaren Hautdurchtrennung (Gewebsdefekt) am Einschuss können sich ergeben, wenn das Projektil nur noch eine geringe kinetische Restenergie hatte, die gerade ausreichte, die Haut zu perforieren. Dann können sich unter Umständen schlitzförmige, adaptierbare Hautdurchtrennungen am Einschuss ergeben.

Ausschuss

Der Ausschuss stellt sich in der Regel als schlitzförmige, adaptierbare Hautdurchtrennung dar, ohne Schürfung der Wundränder (s. **Abb. 6-40a–c**).

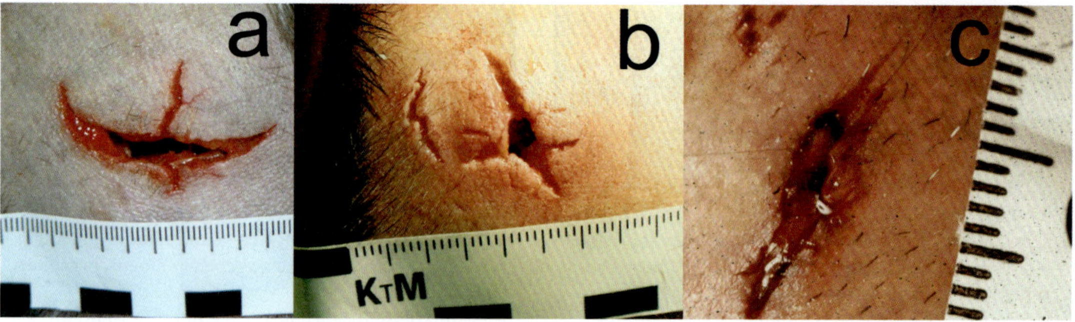

Abbildung 6-40a–c: Typische Ausschussbefunde
a) Ausschuss über der Scheitelhöhe bei suzidalem Mundschuss, typische adaptierbare Hautdurchtrennung ohne Vertrocknungssaum
b) Ausschuss über der linken Augenbraue, adaptierbare Hautdurchtrennung ohne Vertrocknungssaum
c) schlitzförmige, adaptierbare Hautdurchtrennung im Bereich der Wange

Der Ausschuss kann wesentlich größer als der Einschuss sein, wenn sich das Projektil beim Durchschuss stark verformt, auf Knochen trifft und durch den Schussbruch gebildete Knochensplitter in Schussrichtung mit dem Projektil aus einer Wunde austreten. Werden hierbei größere Gewebeteile aus dem Ausschuss herausgerissen, kann sich auch der Ausschuss als Gewebsdefekt darstellen.

Liegt dem Ausschuss beim Durchtritt des Projektils ein Widerlager an, kann es durch Anpressen der Durchtrennungsränder an das Widerlager zu einer Schürfung der Haut mit postmortaler Vertrocknung kommen (Pseudoschürfsaum). Als Widerlager reichen der Haut fest anliegende Bekleidungsstücke aus.

Bei Schädel-Hirn-Durchschüssen mit großkalibrigen Waffen kann es aufgrund der hydrodynamischen Sprengwirkung mit sekundären Einrissen der Haut an Ein- und Ausschuss schwierig sein, die charakteristischen häutigen Ein- und Ausschussbefunde zu erheben, zumal wenn Blut und Hirngewebe aus den Hautperforationen austritt.

Die Haut darf in solchen Fällen nicht gewaschen werden, da damit alle Befunde zur Bestimmung der Schussentfernung vernichtet werden.

Schussentfernung

Je nach Abstand zwischen Waffenmündung und Ziel unterscheidet man den aufgesetzten Schuss, den relativen Nahschuss und den Fernschuss. Beim aufgesetzten Schuss liegt die Waffenmündung der Haut mehr oder minder fest an. Beim relativen Nahschuss finden sich um den Einschuss Schmauchniederschläge und/oder Pulverkörncheneinsprengungen als Nahschusszeichen. Der Fernschuss ist charakterisiert durch das Fehlen von Nahschusszeichen (s. **Tab. 6-11**).

Beim aufgesetzten Schuss ist die Waffenmündung der Haut mehr oder minder fest aufgesetzt. Dadurch können die aus der Waffenmündung austretenden Pulvergase nicht zwischen Waffenmündung und Haut austreten, sondern treten mit dem Geschoss in den Körper ein. Dort, wo Haut plattem Knochen anliegt, insbesondere im Bereich des Schädels, wird durch die austretenden Pulvergase die Haut höhlenartig vom darunterliegenden Gewebe abgehoben. In dieser Schmauchhöhle findet sich dann reichlich Pulverschmauch (s. **Abb. 6-41a–f**).

Wird die Waffenmündung fest auf die Haut gepresst, kann sich als Abbildung des Waffengesichtes eine Stanzmarke ausbilden. Durch Expansion der Pulvergase und Vorwölbung der Haut können auch hinter der Waffenmündung gelegene Konstruktionsmerkmale wie das Korn der Waffe zu Abdrücken in der Haut führen. So kann etwa durch Kontusionen korrespondierend zum Korn der Waffe die Waffenhaltung bei Abgabe des aufgesetzten Schusses rekonstruiert werden. Schließlich kommt es durch die Expansion der Pulvergase bei aufgesetzten Schüssen im Bereich des Schädels häufig zu einer sternförmigen Aufreißung der Haut. Beim aufgesetzten Schuss im Bereich des Schädels können sich Pulverschmauchniederschläge selbst unter dem Periost sowie auf der Dura finden.

Der relative Nahschuss ist gekennzeichnet durch Pulverkörnchen- und Schmauchniederschläge um den Einschuss herum (s. **Abb. 6-42a–b**). Je nach Waffentyp können mit bloßem Auge Nahschusszeichen bis zu etwa dem doppelten der Lauflänge der Waffe festgestellt werden. Der relativ nähere Nahschuss ist

Tabelle 6-11: Befunde an Ein- und Ausschuss in Abhängigkeit von der Schussentfernung

Einschuss (unabhängig von der Schussentfernung)	Gewebsdefekt Schürfsaum Abstreifring im Primärziel (bei unbekleideter Haut in der Haut, bei bekleideter Haut in Bekleidung) Textilfasern im Einschuss
aufgesetzter Schuss	sternförmige Aufplatzung der Haut, wenn unter der Haut platter Knochen liegt Schmauchhöhle CO-Myoglobinbildung mit lachsrot verfärbter Muskulatur im Schusskanal Stanzmarke
relativ näherer Nahschuss	Pulverkörncheneinsprengungen und Schmauchniederschläge um den Einschuss
relativ fernerer Nahschuss	nur Pulverkörncheneinsprengungen um den Einschuss
Ausschuss	adaptierbare Hautdurchtrennung, kein Schürfsaum

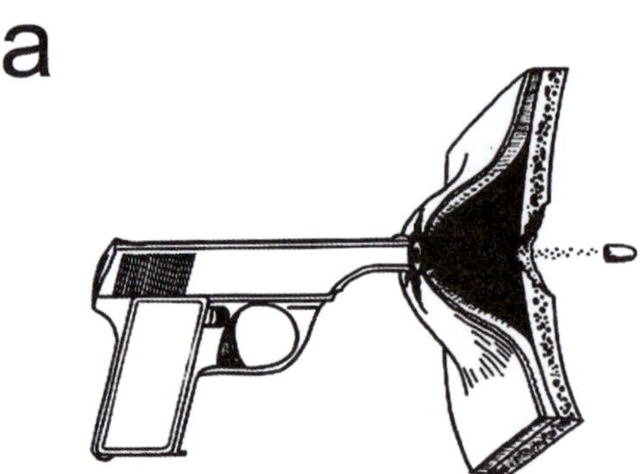

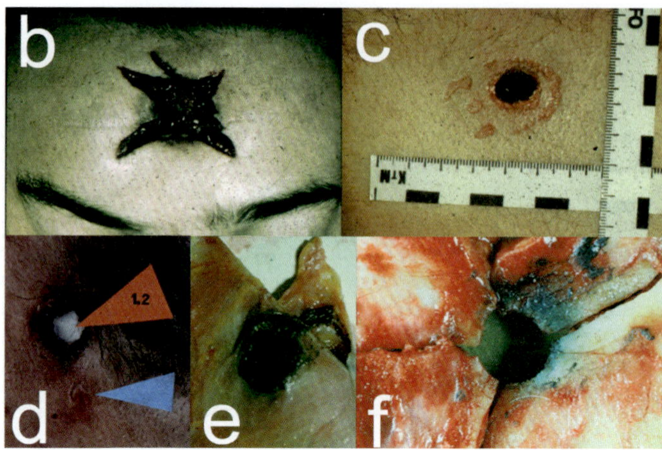

Abbildung 6-41a–f: Befunde beim aufgesetzten Schuss

a) schematische Darstellung der Ausbildung einer Schmauchhöhle bei der Haut fest aufsitzender Waffenmündung
b) sternförmige Aufplatzung der Haut um den zentralen Gewebsdefekt
c) Stanzmarke, aufgesetzter Schuss über dem Brustbein durch dreischichtige Bekleidung, zentraler Gewebsdefekt, angrenzender Schürfsaum (Schmutzring fehlt, da Schuss durch dreischichtige Bekleidung), hufeisenförmig den Einschuss umgebende Hautvertrocknung sowie drei streifenförmige Hautvertrocknungen korrespondierend zum Waffengesicht
d) aufgesetzter Schuss mit Stanzmarke: unterhalb des einschussbedingten Gewebsdefektes eine braunrote Hautvertrocknung, hervorgerufen durch das Korn der Waffe
e) Schmauchhöhle, aufgesetzter Schuss der linken Schläfe, die Haut taschenartig vom daruntergelegenen Musculus temporalis abgehoben, sehr reichlich Pulverschmauch in der Schmauchhöhle
f) Schmauchniederschläge um den Einschuss herum auf der Tabula externa des Schädeldaches

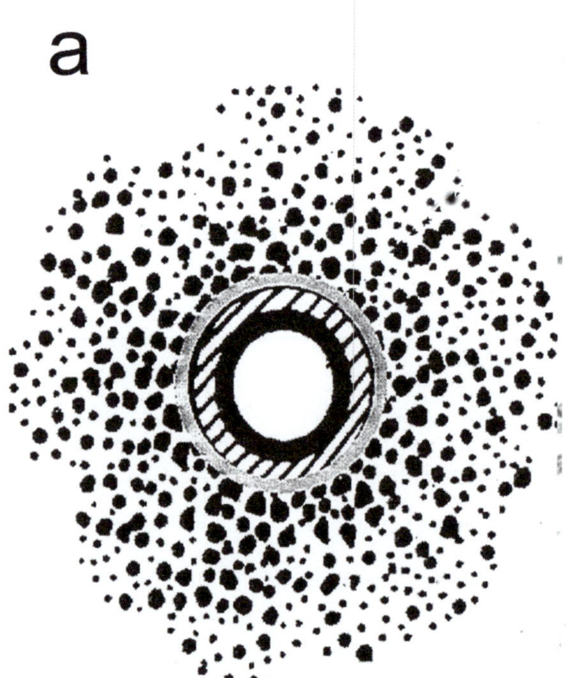

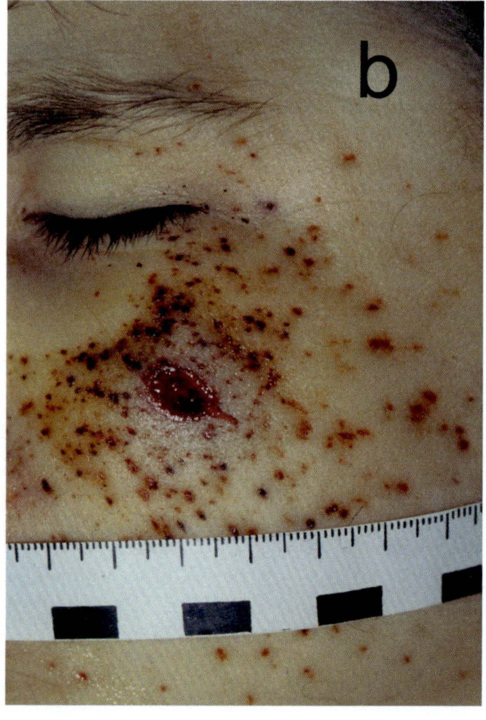

Abbildung 6-42a–b: Relativer Nahschuss

a) Schema eines relativen Nahschusses mit zentralem Gewebsdefekt, Abstreifring, Schürfsaum, Kontusionshof sowie Pulverkörncheneinsprengungen und Schmauchniederschlägen um den Einschuss
b) Pulverkörncheneinsprengung in die Umgebung des Einschusses der linken Wange

gekennzeichnet durch Pulverkörncheneinsprengungen und Schmauchniederschläge in Umgebung des Einschusses, der relativ fernere Nahschuss lediglich durch Pulverkörncheneinsprengungen, da Pulverkörnchen eine größere Masse haben und über eine längere Strecke beschleunigt werden können. Eine quantitative Schussentfernungsbestimmung wird nach chemischem oder spektrographischem Nachweis der Schmauchelemente (Blei, Barium, Antimon) in der Umgebung des Einschusses durchgeführt. Gegebenenfalls sind Vergleichsschüsse mit der gleichen Waffe und Munition notwendig. Der Fernschuss ist charakterisiert durch das Fehlen von Nahschusszeichen.

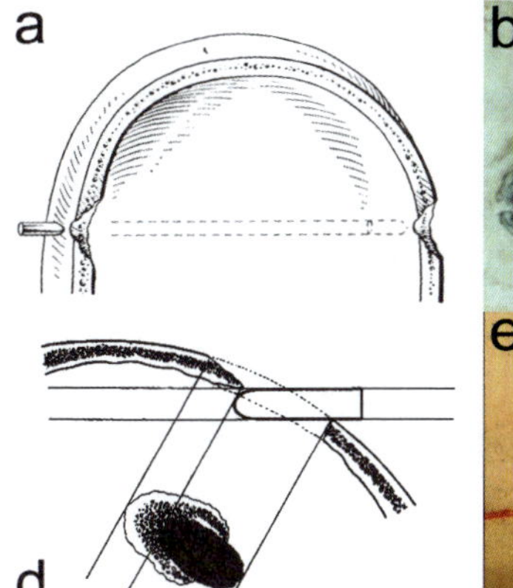

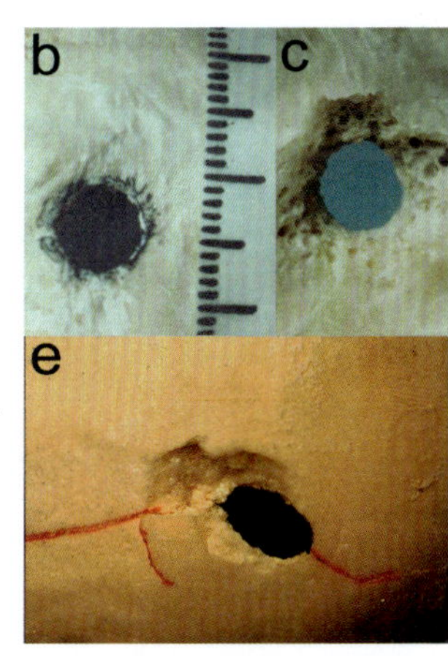

Abbildung 6-43a–e:
a) schematische Darstellung eines Schädeldurchschusses: Trichterförmige Erweiterung des Schusskanals in Schussrichtung; am Einschuss von außen nach innen, am Ausschuss von innen nach außen
b) Einschuss des Schädels, glatte Begrenzung an der Tabula externa des Schädeldaches
c) Einschuss, trichterförmige Erweiterung in Richtung Schädelinneres
d) «Schlüssellochverletzung» bei schrägem Auftreffen des Projektils, glatte Begrenzung der Tabula externa an der schützennahen Seite, trichterförmige Erweiterung der Tabula externa an der schützenfernen Seite
e) Schlüssellochverletzung, Schussrichtung von rechts unten nach links oben

Schussrichtung
Wird platter Knochen (Schädel, Brustbein) durchschossen, kommt es zu einer trichterförmigen Erweiterung des Schusskanals in Schussrichtung (am Einschuss von der glatt begrenzten Tabula externa zur Tabula interna des Schädeldaches, am Ausschuss von der glatt begrenzten Tabula interna zur Tabula externa; s. **Abb. 6-43a–e**).
Trifft das Projektil schräg auf, findet sich an der schützennahen Seite der Tabula externa des Schädeldaches eine glatte Begrenzung, an der schützenfernen eine trichterförmige Erweiterung. Hierzu korrespondierend findet sich an der schützennahen Seite der Tabula interna eine trichterförmige Erweiterung nach innen, während an der schützenfernen Seite die Tabula interna glatt begrenzt ist.
Infolge der hydrodynamischen Sprengwirkung kann es zu einer Zerberstung des Schädels kommen, die von vom Ein- und Ausschuss ausgehenden Berstungsfrakturen bis zu einer völligen Zertrümmerung des Schädels mit Exenteration des Gehirns reichen kann.
Bei Schrotschüssen variiert das Verletzungsbild in Abhängigkeit von der Schussentfernung. Zunächst verlassen die Schrotkörner den Flintenlauf zusammen mit dem sie enthaltenden Plastikbecher und Pfropfen. Außerhalb des Laufes beginnen die Schrotkörner zu streuen. Je nach Schussentfernung finden sich unterschiedlich dichte Schroteinschläge der Haut. Ist der Abstand zwischen Waffenmündung und Haut gering, kann der Plastikbecher komplett die Haut perforieren und die Schrote streuen erst im Körperinneren.

6.8.4 Kriminologie

Suizidenten wählen als Einschusslokalisation Zielorgane, die einen raschen Todeseintritt erwarten lassen. Typische suizidale Einschusslokalisationen sind daher – je nach Händigkeit – die rechte oder linke Schläfe bzw. die Herzregion. Weiterhin werden in suizidaler Absicht Mundschüsse beigebracht, wobei unter Umständen zur Steigerung der Sprengwirkung der Mund zusätzlich mit Wasser gefüllt wird; in diesen Fällen zeigen sich monströse Einrisse der Haut und Schleimhaut der Wangen. Es sind jedoch auch suizidale Nacken- und Hinterhauptsschüsse beobachtet worden. Beim Suizid handelt es sich in der Regel um aufgesetzte Schüsse, bei Tötungsdelikten kommen dagegen alle Schussentfernungen vor (s. **Tab. 6-12**).
Bei der Untersuchung von Opfern von Schusswaffenverletzungen (klinisch oder bei der Obduktion) sind Ein- und Ausschuss bzw. Endlage des Projektils in Bezug auf feststehende Ebenen zu vermessen, etwa Höhe oberhalb der Fußsohlenebene, Entfernung von der Mittellinie etc., um den Schusswinkel bestimmen zu können. Der Schusskanalverlauf im Körper kann rekonstruktiv von großer Bedeutung sein, etwa wenn vom Täter ein «Hineinstolpern» des Opfers in die Waffe behauptet wird (s. **Abb. 6-44a–c**).
Auch der Schädel-Hirn-Steck- oder -Durchschuss

Tabelle 6-12: Selbst- und Fremdbeibringung von Schussverletzungen

Selbstbeibringung	Fremdbeibringung
■ Schmauchnachweis an der Schusshand	■ negative Befunde an Schusshand
■ Backspatter	
■ Schlittenverletzungen (selten)	
■ aufgesetzter Schuss mit Einschusslokalisation	■ Fernschüsse/relative Nahschüsse
Schläfe	■ regellose Einschusslokalisation
Mund	
■ singulärer Schuss	■ multiple Schüsse
■ Waffe in Reichweite des Opfers	■ fehlende Waffe

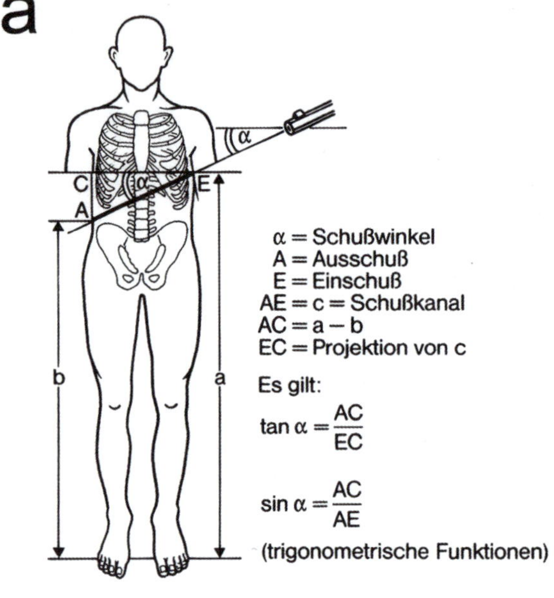

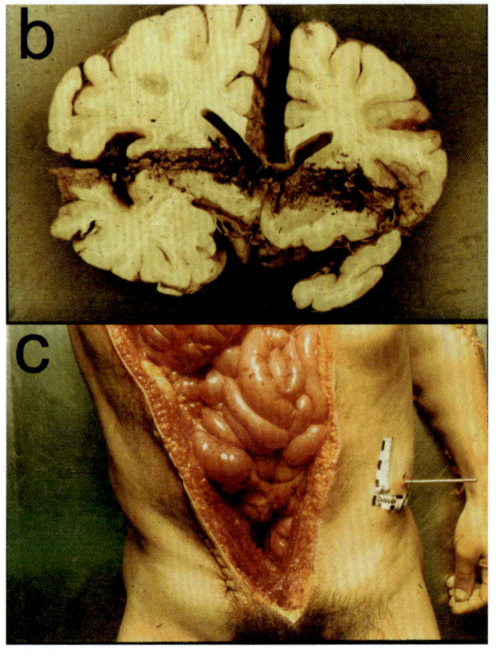

Abbildung 6-44a–c: Schusswinkel
a) Berechnung des Schusswinkels aus der Höhe von Ein- und Ausschuss über der Fußsohle
b) horizontaler Schusskanalverlauf durch das Gehirn, typisch für Suizid, verbunden mit sofortiger Handlungsunfähigkeit
c) leicht ansteigender Schusskanalverlauf durch die Bauchhöhle mit Durchschuss durch die Vena cava inferior (Schuss aus der Hüfte)

muss nicht zu sofortiger Handlungsunfähigkeit führen, insbesondere wenn nur rostrale Hirnanteile verletzt wurden. Im Einzelfall ist zu prüfen, ob der Verlauf des Schusskanals mit sofortiger Handlungsunfähigkeit verbunden war.

Zu beachten ist schließlich, dass bei selbstbeigebrachten Schüssen Nahschusszeichen abgefiltert werden können, etwa wenn durch ein Zwischenziel geschossen wurde.

Von Bedeutung bei der Klärung der Frage, ob ein Schuss selbst- oder fremdbeigebracht worden ist, ist schließlich die Untersuchung charakteristischer Befunde an der Schusshand. Zum einen handelt es sich hierbei um Schmauchniederschläge, die mit chemischen, physikalischen oder radiographischen Methoden nachgewiesen werden können. Bereits makroskopisch sieht man beim aufgesetzten Schuss an der Schusshand Blut, gegebenenfalls Gewebeanhaftungen (backspatter), die aus dem Einschuss zurückspritzen. Bei Selbstladepistolen kann es zu Verletzungen durch den Schlitten an der Schwimmhaut zwischen Daumen und Zeigefinger der Schusshand kommen (s. **Abb. 6-45a–b**).

Bei suizidalen Mundschüssen kann sich die Aufklärung der Art der Gewalteinwirkung bei der Leichenschau schwierig gestalten, wenn Steckschüsse vorliegen und der Mund aufgrund eingetretener Totenstarre nicht zu öffnen ist.

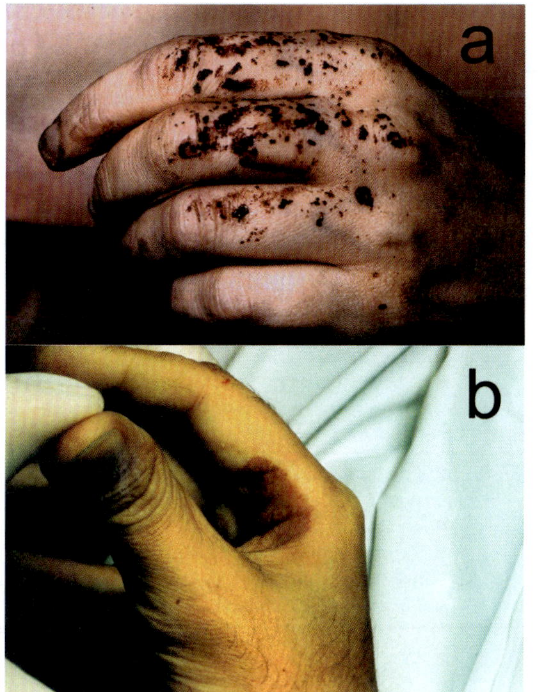

Abbildung 6-45a–b: Befunde an der Schusshand
a) Backspatter an der Schusshand
b) Verletzung in der Schwimmhaut zwischen Daumen und Zeigefinger der Schusshand (Schlittenverletzung)

Bei Steckschüssen muss in jedem Fall das Projektil gefunden und sichergestellt werden, da es eine Identifizierung der Tatwaffe erlaubt. Artifizielle Beschädigungen des Projektils, etwa durch chirurgische Pinzetten, sind zu vermeiden. Bei klinischer Behandlung eines Schussverletzten sollte die Bekleidung sichergestellt werden, damit sie für weitere kriminaltechnische Untersuchungen (Schussentfernungsbestimmung) zur Verfügung steht, desgleichen Gewebematerial aus dem Einschussbereich (s. **Tab. 6-13**).

6.8.5 Bolzenschusswerkzeuge

Zu Suiziden, aber auch zu Tötungsdelikten, sind auch Tiertötungsapparate (Bolzenschussgeräte) verwendet worden. Durch eine kräftige Treibladung wird ein Bolzen in den Schädel getrieben. Es zeigt sich in der Regel ein relativ charakteristisches Bild mit zentralem Gewebsdefekt und zwei angrenzenden Schmauchhöfen. Am Ende des Schusskanals findet sich im Gehirn das durch den Bolzen ausgestanzte Imprimat aus Knochen und Haut (s. **Abb. 6-46a–b**).

Tabelle 6-13: Bei Schussverletzungen ist Folgendes zu beachten:

- Bekleidung nicht wegwerfen, sondern sicherstellen (Schmauchspuren/Schussentfernung)
- Hände auf Schusshandzeichen untersuchen (Selbst-, Fremdbeibringung)
- bei Exzision von Gewebe aus dem Bereich Ein-/Ausschuss dieses asservieren und nicht vernichten (Schussentfernung)
- bei zwei kontralateralen Verletzungen daran denken, dass es sich um einen Durchschuss handeln könnte (richtige Einordnung der Art der Gewalteinwirkung).

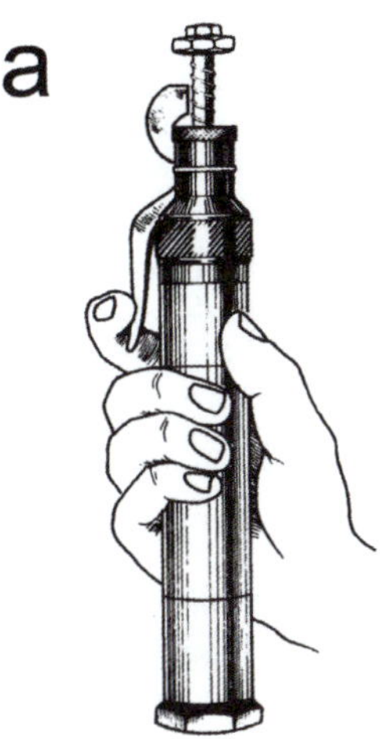

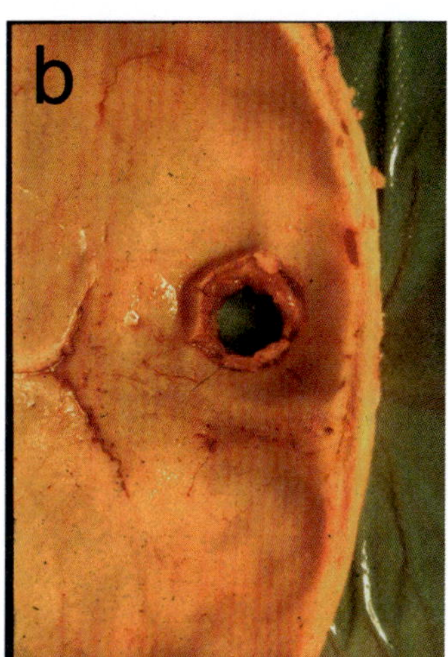

Abbildung 6-46a–b: Schema eines Bolzenschusswerkzeuges
a) Einschuss im Bereich des Stirnbeins mit trichterförmiger Erweiterung in Richtung Schädelinneres
b) Ansicht von Schädelinnenseite

Tiertötungsapparate werden zu Suiziden und Tötungsdelikten überwiegend von dem Personenkreis verwandt, der beruflich Umgang mit diesen Geräten hat (Landwirte, Metzger).

6.8.6 Explosionsverletzungen

Tödliche Explosionsverletzungen werden in Friedenszeiten nur vergleichsweise selten beobachtet, etwa bei Attentaten, spektakulären Suiziden oder Unglücksfällen (z. B. Explosion größerer Mengen von Feuerwerkskörpern). Bei den Explosionsverletzungen werden

- primäre Verletzungen durch die Detonationsschockwelle, vor allen Dingen an den Lungen,
- sekundäre Verletzungen durch dem Sprengsatz beigegebene Fragmente oder Sekundärgeschosse sowie
- tertiäre Verletzungen, überwiegend durch stumpfe Gewalt als Folge von Beschleunigungs- und Verzögerungstraumen differenziert (s. **Tab. 6-14**).

Tabelle 6-14: Modifizierte Klassifizierung der Explosionsverletzungen (aus Hauschild et al.: Notfall Rettungsmed 2006, 9: 453–472)

Typ	Noxen	Verletzungsmuster
Primäre Explosionsverletzungen	Luftstoß- und Überdruckwelle Direkte Auswirkung der «shock-wave» und «overpressure-wave» im Sinne eines Barotraumas	■ Ohr: Trommelfellruptur ■ Lunge: «blast lung injuries» ■ Gastrointestinaltrakt: Darmkontusionen, -perforationen, Einrisse des Mesenteriums, Leber- und Milzruptur ■ Extremitäten: traumatische Amputationen
Sekundäre Explosionsverletzungen	Projektile Durch Explosion beschleunigte Splitter, welche aus der Bombenhülle oder der unmittelbaren Umgebung der Bombe stammen	■ Weichteilverletzungen am gesamten Körper ■ Penetrierende Verletzungen mit Blutungen ■ Pneumothorax ■ Darmperforationen
Tertiäre Explosionsverletzungen	Indirekte Auswirkungen der Druckwelle Verletzungen nach Sturz, Anpralltrauma, durch herabfallende oder umstürzende Gebäudeteile	■ Je nach Gegenstand alle Formen des stumpfen und scharfen Traumas an allen Körperregionen
Quartäre Explosionsverletzungen	Sonstige Verschüttung bei Einsturz des Gebäudes Flammen, Feuer, heiße Rauchgase Radioaktive Materialien, Giftstoffe bei «dirty bombs»	■ Traumatische Amputation, Kompartmentsyndrom ■ «crush injury» ■ Verbrennungen, Rauchgasinhalation, Inhalationstrauma ■ Verstrahlung, Intoxikation bei «dirty bombs»

Daneben zeigen sich häufig thermische Verletzungen durch Einwirkung heißer Detonationsgase oder durch sekundär entstandenes Feuer. Neben selbsthergestellten Sprengsätzen, Gas- oder Grubenexplosionen sind Verletzungen durch kommerziell hergestellte Explosivwaffen (Minen oder Handgranaten) von Bedeutung (s. **Abb. 6-47**).

Biologische Folgen von Explosionen sind im Wesentlichen durch die Entfernung zwischen Explosivstoff und biologischem Gewebe bestimmt, da die geringe Masse, die aerodynamisch ungünstige Form und die geringe Querschnittsbelastung im Vergleich zu Geschossen aus Schusswaffen eine starke Abbremsung in Luft und Gewebe zur Folge haben. Dies bedingt eine geringe effektive Reichweite. Dementsprechend resultieren tödliche Explosionsverletzungen durch Handgranaten vor allem bei engem Körperkontakt mit dem Explosivstoff. Bei direktem Körperkontakt, insbesondere bei manueller Manipulation, kann es zu traumatischen Teilamputationen der Hände sowie zu großflächigen Eröffnungen des Brustkorbes mit Splitterverletzungen innerer Organe kommen.

6.8.7 Schreckschusswaffen

Seit Inkrafttreten des neuen Waffengesetzes am 01.04.2003 (BGBl. I, 2002, 3970) unterliegt das Mitführen von Schreckschuss-, Reizstoff- oder Signalwaffen in der Öffentlichkeit einer Erlaubnispflicht (§ 10 Abs. 4 Satz 4 WaffG i. V. m. der Anlage 2 Abschnitt 2 Unterabschnitt 3 Nr. 2 und 2.1; kleiner Waffenschein). Trotzdem können solche Waffen weiterhin unkontrolliert im Handel erworben werden. Die Verwendung von Schreckschusswaffen kann zu ernsthaften, auch tödlichen Verletzungen führen, auch ohne Manipulation an der Waffe. Die Energieflussdichte des Gasstrahles beim Verfeuern von Knallkartuschen oder Reizstoffkartuschen reicht aus, um bei absoluten Nahschüssen oder sehr nahen relativen Nahschüssen bis zu Distanzen von wenigen Zentimetern die Haut zu penetrieren und innere Organe sowie Knochen zu verletzen. Auch dünne Knochen können frakturiert werden. Am gefährlichsten sind Schüsse, bei denen die Waffe am Kopf angesetzt wird; in solchen Fällen können die Schläfen- und Stirnknochen bersten und schwere Hirnverletzungen auftreten.

6.9 Gewaltsame Erstickung

Unter Erstickung versteht man allgemein den durch Aufhebung des respiratorischen Gaswechsels bedingten Tod. Mit dem irreversiblen Kreislauf- oder Atemstillstand und der dadurch unterbundenen Sauerstoffversorgung der Gewebe kommt es grundsätzlich zu einem «Erstickungsvorgang» der Organe und Gewebe. Fehlt Sauerstoff in der Atemluft oder ist zu wenig in der Atmosphäre vorhanden, kommt

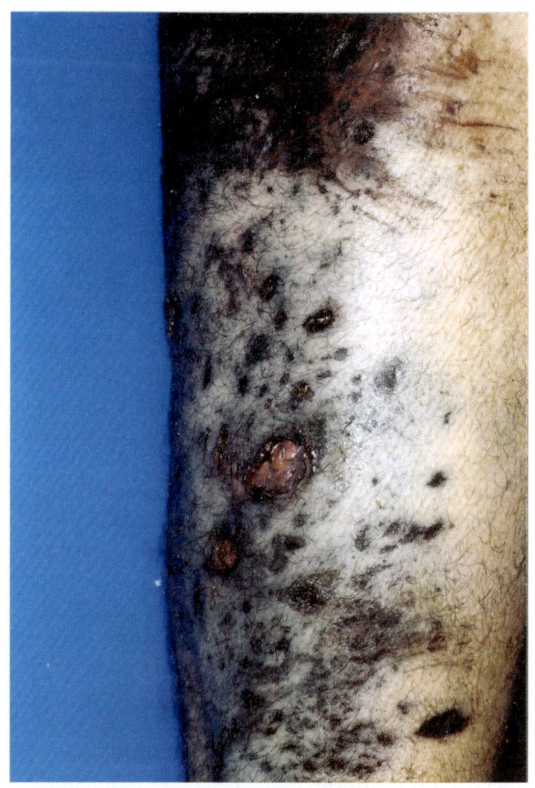

Abbildung 6-47: Explosionsverletzungen (sekundäre Verletzungen) am Bein durch Sekundärgeschoss: zahlreiche kraterförmige Hautdefekte mit Metalleinsprengung

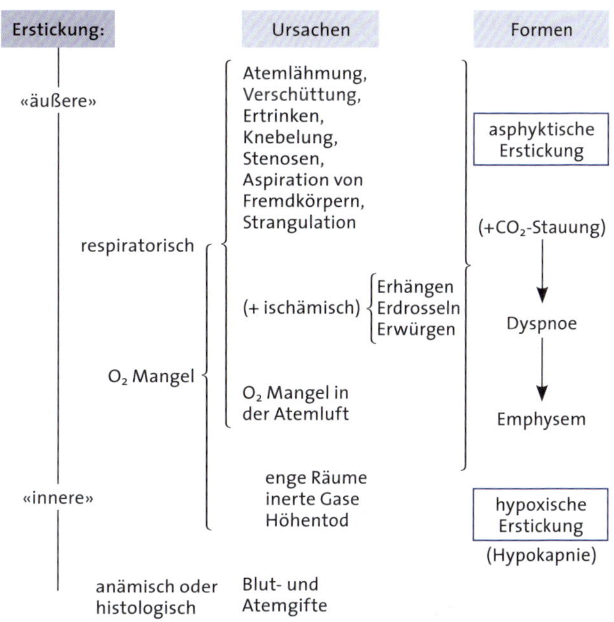

Einteilung der Erstickungen (nach OPITZ)

Abbildung 6-48: Einteilung der Erstickungen nach Ursachen und pathophysiologische Folgen

es zu einer Behinderung der Atemexkursionen oder zu einer Verlegung der Luftwege; dann spricht man von äußerer Erstickung. Unter innerer Erstickung versteht man die Behinderung der Abgabe des aufgenommenen Sauerstoffes an die Gewebe. Innere Erstickungen sieht man hauptsächlich bei Vergiftungen mit Blut- und Atemgiften (Kohlenmonoxid, Blausäure). Für den Ablauf der Erstickungsagonie maßgeblich ist schließlich, ob die Erstickung rein hypoxisch oder asphyktisch (mit Anstieg des Kohlendioxidpartialdruckes) verläuft. Das asphyktische Ersticken (Asphyxie bedeutet wörtlich Pulslosigkeit) wird über die hyperkapnievermittelte Dyspnoe als quälend empfunden (Atemnot, Dyspnoe, Erstickungsangst). Demgegenüber wird der Sauerstoffmangel bei rein hypoxischem Ersticken nicht wahrgenommen, es zeigen sich Euphorie, Antriebsmangel oder plötzlicher bis apoplektiformer Bewusstseinsverlust. In **Abbildung 6-48** sind äußere und innere Erstickungsursachen und ihre pathophysiologischen Folgen zueinander in Beziehung gesetzt.

Definitionen

- Hypoxie/Anoxie: Verminderung bzw. Fehlen von Sauerstoff in Blut, Gewebe, Organen oder im ganzen Körper.
- Asphyxie (wörtlich Pulslosigkeit, da man in der Antike vermutete, in den Arterien würde Lebensluft [Pneuma] transportiert): Kombination von Hypoxie und Hyperkapnie.
- Hyperkapnie: Anstieg des Kohlendioxidpartialdruckes.
- Zyanose: Blausucht, bläuliche Verfärbung von Haut und Schleimhäuten, ab einer Konzentration von 5 g/100 ml reduzierten Hämoglobins sichtbar.
- Ischämie: Blutleere, unterbrochene Blutversorgung im abhängigen Stromgebiet führt zu O2-Mangel und Anstieg z. B. des Laktatspiegels durch fehlenden Spüleffekt.
- Dyspnoe/Apnoe: erschwerte Atmung, Atemnot/Atemstillstand.

6.9.1 Pathophysiologie

Das klinische Erscheinungsbild bei Erstickungen ist mehr oder minder allen Erstickungsformen gemeinsam und läuft typischerweise in mehreren Stadien ab, wobei der Erstickungsvorgang insgesamt etwa 3–5 (8) Minuten andauert. Jede der im Folgenden genannten Phasen dauert ca. 1–2 Minuten.

- Phase der Dyspnoe: verstärkte Atemtätigkeit, inspiratorische Dyspnoe, Zyanose, Bewusstseinsverlust.
- Erstickungskrämpfe (Folge des zerebralen O_2-Mangels) mit tonisch-klonischen Krämpfen infolge Dekortikation und Dezerebration; Pulsschlag meist beschleunigt, Blutdruck erhöht, Urin- und Kotabgang kommen vor.
- präterminale Atempause: Atemstillstand, Blutdruckabfall, Tachykardie.
- terminale Atembewegungen: schnappende Atembewegungen, gefolgt vom endgültigen Atemstillstand.
- Bei asphyktischem Ersticken kommt es im Stadium der Dyspnoe zu einer massiven Adrenalinausschüttung aus dem Nebennierenmark mit heftigen Kreislaufreaktionen.
- Der Herzschlag kann den Atemstillstand um einige Minuten überdauern.

Unter mechanischer Behinderung der Luftatmung werden folgende Erstickungsursachen zusammengefasst:

- Verschluss der Respirationsöffnungen durch feste Körper oder ein flüssiges Medium (Ertrinken),
- Verschluss der Luftwege durch feste oder flüssige Körper von innen her oder durch von außen wirkenden Druck (Strangulation),
- Behinderung der Atemexkursionen (Erdrückt-, Verschüttetwerden, Perthes'sche Druckstauung),
- beidseitiger Pneumothorax.

Als *Strangulation* bezeichnet man die Kompression des Halses durch von außen wirkenden Druck. Dabei differenziert man Erhängen, Erdrosseln und Erwürgen.

Beim *Erhängen* erfolgt die Halskompression durch ein Strangulationswerkzeug, das durch das Körpergewicht belastet wird.

Beim *Erdrosseln* wird das Strangulationswerkzeug durch andere Kräfte (manuell oder mittels eines Hilfsmittels, das den Strangulationsdruck aufrecht erhält) zugeschnürt.

Unter *Erwürgen* versteht man die rein manuelle Halskompression.

Bei der Strangulation resultieren die Folgewirkungen der Halskompression aus der Kompression der Atemwege, der Reizung der Pressorezeptoren, der Kompression zervikaler Venen und zervikaler Arterien (s. **Abb. 6-49**).

Durch die Kompression zervikaler Venen kommt es zu einer Behinderung des kranialen Blutrückflusses zum Herzen. Übersteigt der Strangulationsdruck den Binnendruck zervikaler Venen, liegt aber noch unter dem arteriellen Blutdruck, resultiert ein massiver Blutrückstau im Gesicht mit Dunsung, Zyanose und durch Anstieg des transkapillären Druckgradienten mit Stauungsblutaustritten (Petechien). Wird durch den Strangulationsdruck auch der arterielle Blutdruck von Beginn der Strangulation an überschritten, kommt es also zu einer momentanen Kompression zervikaler Venen und Arterien, zeigt sich demgegenüber das Gesicht blass und Stauungsblutungen fehlen. Die Folge einer Kompression zervikaler Venen und Arterien ist in jedem Fall eine Ischämie mit Funktionsverlusten des Gehirns. Bei Reizung der Pressorezeptoren kommt es über eine Abnahme des Herz-Zeit-Volumens ebenfalls zu ei-

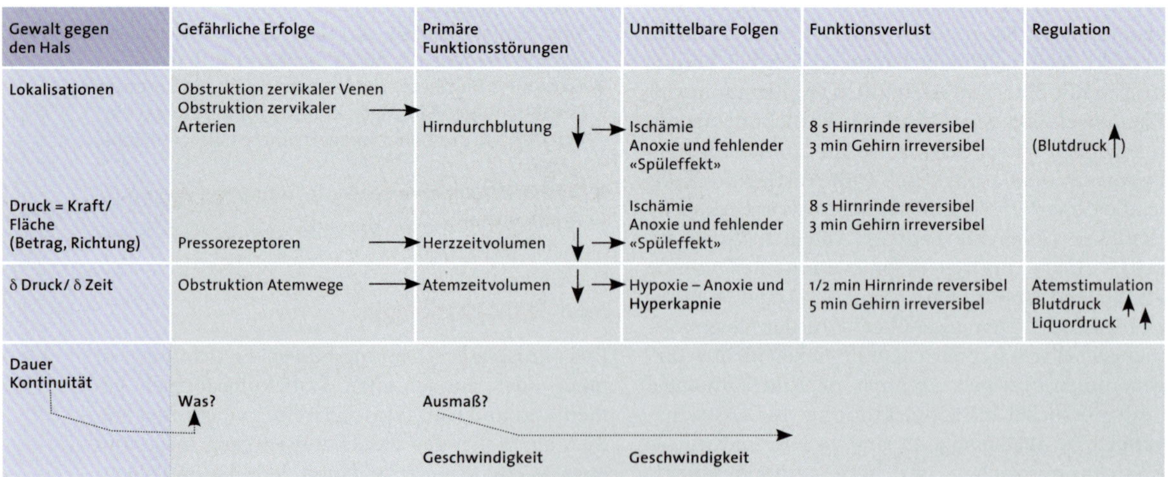

Abbildung 6-49: Pathophysiologische Differenzierung von Gewalteinwirkungen gegen den Hals

ner Ischämie mit Funktionsverlusten des Gehirns. Eine Kompression der Atemwege führt über eine Abnahme des Atem-Zeit-Volumens zu Hypoxie und Hyperkapnie mit in der Folge ebenfalls Funktionsbeeinträchtigungen des Gehirns.
Bei den unterschiedlichen Formen der Strangulation können die pathophysiologischen Folgen der Halskompression hinsichtlich ihrer todesursächlichen Wertigkeit differieren. Steht etwa beim Erhängen mit freier Suspension die Ischämie durch Kompression zervikaler Gefäße mit momentanem Bewusstseinsverlust im Vordergrund, kann beim Würgen mit Angriff von vorne und Kompression von Kehlkopf und Trachea die asphyktische Komponente maßgeblich sein (s. **Abb. 6-50**).

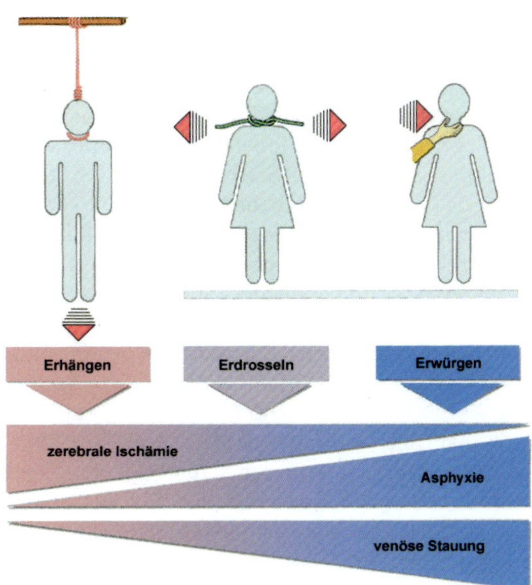

Abbildung 6-50: Schematische Darstellung der drei Hauptformen des Strangulationstodes und ihrer pathophysiologischen Folgen (nach Madea 2007)

6.9.2 Leichenbefund beim Erstickungstod

Beim rein hypoxischen Ersticken (etwa Überstülpen einer Plastiktüte mit großem Totraumvolumen über den Kopf und dadurch bedingtem Verschluss der Atemöffnungen) kann der äußere Leichenbefund weitgehend unauffällig sein. Bei rein hypoxischem Ersticken fehlen in der Regel auch Stauungsblutungen (s. **Abb. 6-51a–e**).
Als Stauungsblutungen bezeichnet man feine, punktförmige Blutaustritte in Schleimhäuten und Haut (vor allen Dingen Augenlidbindehäute, Mundvorhofschleimhaut, Augenlider, Haut des Gesichtes, retroaurikulär). Sie kommen zustande als Folge eines strangulationsbedingten transkapillären Druckanstieges. Sie treten allerdings nicht nur bei Todesfällen durch Strangulation, sondern auch bei Todesfällen aus innerer krankhafter Ursache auf (z. B. Herztodesfälle), ihr Vorliegen muss aller-

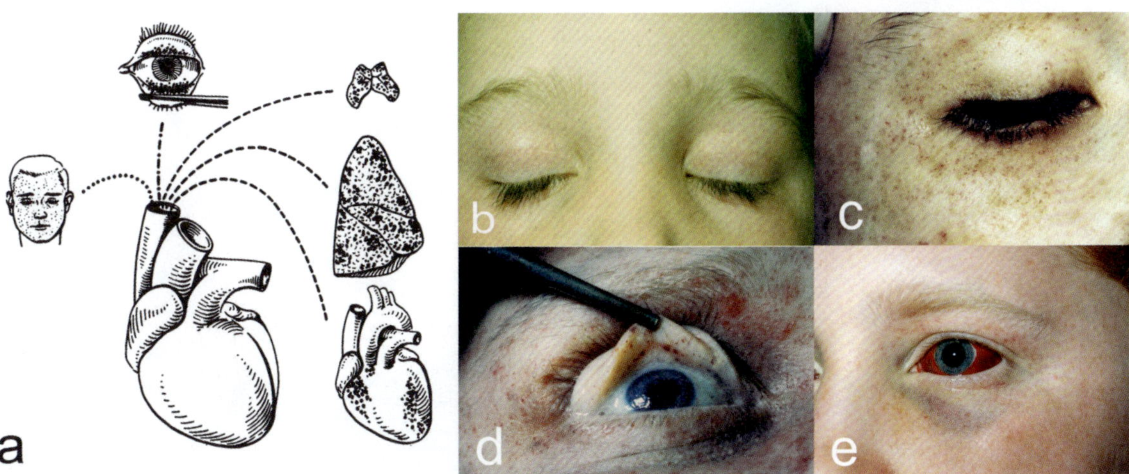

Abbildung 6-51a–e: Stauungs- und subseröse Blutungen bei Tod durch Strangulation
a) schematische Darstellung von Stauungsblutungen im Gesicht, den Konjunktiven sowie subserös (unter Thymuskapsel, Pleura sowie Epikard)
b) ganz dezent ausgeprägte Stauungsblutungen der Augenlider
c) massiv ausgeprägte Stauungsblutungen der Augenober- und Unterlider
d) Stauungsblutungen der Augenlidbindehäute
e) Stauungsblutungen von Augenober- und Unterlid sowie subkonjunktivale Blutungen bei langdauerndem Würgen und Drosseln

dings immer als «Alarmzeichen» für das Vorliegen einer komprimierenden Gewalteinwirkung gegen den Hals gewertet werden.

Beim Erhängen mit freier Suspension fehlen sie in der Regel, da es mit Beginn der Suspension zu einer Kompression zervikaler Arterien kommt. Bei Strangulation findet sich durch die Kompression zervikaler Venen häufig eine Blutstauung im Kopfbereich, die zur Dunsung und Zyanose des Gesichtes führen kann. Zyanose und Dunsung können sich postmortal abschwächen.

Innere Befunde beim Erstickungstod sind eine Blutstauung der inneren Organe, insbesondere der Leber, eine akute Dilatation der rechten Herzkammer, eine blutarme, kontrahierte Milz. Petechiale Blutaustritte findet man an den serösen Häuten (subpleural, subepikardial, unter der Thymuskapsel). Die subpleuralen Unterblutungen, häufig intensiv ausgeprägt in den Zwischenlappenspalten, bezeichnet man als Tardieusche Flecken (s. **Abb. 6-52a–e**). Die Entstehung der subpleuralen Unterblutungen wird erklärt mit einem erhöhten negativen Druck im Pleuraspalt bei forcierter Inspiration. Durch forcierte Atembewegungen kommt es in der Regel auch zu einer akuten Lungenüberblähung.

Das Blut im Herzen und in den Gefäßen ist zumeist flüssig (Ausnahme: höhergradige Alkoholisierung, dann in der Regel locker geronnen). Häufig finden sich Spuren von Urin- und Kotabgang, teilweise auch einer Ejakulation. Speichelabrinnspuren aus dem Mund als Folge einer Reizung autonomer Nervengeflechte am Hals und Simonsche Blutungen (Unterblutungen der Zwischenwirbelscheiben der Lendenwirbelsäule beim Erhängen mit freier Suspension) sind wichtige vitale Zeichen (s. **Abb. 6-53a–b**). Der allgemeine Leichenbefund bei Erstickungstod erlaubt isoliert nie die Diagnose einer gewaltsamen Erstickung.

Voraussetzung der Diagnose «Gewaltsame Erstickung» ist nach wie vor der Nachweis des erstickenden Vorgangs bzw. seiner Spuren an der Leiche (etwa in Form von Strangmarke, Drosselmarke, Würgemalen etc.).

Zu den forensisch wichtigsten Erstickungsformen gehören das Erhängen, das Erdrosseln, das Erwürgen und der Tod durch Verschluss der Atemöffnungen.

Erhängen

Beim Erhängen erfolgt die Zuschnürung der Halsweichteile durch eine Belastung des Strangulationswerkzeuges mit dem eigenen Körpergewicht. Zum Verschluss der Karotiden reicht bei typischer

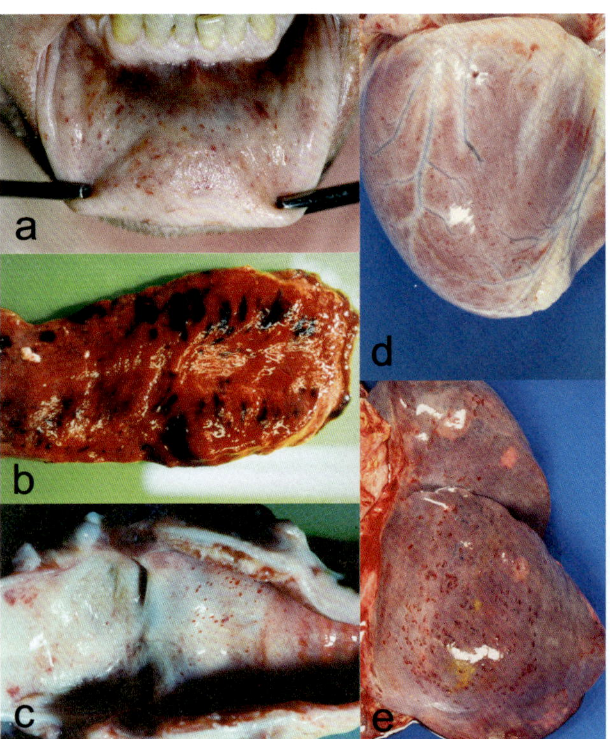

Abbildung 6-52a–e: Stauungs- und subseröse Blutungen bei Tod durch Strangulation

a) Stauungsblutungen der Mundvorhofschleimhaut
b) massive Einblutungen in die Zungenmuskulatur als Folge der venösen Stauung bei langdauerndem Drosseln
c) Stauungsblutaustritte von Kehldeckel und Kehlkopfschleimhaut
d) subepikardiale Blutungen
e) subpleurale Blutungen (Tardieusche Flecken)

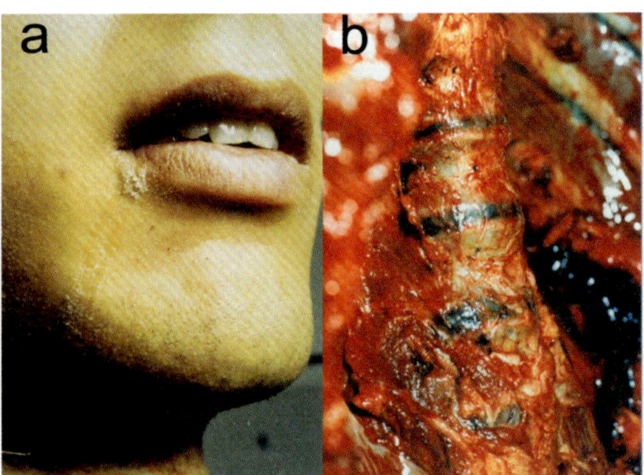

Abbildung 6-53a–b:

a) Speichelabrinnspur aus dem rechten Mundwinkel durch Druck des Strangulationswerkzeuges auf autonome Nervengeflechte mit Hypersalivation
b) Simonsche Blutungen (Unterblutungen der Zwischenwirbelscheiben der Lendenwirbelsäule bei Erhängen mit freier Suspension)

Stranglage ein Zuggewicht von ca. 3,5 kg, zum Verschluss der Vertebralarterien von ca. 16,6 kg aus. Damit genügt bereits ein Bruchteil des Körpergewichtes, um über eine zerebrale Ischämie und den Verschluss der Luftröhre letale Geschehensabläufe zu induzieren. Daher kann man sich nahezu in jeder Körperposition erhängen (freie Suspension, unterstützte Suspension mit auf der Unterlage aufstehenden Füßen, halbsitzend, kniend, halb liegend). Je nach Suspensionssituation wird der Verlauf der Strangmarke am Hals vom charakteristischen Bild abweichen.

Begrifflich unterscheidet man das typische vom atypischen Erhängen (s. **Abb. 6-54a–c**). Typisches Erhängen, das wesentlich seltener als atypisches Erhängen vorkommt, ist definiert durch:

- freie Suspension,
- symmetrisch zum Nacken ansteigende Strangmarke,
- Verknotung mittig im Nacken.

Beim atypischen Erhängen liegt die Verknotung des Strangwerkzeuges seitlich, submental oder es liegt keine freie Suspension vor.

Bei freier Suspension zeigt sich ein blasses Gesicht, Stauungsblutungen fehlen. Bei atypischem Erhängen mit unterstützter Stellung erscheint Blutfülle des Gesichtes mit Stauungsblutungen.

Die Strangmarke schneidet bei freier Suspension typischerweise kontralateral zum Knoten am tiefsten in die Haut ein (Strangfurche), um dann zum Knoten weniger tief einschneidend anzusteigen. Durch den Druck des Strangulationswerkzeuges oberhalb des Kehlkopfes mit Andrücken des Zungengrundes an die Rachenhinterwand kommt es zu einer Verlegung der Luftwege. Lokale Folge des Strangulationsdrucks am Hals ist die Strangfurche, die bei großer Oberflächenreibung des Werkzeuges (z. B. geflochtenes Hanfseil) die Haut schürft und postmortal vertrocknet (Strangmarke, s. **Abb. 6-55a–f**).

Eine Vertrocknung kann ausbleiben, wenn das Werkzeug eine glatte Oberfläche aufweist (Elektrokabel, s. **Abb. 6-55b**). Als Folge der Strangulation ist dann am Hals unter Umständen nur eine Strangfurche zu sehen. Eine vertrocknete Strangmarke kann charakteristische Merkmale der Textur des Strangwerkzeuges wiedergeben.

Eine Strangmarke ist isoliert kein Indiz für vitales Erhängen, da sie in gleicher Weise bei postmortaler Suspension erzeugt werden kann.

Auch sogenannte Zwischenkammblutungen bei mehrfach um den Hals verlaufendem Strangwerkzeug mit zwischen den einzelnen Touren eingeklemmten Hautfalten und auf dem Kamm

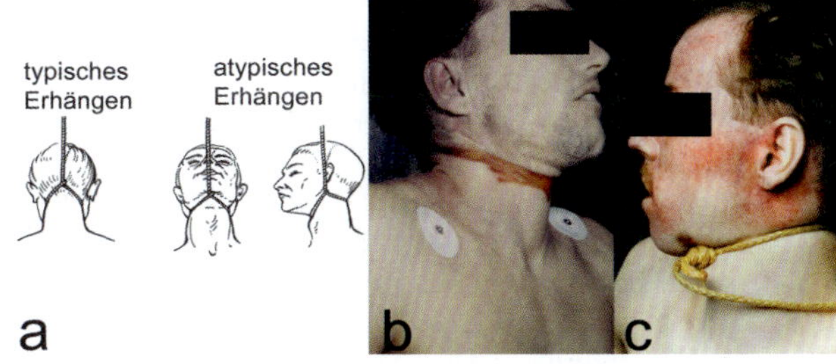

Abbildung 6-54a–c:
a) Typisches Erhängen mit symmetrischer Lage des Stranges im Nacken, zum Nacken ansteigendes Strangwerkzeug (hierzu korrespondieren auch Strangfurche und Strangmarke) sowie freier Suspension. Jede andere Lage des Strangwerkzeuges (submental, an der Halsseitenregion) sowie aufgestütztes Hängen wird als atypisches Erhängen bezeichnet (aus Madea/Dettmeyer 2007, S. 151).
b) typisches Erhängen mit zum Nacken ansteigender Strangmarke; aufgrund der freien Suspension blasses Gesicht, keine Stauungsblutungen
c) atypisches Erhängen mit massiver Stauung des Gesichtes oberhalb des Strangwerkzeuges und zahlreichen Stauungsblutungen

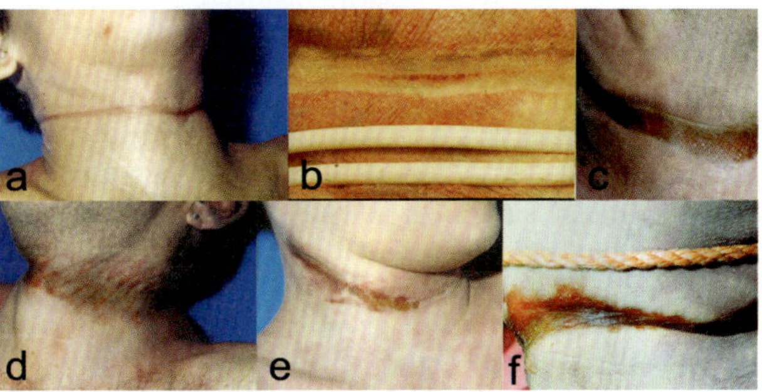

Abbildung 6-55a–f: Verschiedene Ausprägungsformen der Strangmarke
a) schmale Strangfurche mit Randsaumrötung
b) Strangwerkzeug doppeltourig geführtes Elektrokabel mit Ausbildung von zwei Strangfurchen, ohne postmortale Vertrocknung mit sog. Zwischenkammblutungen
c) vertrocknete Strangmarke mit deutlich erkennbarer Musterung korrespondierend zur Textur des Strangwerkzeuges (Gürtel)
d) atypisches Erhängen mit breiter Strangmarke an der linken Halsseite, Strangwerkzeug verdrilltes Stoffstück
e) vertrocknete Strangmarke an der rechten Halsseitenregion von vorn zum Nacken hin ansteigend
f) lederartig braun-rot vertrocknete Strangmarke mit noch erkennbaren Windungen, korrespondierend zum Windungsmuster einer Paketschnur

lokalisierten Einblutungen können postmortal hervorgerufen werden.

Die Diagnose «Erhängen» ergibt sich in der Regel aus

- der Erhängungssituation und ihren Spuren an der Leiche (Strangmarke);

- den vitalen Zeichen (Stauungsblutungen, Lungenüberblähung, subpleurale Blutungen, allgemeiner Erstickungsbefund);
- dem Fehlen konkurrierender Todesursachen.

Wird ein Verstorbener in Suspensionssituation angetroffen, sollte das Strangwerkzeug nicht im Bereich des Knotens oder der Gleitschlinge durchtrennt werden, da diese kriminalistische Bedeutung haben können. Die Durchtrennungsstelle des Strangwerkzeuges sollte durch Bindfäden geeignet gesichert werden.
Als weitere lokale Befunde am Hals können sich beim Erhängen Unterblutungen des Periosts der Klavikula am Ursprung der Kopfnickermuskeln, Einblutungen in den Ansatz der Kopfnickermuskeln, bei verknöchertem Kehlkopf und Zungenbein unterblutete Abbrüche von oberen Schildknorpel- und Zungenbeinhörnern durch Zugwirkung am Ligamentum thyrohyoideum und Druck gegen die HWS sowie Dehnungsrisse der Intima der Karotiden (typischerweise querverlaufend) finden.
Bei Verdacht auf Halskompression müssen die Halsweichteile schichtweise in sogenannter künstlicher Blutleere präpariert werden. Vor Anlage des submental beginnenden Medianschnittes müssen Herz und Hirn exenteriert werden, damit Blut nach kranial und kaudal abfließen kann und es nicht im Rahmen der Präparation zu artifiziellen Einblutungen der Halsweichteile kommt.
Weniger beim Erhängen, häufiger beim Drosseln und Würgen kommt es zu teilweise kräftigen Einblutungen in die Halsmuskulatur.
Bei freier Suspension kommt es im Rahmen der Erstickungskrämpfe typischerweise zu einer Hyperlordosierung der Lendenwirbelsäule mit Unterblutungen des vorderen Längsbandes der Wirbelsäule im Bereich der Zwischenwirbelscheiben (Simonsche Blutung, **Abb. 6-53b**).
Durch Druck des Strangulationswerkzeuges auf autonome Nervengeflechte kann es zu einer Hypersalivation kommen, die postmortal noch als silbrig-glänzende Speichelabrinnspur aus dem Mundwinkel in Körperlängsachse sichtbar ist.
Folge der venösen Stauung können massive Einblutungen in den Zungengrund sein (sog. Zungengrundapoplexien). Nicht nur bei freier Suspension, sondern auch bei atypischem Erhängen, tritt in der Regel mit Suspensionsbeginn momentane Bewusstlosigkeit ein, sodass Selbstrettungsversuche kaum möglich sind. Gelegentlich findet sich als Hinweis auf einen frustranen Selbstrettungsversuch eine Interposition von Fingern zwischen Strangulationswerkzeug und Halshaut. Um finale Selbstrettungsversuche zu verhindern, fesseln sich Suizidenten gelegentlich.
Die Einordnung einer Fesselung als Selbstfesselung gelingt in der Regel durch tourenweises Nachvollziehen der Fesselungssituation unter Berücksichtigung des Obduktionsbefundes (keine Abwehrverletzungen, keine Beeinflussung durch psychotrope Substanzen).
Frakturen der Wirbelsäule, insbesondere ein Abbruch des Dens axis mit Kompression des Halsmarkes oder eine sogenannte Hangman's fracture (ringförmiger Ausriss der Schädelbasis um das Foramen occipitale) kommen nur bei größerer Fallhöhe vor, z. B. Justifikationen mit Absturz durch eine Falltür. Bei großer Fallhöhe (z. B. Absprung von einer Brücke mit um den Hals verlaufenden, am Geländer fixierten Strangulationswerkzeug) kann es zu einem Abriss des Kopfes vom Rumpf kommen.
Selbstmord, Unfall oder fremdes Verschulden? Bei den meisten Todesfällen durch Erhängen handelt es sich um Suizide. Tötungsdelikte durch Erhängen kommen nur ausnahmsweise vor und bedürfen in der Regel einer Vorbereitung (z. B. der Schlinge, die dem arglosen Opfer um den Hals gelegt wird, das dann [durch Helfer] rasch in eine Suspensionssituation gebracht wird). Unglücksfälle durch Erhängen kommen im Rahmen autoerotischer Unfälle vor, des Weiteren bei Kindern, die bei Nachahmung von Filmszenen in Unkenntnis des raschen Eintritts der Handlungsunfähigkeit zu Tode kommen. Häufiger als Tötungsdelikte durch Erhängen wird bei anderweitig begangenen Tötungsdelikten ein Suizid durch Erhängen vorgetäuscht. Durch subtile Erhebung der Einzelbefunde am Hals ist eine Abgrenzung von Drossel- und Würgemalen von einer Strangmarke möglich.

Erdrosseln

Beim Erdrosseln wird das Strangulationswerkzeug in der Regel manuell zugezogen. Bei Fällen von Selbsterdrosseln muss der Strangulationsdruck über den Eintritt der Bewusstlosigkeit hinaus durch Verknoten oder Verdrillen des Werkzeuges aufrecht erhalten werden.
Die Drosselmarke, korrespondierend hierzu die Drosselfurche, verläuft in der Regel horizontal um den Hals, die Furche schneidet überall gleich tief ein.
Da es in der Regel nicht zu einem sofortigen bzw. kompletten Verschluss der Karotiden kommt, findet man eine ausgeprägte Dunsung und Zyanose des Gesichts mit intensiven Stauungsblutungen. Insbesondere beim homizidalen Angriff wird sich das Opfer gegen den Angriff wehren, sodass sich zahl-

reiche Begleitverletzungen finden. An den Halsweichteilen imponieren Einblutungen von Unterhautfettgewebe und Halsmuskulatur sowie unterblutete Abbrüche von Kehlkopf- und Zungenbeinskelett. Bei lang andauerndem Drosseln finden sich intensive Einblutungen in die Zungenmuskulatur. Bei der Mehrzahl der Fälle von Erdrosseln handelt es sich um Tötungsdelikte. Es kommen jedoch auch Suizide durch Erdrosseln vor, typischerweise findet man hier die Verwendung eines Drosselwerkzeuges mit großer Haftreibung, das in der Regel in mehreren Touren um den Hals gelegt ist. Weitere typische Merkmale sind das Vorhandensein von Knoten, die in der Regel vorne liegen, Benutzung einer Gleitschlinge sowie Zuhilfenahme eines Werkzeuges (Quengel). Bei suizidalem Erdrosseln finden sich nur ausnahmsweise Verletzungen des Kehlkopfskelettes. Begleitverletzungen sowie Abwehrverletzungen fehlen. Durch die ausgeprägte venöse Stauung kann es zu Berstungen von Blutgefäßen der Mund- und Nasenschleimhaut mit Blutaustritt aus Mund und Nase kommen. Typische Drosselbefunde zeigt die **Abbildung 6-56a–e.**

Erwürgen

Beim Erwürgen erfolgt die Halskompression rein manuell. Je nachdem, ob mit den Fingerkuppen der einander zugewandten Seiten von Daumen und Zeigefinger, von vorne oder von hinten gewürgt wird, finden sich «Würgemale» nicht nur am Hals vorderseitig, sondern auch im Nacken. Durch Druck der Finger auf die Halshaut kann es zu Fingernagelabdrücken kommen, typischerweise halbmondförmig. Des Weiteren finden sich Hautschürfungen, die postmortal vertrocknen sowie Einblutungen in die Halshaut bzw. subkutane Blutungen (s. **Abb. 6-57a–c**).

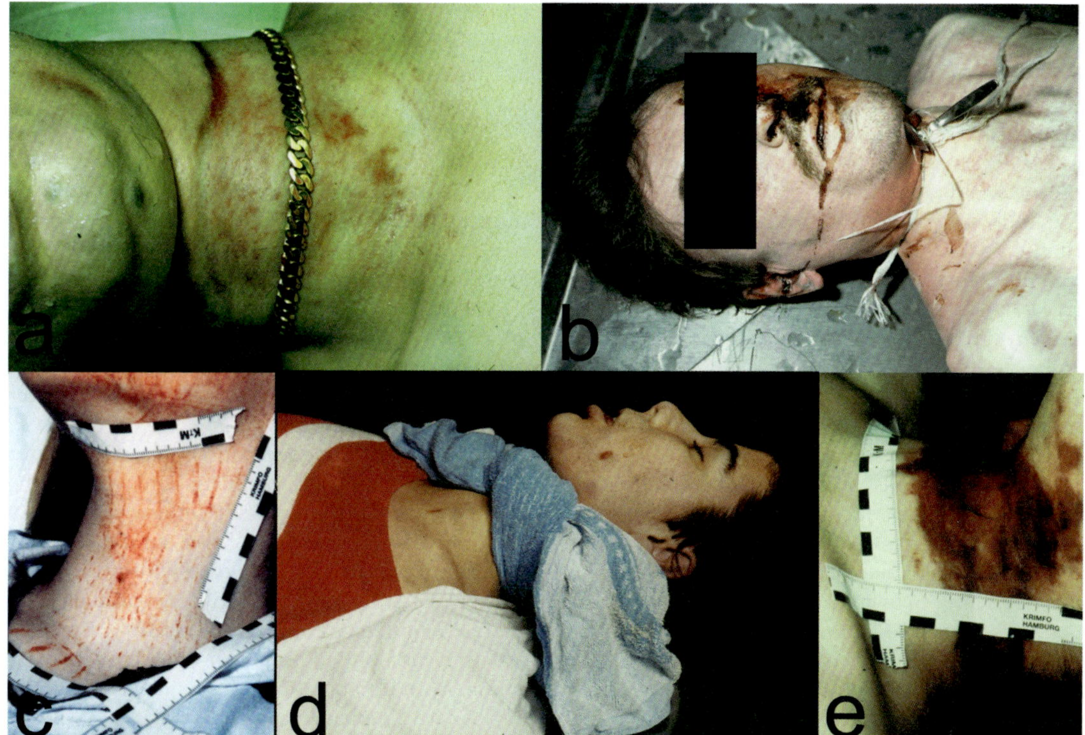

Abbildung 6-56a–e: Drosselbefunde

a) Massive Drossel- und Würgemale: Drosseln mit einem Strick, korrespondierend hierzu am Hals links eine braun-rote Hautvertrocknung, vorderseitig eine Hautabblassung. Daneben Hauteinblutungen korrespondierend zu den Kettchen eines Gliederkettchens bei Interposition der Kette zwischen Haut und Drosselwerkzeug.

b) Selbsterdrosseln: Tief einschnürendes Drosselwerkzeug, das mittels eingebogenem Löffel verdrillt und arretiert wurde. Durch Berstung submuköser Venen Blutaustritt aus Nase und Mund.

c) massiv ausgeprägte Drossel- und Würgemale mit konturierten Hauteinblutungen

d) Erdrosseln mit einem Frotteehandtuch: aufgrund der großen Oberflächenreibung breitflächige braun-rote Vertrocknung der Halshaut (e)

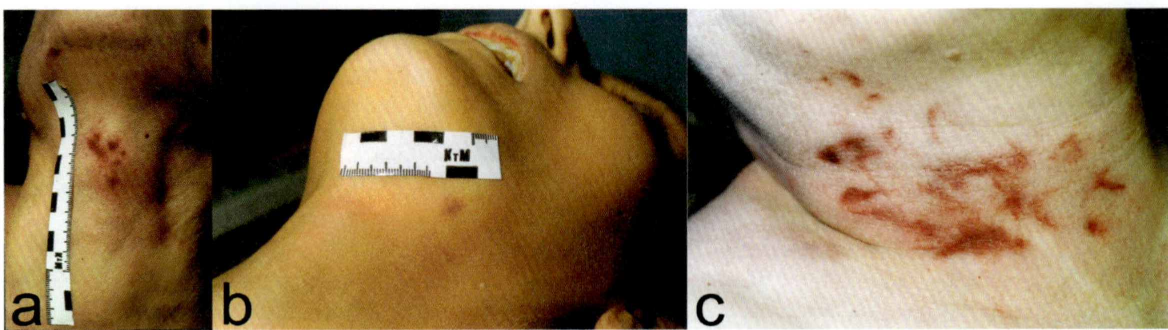

Abbildung 6-57a–c: Würgemale
a) braun-rote Hautvertrocknungen der Halshaut vorderseitig
b) ganz dezente Würgemale des Halses mit einer Hautrötung unterhalb des linken Unterkieferkörpers
c) massive Würgemale der Halshaut vorderseitig

Unter Umständen können Daumen sowie den Hals umgreifende Finger sich in der Halshaut deutlich abprägen und für ein Würgen von vorn oder hinten sprechen. Wird die Halskompression mit den einander zugewandten Seiten von Daumen und Zeigefinger beider Hände ausgeübt, können bei schmalem Hals und großen Händen Würgemale weitgehend fehlen. In der Regel findet sich eine ausgedehnte Stauung und Zyanose des Gesichts mit zahlreichen Stauungsblutungen von Augenlidern, Augenlidbindehäuten, Mundvorhofschleimhaut, Haut des Gesichtes sowie der Haut hinter den Ohren. Bei schichtweiser Präparation der Halsweichteile in künstlicher Blutleere imponieren Einblutungen in die Halsmuskelschichten in verschiedener Höhe, die mehrfaches Zu- und Nachgreifen belegen. Daneben finden sich in der Regel zahlreiche Begleitverletzungen. Todesfälle durch Erwürgen sind immer Tötungsdelikte. Ein Selbsterwürgen ist nicht möglich, da die Halskompression über den Eintritt der Bewusstlosigkeit nicht aufrecht erhalten werden kann.
Eine Halskompression kann auch durch Druck auf den Hals im «Schwitzkasten» oder Einklemmen des Halses in die Ellenbeuge des Täters erfolgen. Bei lang dauerndem Druck auf den Hals, etwa bei Unterarmwürgegriffen (carotid sleeper) oder um erregte Personen zu «beruhigen» kann es zu plötzlichen Todesfällen kommen. Neben Stauungsblutungen finden sich bei der Obduktion Halsweichteilblutungen, während äußere Halsbefunde sehr spärlich ausgeprägt sein können. Die Reizung der Pressorezeptoren des Glomus caroticum führt zu einer Abnahme des Herz-Zeit-Volumens (Karotissinusreflex). Bei Schlag auf das Glomus caroticum (z. B. Handkantenschlag oder Dehnung der Karotisbifurkation bei Zerrung am Halse) kann es jedoch auch sehr selten zu reflektorischen Herzstillständen kommen. Derartige Fälle sind durch ein plötzliches Zusammenbrechen der Opfer nach der Gewalt gegen den Hals charakterisiert. Stauungsblutungen fehlen in diesen Fällen, und es zeigen sich allenfalls lokale Weichteilblutungen am Ort der Gewalteinwirkung.

Tod durch Verschluss der Atemöffnungen

Eine Tötung isoliert durch Verschluss der Atemöffnungen kommt praktisch nur bei wehrlosen Personen in Betracht (Kinder, Alte, Gebrechliche). Als Hinweis auf die Gewalteinwirkung können sich periorale und perinasale Hautvertrocknungen (s. **Abb. 6-58a–c**) finden, unter Umständen auch Blutungen der Mundvorhofschleimhaut sowie Zahnkonturabdrücke der Innenseite der Lippen und der Mundvorhofschleimhaut.
Beim äußeren Ersticken durch Verschluss der Atemöffnungen mit Plastiktüten sind – wenn die Plastiktüte nach Todeseintritt entfernt wird – bei der Leichenschau überhaupt keine auf die Todesursache hinweisenden Befunde zu erwarten. Ersticken durch Überstülpen von Plastiktüten mit großem Totraumvolumen, die manschettenförmig am Hals fest anliegen, werden heute von «Sterbehilfeorganisationen» in Kombination mit suizidaler Einnahme von Sedativa propagiert (s. **Abb. 6-59a–d**).
Knebelungen mit bis in den Kehlkopf reichenden Knebeln findet man vor allen Dingen bei Tötungsdelikten. Selbstknebelungen, in Kombination mit Selbstfesselung, kommen ganz selten bei Suiziden, aber auch bei autoerotischen Unfällen vor. Für die richtige Einordnung des Falles ist die Auffindesituation wegweisend (unbekleidet, in Umgebung des Leichnams pornographische Schriften, Videos etc.). Tödliche Aspirationen findet man vor allen Dingen

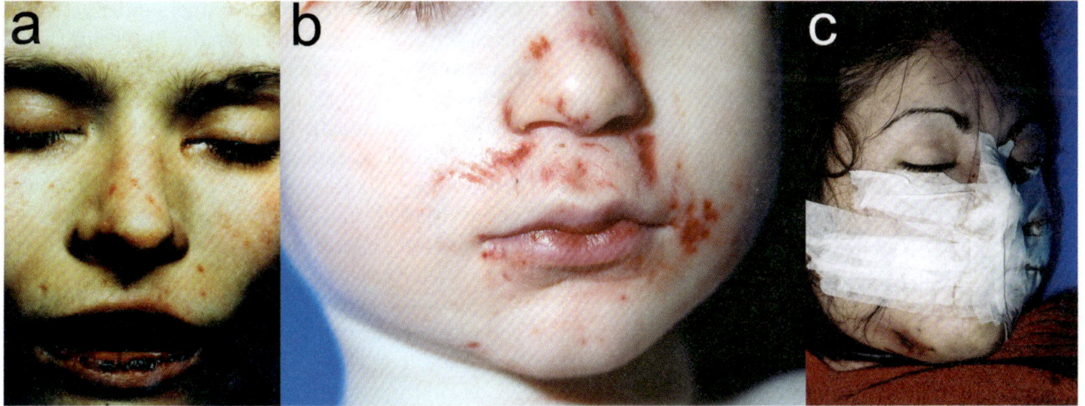

Abbildung 6-58a–c: Vertrocknungen der Nase, der häutigen Ober- und Unterlippe bei gewaltsamem Zuhalten des Mundes.

bei Alkoholisierten, Säuglingen oder bei Schluckstörungen. Von der Aspiration, die über eine Verlegung der Luftwege zum Tode führt, ist abzugrenzen der Bolustod, der ebenfalls bei Alkoholisierten, neurologischen oder psychiatrischen Erkrankungen gehäuft beobachtet wird.

Bolustod: Hierbei findet sich ein großer Speisebrocken im Kehlkopf bzw. dem Kehlkopfeingang aufgelagert. Ursache ist häufig ein hastiges Hinunterschlucken von Nahrungsbissen. Von Zeugen wird ein blitzartiges Zusammenbrechen beobachtet. Todesursächlich ist ein kardiovagaler Reflex durch Reizung autonomer Nervengeflechte des Kehlkopfeingangs mit reflektorischem Herzstillstand.

6.9.3 Tod durch Behinderung der Atemexkursionen/Physical restraint

Behinderung der Atembewegungen

Kommt es durch eine Rumpfkompression – etwa durch Fixierung des Brustkorbs in Expirationsstellung bei Verschüttung, Knien auf dem Brustkorb, Erdrücktwerden im Gedränge – zu einer Behinderung der Atembewegungen, tritt der Tod durch langsame Erstickung ein. Eine Inspiration ist aufgrund der Thoraxkompression nicht mehr möglich. Da bei einer Rumpfkompression gleichzeitig hämodynamische Auswirkungen mit einer Behinderung des Blutrückflusses zum Herzen vorliegen, kommt es als Folge einer retrograden Blutstauung im Versorgungsgebiet der Vena cava superior zu massiven Stauungsblutungen der Schleimhäute, der Haut sowie der viszeralen Häute, ferner zu Zyanose und Dunsung des Gesichtes (Perthes'sche Druckstauung). Die meisten Thoraxkompressionen sind auf

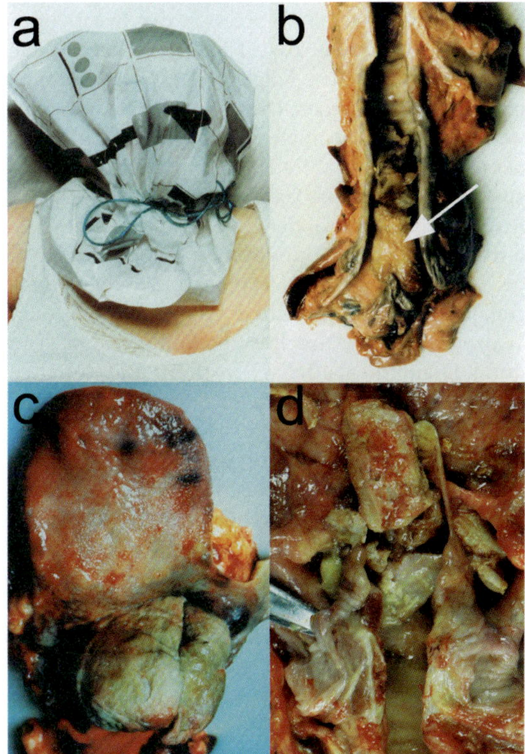

Abbildung 6-59a–d: Weitere Formen des äußeren Erstickens

a) Ersticken durch Überstülpen von Plastiktüte, die mittels einer Schnur am Hals dicht verschlossen ist. Bei der Leichenschau sind am Hals keine Befunde zu erwarten.
b) Ersticken durch aspirierten Fremdkörper (Apfelsinenstückchen), der auf der Carina reitet.
c) Tötung mit Knebelung; im Kehlkopfeingang, diesen vollständig verschließend, ein großes Papierknäuel. Einblutungen der Zunge durch gewaltsames Einführen des Knebels.
d) Bolustod mit gröberen Speisebreipartikeln in der Kehlkopflichtung und dem Kehldeckel aufliegend

Unglücksfälle zurückzuführen (Verschüttung durch Sand, Geröllmassen; Einklemmung in Walzen). Es kommen jedoch auch Tötungsdelikte durch Rumpfkompressionen vor, besonders im Säuglingsalter. Der Befund zahlreicher Stauungsblutungen der Haut im Versorgungsgebiet der Vena cava superior muss daher stutzig machen. Bei Unglücksfällen durch Rumpfkompressionen finden sich zusätzlich in Abhängigkeit von der Art der Gewalteinwirkung mehr oder minder schwere Weichteil-, Knochen- sowie Organverletzungen.

Das Phänomen der Druckstauung bei Verschüttung wurde als eigenständiger Symptomenkomplex erstmals 1899/1900 von dem Leipziger Chirurgen Georg Perthes beschrieben. Die Diagnose kann gestellt werden bei Vorliegen eines entsprechenden Auslösemechanismus mit Kompression der Brust- und/oder Bauchweichteile sowie Nachweis eines aus den pathophysiologischen Folgen resultierenden morphologischen Korrelats. Dieses umfasst klassischerweise den Befundkomplex Zyanose und Dunsung des Gesichtes mit zahlreichen punktförmigen Blutaustritten des Kopf-/Hals-/Schulter- und oberen Brustbereichs sowie der Bindehäute. Todesfälle durch Druckstauung findet man jedoch nicht nur bei Verschüttungen, sondern auch bei Überrollungen, Einklemmen zwischen Waggonpuffern oder Walzen. Todesfälle durch Rumpfkompression, etwa durch Draufknien auf den Brustkorb und Zuhalten der Atemöffnungen werden als Burking bezeichnet. Der schottische Mörder Burke tötete Anfang des 19. Jahrhunderts in Edinburgh mindestens 16 Menschen auf spurenarme Weise, in dem er sich auf den Brustkorb der Opfer setzte oder kniete und Mund- und Nasenöffnungen mit den Händen verschloss. Durch Behinderung der Atemexkursionen und Verschluss der Atemöffnungen kommt es bei dieser Art der Gewalteinwirkung zum Tod durch Ersticken. Anschließend verkaufte er die Leichen an die Anatomie.

Unter dem Oberbegriff «Tod in abnormer Körperposition» oder «Physical Restraint» versteht man Todesfälle, bei denen Ermittlungsergebnis bzw. Auffindesituation darauf hindeuten, dass durch die Körperhaltung bedingte pathophysiologisch-funktionelle Geschehensabläufe, insbesondere Beeinträchtigungen der Atem- bzw. Herz-Kreislauf-Funktion, kausale Bedeutung für den Todeseintritt haben. Todesfälle nach mechanischer Fixierung haben bislang vor allem nach Fixation erregter Personen in Polizeigewahrsam oder in psychiatrischen Kliniken Beachtung gefunden. Bei einer in den USA häufig angewandten Methode wird der Arrestant in Bauchlage verbracht und Handgelenke bzw. Fußgelenke werden auf dem Rücken aneinander gefesselt. Ursache für die Fixierung ist in der Regel eine starke Erregung mit ausgeprägt aggressivem Verhalten und Widerstandshandlungen. Häufig kniet, um den Widerstand zu brechen, eine weitere Person auf dem rückseitigen Brustkorb des Delinquenten. Nach minutenlanger Fixation des Brustkorbs setzt Bewegungslosigkeit und Bewusstlosigkeit ein, und es kommt zum Todeseintritt. Pathophysiologisch werden als Todesursache Herzrhythmusstörungen oder ein Atemstillstand angenommen, denen ein Missverhältnis zwischen Sauerstoffbedarf und -zufuhr zugrunde liegt. Hierzu tragen unter anderem folgende Faktoren bei:

- katecholaminvermittelte Stressreaktion,
- motorische Hyperaktivität bei Widerstand,
- Beeinträchtigung der Atemfunktion durch mechanische Behinderung der Exkursionen von Brustwand und Zwerchfell.

Der Obduktionsbefund allein ist zur Klärung der Todesursache nicht ausreichend, da in der Regel keine isoliert tödlichen Verletzungen vorliegen; zur Todesursache kann häufig erst nach chemisch-toxikologischen Untersuchungen (Nachweis von Amphetaminen, Kokain oder anderen psychotropen Substanzen) unter Berücksichtigung von Zeugenaussagen zum Geschehensablauf Stellung genommen werden.

Tod in Kopftieflage

Protrahierte Erstickungstodesfälle durch Behinderung der Atemexkursionen, überlagert durch einen protrahierten Kollapszustand finden sich auch bei Unglücksfällen, etwa durch Abgleiten und Steckenbleiben in einem Kaminschacht oder bei Seilunfällen im Gebirge mit orthograder Suspension des frei hängenden Menschen am Rumpf. Todesfällen in Kopftieflage liegen hämodynamische Dysregulationen in Kombination mit Behinderung der Atemexkursionen zugrunde.

6.9.4 Ertrinken

Beim Verschluss der Atemöffnungen durch Wasser oder andere flüssige Medien spricht man von Ertrinken. Es reicht aus, dass die Atemöffnungen vom Ertrinkungsmedium bedeckt sind.

- Immersion: Eintauchen des Körpers ohne Kopf;
- Submersion: Eintauchen des Körpers und des Kopfes;
- Ertrinken: Submersion mit Todesfolge;
- Beinahe-Ertrinken: mindestens 23 Stunden Überleben nach Submersion;

- nasses Ertrinken: Ertrinken mit Nachweis einer Flüssigkeitsaspiration;
- trockenes Ertrinken: Ertrinken ohne Nachweis einer Flüssigkeitsaspiration.

Die Erstickungsagonie beim Ertrinken läuft in gleicher Weise ab, wie allgemein beim Ersticken. Nach Submersion kommt es zunächst zu einem Atemanhalten, der Anstieg des Kohlendioxidpartialdruckes führt zur Dyspnoe und zum Atemzwang. In diesem Stadium kommt es zur Aspiration und auch zum Verschlucken von Wasser. Es schließt sich daran ein konvulsivisches Stadium an, gefolgt von präterminaler Atempause und terminalen Atembewegungen. Nach älteren Vorstellungen war das morphologische Bild an der Lunge im Wesentlichen geprägt von der Osmolarität der Ertrinkungsflüssigkeit: Bei Ertrinken in Süßwasser (hypoosmolar gegenüber Serum) würde die gesamte Ertrinkungsflüssigkeit von den Alveolen in das Interstitium resorbiert mit der Folge einer Hypervolämie und Hämodilution. Bei Ertrinken in Salzwasser (hyperosmolar gegenüber Serum) käme es hingegen zu einem Flüssigkeitseinstrom in die Alveolen mit der Folge eines Lungenödems. Beim Süßwasserertrinken fände sich ein Emphysema aquosum, beim Salzwasserertrinken ein Oedema aquosum. Diese sehr schematischen Vorstellungen bestätigen sich in dieser strikten Ausprägung nicht am Obduktionsbefund.

Mit der Aspiration von Flüssigkeit kommt es in den Atemwegen zu einer Vermengung von Luft, Ertrinkungsflüssigkeit und Bronchialsekret. Dieses Gemisch tritt, wenn die Atemöffnungen sich an oder oberhalb der Wasseroberfläche befinden, als Schaumpilz hervor, der aus Mund und Nase quillt (s. **Abb. 6-60a–d**).

Der Schaumpilz kann sich unter Umständen erst nach Bergung eines Leichnams aus dem Wasser ausprägen. Er trocknet an der Luft relativ rasch ein, sodass nur noch perinasale und periorale Bläschen bestehen bleiben. Ein Schaumpilz bildet sich allerdings nicht nur beim Ertrinken, sondern auch beim Lungenödem anderer Genese (kardiales Lungenödem, Lungenödem bei Opiatintoxikation).

Der wegweisendste Obduktionsbefund zum Nachweis des Todes durch Ertrinken ist die akute

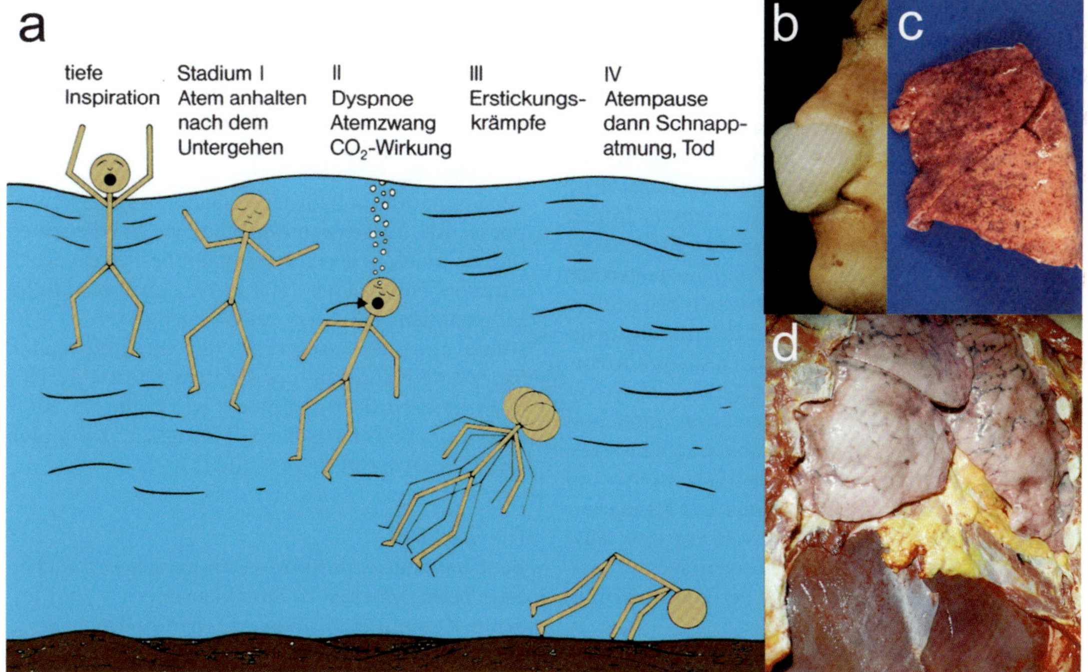

Abbildung 6-60a–d:
a) Ablauf der Ertrinkungsagonie
b) Schaumpilz vor den Atemöffnungen
c) massive Lungenblähung mit zahlreichen Paltaufschen Flecken
d) massive Lungenüberblähung (Emphysema aquosum) mit abgerundeten Lungenrändern, die Lungen bedecken das Mediastinum im oberen und mittleren Anteil vollständig.

Lungenüberblähung in Folge einer restriktiven Ventilationsstörung durch Aspiration von Ertränkungsflüssigkeit. Die Lunge ist stark überbläht, die freien Lungenränder abgerundet, die Lungen überdecken den Mittelfellraum nahezu vollständig, bei Eindrücken des Lungengewebes bleiben aufgrund der verminderten Elastizität Dellen zurück. In der Regel finden sich jedoch auch beim Emphysema aquosum einzelne Lungenanteile ödematös.

Der isolierte Nachweis von wässriger Flüssigkeit im Magen reicht für die Diagnostik des Ertrinkungstodes nicht aus, da Wasser auch postmortal in den Magen gelangen kann. Der Nachweis von Ertrinkungsflüssigkeit im Dünndarm ist jedoch beweisend für ein Ertrinken. Findet sich wässriger Mageninhalt mit einer deutlichen Schichtung in drei Phasen (oben schaumige Phase, darunter wässrige Phase, ganz unten feste Bestandteile) spricht man vom Wydlerschen Zeichen als diagnostischem Kriterium für den Ertrinkungstod. Sehrtsche Schleimhautrisse in Folge starker Überdehnung des Magens sind ebenfalls ein diagnostisches Kriterium.

Die bei forcierter Inspiration entstehenden subpleuralen Ekchymosen (Tardieusche Flecke, s. **Abb. 6-52e**) weisen beim Ertrinken eine etwas verwaschenere Kontur auf (durch Ertränkungsflüssigkeit hämolisierte Ekchymosen) und werden als Paltauf'sche Flecken bezeichnet. Weitere diagnostische Kriterien wie der Nachweis von Ertränkungsflüssigkeit in Nasennebenhöhlen (Svechnikow-Zeichen) oder Laboratoriumsmethoden als Folge einer Blutverdünnung bei Diffusion von Wasser in den Lungenkreislauf haben sich als nicht valide erwiesen. Ebenso wird der Nachweis von Kieselalgen aus der Ertränkungsflüssigkeit in Organen des großen Kreislaufs heute nicht mehr zur Ertrinkungsdiagnostik herangezogen, da Diatomeen ubiquitär vorkommen.

Leichen gehen im Wasser in der Regel unter und weisen eine typische Treibhaltung mit Bauchlage auf. Insbesondere bei strömenden Gewässern sind hier Stirn, Handrücken, Streckseiten der Kniegelenke sowie Fußrücken dem Gewässergrund ausgesetzt, hier können Abschürfungen auftreten (s. **Abb. 6-61a–c**), die bis zum Verlust der Weichteile und Abschleifen des Stirnbeins reichen.

In Abhängigkeit von der Wassertemperatur kommt es unterschiedlich rasch zu einer Quellung und Runzelung der Haut an Fingern und Zehen. Diese Waschhautbildung greift dann auf die gesamte Hand- und Fußsohle über, ebenso auf die Hand- und Fußrücken. Schließlich kann sich die Oberhaut handschuhförmig ablösen. Mit zunehmender Wasserliegezeit sind Haare und Nägel leicht ausziehbar (s. **Abb. 6-62a–c**). In der Lederhaut siedeln sich mit zunehmender Zeit der Wasserlagerung farbstoffbildende Bakterien an.

Die Progression der Waschhautbildung wie die von Fäulniserscheinungen (Gasdunsung, Durchschlagen des Venennetzes, Ablösung der Oberhaut etc.) ist stark temperaturabhängig. Aus der Progression der Fäulniserscheinungen kann bei bekannter Wassertemperatur relativ zuverlässig die Mindestliegezeit eines Leichnams geschätzt werden.

6.9.5 Höhentod und Barotrauma

Höhentod

Die Zusammensetzung der Luft aus 20,93 % O_2, 79,04 % N_2 (+ Edelgase) + 0,03 CO_2 ändert sich bis zu einer Höhe von 100 km kaum. Mit zunehmender Höhe sinkt jedoch der Luftdruck und der inspiratorische pO_2 nimmt ab. Durch Hyperventilation kann die arterielle Hypoxämie nur begrenzt kompensiert werden. Aufgrund des höhenbedingten Absinkens des O_2-Partialdruckes nimmt mit zunehmender Höhe die Sauerstoffsättigung des Hämoglobins ab. Ab 1600–2000 m. ü. M. besteht eine leichte, bei 3000 Meter eine mittelschwere und in 5000 Metern eine schwere arterielle Hypoxämie. In 7500 Metern wird die Hälfte nicht adaptierter Exploranden innerhalb einiger Minuten bewusstlos. Die akute Bergkrankheit äußert sich in Kopfweh, Übelkeit, Reizhusten, Tachykardie, intrathorakalen Schmerzen. Die Höhenadaptation betrifft hauptsächlich die Erythropoese mit Ausschwemmung junger Erythrozyten und Entwicklung einer Polyglobulie. Gelegentlich kann bei Höhen über 2500 Metern auch ein akutes Lungenödem bei herz- und lungengesunden Personen auftreten. Aufgrund der unzureichenden Sauerstoffversorgung des Gehirns kann eine Höhenkrankheit über Symptome wie Euphorie, Konzentrationsschwierigkeiten, Mattigkeit, Krämpfen und Bewusstlosigkeit zum Tod führen.

Überdruck

Bei Überdruckexposition – etwa beim Sporttauchen oder beim Arbeiten in Druckkammern – sind folgende Komplikationsmöglichkeiten zu beachten:

- Druckausgleich mit den gasgefüllten Organen Lunge, Mittelohr, Nasennebenhöhlen, Magen-Darm-Trakt;
- Narkosewirkung komprimierter Gase;
- störungsfreie Abgabe der im Blut und Gewebe zusätzlich gelösten Gase während der Dekompression.

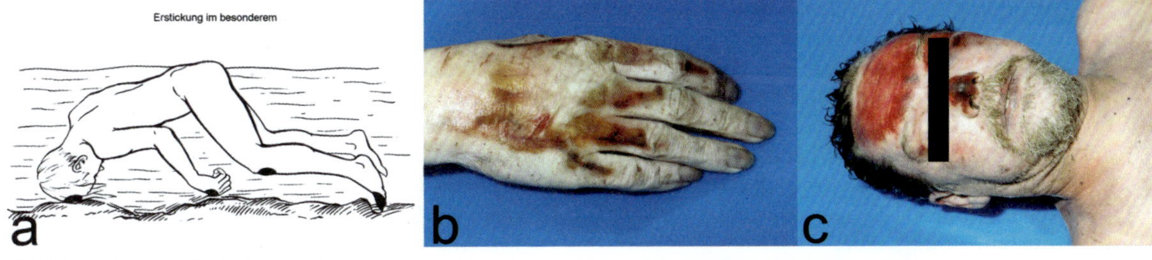

Abbildung 6-61a–c: Typische Treibhaltung (a) mit Schürfungen an Handrücken (b) sowie Stirn und Nase (c)

Zu einem Barotrauma mit mechanisch bedingtem Lungenriss mit Pneumothorax bzw. Trommelfellriss kommt es durch ungenügenden Druckausgleich bei Änderungen des Umgebungsdruckes, etwa wenn beim Gerätetauchen panikartig aus größeren Tiefen mit angehaltenem Atem aufgetaucht wird. Das Barotrauma der Lunge setzt dabei einen Überdruck in der gesamten Lunge voraus. Beim zentralen Lungenriss kann es durch Einschwemmung von Gas in die Blutbahn zu Gasembolien des ZNS und Myokards kommen.

Alle geatmeten Gase werden im Blut oder Gewebe gelöst, bei Überdruck kommt es zu einer Vermehrung der gelösten Blutgase. Bei genügender Dekompression werden die unter Überdruck zusätzlich gelösten Gase über das Blut wieder in Gasform von den Lungen abgeatmet. Erfolgt etwa beim Auftauchen eine zu rasche Dekompression entstehen Gasblasen in Geweben und Blutbahn, und es kommt durch Obstruktion von Lungenkapillaren zu einer Luftemoblie und Ausbildung von Gewebsemphysemen.

Der Druckausgleich für die verschiedenen Gase zwischen Blut und Geweben ist bei gegebener Löslichkeit unter anderem von der Durchblutung abhängig, er erfolgt in gut durchbluteten Organen und Geweben rasch, in schlechter durchbluteten Geweben wie Knochen und Gelenkkapseln langsamer. Bei lang dauernden Überdruckexpositionen (Caisson – Tunnelarbeiter, Berufstaucher) können bei ungenügender Dekompression daher auch Schäden an Knochen und Gelenken vorkommen. Selbstverständlich können beim Tauchen auch andere Schädigungen wie Abknickung der Luftzufuhr zum Tode führen. Daher ist bei Tauchunfällen neben einer medizinischen Untersuchung immer eine technische Untersuchung sämtlicher verwendeter Geräte notwendig.

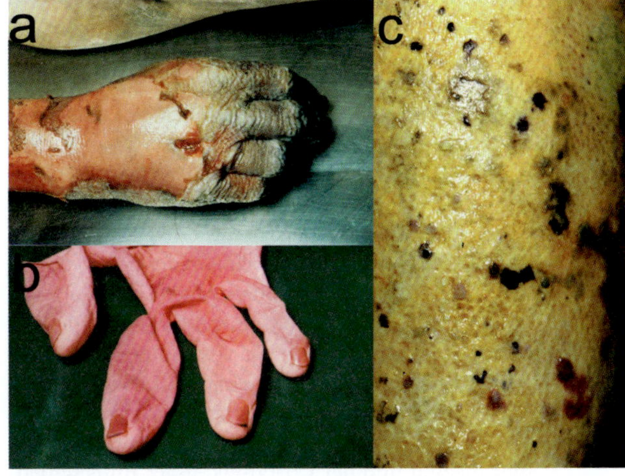

Abbildung 6-62a–c:
a) Waschhaut mit Runzelung der Haut der Finger, über dem Handrücken die Oberhaut bereits vollständig abgelöst.
b) handschuhförmig abgelöste Oberhaut
c) farbstoffbildende Bakterienkolonien in der Haut, Bakterium prodigiosum und Bakterium violatium

6.10 Schädigung durch thermische Energie

6.10.1 Hitze

Bei der Einwirkung hoher Temperaturen auf den Menschen sind Verbrennungen und Verbrühungen zu unterschieden; von besonderer klinischer Relevanz ist die sogenannte Verbrennungskrankheit sowie das Inhalationstrauma nach Einatmung heißer Gase, Dämpfe bzw. heißer Luft. Unter Verbrennungen versteht man die Verletzungen, die durch die Einwirkung von Wärme bzw. hohen Temperaturen (Flammenwirkung, heiße Gegenstände) auf den Körper verursacht werden. Verbrühungen entstehen bei Einwirkung heißer Flüssigkeiten und Dämpfe. Hitzeschädigungen können auftreten bei Kontakt mit der Hitzequelle (chemische Verbrennung,

Verbrühung durch heiße Dämpfe, Gase, erhitzte Festkörper, direkte Flammeneinwirkung), durch Strahlung (Höhensonne, Infrarotlicht), durch elektrischen Strom (Berührung eines Stromleiters, Funkenentladungen).

Die Entstehung lokaler Hitzeschäden an Haut und Schleimhäuten wird maßgeblich durch

- die einwirkende Temperatur und
- die Einwirkungsdauer

bestimmt. Zur Beziehung zwischen Einwirkungsdauer, Höhe der einwirkenden Temperatur und Ausmaß der thermischen Schädigung der Haut bei einwirkenden Temperaturen zwischen 44 und 70 °C (Verbrühung) liegen umfangreiche, unmittelbar praxisrelevante experimentelle Daten vor. Die niedrigste Wassertemperatur, die zur Verbrühung führt, liegt bei 44 °C, die Entstehung irreversibler Schädigungen erfordert dabei jedoch eine Einwirkungsdauer von sechs Stunden (s. **Abb. 6-63**).

Eine nur geringgradige Verlängerung der Expositionsdauer führt statt zu einer reversiblen zu einer irreversiblen Hitzeschädigung. Für die Schädigungsfolgen ist nicht nur die von außen einwirkende Wärme, sondern vielmehr die tatsächlich im Gewebe in der Tiefe erreichte Temperatur ausschlaggebend, diese hängt wiederum von der Wärmekapazität und der Leitfähigkeit der unterschiedlichen Gewebsschichten ab. Die im Gewebe erreichte Temperatur sinkt dabei mit zunehmender radialer Eindringtiefe sehr schnell ab. Aufgrund der höheren Wärmeleitfähigkeit besitzen heiße Dämpfe und Gase gegenüber heißen Körpern gleicher Temperatur ein größeres Schädigungspotenzial. Bereits bei Einwirkung heißer Dämpfe über 100 °C auf die Atemöffnungen kann es zu einer relevanten Erhöhung von Temperaturen im Larynx und in der Trachea mit der Folge eines Inhalationstraumas kommen. Die Schädigung des Tracheobronchialsystems bei einem Inhalationstrauma kann prognoseentscheidend sein.

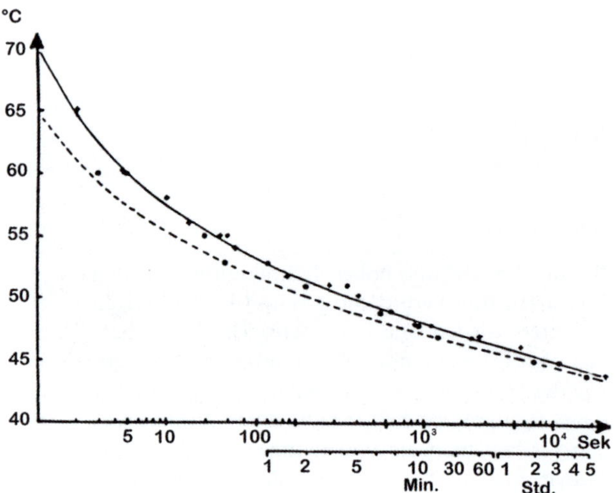

Abbildung 6-63: Verlauf der Temperatur-Zeit-Kurven im Bereich der Schädigungsschwelle bei einwirkenden Temperaturen zwischen 44 und 70°C (Verbrühung); gestrichelte Kurve: Schwelle zur reversiblen Hitzeschädigung; durchgezogene Kurve: Schwelle zur irreversiblen Hitzeschädigung

Gradeinteilung von Hitzeschäden

Verbrennungen werden eingeteilt in I., II., III. oder IV. Grades bzw. superficial, partial thickness and full thickness burns oder in einer Kombination beider Nomenklaturen (s. **Tab. 6-15** und **Abb. 6-64**).

- Verbrennungen I. Grades oder superficial burns: Erythembildung infolge reaktiver Hyperthermie, Epidermis intakt, gerötete Haut schmerzhaft
- Verbrennung II. Grades oder partial bzw. full thickness burns: Blasenbildung der Epidermis mit feuchter, geröteter und schmerzhafter Haut
- Verbrennung III. Grades: Koagulationsnekrose der gesamten Epidermis und Dermis mit Zerstörung auch der Hautanhangsgebilde
- Verbrennung IV. Grades: Verkohlung mit Verbrennung von Unterhautfettgewebe, Muskulatur und Knochen

Bei Verbrühungen sieht man nur die Grade I–III, zudem sind die Haare nicht betroffen (bei Verbrennungen typischerweise kolbenartig aufgetriebene gelbliche Haarstummel).

Flächenausdehnung der Verbrennung

Die Ausdehnung der Verbrennung wird nach der «Neuner Regel» errechnet (s. **Abb. 6-65**). Beim Kleinkind ist zu berücksichtigen, dass der Kopf einen größeren Anteil an der Gesamtoberfläche einnimmt als beim Erwachsenen.

Prognose

Die Prognose thermischer Hautschäden ist abhängig von der verbrannten Körperoberfläche (Flächenausdehnung), dem Grad der Verbrennung (Verbrennungstiefe) sowie dem Lebensalter.

Mit zunehmendem Lebensalter (ab dem 40. Lebensjahr) sinkt die Prognose, aber auch Neugeborene und Kleinkinder sind besonders gefährdet.

Entsprechend klinischer Faustregeln gilt nach wie vor: Addieren sich Lebensalter und Ausdehnung der II.- und III.-gradigen Verbrennung (Verbrennungsindex) zu 100, beträgt die Überlebenschance auch bei optimaler Therapie maximal 50 %.

Tabelle 6-15: Leitsymptome der Verbrennung

	Verbrennungs-tiefe	Farbe Aussehen	Gewebe-struktur	Kapillar-füllung	Schmerz-empfindung	Abheilung
1°	oberflächlich epidermal	rot	normal	+	+	5–10 Tage
2°	oberflächlich dermal	rot, Blasen	ödematös	+	+	10–20 Tage, geringe Narben
	tief dermal	rosa oder weiß, Blasen	verdickt	+/-	+/-	25–60 Tage, narbig
3°	transdermal	weiß, braun	lederartig	–	–	keine Spontanheilung
4°	subkutan	verkohlt	Haut fehlt	–	–	keine Spontanheilung

Bei einem Verbrennungsindex >80 geringe Lebensgefahr, bei 80–120 akute Lebensgefahr, bei einem Index >120 Überleben unwahrscheinlich.

Postmortale Hitzeschäden

Bei Weiterverbrennen einer Leiche kommt es auf rein physikalischer Grundlage (direkte Brandzehrung, Wasserdampfbildung) zu weiteren Veränderungen wie:

- Hitzerisse der Haut,
- Fechterstellung der Extremitäten,
- Schädelsprengung und
- Brandhämatom im Schädelinneren.

Durch hitzebedingte Schrumpfung kann die Haut platzwundenartig aufreißen, unter Umständen kommt es zum Aufplatzen der Bauchdecken mit Hervortreten der Darmschlingen. Die charakteristische Fechterstellung ist Folge einer hitzebedingten Beugekontraktur mit Schrumpfung von Muskulatur und Sehnen (s. **Abb. 6-66**).

Durch direkte Hitzeeinwirkung können Schädelbrüche entstehen. Das Brandhämatom als epidural gelegene Ansammlung von ziegelrotem, bröckeligem Blut entsteht bei direkter Flammeneinwirkung auf den Schädel einerseits durch Verdrängung des im Schädelknochen vorhandenen Blutes, zum anderen durch Schrumpfung und Ablösung der harten Hirnhaut von der Schädelinnenfläche. Endzustand einer Verbrennung mit weitgehendem Verkohlungsschwund ganzer Gliedmaßen ist ein stark verkohlter Brandtorso, bei dem jedoch aufgrund der Hitzefixation der inneren Organe durch Verdampfung des Gewebswassers relevante Obduktionsbefunde zur Klärung der Identifikation und Todesursache zuverlässig erhoben werden können.

Vitale Zeichen und Reaktionen

Bei Bergung eines weitgehend brandzerstörten Leichnams aus einem Brandherd ist neben der Identifikation und Klärung der Todesursache von Bedeutung, ob der Verstorbene zu Lebzeiten oder erst postmortal dem Brandgeschehen ausgesetzt war (Mordbrand: Tötung eines Menschen mit nachfolgender Brandlegung zur Verdeckung von Spuren).

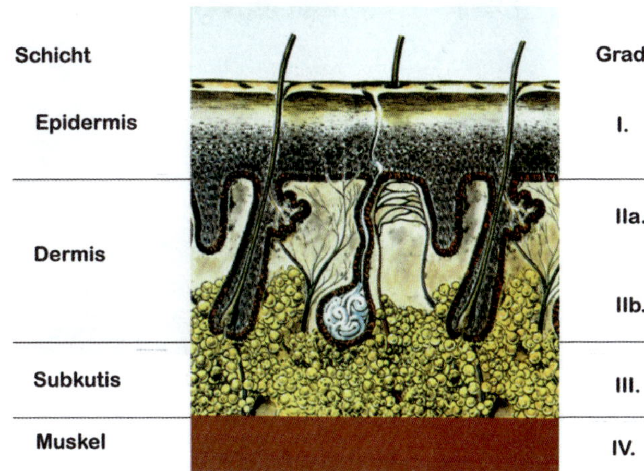

Abbildung 6-64: Verbrennungsgrade und betroffene Hautschichten (nach Kontokollias)

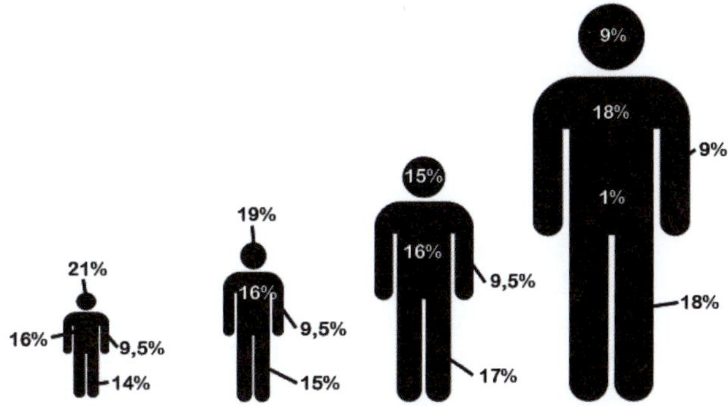

Abbildung 6-65: Schätzung der Ausdehnung der Verbrennung nach der «Neuner-Regel» bzw. nach der Methode von Lund und Browler

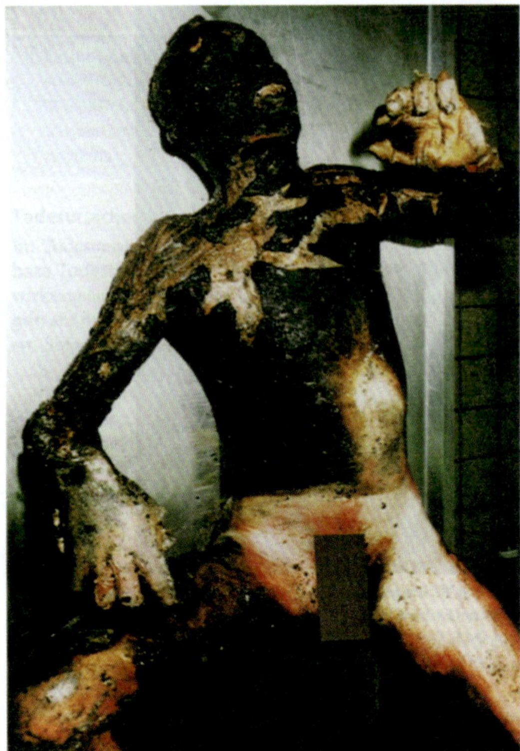

Abbildung 6-66: Fechterstellung eines Leichnams mit Abduktion in den Schultergelenken, Flexion in den Ellenbogen-, Hand- und Kniegelenken; weiterhin Hitzerisse der Haut des Brustkorbs, weitgehende Verkohlung der Körperoberfläche

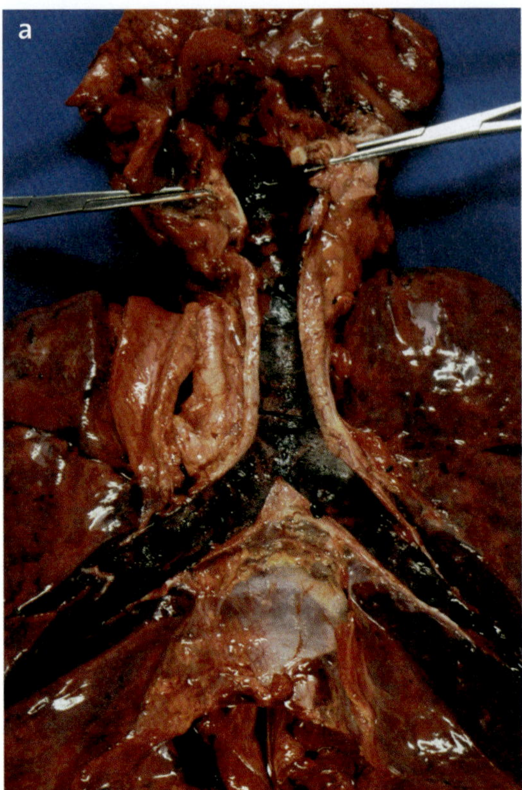

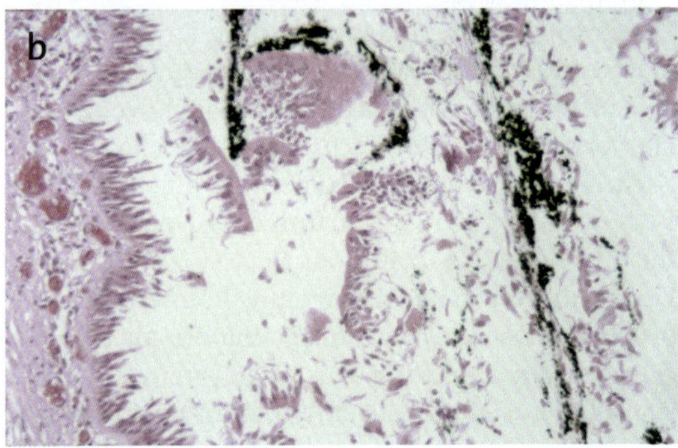

Abbildung 6-67a–b:
a) makroskopisches und b) histologisches Bild der Rußaspiration. Einatmung von Ruß bis in die feineren Luftröhrenverzweigungen innerhalb der Lunge; histologisch Vermengung von Ruß und desquamierter Schleimhaut mit Blutfülle der Kapillaren der Submukosa

Eine Lebendverbrennung wird bewiesen durch Rußaspiration, Rußverschlucken, Rauchgasinhalation sowie eine thermische Atemwegsschädigung.
Die Einatmung von Rußbestandteilen bis in die tieferen Luftröhrenverzweigungen innerhalb der Lungen ist eine eindeutig vitale Reaktion (s. **Abb. 6-67a**). Verschluckter Ruß findet sich im Magen oder im oberen Dünndarm. Bei Lebendverbrennung, insbesondere innerhalb geschlossener Räume, finden sich deutlich erhöhte (über 15 % COHb) bis letale CO-Befunde. Deutlich erhöhte COHb-Befunde (oberhalb 15 % COHb) können auch als Indiz dafür gewertet werden, dass sich jemand in einem Brandherd aufgehalten hat (z. B. Brandstifter). CO verdrängt mit seiner etwa 300-fach höheren Affinität zum Hämoglobin O_2 Moleküle aus der Hb-Bindung und führt zum anoxischen Ersticken. Aus diesem Grunde können bereits geringe Raumluftkonzentrationen von CO zu einer letalen Intoxikation führen.
Typische Sektionsbefunde der Kohlenmonoxydintoxikation sind eine hellrote Farbgebung der Totenflecke und des Blutes sowie eine lachsrote Verfärbung der Muskulatur.
Beim Brand stickstoffhaltiger Polymere können zudem Stickoxyde bei Sauerstoffmangel oder Zyanwasserstoff (ebenfalls toxikologisch nachweisbar) entstehen. Als Folge der Heißluftinhalation findet sich eine fetzige und membranös desquamierte

Koagulationsnekrose der Schleimhaut in Nasenrachenraum, Kehlkopf und Trachea, die Schleimhaut ist teilweise mit Ruß durchmischt (s. **Abb. 6-67b**). Die Flimmerepithelien der Trachea weisen eine lumenwärts gerichtete Zell- und Kernelongation auf.

Todesursachenspektrum

Bei den Soforttodesfällen im Brandherd stehen im Vordergrund eine Rauchgasvergiftung sowie lokale Hitzeschäden der Haut bei Verbrennung von mehr als 50 % der Körperoberfläche. Bei den Spättodesfällen prädominieren eine Verbrennungskrankheit sowie infektiöse Komplikationen des Tracheobronchialsystems bei Inhalationstrauma. Die Verbrennungskrankheit setzt sich aus dem Verbrennungsschock, der Intoxikation durch Einschwämmung von Pyrotoxinen aus der verbrannten Haut sowie der Wundkachexie, bedingt durch Sekundärinfektionen und Eiweißverluste im Wundsekret, zusammen. Die Todesursache und Identität auch weitgehend verkohlter Leichen kann aufgrund der Hitzefixierung innerer Organe in der Regel zuverlässig geklärt werden, ebenso, ob das Brandgeschehen vital erlebt wurde.

Rechtsmedizinisch relevante Ereignisse mit Brandschäden sind:

- der Unfalltod im Brandherd (z. B. Einschlafen bei brennender Kerze oder Zigarette, zündelnde Kinder);
- die suizidale Selbstverbrennung (aus politischer oder religiöser Motivation, gelegentlich epidemieartig auftretend), ggf. unter Vortäuschung eines Unfalls (Fahrzeugbrand);
- Tötungsdelikte (selten durch direktes Inbrandsetzen, häufiger Verbrennen zur Verdeckung eines anderweitig begangenen Deliktes (Mordbrand).

Rechtsmedizinisch relevante lokale Hitzeschäden finden sich bei Misshandlung: Ausdrücken einer glühenden Zigarettenkippe auf der Haut, Verbrennung mit Bügeleisen.

Bei Verbrühungen sind Misshandlungen durch Übergießen mit bzw. Eintauchen in heiße Flüssigkeiten von Relevanz, ebenso Verbrühungen pflegebedürftiger Patienten durch Verletzung von Obhuts- und Aufsichtspflichten (zu heißes Wannenbad). In der Regel versuchen sich die Beschuldigten dahingehend zu entlasten, die Verletzten seien nur ganz kurze Zeit unbeaufsichtigt Wasser mit einer gering erhöhten Temperatur ausgesetzt gewesen. Derartige Einlassungen können anhand der Temperatur-Zeit-Kurve in Abbildung 6-63 (s. S. 226) überprüft werden. Zur differenzialdiagnostischen Abgrenzung akzidenteller bzw. misshandlungsbedingter Verbrühungen im Kindesalter (s. Kap. 3.5) sind neben einer subtilen Erhebung der Anamnese morphologische Befunde wie die Konfiguration und topographische Verteilung verbrühter Hautareale am Körper heranzuziehen (s. **Tab. 6-16**). Bei Eintauchen von Kindern in heiße Flüssigkeiten würde sich typischerweise eine Verbrennung von Füßen und Gesäß bei Aussparungen von Kniegelenken, distalen Anteilen der Oberschenkel sowie proximalen Anteilen der Unterschenkel finden.

Allgemeine Hitzeschäden, Hyperthermie

Kommt es bei heißem, schwülem Wetter zu einem Missverhältnis von Wärmeproduktion (körperliche Arbeit) und Wärmeabgabe (z. B. Tragen dicht schließender Kleidung), können teilweise sich überlappende pathophysiologische Wege (Salzverlust, Versagen der Kreislaufregulation, Erhöhung der Körperkerntemperatur, Wärmeeinstrahlung auf den Schädel mit lokaler Hyperthermie des Gehirns) zu systemischen Störungen des Wärmehaushaltes führen, die sich in

- Hitzekrämpfe
- Hitzeerschöfung (Hitzekollaps)
- Hitzeschlag und
- Sonnenstich

gliedern. Ursachen und Symptome systemischer Hitzeschäden sind in **Tabelle 6-17** zusammengefasst. Beim Hitzekollaps kommt es zu einem Zusammenbruch der Kreislaufregulation bei zunächst erhaltener Temperaturregelung. Prädisponierend wirken

Tabelle 6-16: Differenzialdiagnose Unfall – Misshandlung bei Verbrühung im Kindesalter

Unfall	Misshandlung
adäquate Anamnese	Diskrepanz zwischen Angaben zur Verursachung und Befund
geringe Verletzungsschwere	höhergradige Verbrühung, Verbrennung
unregelmäßige landkartenartige Konfiguration	lineare Begrenzung (Wasserstand)
asymmetrisch	symmetrisch
keine begleitenden Verletzungen	weitere Verletzungen

Tabelle 6-17: Ursachen und Symptome systemischer Hitzeschäden

	Hitzekrämpfe	Hitzeerschöpfung	Hitzschlag	Sonnenstich
Ursache	schwere körperliche Arbeit bei strahlender Hitze, Dehydration, NaCl-Verlust	Versagen der Kreislaufregulation bei Hitzebelastung, Vasodilatation, Dehydration, bei Stehen Absacken des Blutes in die Beine, Abnahme von HZV und RR	abnorm große Wärmezufuhr von außen bei Behinderung der Wärmeabgabe; pathologische Erhöhung der Körpertemperatur auf Werte bis 43°C; hohe Luftfeuchtigkeit begünstigend	ungehinderte Wärmeeinstrahlung auf den Schädel
Symptome	Muskelkrämpfe, Mattigkeit, Brechneigung, Rückgang der Harnsekretion	Haut gerötet, schweißbedeckt, Schleimhäute trocken, quälender Durst, Kopfschmerzen, Schwindelgefühl, Flimmerskotome, Ohrensausen, Paraesthesien, Kreislaufschock	«rotes Stadium», mit roter trockener Haut, solange Kreislaufregulation nicht zusammengebrochen, «graues Stadium» nach Zusammenbruch des Kreislaufs, myogene Herzinsuffizienz, zerebrale Symptome mit deliranten und Dämmerzuständen, Bewusstlosigkeit, epileptiforme Krämpfe, meningitische Symptome	meningeale Reizerscheinungen, meningeale Blutungen, Purpura cerebri

schwüle Witterung, körperliche Arbeit und unzweckmäßige Kleidung. Der Hitzschlag ist charakterisiert durch einen Zusammenbruch der zentralen thermoregulatorischen Funktion infolge Zunahme der Körperkerntemperatur, insbesondere auch der Hirntemperatur. Beim Sonnenstich spielt pathogenetisch die unmittelbare Sonneneinstrahlung auf den entblößten Schädel eine zentrale Rolle. Die Obduktionsbefunde sind in der Regel unspezifisch.

6.10.2 Kälte – Unterkühlung

Todesfälle und Verletzungen (insbesondere Frostschäden) infolge Unterkühlung treten häufiger außerhalb von Gebäuden und Wohnungen auf, bei unzureichender Erwärmung kann es aber auch innerhalb einer Wohnung zum Tod infolge Unterkühlung kommen. Neben den Umständen am Leichenfundort können Befunde am Leichnam (Kälteerytheme) den Verdacht auf einen Tod durch Unterkühlung begründen. Hinweisend auf eine Unterkühlung kann auch der Bekleidungszustand des Leichnams sein (sog. «Kälteidiotie» [Kälteirresein, paradoxes Entkleiden trotz Unterkühlung], s.u.). Die Auskühlungsgeschwindigkeit kann erheblich schwanken und hängt von zahlreichen Faktoren ab.

Pathophysiologie der akzidentellen Hypothermie
Kälte ist für den Menschen ein ubiquitäres Gefahrenmoment, das allgemein unterschätzt wird. Bekanntlich entfaltet sich die Kältewirkung nicht erst bei Temperaturen von 0 °C oder darunter, Auskühlungen/Unterkühlungen können sich bei Temperaturen von über 10 °C oder gar um 20 °C entwickeln (etwa während einer OP bei tiefer Narkose). Neben den Trockenunterkühlungen werden vor allem im Küstenbereich Unterkühlungen im Wasser häufiger beobachtet («Immersionshypothermie»).

Die Aufrechterhaltung der normalen Körperkerntemperatur ist bei homöothermen Lebewesen (Warmblüter) über einen die Indifferenztemperatur deutlich überschreitenden Umgebungstemperaturbereich hinaus möglich (s. **Abb. 6-68**).

Indifferenztemperatur ist diejenige Umgebungstemperatur, bei der der Grundumsatz von Warmblütern zur Wahrung der normalen Körperkerntemperatur ausreicht. Sinkt die Umgebungstemperatur, so erfolgt eine Drosselung der Wärmeabgabe durch Vasokonstriktion und Piloarrektion (sympathicusvermitteltes Aufrichten der Haare), einem früher in Form der «cutis anserina» (Gänsehaut) auch an der Leiche als diagnostisch wertvoll angesehenem Unterkühlungszeichen.

Gleichzeitig wird die Wärmebildung durch Kältezittern und chemische Thermogenese (Wärmebildung) gesteigert. Bei Überforderung der Kälteregulation des Organismus kommt es zum weiteren Absinken der Körperkerntemperatur und zur Unterkühlung.

Definition

Als Unterkühlung werden alle Zustände bezeichnet, bei denen die Körperkerntemperatur unter 35 °C abgesunken ist. Klinisch werden sie je nach Auskühlungszustand in leichte bis tiefe Grade der Hypothermie eingeteilt.

Die akzidentelle Hypothermie durchläuft verschiedene Stadien und wirkt sich auf nahezu alle Organe und Organsysteme des Organismus aus (s. Tab. 6-18). Wann die Kälteregulation überfordert ist, hängt vom Quotienten aus Wärmeabgabe und Wärmebildung ab. Der Wärmeabstrom ist direkt proportional zur Differenz zwischen Körper- und Umgebungstemperatur: Je höher die Differenz, desto schneller erfolgt die Auskühlung, um sich bei Angleichung der Temperaturen wieder zu verlangsamen. Die Zeitkonstante der Abkühlung – oder salopp die Geschwindigkeit – ist abhängig von der Oberfläche des auskühlenden Mediums und der «gespeicherten Wärme».

Je größer die Oberfläche, desto schneller erfolgt die Abkühlung. Da das Oberflächen/Volumen-Verhältnis mit sinkender Körpergröße zunimmt, kühlen Kinder schneller aus als Erwachsene. Diese Überlegungen führen zu dem Ergebnis, dass am Leichenfundort bei Verdacht auf Unterkühlungstod als

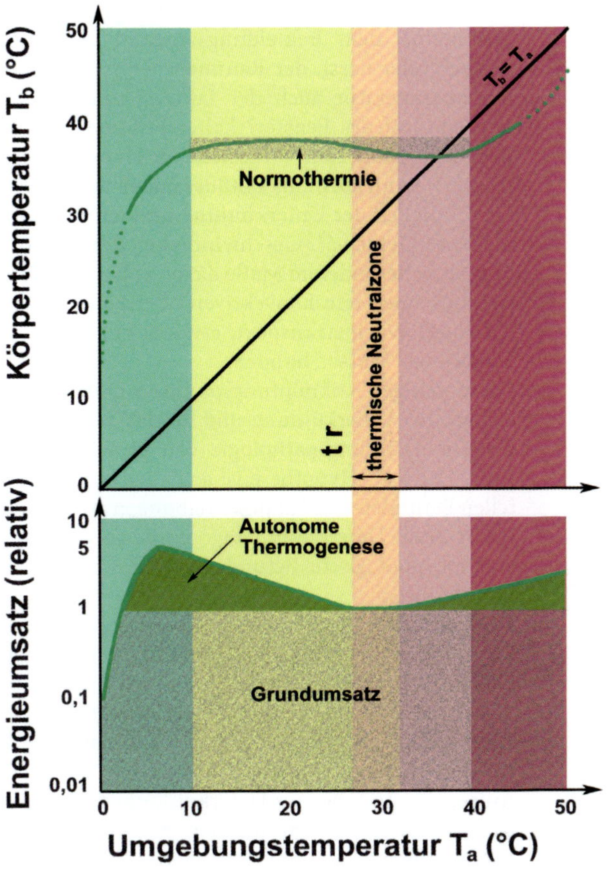

Abbildung 6-68: Homöothermie – Beziehung zwischen Körpertemperatur, Energieumsatz und Umgebungstemperatur bei homöothermen Lebewesen

Tabelle 6-18: Klinische Stadien der akzidentellen Hypothermie mit Auswirkung der Unterkühlung auf Muskulatur, Herz-Kreislauf-System, Atmung und Bewusstsein

	Stadium 1 **Erregungsstadium** **(«Exzitation»)**	**Stadium 2** **Erschöpfungsstadium** **(«Adynamie»)**	**Stadium 3** **Lähmungsstadium** **(«Paralyse»)**	**Stadium 4** **Vita reducta** **(«Scheintod»)/Kältetod**
Temperatur	36–33°C	33–30°C	30–27°C	< 27°C
Muskulatur	maximale Kälteregulation, Muskelzittern	Abnahme des aktiven Muskeltonus	Zunahme der passiven Muskelrigidität	–
Herz-Kreislauf-System	Tachykardie, Minderperfusion der Körperschale	Sinusbradykardie; periphere Widerstandserhöhung durch Vasokonstriktion	Bradyarrhythmie, periphere Widerstandserhöhung durch Viskositätszunahme des Blutes	weitere Dämpfung der erhaltenen Vitalfunktionen oder Herz-Kreislauf-Stillstand durch Kammerflimmern
Atmung	Stimulation der Atmung evtl. Hyperventilation	zentrale Atemdepression	Bradypnoe, apnoische Pausen	Asystolie, Atemstillstand
Bewusstsein	gesteigerte Vigilanz, Verwirrtheit; Schmerzhaftigkeit der Akren	Desorientierung, Apathie, Abklingen der Schmerzen	Abnahme der Compliance, Bewusstlosigkeit, Reflexverlust	–

Einflussfaktoren neben dem Körpergewicht des Leichnams, dem Bekleidungszustand (Kleidung trocken oder nass), der Raumtemperatur und der Bodentemperatur auch der Luftzug und «Kältequellen» (offenes Fenster? kalter Fußboden?) von Bedeutung sind. Eine vorbestehende Hyperthermie (Fieber?) kann ebenfalls Einfluss haben auf die Geschwindigkeit der Unterkühlung und auf die Agoniedauer. Gerade die Geschwindigkeit der Auskühlung ist in besonderem Maße davon abhängig, ob es sich um einen rein konvektiven oder konduktiven (Leitung) Wärmetransport, etwa in gut leitenden Medien wie Wasser, handelt.

Diese wenigen Anknüpfungspunkte zur Pathophysiologie der Unterkühlung sind für das Verständnis der Unterkühlungspathologie von großer Bedeutung. Denn als Hypothese ist aus allen experimentellen Befunden und Fallbeschreibungen abzuleiten: Je kürzer die Unterkühlungsagonie, desto spärlicher sind morphologische Befunde des Todes durch Unterkühlung.

Klinisch wird die Symptomatik der akzidentellen Hypothermie aus didaktischen Gründen in verschiedene Stadien eingeteilt, wobei sich die Stadien natürlich überlappen und es im Einzelfall keine strenge Korrelation zwischen Körperkerntemperatur und klinischer Symptomatik gibt (s. Tab. 6-18). Aufgezeigt sind die vier Unterkühlungsstadien mit den wesentlichen funktionellen Änderungen der Vitalparameter: von der Tachykardie über Bradykardie zur Sinusarrhythmie, von der Hyperventilation über die zentrale Atemdepression zur Bradypnoe und Apnoe, vom Muskelzittern über die Abnahme des aktiven Muskeltonus zur Zunahme der passiven Muskelrigidität, einem im Übrigen rechtsmedizinisch außerordentlich relevanten Unterkühlungsstadium.

Kältestarre darf nicht mit Totenstarre verwechselt werden. Zur differenzialdiagnostischen Abgrenzung ist auf das Vorhandensein von Totenflecken zu achten: bei Totenstarre vorhanden, bei Kältestarre fehlend.

Lokale Kältewirkung (Erfrieren)

Von lokalen Erfrierungen sind vor allen Dingen die Akren: Finger, Zehen, Hände und Füße, am Kopf vor allem Nase und Ohren, betroffen. Lokale Erfrierungen sind Folge einer Schädigung der Gefäßendstrombahn. Unterschieden werden das Erythem, die Blasenbildung sowie die Gangrän. Lokale Erfrierungen können per definitionem in verschiedene Stadien eingeteilt werden:

1. Dermatitis congelationis erythematosa: Die betroffene Körperstelle wird in Folge der anfänglichen Gefäßkonstriktion weiß, gefühllos oder schmerzhaft, später deutlich gerötet und geschwollen, häufig stark juckend.
2. Dermatitis congelationis bullosa: Nach Wiedererwärmung einer länger und tiefer kälteexponierten Region bilden sich subepidermal seröse oder hämorrhagische Blasen.
3. Dermatitis congelationis gangraenosa (escharotica): Die betroffene Extremität verfärbt sich blau-schwarz als Ausdruck des Gewebetodes. Im günstigsten Fall entwickelt sich ein trockener Gewebsbrand. Die Gliedmaße wirkt wie mumifiziert. Bei bakterieller Besiedlung entsteht eine feuchte Gangrän. In jedem Fall wird das betroffene Gewebe auffällig demarkiert.

Lokale Erfrierungen finden sich insbesondere bei Bergsteigern, Wintersportlern und schlecht ausgerüsteten Alpintouristen. Als Folgeschäden prolongierter und progressiver Kälteschädigung können thrombotische und obliterierende Gefäßwandschäden in Venen und Arterien auftreten (Buerger'sche Erkrankung). Frostbeulen stellen ein eigenes Krankheitsbild dar. Sie treten bevorzugt an Streckseiten von Fingern und Zehen auf.

Als Frostbeulen (Perniones) werden blau-rote, ödematöse, unscharf begrenzte, knötchen- oder kissenartig umschriebene Schwellungen bezeichnet, die schon gelegentlich unterhalb normaler Zimmertemperaturen auftreten können.

Allgemeine Kältewirkung (Unterkühlung, Hypothermie)

Unterkühlungstodesfälle ereignen sich naturgemäß in der kalten Jahreszeit am häufigsten, sie sind jedoch an diese nicht gebunden. Sie kommen auch bei plötzlichen Witterungseinbrüchen im Frühjahr oder Herbst vor. Betroffen sind häufig Menschen, die obdachlos oder allgemein sozial unterprivilegiert (Kleidung, Ernährung) sind oder bei denen chronische Krankheiten (Alkoholismus, akute Alkoholisierung, Drogenabhängigkeit oder Demenz) bestehen. Auch Bewegungsunfähigkeit in Folge Traumatisierung oder bereits länger bestehende (subklinische) Hypothermie und schließlich körperliche Erschöpfung können zum akuten Kältetod beitragen. Daher sind häufig ältere Personen betroffen. Der Tod durch Unterkühlung ist nicht an einen Aufenthalt im Freien gebunden, sondern kommt ebenso in mangelhaft oder ungeheizten Wohnungen oder anderen geschlossenen Räumen, auch bei Umgebungstemperaturen unter 20 °C vor.

Wenn die Diagnose Unterkühlung oder Tod durch Unterkühlung gestellt wird, ist immer nach der zu-

grunde liegenden Ursache (Alkoholisierung, Drogeneinfluss, körperliche Schwäche, organisch bedingte Hilflosigkeit) zu fragen.
Risikopersonen, bei denen es häufiger zum Tod durch Unterkühlung kommen kann, wenn die Umgebungstemperaturen sinken:

- Kinder: geringes Gewicht, relativ große Körperoberfläche;
- alte Menschen;
- alkoholisierte Personen;
- intoxikierte Personen (Medikamente, z. B. Schlafmittel, auch Betäubungsmittel)
- unterernährte Personen.

Für die Diagnose wegweisend können besondere Auffindesituationen sein, die auf einen präfinalen Verwirrtheitszustand schließen lassen, der mit dem Begriff «Kälteidiotie» (paradoxes Wärmegefühl) beschrieben wird. Die verstorbene Person wird dabei völlig entkleidet oder teilentkleidet gefunden, zumeist ist der Unterleib entkleidet und die entsprechenden Kleidungsstücke sind urinfeucht. Häufigste Fehleinschätzung in dieser Situation ist die Annahme eines Sexualdeliktes. Als Ursache für die sogenannte Kälteidiotie wird ein paradoxes Wärmegefühl bei tatsächlich zunehmender Auskühlung angenommen.
Zu dieser Auffindesituation gesellt sich, wenn die Möglichkeiten dafür bestehen, ein sogenanntes terminales Höhlenverhalten, d. h. Verstorbene werden in unzugänglichen Teilen von Räumlichkeiten, unter oder in Möbelstücken gefunden, sodass die Fundsituation kriminalistisch vieldeutig wird.

Morphologische Befunde der allgemeinen Unterkühlung

Morphologische Befunde des Todes durch Unterkühlung finden sich bei Leichenschauen und Obduktionen in gut zwei Drittel aller Todesfälle. Bei der Leichenschau fallen auf:

- hellrötliche Totenflecke (nicht beweisend, da sie auch bei Verbringung einer Leiche in kalte Umgebungstemperatur auftreten können)
- Kälteerytheme: blau-livide Hautverfärbungen bzw. fleckige Hautrötungen an nicht abhängigen Körperpartien, typischerweise an Akren, über Handrücken, Kniegelenkstreckseite, Außenseite der Oberschenkel (s. **Abb. 6-69a–c**). Kälteerytheme sind histologisch charakterisiert durch ein Ödem und Hyperämie der Dermis, ganz vereinzelt mit entzündlicher Infiltration.

Wegweisendste morphologische Befunde bei der Obduktion sind hämorrhagische Magenschleim-

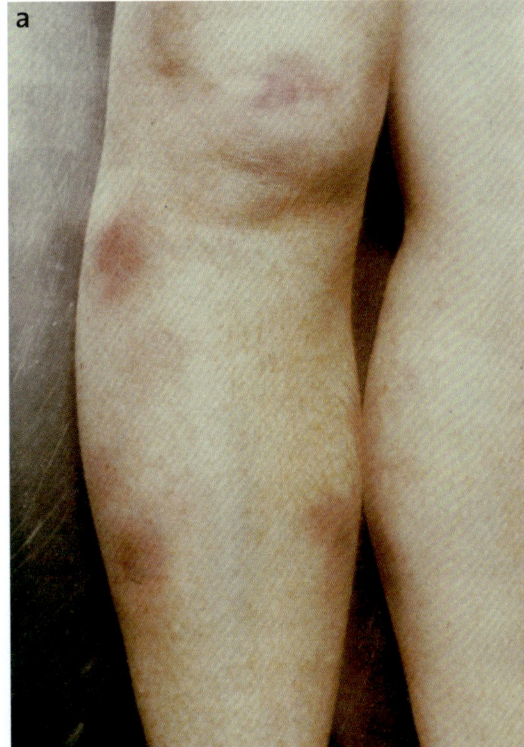

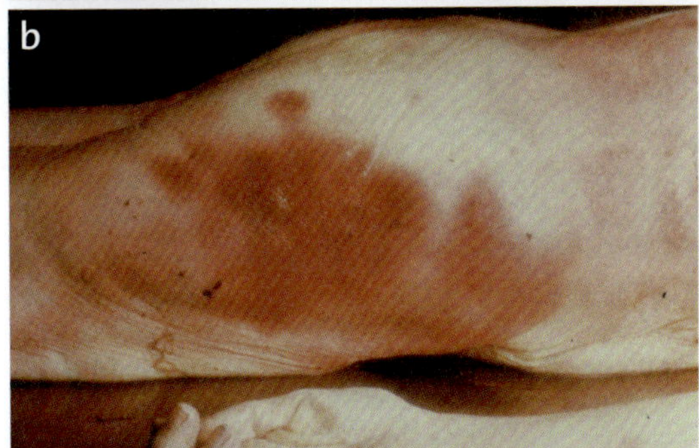

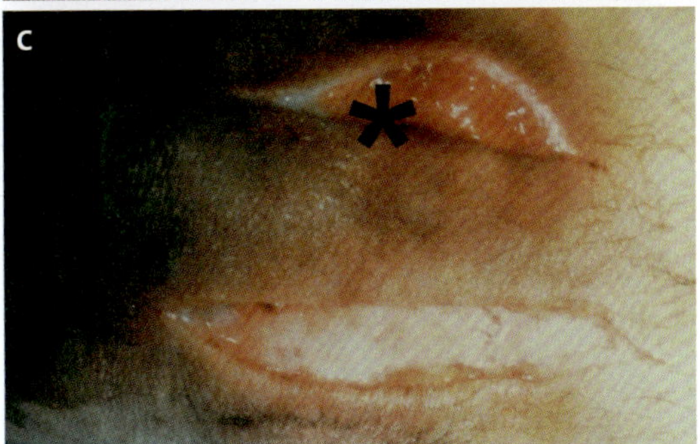

Abbildung 6-69a–c: Kälteerytheme an hypostasefreien Arealen über Patella, Caput ulnaris, Streckseite des Unterschenkels (a) bzw. über der Außenseite der Hüfte (b); auf Einschnitt hämolytisch rötliche Imbibition der Subcutis (*), keine Einblutung (c)

hauterosionen (Wischnewski-Flecken). Sie stellen sich als keilförmige, infarktähnliche Schleimhautnekrosen mit schattenhaft erhaltenen Drüsenstrukturen dar; makroskopisch erhalten sie durch das hämatinisierte Hämoglobin eine schwärzliche Färbung (s. **Abb. 6-70a–b**). Sie treten offensichtlich als Folge kälteinduzierter Mikrozirkulationsstörungen auf und können auch in der Duodenalschleimhaut auftreten.

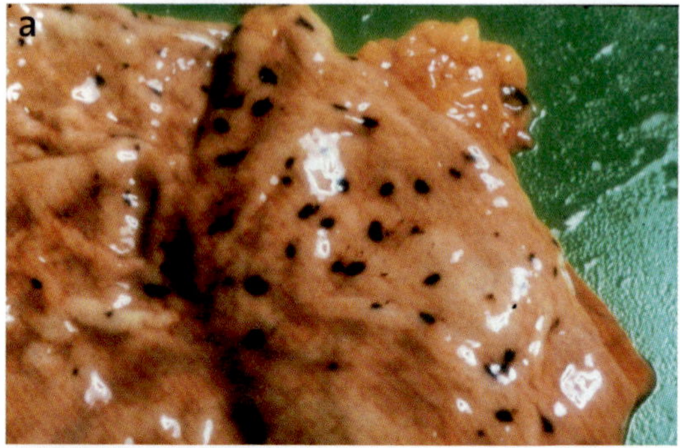

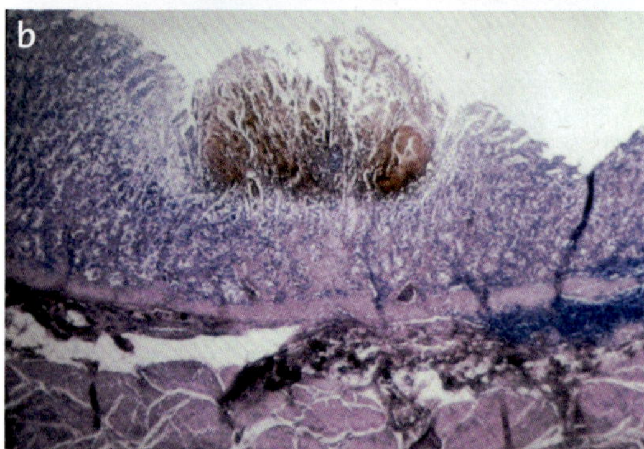

Abbildung 6-70a–b: Hämorrhagische Magenschleimhauterosionen (Wischnewski-Flecken) – schwärzliche Flecken der Magenschleimhaut durch hämatinisiertes Blut (a), histologisch keilförmige Schleimhautnekrosen, durch hämatinisiertes Blut braun gefärbt (b).

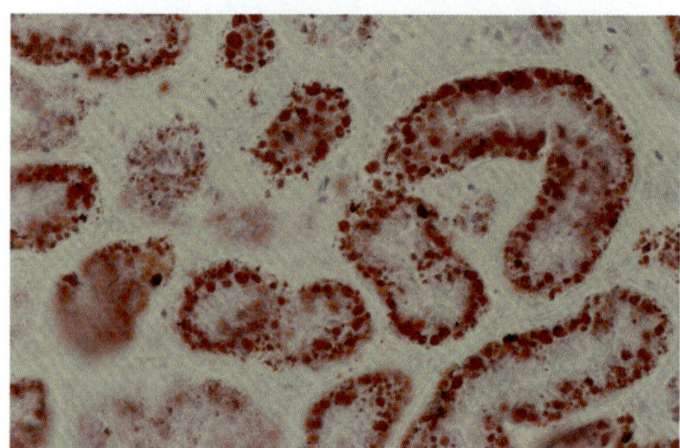

Abbildung 6-71: Massive Verfettung der Nierentubulusepithelien, betroffen sind vorwiegend die basalen Anteile der Tubuli renales, die sämtlich den gleichen Verfettungsgrad aufweisen.

Vergleichsweise selten finden sich Einblutungen in die Muskulatur des Körperkerns, insbesondere in den Musculus iliopsoas. Histologisch wird bei einem Tod infolge Unterkühlung häufig eine fettige Degeneration innerer Organe beobachtet. Diagnostisch aussagekräftig ist insbesondere eine (homogene) Verfettung im Zytoplasma der Epithelzellen in den Tubuli renales (Nierentubulusepithelien; s. **Abb. 6-71**), die sehr gut korrelierend in gleicher Häufigkeit wie Kälteerytheme und Wischnewski-Flecken gefunden wird.

Als Folge einer Viskositätszunahme des Blutes kann es bei einer Unterkühlung zusätzlich zur Ausbildung von Mikrothromben in peripheren Gefäßlichtungen kommen mit hämorrhagischen Infarzierungen im nachgeschalteten Versorgungsgebiet innerer Organe.

Expositionsdauer

Die Expositionsdauer bis zum Tod durch Unterkühlung hängt neben dem vorbestehenden Gesundheitszustand maßgeblich von der Umgebungstemperatur ab. Die Expositionsdauer kann zwischen 1,5 und 12 Stunden schwanken, kurze Expositionszeiten finden sich bei sehr niedrigen Temperaturen (–20 bis –30 °C), längere bei Temperaturen über 5 °C. Bei –10 °C ist mit Expositionsdauern zwischen drei und sechs Stunden zu rechnen (bei trockener Unterkühlung!).

Beispiel

Ein 83 Jahre alt gewordener, bettlägeriger Mann in reduziertem Ernährungszustand, der allein mit seiner Ehefrau in der Wohnung eines Mehrfamilienhauses lebte, war ebenso wie die Frau seit längerem nicht mehr von den Nachbarn gesehen worden. Der von den Nachbarn verständigten Polizei öffnete die Ehefrau die Wohnungstüre und teilte auf Nachfrage mit, sie habe von Gott den Auftrag erhalten, ihren Ehemann («den Teufel») in dessen Zimmer einzusperren. Die von außen verschlossene Türe konnte nur mit Mühe geöffnet werden, da der Leichnam des Mannes unmittelbar dahinter auf dem Boden lag. Bei ungeheiztem Raum war der Leichnam lediglich am Oberkörper mit einer Schlafanzugjacke bekleidet. Bei der Obduktion fanden sich Wischnewski-Flecken des Magens und Kälteerytheme über den Streckseiten beider Kniegelenke. Damit war die Todesursache Unterkühlung gesichert. Die Ehefrau war nicht in der Lage anzugeben, wie lange der Mann bereits in dem Zimmer eingesperrt war. Gegen sie wurde ein Ermittlungsverfahren wegen fahrlässiger Tötung eingeleitet.

Aufgrund der höheren Wärmeleitfähigkeit im Wasser ist die Agoniedauer bei der Immersionshypothermie wesentlich geringer als bei der Trockenhypothermie. Infolge Bewegungsunfähigkeit durch Kältestarre kann es zu einem agonalen Ertrinken kommen. Morphologische Befunde der Hypothermie fehlen aufgrund der kurzen Expositionszeit häufig.

In der Regel tritt der Tod durch Unterkühlung bei Körperkerntemperaturen unter 25 °C ein, vorwiegend durch Herzkammerflimmern. Bei schneller Abkühlung (z. B. Immersionshypothermie wie bei Einbruch von Kindern durch Eisdecken) können auch tiefere Körperkerntemperaturen bei Immersionszeiten von mehr als 30 Minuten bei entsprechenden therapeutischen Maßnahmen (Wiederaufwärmung durch extrakorporale Zirkulation) überlebt werden.

6.11 Elektrotraumen, Blitzschlag

Bei Todesfällen durch nieder- und hochgespannten elektrischen Strom sowie kosmische Energie handelt es sich überwiegend um Unglücksfälle, häufig Arbeitsunfälle, es kommen jedoch auch Suizide und Tötungsdelikte sowie Unglücksfälle bei autoerotischer Betätigung (unter Verwendung stromführender Leiter im Genital- und Analbereich) vor. Bei fehlerhaft installierten und unzureichend gewarteten elektrischen Geräten kommt auch der Vorwurf der fahrlässigen Tötung in Betracht.

Der Nachweis des Stromtodes im Niederspannungsbereich (<1000 Volt, z. B. 220 V) orientiert sich an makroskopisch sichtbaren Strommarken im Stromein- und Stromaustrittsbereich.

Elektrizität kann den menschlichen Organismus einerseits durch die spezifische (physiologische) Wirkung (Auslösung von Erregungsprozessen an Muskeln und Nerven) und durch unspezifische Wirkung (Umwandlung in Wärmeenergie, thermische Gewebsschädigung) schädigen.

Die Gefährdung der Stromwirkung ergibt sich aus
- dem Zeitpunkt des Stromstoßes in Bezug auf die vulnerable Periode der Herzaktion,
- der Durchströmungsdauer (Einwirkungszeiten unter 100 ms sind i. d. R. ungefährlich),
- dem Stromweg (besonders gefährlich, wenn das Herz im Stromweg liegt),
- dem Lebensalter,
- der Stromstärke.

Eine Zuordnung von Stromstärkebereichen zur Herzwirkung findet sich in **Tabelle** 6-19. Die meisten Unfälle kommen durch Erdschluss zustande: Der Körper stellt dabei die Verbindung zwischen einem spannungführenden Leiter und der Erde her. Der Körperwiderstand wird dabei im Wesentlichen vom Hautwiderstand bestimmt, der von der Dicke der Hornschicht abhängt. Mit zunehmender Durchfeuchtung sinkt der Hautwiderstand, ferner mit Beginn des Stromflusses.

Klassische Stromübertrittsstellen sind dabei charakterisiert durch kraterförmig eingesunkene Zentren mit aufgeworfenen Rändern und partiellen Verkohlungen (s. **Abb.** 6-72).

Bedeckende Kleidungsstücke (Schuhe, Socken, Handschuhe, Gürtel) weisen an korrespondierender Lokalisation oft Beschädigungen auf wie Brandlöcher, Versengung der Textilien. Histologisch ist die Strommarke charakterisiert durch eine büschelartige Ausziehung der Basalzellen mit Kernelongation und Palisadenstellung, Abhebung der oberen Epidermisschichten und vakuoliger Durchsetzung im Sinne von Hitzewaben. Ferner können sich durch Niederschlag von Metallen aus stromführenden Leitern Metallisationseffekte zeigen.

Tabelle 6-19: Herzwirkung des Elektrounfalls nach Stromstärke und -spannung

Stromstärke	Stromspannung	Herzwirkung
bis 25 mA	100–130 V	kurzer Muskelkrampf ohne Schäden
25–80 mA	110–380 V	kurze Asystolie mit nachfolgender Arrhythmie oder Kammerflimmern (reversibel)
80 mA–8 A	110–380 V	Kammerflimmern (reversibel)
> 8 A	2000–3000 V	Asystolie

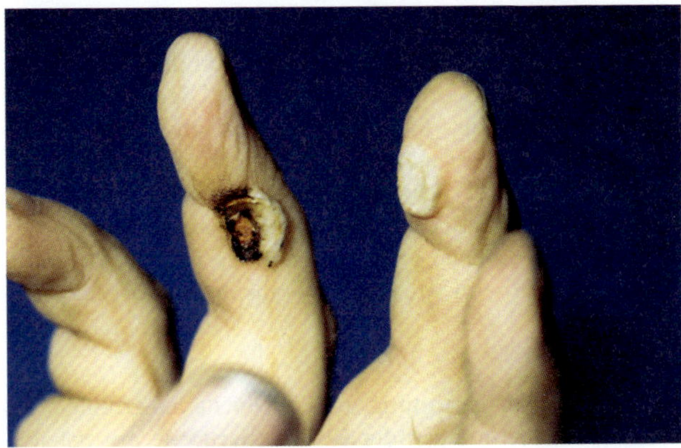

Abbildung 6-72: Strommarke an der Beugeseite der Finger

Die Wahrscheinlichkeit des Auftretens morphologisch fassbarer Strommarken hängt von zahlreichen Faktoren ab:

- Form und Oberflächenrelief des elektrischen Leiters,
- Stromdichte,
- Stromflussdauer,
- Hautwiderstand (topographisch unterschiedlich je nach Verhornung und Befeuchtung).

Für den Niederspannungsbereich gilt, dass letale Durchströmungen nicht zwingend sichtbare Strommarken aufweisen müssen. Dies gilt insbesondere für Todesfälle in der Badewanne, dort sind Strommarken nur in ca. 30 % der Fälle nachweisbar. Teilweise zeigen sich lediglich abgeblasste, horizontale, im Bereich des Wasserspiegels verlaufende Marken, die als lineare Strommarken bzw. thermische Grenzflächenphänomene bezeichnet wurden. Bei Stromtodesfällen außerhalb der Badewanne finden sich Strommarken in über 90 % der Fälle.

Stromeintrittstellen finden sich häufig im Palmarbereich der Hände, Stromaustrittsstellen im Plantarbereich der Füße. Tödlich sind in der Regel kardiale Arrhythmien, die größte Gefahr bringt ein Stromfluss mit direkter Beteiligung der Herzmuskulatur, z.B. bei Stromwegen von Hand zu Hand, linker Hand zu linkem Fuß oder einem Stromeintritt an der linken Thoraxvorderseite mit sich. Unfallursache bei Stromtodesfällen im Niederspannungsbereich sind in der Regel Isolationsmängel.

Bei Suiziden werden die Elektroden häufig am Körper fixiert und weisen charakteristische Strommarken korrespondierend zur Textur des stromführenden Leiters auf.

Besonders gefährlich ist handelsüblicher Haushaltsstrom von 230 V und ca. 50 Hz als Auslöser eines tödlichen Kammerflimmerns, falls die Erregung in die vulnerable Phase der elektrischen Herzaktion fällt.

Lässt sich bei Leichenschau und Obduktion trotz auf Stromtod hinweisender Umstände (oftmals wird noch ein Schrei vernommen) die Diagnose nicht sichern, muss diese sich gegebenenfalls auf die Ermittlungsergebnisse stützen, wozu auch die technische Überprüfung sämtlicher stromführender Geräte und Leitungen im Auffindungsbereich des Verstorbenen gehört. Die inneren Obduktionsbefunde beim Stromtod sind ansonsten unspezifisch.

6.11.1 Hochspannungsunfälle

Bei Hochspannungsunfällen entstehen großflächige Verbrennungen der Körperoberfläche mit Schädigungen des darunter liegenden Gewebes, es kann zu Abtrennungen ganzer Körperteile kommen, schließlich noch zu sekundär traumatischen Schäden durch Stürze. Hochspannungsunfälle ereignen sich in Umspannwerken oder Transformatorstationen sowie auf Bahnanlagen mit elektrischen Fahrleitungen. Es sind nahezu ausschließlich Männer betroffen.

Zu Hochspannungsunfällen kann es auch ohne Kontakt zu einem elektrischen Leiter durch Ausbildung eines Lichtbogens kommen. Hochspannungsunfälle kommen sowohl unfallmäßig (zu nah an hochspannungsführenden Leiter gekommen, Urinieren [von Brücken] auf hochspannungsführende Leiter etc.) als auch im Rahmen von Suiziden vor (Klettern auf Hochspannungsmast). Die klassische Befundkonstellation bei Hochspannungsunfällen ist: großflächige Hautverbrennungen, Metallisation, Kleiderzerfetzung, Ansengung von Haaren (s. **Abb. 6-73**).

Bei Todauffindung im Freien unter einer Hochspannungsleitung sollte auch bei fehlenden flächenhaften Verbrennungen immer an einen Hochspannungsunfall gedacht werden und nach elektrothermischen

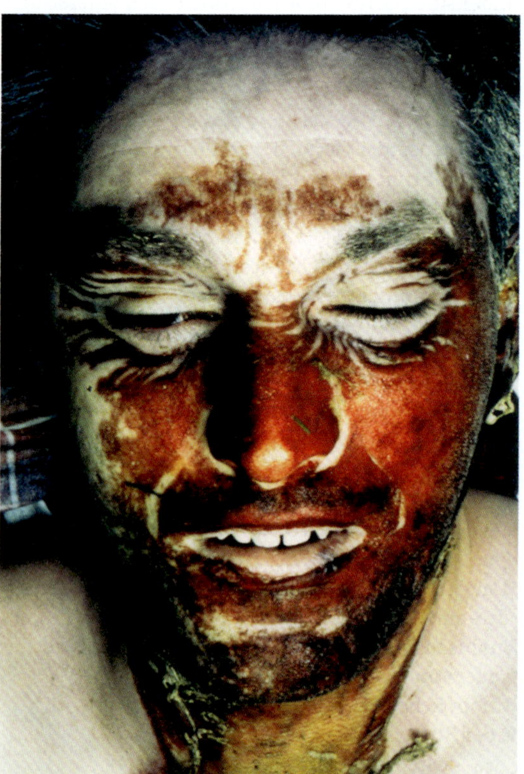

Abbildung 6-73: Hochspannungsunfall in einem Umspannungswerk mit braun vertrockneter Verbrennung der Gesichtshaut und Krähenfußbildung

Hautläsionen (insbesondere im Bereich der Fußsohlen) gesucht werden.
Häufig zeigen sich bei Hochspannungsunfällen noch punktförmige Blutaustritte der Augenlider und Augenlidbindehäute. Als Todesursache wird eine Asystolie durch tetanische Dauerkontraktion des Herzens diskutiert.

6.11.2 Blitzschlag

Jährlich sterben in Deutschland sieben bis zehn Menschen durch Blitzschlag, obwohl fast zwei Millionen Blitze pro Jahr gezählt werden. Dabei sind die heißen Sommermonate Juli und August am gewitterträchtigsten. Weltweit ereignen sich ständig ca. 2000 Gewitter, die pro Sekunde 30–100 Blitze zur Erde schicken.
Ein Blitz erreicht in seinem Inneren Temperaturen bis zu 30 000 °C. Heutige Vorstellungen gehen davon aus, dass in einer Gewitterwolke die Luft mit bis zu 100 km/h nach oben gerissen wird. Dabei reiben und stoßen Wassertropfen, Eispartikel und Graupelkörper aneinander mit der Folge einer elektrischen Aufladung der Wolke; im oberen Teil sammeln sich positiv geladene, im unteren Teil negativ geladene Teilchen. Mit der Zeit wird die Ladung so stark, dass die Luft als Isolator nicht mehr ausreicht, und es kommt in Form eines Blitzes zu einem Kurzschluss zwischen Wolke und Erde. Der Blitzstrom weist dabei Stromstärken von mehreren 10 000 Ampere (A) und Spannungen von vielen 100 000 Volt (V) auf. Schlägt er in wasserhaltige Gegenstände wie z. B. Bäume ein, verdampft das darin enthaltene Wasser so plötzlich, dass es wie Sprengstoff wirkt. Die vom Blitz getroffene Materie wird extrem stark erhitzt.
Bei Blitzeinschlag in die Erde bildet sich ein Spannungstrichter (s. **Abb. 6-74**), in dessen Bereich die Spannung vom Zentrum zur Peripherie abnimmt. Dadurch kann in Schrittstellung der Beine die Potenzialdifferenz am Boden abgegriffen werden (sogenannte Schrittspannung) und es zu Todesfällen kommen. Auf diese Weise können bei Blitzeinschlägen ganze Viehherden getötet werden.
Der Stromfluss findet beim Blitzschlag hauptsächlich entlang der Körperoberfläche statt. Pathognomonisch sind Hitzekräuselungen und Versengungen von Kopf- und anderen Körperhaaren, thermische Schädigungen der Haut, Hautperforationen, mechanische Verletzungen, Abschmelzung von Bekleidungsmaterialien, Verbrennungen im Bereich von metallischen Gegenständen. In ca. 20–30 % der Fälle finden sich farnkrautartige Hitzeerytheme der Haut, die in Analogie zu den erstmals

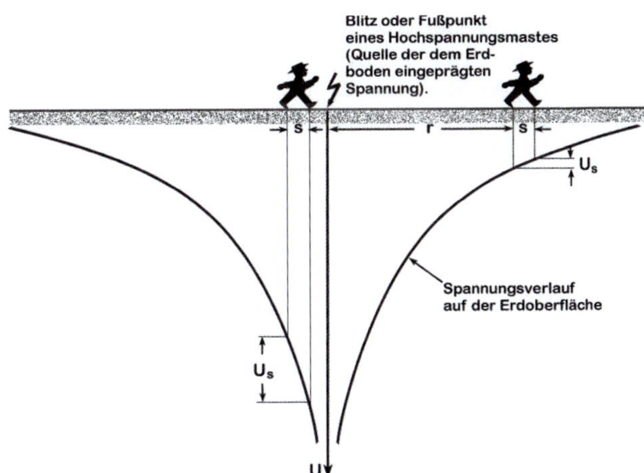

Abbildung 6-74: Spannungstrichter nach Blitzeinschlag mit Spannungsverlauf vom Zentrum zur Peripherie. In Schrittstellung kann die Potenzialdifferenz abgegriffen werden.

von Georg Christoph Lichtenberg (1742–1799) beschriebenen Phänomenen als Lichtenberg-Figuren bezeichnet werden. Sie sind sowohl bei Lebenden als auch bei Verstorbenen nur einige Stunden nachweisbar, da diese dendritisch verästelten Hautrötungen lediglich auf einer lokalen Hyperämie beruhen.
Der Verstorbene kann einerseits direkt von einem Blitz getroffen sein, es ist jedoch auch ein Überschlag von einem in der Nähe befindlichen, vom Blitz getroffenen Gegenstand möglich. Darüber hinaus kann der Stromfluss in den Körper über die regennasse Erdoberfläche stattgefunden haben.

6.12 Verhungern

Weltweit stellt das Verhungern nach wie vor eine häufige Todesursache dar, nach Schätzung der Vereinten Nationen sterben täglich 25 000 Menschen an Unterernährung und den damit verbundenen Krankheiten. Jedes Jahr wächst die Zahl hungernder Menschen um vier bis fünf Millionen. Rechtsmedizinisch relevant sind Todesfälle durch Verhungern vor allen Dingen bei Nahrungsverweigerung (z. B. Hungerstreik), psychischen Erkrankungen (Anorexia nervosa, Schizophrenie), vorsätzlicher oder fahrlässiger Fehl- und Mangelernährung von Säuglingen und Kleinkindern, Nahrungsentzug als Form der Sterbenachhilfe.
Dem Verhungern geht bei exogenem Nahrungsmangel das Bild der Kachexie voraus, das auch endogene Ursachen haben kann, die differenzial-

diagnostisch abzugrenzen sind (z. B. erhöhte Stoffwechselrate bei konsumierenden Erkrankungen, krankheits- oder therapiebedingter Appetitverlust usw.).

Rechtlich relevant sind vor allen Dingen Fälle mit möglicher Verantwortung Dritter: Verletzung der Obhuts- und Aufsichtspflicht vonseiten der Eltern bzw. der Pflegeperson (§ 223b StGB – Misshandlung Schutzbefohlener, § 170d StGB – Verletzung der Fürsorge- oder Erziehungspflicht), aber auch des Jugend- oder Gesundheitsamtes. Auch in Deutschland gibt es vereinzelt Todesfälle durch Verhungern von Kindern in den ersten zwei bis drei Lebensjahren, die von alkohol- und drogenabhängigen Eltern nicht versorgt bzw. längere Zeit unversorgt alleine gelassen werden, teilweise in dem Bewusstsein, sie einer tödlichen Gefahr auszusetzen.

Pathophysiologie: Unterschreitet die Kalorienzufuhr den Kalorienbedarf, kommt es zu einer negativen Energiebilanz mit resultierendem Abbau von Körpersubstanz. Die Hungerphase ist zunächst charakterisiert durch Glykogenverbrauch mit Blockade der Glukoseaufnahme durch Muskulatur und Fettgewebe zur Sicherstellung des Glukosebedarfs des Gehirns, dann Glukoneogenese durch Proteolyse, nach ca. zwei bis drei Wochen Lipolyse und Ketogenese. Daher wird typischerweise beim Hungern Azeton im Urin nachweisbar. Das quälende Hungergefühl schwindet nach einigen Tagen, schließlich kommt es zu einer extremen Lethargie. Die mögliche Zeitdauer des Hungerns bis zum Todeseintritt ist variabel, unter anderem abhängig von Alter, Ernährungszustand, Flüssigkeitszufuhr, Umgebungstemperatur, Begleiterkrankungen (insbesondere Infektionen) etc. Bei vollständigem Nahrungs- und Flüssigkeitsentzug tritt der Tod nach acht bis 21 Tagen ein (bei Neugeborenen u. U. wesentlich schneller), bei alleinigem Nahrungsentzug nach ca. 60 Tagen.

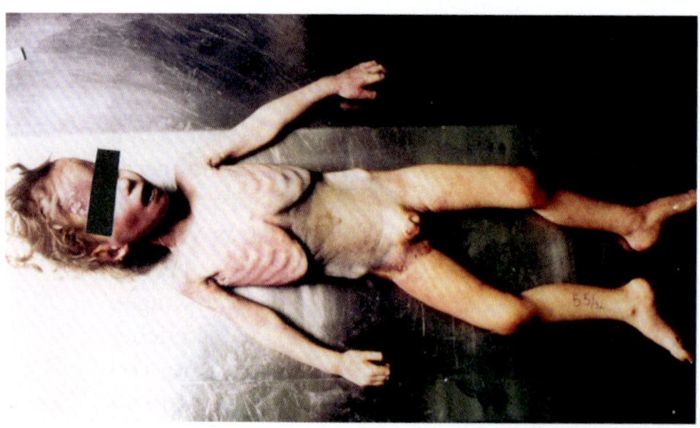

Abbildung 6-75: 2,5 Jahre alt gewordenes Kind. Todesursache: Verhungern in Kombination mit Exsikkose. Vollständig fehlendes Unterhautfettgewebe mit hervortretenden Rippen, eingesunkenen Bauchdecken, Wachstumsretardierung.

Typische morphologische Befunde des Todes durch Verhungern sind:

- massiver Gewichtsverlust, bei Kindern mit chronischem Nahrungsmangel zusätzliche Wachstumsretardierung;
- vollständiger Schwund des Unterhautfettgewebes sowie des Fettgewebes innerer Organe;
- Atrophie innerer Organe, endokriner Drüsen und des lymphatischen Gewebes;
- Atrophie der Muskulatur;
- kontrahierter Magen-Darm-Trakt, bis auf galligen Schleim bzw. wenig Kot leer;
- prall gefüllte Harnblase.

Zum Zeitpunkt des Todeseintritts ist in der Regel ein Gewichtsverlust von 30–40 % des ursprünglichen Körpergewichts eingetreten, die Organgewichte (mit Ausnahme des Gehirns) nehmen in der Regel in der gleichen Größenordnung ab. Bei Todesfällen durch Verhungern (s. Abb. 6-75) sind differenzialdiagnostisch konsumierende Prozesse als Ursache einer Kachexie auszuschließen, darüber hinaus kongenitale Vitien, Malabsorptions- und Malassimilationssyndrome.

Sowohl eine akute Unterernährung als auch ein Wachstumsdefizit durch chronische Mangelernährung müssen bei Vorsorgeuntersuchungen von den behandelnden Kinderärzten erkannt werden. Hierzu ist die Erhebung aller anthropometrischen Daten und Vergleich mit altersentsprechenden Normwerten notwendig. Liegt eine Wachstumsretardierung vor, muss das Körpergewicht auf die reale Größe bezogen werden.

Eine Exsikkose bei Flüssigkeitsdefizit ist charakterisiert durch halonierte, tief in den Augenhöhlen liegende Augen, stehende Hautfalten, vermindertem Hautturgor und trockene Organschnittflächen. Der Wassermangel spiegelt sich klinisch-chemisch in erhöhten Natrium-, Chlorid- und Harnstoffkonzentrationen im Blut wider.

6.13 Kindstötung

Die Tötung Neugeborener durch ihre Mütter war früher ein relativ häufiges Delikt. Noch zum Ende des 19. Jahrhunderts entfiel ein Viertel bis ein Drittel der Obduktionstätigkeit eines Gerichtsarztes auf die Obduktion Neugeborener. Während in der frühen Neuzeit (Peinliche Halsgerichtsordnung Kaiser Karls V.) Neugeborentötungen drakonisch bestraft wurden, wurde die Kindstötung später aufgrund der besonderen psychischen Situation der Mutter milder bestraft.

Der frühere § 217 StGB lautete:

§ 217 StGB Kindstötung
Eine Mutter, welche ihr nicht-eheliches Kind in oder gleich nach der Geburt tötet, wird mit Freiheitsstrafe nicht unter drei Jahren bestraft.

In minderschweren Fällen ist die Strafe Freiheitsstrafe von sechs Monaten bis zu fünf Jahren.
Wegen der einseitigen Privilegierung von Müttern, die ihre nicht-ehelichen Kinder töten, wurde § 217 ersatzlos gestrichen. Fälle von Kindstötung (Tötung des Neugeborenen durch die eigene Mutter in oder gleich nach der Geburt) sollen als minderschwerer Fall des Totschlages erfasst werden. Die Erfahrung lehrt jedoch, dass inzwischen Fälle von Kindstötung als Totschlag (§ 212 StGB) oder gar als Mord (§ 211 StGB) zur Anklage kommen. Neugeborenentötungen werden meist von jungen Müttern begangen, großteils handelt es sich um Erstgebärende, in 30 % der Fälle jedoch um Multiparae. Häufig wurde die Schwangerschaft verdrängt oder verheimlicht. Die Geburt fand überwiegend in der eigenen Wohnung statt.
Ärztliche Untersuchungen können sowohl am getöteten Neugeborenen als auch an der Kindsmutter notwendig werden. An tatverdächtigen Frauen stehen folgende Fragestellungen im Vordergrund:

- Diagnose des Wochenbettes bzw. der kürzlich erfolgten Geburt;
- Zeiteingrenzung, wann die Geburt stattgefunden hat (von Bedeutung insbesondere in Relation zur Liegezeit des Kindes).

Die vollständige Rückbildung des Uterus ist nach ca. fünf bis sechs Wochen abgeschlossen. Durch Markierung des Fundus uteri lassen sich durch einfache Handgriffe folgende grobe zeitliche Einteilungen in Wochenbettstage durchführen:

- unmittelbar post partum: Mitte zwischen Nabel und Symphyse,
- 1. Tag post partum: ein Querfinger unterhalb des Nabels,
- 2. Tag post partum: zwei Querfinger unterhalb des Nabels,
- 3. Tag post partum: drei Querfinger unterhalb des Nabels,
- 7. Tag post partum: zwei Querfinger über der Symphyse,
- 10. Tag post partum: Symphysenhöhe.

Im Zuge der Wundheilung entleert sich Lochialsekret aus dem Uterus, das in der ersten Woche post partum blutig, in der zweiten Woche braunrot, Ende der zweiten Woche gelblich und in der dritten Woche entfärbt ist. Weiterhin können histologische Untersuchungen an Uterusschleimhaut (Arias-Stella-Phänomen) von Bedeutung sein. Hierbei handelt es sich um Zellkernveränderungen in hochsezernierendem Drüsenepithel des Endometriums als Folge einer erhöhten Gonadotropinstimulation. Im Kürettagematerial zeigt sich eine floride Entzündung der Dezidua mit Blutungen und Thromben (Endometritis post partum).
Am neugeborenen Kind sind entsprechend strafprozessualer Vorgaben folgende Fragestellungen zu klären:

§ 90 StPO Neugeborenes Kind
Bei Öffnung der Leiche eines neugeborenen Kindes ist die Untersuchung insbesondere auch darauf zu richten, ob es nach oder während der Geburt gelebt hat, oder ob es reif oder wenigstens fähig gewesen ist, das Leben außerhalb des Mutterleibes fortzusetzen.

Ein reifes Neugeborenes ist durch folgende Merkmale charakterisiert:

- Körpergröße: >48 cm,
- Körpergewicht: >2500 g,
- Kopfumfang: ca. 34–35 cm,
- Nabelschnurlänge: ca. 50 cm,
- Placentagewicht: ca. 500 g,
- Fingernagelränder überragen Fingerkuppen, Zehennagelränder überragen Zehenkuppen,
- Lanugohaare nur noch an den Schultern,
- Deszensus der Hoden, Überdecken der kleinen Schamlippen durch die großen,
- Schulterbreite: >12,5 cm, Hüftbreite: >9,5 cm,
- Fersenbeinknochenkern: >9,5 mm,
- sog. Beclard-Knochenkern (distale Femurepiphyse): >5 mm Durchmesser.

Die Feststellung des Neugeborenseins ergibt sich durch den Nachweis von Vernix caseosa (Käseschmiere) und Blut auf der Haut des Neugeborenen. Ferner kann eine Geburtsgeschwulst vorhanden sein, die sich in den ersten postpartalen Tagen zurückbildet.
Der Nachweis des Gelebthabens erfolgt über die Lungen- und Magen-Darm-Schwimmprobe. Zur Durchführung der Lungenschwimmprobe muss sichergestellt sein, dass vor Entnahme der Halsorgane die Trachea und der Ösophagus am Übertritt in den Magen abgebunden werden, damit postmortal in die einzelnen Abschnitte des Magen-Darm-Traktes

und in die Lungen keine Luft eindringen kann. Danach werden die Halsorgane entnommen und in ein bereitgestelltes Gefäß mit Wasser gelegt. Schwimmen die Lungen obenauf und halten das Organpaket, ist die Lungenschwimmprobe positiv und weist auf eine kräftige Belüftung der Lungen hin (s. **Abb. 6-76**).
Die Konsistenz der beatmeten Lunge ist luftkissenartig, bei Betasten knistert die Lunge. Jede Lunge wird einzeln auf das Wasser gelegt, ebenso von jeder Lunge wiederum jeder Lungenlappen, schließlich von jedem Lungenlappen kleine Stückchen. Damit kann gezeigt werden, dass, auch wenn anfangs eine Lungenschwimmprobe nicht eindeutig positiv verlaufen ist, einzelne Abschnitte der Lungen trotzdem belüftet und damit beatmet gewesen sein müssen. Nach der Lungenschwimmprobe wird der Magen-Darm-Trakt einer Schwimmprobe unterzogen. Der Magen-Darm-Trakt wird in toto auf Wasser gelegt. Nicht-belüftete Abschnitte sinken, belüftete Darmabschnitte schwimmen an der Oberfläche. Abhängig von den luftgefüllten Darmabschnitten kann eine ungefähre Zeitdauer des Gelebthabens eingegrenzt werden. Luftblasen im Magen und Duodenum weisen auf eine Lebenszeit von wenigen Minuten bis max. 1/2 Stunde hin, Luftblasen im gesamten Dünndarm auf ca. sechs Stunden, Luftblasen im gesamten Dickdarm auf ca. zwölf Stunden und mehr. Mekonium im gesamten Dickdarm lässt auf eine Lebenszeit von weniger als zwei Tagen schließen.
Eine positive Lungen- und Magen-Darm-Schwimmprobe kann bei Fäulnis vorliegen, ferner bei künstlicher Beatmung. Negative Schwimmproben können vorliegen, wenn dem reifen und lebensfähigen Neugeborenen vor dem ersten Atemzug die Atemöffnungen zugehalten wurden.

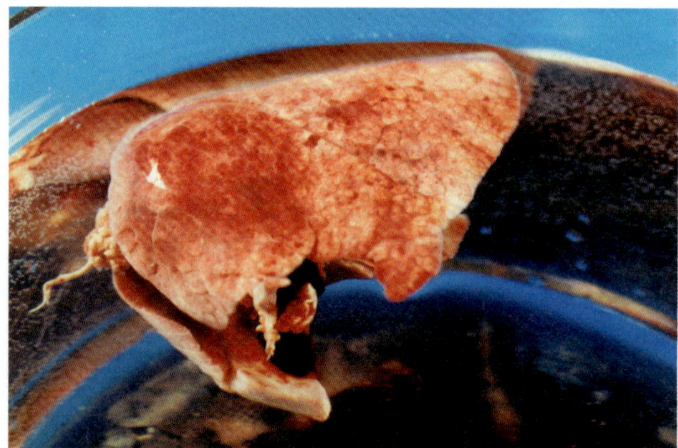

Abbildung 6-76: Positive Lungenschwimmprobe: Die Lunge ist deutlich gebläht, die Oberfläche hellgrau-rot, mit einzelnen unscharf begrenzten, eingesunkenen Atelektasebezirken.

Natürliche Todesursachen Neugeborener sind:

- Unreife
- Missbildung innerer Organe
- intrauterine Asphyxie
- Geburtstraumen
- Nabelschnurumschlingung
- Insertio velamentosa
- placentogene Ursachen (Plazentainfarkte, retroplazentares Hämatom)

Gewaltsame Todesursachen sind:

- Halskompression
- Verschließen der Atemöffnungen
- Ersticken
- Unterkühlung
- stumpfe Gewalt
- Stich-/Schnittverletzungen sowie
- Nichtversorgen

Zu jeder Neugeborenensektion gehört obligat die Untersuchung der Plazenta. Unter den natürlichen Todesursachen steht die intrauterine Asphyxie an erster Stelle. Da sie zu vorzeitigen Atembewegungen führen kann, finden sich Befunde der Fruchtwasseraspiration (Fetttropfen, Vernixzellen, Lanugohaare, Mekoniumkörperchen histologisch in der Lunge nachweisbar).
Neben einer aktiven Tötung des Kindes, vor allen Dingen durch gewaltsames Ersticken oder stumpfe Gewalteinwirkung (an die Wand oder auf den Boden schlagen) kann ein Neugeborenes durch Nichtversorgung rasch ums Leben kommen, insbesondere durch Unterkühlung. Bei Einrede der Sturzgeburt ist besonders auf die Nabelschnur zu achten (durchrissen oder scharfrandig durchtrennt und an welcher Stelle im Verlauf der Nabelschnur).
Verblutungen aus der Nabelschnur kommen praktisch nicht vor, ebenso wenig für das Neugeborene tödliche Sturzgeburten.
Im Unterschied zu Deutschland ist in der **Schweiz** die Kindestötung durch die Mutter in oder unter dem Einfluss der Geburt ein eigener Straftatbestand.

Art. 116 StGB Kindestötung

Tötet eine Mutter ihr Kind während der Geburt oder solange sie unter dem Einfluss des Geburtsvorganges steht, so wird sie mit Freiheitsstrafe bis zu drei Jahren oder Geldstrafe bestraft.

Aufgrund der Ausnahmesituation, in der sich die Frau befindet bzw. befinden kann, ist Art. 116 StGB im Vergleich zu Art. 111 StGB im Strafrahmen erheblich reduziert (sog. Privilegierung). Für alle übrigen Täter/innen gelten die allgemeinen Bestimmungen.

6.14 Illegaler Schwangerschaftsabbruch

Plötzliche unerwartete Todesfälle junger Frauen im gebärfähigen Alter in der Frühschwangerschaft erweckten bis vor ca. 30 Jahren regelmäßig den Verdacht auf einen illegalen Schwangerschaftsabbruch. Mit der weitgehenden Legalisierung des Schwangerschaftsabbruchs (s. Kap. 2.7) werden derartige Todesfälle heute in Deutschland kaum noch beobachtet.
Bei legalem Schwangerschaftsabbruch erfolgt die Fruchtentfernung seltener medikamentös, häufiger instrumentell, vorzugsweise durch Saugkürretage.
Die beim illegalen Schwangerschaftsabbruch verwandten Mittel kann man in mechanische und innere Mittel differenzieren.

Mechanische Mittel:

- Einführung von Gegenständen in die Gebärmutter (medizinische Instrumente, Sonden, Drähte, Stricknadeln etc.), die die Fruchtblase verletzen oder die Frucht unmittelbar schädigen sollen.
- Einspritzen von Flüssigkeiten in die Gebärmutter: Am häufigsten wurden Seifenlösungen, Alkohole, Kupfersulfat, Desinfektionsmittel u. Ä. verwandt.
- Maßnahmen an der Cervix uteri zur Weitung des Gebärmutterhalses
- mechanische und thermische Alterationen wie Massagen aller Art, Traumatisierungen wie Springen aus geringer Höhe, heiße Sitz- oder Vollbäder.

Innere Mittel: Das allgemeine Wirkprinzip einer Vielzahl angewandter Mittel besteht in einer Steigerung der Durchblutung der Gebärmutter, Anregung der Wehentätigkeit oder toxischer Schädigung der Frucht.

Die häufigsten Todesursachen nach nicht-ärztlich durchgeführtem Abort sind:

- Sepsis/Septicopyämie
- venöse Luftembolie
- Perforationsperitonitis
- Seifenintoxikation
- Gasbrandinfektion
- Fett- und Seifenembolie
- Verbluten und Fruchtwasserembolie

Luftembolien sind dabei praktisch immer auf Spülungen zurückzuführen. Die zur Spülung verwandten sogenannten «Frauenduschen» (Gummiballons) sind nämlich in der Regel nie vollständig mit Flüssigkeit, sondern immer auch mit Luft gefüllt, die in geöffnete Blutgefäße eindringt und zu einer fulminanten Luftembolie führen kann. Auch wenn die Zahl illegaler Schwangerschaftsabbrüche drastisch zurückgegangen ist, ist bei Todesfällen von Frauen im gebärfähigen Alter grundsätzlich an eine Abtreibung zu denken; die Obduktion muss dann mit der Prüfung auf Luftembolie beginnen.
Beweisend für einen Abort ist die histologische Untersuchung des Abortmaterials, des Kürretagematerials bzw. im Todesfall die Untersuchung der Gebärmutter. Entsprechende morphologische Befunde sind:

- eine nekrotische, eitrig fibrinös entzündete Dezidua mit Blutungen und Thrombosen (Endometritis post partum);
- regressiv veränderte Plazentazotten und Trophoblastzellverbände (sog. choriale Wanderzellen);
- Arias-Stella-Phänomen (Überstimulation des Drüsenepithels mit unförmig vergrößerten, chromatindichten Kernen und Aufhellung des Cytoplasmas).

6.15 Tödliche Unfälle bei autoerotischer Betätigung

Da sich autosexuelle Handlungen im Verborgenen abspielen, werden die Betroffenen überwiegend in verschlossenen Zimmern aufgefunden, Kenntnisse über sexuelle Neigungen der Betroffenen liegen in der Regel nicht vor. Betroffen sind überwiegend Männer jenseits der Pubertät aller Alters- und Berufsgruppen.
Autoerotische Unfälle sind tödliche Unglücksfälle (Betriebsunfälle) als direkte Folge autoerotischer Handlungen Einzelner zur sexuellen Stimulation oder Selbstbefriedigung ohne Sexualpartner. Die sexuelle Stimulation soll dabei durch zentrale Erregung in Folge Dämpfung kortikaler Kontrollfunktionen (Sauerstoffmangel, Narkotika) oder periphere Reize vor allem der erogenen Zonen (z. B. elektrisch, mechanisch) herbeigeführt werden. Am häufigsten sind Strangulationstodesfälle, teilweise mit Selbstfesselung (s. **Abb. 6-77**).

Typische Auffindungssituationen
In der Regel werden die Betroffenen entkleidet mit entblößten Genitalien oder weiblicher Unterwäsche, Gummi- oder Lederkleidung in einem von innen

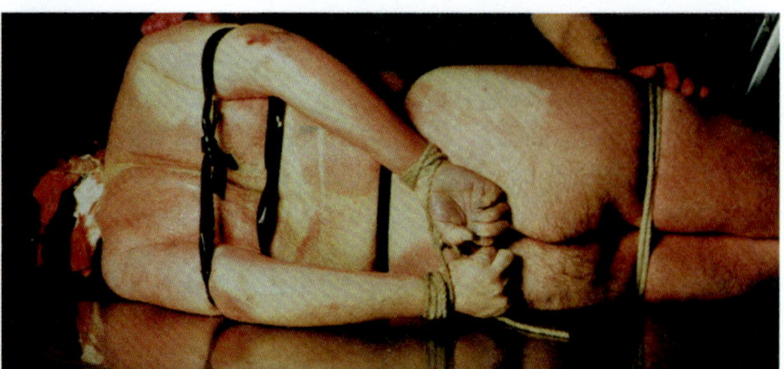

Abbildung 6-77: Erhängt aufgefundener junger Mann mit Selbstfesselung und Verschnürungen der Brust korrespondierend zu einer pornographischen Vorlage.

verschlossenen Raum gefunden, teilweise mit Zeichen der Ejakulation oder Präservativen zum Auffangen des Spermas. In der Umgebung der Betroffenen befinden sich pornographische Literatur, Bilder, Videos. Am Verstorbenen Maßnahmen zur sexuellen Stimulation, die in der Regel auch das zum Tode führende Trauma darstellen:

- **Strangulation:** Vorfinden in Suspensionssituationen, frustraner Versuch eines «dosierten Erhängens» zur sexuellen Befriedigung, da der Betroffene hypoxiebedingt die Kontrolle verliert.
- **Ersticken:** Durch Überstülpen eines Plastikbeutels über die Atemöffnungen, der teilweise mit einem Klebeband abgedichtet wird. Zusätzlich werden flüchtige Stoffe (Azeton, Alkohole, Benzin, Äther, Chloroform, Halogenkohlenwasserstoffe) inhaliert, sodass als Todesursache auch eine Intoxikation in Betracht kommt (gaschromatographischer Nachweis über in Headspacegefäßen gesicherten Organanteilen, insbesondere Lunge).
- **Tod durch elektrischen Strom:** Durch Anbringen elektrischer Leiter an Genitale oder Anus tritt ein tödlicher Stromfluss auf.

Entsprechend der Vielfalt sexueller Phantasien kommen zahlreiche weitere autosexuelle Begehensweisen vor. Beim autoerotischen Unfall handelt es sich um einen nicht-natürlichen Tod. Leistungen einer privaten Unfallversicherung scheiden aus.

Verletzungen des männlichen Genitales können auch bei anderweitiger autosexueller Betätigung resultieren, z. B. sogenannte «Koboldverletzungen» durch Einführen des Penis in die Ansaugvorrichtung eines Staubsaugers der Marke Kobold.

In Folge autoerotischer Betätigung können bei der Rektalmasturbation in den Anus eingeführte Gegenstände zu Verletzungen der Darmwand führen oder im Rektum verloren gehen.

In das Rektum verlorengegangene Gegenstände (Flaschen, Glühbirnen, Kerzen etc.) müssen chirurgisch entfernt werden, es sind jedoch auch Fälle bekannt geworden, in denen sich die Betroffenen aus Scham keinem Arzt offenbarten, sondern sich suizidierten. Erst bei der Obduktion wurden die Fremdkörper und damit auch das Motiv für den Suizid gefunden.

6.16 Tod in abnormer Körperposition, Positional Restraint

Unter dem Oberbegriff «Tod in abnormer Körperposition» werden Todesfälle zusammengefasst, bei denen das polizeiliche Ermittlungsergebnis bzw. die Auffindesituation darauf hindeuten, dass durch die Körperhaltung bedingte pathophysiologisch-funktionelle Geschehensabläufe, insbesondere eine Beeinträchtigung der Atem- bzw. Herz-Kreislauf-Funktion, kausale Bedeutung für den Todeseintritt haben. Oftmals ergibt in diesen Fällen die Obduktion keine morphologisch fassbare Todesursache, sondern diese muss aus den funktionellen Beeinträchtigungen durch die entsprechende Körperposition abgeleitet werden.

Zu den charakteristischen Fallkonstellationen gehören:

- haltungsbedingte Asphyxie («positional asphyxia»);
- Todesfälle bei der mechanischen Fixierung erregter Personen («Restraint asphyxiation in excited delirium»);
- Todesfälle in Krankenhäusern oder Pflegeeinrichtungen während mechanischer Fixierung;
- Tod in aufrechter Körperhaltung in orthograder Suspension (Kletterunfälle im Gebirge mit Suspension des Brustkorbs an einem Seil, Abgleiten und Hängenbleiben in einem Schacht);
- Tod in Kopftieflage;
- Kreuzigung.

Die Todesursache «*haltungsbedingte Asphyxie*» darf dann in Betracht gezogen werden, wenn der Verstorbene in einer Körperhaltung aufgefunden wird, die in plausibler Weise eine mechanische Beeinträchtigung der Atem- und Kreislauffunktion begründet und eine anderweitige Todesursache ausgeschlossen ist.

6.16.1 Plötzliche Todesfälle mechanisch fixierter Krankenhauspatienten

Bei agitierten oder desorientierten Patienten kann eine Fixierung notwendig werden. Bei unsachgemäßer Fixierung kann es zu Todesfällen kommen. In charakteristischer Weise werden Patienten leblos in einer verrutschten Leibbandage neben dem Bett hängend oder auf dem Fußboden kniend vorgefunden, auch kommt es zu Strangulationstodesfällen. Typische Fehler beim Anlegen einer Leibbandage bestehen im Weglassen eines Bettgitters und dem Verzicht auf die Leibbandagen-Seitenfixierung. In entsprechenden Fällen wird wegen des Verdachts der fahrlässigen Tötung gegen Ärzte und Pflegepersonal ermittelt.

6.16.2 Kreuzigung

Beim Tod am Kreuz tragen folgende Mechanismen zum Todeseintritt bei:

- Dehydratation,
- mechanische Erstickung mit Fixierung der Interkostalmuskulatur in extremer Inspirationsstellung,
- hypovolämischer Schock mit orthostatischem Kollaps.

Die Agoniedauer beim Tod am Kreuz kann viele Stunden betragen.

6.16.3 Todesfälle nach mechanischer Fixierung erregter Personen

Betroffen sind vor allem stark erregte Delinquenten, die sich selbst und ihre Umwelt durch ausgeprägt aggressives Verhalten gefährden und Widerstandshandlungen gegen die Ermittlungsbehörden begehen. Die Ursachen für die starke Erregung können in psychiatrischen Grunderkrankungen oder einer akuten Alkohol- bzw. Rauschmittelbeeinflussung liegen (s. Kap. 7.5.1 und 7.5.2).

6.17 Schädigung durch Strahlung

Schädigungen durch Strahlung haben rechtsmedizinisch nur eine untergeordnete Bedeutung, etwa bei Röntgenverbrennungen oder Strahlenüberdosierung. Im Rahmen von Behandlungsfehlervorwürfen erfolgt hier in der Regel eine radiologische Begutachtung. Bei Kernwaffenschäden sind zu differenzieren: Druckstoßverletzungen von Verbrennungen als Folge der thermischen Strahlung und Schäden als Folgen der initialen Neutronen- und Gamma-Strahlung. Auch in einiger Entfernung vom Nullpunkt kann es noch zu oberflächlichen, aber schweren Hautverbrennungen, sogenannte Blitzverbrennungen (Flash-Burns), kommen. Ionisierende Strahlung führt über die Schädigung des Blutes und der Wechselgewebe zu Erbrechen, Diarrhö, Fieber und Leukämie. Es kommt zur Ausbildung eines hämatopoetischen Syndroms mit einer Knochenmarksinsuffizienz. Mit Ausbildung einer Agranulozytose kommt es zu einem Zusammenbruch der zellulären Immunabwehr und dementsprechend Todesfällen an Sepsis bzw. Pneumonie. Noch nach Jahren sind als Auswirkung der Gamma-Strahlung erhöhte Mutationsraten mit vermehrten Tumoren und fetalen Missbildungen registriert worden.

6.18 Konkurrenz und Koinzidenz von Todesursachen, Priorität von Verletzungen

Eine Konkurrenz von Todesursachen kann beim Zusammentreffen mehrerer gewaltsamer Todesarten, etwa bei Suiziden oder Tötungsdelikten, aber auch bei Einwirken eines Traumas auf einen krankheitsbedingt schwer vorgeschädigten Organismus vorliegen (traumatische versus natürliche Todesursache). Derartige Fälle besitzen erhebliche straf-, zivil-, und versicherungsrechtliche Relevanz.

Vom primär kombinierten Suizid spricht man z. B., wenn zur Absicherung des tödlichen Erfolges der Suizident von vorneherein zwei Suizidmethoden wählt, wobei die zweite den Erfolg der ersten absichern soll:

- Schuss in den Kopf, während der Suizident mit einer Schlinge um den Hals auf einer Leiter steht; bei schussbedingtem Tonusverlust der Muskulatur gerät er automatisch in eine Suspensionssituation.
- Einnahme von Sedativa in der flüssigkeitsgefüllten Badewanne, um bei Eintritt von Bewusstlosigkeit mit den Atemöffnungen unter die Wasseroberfläche zu gleiten und den letalen Geschehensablauf durch Ertrinken zu sichern.

Ein sekundär kombinierter Suizid ist demgegenüber dadurch charakterisiert, dass erst nach Versagen der ersten Suizidmethode eine andere gewählt wird (z. B. Versuch, sich den Hals durchzuschneiden; nach frustranen Probierschnitten Sprung aus der Höhe).

Da hierbei bereits durch die erste Suizidmethode blutende Verletzungen gesetzt worden sein können, Blutspuren sich in mehreren Zimmern einer Wohnung finden, Ort des Todeseintritts und Ort des Beginns der suizidalen Gewalthandlungen differieren, kann zunächst der Verdacht auf ein Tötungsdelikt aufkommen.

6.18.1 Reihenfolge von Verletzungen

Gerade bei Unfallverletzungen ist die Mitwirkung vorbestehender Erkrankungen für den Unfalltod von herausragender versicherungsrechtlicher Bedeutung. Zu nennen sind vor allem kardiovaskuläre Erkrankungen. Zur Beurteilung derartiger Fälle ist eine genaue Analyse der zum Tode führenden pathophysiologischen Geschehensabläufe unabdingbar (etwa Orientierung an den sog. Sterbenstypen, s. Kap. 5.2).

Treffen mehrere Gewalteinwirkungen den Körper, ist das Ausmaß der konkurrierenden Schädigungen hinsichtlich des Tötungserfolges an den pathophysiologischen Folgen und dem Ausmaß der jeweiligen vitalen Reaktionen zu beurteilen. Dies ist von besonderer Bedeutung, wenn unterschiedliche Ereignisse oder mehrere Täter zum Todeseintritt beigetragen haben.

Beim gleichzeitigen Vorliegen von Befunden der Halskompression mit massiven Stauungsblutungen und Stichverletzungen mit Beteiligung größerer Gefäße und Ausblutungszeichen, kann davon ausgegangen werden, dass die Halskompression zeitlich vor den Stichverletzungen lag (Priorität von Verletzungen), da bei höhergradigem Blutverlust kaum mehr ein hinreichender transkapillärer Druckgradient zur Verursachung von Stauungsblutungen aufgebaut werden kann.

Zentraler gelegene Stichverletzungen mit Beteiligung größerer Gefäße können eher peripher gelegenen «das Wasser abgraben», sodass aus dem Unterblutungsgrad in Geweben mit Vorsicht auf die Reihenfolge von Stichverletzungen geschlossen werden darf.

Bei mehrfachen Schädelbrüchen mit davon ausgehenden Berstungsfrakturen machte der Berliner Gerichtsmediziner Georg Puppe die Beobachtung, dass Brüche in der Sequenz späterer Gewalteinwirkungen an denen früherer enden (Puppe'sche Regel).

Bei langdauernden Misshandlungen kann die Reihenfolge der Gewalteinwirkungen histologisch aus dem Ausprägungsgrad lokaler Vitalreaktionen von Hautwunden erschlossen werden (s. Kap. 6.4).

6.18.2 Leichenzerstückelung

Zu differenzieren sind Leichenzerstückelungen von Leichenbeseitigungen und Leichenverstümmelungen, die isoliert, jedoch auch kombiniert vorkommen können. Die Leichenbeseitigung dient dem Verbergen des Opfers, die Leichenverstümmelung der Unkenntlichmachung des Opfers. Bei der kriminellen Leichenzerstückelung unterschied man früher die defensive von der offensiven Leichenzerstückelung. Unter defensiver Leichenzerstückelung versteht man dabei die Zerlegung der Leiche, um diese (etwa nach Tötung in der Wohnung) leichter wegtransportieren und beseitigen zu können. Es handelt sich um eine typische postdeliktische Handlung. Die offensive Leichenzerstückelung steht demgegenüber im Zusammenhang mit der Tötung des Opfers, wobei der Zerstückelung häufig eine sadistische oder sexuelle Perversion zugrunde liegt.

Während bei der defensiven Leichenzerstückelung in der Regel eine anatomisch orientierte Zergliederung des Körpers mit Abtrennung der Extremitäten (häufig mit Exartikulation in den Gelenken) und des Kopfes sowie weiterer Auftrennung des Rumpfes vorliegt, ist bei der offensiven Leichenzerstückelung ein Zerstückelungsplan nicht ersichtlich, sondern es steht eine unregelmäßige, völlig sinn- und planlose Verstümmelung im Vordergrund.

Vielfach werden die Bauchhöhlen aufgeschlitzt, Brüste abgetrennt, das Genitale ausgeschnitten. Die Verletzungen tragen dabei häufig vital agonalen Charakter, während defensive Leichenzerstückelungen in der Regel einige Zeit nach Todeseintritt durchgeführt werden. Auch Leichenzerstückelungen durch Schizophrene imponieren durch völlig irreguläre Schnittführung.

Bei defensiver Leichenzerstückelung mit sequentieller Auffindung der Leichenteile erfolgt die Zuordnung der Teile zu einem Körper in der Regel über die anatomische Adaptation komplementärer Strukturen, gegebenenfalls sind molekularbiologische Untersuchungen zur Individualisierung notwendig.

Unter Berücksichtigung von Motivation und Befundmuster werden Leichenzerstückelungen heute folgendermaßen eingeteilt:

- Typ I «Defensive mutilation»: zur Erschwerung der Identifikation des Opfers und leichterem Abtransport (entspricht der klassischen defensiven Leichenzerstückelung)
- Typ II «Aggressive mutilation»: Durch die Tat wird ein Exzess mit Zerstückelung und Verstümmelung ausgelöst.
- Typ III «Offensive mutilation»:
- IIIa) Tötungsmotivation ergibt sich aus der Absicht zur Ausführung sexueller Handlungen am toten Körper oder an Teilen nach Zerstückelung.
- IIIb) Aus sexuell-sadistischer Trieblage werden sexuelle Handlungen mit Verletzungen bis zur Tötung und darüber hinaus am Opfer ausgeführt.
- IV «Necromanic mutilation»: Ausgeführt an toten Körpern zur Gewinnung abgetrennter Körperteile als Fetisch, Symbol, Trophäe.

Kannibalismus kommt im Rahmen von Leichenzerstückelungen vor, in der Regel im Rahmen von Typ III.

Auch bei der geordneten, defensiven Leichenzerstückelung erfolgt die Durchtrennung bzw. Abtrennung von Extremitäten bei anatomisch nicht vorgebildeten Tätern häufig in Gelenken, da dies körperlich wesentlich weniger anstrengend ist, als etwa das Durchsägen von Röhrenknochen. Verwendete Werkzeuge sind Messer, Beile, Sägen. Auf entsprechende Werkzeugspuren in Knochen und Knorpel (Sägespuren) ist zu achten, da der Rillenverlauf Hinweise auf den Werkzeugtyp geben kann. Mehrfaches Ansetzen des Messers wird durch Hautzipfelbildung in der Schnittführung belegt.

Methoden der Verbergung von Leichen und Leichenteilen sind: Verstecken, Vergraben, Versenken in Gewässern, teilweise nach Verpacken in Plastiktüten, Verbrennen, Einmauern bzw. Einbetonieren, Verfütterung an Tiere.

Bei in Plastiktüten eingehüllten Leichenteilen kann es aufgrund des Sauerstoffmangels zu einer Fäulleichenkonservierung kommen, sodass noch Jahre nach Todeseintritt wertvolle Befunde erhoben werden können.

Das Verbrennen von Leichenteilen im Herd führt kaum zu einer rückstandslosen Beseitigung, da in normalen Kohleherden der zur Verfügung stehende Raum und die erreichten Temperaturen unzureichend sind. Bei Kremationen in Krematorien mit Temperaturen von ca. 800–1000 °C werden bis zur vollständigen Veraschung einer Leiche bis auf kalzinierte Knochenreste Kremationszeiten von ein bis zwei Stunden benötigt.

Maßnahmen zur Verhinderung der Identifikation sind: Abtrennen des Kopfes, der Hände, Abtrennen der Fingerendglieder, Häuten des Gesichtes. Hiermit soll eine visuelle bzw. daktyloskopische Identifizierung vermieden werden.

7 Toxikologie

7.1 Allgemeines

Der Begriff Toxikologie geht auf die griechischen Worte «Gift» (toxicon) und «Lehre» (logos) zurück. Sie beschäftigt sich allgemein mit der Erforschung der Wirkungsweise von Giften zur Diagnostik und Therapie von Vergifteten. Intoxikationen sind prinzipiell in Betracht zu ziehen, wenn ein Krankheitsbild bzw. Beeinträchtigungen des psychophysischen Leistungsbildes oder gar ein Todesfall anderweitig nicht zu erklären sind. Solche Fälle können möglicherweise Rechtsfragen nach sich ziehen.
Unter «Forensischer Toxikologie» versteht man die Vergiftungslehre in ihrer Beziehung zur Rechtsordnung, d.h. in strittigen Rechtsfragen im Straf-, Zivil-, Verwaltungs- oder Versicherungsrecht bei Lebenden oder Verstorbenen. Im Focus des Interesses steht neben dem Nachweis von Fremdsubstanzen die Beurteilung der Auswirkungen auf das Individuum im jeweiligen Einzelfall unter Berücksichtigung der pharmakokinetischen sowie pharmakodynamischen Substanzeigenschaften und rechtlicher Hintergründe.
Eine wichtige Grundlage der Toxikologie ist die Erkenntnis des Paracelsus (1538), dass es keine giftigen Substanzen gibt, sondern nur giftige Dosierungen (Anwendungen) von Substanzen, womit der relative Charakter des Begriffes «Gift» erkannt wurde: «Alle Dinge sind Gift und nichts ohne Gift, allein die Dosis macht, dass ein Ding kein Gift ist». Damit wird das Schwellenkonzept für einen Stoff mit reversibler Wirkung beschrieben, worauf sich therapeutische wie subtherapeutische und toxische Dosen oder Konzentrationsbereiche und letztendlich auch Grenzwerte begründen. Allerdings ist die Hypothese unvollständig, da neben der Dosis weitere Parameter wie Einwirkungsart, Einwirkungshäufigkeit und Einwirkungsgesamtzeit von größter Bedeutung sind. Für Stoffe, die reversible Schäden auslösen (z.B. Arzneimittel), lassen sich unwirksame Dosen bzw. Konzentrationen festlegen, während für Stoffe, die irreversible Schäden bewirken, keine Wirkungsschwelle angenommen werden kann. Dies gilt z.B. für Stoffe mit gentoxischer Wirkung.
Nach § 224 des deutschen Strafgesetzbuches (StGB) sind Gifte Stoffe, die unter bestimmten Bedingungen durch chemische oder chemisch-physikalische Wirkung die Gesundheit zu beeinträchtigen vermögen. Vergiftungen sind dementsprechend durch Gifte unmittelbar verursachte Schädigungen bzw. Krankheiten des Organismus.
Ob ein Stoff geeignet ist, zu einer Gesundheitsschädigung zu führen, ist nicht nach der abstrakten Möglichkeit, sondern nach den Umständen des Einzelfalles zu beurteilen. Selbst an sich unschädliche Stoffe wie Zucker bei Diabetikern sowie Salz oder Arzneimittel in falscher Dosierung können Gifte sein. Im Einzelfall von Bedeutung sind unter anderem die Dosis oder Konzentration sowie Resorptions- und Eliminationseigenschaften, Stoffeigenschaften (Löslichkeit), Beibringungsart, Interaktionen mit weiteren Stoffen, Umweltbedingungen, zeitliche Faktoren der Wechselwirkungen und individuelle Verhältnisse des Vergifteten wie Geschlecht, Alter, Konstitution, genetische Besonderheiten oder Vorerkrankungen.

7.2 Arten und Charakteristika von Wirkungen

Stoffe können mit Organismen an verschiedenen Wirkorten in Wechselwirkung treten, besonders wichtig sind Wechselwirkungen mit sogenannten *Rezeptoren*. Eine *lokale Wirkung* liegt vor, wenn sich die Veränderung am Ort der Stoffeinwirkung abspielt, von einer *systemischen Wirkung* spricht man nach einer Stoffaufnahme in den Organismus und Verteilung in die Gewebe. Veränderungen können *reversibel* oder *irreversibel* sein (häufig mit Übergängen). Die Wirkung ist in der Regel an die Gegenwart eines Stoffes gebunden (*Primärwirkung*), jedoch können auch Veränderungen nach Entfernung des Stoffes oder an anderen Orten erfolgen (*Sekundärwirkungen*). Unter *Latenz* versteht man ein verzögertes Auftreten von Effekten.

Eine pharmakologische bzw. toxikologische Wirkung resultiert aus:

- *Wirkungsqualität* (Art der Wirkung),
- *Wirkungsstärke* (Ausmaß des Unterschiedes zum unbeeinflussten Zustand),
- *Wirkungsdauer* (Zeit zwischen Beginn und Ende der Wirkung).

Für eine primäre und reversible Wirkung besteht ein direkter Zusammenhang von Wirkungsdauer und Wirkungsstärke mit der Konzentration des Wirkstoffes am Wirkort (s. **Abb. 7-1**). Die pharmakologische bzw. toxikologische Wirkung einer Substanz wird bestimmt durch die Pharmako-/Toxikodynamik und Pharmako-/Toxikokinetik (s. **Abb. 7-2**). Unter Pharmako-/Toxikodynamik sind Einflüsse eines Stoffes auf den Organismus zu verstehen, die Pharmako-/Toxikokinetik beschreibt Einflüsse des Organismus auf den Stoff bzw. das Schicksal eines Stoffes im Organismus.

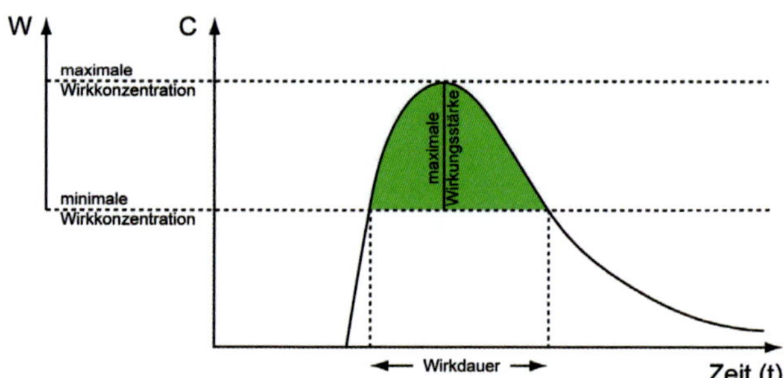

Abbildung 7-1: Schema der Abläufe und Einflussgrößen einer reversiblen und primären Substanzwirkung. W = Wirkungsstärke; C = Konzentration des Pharmakons am Wirkungsort; t = Zeitmaß. Grün schraffiert (als Integral der Wirkungsstärke über der Wirkdauer) die Wirkungsgröße, die sich nicht mit der Verweildauer des Stoffes im Organismus deckt.

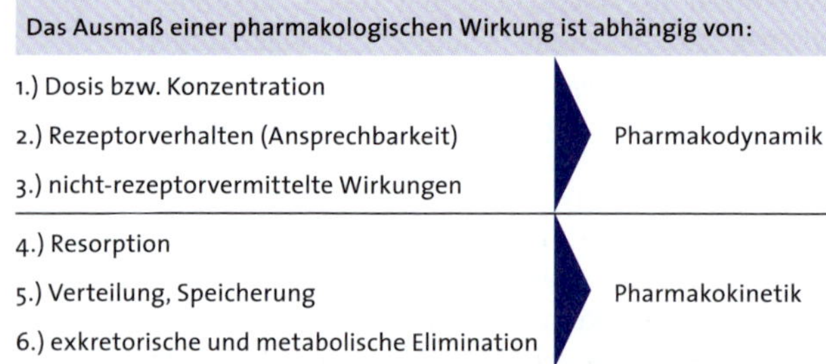

Das Ausmaß einer pharmakologischen Wirkung ist abhängig von:	
1.) Dosis bzw. Konzentration 2.) Rezeptorverhalten (Ansprechbarkeit) 3.) nicht-rezeptorvermittelte Wirkungen	Pharmakodynamik
4.) Resorption 5.) Verteilung, Speicherung 6.) exkretorische und metabolische Elimination	Pharmakokinetik

Abbildung 7-2: Wirkungsparameter

Prinzipiell unterscheidet man zwischen *Konzentrationsgiften* (vgl. Satz des Paracelsus), bei denen die Wirkungsstärke mit zunehmender Konzentration in Nachbarschaft des Rezeptors ansteigt; verschwindet der Stoff, so geht die Wirkung auf Null zurück. Zu diesen Stoffen zählen die meisten forensisch relevanten Substanzen wie Drogen und die Mehrheit der Arzneimittel. Bei *Summationsgiften* bewirkt der Wirkstoff eine irreversible Veränderung (am Rezeptor), sodass die Wirkung auch bei Verschwinden des Stoffes bestehen bleibt. Spätere Gaben summieren sich in ihrer Wirkung. Viele Kanzerogene sind Summationsgifte. Bei den Konzentrationsgiften nimmt die Wirkung mit zunehmender Konzentration anfangs rasch, später langsamer zu und strebt schließlich asymptotisch gegen ein Maximum (s. **Abb. 7-3**). Eine weitere Dosissteigerung hat keinen therapeutischen Effekt. Ist z. B. ein Schmerz bei maximaler Wirkdosis von Acetylsalicylsäure nicht zu beseitigen, ist es falsch, die Dosis zu erhöhen. Vielmehr sollte ein stärker wirkendes Schmerzmittel mit größerer maximaler Wirkstärke eingesetzt werden.

Zu beachten ist, dass ein Arzneimittelwirkstoff selten nur über eine Wirkung verfügt, sondern meist *unerwünschte Arzneimittelnebenwirkungen* (UAW) den therapeutischen Einsatz begrenzen bzw. bei einer Hochdosierung zum Teil erhebliche psychophysische Leistungseinbußen zu erwarten sind, was sich z. B. negativ bei der aktiven Teilnahme am öffentlichen Straßenverkehr auswirken kann. Dosis-Wirkungs-Kurven sind somit besonders dann von Bedeutung, wenn nicht nur die Hauptwirkung eines Pharmakons alleine, sondern das Verhältnis von Nebenwirkungen in Relation zur therapeutischen Breite beurteilt werden soll. In **Abbildung 7-4** ist beispielhaft in Kurve A die Dosisabhängigkeit der therapeutisch erwünschten Wirkung und in Kurve B die Dosisabhängigkeit der unerwünschten Nebenwirkung desselben Wirkstoffes dargestellt. Bei einer Dosierung bis zu 75 % der maximal erzielbaren Wirkung treten unerwünschte Nebenwirkungen kaum auf. Bei voller therapeutischer Wirkung müssen allerdings 50 % der unerwünschten Nebenwirkungen in Kauf genommen werden. Bei Überschreiten der maximalen Wirkdosis kann die therapeutische Wirkung nicht mehr gesteigert werden, allerdings nimmt das Ausmaß der unerwünschten Nebenwirkungen zu. Der Abstand beider Kurven dient zur Beurteilung der therapeutischen Breite.

Der zeitliche Verlauf der Konzentration eines Stoffes im Organismus wird durch das Zusammenspiel von *Resorption, Verteilung* und *Elimination* bestimmt. Wichtige Parameter zur Beschreibung dieser Vorgänge sind die *Bioverfügbarkeit*, das *Verteilungsvolumen*, die *Clearance* und die *Halbwertszeit*. Unter Letzterer ist die Zeit zu verstehen, in der die Plasmakonzentration auf die Hälfte des ursprünglichen Wertes abfällt. Wird ein Stoff i.v. oder per os verabreicht, ergeben sich unterschiedliche Konzentrationsverläufe im Plasma. Bei einer wiederholten Aufnahme hängt es von der Dosis, dem Dosierungsintervall und der Eliminationshalbwertszeit ab, welche Substanzkonzentration im Organismus erreicht wird. Liegt die Eliminationshalbwertszeit in der gleichen Größenordnung wie das Dosierungsintervall oder ist sie sogar größer, kommt es zu einem Anstieg der Plasmakonzentration. Der Anstieg ist nicht linear, sondern strebt einem Plateau zu, einem als *Pseudo-steady-state* bezeichneten Zustand.

In der Praxis besteht das Problem, dass pharmakokinetische Parameter und «therapeutische» Konzentrationsbereiche in der Regel zunächst an einem homogenen Kollektiv gesunder Probanden erhoben werden, obwohl die Arzneimittel für die Behandlung von Kranken gedacht sind. Insofern sind im Einzelfall pathologische Zustände zu berücksichtigen, die Einfluss auf die Pharmakokinetik nehmen können wie z.B. Resorptionsstörungen (z.B. verminderte gastrointestinale Durchblutung durch Stauung im großen Kreislauf bei Herzinsuffizienz), Veränderungen in der Verteilung (z.B. Minderperfusion peripherer Organe oder veränderte Gewebe-/Proteinbindung durch Eiweißverlust und Störung der Eiweißsynthese), Beeinflussung der Biotransformation (z.B. durch Lebererkrankungen) oder Beeinflussung der renalen Elimination in Abhängigkeit von der Nierenfunktion. Ursachen individueller Empfindlichkeiten können ferner genetisch determiniert sein, weitere Einflussfaktoren auf die Wirkung einer Substanz liegen in Morbidität und Komorbidität, Toleranz (Gewöhnung), Alter, Geschlecht, Ernährung, Organfunktion und anderen Umwelteinflüssen. Auch eine Komedikation und selbst eine unbeabsichtigte oder unwissentliche Kombination mit anderen Fremdstoffen, wozu auch gewerbliche Gifte, Genussgifte (v.a. Alkohol, Tabak), Umweltstoffe oder Nahrungsbestandteile zählen, führen unter Umständen zu unerwarteten Wirkungen. Man unterscheidet zwischen aktivierenden *Agonisten* und entgegengesetzt wirkenden *Antagonisten*.

Im Alter treten größere Störungen in der Resorption nicht auf, allerdings kann aufgrund einer verringerten Magenmotilität die Resorptionsgeschwindigkeit herabgesetzt sein. Kommt es im Alter neben

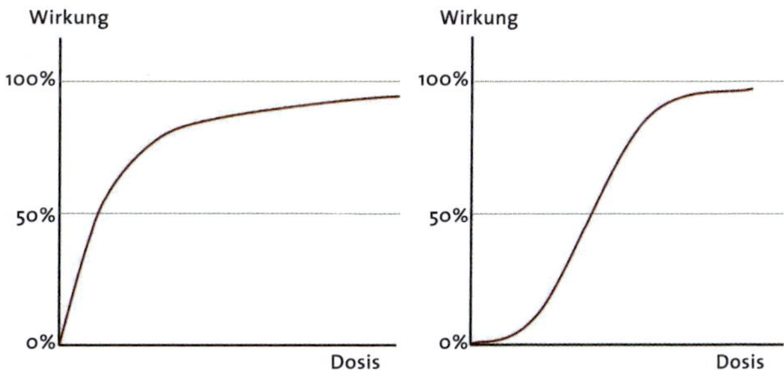

Abbildung 7-3: Dosis-Wirkungsbeziehung in der arithmetischen (links) und logarithmischen Darstellung (rechts). Bei der logarithmischen Darstellung erhält man eine Kurve, die im mittleren Bereich annähernd linear verläuft. In diesem therapeutisch interessanten Konzentrationsbereich (meist Konzentrationsverhältnis 1:10) besteht eine annähernd logarithmische Abhängigkeit der Wirkung von der Konzentration, d.h. die Wirkung steigt bei Konzentrationsverdoppelung um einen jeweils konstanten Betrag an.

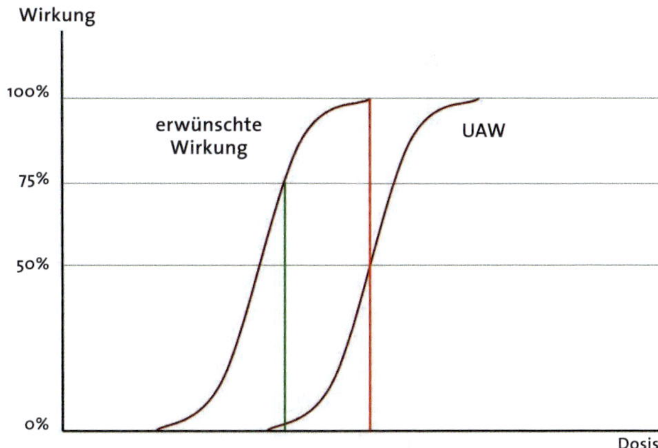

Abbildung 7-4: Vergleich der Dosis-Wirkungskurven einer therapeutisch erwünschten Wirkung und der unerwünschten Nebenwirkung (UAW) des gleichen Pharmakons. Der Abstand der beiden Kurven spiegelt die therapeutische Breite wider.

einer physiologischerweise abnehmenden Nierenfunktion (Verlängerung der Plasmahalbwertszeit renal eliminierter Substanzen) zusätzlich zu pathologischen Veränderungen (z.B. chronische Glomerulonephritis), steigt das Risiko einer Wirkstoffkumulation.

7.3 Der Vergiftungsverdacht

Vergiftungsursachen können aus kriminalistischer Sicht wie folgt eingeteilt werden:

- *vorsätzliche Giftbeibringung:* Giftmord, vorsätzliche Gesundheitsschädigung durch Giftbeibringung, Hinrichtung durch Gift;

- *absichtliche Selbstvergiftung:* Suizid, Selbstbeschädigung, Suchtmittelmissbrauch;
- *unabsichtliche Vergiftungen* durch fremde oder eigene Hand (fahrlässig oder zufällig): gewerbliche Vergiftungen durch Schädigung mittels verarbeiteter Stoffe im Berufsleben, Unfall (Haushalt), Arzneimittelvergiftung (Verwechselung, falsche Verschreibung, unsachgemäße Einnahme, Einnahme durch spielende Kinder).

Neben der «Leichentoxikologie» steht insbesondere der Nachweis von berauschenden Mitteln im Zusammenhang mit Straftaten im Mittelpunkt der forensischen Toxikologie, z. B. bei der Teilnahme am Straßenverkehr in fahrunsicherem Zustand, der Ausführung von anderen Straftaten im Zustand einer möglicherweise intoxikationsbedingt eingeschränkten Schuldfähigkeit sowie einer Beibringung von Giften gegebenenfalls mit Anschlussstraftat (z. B. Beibringung von K.o.-Mitteln). Rechtliche Fragestellungen mit dem Erfordernis einer chemisch-toxikologischen Analytik ergeben sich somit im Rahmen von Körperverletzungs- und Tötungsdelikten mit Giften sowie zusätzlich bei einer Überprüfung der generellen Eignung (Überprüfung auf Alkohol-/Drogenabstinenz bei Wiedererteilung der Fahrerlaubnis, oder auch Einstellungen oder am Arbeitsplatz [«Workplace-Drug-Testing»]).
Aufgrund der vorhandenen instrumentellen Ausstattung und der Fachkenntnis werden in forensischen Laboratorien gerade der rechtsmedizinischen Universitätsinstitute häufig auch die chemisch-toxikologische Analytik und die fachspezifische Beratung für die *Klinische Toxikologie* und Notfallanalytik durchgeführt. Eine genaue Kenntnis von Vergiftungssymptomen ist andererseits für den forensischen Toxikologen unabdingbar für die Beurteilung komplexer forensischer Sachverhalte.

7.3.1 Vergiftungssymptome und Klinische Toxikologie

Vergiftungen stellen ein nicht seltenes Krankheitsbild dar und werden häufig verkannt. Im Gegensatz zu den medizinischen Einrichtungen für andere Erkrankungen (inkl. Personal) ist die Ausstattung von Krankenhäusern für Intoxikationsfälle nicht annähernd vergleichbar, obwohl Intoxikationen vielerorts nach den kardiovaskulären Erkrankungen zu den häufigsten Notfällen medizinischer Aufnahmestationen gehören. Hauptursachen von stationären Aufenthalten nach Intoxikationen sind Suizidversuche gefolgt von (fraglichen) akzidentellen Intoxikationen bei Kindern, akzidentellen Intoxikationen mit Drogen sowie versehentlichen, zumeist kumulativen Arzneimittelüberdosierungen. Bei jedem atypischen Krankheitsbild zuvor gesunder Personen sollte differenzialdiagnostisch an eine Vergiftung gedacht werden.
Das klinische Bild ist bei vielen Vergiftungen nicht einheitlich, sodass in der Regel verschiedene Symptome pathophysiologisch zusammengefasst werden zu *Vergiftungssyndromen*, die auch als *Toxidrome* bezeichnet werden (s. **Tab. 7-1**).
Die intensivmedizinische Versorgung verläuft häufig zunächst «blind», um die Vitalparameter zu verbessern. Erst danach kann zur weiteren Diagnostik auf bildgebende Verfahren und die Laborparameter zurückgegriffen werden. Zunächst wird versucht, durch Vigilanzprüfung (z. B. gem. Glasgow coma scale, GCS) und anhand weiterer Symptome ein Bild zu möglichen Ursachen und vor allem zur Schwere einer möglichen Intoxikation zu erlangen. Auch wenn ein möglicherweise letaler Ausgang ohne weiterführende Untersuchungen zunächst verhindert werden kann, ist es für das Outcome und die Qualität der medizinischen Therapie unausweichlich, auch chemisch-toxikologische Analysen zur Aufdeckung einer möglichen Intoxikationsursache durchzuführen. Ohne Kenntnis der Ursache sind viele Therapiearten (z. B. Provokation von Erbrechen, die Hämodialyse/Hämofiltration oder die Verabreichung von Antidoten) zu risikoreich, andererseits lassen sich z. B. bei längeren Beatmungszeiten sekundäre Komplikationen nicht sicher genug vermeiden. Die umfassende Diagnose einer Vergiftung schließt ein:

- eine gezielte Anamneseerhebung (psychiatrische Vorgeschichte, Suizidalität/Depression, Medikation – auch der Angehörigen, berufliches Umfeld mit Zugang zu Giften);
- die Inspektion des Fundortes (Abschiedsbrief, Sicherstellung von Arzneimittel- und Giftresten mit umfangreicher Kontrolle von Abfallbehältern, Küche, WC);
- eine umfassende körperliche Untersuchung mit Beachtung typischer Vergiftungssymptome (s. o.);
- weitergehende apparative Untersuchungen und die Interpretation pathologischer Laborparameter (Röntgen, EKG, EEG, CCT, Blutbild etc.);
- eine qualitative und quantitative chemisch-toxikologische Analyse.

Ein Verlassen des Arztes auf Angaben von Patienten oder Angehörigen kann zu medizinisch wie forensisch bedenklichen Fehleinschätzungen führen, da solche Angaben oft unvollständig oder gar (bewusst) falsch sind. Eine Intoxikation allein auf-

Tabelle 7-1: Toxidrome und typische Untersuchungsergebnisse bei bewusstseinsgestörten Patienten (in Anlehnung an Christ et al. 2010: Intensivmedizin & Notfallmedizin 2, 83–93)

Toxidrom	Mentaler Status	Pupillen	Vitalparameter	Sonstiges	Beispiele
sympatho-mimetisch	hyperalert, agitiert, Paranoia, Halluzinationen	Mydriasis	Hyperthermie, tachykard, erhöhte Pulsamplitude, Tachypnoe, Hyperpnoe	Schwitzen, Tremor, Hyperreflexie, Krampfanfälle	Kokain, Amphetamin, Adrenalin, Phenylpropanolamin, Theophyllin, Koffein
anticholinerg	agitiert, sehr wach, Halluzinationen, Delir, mit murmelnder Sprache, Koma	Mydriasis (meist)	Hyperthermie, Tachykardie, Hypertonie, Tachypnoe	trockene Haut und Schleimhäute, verminderte Darmgeräusche, Choreoathetose (Überbewegungen (Hyperkinesen) vor allem der Arme und Beine bzw. Gesichtsmuskulatur), selten Krampfanfälle	Antihistaminika, Trizyklika, Cyclobenzaprin, Anti-Parkinson-Mittel, Spasmolytika, Phenothiazin, Atropin, Scopolamin, Belladonna
halluzinogen	Halluzinationen, Verzerrung der Perzeption, Depersonalisierung, Agitation, Synästhesien	meist Mydriasis	Hyperthermie, Tachykardie, Hypertonie, Tachypnoe	Nystagmus	Phencyclidin, LSD, Mescalin, Psilocybin, Designerdrogen (MDMA, MDEA)
Opioide	ZNS-Depression, Stupor, Koma	Miosis	Hyperthermie, Bradykardie, Hypotension, Hypopnoe, Bradypnoe	Hyporeflexie, Lungenödem, Zeichen von Nadelinjektionen	Opiate (Heroin, Morphin, Methadon, Oxycodon, Hydromorphon), Diphenoxylat
Sedative/ Hypnotika	ZNS-Depression, Konfusion, Stupor, Koma	meist Miosis	Hypothermie, Bradykardie, Hypotension, Hypopnoe, Bradypnoe	Hyporeflexie	Benzodiazepine, Barbiturate, Carisoprodol, Meprobamat, Glutethimid, Alkohol, Zolpidem
cholinerg	Konfusion, Koma	Miosis	Bradykardie, Hypertension, orthostatische Hypotension, Tachy- oder Bradypnoe	Salivation, Inkontinenz (Stuhl, Urin), Diarrhö, Emesis, Diaphorese, Lakrimation, gastrointestinale Krämpfe, Bronchokonstriktion, Faszikulation und Schwäche, Krampfanfälle	Organophosphate, Carbamat-Insektizide, Nervengift, Nikotin, Pilocarpin, Physostigmin, Bethanechol, Urecholin
serotinerg	Konfusion, Agitation, Koma	Mydriasis	Hyperthermie, Tachykardie, Hypertonie, Tachypnoe	Tremor, Myoklonien, Hyperreflexie, Kloni, Diaphorese, Flush, Trismus, Rigidität, Diarrhö	MAOIs alleine oder mit: SSRI, Meperidin, Dextromethorphan, Trizyklika, L-Tryptophan
trizyklische Antidepressiva	Konfusion, Agitation, Koma	Mydriasis	Hyperthermie, Tachykardie, Hypertension, dann Hypotension, Hypopnoe	Krampfanfälle, Myoklonien, Choreoathetose, Arrhythmien, abnorme Leitung	Amitryptilin, Nortryptilin, Imipramin, Clomipramin, Desipramin, Doxepin

grund der Symptomatik zu diagnostizieren, ist schwierig, da das klinische Bild dem anderer, z. B. neurologischer oder internistischer, Erkrankungen ähnelt. Schwierigkeiten bestehen bei Mischintoxikationen, bei denen das klinische Bild verschleiert ist, oder eine zunächst vorherrschende Symptomatik die zunächst weniger ausgeprägte Wirkung eines anderen Stoffes überdeckt. Besondere Gefahr besteht, wenn Vergiftungen mit Stoffen, die primär keine typische klinische Symptomatik auslösen, nicht oder erst nach Auftreten von Sekundärschäden (z. B. Leberzellnekrose bei Paracetamol oder Nierenversagen bei Ethylenglykol) erkannt werden, und eine Antidottherapie dann nicht mehr wirksam ist.

Das Ergebnis einer klinisch-toxikologischen Analyse muss in einem Dialog zwischen dem Toxikologen und behandelnden Arzt unter Berücksichtigung sämtlicher Befunde und der Umstände des Einzelfalles diskutiert und beurteilt werden, wobei folgende Fragen zu berücksichtigen sind:

- Kommen bei der Symptomatik differenzialdiagnostisch Erkrankungen in Betracht?
- Liegt (zusätzlich) eine internistische oder neurologische Erkrankung vor?
- Kann die Toxikokinetik beeinflusst sein (Schock, Leber-/Niereninsuffizienz, Komedikation)?
- Entspricht das klinische Bild dem Wirkprofil der nachgewiesenen Stoffe?
- Existieren Referenzwerte zur Einordnung der Vergiftungsschwere (therapeutische oder toxische Plasmakonzentration)?
- Korreliert der Schweregrad des klinischen Bildes mit der Giftkonzentration (auch in der Phase der Detoxikation)?
- Sind Spätschäden zu befürchten?
- Sind bei Mischintoxikationen mögliche Interaktionen zu berücksichtigen?

7.3.2 Leichentoxikologie

Für eine Intoxikation charakteristische Leichenschaubefunde, also äußerlich wahrnehmbare typische Veränderungen sind selten bzw. nur in Ausnahmefällen bei der Leichenschau zu erkennen. Der Nachweis erfolgt nur durch eine chemisch-toxikologische Analyse. Auch zuvor schwerkranke Personen könnten vergiftet worden sein, ohne dass bei einer Leichenschau Hinweise darauf zu erlangen sind. Auch bei stationären Todesfällen ist zu fragen, ob das Grundleiden den Tod zu diesem Zeitpunkt unter den gegebenen Umständen hinreichend erklärt. Wichtig für die Verdachtsdiagnose einer Vergiftung ist neben dem Leichenschaubefund die Berücksichtigung anamnestischer Daten sowie der Umstände des Todeseintrittes.

Grundsätzlich sollte eine todesursächliche Intoxikation in Betracht gezogen werden bei

- einem plötzlichen Tod bei Kindern oder jungen bzw. bisher gesunden Personen ohne Vorerkrankungen;
- gleichzeitiger Erkrankung/gleichzeitigem Tod mehrerer Personen oder einer parallel auftretenden Symptomatik bei einem Haustier;
- psychiatrischer Vorerkrankung (Suizidalität);
- Drogenabhängigkeit;
- einem Tod von Personen, an deren Ableben ein großes Interesse bestehen könnte (zur Last fallende Angehörige, Erblasser, Mitwisser, Nebenbuhler, Feinde etc.);
- Beteiligung von Personen mit Zugang zu Giften (Chemiker, Ärzte, Apotheker, Biologen, Krankenschwestern, Goldschmiede, Fotografen etc.).

Besondere Beachtung muss die Umgebung eines unter Umständen Vergifteten erfahren. Eine erkennungsdienstliche Untersuchung des Leichenfundortes ist gegebenenfalls erforderlich. Hinweise auf eine Intoxikation kann ein auffälliger Geruch geben (Chlor, Bittermandelgeruch etc.). Wichtig bei Wohnungsfundorten ist die Kontrolle von Rauchabzügen, Feuerstellen, Kaminanschlüssen oder Gasboilern (CO-Intoxikation). Manchmal finden sich leere Tablettenverpackungen, Spritzen, Behältnisse für Pestizide, Flaschen (Inhalt muss nicht dem Etikett entsprechen), Trinkgefäße oder Essensreste mit verdächtigem Inhalt oder Aussehen. In einem Abschiedsbrief können wichtige Informationen enthalten sein. Spuren und Hinweise können vernichtet werden, wenn Angehörige – oft in bester Absicht – «aufräumen».

Obwohl es keine für eine Vergiftung typischen Beweisanzeichen gibt, können sowohl bei der äußeren Leichenschau als auch bei der Leichenöffnung gewisse Befunde zumindest einen entsprechenden Verdacht erwecken (s. **Tab. 7-2**).

Je unklarer der Verdacht desto mehr unterschiedliche Asservate sollten bei einer Obduktion für chemisch-toxikologische Untersuchungen sichergestellt werden. In **Tabelle 7-3** sind geeignete Asservate für eine chemisch-toxikologische Untersuchung zusammengefasst.

Bei Vergiftungsverdacht nach Erdbestattung kann eine *Exhumierung* zur Gewinnung von Untersuchungsmaterial für chemisch-toxikologische Untersuchungen erfolgen. Dies ist bei modernen Extraktions- und Analysentechniken selbst bei unsicherer Nachweisdauer vieler Noxen anzuraten. Bei der

Tabelle 7-2: Für eine mögliche Intoxikation charakteristische Leichenschaubefunde

Befund	In Betracht kommende Gifte
Hautblutungen	Gifte mit diffuser Leberparenchymschädigung (z. B. Phosphor, Amanita phalloides)
Geruch aromatisch lauchartig Bittermandel anderes	 Alkohol oder Lösungsmittel Insektizide Cyanid z. B. Schwefelwasserstoff, Ammoniak
Antragungen am Mund blau gelb-orange verklebtes Pulvermaterial	 E 605 Metasystox Tablettenreste
Holzer-Blasen (Blasen an druckbelasteten Körperstellen)	Schlafmittel
Miosis*	sog. MNOP-Gifte: Morphin, Opioide, Nikotin, Phosphorsäureester, Physostigmin, Pilocarpin, Prostigmin, Barbiturate
Mydriasis*	Sog. ABC-Gifte: Aethanol, Amanita muscaria, Amanita pantherina, Atropin, Cannabinoide, Chinin, Kokain, Colchicin, Cyanide, Methanol, Scopolamin
Ätzspuren	Säuren und Laugen, auch Halogene, Phenol, Phenolderivate, Paraquat, Trichlorethylen
Speichelfluß	Phosphorsäureester, Amanita muscaria
hellrote Nagelbetten	Kohlenmonoxid
Totenflecke hellrot graurot aschgrau braun getönt	 Kohlenmonoxid Cyanide Methanol Methämoglobinbildner (Nitrat, Nitrit, Chlorat, Nitrobenzol, Anilin, aromatische Aminoverbindungen)
allgemeiner Ikterus	Lebergifte, Phosphorvergiftungen, Pilzvergiftungen
Exsikkose	Arsen, Knollenblätterpilze
Mees'sche Nagelbänder	chronische Arsen- oder Thalliumvergiftung
dunkler Zahnfleischsaum	chronische Blei- oder Quecksilberintoxikation
«Pfötchenstellung» der Hände	Blausäure, Strychnin, Phosphorsäureester
Haare leichter ausziehbar	Thallium
Injektionsstellen i. v. s. c.	 Betäubungsmittel (Opiate) Insulin
prallgefüllte Harnblase	Zeichen für mehrstündige agonale Phase bei vielen Intoxikationen
Schaumpilz	Opiate (häufig blutig tingiert)
hämorrhagisches Lungenödem	Hinweis auf zentrales Atemversagen (z. B. Opiate)
Hirnödem	bei protrahiertem Todeseintritt Symptome des Hirndrucks mit Einklemmungszeichen

*aufgrund agonaler (Hypoxie) und postmortaler Veränderungen nur von begrenztem Aussagewert

Tabelle 7-3: Geeignete Asservate für eine chemisch-toxikologische Untersuchung

Asservat	Nutzen
Herzblut	CO-Bestimmung und Screening; quantitativer Wert u. U. durch Redistribution beeinflusst
Femoralblut	quantitative Bestimmungen spiegeln eher Verhältnisse zum Zeitpunkt des Todeseintrittes wider
Urin	Screeninguntersuchungen
Mageninhalt	Verdacht auf orale Aufnahme
Leber	Körperbestand, Verteilung, postmortale Effekte
Gallenflüssigkeit	Speicher, z. B. für Opiate
Gehirn	Cerebellum und Medulla oblongata separat, ermöglicht Hinweis auf Überlebensintervall
Niere	Körperbestand; Verteilung; Screening, wenn kein Urin
Lunge	u. a. Nachweis flüchtiger Substanzen (Gase, Lösungsmittel, Brandbeschleuniger)
Kopfhaare	retrospektive Betrachtung z. B. auf Drogenkonsum, Schwermetalle
Scham- oder Achselhaare	retrospektive Betrachtung z. B. auf Drogenkonsum, Schwermetalle
Finger- und Zehennägel	retrospektive Betrachtung z. B. auf Drogenkonsum
Haut und Unterhautgewebe	V. a. perkutane Vergiftung
Fettgewebe	Einwirkung lipophiler Substanzen, Narkosezwischenfälle
Injektionsbereiche	z. B. Verdacht auf Insulin
Muskulatur	bes. bei Brandleichen oder Fäulnis
Dick- und Dünndarminhalt	V. a. rektale Applikation, Pilzvergiftung (Sporenanalyse), Pflanzenvergiftung (Mikroskopie)
Abstriche	V. a. nasale, rektale oder vaginale Giftaufnahme
Glaskörper-, Kniegelenksflüssigkeit Liquor	bei stärkerer Fäulnis, ggf. Maden und Bauchhöhlenflüssigkeit asservieren
Knochen, -mark	z. B. Verdacht auf chronische Metallvergiftung; bei fortgeschrittener Fäulnis

Probennahme sind einige Regeln zu beachten, die sich vor allem auf angemessene Vergleichsproben von Sargmaterial und Erdproben beziehen.

Bei der Interpretation chemisch-toxikologischer Befunde an Leichenmaterial sind Besonderheiten zu beachten. Zwischen Eintritt des Todes und Leichenöffnung bzw. Asservierung von Proben vergeht ein Zeitintervall, in dem zuvor kontrolliert im Organismus ablaufende Prozesse durch Einsetzen des Atem- und Kreislaufstillstandes eingestellt bzw. beeinträchtigt sind. Dadurch treten zum Teil drastische Konzentrationsänderungen von bestimmten Analyten auf. Unter einer *Redistribution* versteht man die Rückverteilung von lipophilen Substanzen bzw. Substanzen mit großem Verteilungsvolumen aus den Organen in das Blut. Mitverantwortlich sind pH-Wert-Änderungen schon direkt bei Eintritt des Todes, Autolyse mit Verlust der selektiven Membranpermeabilität, Hämokonzentrationen, Hämolyse und Ausbreitung körpereigener Mikroorganismen bzw. mikrobielle Besiedelung. Eine Neubildung thanatochemischer Verbindungen aus physiologischen, endogenen Stoffen (Proteine, Lipide etc.) kann enzymatisch oder mikrobiell bedingt und teilweise charakteristisch für bestimmte Fäulniserscheinungen sein. Die postmortale Synthese neuer Stoffe bildet eine Störquelle in der toxikologischen Analytik durch Schwierigkeiten bei der Trennung von relevanten Analyten, weshalb ein möglichst kurzes Intervall bis zur Asservierung von Proben anzustreben ist.

7.4 Die chemisch-toxikologische Analyse

Eine chemisch-toxikologische Analyse von i. d. R. biologischen Proben muss erfolgen in Fällen, bei denen eine substanzinduzierte Beeinträchtigung (einschl. letaler Verläufe) angenommen wird oder ausgeschlossen werden soll. In Abhängigkeit von der Fragestellung und den Anforderungen an Sensitivität, Spezifität und Nachweisbarkeitsdauer kommen Analysen von Blut, Urin, Haaren, Speichel oder Schweiß sowie bestimmter Organe in Betracht. Neben dem Untersuchungsmaterial ist die Aussagekraft verschiedener Analysenmethoden von großer Bedeutung. Prinzipiell unterschieden wird zwischen ersten nur *hinweisgebenden Analysenverfahren* und *beweisenden Verfahren*. Zu differenzieren ist zwischen sogenannten *gerichteten Analysen* zum Nachweis/Ausschluss eines konkreten Verdachtes, z. B. Blutalkoholbestimmung bei Kraftfahrern, und *ungerichteten («General-Unknown») Analysen* zum Nachweis/Ausschluss eines Vergiftungsverdachtes ohne konkrete Hinweise, unter Umständen mit diffiziler Vorgehensweise im Rahmen einer *Systematischen Toxikologischen Analyse* (STA).

7.4.1 Untersuchungsmaterial

Neben der Leichentoxikologie spielt die forensische Toxikologie mittlerweile noch eine größere Rolle bei der Begutachtung Lebender; wichtige Informationen zur Asservierung von Untersuchungsmaterialien sind in **Tabelle** 7-4 zusammengestellt.

Substanznachweis im Urin

Der Nachweis der Aufnahme *zentral wirksamer Mittel* ist durch Analyse einer Urinprobe möglich. Häufig ist die Muttersubstanz im Urin nachweisbar, zum Teil aber auch nur hydrophile Metaboliten, die nicht mehr psychotrop wirken müssen (z. B. nach Konsum von Cannabisprodukten). Im Urin ist die Nachweisbarkeitsdauer gegenüber Blut verlängert, andererseits ist der Nachweis eines vorausgegangenen Konsums auch dann noch gegeben, wenn nicht mehr von einer akuten Wirkung und somit auch nicht von einer akuten Beeinträchtigung durch das (berauschende) Mittel ausgegangen werden kann. Die Analyse einer Urinprobe ist nicht geeignet, um Aussagen zum Grad der akuten Beeinträchtigung z. B. bei der Frage nach der Verkehrssicherheit eines Verkehrsteilnehmers zu treffen. Die Nachweisbarkeitsdauer von Substanzen ist dosisabhängig, kann bei regelmäßigem Konsum ansteigen und ist auch von der Entleerungsfrequenz der Harnblase abhängig (s. **Tab.** 7-5). Es gilt die Faustregel, dass Substanzen – meist in Form ihrer Metaboliten – nach ca. acht bis zehn Eliminationshalbwertszeiten so weit ausgeschieden sind, dass die Nachweisgrenzen gängiger Untersuchungsmethoden unterschritten werden. Bei der Interpretation ist zu berücksichtigen, dass die Nachweisbarkeitsdauer unter anderem von der Empfindlichkeit der verwendeten Analysenmethode und der vom Labor vorgegebenen Nachweisgrenze (Cut-off-Wert) abhängt.

In der Praxis ist eine (zusätzliche) Urinanalyse zu empfehlen, wenn zwischen Vorfall und Probennahme bereits ein großes Zeitintervall liegt (Unfall-

Tabelle 7-4: Asservierung von Untersuchungsmaterial bei Lebenden

Material	Zweck	Handhabung
Urin (10–30 ml)[1]	obligatorisch für Screeninguntersuchungen und zur Identifizierung von Substanzen	gekühlt zwischenlagern; im Labor tiefgekühlt lagern
Femoralblut (1–2 mal 10 ml)[2]	obligatorisch zur Quantifizierung der Substanzmenge	gekühlt zwischenlagern; spätestens im Labor Serum/Plasma abtrennen und tiefgekühlt lagern
Magensaft (erste Portion)	zur Identifizierung von Substanzen nach oraler Aufnahme	gekühlt zwischenlagern; im Labor tiefgekühlt lagern
Kopfhaare (alternativ andere Körperbehaarung)	zur retrospektiven Betrachtung einer Substanzaufnahme und von Drogenkonsumgewohnheiten	bleistiftdicker Haarstrang vom Hinterhauptshöcker, der fixiert werden sollte (kein Verschieben der Segmente); Lagerung bei Raumtemperatur (dunkel und trocken)
ggf. aufgefundenes Mittel oder Spritze etc.	rasche Identifizierung der Wirksubstanz	individuell

1 Urin soll in forensischen Fällen zusätzlich zum Blut gewonnen werden, wenn der Vorfallszeitpunkt einige Zeit zurückliegt (längeres Nachweisfenster) sowie bei V. a. Medikamenteneinahme (besseres Screeningmaterial).

2 Für forensische Zwecke empfiehlt sich bei beabsichtigter Untersuchung auf Drogen/Medikamente die Verwendung von Blutentnahmesystemen, bei denen Natriumfluorid vorgelegt ist. So werden Esterasen blockiert, die einen Substanzabbau in vitro bewirken können (z. B. Kokain oder Flunitrazepam). V. a. bei Entnahmen zur Blutalkoholbestimmung (kein NaF-Zusatz) müssen alkoholfreie Desinfektionsmittel verwendet werden (Dokumentation!). Bei Blutentnahmen von Verstorbenen (z. B. nach Verkehrsunfällen) erfolgt eine Punktion der Vena femoralis möglichst zeitnah zum Geschehen.

Tabelle 7-5: Drogennachweisbarkeit im Urin

Substanz im Urin	Nachweisfenster nach letztem Konsum
Cannabinoide	Hauptmetabolit: THC-COOH-Glucuronid: bei einmaligem (Probier)Konsum: ca. 2–3 Tage bei vereinzeltem/gelegentlichem Konsum: 2–4 Tage bei mehrmals wöchentlichem Konsum: ca. 5–14 Tage bei Dauerkonsum: 2–6 Wochen (in Einzelfällen bis zu 3 Monaten)
Heroin	konjugiertes Morphin als Hauptausscheidungsprodukt dosisabhängig ca. 2–4 Tage freies Morphin: 1–2 Tage 6-Monoacetylmorphin: wenige Std. (je nach Blasenentleerung bis zu 10 Std.)
Kokain	Hauptmetabolit Benzoylecgonin dosisabhängig 2–3 Tage Ecgoninmethylester: ca. 2 Tage unverändertes Kokain: dosisabhängig bis 12 Stunden
Amphetamine bzw. Ecstasy	abhängig vom Wirkstoff sowie vom pH-Wert des Urins und der Dosis ca. 1–3 Tage

flucht etc.). Dann kann bei Substanzen mit kurzer Plasmahalbwertszeit der Nachweis im Blut schon unmöglich sein, die positive Analyse einer Urinprobe kann aber noch einen Substanzkonsum belegen. Eine Urinprobe ist auch anzuraten, wenn nicht die gängigen berauschenden Mittel (Cannabinoide, Opiate, Kokainmetabolite, Amphetamine inkl. Ecstasy-Derivate, Methadon, Benzodiazepine), sondern der Einfluss von Arzneimitteln angenommen wird, insbesondere wenn das Mittel selbst nicht bekannt ist. Urin ist häufig in größerer Menge zu erlangen und eignet sich eher für sogenannte «*General-Unknown-Analysen*». So kann eine Urinanalyse Hinweise liefern, um welche Substanz es sich handeln kann, um anschließend eine gezielte Analyse der zusätzlich abgenommenen Blutprobe (*Targetanalyse*) zu ermöglichen.
Auch für die *Fahreignungsbegutachtung* ist Urin i. d. R. besser geeignet als Blut, da die Nachweisbarkeitsdauer länger und die Analyse zum Teil einfacher und kostengünstiger ist. In entsprechenden Fällen werden i. d. R. mehrere stichprobenartige Kontrollen in einem definierten Zeitraum durchgeführt.
Gewarnt sei vor *Probenverfälschungen* durch externe oder interne Mittel (in vitro und in vivo), z. B. vor dem Versuch der Abgabe von Fremdurin oder anderer wässriger Lösungen (Tee, Apfelsaft, Wasser etc.), weshalb die Probennahme bei Sichtkontakt erfolgen sollte. Extern dem Urin zugegebene Stoffe wie Seife, Essig, Zitronensaft, Enzyme, reaktive Chemikalien, gelb gefärbte Chromate, klare Bleichmittel, Nitrite, Glutaraldehyd oder bestimmte Puder können vor allem den immunchemischen Nachweis von Drogen erschweren. Als interne Mittel kann die Aufnahme übergroßer Mengen von Getränken (Tee, Wasser) oder die Einnahme von Diuretika zum Zwecke der Verdünnung erfolgen. Zugleich sollen Kräuterkapseln und Zusätze von Vitamin-B-Komplexen oder auch Kreatininzusätze zu den Getränken die Farbe bzw. das ausgeschiedene Kreatinin als Verdünnungsmarker verdecken. Insofern muss eine Überprüfung des Urins auf Verfälschung ein regulärer Bestandteil einer *forensischen Urinanalyse* sein, wobei allerdings niedrige Kreatininwerte auch bei schlanken Personen mit besonderen Ernährungsgewohnheiten physiologisch sind.

Substanznachweis im Blut

Blut ist das Untersuchungsmaterial der Wahl bei der Frage nach der akuten Beeinträchtigung durch zentral wirksame Mittel, denn im Blut sind i. d. R. die psychotropen Substanzen selbst nachweisbar. Die Bestimmung der Substanzkonzentration erlaubt zudem eine Aussage über den Grad einer möglichen Beeinflussung bzw. über aufgenommene Mengen (Dosis) und ermöglicht eine Überprüfung der Angaben zum Aufnahmezeitpunkt. Zudem ist eine Blutprobe nahezu fälschungssicher. Von Nachteil ist die im Vergleich zum Urin deutlich kürzere Nachweisbarkeitsdauer berauschender Mittel, die selbstverständlich dosisabhängig ist (s. Tab. 7-6). Während in Deutschland Analysen i. d. R. in dem aus Vollblut gewonnenen Serum/Plasma vorgenommen werden, erfolgen Analysen in der Schweiz i. d. R. direkt aus dem Vollblut.

Substanznachweis in Haaren

Besondere Bedeutung hat in den letzten Jahren die Haaranalytik auf inkorporierte Fremdstoffe, insbesondere auf Drogen gewonnen, bei der folgende Fragestellungen im Vordergrund stehen:

Tabelle 7-6: Drogennachweisbarkeit im Blut

Substanzen im Serum	Nachweisfenster nach letztem Konsum
Cannabinoide (THC)	THC nach einmaligem Konsum 4–6 (8) Stunden (in Fällen regelmäßigen Konsums gelegentlich auch > 24 Std.)
Heroin/Opiate	Heroin: Minuten 6-Monoacetylmorphin: Minuten bis zu 2 Std. Morphin: 3–10 Std., nach hochdosiertem Heroinkonsum > 20 Std. Codein: ca. 24 Std. Dihydrocodein: ca. 8–10 Std.
Kokain	Kokain: ca. 2–8 Std. (nach Crackkonsum ca. 20 Min. bis 1 Std.) Benzoylecgonin dosisabhängig 24– > 48 Std.
Amphetamine bzw. Ecstasy	abhängig vom Wirkstoff ca. 12–24 Std.

- Feststellung von Ausmaß und Dauer eines missbräuchlichen Konsums von Drogen bzw. Exposition gegenüber Fremdstoffen,
- Nachweis einer Abstinenz, z. B. zur Wiedererlangung der Fahrerlaubnis.

Klinische Fragestellungen bei der Haaranalytik konzentrieren sich auf die Aufklärung eines Missbrauchs von Substanzen, gleichzeitig erlaubt die Haaranalytik ein retrospektives therapeutisches Drug-Monitoring bzw. eine retrospektive Compliance-Analyse.
Durch Ingestion, Inhalation oder Injektion aufgenommene Fremdsubstanzen gelangen über die Blutbahn und die Haarfollikel in die Haarwurzel und werden im Haar eingelagert. Eine weitere Inkorporationsmöglichkeit ist die direkte Aufnahme in das keratinisierte Haar über den Kontakt mit (drogenhaltigen) Emulsionen (Schweiß, Sebum) auf der Haaroberfläche oder über den Kontakt mit «drogenhaltigen» Stäuben oder Gasen. Durch Haarbehandlungen wie Tönen, Bleichen oder Dauerwelle kann es zu einer Verringerung von Substanzkonzentration in den Haaren kommen. Drei Hauptfaktoren beeinflussen die Aufnahme und Retention von Fremdsubstanzen in Haaren: Melaninaffinität, Lipophilie und Basizität der jeweiligen Substanz. Bei der Interpretation gefundener Wirkstoffmengen sind zum Ausschluss falsch positiver Befunde einerseits die Konzentration in der Waschflüssigkeit und andererseits der Nachweis von Metaboliten, die nicht gleichzeitig Zerfalls- oder Hydrolyseprodukte sind, heranzuziehen. Eine (aktive) Aufnahme kann nur anhand von Metaboliten nachgewiesen werden, die ausschließlich bei der Körperpassage entstehen können. Das Nachweisfenster zur retrospektiven Einschätzung der Konsumdauer ist abhängig von der Haarlänge; bei einer durchschnittlichen Wachstumsrate von 1 cm pro Monat kann unter Umständen auch das Konsumverhalten über einen längeren Zeitraum durch segmentale Analyse der Haare verfolgt werden.
Die Haaranalyse auf Medikamente und berauschende Mittel lässt eine Aussage über einen Konsum noch nach mehreren Wochen oder Monaten zu, während eine entsprechende Aufnahme durch Blut- oder Urinuntersuchungen nur über einige Tage nachweisbar ist.

7.4.2 Analysenmethoden

Im Hinblick auf die Bedeutung für die Betroffenen sind bei forensisch-toxikologischen Analysen bei strittigen Rechtsfragen höchste Anforderungen an die Qualitätssicherung zu stellen. Entsprechende Untersuchungen dürfen nur in qualifizierten Laboratorien mit entsprechender Ausstattung und qualifiziertem Personal durchgeführt werden; Analytik und Interpretation bzw. Begutachtung sollen in einer Hand liegen. Die *Gesellschaft für Toxikologische und Forensische Chemie (GTFCh)* hat *Richtlinien zur Qualitätssicherung bei forensisch-toxikologischen Untersuchungen* erstellt, die für entsprechende Analysen als bindend anzusehen sind. Zudem sollten forensisch tätige Laboratorien nach ISO 17025 akkreditiert sein.
Bei üblichen Analysen ist zunächst die Fremdsubstanz qualitativ zweifelsfrei nachzuweisen, unter Umständen ist eine quantitative Bestimmung für eine weitere Beurteilung erforderlich. Schnelle und kostengünstige immunchemische Verfahren (*Immunoassays*) dienen zum Erhalt eines ersten Hin-

weises auf eine Substanzklasse, insbesondere aber auch zum Ausschluss. Es kann zu falsch-negativen Befunden kommen (in Abhängigkeit von der Entscheidungsgrenze = Cut-off-Wert) wie auch zu falsch-positiven. Letztere resultieren aus Kreuzreaktivitäten mit anderen Substanzen (auch das Antitussivum Codein führt zu einem positiven Opiatbefund; Fäulnisbasen [basische Aminverbindungen] führen zu positiven Amphetaminbefunden). Da eine Kreuzreaktivität zur Substanzklasse besteht, kann eine Quantifizierung einer bestimmten Substanz (z. B. Diazepam durch Benzodiazepin-Assay) nicht vorgenommen werden; ein positiver Cannabinoidbefund belegt nicht zwingend eine akute Wirkung, da er vornehmlich auf inaktive Metaboliten reagiert. Gemäß den Richtlinien der GTFCh müssen positive Resultate hinweisgebender Verfahren durch eine zweite unabhängige und spezifische (in der Regel chromatographische) Methode bestätigt werden. Insofern ist die Kombination aus chromatographischer Trennung eines Substanzgemisches (z. B. Urin- oder Serumextrakt) mit anschließender spektrometrischer Charakterisierung der Einzelsubstanzen die obligatorische Analysentechnik in der forensischen Toxikologie.

Als generelle chromatographisch-spektrometrische Methodenkombinationen der Wahl sind derzeit anzusehen die *G*aschromatographie oder Flüssigkeitschromatographie (engl. *L*iquid *c*hromatography) jeweils in Kombination mit der *M*assen*s*pektrometrie (*GC/MS* bzw. *LC/MS*) oder Methoden mit vergleichbarer Aussagekraft (z. B. Hochleistungsflüssigkeitschromatographie mit Dioden-Array-Detektion [HPLC/DAD]).

7.5 Spezielle Toxikologie

In der forensisch-toxikologischen Analytik sind Untersuchungen auf Alkohol, Drogen und Medikamente von besonderer Bedeutung, doch auch andere anorganische oder organische Noxen sind in Betracht zu ziehen. Neben der Analytik unter Berücksichtigung forensischer Qualitätskriterien, die sich zum Teil erheblich von allgemeinen medizinisch indizierten Laborbestimmungen unterscheiden, sind eingehende Kenntnisse über spezielle Substanzeigenschaften für eine weitere Beurteilung und Begutachtung unter Berücksichtigung der Gesamtumstände des Einzelfalles und jeweiliger rechtlicher Hintergründe erforderlich. Die forensisch bedeutsamsten Substanzen bzw. Substanzklassen werden kurz skizziert.

7.5.1 Alkohol

Es hat sich eingebürgert, den eigentlichen Trinkalkohol, also Ethanol, als Alkohol zu bezeichnen, obwohl es sich eigentlich um einen Oberbegriff einer Substanzklasse handelt. Der Alkoholgehalt von Getränken wird in Prozent vom Volumen (Vol. %) angegeben. Bei einer Umrechnung in Gramm (g), z. B. für die Berechnung von Blutalkoholkonzentrationen, muss das spezifische Gewicht von Alkohol (aufgerundet 0,8 g/cm^3) berücksichtigt werden:

Gewichtsprozent = Volumenprozent × 0,8

Frage: Wieviel Alkohol enthält ein Glas (2 cl = 20 ml) eines 40 Vol.%igen Schnapses?

40 Vol. % × 0,8 = 32 Gew. %

d. h. in 100 ml des Schnapses sind 32 g Alkohol enthalten und somit sind in 20 ml dann 6,4 g Alkohol enthalten.

Der Alkoholgehalt verschiedener alkoholischer Getränke ist in **Tabelle** 7-7 zusammengestellt. Ein Alkoholgehalt von mehr als 0,5 Vol. % ist nach dem Lebensmittelgesetz kennzeichnungspflichtig, d. h. auch in alkoholfreien Getränken dürfen geringe Mengen Alkohol enthalten sein, bei sogenannten alkoholfreiem Bier und Malzbier bis zu 5 g/l.

Pharmakokinetik

Nach dem Konsum von Alkohol ist zu unterscheiden zwischen der Resorptions-, Diffusions- (Verteilungs-) und Eliminationsphase. Die Resorption beginnt unmittelbar beim Trinken in der Mundschleimhaut, wo maximal 2 % des konsumierten

Tabelle 7-7: Alkoholgehalt von Getränken (Beispiele)

	Vol.%	g/l
Fruchtsäfte	0,1–0,4	0,8–3,2
alkoholfreies Bier	< 0,625	< 5
Biere	4,5–7,5	36–60
Bockbiere	6–8	48–64
Schaumweine	6–12	48–96
Weißweine	8–13,5	64–108
Rotweine	10–14,5	80–116
Likörweine	14–20	112–160
Liköre	20–40	160–320
Edelbrände	40–60	320–480
Strohrum	79–92	630–735
Klosterfrau-Melissengeist	78	624

Alkohols aufgenommen werden, maximal 10–20 % können über die Magenschleimhaut in das Blut gelangen. Die Hauptresorption erfolgt im Duodenum und oberen Jejunum. Depot- und Pylorusfunktion beeinflussen die Magenentleerung und damit die Absorptionskinetik im Darm, wobei eine rasche Absorption mit einer starken Anflutung und einer entsprechenden Anflutungssymptomatik einhergeht (s. Tab. 7-8).

Die Resorptionszeit kann zwischen wenigen Minuten (z. B. hochprozentiges Getränk auf leerem Magen) und mehr als zwei Stunden (z. B. forcierte Alkoholaufnahme auf vollem Magen) betragen. Im Straßenverkehrsrecht ist bei protrahierter Alkoholaufnahme und fehlenden Angaben zum Trinkverhalten zugunsten eines Betroffenen ein Trinkende unmittelbar vor dem Vorfall und eine *Resorptionsdauer von 120 min* zu unterstellen. Auch bei bekanntem Trinkende sind regelmäßig 120 Minuten obligatorisch zu berücksichtigen, d. h. dieser Zeitraum wird bei der Rückrechnung vom Blutentnahmezeitpunkt auf den Tatzeitpunkt ausgespart. Bei Beurteilung durch einen Sachverständigen können in Abhängigkeit von Parametern wie Magenerkrankung, Nahrungsaufnahme, Getränkeart und -mengen sowie Trinkzeiten unter Umständen im Einzelfall kürzere Resorptionszeiten angenommen werden. Sind in der letzten Stunde vor dem Vorfall weniger als 0,5 g Alkohol pro kg volles Körpergewicht aufgenommen worden, kann die Resorptionszeit auf 90 Minuten beschränkt werden, bei einer Alkoholaufnahme unter 0,3 g/kg Körpergewicht unter Umständen sogar auf 60 Minuten.

In Abhängigkeit von der Art des aufgenommenen Alkohols erscheint nicht die gesamte Dosis im Blut. Insbesondere der präsystemische Ethanolmetabolismus, d. h. der *hepatische First-pass-Effekt* und gegebenenfalls ein *gastrischer First-Pass-Effekt* (Alkoholabbau im Magen über ein ADH-Isoenzym in der Magenschleimhaut, allerdings bei Belastung >0,5 g/kg Körpergewicht nicht mehr relevant) tragen maßgeblich zum sogenannten *Resorptionsdefizit* bei.

Das durchschnittliche Resorptionsdefizit beträgt bei Aufnahme von

- hochprozentigen Getränken (40 Vol.%iger Schnaps) ca. 10 %;
- Getränken mittlerer Alkoholkonzentration (10–20 Vol. %, wie Wein, Sekt etc.) ca. 20 %;
- Getränken geringerer Alkoholkonzentration (5 Vol.%iges Bier) ca. 30 %.

Bei forensischen Fragestellungen ist demnach ein Resorptionsdefizit von mindestens 10 % und maximal 30 % zu berücksichtigen.

Bei einem sogenannten «*Sturztrunk*», insbesondere auf leeren Magen, wird der Körper in kurzer Zeit mit einer großen Alkoholmenge «überflutet», die sehr schnell über Magen und Darm in den Blutkreislauf übertritt. Bei limitiertem First-Pass-Effekt gelangt der Alkohol mit dem Blut in den (kleinen) Lungenkreislauf und unmittelbar nachdem das Blut in der Lunge mit Sauerstoff angereichert wurde, kommt es in den großen Körperkreislauf. Dabei wird mit rund 25 % der Blutmenge mit dem darin enthaltenen Alkohol zunächst der Kopfbereich perfundiert, d. h. das Gehirn wird mit höheren relativen Alkoholmengen belastet als der übrige Körper. Die daraus resultierende sogenannte *Anflutungssymptomatik* ist daher nach einem Sturztrunk stärker als nach mäßigem oder über längere Zeit verteiltem Alkoholkonsum und eine mögliche Erklärung für Diskrepanzen zwischen deutlicher Alkoholwirkung und relativ niedriger BAK. Anflutungen über 1 ‰ pro Stunde führen in der Regel zu schweren motorischen Ausfällen (Gang, Sprache etc.).

Alkohol ist wasser-, aber nicht fettlöslich, weshalb er sich über das Blut nur im wässrigen Körpergewebe (im «Körperwasser») verteilt, das im Mittelwert bei Männern zwischen 60 und 70 % (50–60 % bei starker Fettleibigkeit und 70–80 % bei jungen, schlanken Personen) der Körpermasse (des «Gewichts») ausmacht. Bei Frauen liegt der Anteil aufgrund des physiologisch höheren Fettanteils am Körpergewicht um 10 % niedriger. Weil verschiede-

Tabelle 7-8: Beeinflussung der Alkoholabsorption

Rasche Absorption von Alkohol	Verzögerte Absorption von Alkohol
konzentrierter Alkohol	Magenfüllung
warme und heiße Getränke	fetthaltige Speisen
CO2-haltige Getränke	Schleimhautreizung durch Gewürze
leerer Magen	Magenschleimhautentzündung
operative Verkleinerung/Entfernung des Magens	erhöhter Vagotonus (Übelkeit, Angst, Furcht)
erhöhter Sympathikotonus (Stress, Trauma, Medikamente)	

ne Gewebsarten einen unterschiedlichen Wassergehalt im Vergleich zum Blut aufweisen (z. B. Muskelgewebe bis zu 80 %, Gehirn 70 %, Urin 130 %, Knochen bis zu 35 %), kommt es auch zu einer unterschiedlichen Anreicherung mit Alkohol.

Der sogenannte *Widmark-Faktor* (*Reduktionsfaktor*) «r» bei Verwendung der Widmark-Formel entspricht etwa dem Wassergehalt (r = 0,7 bei Männern; r = 0,6 bei Frauen). Das Körpergewicht multipliziert mit «r» bezeichnet man als «*reduziertes Körpergewicht*», welches dem Alkoholverteilungsvolumen («Körperwasser») entspricht.

Die Abhängigkeit von der Konstitution kann mittels empirisch ermittelter Formeln auch durch individuelle anthropometrische Maße eingegrenzt werden. Individuelle Reduktionsfaktoren lassen sich errechnen über folgende Formeln:

$$r\,(\text{Männer}) = 0{,}715 - 0{,}00462 \times \text{Körpergewicht [kg]} + 0{,}0022 \times \text{Körperlänge [cm]}$$

$$r\,(\text{Frauen}) = 0{,}31223 - 0{,}006446 \times \text{Körpergewicht [kg]} + 0{,}004466 \times \text{Körperlänge [cm]}$$

Die Alkoholelimination beginnt, wenn der erste Alkohol über das Blut die Leber erreicht. Während der Resorptionsphase wird mehr Alkohol resorbiert als eliminiert, und die BAK steigt an. Nach Erreichen eines Gipfelwertes überwiegt der Abbau, und die BAK-Kurve sinkt ab. Als Plateauphase bezeichnet man gegebenenfalls einen Zeitraum, in dem infolge einer protrahierten Resorption (z. B. starke Magenfüllung) die BAK relativ konstant bleibt, da sich Resorption und Elimination ausgleichen. Insbesondere nach rascher Anflutung kann die Alkoholverteilung der Resorption nicht folgen, wodurch zunächst ein überproportional hoher Gipfelpunkt erreicht wird. Durch die nachfolgende Distribution kommt es danach zu einem sogenannten «Diffusionssturz», d. h. einem überproportionalen Abfall der BAK um 0,2–0,3 ‰ innerhalb kürzester Zeit. In **Abbildung 7-5a–c** sind zeitliche Verläufe der Blutalkoholkonzentrationskurve bei verschiedenen Konstellationen skizziert.

Der vom Körper aufgenommene Alkohol wird auf verschiedene Weise eliminiert:

- maximal 5 % werden unverändert «abgeatmet» («Fahne»);
- nur ca. 2 % werden unverstoffwechselt mit dem Urin ausgeschieden, obwohl Alkohol die Harnproduktion verstärkt;
- 1–2 % des Alkohols werden «ausgeschwitzt»;
- rd. 95 % des aufgenommenen Gesamtalkohols werden nahezu ausschließlich in der Leber oxidiert und dann über die Lunge abgeatmet bzw. über die Niere ausgeschieden.

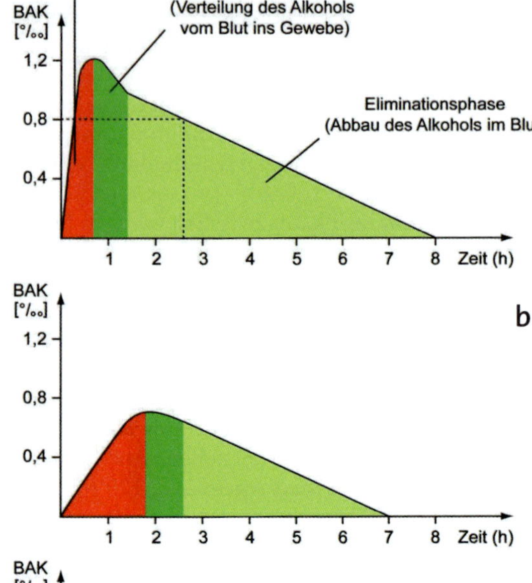

Abbildung 7-5a–c: Verlauf der Blutalkoholkonzentration (BAK) mit idealem Verlauf (a), Verlauf bei längerer Trinkzeit und üppiger Mahlzeit (b) und Intervalltrinken (c).

Der Hauptanteil der hepatischen Alkoholoxidation erfolgt über die *Alkoholdehydrogenase* (*ADH*), die das Ethanol (C_2H_5OH) zunächst in Acetaldehyd (C_2H_4O) umsetzt. Der weitere Abbau zu Essigsäure (C_2H_3OH) erfolgt durch die Aldehyddehydrogenase (ALDH), das Produkt wird schließlich in den Citratzyklus eingespeist und dort zu Kohlendioxid und Wasser verarbeitet. Ist die ALDH-Aktivität bedingt durch genetische (bei vielen Asiaten) oder medikamentöse (Blockade durch Antabus-Reaktion) Einflüsse vermindert, reichert sich Acetaldehyd an und führt zum sogenannten «*Flush-Syndrom*» mit Hautrötung, Blutdruckabfall, Kopfschmerz, Herzrasen und Übelkeit, was auch als *Alkoholunverträglichkeitsreaktion* bezeichnet wird. Als Co-Enzym beider Dehydrogenasen fungiert NAD, das dabei in NADH reduziert wird. NADH muss anschließend wieder zu NAD reoxidiert werden, um erneut zur Verfügung zu stehen, worin der geschwindigkeitslimitierende Schritt bei der Alkoholoxidation besteht. Die Abbaugeschwindigkeit des Alkohols erfolgt daher konzentrationsunabhängig und linear mit durchschnittlich 0,15–0,17 ‰ (minimal 0,1 ‰, maximal 0,2 ‰) pro Stunde, während bei anderen Noxen der Abbau konzentrationsabhängig und exponentiell erfolgt und man in sogenannten Halbwertszeiten rechnet. Diese konstante Abbaugeschwindigkeit ermöglicht nach abgeschlossener Resorption die sogenannte Rückrechnung für forensische Zwecke. In der Spätphase der Alkoholelimination unterhalb einer BAK von 0,15 ‰ ist der Abbau nicht mehr linear, sondern exponentiell ausschleichend, zum Teil über drei Stunden hinweg, was bei Rückrechnungen zu berücksichtigen ist. Daher kann erst ab einer BAK von minimal 0,15 ‰ zurückgerechnet werden. Über das nicht NAD-abhängige *Microsomal-Ethanol-Oxidizing-System* (*MEOS*) können ebenfalls (geringere) Alkoholanteile verstoffwechselt werden. Dieses System ist bei ständiger Alkoholzufuhr induzierbar. Bei Alkoholgewöhnung, vor allem bei sehr hohen BAK-Werten (ab 2,5 ‰) wird somit mehr Alkohol abgebaut, sodass stündliche Eliminationsraten über 0,2 ‰, bei schweren Alkoholikern ca. 0,29 ‰ (maximal 0,35 ‰) vorkommen. Das ubiquitäre Katalase-System ist beim Alkoholabbau des Menschen zu vernachlässigen. Alkoholeliminationsraten unter 0,10 ‰/h sind nicht realistisch, auch nicht bei Fieber, Schwitzen bzw. Sauna etc. Auch bei schweren Leberschäden (z. B. Zirrhose) liegt der Mindestabbau nicht unterhalb dieses Minimalwertes, zumindest solange die Fahrfähigkeit noch gegeben ist. Auch bei Unfällen mit größeren Blutverlusten bzw. erheblichen Infusionsmengen werden Eliminationsraten innerhalb der forensischen Grenzen erreicht, solange keine andauernde Kreislaufzentralisation mit relevanter Minderdurchblutung der Leber resultiert (ab ca. 1,5 l Blutverlust).

Alkoholanalytik

Die Bestimmung der Blutalkoholkonzentration für forensische Zwecke unterliegt hohen Qualitätsansprüchen und muss gemäß den geltenden Richtlinien erfolgen, um gerichtsverwertbare Ergebnisse liefern zu können. Analysenwerte aus allgemeinen medizinischen Laboratorien, die nicht richtlinienkonform erhoben wurden, genügen nicht den forensischen Ansprüchen. Während bei strafrechtlichen Tatbeständen stets eine BAK zu bestimmen ist, genügt in Deutschland allerdings nur im Ordnungswidrigkeitenrecht (Straßenverkehrsrecht) alternativ die Bestimmung einer Atemalkoholkonzentration (AAK). Die Konzentrationsverhältnisse zwischen Atem- und Blutalkohol liegen im Mittel bei etwa 1:2100, unterliegen aber zum Teil erheblichen Schwankungen (Werte von ca. 1:<1000 bis 1:>3000 sind beschrieben). Mögliche Ursachen sind unter anderem Störungen der Ventilation, Diffusion und Perfusion, besonders bei Hypo- und Hyperventilation, sowie Temperaturänderungen, andauernde Alkoholresorption und Regurgitation (Aufstoßen von Mageninhalt). Sie spielen gerade bei Vortestgeräten eine Rolle und erklären zum Teil größere Differenzen zwischen AAK-Vortestwerten und BAK-Werten. Durch solche Vortestgeräte erhaltene Atemalkoholwerte bilden lediglich die Entscheidungsgrundlage für weitere polizeiliche Vorgehensweisen (keine weitere Maßnahme, beweissicherer Test oder Blutentnahme), sind aber im Strafverfahren nicht gerichtsverwertbar. Grundsätzliche Bedenken an der forensischen Beweissicherheit der Atemalkoholanalyse im Straftatbereich sind unter anderem begründet in:

- einer höheren Streubreite im Vergleich zur BAK;
- einer Überhöhung der AAK in der Resorptionsphase (in Eliminationsphase umgekehrt);
- möglichen Störungen der alveolären Diffusion mit daraus bedingter wechselseitiger Benachteiligung/Bevorzugung bei Atem- oder Blutanalyse;
- Rückrechnungsproblemen;
- Verlust an Beweismittel (u. a. keine Nachuntersuchung auf Drogen, Medikamente, Begleitstoffe oder zur Identitätssicherung).

Alkoholwirkungen

Die Alkoholwirkung auf den Menschen ist in hohem Maße von der Alkoholgewöhnung (Toleranz) abhängig und individualspezifisch (bestimmte Personen neigen nach Alkoholkonsum zu Aggressivität, andere werden eher müde und lethargisch). Alle willkürlichen Körperbewegungen werden vom Zentralnervensystem (ZNS) gesteuert, hier liegen das Seh- und das Gefühlszentrum sowie das Assoziationszentrum, welches Denken, Gedächtnis, Wille, Bewusstsein und Sprache steuert. Nach Alkoholkonsum ist die Alkoholkonzentration in der Hirnrinde am höchsten, sodass vor allem dort alkoholbedingte Leistungsstörungen auftreten, die sich unterschiedlich manifestieren können. Prinzipiell wirkt Alkohol dämpfend auf Einzelfunktionen und insbesondere auf komplexe Gesamtleistungen des ZNS. Da zunächst hemmende Gehirnfunktionen gedämpft werden, kommt es bei moderater Alkoholisierung zu einer generellen Enthemmung («Schwips»), bevor mit zunehmender Trunkenheit weitere Funktionen beeinträchtigt werden. In **Tabelle 7-9** sind typische alkoholbedingte psychophysische Leistungsminderungen aufgelistet.

Tabelle 7-9: : Alkoholbedingte mögliche Beeinträchtigungen der psychophysischen Leistungsfähigkeit

psychisch	allgemeine Enthemmung und damit Demaskierung sonst unterdrückter Charakterzüge; bei höhergradiger Alkoholisierung Dämpfung gesteigerter Antrieb und erhöhte Reizbarkeit bis hin zur Aggressivität, Einschränkung des Kritikvermögens, Kritiklosigkeit; nur subjektiv erhöhte Leistungskraft und damit erhöhte Risikobereitschaft; erhöhte Ablenkbarkeit, Sorglosigkeit, Flüchtigkeit, Nachlässigkeit; Aufmerksamkeits- und Konzentrationsstörungen; Wachheits-/Vigilanzstörungen; eingeschränkte Erfassung, Verarbeitung, Bewältigung komplexer Situationen
physisch	Beeinflussung zahlreicher Organfunktionen, z. B. harntreibend (Hemmung der Harnkonzentrierung), gefäßerweiternd (Hemmung der Vasokonstriktion und deshalb erhöhte Auskühlungsgefahr)
Sehvermögen	Abnahme der Augenbewegungen bzw. Erschlaffung der Augenmuskulatur mit eingeschränkter Wahrnehmung v. a. seitlicher Eindrücke («Tunnelblick»); nachlassende Tiefensehschärfe (Beeinflussung der Entfernungsschätzung); Beeinträchtigung des optokinetischen Nystagmus (Fähigkeit, bewegte Objekte ruhig zu sehen); Fixationsstörungen bis hin zu Doppelbildern; verminderte Adaptationsfähigkeit (u. a erhöhte Blendempfindlichkeit und Rotlichtschwäche)
Hörvermögen und Gleichgewicht	Verschlechterung des Richtungshörens, Überhören leiser Geräusche, Gleichgewichtssinn beeinträchtigt
Kleinhirn	Gang-, Standunsicherheiten, Störungen der Bewegungskoordination mit überschießenden Bewegungen (Sphallograph); Beeinträchtigung des Gleichgewichtssinnes
Reaktion	Reaktionsvermögen quantitativ und qualitativ beeinträchtigt

ab 0,3 ‰ möglich, regelhaft ab 0,5–0,8 ‰ in inter- und intraindividuell unterschiedlicher Ausprägung

Eine Korrelation der BAK mit spezifischen Alkoholwirkungen – wie in **Tabelle 7-10** postuliert – ist kaum als allgemeines Raster anzulegen, da Alkoholgewöhnung und Alkoholtoleranz erhebliche interindividuelle Unterschiede aufweisen, auch die «Tagesform» führt zu intraindividuellen Unterschieden. Alkoholungewohnte können schon unterhalb einer BAK von 1 ‰ deutliche Trunkenheitszeichen mit Erbrechen zeigen, extrem Alkoholtolerante dagegen auch bei Konzentrationen oberhalb von 3 ‰ keine relevanten Ausfallerscheinungen. Differenzialdiagnostisch ist insbesondere die Abgrenzung einer alkoholbedingten Bewusstseinsstörung zum akuten Schädel-Hirn-Trauma (SHT) von Bedeutung.

BAK-Berechnung aus Trinkmengenangaben

Grundlage für die Kalkulation einer BAK aus Trinkmengen ist die Widmark-Formel:

BAK [‰] = resorbierte Alkoholmenge in g/reduziertes Körpergewicht in kg.

Für eine Rückrechnung der BAK zum Tatzeitpunkt gelten laut ständiger Rechtsprechung folgende Eckdaten bezüglich der Alkoholelimination:

- mindestens 0,10 ‰ pro Stunde,
- wahrscheinlich 0,15 ‰ pro Stunde,
- maximal 0,20 ‰ pro Stunde.

Beispiel

Ein Mann (75 kg; 175 cm) trinkt innerhalb von 6 Stunden 8 Flaschen eines 5 Vol.%igen Bieres à 0,5 l (5 Vol.% × 0,8 = 4 Gew.%, d. h. in 4 l Bier sind 160 g Alkohol enthalten) + 5 Gläser eines 40 Vol.%igen Schnapses à 0,02 l (32 g Alkohol).

Mindest-BAK:
192 g × 0,7 (= mindestens resorbierter Alkoholanteil bei einem Resorptionsdefizit von 30 %)/52,5 (reduziertes Körpergewicht 75 × 0,7) = 2,56 ‰ als zu erwartende BAK
2,56 ‰–(6 × 0,20 ‰) (maximaler Abbau über 6 Stunden) = 1,36 ‰

Wahrscheinliche BAK:
192 g × 0,8 (= wahrscheinlich resorbierter Alkoholanteil geschätzt)/52,5 = 2,93 ‰
2,93 ‰–(6 × 0,15 ‰) (wahrsch. Abbau über 6 Stunden) = 2,03 ‰

Maximal-BAK:
192 g × 0,9 (= maximal resorbierter Alkoholanteil)/52,5 = 3,24 ‰
3,24 ‰–(6 × 0,10 ‰) (minimaler Abbau über 6 Stunden) = 2,69 ‰

Rückrechnung der BAK nach forensischen Kriterien

Eine analytisch ermittelte BAK gibt immer nur den Wert zum Zeitpunkt der Blutentnahme an, allerdings liegt zwischen einem bestimmten Vorfall

Tabelle 7-10: Alkoholwirkungen in Abhängigkeit von der BAK

< 0,30 ‰	Beginn einer subjektiv merkbaren Alkoholisierung; «Gelöstheit» bei beginnender Leistungsminderung bei sehr komplexen Handlungen oder schwierigen Aufgaben
> 0,30 ‰	Subjektiv positive Leistungseinschätzung mit psychischer Auflockerung, aber einer nachweisbaren Leistungsminderung; 20–40 % der experimentell durchgeführten psychophysischen Leistungstest zeigen signifikante Einbußen
> 0,50 ‰	«Schwips»; Beginn des negativen Erlebens der Alkoholwirkung; Redseligkeit; Kritikschwäche; 40–60 % der experimentell durchgeführten psychophysischen Leistungstests zeigen signifikante Einbußen
> 0,80 ‰	«Angetrunken»; Euphorie; Enthemmung; Selbstüberschätzung; auch bei Trinkgewohnten Konzentrationsschwäche; über 60 % der experimentell durchgeführten psychophysischen Leistungstest zeigen signifikante Einbußen
> 1,10 ‰	«Leicht bis mäßig betrunken»; beginnende Gang- und Sprachstörungen; Zunahme der Kritikschwäche und Enthemmung; nur kurzfristige Kompensationsmöglichkeit; fast alle experimentellen psychophysischen Leistungstest zeigen signifikante Einbußen
> 1,50 ‰	«deutlich betrunken»; Uneinsichtigkeit; Distanzlosigkeit; nachlassendes Kurzzeitgedächtnis und in seltenen Fällen beginnende Unzurechnungsfähigkeit
> 2,00 ‰	«Rausch»; deutliche Gang- und Sprachstörungen; später häufig Amnesie; BAK meist nur von Trinkgewohnten zu erreichen; Zurechnungsfähigkeit kann vermindert sein; erste tödliche Alkoholintoxikationen bei Ungewohnten
> 2,50 ‰	«schwerer Rausch»; allgemeiner Persönlichkeitsabbau; Bewusstseinseinengung; in seltenen Fällen Unzurechnungsfähigkeit
> 3,00 ‰	«Vollrausch»; in der Regel schwere Orientierungsstörungen (zu Person, Zeit, Ort); Torkeln; Lallen; zunehmende Benommenheit bis Bewusstlosigkeit; Amnesie nach Abklingen des Rausches; Unzurechnungsfähigkeit kann gegeben sein
> 3,50 ‰	in der Regel Lebensgefahr durch Alkoholintoxikation; Gefahr des Kreislaufversagens/Atemstillstandes (z. T. deutlich höhere Werte werden überlebt)

Tabelle 7-11: Beispiel für die Rückrechnung der BAK

	Uhrzeit	Mindest-BAK	wahrscheinliche BAK	Maximal-BAK
Trinkbeginn	19:00 h			
Trinkende	22:00 h			
Tatzeit	23:00 h	1,14 ‰	1,33 ‰	1,62 ‰
(sicheres) Resorptionsende	00:00 h			
aus Rückrechnung resultierende BAK		(0,75 x 0,10 ‰)	(+ 1,75 x 0,15 ‰)	(+ 1,75 x 0,20 ‰) (+ 0,20 ‰ SZ)
Blutentnahme und ermittelte BAK	00:45 h	1,07 ‰	1,07 ‰	1,07 ‰

(Tatzeit) und der Entnahme einer Blutprobe naturgemäß ein Zeitintervall, was bei einer Kalkulation der tatzeitrelevanten BAK zu berücksichtigen ist. Je nach Fragestellung hat der Sachverständige sämtliche Eventualitäten zugunsten eines Beschuldigten zu berücksichtigen, insbesondere bezüglich der anzunehmenden stündlichen Alkoholeliminationsrate.

Bei Ermittlung der *Mindest-BAK*, zumeist bei der Frage nach einer möglichen alkoholbedingten Fahrunsicherheit, wird im Regelfall eine zweistündige Rückrechnungskarenz ausgehend vom Trinkende eingeräumt, d. h. berücksichtigt wird lediglich eine Alkoholelimination über einen Zeitraum zwischen sicherem Resorptionsende (im dargestellten Beispiel 00:00 h) und Blutentnahme (s. **Tab. 7-11**). Bei der *wahrscheinlichen BAK* werden möglichst reale Verhältnisse angenommen, und es erfolgt eine Rückrechnung ab der Tatzeit. Von Bedeutung ist der Wert vor allem im Zivil- und Sozialrecht, so wie wenigstens zur Orientierung bei Schuldfähigkeitsbegutachtungen, wenn über lange Zeiträume Rückrechnungen vorgenommen werden. Bei der Frage einer möglicherweise alkoholbedingt eingeschränkten Schuldfähigkeit ist generell zugunsten des Betroffenen die *Maximal-BAK* zu ermitteln, wobei man einen einmaligen Sicherheitszuschlag von 0,20 ‰ gewährt, um eine Benachteiligung durch möglicherweise zu geringe Rückrechnung mit 99%iger Sicherheit auszuschließen.

Trinkmengenberechnung aus ermittelter BAK
Insbesondere zur Überprüfung der Glaubwürdigkeit und Verdeutlichung der (wahren) Trinkmengen kann bei Vorliegen einer BAK sowie Angaben zu Trinkbeginn, Getränkeart und Körpergewicht der betroffenen Person die vermutlich aufgenommene Alkoholmenge berechnet werden. Da der hepatische Alkoholabbau mit der Resorption beginnt, wird vom Zeitpunkt der Blutentnahme bis zum Trinkbeginn rückgerechnet mit einer stündlichen Alkoholelimination von 0,10 ‰ (Mindesttrinkmenge) bzw. 0,15 ‰ (wahrscheinliche Trinkmenge) oder 0,20 ‰ (Maximaltrinkmenge). Zusätzlich sind ein Resorptionsdefizit zwischen 10 und 30 % (Divisor 0,9–0,7) und das reduzierte Körpergewicht (als Multipikator) zu berücksichtigen.

Nachtrunk
In der forensischen Praxis, vor allem nach Verkehrsunfällen mit Unfallflucht, besteht die Möglichkeit, dass zwischen Vorfall und Blutentnahme

Beispiel
Mann (75 kg/175 cm), Trinkbeginn 18:00 h, Aufnahme von 12,5 Vol.%igem Wein (12,5 Vol.% × 0,8 = 10 Gew.%); BAK um 23:00 h (5 Stunden nach Trinkbeginn) 1,50 ‰

Mindesttrinkmenge:
(1,50 ‰ + (5 × 0,10 ‰ Abbau))/0,9 (90 % Maximalresorption) = 2,22 ‰ (eine Alkoholmenge, die mindestens zu dieser BAK führen könnte, muss aufgenommen worden sein)
2,22 ‰ × 52,5 kg (reduziertes Körpergewicht 75 × 0,7) = 117 g (Ethylalkohol, welcher folglich aufgenommen worden sein muss)
117 g/10 Gew.% = 1,17 l Wein

Wahrscheinliche Trinkmenge:
(1,50 ‰ + (5 × 0,15 ‰))/0,8 (80 % wahrsch. Resorption bei Wein) = 2,81 ‰
2,81 ‰ × 52,5 kg = 148 g Ethylalkohol oder 1,48 l Wein

Maximaltrinkmenge:
(1,50 ‰ + (5 × 0,20 ‰ Abbau))/0,7 (70 % Mindestresorption) = 3,57 ‰
3,57 ‰ × 52,5 kg = 187 g Ethylalkohol oder 1,87 l Wein

bzw. Eintreffen der Polizei alkoholische Getränke konsumiert wurden. Will man die BAK zur Tatzeit bestimmen, so ist die aus dem möglichen Nachtrunk resultierende BAK zu berücksichtigen. Da eine solche Nachtrunkangabe eine Schutzbehauptung sein kann, bedarf es einer Nachprüfung. Eine gängige Verfahrensweise zur Überprüfung der Trinkangaben ist zunächst die Ethanolbilanzierung (Vortrunk und Nachtrunk). Eventuell kann eine Doppelblutentnahme zumindest indikativ zur Klärung beitragen, die Beweiskraft ist allerdings nicht sehr hoch, und sie ist nur bei engem zeitlichen Zusammenhang zwischen möglichem Alkoholkonsum und den Blutentnahmen anzuraten. Zur Beweiswürdigung vor Gericht wird auf weitere Anknüpfungspunkte, z. B. eine mögliche Zunahme der Trunkenheitssymptomatik (Anflutung) und Angaben gegenüber einschreitenden Polizeibeamten zurückgegriffen, die sich bei einer direkt vorgebrachten Nachtrunkangabe entsprechende Alkoholika oder Trinkgefäße vorzeigen lassen. Für eine beweissichere Überprüfung einer Nachtrunkangabe ist die Begleitstoffanalyse die Methode der Wahl. Mittels gaschromatographischer Verfahren sind charakteristische Begleitstoffe alkoholischer Getränke im (gelagerten) Blut eines Konsumenten nachweisbar. Auf der Grundlage empirischer Daten mit verschiedenen alkoholischen Getränken konnten Korrelationsformeln zur Berechnung von Erwartungswerten aus Trinkmengenangaben entwickelt werden, die sich in der forensischen Praxis bewährt haben. Stimmt das erwartete Begleitstoffspektrum qualitativ oder quantitativ nicht mit dem in der Blutprobe des Betroffenen gemessenen überein, so ist die Nachtrunkbehauptung widerlegt.

Schuldfähigkeitsbegutachtung nach Alkoholkonsum und Rausch
Der Rausch ist eine akute «*krankhafte seelische Störung*» im Sinne des § 20 des deutschen Strafgesetzbuches (StGB). Grundsätzlich ist zu beachten, dass die ermittelte bzw. für einen Vorfallszeitpunkt rückgerechnete oder gar aus (subjektiven) Trinkangaben errechnete BAK allenfalls ein Indiz darstellt und beim Fehlen adäquater Trunkenheitssymptome bei höheren BAK-Werten die *funktionelle Toleranz* (Konsumptions- und Konzentrationstoleranz) zu berücksichtigen ist. Es soll beurteilt werden, ob zur Tatzeit eine relevante psychische Beeinträchtigung durch Alkohol vorgelegen hat, dabei ist die *Einsichtsfähigkeit* selten beeinträchtigt, denn auch stark Betrunkene wissen in der Regel, dass sie nicht Auto fahren, vergewaltigen oder töten dürfen. Zu prüfen ist vielmehr die Fähigkeit zum einsichtsgemäßen

Handeln, also die *Steuerungsfähigkeit* oder das «*Hemmvermögen*». Dabei stehen planmäßiges, zielstrebiges und folgerichtiges Verhalten einer erheblichen Verminderung der Steuerungsfähigkeit zwar nicht zwingend entgegen, begründen aber Zweifel, dass eine relevante Berauschung vorlag. Bei Beurteilung der Schuldfähigkeit sind folgende Punkte zu beachten:

- Leistungsbild zur Tatzeit
- Tatverhalten, und zwar vor, während und nach der Tat
- BAK (inkl. Pharmakodynamik, z. B. akute Anflutung usw.)
- Persönlichkeitsbild
- psychopathologischer Befund

Das Tatverhalten ist zu analysieren hinsichtlich folgender Punkte:

- Zielstrebigkeit
- Durchsetzungsfähigkeit gegen Widerstände
- äußere Verhaltensmerkmale wie Planung, Vorsicht, Umsicht, Sorgfalt

Folgende psychopathologische Befunde sind in jedem Fall zu erheben und zu diskutieren:

- Bewusstsein: klar, getrübt, eingeengt
- Gedächtnis: erhalten, Erinnerungslücken
- Orientierung: erhalten, gestört
- Wahrnehmung: normal, Sinnestäuschung, illusionäre Verkennung, Halluzinationen
- Denken: Ideenflucht, zerfahren, inkohärent, gehemmt
- Stimmung: gehoben, gedrückt, ängstlich, gespannt, zornig, gleichgültig
- Antriebslage: Erregung, Hemmung
- Vigilanz: konzentrative und distributive Aufmerksamkeit
- Affektivität (s. auch Stimmung): Depression, Euphorie

Nach Erhebung und Diskussion dieser Befunde sollte der Trunkenheitsgrad grob eingeteilt werden in angetrunken, betrunken, volltrunken. Bei Betrunkenen sind die Voraussetzungen des § 21 StGB (verminderte Schuldfähigkeit) zu diskutieren, bei Volltrunkenen die Voraussetzungen des § 20. In **Tabelle 7-12** sind weitere Kriterien aufgeführt, die für bzw. gegen eine toxische Beeinträchtigung der Steuerungsfähigkeit sprechen. Die Angabe einer Amnesie für das Tatgeschehen ist ohne indiziellen Wert. Bei *Unfallflucht* ist zum Teil die akustische, optische oder taktile Bemerkbarkeit des Unfalles unter Alkoholeinfluss zu beurteilen. Zunächst beschäftigt man sich mit der Frage, ob durch die entsprechende Alkoholisierung eine periphere Perzeption beeinträchtigt war und inwieweit entsprechende Wahrnehmungen interpretiert und verarbeitet werden konnten, um dann zu beurteilen, ob nach einer entsprechenden Einsicht das Steuerungsvermögen erheblich beeinträchtigt oder aufgehoben war.

Für eine Beurteilung der Schuldfähigkeit sind sämtliche Anknüpfungspunkte im Hinblick auf die Intensität des Rauschzustandes sowie die Art der begangenen Tat mit der zu unterstellenden Hemmschwelle zu berücksichtigen. Der Sachverständige als Gehilfe des Gerichtes kann nur Entscheidungshilfen bieten, die letztendliche Beweiswürdigung obliegt dem Gericht.

Tabelle 7-12: Beurteilungskriterien bei einer Intoxikation mit Alkohol oder anderen berauschenden Mitteln

Gegen eine erhebliche Beeinträchtigung sprechen:	Für eine erhebliche Beeinträchtigung sprechen:
spezifische Tatvorgeschichte, affektive Ausgangssituation, Persönlichkeit des Täters	Missverhältnis zwischen Tatanstoß und Reaktion («Schnapsidee»)
Ankündigung der Tat	abrupter, elementarer Tatablauf ohne Sicherungstendenzen
aggressive Handlungen in der Tatanlaufzeit	persistierender missmutig-aggressiver Affekt auch nach der Tat, bis die Alkoholwirkung abklingt
Vorbereitungshandlungen für die Tat	Einengung des Wahrnehmungsfeldes und der seelischen Abläufe
Zielgerichtetheit der Tat; Meisterung plötzlicher Schwierigkeiten; situativ gesteuertes Verhalten	deutliche kognitive und neurologische Ausfälle (Polizei- und Arztbericht)
langdauerndes Tatgeschehen und/oder komplexer Handlungsablauf in Etappen; erhaltene Introspektionsfähigkeit, detailreiche Erinnerung	
Die Angabe einer Amnesie für das Tatgeschehen ist ohne indiziellem Wert.	

Die Rechtskonstruktion einer *actio libera in causa* behandelt den Fall, in dem sich der Täter vor Begehung einer Tat vorsätzlich in einen Zustand der Schuldunfähigkeit nach § 20 StGB versetzt hat (etwa durch die Herbeiführung eines Vollrausches), um in diesem Zustand die Tat ohne Schuld bzw. ohne Bestrafung begehen zu können. Ebenso werden in diesem Zusammenhang die Fälle der vorverlegten Schuld diskutiert, bei denen der Täter schon beim Berauschen den später in schuldunfähigem Zustand herbeigeführten Erfolg hätte voraussehen können und müssen. An dieser Stelle tritt die *actio libera in causa* dazwischen und schaltet § 20 StGB für diese Fälle aus. Die Begründung für diese Rechtsfigur ist allerdings umstritten.

Einen seltenen Sonderfall stellt der sogenannte *pathologische Rausch* dar, in der Vorgeschichte finden sich oft hirnorganische Schädigungen, eventuell auch als Folge eines Alkoholmissbrauchs. Infolge Situationsverkennung kommt es auch schon bei einer niedrigen BAK zu schlag- bzw. anfallsartig einsetzenden vitalen Erregungszuständen und Bewusstseinseintrübungen mit eher ungerichteten und häufig schwersten Aggressionen sowie Desorientierheit. Kennzeichnend sind:

- häufig relativ geringe BAK,
- häufig Fehlen alkoholbedingter motorischer Ausfallerscheinungen,
- anschließender narkoseähnlicher Schlaf (Dämmerzustand) wie nach epileptischen Anfällen,
- durchgehende und vollständige Erinnerungslücke.

7.5.2 Illegale Drogen

In drei Anlagen werden die dem deutschen Betäubungsmittelgesetz (BtmG) unterstellten Substanzen namentlich aufgeführt:

- Anlage 1 enthält solche, die nicht verkehrsfähig sind (Verbot des Imports, Exports, des Anbaus bzw. der Herstellung, des Besitzes oder des Verschreibens). Hierzu zählen z. B. Cannabis, Heroin, Ecstasy-Wirkstoffe oder LSD.
- Anlage 2 führt in erster Linie Opioide auf. Die Substanzen sind verkehrsfähig (Erlaubniserteilung), sie dürfen aber nicht verschrieben werden. Ausnahmen gelten, sofern der Gehalt pro abgeteilter Arzneimform nicht mehr als eine dort genannte Substanzmenge enthält (z. B. Dextropropoxyphen oder Codein).
- Nur Substanzen der Anlage 3 dürfen unter bestimmten Bedingungen (zum Teil Festlegung der Menge) auch verschrieben werden. Der Verkehr und die Verordnungen unterliegen strenger Kontrolle.

Der Gesetzgeber kann durch Verordnungen Ausnahmen und Modifizierungen erlassen, insbesondere auch bezüglich der *Substitutionstherapie* von Heroinabhängigen. Zu den Drogen werden im Allgemeinen nicht die Substanzen gezählt, die verschreibungspflichtig sind und auch nicht diejenigen, wie die Benzodiazepine, die aus der Betäubungsmittelverschreibungsordnung aufgrund der in ihnen enthaltenen Menge und Konzentration pro Arzneiform herausgenommen sind. Die Gefahren illegaler Drogen oder Betäubungsmittel liegen in ihrem Abhängigkeitspotenzial bei medizinisch nicht indizierter Zufuhr.

Ähnlich gestaltet es sich im Schweizer Betäubungsmittelgesetz (BetmG), einem Nebengesetz zum Schweizer Strafgesetzbuch mit den Anlagen b–d (Verzeichnis der von der Kontrolle teilweise ausgenommenen betäubungsmittelhaltigen Stoffe und Präparate; Verzeichnis der Stoffe und Präparate, die in kleinen Mengen ohne Rezept erhältlich sind, Verzeichnis der verbotenen Betäubungsmittel) und im östereichischen Suchtmittelgesetz (SMG) (Bundesgesetz über Suchtgifte, psychotrope Stoffe und Vorläuferstoffe als ein *österreichisches* Bundesgesetz).

Ein forensisch-toxikologisches Labor sollte in der Lage sein, mögliche Drogenzubereitungen qualitativ und gegebenenfalls auch quantitativ hinsichtlich des Wirkstoffgehaltes zu analysieren.

Unter *Abhängigkeit* versteht man einen Zustand psychischer und zum Teil physischer Art, der sich aus der Wechselwirkung eines Organismus mit einem Pharmakon ergibt und durch Verhaltensweisen und andere Reaktionen gekennzeichnet ist, die immer den Zwang einschließen, das Pharmakon kontinuierlich oder periodisch aufzunehmen, um dessen psychische Effekte zu erleben oder das Unangenehme seines Fehlens zu vermeiden. Die *psychische Abhängigkeit* bezeichnet das Verlangen, eine Substanz kontinuierlich wegen der Wirkung aufzunehmen, wobei i. d. R. nur mäßige Toleranzentwicklung auftritt und Entzugssymptome fehlen. *Physische (körperliche) Abhängigkeit* ist dagegen gekennzeichnet durch das zwanghafte Verlangen nach der Substanz mit Auftreten von Entzugssymptomen bei Unterbrechung der Zufuhr und Tendenz zur Dosissteigerung aufgrund von Toleranzentwicklung. Das besondere Merkmal des *Entzugssyndroms* lässt sich aufteilen in einen *körperlichen* und einen *psychischen Entzug*. Eine *Toleranz* entwickelt sich bei Missbrauch sowohl gegen die toxischen als auch die erwünschten Effekte und ist am stärksten ausgeprägt bei den Opiaten und Benzodiazepinen. Sie ist dadurch gekennzeichnet, dass zur Erzielung der gleichen Wirkung höhere

Dosen benötigt werden. Toleranz sowie psychische und physische Abhängigkeit müssen nicht gemeinsam vorhanden sein.

Drogentodesfälle werden durch Überdosierung relativ zur bestehenden Toleranz verursacht. Es stehen Heroin-assoziierte Drogentodesfälle im Vordergrund, vermehrt treten Todesfälle mit Substitutionsmitteln (insbesondere Methadon) auf. Bedeutungslos sind für giftig gehaltene Beimengungen oder Verschnittstoffe der sogenannten Straßendrogen. Ein Beikonsum von Substanzen wie Alkohol, Benzodiazepinen o. Ä. spielt dann eine Rolle, wenn eine Lähmung des Atemzentrums bewirkt werden kann. Drogentodesfälle duch Kokain sind seltener, da die toxischen Effekte wie Blutdrucksteigerung und Tachyarrhythmie sowie zerebrale Krampfanfälle bei i. d. R. jüngeren Konsumenten weniger gefährlich sind. Erst bei sehr hohen Kokaindosierungen kann es ebenfalls zur Atemlähmung kommen. Auch bei den Amphetamin- bzw. Ecstasy-Todesfällen ist der Prozentsatz der Todesfälle im Vergleich zur mutmaßlichen Konsumhäufigkeit gering. Außer einem Kreislaufkollaps kommt es zu einer Gefährdung durch Hyperthermie, zu deren Folgen wohl die intravasale Gerinnung, die Rhabdomyolyse und konsekutives Nierenversagen zählen. Obwohl diesen nicht alle Statistiken gerecht werden, sind generell zu den Drogestodesfällen zu zählen:

- letale Vergiftungen mit Drogen,
- tödlich verlaufende Unfälle unter Drogeneinfluss,
- Krankheiten mit letalem Ausgang in Folge des Drogenkonsums,
- Suizide in Folge einer Drogenabhängigkeit.

In der rechtsmedizinischen Praxis sind neben Drogentodesfällen insbesondere Fälle der Teilnahme am Straßenverkehr unter dem Einfluss berauschender Mittel von Bedeutung sowie Fälle einer Schuldfähigkeitsbegutachtung, wobei zum einen in Analogie zum Alkohol die akute Substanzintoxikation zu beurteilen ist, zum anderen können die entsprechenden Voraussetzungen auch bei Persönlichkeitsveränderungen, hervorgerufen durch langjährigen Drogenkonsum, oder bei sogenannten Beschaffungsdelikten vorliegen. *Beschaffungsdelikte* können nur bei fortgeschrittener Abhängigkeit vorkommen – im Wesentlichen bei Heroinsüchtigen, bei Polytoxikomanen und bei Kokainabhängigen. Daneben gibt es einzelne Fälle bei Alkoholismus oder bei Abhängigkeit von Stimulanzien.

Die allgemeine Vorgehensweise bei der Beurteilung der Schuldfähigkeit eines Drogenabhängigen umfasst folgende Einzelpunkte:

1. Nachweis der Sucht (zur Tatzeit):
- eigene Aussagen, Zeugenaussagen, polizeiärztliche Protokolle, Krankenblätter, Voreintragungen;
- Venenveränderungen, Leberfunktionsstörungen, Zahnverfall, sekundäre Amenorrhö bei Frauen, Gewichtszunahme in Haft.

2. Einordnung des Deliktes (Frage der Beschaffungsstraftat):
- zwischen Sucht und Delikt kein Zusammenhang (z. B. Körperverletzung), dann Abstellen auf Leistungsdefizite;
- Beschaffung zum Eigenbedarf in der Regel als indirektes Beschaffungsdelikt (Beute dient dem Drogenerwerb);
- Sonderfall als direktes Beschaffungsdelikt, wenn unmittelbare Befriedigung der Sucht vorrangig (z. B. Zugriff auf Apotheke und unmittelbarer Konsum).

3. Beurteilung der Schuldfähigkeit:
- Bei direkter Beschaffung meist primitiver, einliniger und aggressiver Handlungsablauf; Konsum erfolgt unmittelbar auf die Straftat. Daraus ergibt sich im Einzelfall eine aufgehobene, zumindest aber eine erheblich verminderte Steuerungsfähigkeit.
- Bei indirekter Beschaffung zumeist Frage nach erheblich verminderter Schuldfähigkeit, da zur Ausführung Reste von Steuerungsfähigkeit verblieben sein mussten (oft keine manifest vorhandenen Entzugserscheinungen); in Ausnahmefällen lässt sich aus Art und Umfang des Deliktes ein Schluss ziehen (bei Transaktionen größerer Mengen wird Motivation aus eigener Sucht unglaubwürdig).
- Bei nicht drogenassoziierten Delikten fußt die Begutachtung auf Auswirkung der akuten Intoxikation.

Cannabisprodukte

Unter dem Oberbegriff *Cannabis* versteht man verschiedene Produkte aus der Hanfpflanze Cannabis sativa. Die getrockneten Pflanzen und Blätter werden als *Marihuana* bezeichnet, das aus den weiblichen Pflanzen gewonnene, gepresste Harz (*Haschisch*) enthält höhere Wirkstoffanteile. Der Konsum erfolgt i. d. R. durch Rauchen, mit Tabak vermischt in selbstgedrehten *Joints* sowie per Wasserpfeife oder Rauchrohr (Shillums) und seltener oral, z. B. in Form selbstgebackener Plätzchen.

Die gewöhnliche Einzeldosis liegt bei 0,1–0,2 g Haschisch, was bei einem Wirkstoffgehalt von ca. 10 % etwa 15 mg des psychoaktiven Wirkstoffes Delta-9-Tetrahydrocannabinol (*THC*) entspricht. THC wird rasch über das ebenfalls psychoaktive 11-Hydroxy-Delta-9-Tetrahydrocannabinol (*11-OH-THC*) zum inaktiven Hauptmetaboliten 11-Nor-Delta-9-Tetrahydrocannabinol-9-Carbonsäure (*THC-COOH*) verstoffwechselt. Letztere wird in freier Form und als Glucuronid in den Urin ausgeschieden.

Die Elimination von THC aus dem Blut verläuft polyphasisch (s. **Abb. 7-6**): Der raschen Aufnahme ins Blut folgt ein schneller Abfall der Blutkonzentration bedingt durch eine rasche Verteilung in die gut durchbluteten Organe und einen raschen Übergang ins Nervensystem. In der zweiten Phase folgt aufgrund der lipophilen Eigenschaften die Depotbildung von THC im schwächer durchbluteten Fettgewebe; in dieser Phase sinkt die THC-Konzentration im Blut bereits langsamer ab. In der dritten Phase wird deponiertes THC langsam wieder freigegeben, die Blutkonzentration sinkt nur noch sehr langsam. Weitere Daten finden sich in **Tabelle 7-13**.

Die THC-Konzentrations/Zeit-Kurve verläuft nicht parallel zur THC-Wirkungs/Zeit-Kurve (s. **Abb. 7-7**). Der Wirkungseintritt nach Inhalation erfolgt innerhalb weniger Minuten, das subjektive Wirkungsmaximum wird nach 15–20 Minuten erreicht. Ein typischer *Rauschverlauf* nach dem Konsum von Cannabisprodukten kann grob in drei Phasen unterteilt werden:

- *Akute Phase*: kurz nach Konsum mit einer Dauer von ein bis zwei Stunden; es steht die zentral dämpfende Wirkungsweise im Vordergrund, nach außen feststellbar sind Störungen in der Motorik und Aussprache (Gangunsicherheiten und lallende Sprache); gerötete, glasige Augen; weite, lichtstarre Pupillen; Verlangsamung insgesamt, evtl. mit Begriffsstutzigkeit.
- *Subakute Phase*: ca. vier bis sechs Stunden nach Konsum; die Trägheit ist vorbei, eher ausgelassene, unbekümmerte Grundstimmung mit Eupho-

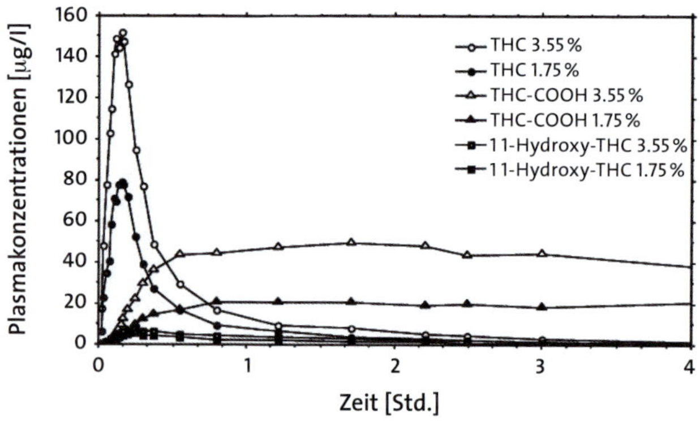

Abbildung 7-6: Mittlere Plasmakonzentrationsverläufe (n = 6) von THC, 11-OH-THC und THC-COOH nach dem Rauchen einer Marihuanazigarette mit einem Gehalt von 1,75 bzw. 3,55 % (nach Iten)

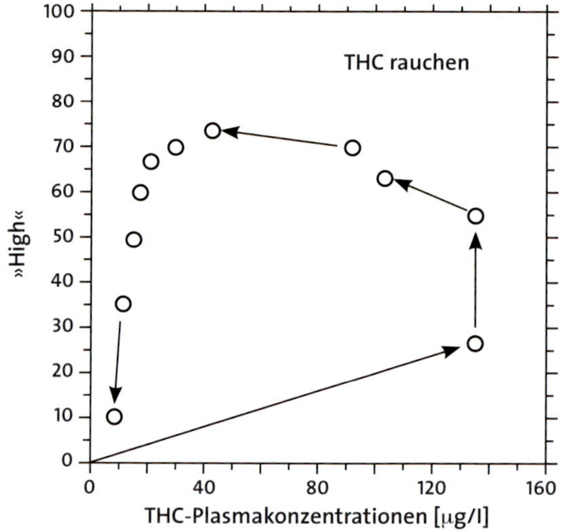

Abbildung 7-7: Hysterese im Gegenuhrzeigersinn. Plasmakonzentrations-Wirkungs-Beziehung bei Selbsteinschätzung des «High-Gefühls» (y-Achse) nach Rauchen einer Marihuanazigarette mit einem THC-Gehalt von 2,5 % (n = 6). Der zeitliche Verlauf ist mit den Pfeilen markiert. Das «High-Gefühl» korreliert nicht mit der THC-Plasmakonzentration (x-Achse). (nach Iten)

Tabelle 7-13: Datenblatt zu den Cannabinoiden

Wirkstoff	Tetrahydrocannabinol (THC): Wirkdosis bei Inhalation ca. 15 mg THC (0,1–0,2 g Haschisch) mit maximaler Plasmakonzentration nach 15–20 min HWZ ca. 45 min in Absorptionsphase, 3,5 h in Verteilungsphase und bis zu 24 h in terminaler Eliminationsphase Nachweisbarkeitsdauer im Serum 4–6 h (nach einmaligem Konsum)
Metaboliten	11-OH-THC (psychotrop): HWZ 12–18 h in terminaler Eliminationsphase Nachweisbarkeitsdauer im Serum 4–6 h (nach einmaligem Konsum)
	THC-COOH (inaktiv): HWZ 25–37 h, in terminaler Eliminationsphase bis zu 6 Tagen; Nachweisbarkeitsdauer 2–3 Tage im Serum bei einmaligem Konsum; ca. 3 Wochen nach regelmäßigem Konsum und im Urin 2–3 Tage nach einmaligem Konsum und bis zu 3 Monaten nach regelmäßigem Konsum

rie, Heiterkeit und innerer Gelassenheit, unter weitgehender Ausschaltung negativer Umwelteinflüsse. Kritikfähigkeit ist herabgesetzt, das eigene Leistungsvermögen und die eigenen Fähigkeiten werden überschätzt.

- *Postakute Phase*: dauert zwölf bis 24 Stunden; Antrieb ist vermindert, weitgehende Passivität. Der Konsument hat nach wie vor das Gefühl, noch nicht völlig «klar im Kopf» zu sein.

Nach *oraler Aufnahme* ist die Wirkung von THC etwa dreimal schwächer als bei inhalativer Applikation. Der Wirkungseintritt erfolgt erst zwei bis drei Stunden nach Einnahme, wobei etwa 5–20 % des oral aufgenommenen THC resorbiert werden.
Bei *regelmäßigem Konsum* kann die allgemeine Leistungsbereitschaft und Leistungsfähigkeit nachlassen mit Konzentrationsschwächen, leichter Ablenkbarkeit bzw. Denkstörungen, Gedankenunterbrechungen und bruchstückhaften Denkverläufen.
Zwei Einlassungen gilt es regelhaft in foro zu diskutieren: Zum einen werden positive Urin- oder Blutbefunde versucht, durch einen *Passivkonsum* zu erklären, d. h. durch Aufenthalt in Räumen mit Cannabisrauch. Jüngste Studien mit Aufenthalten in einem niederländischen Coffee-Shop haben gezeigt, dass keine relevanten Konzentrationen von THC oder THC-COOH daraus resultieren. Zum anderen wird in Frage gestellt, ob es für einen Betroffenen noch vorhersehbar gewesen sein konnte, dass er z. B. bei Antritt einer Autofahrt noch unter dem Einfluss von THC gestanden hat. Hier zeigte sich, dass bei einmaligen bzw. gelegentlichen Cannabiskonsumenten die Nachweisbarkeitsdauer von THC im Blut/Serum – wie schon ausgeführt – bei vier bis acht Stunden liegt, ihnen somit also bewusst gewesen sein muss, im engen zeitlichen Zusammenhang mit einer Fahrt Cannabisprodukte konsumiert zu haben. Nur bei regelmäßigen/chronischen Konsumenten kann das Nachweisfenster von THC auch in einem Bereich >24 Stunden liegen, i. d. R. mit Konzentrationen zwischen 1 und maximal 4 ng/ml.
In den letzten Jahren sind vermehrt Räuchermischungen mit der Verkaufsbezeichnung *Spice* auf dem (Drogen)Markt zu verzeichnen. Eine berauschende Wirkung soll auf der Kombination bestimmter natürlicher Pflanzeninhaltsstoffe beruhen, wobei Spice Verwendung findet als Ersatz für Cannabisprodukte. Tatsächlich wurden bzw. werden in solchen Produkten verschiedene synthetische cannabinoidmimetische Wirkstoffe (CP-47,497, JWH-018, HU-210) nachgewiesen, sodass mittlerweile Verbotsverfahren eingeleitet sind.

Heroin (Opiate)
Die medizinische Opiat-Hauptwirkung liegt im analgetischen Effekt, eine missbräuchliche Anwendung als Droge beruht auf euphorisierenden Eigenschaften, wobei in erster Linie *Heroin* (Diacetylmorphin) verwendet wird, das im ZNS schnell hohe Konzentrationen erreicht und ein starkes Suchtpotenzial besitzt. Ausgangsstoff für Heroin ist der eingetrocknete Milchsaft (Latex), der durch Anritzen aus den Kapselwänden der noch unreifen Mohnkapsel des einjährigen Schlafmohns (Papaver somniferum) gewonnen wird. Heroin wird i. d. R. halbsynthetisch durch Acetylierung der aus *Rohopium* gewonnenen Morphin-Base in Salzform als Heroin-Hydrochlorid dargestellt. Am häufigsten erfolgt die Aufnahme *intravenös* (i. v.); es kommt zu einer schlagartigen Anflutung des Wirkstoffes über die Blutbahn ins Gehirn mit plötzlich einsetzender Euphorie. Zum *Rauchen* wird das Heroin meist auf Aluminiumfolie gegeben und von unten langsam erhitzt, die entstehenden Heroindämpfe werden eingesaugt, die benötigte Heroinmenge zur Herbeiführung eines vergleichbaren Effektes ist deutlich größer. Von gängigem Straßenheroin, das einen Wirkstoffgehalt von 5–10 % aufweist, werden in der Regel 50–250 mg für eine i. v. Injektion verwendet. Heroin wird im Organismus mit einer HWZ von wenigen Minuten zu 6-Monoacetylmorphin (*6-MAM*) abgebaut, aus dem *Morphin* entsteht. In einer dritten Phase wird Morphin zu Morphin-3-, Morphin-6- und Morphin-3,6-Glucuronid verstoffwechselt (s. **Tabelle 7-14**). Heroin und 6-MAM sind wesentlich lipophiler als Morphin und überwinden

Tabelle 7-14: Datenblatt zu den Opiaten

Applikationsform	Heroin: Wirkdosis parenteral ca. 50–250 mg «Straßenheroin»; HWZ 2–9 min
Übergangsform	6-Monoacetylmorphin mit HWZ von ca. 38 min
Wirkstoff	Morphin: analgetisch wirksame Einzeldosis 5–20 mg; HWZ 1,1–3,1 h; Nachweis im Serum mehrere Std. (dosisabhängig), im Urin ca. 2–3 Tage
	Codein: orale Einzeldosis 10–60 mg; HWZ 1,9–3,9 h; Nachweis im Serum mehrere Std. bis wenige Tage (dosisabhängig), im Urin ca. 2–3 Tage
	Dihydrocodein: orale Einzeldosis 10–30 (60) mg; HWZ 3,3–4,5 h; Nachweis im Serum mehrere Std. (dosisabhängig), im Urin ca. 2–3 Tage

daher wesentlich schneller die Blut-Hirn-Schranke, worauf die stärkere Wirkung von Heroin gegenüber Morphin basiert. Im Gehirn und an anderen Zielorganen wird Heroin über 6-MAM zu Morphin abgebaut, welche an die entsprechenden Rezeptoren binden und damit die eigentlichen Wirkstoffe des Heroins darstellen. Durch die hydrophile Eigenschaft des Morphins ist dessen längere Verweildauer im Gehirn und die damit verbundene lange Wirkung zu erklären. Heroin ist also eine bessere Transportform des Morphins ins Gehirn, da bei Applikation von Heroin mehr Morphin schneller den Wirkort erreicht. Heroin wirkt rascher, heftiger, aber auch kürzer als Morphin. Daher sind zur Aufrechterhaltung einer gleichbleibenden Konzentration mehrere Injektionen pro Tag erforderlich.

Eine einzelne Morphin-Injektion bewirkt bei einem psychisch gesunden Menschen außer einer wohltuenden Schmerzfreiheit keine weiteren Empfindungen, generell tritt erst bei mehrfacher Morphin-Applikation die euphorisierende Wirkung in den Vordergrund, sodass es insbesondere bei psychisch labilen Personen zur Ausprägung des *Morphinismus* kommen kann. Eine durch Morphin ausgelöste Euphorie zeichnet sich aus durch eine ausgeglichene, ruhige, unbeschwerte und glückliche Stimmungslage mit Gleichgültigkeit. Hinzu kommt eine Steigerung des Selbstvertrauens, Wahrnehmungen erscheinen intensiver, Ängstlichkeit und Anspannung verfliegen. Allerdings tritt auch eine Dämpfung der Bewusstseinslage bzw. Bewusstseinsveränderung sowie eine herabgesetzte Sinneswahrnehmung bzw. Einschränkung der Wahrnehmungsfähigkeit hinzu. Weitere zentrale Morphin-Wirkungen bestehen in einer ausgeprägten Miosis und einer Hemmung des Atem- und Hustenzentrums, was eine Atemdepression zur Folge haben kann. Es gilt der Leitsatz, dass eine *Opiatintoxikation* mit zentralen Morphin-Wirkungen gekennzeichnet ist durch die *Trias Miosis, Koma, Atemdepression.*

Nach Heroin-Applikation sind die o. g. Wirkungen gegeben, allerdings kommt ein zusätzlicher «Kick» hinzu, ein als orgastisch bezeichnetes Glücksgefühl. Die Wirkung nach parenteraler Aufnahme erfolgt im Sekunden- bis Minutenbereich. In der *Primärphase* nach i. v. Injektion besteht für einige Minuten Handlungsunfähigkeit. Nach der Primärphase geht der akute Rausch in eine zweite *Phase milder Euphorie* über. Die Wirkung ist gekennzeichnet durch:

- Schmerzlinderung;
- Sedierung, reduzierte geistige Aktivität, Konzentrationsschwäche, Apathie, Schläfrigkeit, Benommenheit, Gleichgültigkeit gegenüber Außenreizen, Verlängerung der Reaktionszeit;
- Stimmungsveränderungen und -labilität, zum Teil mit Steigerung des Selbstbewusstseins, Euphorie, Entspannungs-, Wärmegefühl, aber auch Dysphorie, Angst-, Spannungsgefühl;
- Hemmung des Hustenzentrums, Atemdepression;
- Miosis;
- emetischer Früheffekt, antiemetischer Späteffekt;
- Tonussteigerung der Darm- und Harnblasenmuskulatur sowie der Schließmuskeln;
- Tonusverminderung der Gefäßmuskulatur, Tendenz zur orthostatischen Hypotonie.

Der wiederholte Konsum von Heroin/Morphin führt zu psychischer und physischer Abhängigkeit. Bei chronischem Missbrauch kommt es zu Wesensveränderungen, Gleichgültigkeit und psychomotorischer Verlangsamung. Zu beachten ist, dass sich Abhängige nach Heroinaufnahme zeitweise in einem organisch-psychischen Gleichgewicht befinden können, in dem sie nach außen unauffällig, hellwach und leistungsfähig erscheinen. Nach *Konsumunterbrechung* sinkt die Toleranz, sodass bei erneuter Aufnahme die Gefahr einer Überdosierung besteht. Die *Entzugssymptomatik* (s. **Tab. 7-15**) gerade bei Opiatabhängigen ist wie die akute Substanzintoxikation mit einem Verkehrsgefährdungspotenzial behaftet.

Zu Todesfällen durch Heroin und andere Opioide kann es durch direkte akut toxische Wirkungen mit Atemdepression bzw. Atemlähmung, Kreislaufschock, Hypoxie mit (irreversiblen) Hirnschäden und Herzkreislaufversagen nach Applikation hoher Dosen kommen. Nicht selten führt zentral ausgelöstes Erbrechen bei Hemmung der Hustenreflexe zu einer zusätzlichen mechanischen Behinderung der Atmung bzw. vollständigen Blockade der Atemwege durch eine Speisebreiaspiration.

Kokain

Kokain ist ein weißes, kristallines Pulver und wird aus Blättern des Coca-Strauches Erythroxylum coca durch Extraktion als Hydrochlorid erhalten. Die zentral stimulierende Droge wird i. d. R. nasal oder i. v. konsumiert und im Körper unterschiedlich metabolisiert. In **Tabelle 7-16** sind weitere wichtige Daten zusammengefasst. In **Abbildung 7-8** sind die Serumkonzentrationsverläufe von Kokain und Benzoylecgonin nach nasaler Applikation dargestellt.

Die effektive mittlere Rauschdosis ist von der Applikationsform abhängig und liegt bei ca. 10 mg an Kokain-Hydrochlorid i. v., bei nasaler Aufnahme beträgt die Rauschdosis 20–50 mg, eine Einzeldosis beträgt maximal 100 mg. Von anfänglichen Kokain-

Tabelle 7-15: Entzugsstadien bei Opiatabhängigkeit

Stadium	Symptome	Std. nach letzter Applikation
0	Verlangen nach Drogen, Ängstlichkeit, Rastlosigkeit	4
1	Gähnen, laufende Nase, Tränenfluss, Niesen, Schwitzen, Juckreiz	8
2	Zunahme der genannten Symptome, Mydriasis, Gänsehaut, Muskelzuckungen, heiße und kalte Schauer, Unruhe, Knochen- und Muskelschmerzen, Appetitlosigkeit	12
3	Zunahme der genannten Symptomatik, Hypertonie, Hyperthermie, Tachykardie, Tachypnoe, Schlaflosigkeit, Übelkeit	18–24
4	Zunahme der Symptomatik, fiebriges Aussehen, Muskelkrämpfe, Diarrhö, Erbrechen, Schock, Hyperglykämie, spontane Ejakulation oder Orgasmus, evtl. Tod durch Kreislaufversagen	24–36

Mengen im mg-Bereich kann es zu erheblichen Dosis-Steigerungen kommen, bis zu mehreren g/Tag. Nach gemeinsamer Aufnahme von Kokain und Alkohol kann als zusätzlicher aktiver Metabolit Cocaethylen entstehen.

Der Kokainrausch kann je nach psychischer Verfassung und Persönlichkeitsstruktur verschieden verlaufen und ist nicht immer vorhersehbar. Meist finden sich drei Rauschphasen:

- *Euphorisches Rauschstadium* (Sekunden über wenige Minuten bis Stunden): Das «High»-Gefühl geht einher mit einem berauschenden Stärke- und Glücksgefühl sowie mit einem übersteigerten Selbstwertgefühl. Es kommt zu starken positiven Empfindungen, Mut, erhöhter Risikobereitschaft, einer aufputschenden Antriebssteigerung ohne Erschöpfungs- oder Ermüdungsanzeichen, beschleunigten Denkabläufen, Abbau von Hemmungen, Distanzlosigkeit, Einschränkung von Kritikfähigkeit und Urteilsvermögen.
- *Rauschstadium*: Die Euphorie nimmt ab, äußere Reize werden zum Teil als negativ, belastend, angstvoll empfunden. Es kann zu Illusionen bzw. paranoid-halluzinatorischen Zuständen mit Verfolgungswahn, insbesondere visueller und taktiler Natur sowie zu Koordinationsstörungen und Zittern kommen.
- *Depressives Stadium*: Insbesondere Antriebsverlust, extreme Müdigkeit, Niedergeschlagenheit, Erschöpfung, Reizbarkeit, Angst bis zur Depression. Es besteht bei einer quälenden Empfindung von Ausweglosigkeit, häufig mit paranoiden Ideen, ein enormer Drang zu erneutem Kokainkonsum.

Die zweite und dritte Rauschphase treten meist nur bei einem raschen Kokainübertritt ins Blut bzw. in das Gehirn auf, also bei i. v. Konsum oder beim Rauchen von Crack oder freier Base, wohingegen beim

Tabelle 7-16: Datenblatt zu Kokain

Wirkstoff	Kokain: Einzeldosis bei ca. 10 mg reinem Kokain-HCl i. v., 20–50 mg i. n., max. 100 mg; HWZ 42–90 min; Nachweis im Serum 4–6 h (Kokaininstabil!), im Urin ca. 6–8 h
Metaboliten	Benzoylecgonin: HWZ 4,5–7 h; Nachweis im Serum wenige Tage (dosisabhängig), im Urin ca. 3–6 Tage
	Ecgoninmethylester: HWZ 3,1–5 h; Nachweis im Serum wenige Tage (dosisabhängig), im Urin ca. 3–6 Tage

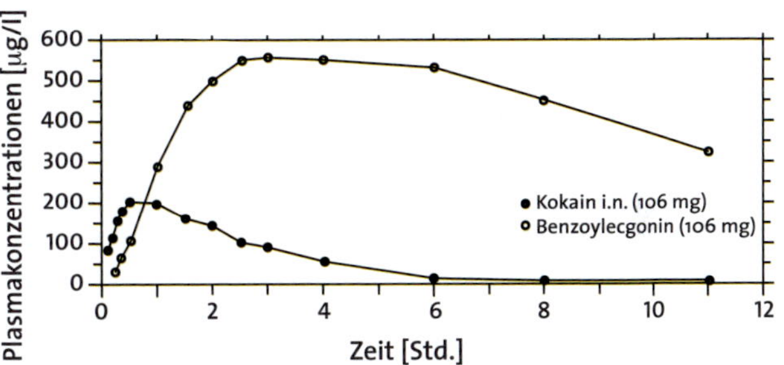

Abbildung 7-8: Plasma-Konzentrationsverlauf von Cocain und Benzoylecgonin nach intranasaler (i. n.) Applikation von 106 mg Cocain-HCl (nach Iten)

Schnupfen derartige Phasen erst bei häufigem oder sehr exzessivem Konsum zu beobachten sind. Kokain passiert die Blut-Hirnschranke sehr rasch und akkumuliert im ZNS bzw. wird dort langsamer abgebaut als im Blut. Das Konzentrationsverhältnis Gehirn/Blut liegt bei 4:1, wenn das Blutmaximum ca. 20 Minuten nach Applikation erreicht ist und nimmt Werte bis 20:1 an. Daher ist auch bei niedrigen Kokainkonzentrationen im Blut oder bei negativen Kokain-, aber deutlich positiven Benzoylecgonin-Befunden, eine akute Wirkung möglich und der letzte Einnahmezeitpunkt bei einer Beurteilung zu berücksichtigen.

Amphetamin und Designer-Drogen

Amphetamin und seine Derivate und Homologe sind vollsynthetische Produkte, die zumeist in Salzform als Pulver, in Kapsel- oder Tablettenform vorliegen. Mit Amphetamin verwandt ist das Methamphetamin. Dort sind gegenüber der Grundsubstanz der zentral stimulierende Effekt und damit das Missbrauchspotenzial etwa verdoppelt. Zudem existiert eine Reihe von Medikamenten, die quasi als Vorläufer für im Organismus entstehendes Amphetamin anzusehen sind (u. a. Amphetaminil, Benzphetamin, Clobenzorex, Dimethylamphetamin, Ethylamphetamin, Famprofazon, Fencamin, Fenethyllin, Fenproporex, Furfenorex, Mefenorex, Mesocarb, Prenylamin und Selegelin). Die Wirkung dieser Arzneimittel, die zum Teil Psychostimulanzien und Dopingmittel darstellen, beruht vor allem auf der Freisetzung von Methamphetamin bzw. Amphetamin bei der Körperpassage.

Neben Amphetamin sind weitere «Designer-Drugs» von Bedeutung, wobei stimulierende und halluzinogene Wirkungsweisen zum Teil kombiniert werden. Die größte Bedeutung kommt den *Methylendioxyamphetaminen* zu (Sammelbegriff: *Ecstasy*). Dazu gehören unter anderem das 3,4-Methylendioxymethamphetamin (*MDMA*), 3,4-Methylendioxyethylamphetamin (*MDEA*) und 3,4-Methylendioxyamphetamin (*MDA*). Während die genannten und weitere Substanzen dem Betäubungsmittelrecht unterstellt sind, werden immer wieder Derivate synthetisiert, die den gesetzlichen Bestimmungen noch nicht unterliegen und erst verzögert als Betäubungsmittel eingeordnet werden. Wird mit ihnen Handel betrieben, so fällt dies unter das Arzneimittelgesetz. Aktuell von größerer Relevanz sind Piperazin- und Cathinonderivate.

Amphetamin wird i. d. R. oral konsumiert, teilweise nasal. Oral aufgenommene Dosen von 5–15 mg führen für fünf bis zehn Stunden zu einer Steigerung der Leistungsbereitschaft, der körperlichen Leistungsfähigkeit bei Unterdrückung des Schlafbedürfnisses, wobei die *d*-Form von Amphetamin eine etwa drei- bis vierfach stärkere zentral aktive Wirkung zeigt als die *l*-Form. Mittlere Rauschdosen von 10–20 mg bewirken zusätzlich psychische Effekte (starke Euphorie), Dosen um 50 mg sind als hoch zu bezeichnen, wobei Tolerante durchaus mehrere g/Tag konsumieren. Designer-Amphetamine werden meist in Tablettenform genommen, seltener in Pulverform, nasal oder in Saft aufgelöst und getrunken. Die effektive Einzeldosis bei oraler Aufnahme von MDMA, MDEA oder MDA liegt zwischen 50 und 150 mg (1–1,5 mg/kg Körpergewicht). Im Gegensatz zum Amphetamin scheint es bei den Designer-Drugs zu keiner ausgeprägten Toleranzentwicklung zu kommen, allerdings weist die häufige Einnahme von mehreren Konsumeinheiten täglich zumindest auf einen Toleranzeffekt hin. Hoch- und Überdosierungen bewirken keine Steigerung des Rauschzustandes, sondern eine zeitliche Ausdehnung des anschließenden Erschöpfungszustandes. Das rein psychische Abhängigkeitspotenzial dürfte dem des Amphetamins vergleichbar sein. Neben der stimulierenden, sympathomimetischen, euphorisierenden und aufputschenden Wirkung, die denen einer Amphetamin-Aufnahme ähnelt, wird von den Konsumenten eine die emotionale Verfassung steigernde Wirkung verspürt. Geschätzt werden emotionale Enthemmung, Steigerung des Selbstwertgefühls, Abbau von Kommunikationsbarrieren und das intensivere Erleben der Umwelt (Musik, Lichteffekte etc.). Die orale Einnahme in üblicher Dosierung bewirkt nach etwa 15–30 Minuten häufig Übelkeit, Schwitzen, Kopfschmerzen und rasendes Herzklopfen. Nach etwa 45–60 Minuten kommt es zu einem leicht kontrollierbaren und als wohlig empfundenen Rauschzustand mit gesteigerter Sinneswahrnehmung, Emotionalität, Euphorie, Aktivität und Gesprächsbereitschaft bei erhaltenem Bewusstsein. Nach ein bis drei Stunden klingt dieser Zustand ab und wird unter Umständen von starker Erschöpfung abgelöst. Nach sechs bis acht Stunden wird der psychische und physische Normalzustand erreicht, wobei das Erlebte lebhaft in Erinnerung bleiben kann. Allerdings kann es zu Erschöpfungszuständen kommen, die unter Umständen bis zu zwei Tagen anhalten. Die Wirkungen der einzelnen Methylendioxyamphetamine weisen nur marginale Unterschiede auf. MDMA, auch häufig als «Harmoniedroge» bezeichnet, löst in erster Linie eine stundenlange milde Euphorie und Ausgeglichenheit mit erhöhter Kontaktfreudigkeit aus. Zu der spannungslösenden kommt auch eine antriebssteigernde Komponente hinzu. Bei insgesamt schwächerer Wirkung als MDMA ist die Antriebssteigerung bei MDEA noch erhöht, akustische oder visuelle Sinneswahrnehmungen werden verstärkt. Beim MDA-Rausch kann es zu einer Verzerrung von Raum- und Zeiterlebnissen und Sinnestäuschungen (Synästhesien) kommen, die bei niedrigeren Konzentrationen allerdings verschwinden. Als Nebenwirkungen werden dysphorische Zustände mit Depression, Angstzustände, Halluzinationen mit psychotischen Reaktionen und Verwirrtheit beschrieben. Dazu kann es zu innerer Unruhe, Brechreiz, Seh- und Hörstörun-

gen, Muskelkrämpfen, Störungen des Bewegungsablaufes sowie Erhöhung von Herzfrequenz und Blutdruck mit der Gefahr von Hyperthermie und Hirnblutungen bis zum zentralen Kreislaufversagen kommen.
Die Konzentrationsverläufe von Amphetamin sowie MDMA und seinem Stoffwechselprodukt MDA im Blut nach oraler Aufnahme sind in den **Abbildungen 7-9** und **7-10** dargestellt. Weitere Daten sind in **Tabelle 7-17** zusammengefasst.
Insbesondere in der Partyszene treten in den letzten Jahren vermehrt Produkte unter der Bezeichnung *Legal Highs* auf, zum Teil als «Badesalze», «Lufterfrischer» oder «Kräutermischungen», aber auch als Pulver oder Partypillen. Sie sollen als angeblich legale Alternative zu herkömmlichen illegalen Drogen gelten, enthalten jedoch meist ebenfalls Betäubungsmittel oder ähnlich wirkende, nicht auf der Verpackung ausgewiesene chemische Wirkstoffe. Bekannte Inhaltsstoffe sind Mephedron, Methylcathinone oder Piperazinderivate. Der Umgang mit solchen Produkten ist nach dem Betäubungsmittelgesetz strafbar, sofern sie Betäubungsmittel enthalten. Sind ähnlich wirksame Substanzen enthalten, die nicht als Betäubungsmittel eingestuft sind, gelten bei einer pharmakologischen Wirkung des Produktes die Bestimmungen und Strafvorschriften des Arzneimittelgesetzes.

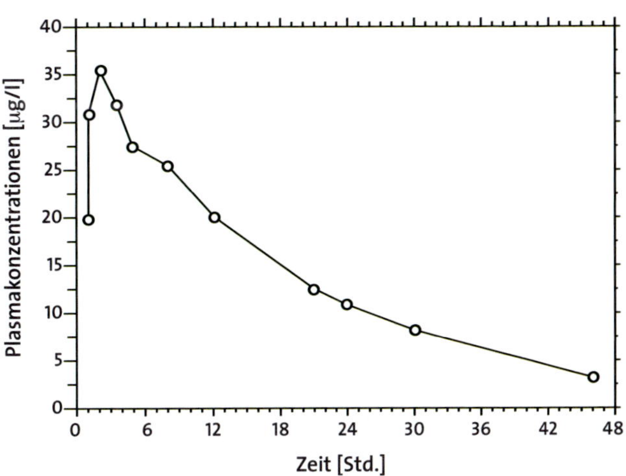

Abbildung 7-9: Verlauf der Amphetamin-Konzentration im Blut nach oraler Aufnahme von 10 mg Amphetamin-Sulfat (nach Iten)

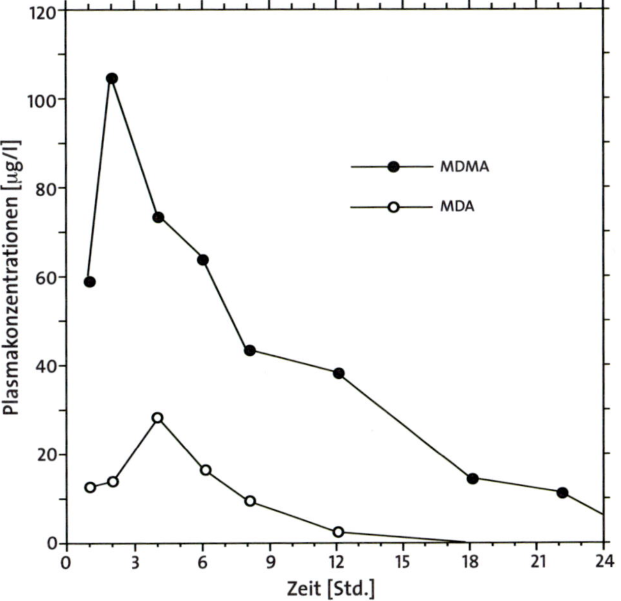

Abbildung 7-10: Plasma-Konzentrationsverlauf von MDMA und seinem Stoffwechselprodukt MDA nach oraler Aufnahme von 50 mg MDMA (nach Iten)

7.5.3 Forensisch relevante Arzneimittel

Im Folgenden sind einige forensisch bedeutsame Arzneimittelwirkstoffgruppen kurz skizziert. Für ein ausführliches Studium der Wirkungsweisen, klinischen Bedeutung, möglicher Behandlungshinweise etc. wird auf umfangreiche Fachbücher hingewiesen. Selbstverständlich handelt es sich nur um eine Auswahl und andere Arzneimittel können ebenfalls von forensischer Relevanz sein. Ergänzende Ausführungen zu verkehrsmedizinisch relevanten Wirkungsweisen finden sich in Kapitel 8. Wie ausgeführt, ist eine rasterartige Einordnung ermittelter Plasmakonzentrationen mit Vorsicht vorzunehmen, sodass Literaturangaben zu therapeutischen oder toxischen bzw. letalen Konzentrationsbereichen nur als grober Anhaltspunkt oder Orientierung dienen können und die jeweiligen Umstände des Einzelfalles zu berücksichtigen sind.

Analgetika

Analgetika stellen die größte und am häufigsten applizierte Arzneimittelgruppe dar und dienen der symptomatischen Schmerztherapie. Es wird zwischen stark und schwach wirksamen Analgetika

Tabelle 7-17: Datenblatt zu Amphetamin und Designer-Amphetaminen

Wirkstoffe	Amphetamin, Methamphetamin, MDMA, MDA und MDEA Rauschdosen ca. 10–50 mg Amphetamin bzw. Methamphetamin und bis ca. 100 mg MDMA/MDEA/MDA; HWZ 4–12 (34) h für Amphetamin, ca. 9 h für Methamphetamin und ca. 7–25 h für MDMA/MDEA/MDA; Nachweis im Serum jeweils 6–24 h, im Urin 1–3 Tage

unterschieden bzw. zwischen Opioid-Analgetika mit vorwiegend zentraler, daneben auch peripherer Wirkung, und nichtopioiden Analgetika mit peripherer, daneben aber auch zentraler Wirkung sowie meist zusätzlich mit antipyretischen und eventuell antiphlogistischen und antirheumatischen Eigenschaften.

Bei den nichtopioiden Analgetika wird differenziert zwischen Mono- und Kombinationspräparaten, die neben dem schmerzstillenden Wirkstoff einen Zusatzstoff wie Codein oder Coffein enthalten und neben der schmerzstillenden Wirkung über belebende bzw. stimulierende Effekte verfügen und dadurch das Risiko einer Gewöhnung in sich bergen. Nach dem Absetzen von coffeinhaltigen Medikamenten können zeitverzögert Kopfschmerzen als Entzugssymptome auftreten, die nicht als solche erkannt werden, sondern Ursache dafür sind, den Schmerzmittelkonsum mit erhöhter Dosierung fortzusetzen.

Die Pharmako-/Toxikokinetik der Einzelsubstanzen ist sehr unterschiedlich. Generell besitzen sie eine hohe Eiweißbindung und demzufolge ein relativ kleines Verteilungsvolumen. Die renale Elimination ist pH-abhängig. Insbesondere bei Überdosierungen treten *zentralnervöse Symptome* auf wie Ohrensausen, Schwindel, Hör- und Sehstörungen, Verwirrtheit und Angstzustände.

Opioidanalgetika fallen unter das Betäubungsmittelgesetz und sind zur Behandlung von traumatischen, postoperativen, ischämischen und Tumorschmerzen geeignet. Die Einnahme erfolgt dann i. d. R. oral in einer Retardzubereitung, zum Teil auch transdermal über ein Pflaster; eine Suchtauslösung ist bei medizinisch indizierter Verwendung äußerst selten. Auch bei therapeutischer Dosierung ist regelmäßig eine Verminderung der Atemfrequenz, eine Miosis sowie eine Bradykardie nachzuweisen. Von den unerwünschten Nebenwirkungen ist bei Opioiden die Atemlähmung am bedeutsamsten und stellt bei Opioidabhängigen die häufigste Todesursache dar. Bei Opioidanalgetika ist vermehrt eine missbräuchliche Anwendung zu verzeichnen bis hin zum Auskochen von Fentanylpflastern, um den aufkonzentrierten Wirkstoffe i. v. zu applizieren.

Hypnotika und Sedativa

Hypnotika werden zur symptomatischen Behandlung von Schlaflosigkeit verabreicht. Bei Einschlafstörungen werden kurz wirksame Substanzen, bei Durchschlafstörungen Substanzen mit längerer Wirkdauer verwendet. Von Bedeutung sind heute nicht mehr die Barbiturate und auch weniger das Chloralhydrat, sondern vor allem benzodiazepinhaltige Schlaf- und Beruhigungsmittel, die ein hohes Abhängigkeitspotenzial aufweisen. Sie gehören trotz rückläufiger Tendenz – modernere Wirkstoffe sind Zopiclon, Zolpidem oder Zaleplon – immer noch zu den am häufigsten verordneten Arzneimitteln und wirken beruhigend, angstlösend und je nach Dosis einschläfernd. Als Entzugssymptome treten häufig genau die Beschwerden auf, die Anlass für die Einnahme waren.

Von den Benzodiazepinen werden insbesondere Diazepam und Flunitrazepam als Ausweich- und Substitutionsmittel bei Drogenabhängigkeit verwendet. Benzodiazepine mit kurzer Plasmahalbwertszeit werden gehäuft auch als sogenannte *K.o.-Mittel* eingesetzt. Frei verkäufliche Hypnotika enthalten Histamin-H1-Rezeptor-Antagonisten (Diphenhydramin, Doxylamin). In hoher Dosierung (ab ca. 20-fach) ist auch Diphenhydramin als Suizidmittel geeignet.

Aufgrund der großen Verbreitung finden sich Benzodiazepine bei vielen Suizidversuchen. Isolierte Benzodiazepinintoxikationen mit letalem Verlauf sind eher selten; meist erfolgt aber eine kombinierte Aufnahme mit Alkohol oder anderen zentral wirksamen Mitteln, sodass es zu einer additiven bis potenzierenden Wirkungsverstärkung kommt.

Psychopharmaka

Psychopharmaka nehmen Einfluss auf die Psyche eines Patienten (Beseitigung oder Abschwächung psychopathologischer Symptome), wobei eine kausale Therapie nicht gelingt. Nach ihrem therapeutisch angestrebten Zweck erfolgt eine Einteilung in antipsychotisch wirkende Psychopharmaka (Neuroleptika und Antidepressiva gegen Schizophrenien und affektive Psychosen) und solche, die nicht antipsychotisch wirken (Tranquillanzien und Stimulanzien). Häufig findet sich eine Verwendung als Suizidmittel, wohingegen – im Gegensatz zu Benzodiazepinen – das Missbrauchspotenzial geringer und zumeist nur bei Polytoxikomanie (z. B. Doxepin) gegeben ist. Bei (älteren) Personen mit kardiovaskulärer Vorschädigung kann es schon bei therapeutischer Dosierung zu lebensgefährlichen bis tödlichen Komplikationen kommen.

Neuroleptika sind geeignet, um Halluzinationen, Wahn und psychomotorische Erregung zu beseitigen sowie affektive Erregbarkeit und Vigilanz zu dämpfen, ohne das Bewusstsein und die intellektuellen Fähigkeiten wesentlich zu beeinflussen. In **Abbildung 7-11** sind erwünschte und unerwünschte Wirkungen von Neuroleptika in ihrer Relation zueinander dargestellt.

Da das Ansprechen auf Neuroleptika von Patient zu Patient schwankt, ist eine individuelle Dosierung vorzunehmen. Wichtigste Nebenwirkungen sind extrapyramidal-motorische, vegetative und hormonelle Störungen sowie allergische Reaktionen und zum Teil unerwünschte Wirkungen im psychischen Bereich. Die Wirkung zentral dämpfender Pharmaka wird gesteigert (Narkotika, Schlafmittel, Analgetika, Alkohol) ebenso wie die von Anticholinergika und α- bzw. β-Adrenozeptorenblockern. Bei Intoxikationen kann es zu schweren extrapyramidal-motorischen Störungen, Hypotonie, Tachykardie und generalisierten Krampfanfällen bis hin zu lebensgefährlichen oder tödlichen Komplikationen wie malignes neuroleptisches Syndrom, Agranulocytose oder plötzlichem Herztod kommen. Therapeutisch werden anticholinerge Antiparkinsonmittel und Diazepam gegen Krämpfe gegeben.

Antidepressiva verfügen über zwei Hauptwirkungskomponenten, sie wirken entweder depressionslösend (Stimmungsaufhellung) bzw. entweder psychomotorisch aktivierend (Antriebssteigerung) oder psychomotorisch dämpfend (Sedierung und Anxiolyse).

Bei den zyklischen Antidepressiva setzt die Wirkung meist erst nach ein bis zwei Wochen ein, wohingegen anticholinerge Nebenwirkungen direkt auftreten können wie Mundtrockenheit, Obstipation, Akkomodationsstörungen und Miktionsbeschwerden. Bedeutsamer sind kardiovaskuläre Störungen wie Blutdrucksenkung, Tachykardie und Überleitungsstörungen. Zentrale Nebenwirkungen sind Sedation und Schläfrigkeit, Erregungs- und Verwirrtheitszustände, Tremor, Krampfanfälle sowie Appetitsteigerung und Gewichtszunahme. Intoxikationen sind gekennzeichnet durch bedrohliche kardiovaskuläre Symtome (starker Blutdruckabfall, Tachykardie, Herzrhythmusstörungen) sowie Hyperthermie, Delirien und Krämpfe bis hin zu einem Herz- und Atemstillstand (cave bei kardiovaskulärer Vorschädigung!).

Bei den *selektiven Serotoninwiederaufnahmehemmer (SSRI)* sind die sedierende Wirkung und kardiovaskuläre Nebenwirkungen gering. Als Nebenwirkungen werden Schlaflosigkeit, Kopfschmerzen, manische Reaktionen und häufig gastrointestinale Störungen aufgeführt.

Beim Einsatz von *Monoaminoxidase-(MAO-)Hemmern* insbesondere bei gehemmten Depressionen und Therapieresistentz gegen zyklische Antidepressiva ist auf die Interaktion von Tranylcypromin mit Tyramin-haltigen Lebensmitteln (z. B. Käse) zu achten (Blutdruckanstieg, hypertone Krise), was beim selektiven MAO-A-Blocker Moclobemid entfällt.

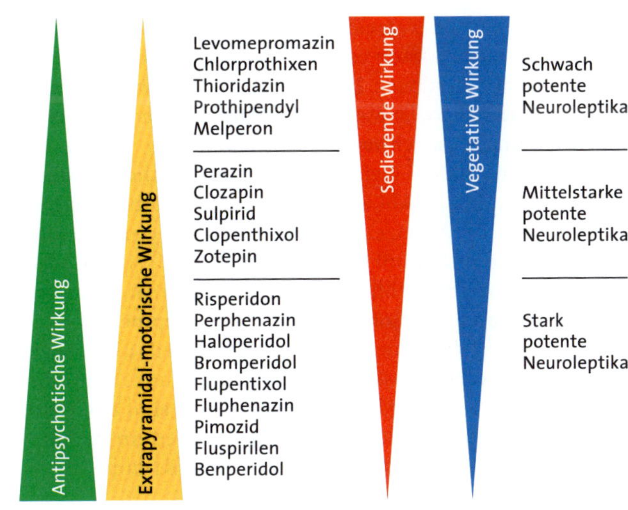

Abbildung 7-11: Erwünschte und unerwünschte Wirkungen von Neuroleptika, wobei für bestimmte Substanzen bzw. Wirkungen jeweils Ausnahmen gelten können.

Als Nebenwirkungen sind Schlafstörungen, Übelkeit und Kopfschmerzen zu verzeichnen; Vergiftungen sind gekennzeichnet durch orthostatische Hypotonie und zentralnervöse Effekte wie Agitiertheit, Erregung mit Halluzinationen, Hyperreflexie, Tremor und Krämpfe.

Eine gleichzeitige Therapie mit SSRI oder zyklischen Antidepressiva und Monoaminoxidase-Hemmern (s. u.) ist wegen der Gefahr toxischer Serotoninkonzentrationen (Serotonin-Syndrom) im Gehirn kontraindiziert.

Lithium wird zum einen bei manischen Patienten zur Akutbehandlung eingesetzt und wirkt psychomotorisch dämpfend, zum anderen ist es zur Rezidivprophylaxe bei affektiven Psychosen indiziert. Die therapeutische Breite ist relativ gering; unerwünschte Nebenwirkungen betreffen den Magen-Darm-Kanal und das ZNS (Durchfall, Erbrechen, Tremor, Krampfanfälle und Koma) und können bei gleichzeitigem Natrium- und Kaliummangel tödlich verlaufen.

Tranquillanzien sind Substanzen, die ohne antipsychotische Effekte beruhigend wirken, Angst- und Spannungsgefühle beseitigen, zur Ausgeglichenheit führen und das Denk- und Leistungsvermögen möglichst wenig beeinflussen sollen. Eine Idealsubstanz, die ausschließlich entspannend und anxiolytisch wirkt, ohne Symptome wie Benommenheit, Schläfrigkeit, Ataxie oder Sprachstörungen hervorzurufen, existiert nicht. Vielmehr sind weitere Nebenwirkungen wie ataktische Störungen, Schwindel und Einschränkung der intellektuellen Leistungsfähigkeit zu verzeichnen. Insbesondere bei älteren Menschen kann es zu Koordinationsstörungen wie auch paradoxen Erregungs- und Verwirrtheitszuständen sowie aufgrund muskelrelaxierender Wirkungen zu schweren Stürzen kommen. Zudem besteht die Gefahr der Gewohnheitsbildung (psychische Abhängigkeit ohne Dosiserhöhung), da es beim Absetzen zu vermehrter Angst und Schlaflosigkeit kommt (ausschleichendes Absetzen). Klassische Tranquillanzien sind Meprobamat, Hydroxyzin und insbesondere die Benzodiazepine.

Psychostimulanzien sollen Müdigkeit und Abgespanntheit beseitigen sowie die Konzentrations- und Leistungsfähigkeit erhöhen und sind zusätzlich als Appetitzügler im Einsatz. Sie haben ein Suchtpotenzial und sind bei Überdosierung Krampfgifte.

Antiepileptika

Antiepileptika werden zur symptomatischen Behandlung verschiedener Epilepsieformen eingesetzt. Ein ideales Antiepileptikum setzt die Krampfschwelle herauf, ohne dass die motorische Erregbarkeit beeinflusst wird und sedative bzw. hypnotische Effekte auftreten. Da solche Mittel nicht existieren, gilt so niedrig wie möglich zu dosieren und Patienten möglichst sorgfältig zu überwachen. Verwendung finden Barbiturate bzw. Desoxybarbiturate (Phenobarbital und Primidon), Hydantoine (heute nur noch Phenytoin), Succimide (Etho-/Mesuximid) und Oxalolidindione (Trimethadion) sowie mit abweichender chemischer Grundstruktur Benzodiazepine, Sultiam, Carbamazepin, Valproinsäure, Vigabatrin, Lamotrigin und zum Teil auch Hormone (Glucocorticoide und Corticotropin). Initiale und dosisabhängige Nebenwirkungen betreffen das ZNS (Müdigkeit, Schwindel, Ataxie, Konzentrationsmangel etc.), wobei die sedierende Wirkung im Vordergrund steht. Bei leichter Verfügbarkeit ist eine Anwendung als Suizidmittel gegeben. Epileptische Anfälle mit letalem Verlauf sind meist bei unzuverlässiger Einnahme oder zusätzlichem Alkoholmissbrauch zu verzeichnen.

Herzglykoside

Herzglykoside, von denen fast nur noch Digitalisglykoside in Gebrauch sind, hemmen die Natrium-Kalium-ATPase, wodurch der Calciumeinstrom verbessert und der intrazelluläre Calciumgehalt des sarkoplasmatischen Retikulums erhöht wird. Wegen der bei stärkergradiger Hemmung dieser ATPase auftretenden (lebensbedrohlichen) Arrhythmien besitzen Digitalisglykoside eine geringe therapeutische Breite. Als extrakardiale Nebenwirkungen treten Übelkeit, Erbrechen und Verwirrtheitszustände auf. Zu Intoxikationen kann es auch durch Akkumulation geringgradig erhöhter Dosen insbesondere von Digitoxin oder verminderter renaler Elimination des Digoxins (bei Niereninsuffizienz) kommen. Eine Verwendung als Suizid- oder Mordgift ist in der forensischen Praxis bekannt. Andere Herzglykoside wie Strophantin (aus Strophanthussamen), Convallatoxin (aus Maiglöckchen) und Oleandrin (aus Oleander) werden schlecht resorbiert und wirken kurz, allerdings sind auch Intoxikationen mit diesen Substanzen insbesondere bei Kindern und in suizidaler Absicht zu verzeichnen.

Insulin

Insulin (Normbereich 5–25 µU/ml) wird insbesondere bei insulinpflichtigen Diabetikern als Suizidmittel und gerade bei entsprechender Verfügbarkeit (medizinischer Bereich; Pflegepersonal) auch als Mordgift verwendet. Bei hoher Dosierung tritt eine Unterzuckerung mit Bewusstlosigkeit im Minutenbereich ein, gefolgt von einem schnellen Todeseintritt infolge eines Glucosemangels im Gehirn. Eine postmortale Blutzuckerbestimmung ist in der Regel nicht beweiskräftig (postmortaler Abbau), eine Beurteilung der Stoffwechsellage erfolgt am geeignetsten an der Glaskörperflüssigkeit (Summe aus Glucose und Laktat). Ansonsten kann eine immunchemische Bestimmung nach Extraktion erfolgen, neuerdings wurden auch beweissichere chromatographische Bestimmungsmethoden entwickelt. Günstig kann der Nachweis in der Einstichstelle sein, da dort die kristalline Form vorliegen kann. Gerade in forensischen Fällen kann auch eine Bestimmung des C-Peptid (Normbereich 1,5–3,5 ng/ml bzw. 0,5–1,15 nmol/l) von Bedeutung sein.

Flüchtige Narkosemittel

Flüchtige Narkosemittel (z. B. Halothan, Enfluran, Ether, Chloroform) sind forensisch relevant bei Narkosezwischenfällen, wenn es in der Regel zu einer Verwechselung oder falschen Dosierung gekommen ist. Zudem können Personen durch Verwendung solcher Mittel zur Begehung einer Anschlussstraftat (Vergewaltigung, Raub) narkotisiert werden, wobei auch letale Ausgänge zu verzeichnen sind. Aufgrund euphorisierender Eigenschaften finden entsprechende Substanzen auch als Suchtmittel Verwendung und werden zudem teilweise auch bei autoerotischen Unfällen nachgewiesen. Wichtig ist eine adäquate Asservationstechnik (schnell und in luftdicht verschlossenen Gefäßen), um Verluste der leicht flüchtigen Substanzen bis zur Analyse zu vermeiden. Eine besondere Bedeutung kommt dem flüssigen Narkosemittel *γ-Hydroxy-Buttersäure (GHB)* mit dem Szenenamen «*Liquid Ecstasy*» zu, das injiziert oder oral aufgenommen werden kann. GHB findet in der Drogen- und Partyszene ebenso Verbreitung wie auch als K.o.-Mittel insbesondere bei Sexualdelikten. Als klassische Symptome sind eine Miosis, Bradykardie und in höherer Dosierung Bewusstlosigkeit sowie (selten) Atemlähmung zu verzeichnen, bei abruptem Aufwachen mit Erinnerungsverlust. Die Nachweisbarkeitsdauer liegt im Blut nur bei ca. sechs bis acht Stunden nach Aufnahme, im Urin auch nur bei bis zu zwölf Stunden. Während GHB dem Betäubungsmittelgesetz unterliegt, gilt dies nicht für eine leicht erhältliche Vorläufersubstanz Butyro-1,4-lacton (auch genannt **γ-Butyrolacton** [*GBL*]), die direkt konsumiert werden kann und aus der im Körper GHB entsteht.

Zytostatika

Zytostatika spielen im rechtsmedizinischen Untersuchungsgut eine untergeordnete Rolle. Gelegentlich müssen Fehldosierungen, die sich in entsprechenden Reaktionen äußern können, gutachterlich bewertet werden, wobei die Analytik von untergeordneter Bedeutung ist, da sich unerwünschte Wirkungen erst mit einer Latenz von mehreren Tagen einstellen und die entsprechenden Mittel kurze Plasmahalbwertszeiten aufweisen.

7.5.4 Doping

Seit dem 1.1.2004 gilt die Doping-Definition der Welt-Anti-Doping-Agentur (WADA). Die verschiedenen Abschnitte der Definition sind in Art. 1 und 2 des World-Anti-Doping-Codes zusammengefasst:

Art. 1 Definition von Doping

Doping ist definiert als ein ein- oder mehrmaliger Verstoß gegen die Anti-Doping-Regeln wie sie in Artikel 2.1–2.8 ausgewiesen sind.

Art. 2 Verstöße gegen die Anti-Doping-Regeln

Die folgenden Artikel stellen Verstöße gegen die Anti-Doping-Regeln:

2.1 Die Anwesenheit einer verbotenen Substanz, deren Metaboliten oder eines Markers in einer dem Athleten entnommenen Probe.

2.2 Die Anwendung bzw. der Versuch der Anwendung einer verbotenen Substanz oder einer verbotenen Methode.

2.3 Verweigerung oder Nichterfüllung (ohne ausreichende Begründung) der Abgabe einer Probe nach Aufforderung zur Dopingkontrolle entsprechend der Authorisierung durch die Anti-Doping-Regeln.

2.4 Verhinderung der Verfügbarkeit bei Kontrollen außerhalb des Wettkampfes einschließlich des Unterlassens der Aufenthaltsmeldepflicht.

2.5 Betrug oder der Versuch eines Betruges bei der Dopingkontrolle.

2.6 Besitz von verbotenen Substanzen oder verbotenen Methoden.

2.7 Weitergabe jeglicher verbotenen Substanz oder verbotenen Methode.

2.8 Anstiftung, Mitbeteiligung, Unterstützung oder Ermutigung zur Anwendung oder zum Versuch einer Anwendung einer verbotenen Substanz oder verbotenen Methode oder jegliche Art der Beteiligung an einem Verstoß gegen die Anti-Doping Regeln.

Die Analysen, zumindest aus dem Bereich des Leistungssports, werden in Institutionen durchgeführt, die von der WADA bzw. dem Internationalen Olympischen Committee (IOC) akkreditiert sind. Daneben erfolgen regelmäßig Medikationskontrollen bei Pferden und Zuchtkontrollen bei Hengstkörungen. Die aktualisierte Liste verbotener Substanzen ist stets bei der WADA einsehbar (http://www.wada-ama.org).

Nebenwirkungen von Medikamentenwirkstoffen sind zum Teil schon behandelt worden, von besonderer Bedeutung sind aber auch die *Nebenwirkungen von Anabolika* wie:

- *Schädigungen des Herz-Kreislauf-Systems*: Konzentrationen der Fetteiweiße mit hoher Dichte (HDL = high density lipoprotein) im Blutplasma werden erniedrigt, die der Fetteiweiße mit geringer Dichte (LDL = low density lipoprotein) erhöht (Erhöhung des Quotienten aus LDL zu HDL), was als Risikofaktor zur Entstehung von Arteriosklerose bis hin zum Herzinfarkt angesehen wird. Ferner mögliche Veränderungen von Faktoren der Blutgerinnung, des Gefäßsystems und Schädigungen der Herzmuskelzelle mit Erhöhung einer Thrombosegefahr.
- *Herzhyperthrophie*: Hypertrophie der Herzmuskelzelle, wobei eine verbesserte Kapillarisierung zur notwendigen Sauerstoff-Versorgung ausbleibt.
- *Leberschäden*: Bei Langzeitanwendung irreversible Leberschäden, insbesondere durch 17-methylierte Steroide wie Methyltestosteron oder Stanozolol.
- *Virilisierungen bei der Frau:* Virilisierungen aufgrund der androgenen Wirkungen, die sich in Veränderungen der Stimme (irreversibel), des Behaarungsmusters, Störungen des Menstruationszyklus und einer Klitorishyperthrophie (irreversibel) bemerkbar machen.

- *Gynäkomastie beim Mann*: Bei Langzeitanwendung abnormale Vergrößerung der Brust beim Mann (Gynäkomastie), da aromatisierbare Anabolika zu Estrogenen metabolisiert werden, die diese Wirkung auslösen.
- *Beeinflussung des Längenwachstums* bei Jugendlichen: Vorzeitiger Verschluss der Epiphysenfugen verkürzt die Wachstumsphase.
- *Psychotrope Wirkungen*: Bei hohen Dosierungen (oberhalb der therapeutischen Dosen) sowohl positive (Euphorie, sexuelle Erregbarkeit, Energiebereitschaft) als auch negative Veränderungen (Gereiztheit, Gefühlsschwankungen, Gewaltbereitschaft) der Stimmungslage. Zudem negative Einflüsse auf kognitive Faktoren wie Gedächtnisleistung und Konzentrationsfähigkeit sowie Steigerung der Aggressivität.

Von rechtsmedizinischer Bedeutung sind zum einen die Beurteilung der Schuldfähigkeit nach (Langzeit-)Einnahme von anabolen Steroiden (vgl. psychotrope Wirkungen), zum anderen Fälle im Sektionsgut, bei denen ein Zusammenhang zwischen Anabolikaanwendung und Herzinfarkt gegeben sein kann. In der Regel sind hiervon Sportler betroffen, die Bodybuilding betrieben und über lange Zeiträume hohe Dosen an verschiedenen Anabolika appliziert haben.

7.5.5 Schädlingsbekämpfungsmittel

Die forensisch bedeutsamste Gruppe der Schädlingsbekämpfungsmittel (Pestizide) sind die Insektizide und Rodentizide, bei den *Insektiziden* (s. Tab. 7-18) wiederum die Organophosphate. Zum schnellen Nachweis bedient man sich in einigen Laboratorien nach wie vor eines Versuches mit Fruchtfliegen. Diese werden einem Asservat (z. B. Erbrochenem bzw. Mageninhalt) ausgesetzt und man verfolgt die Letalität. Alternativ stehen chromatographische Analysenmethoden zur Verfügung.

Bei den *Rodentiziden* war früher das Thallium weit verbreitet, heute werden nur noch Cumarinderivate oder wie Cumarin wirkende Substanzen eingesetzt. Diese hemmen mit der erforderlichen Latenzzeit die Prothrombinsynthese (und anderer Gerinnungsfaktoren) durch Verdrängung von Vitamin K. Aufgrund von Resistenzbildung müssen häufig neue Präparate entwickelt werden. Die Superwarfarine Bomadialon und Brodifacum sind in geringsten Konzentrationen über Wochen hinweg wirksam. Das in der Humanmedizin gebräuchliche Phenprocoumon kommt nicht in Rodentiziden vor! Auch beim Menschen kann es durch Aufnahme präparierter Köder zu Intoxikationen kommen, wobei allerdings erhebliche Mengen erforderlich wären.

Tabelle 7-18: Einteilung von Insektiziden – Wirkungen – Intoxikationssymptomatik

Gruppe	Wirkungsweise	Intoxikations-Symptomatik
Organochlorverbindungen (z. B. DDT)	durch Offenhalten von Natriumkanälen Übererregbarkeit des Zentralnervensystems	Unruhe, Reizbarkeit, Kopfschmerzen, Appetitlosigkeit, Missempfindungen (Gesicht, Extremitäten), Mydriasis, Lichtempfindlichkeit, Übelkeit, Sprachstörungen, Zittern, Verwirrtheit, Koma, zerebrale Krampfanfälle, Atemlähmung
Organophosphate (z. B. Parathion, Malathion, Mevinphos, Bromophos, Dimethoat u. a)	(irreversible) Blockade der Acetylcholinesterase im Zentralnervensystem (t1/2 = Tage)	Miosis und Akkomodationsstörungen, Tränen- und Speichelfluss, Koliken, Durchfall und Erbrechen, erhöhte Magen-Darm-Motilität; Engstellung der Bronchien mit erhöhter Bronchialschleimproduktion, Herzfrequenz- und Blutdruckabfall, Muskelsteife, Tremor, Sprachstörungen, Missempfindungen, Koma, Ödeme, Atem-/Herzstillstand
Carbamate (Propoxur, Aldicarb u. a)	reversible Blockade der Acetylcholinesterase im ZNS (t1/2 = min)	vgl. Organophosphate mit schnellem Abklingen und i. d. R. ohne schwerwiegende Störungen des ZNS und nicht letal
Pyrethoide (Pyrethrum, Permethrin u. a)	vgl. Organochlorverbindungen, aber mit geringer Umweltbeständigkeit	Brennen, Juckreiz, Spannungs- und Taubheitsgefühl sowie Missempfindungen (Gesicht); bei oraler Aufnahme Schmerzen im Magen-Darm-Trakt, Erbrechen, Zuckungen und in Einzelfällen Krampfanfälle
Benzoylarylureide	Hemmung der Chitinbiosynthese	
Juvenilhormon-Analoga	Verschiebung von Verpuppung und Häutungen	

Durch Vitamin-K-Gabe kann einer Intoxikation entgegengewirkt werden.

7.5.6 Gase, Dämpfe, organische Lösungsmittel

Kohlenmonoxid

Das farb- und geruchlose Gas Kohlenmonoxid (CO) entsteht bei unvollständiger Verbrennung organischer Materialien, ist in Autoabgasen enthalten und kann auch bei unvollständiger Verbrennung von Erdgas oder Propangas entstehen, ist allerdings nicht Bestandteil davon. CO besitzt eine ca. 300-fach höhere Affinität zum Hämoglobin als Sauerstoff und verdrängt diesen aus der Bindung zum Hämoglobin, was zum *anoxischen Ersticken* führt. Daher kann es bei vergleichsweise geringen Raumluftkonzentrationen (um 0,1 %) vor allem bei älteren oder herzkranken Personen zu letalen Intoxikationen kommen, wobei Raumluftkonzentration und Sauerstoffverbrauch (Schlaf oder Arbeit) die Dauer bis zum Eintreten bestimmen (Minuten- bis Stundenbereich). Die Symptomatik in Abhängigkeit von der CO-Konzentration ist in **Tabelle 7-19** dargestellt. CO-Intoxikationen zählen immer noch zu den häufigsten letalen Vergiftungsfällen, zum einen als Suizid (Einleiten von Autoabgasen), andererseits als Unfall, insbesondere in Badezimmern und beheizten Wohnwagen/Lkw.
Bei jedem unklaren Todesfall in einer Räumlichkeit, in der mit offener Flamme geheizt wird (Ofen, Kamin, Durchlauferhitzer), ist auch zum Schutz anderer eine CO-Intoxikation auszuschließen.
Bei *Brandleichen* ist eine erhöhte COHb-Konzentration neben Rußeinatmungen und einer eventuellen Cyangaseinatmung (aus Polyurethanen) das wichtigste Vitalzeichen. Das Fehlen einer Gaseinatmung (abgesehen von Explosionen) spricht für ein Ableben vor der Brandentstehung und kann als Hinweis auf eine Leichenbeseitigung angesehen werden. Bei letalen CO-Intoxikationen sind i. d. R. hellrote Leichenflecken zu verzeichnen, allerdings häufig nur ab COHb-Konzentrationen über 50 %, und zudem können sie auch alleine durch Kälte erklärbar sein. Ferner findet man bei einer Obduktion häufig hellrosa Augenbindehäute und Fingernagelbetten, eine lachsrote Verfärbung der Muskulatur, eine hellrote Verfärbung der inneren Organe sowie flüssiges, kirschrotes, lackartiges Blut und ein Hirnödem. Bei überlebten Intoxikationen wird CO relativ schnell abgeatmet (HWZ ca. 2,5 h). Bei einige Zeit überlebten CO-Intoxikationen kann es zur Ausbildung von Pallidumnekrosen kommen. Bei Brandstiftungen können erhöhte COHb-Werte im Blut eines Tatverdächtigen ein Indiz für die Täterschaft darstellen.

Tabelle 7-19: Stadien einer CO-Intoxikation

CO-Hb	Symptome
10–20 %	leichter Kopfschmerz, Mattigkeit, Unwohlsein, Herzklopfen (aber bis 15 % bei starken Rauchern «physiologisch»)
20–30 %	Schwindel, Bewusstseinseintrübung, Gliederschlaffheit
30–40 %	Bewusstseinsschwund, Atemverflachung, Kreislaufkollaps
40–60 %	tiefe Bewusstlosigkeit, Lähmung
60–70 %	Tod

Dazu ist allerdings eine zeitnahe Asservation der Blutprobe notwendig.

Beispiel
Ein älteres Ehepaar wurde als Brandtorso aus einem Brandherd geborgen. Ermittlungsseitig ging man zunächst von einer Implosion eines Fernsehers als Brandursache aus. Bei der Obduktion zeigte sich kein Hinweis auf Rußaspiration oder Rauchgasinhalation, dafür Befunde einer Halskompression (Drosseln mit Paketschnur). Kein vitales Erleben des Brandgeschehens, sondern Brandlegung zur Verdeckung eines Raubmordes.

Kohlendioxid

Kohlendioxid (CO_2) ist ein farb- und geruchloses, unbrennbares Gas und ca. 1,5-mal dichter als Luft, weshalb es sich in abgeschlossenen Räumen am Boden anreichert. Es fungiert als wichtigster Stimulator des Atemzentrums, bei Einatmung höherer Konzentrationen und begrenzter Kompensation wird eine Azidose hervorgerufen. Ab 4–6 % in der Atemluft treten Kopfschmerzen, Ohrensausen, Herzklopfen, Blutdruckanstieg und Erregungszustände oder Schwindel auf, und ab ca. 10 % kommt es zu einer zunehmenden Dämpfung des Atemzentrums, Krämpfen, Kreislaufschwäche und Lähmungserscheinungen bzw. bei hohen CO_2-Konzentrationen auch sehr schnell zu Bewusstlosigkeit und zum Tode. In Gärkellern, Silos und natürlichen Höhlen kann sich CO_2 am Boden anreichern und rasche Handlungsunfähigkeit und Tod bewirken. Auch bei Aufenthalt (einer großen Personenzahl) in abgeschlossenen Räumlichkeiten (illegale Einschleusung von Personen in Containern) können kritische CO_2-Konzentrationen erreicht werden.

Schwefelwasserstoff

Schwefelwasserstoff (H_2S) ist ein farbloses, brennbares Fäulnisgas (Geruch nach faulen Eiern), das insbesondere unter vermindertem Luftzutritt in Abfallgruben entsteht. Die Geruchsschwelle steigt bei längerer Einwirkung, sodass es zu einem Verlust der Warnwirkung kommt. Leichtere Vergiftungen führen zu Schwindel, taumelndem Gang, Atemnot, Tachykardie, Blutdruckabfall und Krämpfen, wobei der Wirkungsmechanismus noch nicht völlig abgeklärt ist. Bei Luftkonzentrationen >0,1 % kann es zu einer apoplektiformen Bewusstlosigkeit und zum Tode kommen. H_2S wird über die Atemwege, geringfügig durch Hautresorption, aufgenommen. Bei Kontakt mit Schleimhäuten und Gewebeflüssigkeit bilden sich Alkalisulfide, die starke Reizwirkungen, insbesondere an den Augen und Schleimhäuten der Nase und des Rachens, verursachen. Außerdem bewirkt das über die Lunge in größeren Mengen resorbierte H_2S – wahrscheinlich ähnlich dem Cyanid – eine Lähmung der intrazellulären Atmung durch Blockade schwermetallhaltiger Fermente.

Cyanwasserstoff (HCN) und Cyanide

Blausäure (Cyanwasserstoff, HCN) ist farblos, bei Zimmertemperatur bereits siedend und gehört zu den stärksten Giften, weshalb es nach wie vor für Suizide und Homizide eingesetzt wird. Cyanide können aus organischen Verbindungen (Glykoside, Nitrile) freigesetzt werden, so enthalten Bittermandeln das Glykosid Amygdalin mit 0,05–0,1 % an gebundenen HCN-Anteilen (akzidentelle Vergiftungen insbesondere bei Kindern möglich!). Blausäure kann inhaliert und eventuell injiziert bzw. über Schleimhäute resorbiert werden, aus ihren Salzen KCN (Zyankali) und NaCN wird sie erst im Magen durch Einwirkung von Salzsäure freigesetzt. Bei Brandleichen werden zum Teil drastische Cyanideinatmungen infolge Verschwelung stickstoffhaltiger Materialien (z. B. Polyurethanmatratzen) nachgewiesen, die oft im Zusammenhang mit einer CO-Einatmung als todesursächlich angesehen werden können und zugleich als Vitalzeichen dienen. Hauptangriffspunkt von HCN ist der Cytochromoxidasekomplex in der Atmungskette, weiterhin werden viele Metallenzyme durch Cyanide gehemmt. Die Folge ist eine innere Erstickung auf zellulärer Ebene. Bei genügend hoher Dosis (1–2 mg/kg Körpergewicht) kommt es zu Krämpfen und einem Atemstillstand nach Sekunden, bei niedrigerer Dosierung zu Atemnot, Schwindel, Erbrechen, Tachykardie, Krämpfen und gegebenenfalls Atemstillstand und Tod erst nach Minuten bis zu einer Stunde. Hinweisgebend für eine Cyanidintoxikation kann das berufliche Umfeld sein (Apotheker, Fotograf, Goldschmied), bei der Obduktion fallen unter Umständen der Bittermandelgeruch an Lungenluft (bei oraler Aufnahme) oder Gehirn auf (genetisch determiniert, nur 80 % der Bevölkerung nehmen Bittermandelgeruch wahr). Bei oraler Aufnahme finden sich eine düsterrote Färbung und Schwellung der Magenschleimhaut.

Aliphatische Kohlenwasserstoffe

Alkane werden als kurzkettige Benzine oder langkettige Paraffine zusammengefasst und aus Eröldestillaten gewonnen. Wie alle lipophilen organischen Lösungsmittel können sie die Blut-Hirn-Schranke überwinden und Narkosen hervorrufen. Beim Schnüffeln dieser Substanzen wird ein Zustand der Pränarkose angestrebt, in dem beim Einsetzen der Bewusstseinseintrübung die Umwelt verändert wahrgenommen wird und es zu Träumen und Phantasien kommen kann. Bei Überschreiten des Rauschstadiums kommt es zu starken Excitationserscheinungen bis zu tonisch-klonischen Krämpfen. Nach oraler Aufnahme kann es durch Reizung der Magenschleimhaut zum Erbrechen kommen, ebenso kann die Niere mit einer Glomerulopathie beteiligt sein. Bei Transport von Benzintröpfchen in die Bronchien kann als schwere Spätkomplikation eine *Benzinpneumonie* auftreten (Ursache ist wahrscheinlich die Gefäßschädigung auch bei Einatmung hoher Dampfkonzentrationen mit Auftreten von Lungenödem). Die letale Dosis bei Leichtbenzin liegt bei 5–10 ml/kg. Für n-Hexan ist eine neurotoxische Wirkung beschrieben, indem der Metabolit 2,5-Hexandion mit Aminogruppen von Proteinen in Neurofilamenten Addukte bilden und so die Degeneration von peripheren Nerven einleiten kann.

Aromatische Kohlenwasserstoffe

Benzol wurde früher als Löse- und Reinigungsmittel weit verbreitet verwendet, heute ist es vermehrt als Antiklopfmittel in Superkraftstoff anzutreffen und dient als Ausgangsstoff bei vielen Synthesen. Über Monooxygenasen wird ein reaktives Epoxid gebildet bzw. über Epoxid-Hydrolasen reaktive Chinone. Ingestion von mehr als 0,5 ml/kg oder Inhalation von mehr als 1000 ml/m^3 über länger als eine halbe Stunde erzeugen Rauscherscheinungen mit euphorischer Komponente, Kopfschmerzen, Schwindel und später Übelkeit und Erbrechen. Höhere Dosen verursachen Krämpfe, Bewusstlosigkeit, Herzrhythmusstörungen und Tod durch zentrale Atemlähmung oder Kreislaufversagen. Wird die Intoxikation überlebt, erfolgt eine rasche Erholung. Bei wiederholter, langandauernder oder gar einmaliger, eher massiver Einwirkung kann es zu einer Hemmung der Erythro-, Leuko- und Thrombopoese kommen. Bei Benzol-exponierten Personen lassen sich in Lymphozyten und Knochenmarkszellen zum Teil irreversible Chromosomenaberrationen nachweisen, die einen Zusammenhang mit einer Leukose-Entstehung nahe legen. *Toluol und andere Alkylbenzole* werden anders metabolisiert und sind frei von blutschädigender Wirkung und auch nicht kanzerogen. Der Wirkungsmechanismus liegt in der Narkotisierung mit möglicherweise geringgradig nephrotoxischen Eigenschaften.

Alkohole

Methanol ist neben Ethanol in der forensischen und besonders auch klinischen Toxikologie als typisches Latenzgift von Bedeutung. Der metabolische Umsatz geschieht im Prinzip gleich wie bei Ethanol (s. **Abb. 7-12**). Die Oxidation zu Formaldehyd verläuft vergleichsweise langsamer, die weitere Verstoffwechselung zur Ameisensäure dagegen sehr rasch (Halbwertszeit von Formaldehyd bei weniger als 1 min). Da Ameisensäure langsam oxidiert und auch langsam mit dem Harn ausgeschieden wird, kommt es zur Kumulation dieser starken organischen Säure und somit zur Auslösung von Vergiftungssymptomen (s. **Abb. 7-13**).

Die nekrotische Wirkung von Methanol ist im Vergleich zu Ethanol geringer, der Rausch dauert aber länger an (langsame Oxidation und Ausscheidung). Eine metabolische Acidose ist Folge der Ameisensäure-Kumulation, entwickelt sich vom zweiten bis vierten Tag nach Aufnahme und kann mehrere Tage anhalten, wobei der Blut-pH auf unter 7 abfallen kann. Entsprechend ist die Atmung gesteigert, der Harn angesäuert und die Herz- und Kreislauffunktion beeinträchtigt. Die charakteristischen Sehstörungen verlaufen in zwei Phasen: Beginnend ab dem dritten Tag ist der Visus getrübt, aber nicht aufgehoben (Ödem der Retina; reversibel), in einer zweiten Phase kommt es zu einer irreversiblen Degeneration des Sehnerven. Die Mortalität ist hoch, schon 30–100 ml können tödlich sein. Todesursache ist die Stoffwechselentgleisung durch Acidose, seltener eine frühzeitige narkotische Lähmung. Eine Methanolvergiftung kann durch Hemmung der Bildung toxischer Metabolite behandelt werden, dies kann durch die Gabe von 4-Methylpyrazol oder Ethanol erfolgen.

Ethylenglykol wird als Frostschutzmittel und Lösungsvermittler eingesetzt. Die Verstoffwechselung erfolgt wiederum in Analogie zum Ethanol (s. **Abb. 7-14**) zur Oxalsäure, die in der Niere mit Ca^{2+}-Ionen ein schwerlösliches Salz bildet und in den Nierenkanälchen ausfallen und eine Harnsperre bewirken kann (*Oxalatniere*). Das Intermediat Glykolsäure verfügt über eine direkte toxische Wirkung auf Nierentubuli mit der Folge einer Urämie (urämisches Koma mit letalem Verlauf). Hämolyse kann auftreten, steht aber nicht im Vordergrund; auch hirnorganische Schäden mit psychischen Störungen sind zu verzeichnen. 100–200 ml Flüssigkeit können tödlich sein. Die Therapie besteht im frühzeitigen Anschluss an eine künstliche Niere bzw. Hemmung der Oxidation von Ethylenglykol durch Ethanolgabe, analog einer Methanol-Vergiftungsbehandlung. *1,2-Propylenglykol* ist weniger toxisch, da kein nephrotoxischer Metabolit, sondern die physiologische Milchsäure entsteht.

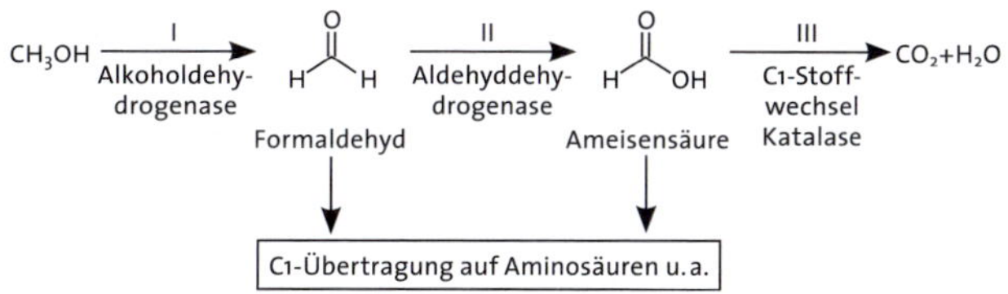

Abbildung 7-12: Metabolismus von Methanol

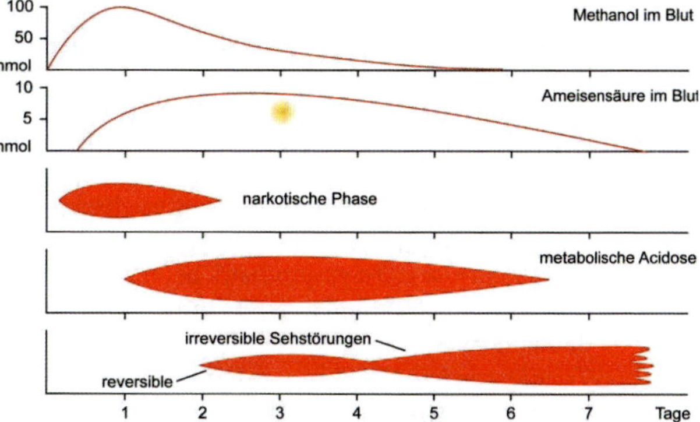

Abbildung 7-13: Schematischer Verlauf einer akuten Methanolvergiftung mit Abhängigkeit der Symptomatik von den Gewebekonzentrationen an Methanol und dessen Oxidatonsprodukt Ameisensäure (nach Forth et al. 1990)

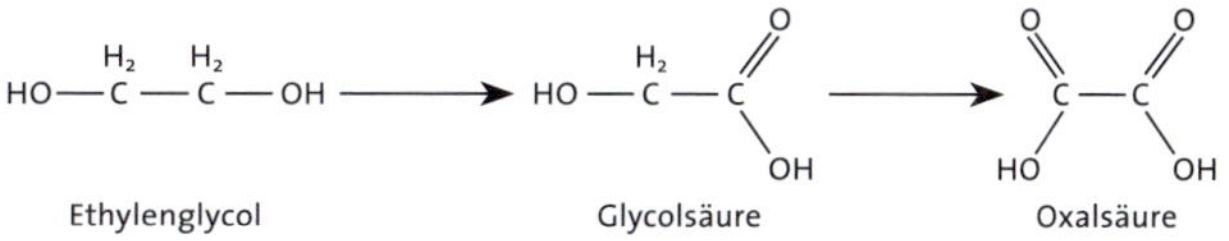

$$HO-CH_2-CH_2-OH \longrightarrow HO-CH_2-COOH \longrightarrow HOOC-COOH$$

Ethylenglycol — Glycolsäure — Oxalsäure

Abbildung 7-14: Metabolismus von Ethylenglykol über Glykolsäure zur Oxalsäure

Chlorierte Kohlenwaserstoffe

Tetrachlorkohlenstoff (CCl_4) ist das akut toxische Lösungsmittel und eine Modellsubstanz für Hepatotoxizität. Die toxische Wirkung geht nach Umsatz über die Cytochrom-P450-Reduktase vom CCl_3-Radikal aus, sodass es nach Desintegration von Lipiden zu Membranschädigungen mit irreversiblen Folgen und Verursachung von Zellnekrosen kommt. Das Verschlucken von CCl_4, das früher als Bandwurmmittel eingesetzt wurde, führt mit eintägiger Latenz zur Leberdystrophie und Nierenschädigung, bei überlebten Fällen können Leberzirrhosen die Folge sein.

Chloroform ($CHCl_3$) wurde früher als Narkosemittel verwendet, Radikalbildungen werden ebenfalls als hauptsächlich toxischer Anstoß für Leberschädigungen angesehen. Außerdem kann aus Chloroform Phosgen entstehen.

Dichlormethan (CH_2Cl_2) wird noch häufig als Tapetenlöser verwendet und soll ebenfalls Leberschäden bewirken. Da die Dämpfe schwerer als Luft sind, sammeln sie sich am Boden und verdrängen den Sauerstoff, was zu Gefahren bei Kesselreinigern und Malern führen kann. Eine Verstoffwechselung zu Phosgen wie auch zu CO ist möglich, wobei eine entsprechende CO-Symptomatik bei resultierenden COHb-Konzentrationen <15 % in der Regel unbedeutend ist.

Trichlorethylen (C_2HCl_3) wird zumeist im Zusammenhang mit einer gewerblichen Verwendung in chemischen Reinigungen oder in der Metallentfettung, gelegentlich zu Rauschzwecken, missbraucht und kann zur psychischen Abhängigkeit führen (*«Tri-Sucht»*). Als Stoffwechselprodukte enstehen Trichlorethanol, das auch als Metabolit von Chloralhydrat auftritt und für eine hypnotische Wirkung verantwortlich ist, sowie Trichloressigsäure. Das Intermediat Trichloracetaldehyd und das primär gebildete Epoxid haben möglicherweise kanzerogene Eigenschaften.

7.5.7 Anorganische Substanzen

Anorganische Substanzen, die früher klassische Mordgifte darstellten, haben in der forensischen Toxikologie an Bedeutung verloren und sind eher bei gewerblichen (chronischen) Vergiftungen und gegebenenfalls bei Umweltbelastungen zu beachten. Allerdings sollte ein Arzt sich grundsätzlich der potenziellen Bedeutung insbesondere von Schwermetallen bewusst sein und entsprechende Analysen in Einzelfällen veranlassen können. Die bedeutsamsten Schwermetalle sind in **Tabelle 7-20** aufgelistet, wobei

Tabelle 7-20: Forensisch relevante Schwermetalle

Schwermetall	Aussehen und letale Dosis	Symptomatik
Arsen	Arsenik (As_2O_3) als weißes, geschmack- und geruchloses Pulver mit letaler Dosis von 0,1–0,3 g (früher klassisches Mordgift als sog. «Erbschaftspulver»)	nach 20–30 min Kopf- und Bauchschmerzen, Erbrechen, Durchfall, (Waden)Krämpfe, Tachykardie, Blutdruckabfall, Kollaps; Todeseintritt innerhalb von Stunden (bis zu 24 h); bei chronischer Vergiftung (Arsenismus) Polyneuropathie mit Muskelatrophie und chron. Schmerzen, Arsenmelanose (netzförmige Hyperpigmentierung), Hyperkeratosen von Hand- und Fußsohlen, Haarausfall und ca. 6–8 Wochen nach Vergiftung grauweiße Querstreifen an Nägeln (Mees'sche Nagelbänder). Bei der Obduktion pathognomonisch subendokardiale Blutungen
Thallium	weiß-kristallines, geruch- und geschmackloses Pulver meist mit violetter Warnfarbe mit letaler Dosis von ca. 1 g	freies 1- bis 2-tägiges Intervall, dann Schlaflosigkeit, Parästhesien, Obstipation, Bauschmerzen; Hypertonie, Tachykardie, Hyperästhesie der Haut, Polyneuropathie, starke Gelenkschmerzen, nach 2–3 Wochen Haarausfall am ganzen Körper, Verwirrtheit, Delirien, Muskelatrophie, Lähmungen, Bild einer Encephalitis, Mees'sche Nagelbänder nach 4–6 Wochen; Tod durch Regulationsversagen
Blei	meist gewerbliche Vergiftungen durch Staubinhalation, evtl. chronisch durch gelöstes Blei aus alten Wasserleitungen oder Trinkgefäßen (bleihaltige Lasur); Hemmung der Häm-Synthese mit letaler Dosis von 20–50 g	Übelkeit, Erbrechen, Koliken, evtl. Parästhesien und bei chron. Vergiftung Bleisaum am Zahnfleisch, Mattigkeit, Appetitlosigkeit, Porphyrinurie, Bleikoliken, Nephritis mit Schrumpfnierenbildung
Quecksilber	meist gewerbliche Vergiftung durch Einatmen von Dämpfen oder oraler Aufnahme von Salzen; Anlagerung an Sulfhydrylgruppen vieler Enzyme mit letaler oraler Dosis von 2-3 g	metallischer Geschmack im Mund, Übelkeit, Erbrechen, Durchfall, schwere Nierenschädigung; ab 2. Tag ulzeröse Stomatitis, schwärzlicher Quecksilbersaum am Zahnfleisch; schwere psychische Veränderungen, bei oraler Aufnahme Verätzung; Tod z. T. nach 2–3 Tagen mit Glottisödem, Schock, Herzschwäche; bei chron. Vergiftungen Stomatitis mit Zahnausfall, Quecksilbersaum am Zahnfleisch, Kopfschmerzen, Tremor, Haarausfall

die Vergiftungen mit Thallium aufgrund des heutigen Einsatzes von Cumarin-Derivaten als Rattengift deutlich zurückgegangen sind.

7.5.8 Haushaltschemikalien und natürliche Gifte

Intoxikationen mit *Haushaltschemikalien* sind insbesondere akzidentiell (bei Kindern) oder aber in suizidaler Absicht zu verzeichnen. In **Tabelle 7-21** sind klassische Produkte und Intoxikationserscheinungen aufgeführt.

Zudem existiert eine Fülle natürlicher Giftstoffe, die in ihrer Toxizität an synthetische Gifte heranreichen und sie zum Teil übertreffen. So sind Giftwirkungen von *Pflanzen* schon historisch sehr bedeutsam für Mord, Suizid und Jagd- oder kriegerische Zwecke. Akzidentelle Vergiftungen sind aufgrund der modernen Lebens- und Ernährungsgewohnhei-

Tabelle 7-21: Intoxikationen mit Haushaltschemikalien

Produkt	Inhaltsstoffe	Symptomatik
Abbeizer	Dichlormethan und Phenol	vgl. Lösemittel, aber auch Symptome einer CO-Intoxikation (CO als Metabolit von Dichlormethan)
Abfluss- und Backofenreiniger	stark alkalisch reagierende Verbindungen (Alkalilaugen oder quartäre Ammoniumverbindungen)	Kolliquationsnekrosen und Penetrationen der Schleimhaut und tiefen Wandschichten des Gastrointestinaltraktes bzw. des Mundes oder der Augen; Nekrosen und Verätzungen im Mund
Fassaden-, Edelstahl-, Glasreiniger oder Badbeizen	Flusssäure	schwerste Verätzungen und Reaktion mit Calciumionen zu unlöslichem Calciumchlorid
Frostschutzmittel	Ethylenglykol	s. o.
Glasreiniger	früher Methanol, heute eher Glykoldervivate und Isopropanol	s. o.
Handspülmittel	pH-neutral mit ionischen und nichtionischen Tensiden	Schaumaspiration
Knopfzellen (Batterien)	Silberoxid- , Alkali- oder Zink-Luft-Zellen; nur noch selten Quecksilberverbindungen	Reizungen und Verätzungen im Magen-Darm-Bereich
Lacke, Farben, Lösemittel	Toluol, Xylol u. a	Reizungen; nach Einatmen größerer Mengen zentralnervöse Beeinträchtigungen wie Kopfschmerzen, Schwindel, Müdigkeit und Übelkeit; nach Verschlucken treten vor allem Übelkeit und Erbrechen auf (spezifische substanzabhängige Symptomatik)
Lampenöle	unverzweigtkettige Alkane	Aspiration mit Gefahr einer (tödlichen) Alveolitis
Petroleum, Benzin u. Ä.	Alkane u. a	Aspiration mit Pneumonie; verzögerte pulmonale Wirkung mit Lungenödem
Sanitärreiniger	Natriumhypochlorid oder Chlorkalk (Unterchlorige Säure)	Alkalische Verätzungen und toxisches Lungenödem bei Chlorentwicklung
Spülmittel in Geschirrspülmaschinen	alkalisch reagierende Phosphate, Metasilikate, Natriumcarbonat, Tenside	aufgrund von pH-Wertabsenkung weniger gefährlich, aber Gefahr von Verätzungen
Waschmittel	Perborate, Percarbonate bzw. Silikate	Erbrechen, Durchfall, Bauchschmerzen, Fieber (auch durch anionische Detergentien und Polyphosphate); zudem Schleimhautblutungen, Bronchopneumonie, Krämpfe und weitergehende Vasomotorenlähmung (Gefäßlähmung) mit Koma und Tod
WC-Reiniger	Säuren (Zitronen-, Essig-, Ameisensäure, seltener Salzsäure oder Natriumhydrogensulfat)	Verätzungen und Nekrosen

ten seltener geworden, machen aber noch ca. 10 % aller Vergiftungsfälle aus und kommen gerade bei Kindern häufig vor. *Verwechselungen* mit ungiftigen Pflanzen (z. B. Maiglöckchen mit Bärlauch), *Suizidversuche* (z. B. mit Eibennadeln) aber auch die Verwendung von *Pflanzen als Rauschdrogen* (z. B. Engelstrompete) haben häufig schwere Intoxikationen zur Folge. Häufigste Ursache von Pilzvergiftungen sind wiederum Verwechselungen mit Speisepilzen. Zudem hat die Aufnahme von halluzinogenen Pilzen zu Rauschzwecken eine weite Verbreitung gefunden. Als Wirkstoff fungiert das Indolalkaloid *Psilocin* bzw. ist sein Phosphorsäureester Psilocybin (als Prodrug) enthalten, auch in einheimischen Pilzen wie dem Spitzkegeligen Kahlkopf (Psilocybe semilanceata) und dem Gezonten Düngerling (Panaeolus subbalteatus). *Tierische Gifte* lassen sich eher nach ihrer Herkunft (Reptilien, Amphibien, Fische, Arthropoden, Coelenteraten und Protozoen) einteilen als nach chemischer Struktur oder Wirkungsmechanismus, der sehr vielfältig sein kann.

7.5.9 Vergiftete Lebensmittel und Umwelttoxikologie

Immer wieder werden in forensisch-toxikologischen Institutionen Personen vorstellig, die den Verdacht äußern, sie seien durch Speisen bzw. Getränke oder aber durch zum Teil abstruse Maßnahmen (Einleiten von Gasen in Schlafzimmer etc.) oder Umwelteinflüsse vergiftet worden. Fast immer äußern diesen Verdacht psychisch auffällige Personen. Tatsächlich können bei Getränken biogene Amine (z. B. Histamin) zu Blutdruckabfall, Kopfschmerzen oder einer reflektorischen Tachykardie führen (relativ häufig bei Rotwein). Realiter vergiftete Lebensmittel sind in der Mehrzahl von Bakterien befallen. Die häufigsten Nahrungsmittelvergiftungen werden durch *Staphylokokken* verursacht und sind auf unsachgemäße Herstellung und Lagerung zurückzuführen, daneben kommen auch *Salmonellen* als Ursache von Lebensmittelvergiftungen in Betracht, wenn das Schlachtvieh infiziert ist oder Lebensmittel durch menschliche Salmonellenausscheider sekundär kontaminiert worden sind. Die Toxine der Staphylokokken und Salmonellen verursachen gastroenteritische Symptome (Erbrechen und Durchfall), die zu erheblichem Wasser- und Elektrolytverlust sowie Kreislaufkollaps führen können. Lebensgefährlich sind *Botulinus-Intoxikationen*; günstige Bedingungen für die Botulinus-Toxin-Produktion durch Clostridium botulinum (anaerobes Bakterium) sind Luftabschluss und eiweißhaltiges Milieu, weshalb die Gefahr einer Intoxikation beim Verzehr verdorbener eiweißhaltiger Konserven, die nicht sachgemäß sterilisiert wurden, besonders groß ist (hausgemachte Fleisch- und Bohnenkonserven, eingemachtes Gemüse und Obst, unzureichend geräucherte Fleischwaren). Der Wirkmechanismus besteht in einer präsynaptischen Hemmung der Acetylcholinfreisetzung. Nach einer Latenzzeit von zwölf Stunden bis zu zwei Tagen treten Symtome wie Mundtrockenheit, Seh-, Sprach- und Schluckstörungen, Ptosis und Muskelschwäche auf, in schweren Fällen kommt es zwischen dem zweiten und zehnten Tag infolge eines Herzstillstandes oder einer Atemlähmung zum Tode.

Letztendlich können Lebensmittel bzw. Getränke absichtlich vergiftet worden sein, z. B. in Fällen eines üblen Scherzes, insbesondere aber auch bei Stalking-Opfern oder um ein Opfer widerstandsunfähig zu machen. Als sogenannte *K.o.-Mittel* werden zumeist Sedativa, aber auch Clozapin, Clonidin, GHB oder Phenothiazide eingesetzt. Benzodiazepine sind von Tätern besonders geschätzt, da sie eine anterograde Amnesie hinterlassen, ohne einen Bewusstseinsverlust und körperlichen Zusammenbruch zu erzeugen. Nach einer möglichen Verabreichung von potenziell kurzzeitig wirksamen K.o.-Mitteln müssen schnellstmöglich Untersuchungsmaterialien (Blut und Urin) asserviert werden, um noch einen Nachweis zu ermöglichen. In vielen Fällen hat sich die Abnahme einer Haarprobe vier Wochen nach dem Vorfall zum Nachweis einer Fremdstoffbeigabe bewährt. Auch Speise- und Getränkereste oder Anhaftungen eignen sich für eine Untersuchung.

Zu erwähnen sind ferner Erpressungen von Firmen oder Supermärkten, wobei Meldungen verbreitet werden, dass bestimmte Produkte vergiftet worden seien. Tödliche Intoxikationen sind bisher noch nicht aufgetreten und wurden von den Tätern im Allgemeinen nicht beabsichtigt.

8 Verkehrsmedizin

Die Verkehrsmedizin setzt sich zur Aufgabe, durch Anwendung medizinisch-naturwissenschaftlicher Erkenntnisse und Erfahrungen die Sicherheit des Menschen im Verkehr präventiv zu fördern und verkehrsbedingte Gesundheitsstörungen abzuwehren. Sie beschäftigt sich mit der Unfallursachenforschung, soweit «menschliches Versagen» anzunehmen ist. Neben der Unfallrekonstruktion sind physiologische und psychologische Voraussetzungen sowie Leistungs- und Belastungsgrenzen beim Betrieb von Kraftfahrzeugen, Schiffen, Flugzeugen, Schienenfahrzeugen und anderen Verkehrseinrichtungen Themen der Verkehrsmedizin.

Gegenstand rechtsmedizinischer Begutachtungsfragen ist unter anderem die akute Fahrsicherheit, welche durch Alkohol, Drogen, Medikamente oder Erkrankungen beeinträchtigt sein kann. Zur Beurteilung der allgemeinen Fahreignung ist die Hinzuziehung eines Verkehrspsychologen bzw. eines qualifizierten Arztes zu empfehlen. Jeder Arzt muss die Auswirkungen von Krankheiten auf Fahrsicherheit und Fahreignung kennen, um den Patienten entsprechend zu beraten. Therapeutische wie diagnostische Maßnahmen können die Fahrsicherheit beeinträchtigen. Darüber ist der Patient aufzuklären, auch damit der Arzt nicht ggf. gegenüber dem Patienten schadenersatzpflichtig wird (z. B. unterlassene Aufklärung über die zeitlich begrenzte Einschränkung der Fahrsicherheit nach einer Kurznarkose). Schließlich sind Kenntnisse der Unfalltraumatologie unverzichtbar, da charakteristische Unfalltypen (Pkw-Fußgänger-Unfall, Insassenverletzung in Fahrer- oder Beifahrerposition, Schleudertrauma, Pkw-Zweirad-Unfall) zu relativ stereotypen Verletzungsmustern führen. Aus der Kenntnis des Unfallherganges können Erwartungsbefunde von Verletzungen abgeleitet werden.

8.1 Rechtliche Grundlagen

Die Teilnahme am Verkehr ist an gesetzliche Voraussetzungen gebunden. So müssen Bewerber für eine Fahrerlaubnis die notwendigen körperlichen und geistigen Anfoderungen erfüllen und dürfen nicht erheblich bzw. nicht wiederholt gegen verkehrsrechtliche Vorschriften oder gegen Strafgesetze verstoßen haben. Die Fahrerlaubnis ist zu entziehen, wenn sich jemand als ungeeignet oder nicht befähigt zum Führen von Kraftfahrzeugen erweist. In der deutschen Fahrerlaubnis-Verordnung (FeV) wird festgelegt, wann und wie die Eignung im Einzelfall festgestellt wird. Verkehrsmedizinisch besonders relevant sind die §§ 11–14 FeV, in denen die Voraussetzungen für die Erteilung der Fahrerlaubnis unter den Aspekten der allgemeinen Eignung, der besonderen Beachtung des Sehvermögens sowie der Klärung von Eignungszweifeln bei Alkohol-, Betäubungsmittel- und Arzneimittelproblemen ausgeführt werden. Das deutsche Straßenverkehrsgesetz (StVG) und das deutsche Strafgesetzbuch (StGB) enthalten Ordnungswidrigkeits- bzw. Straftatbestände für die Teilnahme am Straßenverkehr bei beeinträchtigter Fahrsicherheit (§§ 24a,c StVG, §§ 316, 315c StGB):

§ 24a StVG Ordnungswidrigkeiten wegen Genusses von Alkohol oder berauschenden Mitteln

(1) Ordnungswidrig handelt, wer im Straßenverkehr ein Kraftfahrzeug führt, obwohl er 0,25 mg/l oder mehr Alkohol in der Atemluft oder 0,5 Promille oder mehr Alkohol im Blut oder eine Alkoholmenge im Körper hat, die zu einer solchen Atem- oder Blutalkoholkonzentration führt.

(2) Ordnungswidrig handelt, wer unter der Wirkung eines in der Anlage zu dieser Vorschrift genannten berauschenden Mittels im Straßenverkehr ein Kraftfahrzeug führt. Eine solche Wirkung liegt vor, wenn eine in dieser Anlage genannte Substanz im Blut nachgewiesen wird. Satz 1 gilt nicht, wenn die Substanz aus der bestimmungsgemäßen Einnahme eines für einen konkreten Krankheitsfall verschriebenen Arzneimittels herrührt.

§ 24c StVG Alkoholverbot für Fahranfänger und Fahranfängerinnen

(1) Ordnungswidrig handelt, wer in der Probezeit [...] oder vor Vollendung des 21. Lebensjahres als Führer ei-

nes Kraftfahrzeugs im Straßenverkehr alkoholische Getränke zu sich nimmt oder die Fahrt antritt, obwohl er unter der Wirkung eines solchen Getränks steht.

§ 316 StGB Trunkenheit im Verkehr

(1) Wer im Verkehr ein Fahrzeug führt, obwohl er infolge des Genusses alkoholischer Getränke oder anderer berauschender Mittel nicht in der Lage ist, das Fahrzeug sicher zu führen, wird mit Freiheitsstrafe bis zu 1 Jahr oder mit Geldstrafe bestraft. [...]

§ 315c StGB Gefährdung des Straßenverkehrs

(1) Wer im Straßenverkehr
1. ein Fahrzeug führt, obwohl er
(a) infolge des Genusses alkoholischer Getränke oder anderer berauschender Mittel oder
(b) infolge geistiger oder körperlicher Mängel nicht in der Lage ist, das Fahrzeug sicher zu führen;
[...] und dadurch Leib oder Leben eines anderen oder fremde Sachen von bedeutendem Wert gefährdet, wird mit Freiheitsstrafe bis zu 5 Jahren oder mit Geldstrafe bestraft. [...]

Unter *Fahrfertigkeit* versteht man einen Teilaspekt der Fahreignung, nämlich die durch Training, Übung und Erfahrung ausgebildeten Fähigkeiten im Sinne von «Geschicklichkeiten», die für das Führen eines Fahrzeuges notwendig sind. Unter *Fahrsicherheit* (Fahrtüchtigkeit) versteht man die situations- und zeitbezogene Fähigkeit zum Führen eines Fahrzeuges, die durch äußere Faktoren und Beeinträchtigungen des Fahrers (Alkohol, Drogen, Medikamente, Müdigkeit im Sinne eines körperlichen Mangels etc.) rasch veränderbar sind. Unter der *Fahreignung* (Fahrtauglichkeit) ist die zeitlich stabile und von einzelnen Situationen unabhängige Fähigkeit zum Führen eines Fahrzeuges im Sinne eines Persönlichkeitsmerkmals zu verstehen.

Aufgrund eines vorausgegangenen Alkohol- oder Drogenkonsums oder einer Einnahme von Medikamenten kann es zu einer *reversiblen Fahrunsicherheit* kommen, wenn die aktuelle Gesamtleistungsfähigkeit infolge psychophysischer Leistungsausfälle bzw. Enthemmung so weit herabgesetzt ist, dass der Betroffene nicht mehr fähig ist, sein Fahrzeug im Straßenverkehr eine längere Strecke, und zwar auch bei plötzlichem Auftreten schwieriger Verkehrslagen, sicher zu führen. Dabei kommt es nicht auf die alleinige Verursachung der Fahrunsicherheit durch zentral wirksame Mittel an, vielmehr ist das Zusammenwirken mit anderen Faktoren, z. B. Medikamenteneinnahme und Übermüdung, von Bedeutung.

Fahrungeeignet ist, wer infolge körperlicher, geistiger oder charakterlicher Mängel eine Gefahr für die Sicherheit und Ordnung des Straßenverkehrs darstellt. Darunter fallen neben Personen mit bestimmten Vorerkrankungen vor allem auch solche, die regelmäßig (täglich oder gewohnheitsmäßig) Cannabisprodukte konsumieren sowie Konsumenten von weiteren Betäubungsmitteln i. S. d. Betäubungsmittelgesetzes, sofern nicht die Substanz aus der bestimmungsgemäßen Einnahme eines für den konkreten Krankheitsfall verschriebenen Arzneimittels herrührt. Zudem fallen darunter Personen, die von anderen berauschenden Mitteln (Arzneimitteln) abhängig sind oder solche Mittel missbräuchlich oder regelmäßig einnehmen und damit ihre psychophysische Leistungsfähigkeit ständig unter ein erforderliches Maß herabsetzen bzw. die durch den Wirkungsablauf jederzeit plötzlich und unvorhersehbar in ihrer Leistungs- und Entscheidungsfähigkeit beeinträchtigt sein können.

Berauschende Mittel sind – unabhängig von der Absicht bei der Einnahme – Stoffe, die das Hemmungsvermögen sowie intellektuelle und motorische Fähigkeiten beeinträchtigen und die damit in ihren Auswirkungen denen des Alkohols vergleichbar sind.

Auch zivil- und versicherungsrechtliche Folgen können erheblich sein:

- Mithaftung des Versicherungsnehmers, wenn ein Unfall auf Alkoholkonsum bzw. Einnahme anderer berauschender Mittel zurückzuführen ist.
- Die eigene Haftpflichtversicherung nimmt bei einem durch Alkohol/andere berauschende Mittel bedingten Unfall Regress.
- Die eigene Kaskoversicherung verweigert bei einem durch Alkohol/andere berauschende Mittel bedingten Unfall die Zahlung vollständig.

Bei einer alkoholbedingten Fahrunsicherheit gem. den §§ 316, 315c StGB ist zwischen einer *absoluten* (seit 1990 bei einer BAK ab 1,10 ‰) und einer *relativen Fahrunsicherheit* (ab 0,3 ‰) zu unterscheiden. Ab 1,10 ‰ gilt jeder Fahrzeugführer als absolut fahrunsicher, ohne dass es zusätzlicher Beweisanzeichen (Fahrfehler, Ausfallerscheinungen etc.) bedarf. Es genügt, dass die Alkoholmenge bei der Tat bereits im Körper war, auch wenn der zu 1,10 ‰ führende Alkohol erst später ins Blut überging, sodass ein sogenannter Schluss-Sturztrunk unbedeutend ist (Einrede, erst kurz vor Fahrtantritt eine größere Alkoholmenge getrunken zu haben, die zur Zeit der Fahrt noch nicht resorbiert war). Eine Atemalkoholkonzentration (AAK) von >0,55 mg/l ist per se nicht beweiskräftig für absolute Fahrunsicherheit, kann jedoch in Verbindung mit verkehrsmedizinisch relevanten Beweisanzeichen zur Einstufung einer relativen Fahrunsicherheit beitragen. Der Tatbestand einer absoluten Fahrunsicherheit auf Grundlage von Grenzwerten existiert derzeit für Drogen oder andere berauschende Mittel nicht, sodass allenfalls eine relative Fahrunsicherheit in Betracht kommt. Dabei müssen neben einer entsprechenden Alkoholisierung (zwischen 0,30 und <1,10 ‰) bzw. einem Nachweis anderer berauschender Wirkstoffe in relevanten Konzentrationsbereichen im Blut weitere substanzbedingte Leistungseinbußen belegen, dass ein sicheres Führen eines Fahrzeuges nicht mehr gewährleistet war. Diese Leistungseinbußen müssen kausal auf die Substanzaufnahme zurückzuführen sein. Indizien (Beweisanzeichen) für das Vorliegen einer Kausalität sind neben der ermittelten Substanzkonzentration psychophysische Ausfallerscheinungen, welche von Zeugen (z. B. Polizei und blutentnehmender Arzt) festgestellt werden und die sich in substanztypischen Fahrfehlern bemerkbar machen können. Ein rechtsmedizinischer bzw. toxikologischer Sachverständiger kann in foro zur Klärung beitragen, ob beim Fahrverhalten gezeigte Auffälligkeiten gegebenenfalls zwanglos einer Intoxikation zuzuordnen sind oder festgestellte Ausfallerscheinungen Ausdruck einer Substanzwirkung sind, die die Fahrsicherheit einschränkt oder aufhebt. Die eigentliche Feststellung der Fahrunsicherheit obliegt dem Gericht. Wird eine relative Fahrunsicherheit nicht mit der im Strafrecht erforderlichen Sicherheit angenommen, kann bei Alkoholfahrten wie auch nach dem Konsum anderer berauschender Mittel eine Ordnungswidrigkeit gem. § 24a StVG in Betracht kommen. Diesbezüglich ist auf einen Anhang zum entsprechenden Paragraphen hinzuweisen, in dem Substanzen aufgelistet werden, bei deren Nachweis im Serum ab von Experten empfohlenen und von Obergerichten akzeptierten sogenannten «analytischen Grenzwerten» von einer akuten Wirkung und damit von einem Ordnungswidrigkeitstatbestand auszugehen ist (s. Tab. 8-1). Für Fahranfänger in Deutschland gilt per se ein Alkoholverbot, das allerdings erst ab 0,2 ‰ (AAK 0,1 mg/l) greifen soll.

Seit 2005 gilt in der *Schweiz* grundsätzlich als fahrunfähig (gleichzusetzen mit dem deutschen Begriff fahrunsicher), wer eine Blutalkoholkonzentration von 0,5 ‰ oder mehr aufweist oder eine Alkoholmenge im Körper hat, die zu einer solchen Konzentration führt. Gleichzeitig mit dem Inkrafttreten dieser neuen Verkehrsregel kann die Polizei ohne konkreten Verdacht im Straßenverkehr Alkoholkontrollen durchführen. Im Gegensatz zum Alkohol darf die Polizei weiterhin keine anlassfreien Drogenkontrollen durchführen. Stellt sie jedoch bei einem Verkehrsteilnehmer eine Beeinträchtigung der Fahrfähigkeit durch den Einfluss von Betäubungs- und/oder Arzneimitteln fest, kann der Fahrzeuglenker unter anderem einem entsprechenden Schnelltest unterzogen werden. Bei einem positiven Resultat werden eine Blutprobe, eine ärztliche Untersuchung und eine chemisch-toxikologische Analyse angeordnet. Beim Konsum von nicht legalen Drogen wie Marihuana, Kokain oder Heroin gilt eine Nulltoleranz (gem. Art. 2.2 Verkehrsregelnverordnung [VRV]). Werden im Blut mindestens 1,5 ng/ml THC oder eine Konzentration von 15 ng/ml der Betäubungsmittel Morphin, Kokain und/oder Amphetamin bzw. Ecstasy-Wirkstoffe (MDMA und MDEA) festgestellt, gilt die betroffene Person von Gesetzes wegen als fahrunfähig. Ansonsten bedarf es gem. Art. 16 der Straßenverkehrskontrollverordnung (SKV) einer Begutachtung durch einen Sachverstän-

Tabelle 8-1: Anhang zum § 24a StVG (Deutschland) und ASTRA-Weisung gemäß Art. 2.2 VRV (Verkehrsregelnverordnung der Schweiz); Liste der berauschenden Mittel, Substanzen und («analytischer») Grenzwerte

		Grenzwerte [ng/ml]	
Berauschende Mittel	**Substanzen**	**Deutschland**	**Schweiz**
Cannabis	Tetrahydrocannabinol (THC)	1,0	1,5
Heroin	Morphin (frei)	10	15
Morphin	Morphin (frei)	10	15
Cocain	Cocain	10	15
Cocain	Benzoylecgonin	75	–
Amphetamin	Amphetamin	25	15
Metamphetamin	Methamphetamin	25	15
Designer-Amphetamin	3,4-Methylendioxymethamphetamin (MDMA)	25	15
Designer-Amphetamin	3,4-Methylendioxyethylamphetamin (MDEA)	25	15

digen auf Grundlage einer Blutanalyse und unter Berücksichtigung polizeilicher und ärztlicher Feststellungen. Sachverständige Rechtsmediziner oder Toxikologen bedürfen einer Zulassung durch das Bundesamt für Straßen (ASTRA).
Fahren mit einer Alkoholkonzentration im Bereich von 0,5 und 0,79 ‰ gilt gesetzlich als leichte Widerhandlung. Aus diesem Grund wird im ersten Fall eine Verwarnung ausgesprochen. Begeht der Fahrzeuglenker aber zusätzlich eine zweite leichte Widerhandlung, liegt bereits eine mittelschwere Widerhandlung vor, die mit einem Führerausweisentzug von mindestens einem Monat geahndet wird. Beim Fahren mit einer Alkoholkonzentration von 0,8 ‰ oder mehr handelt es sich um eine schwere Widerhandlung. Die Mindestdauer des Führerausweisentzugs beträgt in diesem Fall drei Monate. Fahren unter Drogeneinfluss bedeutet immer eine schwere Widerhandlung, die einen Führerausweisentzug von mindestens drei Monaten zur Folge hat, also die gleiche Maßnahme wie bei Fahren mit einer Alkoholkonzentration von 0,8 ‰ oder mehr. Eine Angetrunkenheit im Bereich von 0,5 ‰ und mehr, aber weniger als 0,8 ‰ stellt eine Übertretung dar und wird mit einem Bußgeld geahndet, es erfolgt aber nicht zwingend ein Fahrausweisentzug. Bei einer Alkoholkonzentration von 0,8 ‰ oder mehr sowie beim Fahren unter Drogeneinfluss liegt ein Vergehen vor. Der Fahrzeuglenker wird mit Gefängnis oder mit Buße oder mit Gefängnis und Buße bestraft und der Fahrausweis muss für mindestens drei Monate abgegeben werden, im Wiederholungsfall für mindestens zwölf Monate. Wenn in einem Unfall die Trunkenheit eine Rolle gespielt haben könnte, so sind Folgen auch bei einem Alkoholgehalt von unter 0,5 ‰ möglich.

Aus dem Schweizer Straßenverkehrsgesetz (SVG):

Art. 31 SVG Beherrschen des Fahrzeugs

[...]
2 Wer wegen Alkohol-, Betäubungsmittel- oder Arzneimitteleinfluss oder aus anderen Gründen nicht über die erforderliche körperliche und geistige Leistungsfähigkeit verfügt, gilt während dieser Zeit als fahrunfähig und darf kein Fahrzeug führen. [...]

Art. 55 SVG Feststellung der Fahrunfähigkeit

1 Fahrzeugführer sowie an Unfällen beteiligte Straßenbenützer können einer Atemalkoholprobe unterzogen werden.
2 Weist die betroffene Person Anzeichen von Fahrunfähigkeit auf und sind diese nicht oder nicht allein auf Alkoholeinfluss zurückzuführen, so kann sie weiteren Voruntersuchungen, namentlich Urin- und Speichelproben unterzogen werden.
3 Eine Blutprobe ist anzuordnen, wenn:
a. Anzeichen von Fahrunfähigkeit vorliegen; oder
b. die betroffene Person sich der Durchführung der Atemalkoholprobe widersetzt oder entzieht oder den Zweck dieser Maßnahme vereitelt.
4 Die Blutprobe kann aus wichtigen Gründen auch gegen den Willen der verdächtigten Person abgenommen werden. Andere Beweismittel für die Feststellung der Fahrunfähigkeit bleiben vorbehalten.
[...]
6 Die Bundesversammlung legt in einer Verordnung fest, bei welcher Blutalkoholkonzentration unabhängig von weiteren Beweisen und individueller Alkoholverträglichkeit Fahrunfähigkeit im Sinne dieses Gesetzes angenommen wird (Angetrunkenheit) und welche Blutalkoholkonzentration als qualifiziert gilt.
6bis Der Bundesrat kann für Personen, die den konzessionalen oder grenzüberschreitenden Personenverkehr auf der Straße durchführen (Art. 6 und 8 des Personenbeförderungsgesetzes vom 20. März 2009), Blutalkoholkonzentrationen festlegen, die unter dem in der Verordnung nach Abs. 6 festgelegten Werten liegen.
7 Der Bundesrat:
a. kann für andere die Fahrfähigkeit herabsetzende Substanzen festlegen, bei welchen Konzentrationen im Blut unabhängig von weiteren Beweisen und individueller Verträglichkeit Fahrunfähigkeit im Sinne dieses Gesetzes angenommen wird;
b. erlässt Vorschriften über die Voruntersuchungen (Abs. 2), das Vorgehen bei der Atemalkohol- und der Blutprobe, die Auswertung dieser Proben und die zusätzliche ärztliche Untersuchung der der Fahrunfähigkeit verdächtigten Person;
c. kann vorschreiben, dass zur Feststellung einer Sucht, welche die Fahreignung einer Person herabsetzt, nach diesem Artikel gewonnene Proben, namentlich Blut-, Haar- und Nagelproben, ausgewertet werden.

Art. 91 SVG (Fahren im fahrunfähigen Zustand)

1 Wer in angetrunkenem Zustand ein Motorfahrzeug führt, wird mit Haft oder mit Buße bestraft. Die Strafe ist Gefängnis oder Buße, wenn eine qualifizierte Blutalkoholkonzentration (Art. 55 Abs. 6) vorliegt. [...]

Die Regelungen gelten je nach Kanton auch für das Fahrradfahren. Wird einem Fahrradfahrer Trunkenheit nachgewiesen, so kann nebst dem Fahrradverbot auch sein Autoführerschein entzogen werden.
In **Österreich** ist die Inbetriebnahme eines Fahrzeuges in einem durch Alkohol oder Suchtgift beeinträchtigtem Zustand nach § 5 der Straßenverkehrsordnung (StVO) untersagt. Bezüglich Alkohol darf ein Kraftfahrzeug mit nicht mehr als 7,5 Tonnen höchstem zulässigem Gesamtgewicht nur in Betrieb genommen oder gelenkt werden, wenn beim Lenker der Alkoholgehalt des Blutes weniger als 0,5 ‰ oder

der Alkoholgehalt der Atemluft weniger als 0,25 mg/l beträgt. Während der Probezeit (bis zum vollendeten 20. Lebensjahr bzw. zwei Jahre ab Erwerb der Lenkberechtigung) darf ein Lenker maximal 0,1 Promille Alkohol im Blut haben. Diese Grenze gilt außerdem generell beim Lenken von Lkw ab 7,5 t und Bussen. Das Lenken eines Fahrzeuges in alkoholisiertem Zustand kann lediglich eine Geldstrafe und bei Werten ab 0,8 ‰ einen vorübergehenden Entzug der Lenkberechtigung (mindestens 4 Wochen) zur Folge haben; ab einem Wert von 1,2 ‰ wird zusätzlich der Besuch einer Nachschulung und ab 1,6 ‰ oder der Verweigerung des Alkoholtestes außerdem ein amtsärztliches Gutachten vorgeschrieben. Kommt es zu einem Unfall, so kann jedoch jeder messbare Alkoholgehalt rechtliche Folgen haben, bis hin zu gerichtlichen Strafen. Bei schweren Unfällen sind häufig einige Monate bedingte Haft üblich, seltener unbedingte, was manchmal als zu niedrig kritisiert wird. In jedem Fall behalten sich Versicherungen bei Unfällen unter jedem messbaren Alkoholgehalt vor, leistungsfrei zu bleiben. Der Alkoholgehalt wird i. d. R. in der Atemluft und nicht im Blut bestimmt. Der Aufforderung zur Feststellung des Atemalkoholgehalts ist unbedingt Folge zu leisten. Ausreden wie Schnupfen, Bronchitis oder Ähnliches werden nicht akzeptiert. Auf Krankheiten oder körperliche Gebrechen, welche die Durchführung der Atemluftkontrolle mittels Alkomat unmöglich machen, muss konkret hingewiesen werden. Es besteht aber keine Wahlfreiheit zwischen Atem-, ärztlicher oder Blutuntersuchung.

Die Atemluftkontrolle kann ohne jeden Verdacht auf Alkoholisierung oder Beeinträchtigung durchgeführt werden. Bei einem Verdacht, bei unglaubwürdigen Untersuchungsergebnissen und bei sonstigen Gründen, die eine Atemluftkontrolle unmöglich machen, kann eine ärztliche Untersuchung – mit oder ohne Blutprobe – angeordnet werden. Der Fahrzeuglenker hat sich dieser Untersuchung zu unterziehen bzw. sich eine Blutprobe abnehmen zu lassen. Es steht jedem Beschuldigten zwar frei, sein Blut auf Alkohol untersuchen zu lassen und die Ergebnisse im weiteren Verfahren als Beweismittel einzubringen, gesetzlich ist jedoch keine Überprüfung der AAK-Messung vorgesehen. Eine Verweigerung des Alkotests wird durch das Gesetz automatisch mit einer Alkoholisierung von über 1,6 ‰ gleichgesetzt und dementsprechend bestraft. Dabei ist es unerheblich, ob tatsächlich eine Alkoholisierung bzw. eine Beeinträchtigung durch Alkohol vorgelegen hat. Das bedeutet, dass auch der nachträglich erfolgreich geführte Beweis, dass keine Alkoholisierung vorgelegen hat, eine Bestrafung wegen Verweigerung nicht verhindert. Bei einem behaupteten Nachtrunk (vgl. Kap. 7.5.1) hat zwar die Behörde von Amtes wegen Erhebungen einzuleiten, den Beschuldigten trifft dabei aber eine entsprechende Mitwirkungspflicht, um konkrete Beweise für seine Behauptung anzubieten. Wer sich auf einen sogenannten «Nachtrunk» beruft, hat die Menge des solcherart konsumierten Alkohols dezidiert zu behaupten und zu beweisen.

Schwieriger ist in Österreich die Situation bei Drogen- oder Medikamentenkonsum, da nur bei diagnostizierten Leistungsdefiziten überhaupt eine Blutprobe abgenommen werden darf. Als Folge sind die Fallzahlen von Fahrten unter Drogeneinfluss gegenüber Nachbarländern um ein Vielfaches niedriger. Der österreichische Gesetzestext zielt auf die Feststellung der Beeinträchtigung einerseits und den Nachweis von Alkohol (Absatz 1–8) bzw. einer Suchtgifteinnahme (Absatz 1, 8, 9, 9a und 10, § 5 StVO) andererseits. Die Feststellung der Beeinträchtigung ist das Ergebnis einer Untersuchung durch einen besonders geschulten Arzt; nachdem eine Beeinträchtigung durch einen Arzt festgestellt wurde, ist zur Bestätigung des Gebrauchs von Suchtgiften eine Blutabnahme vorzunehmen, um damit die Ursache dieser Beeinträchtigung zu begründen. Anders als in Deutschland oder der Schweiz vermied der österreichische Gesetzgeber eine Festlegung von zumindest einigen Zielanalyten illegaler Suchtgifte und «analytischen Grenzwerten» (vgl. § 24a StVG in Deutschland), da hiermit nicht eine Beeinträchtigung durch den Drogenkonsum, sondern nur ein festgelegter Konzentrationswert bestimmend sei.

Überprüfung der Fahreignung

Die Fahreignung spielt im Fahrerlaubnisrecht eine zentrale Rolle, gemeint ist die Eignung zum Führen von Kraftfahrzeugen. In § 2 Abs. 4 des deutschen Straßenverkehrsgesetz (StVG) heißt es: «Geeignet zum Führen von Kraftfahrzeugen ist, wer die notwendigen körperlichen und geistigen Anforderungen erfüllt und nicht erheblich oder nicht wiederholt gegen verkehrsrechtliche Vorschriften oder gegen Strafgesetze verstoßen hat.» Detaillierte Regelungen hierzu finden sich in den «*Begutachtungs-Leitlinien zur Kraftfahrereignung*» der *Bundesanstalt für Straßenwesen (BASt).*

So ist unter anderem nach einer Entziehung der Fahrerlaubnis bei einer ermittelten BAK ≥1,6 ‰ oder zweimaligem Fahren unter Alkoholeinfluss oder Drogenkonsum der Nachweis der Wiederherstellung der Fahreignung durch ein Gutachten einer amtlich anerkannten Begutachtungsstelle für Fahreignung zu führen (sog. *Medizinisch-psychologische Untersuchung* [MPU]), welches der zuständigen

Fahrerlaubnisbehörde vorzulegen ist. Bei der Erstellung eines Fahreignungsgutachtens arbeiten Ärzte und Psychologen interdisziplinär zusammen. Vergleichbare Regelungen existieren in vielen Ländern, auch in Österreich und in der Schweiz. Auch Erkrankungen sind häufig Gegenstand einer entsprechenden Begutachtung.

In Deutschland sind konkrete Anforderungen an die Fahreignungsdiagnostik in den *Beurteilungskriterien* formuliert, die von der *Deutschen Gesellschaft für Verkehrspsychologie (DGVP)* und der *Deutschen Gesellschaft für Verkehrsmedizin (DGVM)* erarbeitet und durch die BASt in die Anforderungen an Träger für Begutachtungsstellen für Fahreignung übernommen wurden. Von besonderem forensisch-toxikologischen Interesse sind Durchführungsbestimmungen chemisch-toxikologischer Untersuchungen, die nur in Laboratorien vorgenommen werden dürfen, die nach ISO 17025 für forensische Zwecke akkreditiert sind. Neben zahlreichen Durchführungsbestimmungen (unerwartete Einbestellung bis spätestens zum Folgetag, Urinabnahme unter Sichtkontrolle etc.) sind erstmals auch Anforderungen an die Analysen selbst formuliert worden, um eine Gleichbehandlung von Betroffenen zu gewährleisten, aber auch um überhaupt ein gewisses Zeitfenster hinsichtlich einer eingeforderten Abstinenz überprüfen zu können. Insbesondere wurden Grenzwerte für Targetanalyten bezüglich chromatographischer Analysenverfahren festgelegt; wird ein Immunoassay als Vortest eingesetzt, so muss das Labor belegen, dass er sensitiv genug ist. Ein sogenanntes polytoxikologisches Screening soll regelhaft auf Cannabinoide, Opiate, Kokain(metabolite), Amphetamin und Designeramphetamine sowie ausgewählte Benzodiazepine und Methadon erfolgen. In besonderen Fällen sollen Untersuchungen ausgeweitet werden. Zudem bietet sich die Bestimmung des Alkoholmetaboliten Ethylglucuronid (EtG) als Marker für das Alkoholkonsumverhalten an, wobei i.d.R. bei solchen Fragestellungen Alkoholabstinenz gefordert wird. Die Analyten mit den entsprechenden Entscheidungsgrenzen in Urin und Haaren sind in **Tabelle 8-2** gelistet.

Tabelle 8-2: Targetanalyten und Entscheidungsgrenzen für forensisch-toxikologische Untersuchungen im Rahmen der Fahreignungsdiagnostik (lt. Beurteilungskriterien)

Substanzklasse/Analyt	Urin [ng/ml]	Kopfhaare [ng/mg]
Cannabinoide		
THC-COOH THC	10 (nach Hydrolyse)	0,02
Opiate		
Morphin (Codein und Dihydrocodein) und in Haaren 6-Monoacetylmorphin	25 (nach Hydrolyse)	0,1
Kokain		
Benzoylecgonin Kokain	30	0,1
Amphetamine		
Amphetamin, Methamphetamin, MDMA, MDEA, MDA	50	0,1
Methadon		
EDDP Methadon	50	0,1
Benzodiazepine		
Diazepam	(50)	0,05
Nordiazepam	50	0,05
Oxazepam	50	0,05
Alprazolam	50	0,05
Hydroxy-Alprazolam	50	0,05
Bromazepam	50	0,05
Flunitrazepam	50	0,05
7-Aminoflunitrazepam		
Lorazepam		
Ethylglucuronid	100	0,007

8.2 Polizeiliche Verdachtsgewinnung und Beweissicherung bei Fahrten unter Einfluss von Alkohol und anderen berauschenden Mitteln

Verkehrsteilnehmer können aus unterschiedlichen Gründen auffällig werden, z.B. durch technische Defekte am Fahrzeug, Fahrfehler oder ein ungewöhnliches Verkehrsverhalten. Auch bei einer allgemeinen Verkehrskontrolle kann ein Fahrzeugführer unabhängig vom nicht beobachteten Fahrverhalten psychophysische Auffälligkeiten aufweisen. Eine Verdachtsgewinnung umschreibt die Erkennung von Auffälligkeiten bis hin zur Sistierung eines Fahrzeugführers. In der Praxis ist bei sich ergebenden Verdachtsmomenten ein fließender Übergang zu beweissichernden Maßnahmen gegeben, d.h. Verdachtsgewinnung und Beweissicherung sind nicht zu trennen. Die Beweissicherung beginnt praktisch mit dem Entschluss, jemanden zu kontrollieren und dient dazu, Beobachtungen, die zu einem Verdacht einer Beeinflussung durch Alkohol oder andere berauschende Mittel führten, zu dokumentieren, geeignetes Probenmaterial zu sichern und sinnvolle Untersuchungen zu veranlassen, um den Ermittlungsbehörden und dem Gericht ein ge-

naues Bild über den psychophysischen Leistungsstand des Betroffenen und die äußeren Umstände des Falles zu vermitteln. Vor einer Entscheidung soll das Gericht unter Umständen unter Einbeziehung eines Sachverständigen sich aus den Fakten eine Überzeugung bilden, die «keine vernünftigen Zweifel» mehr zulässt. Mit dem unter Umständen durch Zeugen beschriebenen Fahrverhalten, den Beobachtungen der Polizei und den Untersuchungen eines blutentnehmenden Arztes sind im günstigsten Fall drei unabhängige Indikatorenbereiche gegeben, auf denen das Gericht eine spätere Beurteilung der Fahrsicherheit stützen kann.
Zur polizeilichen Verdachtsgewinnung bzw. zum Erhalt hinreichender Anhaltspunkte für eine Blutentnahme greift die Polizei in Analogie zum Atemalkoholvortest vermehrt auf Drogenschnelltests aus Urin-, Schweiß- oder Speichelproben zurück. Diese Verfahren haben nur Vortestcharakter. Alle verfügbaren Tests basieren auf immunchemischen Verfahren mit derzeit noch erheblichen Anwendungsdefiziten. Grundsätzlich empfiehlt es sich, drei Phasen zu beobachten und mögliche Auffälligkeiten zu protokollieren:

1. Phase: Das Fahrzeug im fließenden Verkehr/Unfälle:
- Schlangenlinienfahren, Orientierung an der Fahrbahnmitte/Befahren der Mittellinie,
- unangepasstes Lenkmanöver, Schleudern, unangepasste Geschwindigkeit,
- Vorfahrtsverstöße, konkrete Gefährdung anderer Verkehrsteilnehmer,
- Beinahezusammenstöße mit Gegenständen auf oder neben der Fahrbahn,
- Fahren auf gesperrten Straßen,
- Fahren ohne Licht; falsche Betätigung des Fahrtrichtungsanzeigers,
- zu dichtes Auffahren, Fahren in den Gegen- oder kreuzenden Verkehr,
- abruptes oder verkehrswidriges Abbiegen bzw. weites Ausholen oder Berühren des Randsteins beim Rechtsabbiegen,
- grundloses Anhalten oder Anhalten an ungeeigneter Stelle,
- langsame Reaktion an Ampel, abruptes Beschleunigen oder Abbremsen,
- auffällige Fahrzeugbedienung oder auffälliger Zustand des Fahrzeuges,
- auffälliges Verhalten der Insassen,
- Unfälle: Abkommen von der Fahrbahn; Kollisionen am Fahrbahnrand oder mit entgegenkommenden Fahrzeugen (beim Abbiegen); Auffahrunfälle; Unfälle durch unangepasste Geschwindigkeit oder aufgrund der Lichtverhältnisse; Anstöße beim Ein- und Ausparken.

2. Phase: Kontakt mit dem Fahrer:
- Reaktion auf Anhaltezeichen der Polizei (optisch, akustisch),
- Reaktion bzw. Verhalten oder auch äußere oder körperliche Auffälligkeiten beim Fahrer oder den Insassen (Augen/Pupillen oder auch Bemerkungen etc.),
- Sprache, Ansprechbarkeit/Orientierung,
- Stimmung, Verhalten oder Bewusstseinslage,
- Verhaltensänderung während der Amtshandlung.

3. Phase: Sistierung und ärztliche Untersuchung mit Probennahme:
- Geh- und Drehtest,
- Einbeinstand, Romberg (Gleichgewicht),
- Finger-Finger- und Finger-Nase-Test,
- Dreh-, Auslenkungs- und Vertikalnystagmus, Nystagmus-Grenzwinkel und Konvergenz,
- Stimmung, Verhalten,
- Sprache,
- Vigilanz, Auffassungsgabe, Konzentration,
- Erscheinungsbild und subjektives Befinden,
- Orientierung, Koordination, Reaktion, geteilte Aufmerksamkeit,
- Pupillen und Okulomotorik.

Blutentnahme

Rechtsgrundlage für die Entnahme einer Blutprobe bildet in Deutschland § **81a der Strafprozessordnung (StPO)**:

> Eine körperliche Untersuchung des Beschuldigten darf zur Feststellung von Tatsachen angeordnet werden, die für das Verfahren von Bedeutung sind. Zu diesem Zwecke sind Entnahmen von Blutproben und andere körperliche Eingriffe, die von einem Arzt nach den Regeln der ärztlichen Kunst vorgenommen werden, ohne Einwilligung des Beschuldigten zulässig, wenn kein Nachteil für seine Gesundheit zu befürchten ist.

Das Bundesverfassungsgericht (BVerfG) hat im Jahre 2007 eine bis dahin allgemein praktizierte Vorgehensweise bei der Entnahme einer Blutprobe in Frage gestellt. Bis zu dieser Entscheidung war es durchaus üblich, dass die Polizei nach einer Trunkenheitsfahrt gemäß § 81a StPO – über § 46 Abs. 4 Ordnungswidrigkeitengesetz (OWiG) gilt diese Vorschrift auch im Bußgeldverfahren – selbstständig die Entnahme einer Blutprobe veranlasst hat, obwohl Abs. 2 dieser Vorschrift einen Richtervorbehalt vorsieht, weil es sich bei der Blutentnahme um einen Eingriff in das durch Art. 2 Abs. 2 Grundgesetz (GG) geschützte Grundrecht auf körperliche Unversehrtheit handelt. Man ging davon aus, dass es durch die Einholung einer richterlichen Anordnung zu einer Verzögerung kommt, die aufgrund einer Alkohol- bzw. Wirkstoffelimination den Untersuchungserfolg gefährden könne und sah somit eine «Gefahr im Verzug». Der Richtervorbehalt gilt als vorbeugende Kontrolle der Blutentnahme bezüglich der konkreten gegenwärtigen Voraussetzungen durch eine unabhängige und neutrale Instanz. Die Strafverfolgungsbehörden müssen deshalb in den Fällen, in denen nicht freiwillig einer Blutentnahme zugestimmt wird, eigentlich grundsätzlich versuchen, eine Anordnung des zuständigen Richters zu erlangen. Erst wenn das misslingt, besteht eine Anordnungskompetenz der Strafverfolgungsbehörden, wobei das BVerfG auch insoweit eine Abstufung vornimmt, als es die Befugnis der Polizei gegenüber der Staatsanwaltschaft als «nachrangig» betrachtet. In den Fällen, in denen kein Richter zu erreichen ist, sollte die Polizei zunächst versuchen, eine Anordnung der Staatsanwaltschaft zu erlangen. Wenn die Staatsanwaltschaft oder nachrangig die Polizei eine Gefährdung des Untersuchungserfolges bei vorheriger Einholung einer richterlichen Anordnung bejaht, muss dies mit Tatsachen begründet werden, die auf den Einzelfall bezogen und in den Ermittlungsakten zu dokumentieren sind. Liegen die formellen Voraussetzungen für die Anordnung der Blutentnahme durch die Polizei nicht vor, besteht insoweit ein Beweiserhebungsverbot. Aber nicht jedes trotz eines Beweiserhebungsverbots erhobene Beweismittel unterliegt auch einem Beweisverwertungsverbot. Wird allerdings der Richtervorbehalt bewusst und willkürlich umgangen, kann dies durchaus zu einem Beweisverwertungsverbot führen. Derzeit existieren – auch bedingt durch unterschiedliche Auslegungen verschiedener Gerichte – regional unterschiedliche Regelungen zum Umgang mit dem Richtervorbehalt bei der Anordnung zu einer Blutentnahme. Aus sachverständiger Sicht sollte ein zeitlicher Verzug bis zur Entnahme einer Blutprobe möglichst vermieden werden, zumindest wenn es wie bei Straßenverkehrsdelikten um eine Überschreitung oder Unterschreitung von Grenzwertkonzentrationen zur Einordnung eines möglichen Deliktes geht. Zwar kann bei Alkoholdelikten eine Rückrechnung vorgenommen werden, jedoch wird eine solche aufgrund einer zu berücksichtigenden Rückrechnungskarenz und bei Zugrundelegung minimalster Eliminationsraten immer zu einer erheblichen Bevorteilung Betroffener führen. Bei Drogendelikten oder nach Arzneimitteleinnahme kann keine für ein Straf- oder Ordnungswidrigkeitsverfahren allgemein akzeptierte Rückrechnung auf eine tatzeitrelevante Wirkstoffkonzentration durchgeführt werden, was gerade bei Wirkstoffen mit kürzerer Eliminationshalbwertszeit (z.B. Delta-9-Tetrahydrocannabinol; THC) von Bedeutung sein kann.

Die von einem Arzt vorgenommene Blutentnahme stellt per se keine Körperverletzung dar und kann notfalls unter dem Einsatz von Gewalt (Festhalten durch die Polizei) erfolgen, was durch beruhigendes Verhalten des Entnahmearztes und die Erklärungen der Unvermeidbarkeit allerdings sehr selten geschieht. Die Blutentnahme nach den Regeln der ärztlichen Kunst beinhaltet auch die Entscheidung darüber, ob eine Entnahme ohne Folgeschäden auf der Polizeidienststelle möglich ist oder z.B. stark intoxikierte Personen zur medizinischen Versorgung in ein Krankenhaus verbracht werden sollten. Auch an Differenzialdiagnosen wie Schädel-Hirn-Trauma oder Stoffwechselstörungen sollte gedacht werden. Die Blutentnahme wird unter Zuhilfenahme von Vakuumvenülen durch Punktion der Ellenbeugenvene durchgeführt, wobei die Desinfektion der Haut nicht mit Alkohol, sondern mit Oxycyanat oder Sublimat erfolgen muss, um einem späteren Einwand der Verfälschung der Blutalkoholkonzentration (BAK) durch Alkoholdesinfektion vorzubeugen. Soll eine Untersuchung auf andere berauschende Mittel erfolgen, empfiehlt sich die Verwendung von Entnahmesystemen, bei denen Natriumfluorid (NaF) vorgelegt ist. Dadurch werden Esterasen im entnommenen Blut gehemmt, sodass einem Abbau von Wirkstoffen (z.B. Kokain) bis zur Analyse weitestgehend entgegengewirkt wird. Venülen sollten möglichst gefüllt sein, um zusätzliche Untersuchungen (Nachbestimmung der BAK, Screening auf Drogen und Arzneimittel, Begleitstoffuntersuchung, Identitätsüberprüfung etc.), deren Notwendigkeit sich teilweise erst im Nachgang ergibt, zu ermöglichen. Ist eine Erstversorgung bereits erfolgt, müssen vorausgegangene ärztliche Maßnahmen, speziell Transfusion/Infusion und Medikamentengabe, dokumentiert werden. Neben der Entnahme einer Blutprobe wird vom Arzt eine standardisierte Befragung sowie eine kurze ärztliche Untersuchung vorgenommen und im Blutentnahmeprotokoll festgehalten. Diese Feststellungen ermöglichen später ebenfalls Rückschlüsse auf das psychophysische Leistungsbild eines Betroffenen. Auch wenn die freiwillige Mitwirkung verweigert wird, ist der Arzt auf jeden Fall in der Lage, zumindest eigene Beobachtungen festzuhalten (Sprache, Gangunsicherheiten, Alkoholgeruch etc.).

Ist ein möglicher verdächtigter Unfallbeteiligter verstorben, sollte möglichst rasch eine Leichenblutentnahme aus der Femoralvene an der Vorder-/Innenseite des Oberschenkels durch eine V. sectio oder durch Punktion erfolgen. Ungeeignet sind Entnahmestellen, bei denen die Möglichkeit einer Verfälschung von Analysenergebnissen z. B. durch Verdunsten oder Vermischen mit anderen Flüssigkeiten oder durch Diffusion aus anderen Körperorganen (z. B. Magen) besteht.

8.3 Alkohol

Ausführungen zur Pharmakokinetik sowie -dynamik des Alkohols finden sich in Kapitel 7.5.1. In **Tabelle 8-3** sind fahrrelevante Alkoholwirkungen zusammengefasst, verkehrsrelevante Wirkungen in Relation zum Alkoholisierungsgrad sind in **Tabelle 8-4** genannt.

Es besteht eine positive Korrelation zwischen der BAK und psychophysischen Leistungseinbußen, wobei neben der individuellen Alkoholtoleranz die Phase der Alkoholkinetik von Bedeutung ist (vgl. Kap. 7.5.1). Bedingt durch die gute Durchblutung des Gehirns ist die Alkoholwirkung während der Resorptionsphase bei gleicher BAK in der Regel deutlich ausgeprägter als in der Eliminationsphase (Anflutungswirkung). Andererseits ist häufig auch nach vollständiger Alkoholelimination die Leistungsfähigkeit nicht voll wiederhergestellt, da es neben weiterem Unwohlsein («Kater») aufgrund sedierender Eigenschaften zu persistierender Müdigkeit kommen kann. Insbesondere nach erhöhtem abendlichen oder nächtlichen Alkoholkonsum kann es am nächsten Morgen bei einer moderaten BAK (Restalkohol) zu Fahrunsicherheiten kommen («Hang-over»). Weitere Faktoren wie Stress, Ermüdung, Unpässlichkeit, Krankheit und natürlich zusätzliche Medikamenten- oder gar Drogeneinnahmen können die Alkoholwirkung verstärken.

Tabelle 8-3: Fahrrelevante Alkoholwirkungen

Subjektive erwünschte Wirkung	Fahrrelevanz
positive Stimmung	Sorglosigkeit, Minderung der Kritikfähigkeit
Gefühl der Leistungssteigerung	leichtsinnige Fahrweise (Überholen, Vorfahrt)
Gefühl der Überlegenheit	überhöhte Geschwindigkeit und Risikobereitschaft
Aktivitätssteigerung, Aggressivität	überhöhte Geschwindigkeit, rasante Fahrweise und Verantwortungslosigkeit
soziale Aufgeschlossenheit, Enthemmung	mangelnde Rücksichtsnahme, Imponiergehabe
Unerwünschte Wirkung	**Fahrrelevanz**
körperliche Beschwerden (Schwindel, Brechreiz/Erbrechen, Kreislaufstörungen)	unmittelbare Unfallgefahr
Müdigkeit, Apathie	Unaufmerksamkeit, verlangsamte Reaktion
subjektive Überschätzung der Leistungsfähigkeit	erhöhte Risikobereitschaft
Aufmerksamkeitsstörungen	z. B. Verkennen von Verkehrssituationen
Messbare negative Wirkungen auf	**Fahrrelevanz**
visuelle Funktionen: Sehschärfe, Hell-Dunkel-Adaptation Doppelsehen durch Erschlaffung der Augenmuskulatur komplexe Wahrnehmungsleistungen Einengung des Gesichtsfeldes («Tunnelblick») Nachlassen der Empfindlichkeit für rotes Licht	riskante Überholmanöver verspätetes Erkennen von Gefahrsituationen Sehprobleme bei Lichtumstellung (Blendgefahr) Beeinträchtigung der räumlichen Wahrnehmung (Abschätzen von Abständen und Geschwindigkeiten) zu dichtes Auffahren Fehleinschätzung von Entfernungen spätes Erkennen von Gefahren/Hindernissen im peripheren Gesichtsfeld Rotlichtverstöße und Probleme beim Erkennen von Bremsleuchten

Tabelle 8-3: Fortsetzung

Messbare negative Wirkungen auf	Fahrrelevanz
Gehör-/Gleichgewichtsorgan: Verschlechterung beim Richtungshören Überhören leiser Geräusche Gangunsicherheiten, Schwindel	Überhören von akustischen Signalen Abweichung von der Fahrspur, «Schlangenlinien Fahren»
Aufmerksamkeit, Konzentration, Vigilanz	leichte Ablenkbarkeit Fehlreaktion bei monotonem Fahren Störung der distributiven (geteilten) Aufmerksamkeit Ermüdung
Reaktion: Einfachreaktion, Wahlreaktion	verlängerte Reaktionszeiten, verlangsamte Assoziationsfähigkeit
Psychomotorik: Feinmotorik, Grobmotorik motorisches Tempo, Tremor, propriozeptive Koordination	Gleichgewichtsstörungen Verschlechterung der Auge-Hand- und Arm-Hand-Koordination, fehlerhaftes Bedienen (Schaltung, Pedale)
kognitive Leistungen: Informationsverarbeitung, Gedächtnis, Desorientierung	verlängerte Erkennungs-/Entscheidungszeiten Vergessen der Trinkmenge fehlerhafte De-/Encodierung fahrrelevanter Informationen
Aggressionsverhalten, soziales Verhalten	aggressive Fahrweise erhöhte Gesprächsbereitschaft mit gleichzeitiger Ablenkbarkeit (Mitfahrer)

Tabelle 8-4: Verkehrsrelevante Auswirkungen einer Alkoholisierung auf das Fahrverhalten

Alkoholisierungsgrad und Ursache	Auswirkung auf die Fahrweise
schon bei niedriger BAK: nachlassende Kritikfähigkeit und erhöhte Risikobereitschaft	zu schnelles Fahren, aggressiver Fahrstil, Drängeln, Schneiden anderer Verkehrsteilnehmer, Überholen in unübersichtlichen Situationen, Schneiden von Kurven, Unterschätzung des Risikos, Rücksichtslosigkeit auch gegenüber Fußgängern
Konzentrations- und Aufmerksamkeitsstörungen sowie verlängerte Reaktionszeit	einseitige Orientierung und Störung der distributiven Aufmerksamkeit (nicht in der Lage, zwei Dinge nebeneinander zu absolvieren, z. B. Fahren und Kassettenwechsel), zu spätes Erkennen von riskanten Situationen und verzögerte Bremsmanöver
bei niedriger bis mittlerer BAK: Störung der optischen Wahrnehmung (Hell-Dunkel-Anpassung, Dämmerungssehen, Blendempfindlichkeit)	Übersehen von Fußgängern und Radfahrern in Dämmerung und bei Nacht, unmotiviert starkes Bremsen beim Erkennen von Hindernissen oder bei Blendung durch entgegenkommende Fahrzeuge, Adaptationsprobleme bei Einfahrt in Tunnel
bei höherer BAK: Veränderung des Fahrstils	falsches Einschätzen von Entfernungen, Abständen, Geschwindigkeiten und Straßenverläufen (Folge: Streifen von Fahrzeugen, Vorfahrtsverletzungen, Kurvenunfälle, ängstliches Beachten der Verkehrsregeln im Bewusstsein einer Beeinträchtigung), sehr langsame Fahrweise, Orientierung an der Bordsteinkante oder Fahrbahnmarkierung (rechts oder auch mittig), Versagen bei besonderer Verkehrsdichte (Auffahrunfall bei rel. geringer Geschwindigkeit), Auffahren auf stehende Fahrzeuge, unerklärliches Nichterkennen von Baustellen, Kreuzungen, Ampelanlagen, keine Reaktion auf Haltezeichen, fehlende oder falsche Betätigung der Lichtanlage (Abblendlicht/Fernlicht) oder des Fahrtrichtungsanzeigers, unsicheres «Fahren wie ein Anfänger»
Störungen von Fein- und Grobmotorik	typisches Schlangenlinienfahren, Abkommen von der Fahrbahn ohne ersichtlichen Grund (auch in den Gegenverkehr), stark verzögertes Bremsen, Schwierigkeiten beim Anlassen und Einlegen der Gänge, ruckartiges Fahren

8.4 Drogen

Die Dunkelziffer der Kraftfahrer, die unter dem Einfluss von illegalen Drogen am Straßenverkehr teilnehmen, ist nach Expertenmeinung sehr hoch. Da es in Deutschland ca. 2–4 Millionen Drogenkonsumenten gibt, wird von ca. 100 000 Kraftfahrern ausgegangen, die regelmäßig unter Rauschgifteinfluss stehen.

8.4.1 Cannabis

Cannabiskonsum führt zu Leistungsbeeinträchtigungen im Bereich des Zeitgefühls, der optischen und akustischen Wahrnehmung sowie des Reaktions- und Konzentrationsvermögens. Trotz zahlreicher Studien besteht bezüglich der Bedeutung/Relevanz praktisch nachgewiesener Beeinträchtigungen der Fahrsicherheit nach Cannabiskonsum Uneinigkeit. Im Rahmen von Laborstudien wurde in Einzelleistungsparametern zumeist eine deutliche cannabisbedingte Beeinträchtigung festgestellt. In Studien mit Fahrsimulatoren und Fahrversuchen wurden zwar regelmäßig gewisse Leistungseinbußen registriert, jedoch waren diese moderat und konnten mit einiger Anstrengung kompensiert werden. Verkehrsmedizinisch relevante Wirkungen und Nebenwirkungen nach Cannabiskonsum finden sich in einer Sedierung, starken Müdigkeit, in Störungen der Motorik, wechselnden Fahrgeschwindigkeiten, Abweichungen bzw. Abdriften von der Fahrspur mit anschließender Lenkkorrektur, in zu spätem Reagieren, Konzentrations- und Aufmerksamkeitsschwächen, Ausrichtung der Wahrnehmung auf irrelevante Nebenreize (dabei z. B. Missachtung von Vorfahrtszeichen und Ampelzeichen), nicht adäquaten Reaktionen auf Wahrnehmungen am Rande des Blickfeldes (Fußgänger, die die Straße überqueren wollen; spielende Kinder etc.). Vor allem in Stresssituationen und Phasen erhöhter Informationsdichte sind Verlängerungen der Reaktionszeit, Häufungen falscher, inadäquater Reaktionen und Störungen eingeschliffener Automatismen festzustellen. Bei gleichzeitigem Alkoholkonsum verstärken sich die Wirkungen des Cannabis. Es kommt häufiger zu Sprachstörungen, Gangstörungen und verlangsamten Denkabläufen im Vergleich zum ausschließlichen Cannabis-Konsum.

8.4.2 Opiate

Verkehrsmedizinisch relevante Effekte liegen in der zentralen Dämpfung und Sedierung, sodass eine Beeinträchtigung der Fahrsicherheit sicher anzunehmen ist. Da eine regelmäßige Opiatzufuhr aber schnell zur Toleranzentwicklung führt, muss die Frage nach einer Beeinträchtigung der Fahrsicherheit im Einzelfall differenzierter betrachtet werden:

- Akute Effekte auf nicht-opiattolerante Personen: Unter akutem Opiateinfluss kommt es zu einer Verlängerung der Reaktionszeit, zudem sind Effekte auf sakkadische Augenbewegungen zu verzeichnen. Im Fahrsimulator zeigen Probanden deutlich schlechtere Leistungen, schätzen sich selbst aber nur als leicht beeinträchtigt ein.
- Akute Effekte auf opiattolerante Personen: Diese Personengruppe ist für den Straßenverkehr am bedeutsamsten und umfasst vor allem chronische Heroinkonsumenten, die unter Umständen auch regelmäßig ein Fahrzeug unter Opiateinfluss führen. Neben der charakteristischen Miosis mit abgeschwächter oder fehlender Pupillenlichtreaktion und einer einhergehenden Störung der Dunkeladaptation sowie Verschlechterung des Dämmerungssehvermögens, das sich speziell bei Nachtfahrten oder auch schnell wechselnden Lichtverhältnissen (Tunnelfahrten!) äußert, sind gravierende Auffälligkeiten zu verzeichnen, wie z. B. Schläfrigkeit oder Müdigkeit bis hin zur Benommenheit, Verlangsamung, Apathie sowie Gleichgewichtsstörungen.
- Chronische Effekte auf opiattolerante Personen: Langzeitkonsumenten von Methadon oder auch Schmerzpatienten unter dem Einfluss von Opioiden sind unter bestimmten Voraussetzungen fahrsicher und fahrgeeignet.
- Effekte im Opiatentzug: Akute Entzugssymptome (innere Unruhe, Reizbarkeit, Müdigkeit, Blutdruckkrisen, Krämpfe etc.) sowie eine starke psychische Fixierung auf eine erneute Drogenbeschaffung stellen eine psychophysische Ausnahmesituation dar und sind nicht mit einem sicheren Führen eines Fahrzeuges im Straßenverkehr vereinbar.

Häufig betreiben Heroinkonsumenten unkontrollierten Beikonsum von zentral dämpfenden (Benzodiazepine, Cannabinoide, Methadon, Codein, Dihydrocodein, Alkohol), aber auch zentral stimulierenden Mitteln (Amphetamin, Ecstasy, Kokain). Daher sind synergistische wie antagonistische Effekte zu beachten bzw. ist auch zwischen einzelnen Heroinapplikationen die Fahrsicherheit durch die Wirkung der zusätzlich aufgenommenen Mittel beeinträchtigt. Sehr gefährlich ist die Kombination von Heroin und Kokain («speedball»), da die stimulierende Wirkung des Kokains schneller nachlässt als die dämpfende Wirkung des Heroins und es zu einer plötzlichen Bewusstseinseintrübung kommen kann. Kurz nach Konsum von Heroin und unter Umständen bei starken Entzugssymptomen kann eine langsame, unsichere Fahrweise mit Abkommen von der Fahrspur oder Fahrbahn oder mit Auffahrunfällen im Vordergrund stehen. Heroinkonsumenten fallen in der Praxis häufig auf durch Schlangenlinienfahren, übermäßige Ermüdung und Erschöpfung bis hin zur Apathie sowie fahriges bis unruhiges und unstetes Verhalten und eine allgemeine psychomotorische Verlangsamung. Nach relativ geringer Heroinaufnahme oder nach Abklingen der stark hypnotischen Wirkung kann eine aggressive, enthemmte Fahrweise mit Nötigung, unangepassten, gefährlichen Überholmanövern, Missachtung von Vorfahrtsgeboten beobachtet werden.

8.4.3 Kokain

Verkehrsmedizinisch relevante Wirkungen nach dem Konsum von Kokain sind zunächst gesteigerte motorische Fähigkeiten bzw. gesteigerte Konzentrationsfähigkeit, Unterdrückung von Müdigkeitssymptomen, weshalb nicht ohne Weiteres immer an der Fahrweise zu erkennen ist, ob eine Person akut unter der Wirkung von Kokain steht. Fahrauffälligkeiten werden beschrieben, unabhängig davon, ob die Konsumenten unter akuter Drogenwirkung stehen, Entzugssymptome erleiden oder paranoide Phasen durchleben. Die subjektiv empfundene Leistungssteigerung steht im Gegensatz zu objektiv feststellbaren Leistungseinbußen mit Unruhe, Fahrigkeit, mangelnder zielgerichteter Aufmerksamkeit und Nervosität, häufig gewisser Reizbarkeit und Aggressivität, einer nachlassenden Konzentrationsfähigkeit bei Ideenflucht sowie verminderter Aufmerksamkeit. Bei den festzustellenden Fahrauffälligkeiten steht in der euphorischen Phase die enthemmte und risikobereite, aggressive Fahrweise mit unangepasst hoher Geschwindigkeit und riskanten Überholmanövern im Vordergrund, wobei der Fahrzeugführer das eigene Leistungsvermögen überschätzt. Die Pupillenerweiterung kann zu einer Verminderung des Sehvermögens mit reduzierter Tiefenschärfe und ausgeprägtem Blendgefühl bei hellem Tageslicht bzw. Scheinwerferlicht entgegenkommender Fahrzeuge (Tunnel- und Nachtfahrten) führen. Die im eigentlichen Rauschstadium vorkommenden Wahrnehmungsstörungen mit Koordinationsdefiziten und Verfolgungswahn können sich ebenfalls negativ auf das Fahrverhalten auswirken. Es kann zu Psychosen oder psychoseähnlichen Zuständen mit Wahnvorstellungen, insbesondere Verfolgungswahn sowie Fahrerflucht mit wilden Verfolgungsfahrten kommen. Häufig sind massivste Auffälligkeiten auch in der Phase der abklingenden Kokainwirkung zu beobachten. Aufgrund eines körperlichen Erschöpfungszustandes kommt es zu großer Müdigkeit und depressiven Verstimmungen und nicht selten zu Orientierungslosigkeit und Verwirrtheit. Starke Müdigkeit führt zu langsamen oder wechselnden Fahrgeschwindigkeiten sowie Schwierigkeiten beim Spurhalten.

8.4.4 Amphetamine und Designer-Drogen

Hinsichtlich der verkehrsmedizinisch relevanten Wirkungsweisen ist, wie beim Stimulanz Kokain, nicht immer an der Fahrweise zu erkennen, ob eine Person akut unter der Wirkung von Amphetaminen steht:

- Überschätzung der körperlichen Leistungsfähigkeit und übersteigertes Selbstwertgefühl mit Beschleunigung der Denktätigkeit, Fehleinschätzungen gegebener Situationen und Handlungsdrang;
- Unruhe, Fahrigkeit, mangelnde zielgerichtete Aufmerksamkeit, Nervosität;
- erhöhte Blendempfindlichkeit aufgrund erweiteter Pupillen und Akkomodationsstörungen;
- Reizbarkeit und Aggressivität;
- nachlassende Konzentrationsfähigkeit bei Ideenflucht und verminderte Aufmerksamkeit.

Bei den festzustellenden Fahrauffälligkeiten steht in der akuten Wirkphase die enthemmte und risikobereite Fahrweise mit unangepasst hoher Geschwindigkeit im Vordergrund, wobei der Fahrzeugführer das eigene Leistungsvermögen überschätzt. Dann kommt es zum Teil zu einem dramatischen Leistungsabfall in der abklingenden Phase der Amphetaminwirkung. Aufgrund des körperlichen Erschöpfungszustandes kommt es zu zum Teil sehr plötzlicher großer Müdigkeit und depressiven Verstimmungen, häufig mit Orientierungslosigkeit und Verwirrtheit, Realitätsverlust bis hin zu psychotischen Zuständen. Zu auffälligen Fahrweisen kommt es vor allem durch starke Müdigkeit, was sich in langsamen oder wechselnden Fahrgeschwindigkeiten sowie Schwierigkeiten beim Spurhalten bis hin zu Orientierungsstörungen äußern kann. Ähnlich wie beim Kokain findet man Auffälligkeiten sowohl in der Phase des akuten Rausches mit hohen Amphetamin-Konzentrationen im Blut, als auch in der ab- und ausklingenden Rauschphase. Die verkehrsmedizinisch relevanten Wirkungsweisen von Designer-Amphetaminen bzw. Designer-Drogen sind vergleichbar, wobei zum Teil eine mehr oder weniger ausgeprägte halluzinogene Wirkkomponente hinzukommt. Durch eine verstärkte Introspektion kann die Aufmerksamkeit oft nicht mehr längere Zeit auf eine bestimmte Aufgabe gerichtet werden. Durch Augenzittern und Pupillenerweiterung verursachte Beeinträchtigungen der Okulo- und Pupillenmotorik können zu Einschränkungen der visuellen Wahrnehmung führen. Außerdem sind die Begleitumstände, unter denen Designer-Drogen aufgenommen wurden, zu berücksichtigen, wenn es z. B. zu einer Fahrt nach durchtanzter Nacht kommt: Fahrten werden in einem Zustand extremer psychophysischer Übermüdung bzw. Überreizung angetreten, wobei durch die stimulierende Drogenwirkung eine derartige Leistungsschwäche nicht adäquat wahrgenommen wird. Eine Kombination von reduzierter kritischer Selbsteinschätzung mit erhöhter Risikobereitschaft und Koordinationsstörungen kann zu verkehrsrelevantem Fehlverhalten führen (häufig Geschwindigkeitsüberschreitung, riskante Überholmanöver oder auch unkoordinierte Lenkmanöver).

8.5 Medikamente im Straßenverkehr

Durch eine Erkrankung kann unter Umständen die Fahrsicherheit beeinträchtigt sein, durch eine geeignete Medikation kann sie gegebenenfalls wiederhergestellt werden. Grundsätzlich sind bei einer Medikation etwaige Nebenwirkungen mit Auswirkungen auf die Fahrsicherheit zu beachten. Während klassische berauschende Mittel neben Einflüssen auf Wahrnehmung und Motorik insbesondere auch direkt auf das Zentralnervensystem (ZNS) und damit auf kognitive Leistungen einwirken, kann eine Reihe nicht zentral wirksamer Arzneimittelwirkstoffe auch isoliert zu sensorischen oder motorischen Leistungseinbußen und somit einem körperlichen Mangel führen.

Generell besteht auch bei bestimmungsgemäßer Einnahme von Arzneimitteln das Problem, dass viele Medikamente ein Missbrauchspotenzial aufweisen. Allgemeine Befindlichkeitsstörungen werden nicht selten mit regelrechten Medikamentencocktails oder zusätzlichem Alkoholkonsum «behandelt». Man geht in Deutschland von ca. 1,5 Millionen medikamentenabhängigen Personen aus, die nicht nur täglich, sondern auch in übertherapeutischen Dosen Arzneimittel einnehmen. Zu zwei Dritteln soll es sich um Frauen handeln, häufig liegt eine Abhängigkeit von mehreren Medikamenten vor. Bei jüngeren Personen ist zum Teil ein gleichzeitiger Konsum von legalen und illegalen berauschenden Mitteln festzustellen. Missbräuchlich verwendet werden sowohl Wirkstoffe, die sedierend, als auch solche, die stimulierend auf das ZNS wirken. Eine Medikamentenproblematik bei der Teilnahme am Straßenverkehr ist komplizierter zu beurteilen als eine Drogenproblematik. Betroffene sind häufig ohne Problembewusstsein, vor allem, wenn die Arzneimittel vom Arzt verordnet sind. Die Selbstmedikation ist ein großes Problem, Schmerzmittel sind die meist verkauften Arzneimittel. Circa 70 % aller Schmerzmittelpackungen werden ohne Rezept und ärztliche Kontrolle in der Apotheke verkauft. Die Entwicklung einer Medikamentenabhängigkeit ist ein Prozess, dessen Zeitdauer und Intensität abhängig ist von der Art des enthaltenen Wirkstoffes, der Höhe der Dosis und der individuellen Empfindlichkeit. Arzneimittel, die süchtig machen, sind Medikamente mit psychotroper Wirkung. Man unterscheidet Gewohnheitsbildung, Gewöhnung und Sucht mit jeweils fließenden Übergängen. Die Gewohnheitsbildung ist charakterisiert durch regelmäßige Einnahme eines bestimmten Mittels, um einen euphorischen oder beruhigenden Zustand zu erreichen. Ein solches Einnahmeverhalten unterstützt eine psychische Abhängigkeit, während eine körperliche Abhängigkeit nicht vorhanden ist. Der Drang nach Dosissteigerung ist eher gering. Im Unterschied dazu ist die Gewöhnung oder Toleranzentwicklung mit einer Dosiserhöhung verbunden, um die gleiche Wirkung zu erreichen. Gewöhnung und Toleranzentwicklung führen zur Sucht, mit dringendem Verlangen/Bedürfnis (Zwang), die Einnahme des Mittels fortzusetzen (psychische und physischen Abhängigkeit).

Rechtliche Konsequenzen für Verkehrsteilnehmer ergeben sich aus den §§ 315c, 316 Strafgesetzbuch (StGB), da Arzneimittelwirkstoffe ebenfalls unter den Begriff «andere berauschende Mittel» fallen können. Wie bei den Drogen und anders als beim Alkohol existieren für den Arzneimittelkonsum keine Grenzwerte analog der 1,10‰-Grenze.

Auch in § 24a StVG sind keine Medikamentenwirkstoffe (auch nicht Methadon, Buprenorphin etc.) erfasst. Zum Nachweis einer relativen Fahrunsicherheit gem. §§ 315c, 316 StGB ist analog zu den Drogen der analytische Nachweis entsprechender Wirkstoffe in Körperflüssigkeiten eines Verkehrsteilnehmers gefordert, zusätzlich müssen weitere Auffälligkeiten bzw. Ausfallerscheinungen durch Zeugen, Polizeibeamte oder den blutentnehmenden Arzt dokumentiert sein, die medikamentenbedingte Leistungseinbußen untermauern.

Bei einer sachverständigen Begutachtung sind, wie eigentlich auch schon bei der Arzneimittelverschreibung durch den behandelnden Arzt, weitere Einflussfaktoren zu berücksichtigen:

- spezielle Wirkungen bzw. Nebenwirkungen des Wirkstoffes sowie Interaktionen mit Alkohol oder anderen Mitteln;
- Dosis und Applikationsart;
- Zeitspanne zwischen Einnahme und Vorfall;
- Grunderkrankung und individuelle Faktoren (Alter, Geschlecht, Körperbau, psychische und physische Verfassung, Begleiterkrankungen);
- Dauer der Therapie und individuelle Erfahrung und Verträglichkeit des aufgenommenen Medikamentes.

Die ermittelte Wirkstoffkonzentration bildet für sich alleine genommen keine ausreichende Grundlage für eine weiterführende Beurteilung. Je höher die nachgewiesene Menge aber oberhalb des therapeutischen Konzentrationsbereiches liegt, umso wahrscheinlicher ist von einem Missbrauch auszugehen. Folgen einer Verkehrsteilnahme unter Medikamenteneinfluss können auch Forderungen der gesetzlichen Unfallversicherung, der Haftpflichtversicherung oder der Kaskoversicherung nach sich ziehen. Bei Verdacht auf Missbrauch kann die Beibringung eines medizinisch-psychologischen Gutachtens gefordert werden.

8.5.1 Hinweise und Verhaltensempfehlungen für behandelnde Ärzte und Patienten

Da eine medikamentöse Therapie eine Einschränkung der Fahrsicherheit bedeuten kann, hat der behandelnde Arzt diesbezüglich strikt seine *Beratungs- und Hinweispflichten* seinen Patienten gegenüber zu beachten. Diese Beratungs- und Hinweispflichten resultieren einerseits aus dem Arzt-Patienten-Vertrag, andererseits aus der dem Patienten geschuldeten Selbstbestimmungsaufklärung, da auch die Arzneimitteltherapie einen Eingriff in die körperliche Integrität des Patienten darstellt. Grundsätzlich sollte die Arzneimittelinformation an den Patienten umfassen:

- Wirkungsweise des Medikaments,
- Grund für die Medikation,
- Art, Dauer der Einnahme,
- häufige Nebenwirkungen sowie Verhaltensmaßnahmen bei Eintritt von Nebenwirkungen,
- Hinweise auf ernste Probleme, bei denen die Medikamenteneinnahme sofort beendet und ärztlicher Rat eingeholt werden sollte,
- Ergänzung des mündlichen Aufklärungsgespräches durch schriftliche Patienteninformationen.

Im Rahmen einer Arzneimitteltherapie sollte der Arzt prinzipiell auch das Fahrverhalten des Patienten erfragen. Im Rahmen der Verordnung und Auswahl eines Medikamentes sind zu beachten:

- Prüfung in Frage kommender Medikamente auf ihr Leistungsminderungspotenzial und – soweit therapeutisch sinnvoll – die Auswahl eines Mittels mit geringem Gefahrenpotenzial,
- einschleichende und ausschleichende Dosierung,
- Wirkungsdauer (insbesondere bei Benzodiazepinen),
- keine unreflektierte Dosiserhöhung bei nicht ausreichender Wirkung vornehmen,
- Vermeidung einer Co-Medikation verschiedener zentral wirksamer Mittel,
- bei Substitutionspatienten ggf. Objektivierung bei Verdacht auf Beikonsum.

Im Rahmen der Therapiekontrolle ist auch auf die Einschränkung verkehrsrelevanter Leistungen zu achten bzw. hat eine regelmäßige Nachfrage zu Verhaltens- und Leistungsänderungen zu erfolgen.
Für einen behandelnden Arzt können bei schuldhafter Unterlassung bzw. ungenügender Aufklärung straf- und zivilrechtliche Folgen entstehen. Zivilrechtlich können bei Aufklärungs- bzw. Informationsfehlern Schadenersatzansprüche geltend gemacht werden (vgl. deutsches Bürgerliches Gesetzbuch [BGB]):

§ 823 BGB Schadenersatzpflicht

1. Wer vorsätzlich oder fahrlässig das Leben, den Körper, die Gesundheit, die Freiheit, das Eigentum oder ein sonstiges Recht eines anderen widerrechtlich verletzt, ist dem anderen zum Ersatz des daraus resultierenden Schadens verpflichtet.

Allerdings genügt eine Aufklärung über verkehrsrelevante (Neben-)Wirkungen, die unaufgefordert grundsätzlich mündlich erfolgen kann, allein ein Hinweis auf die Packungsbeilage reicht nicht. Aus Gründen der Beweispflicht soll die Aufklärung dokumentiert werden. Bei einer Einschränkung der Fahrsicherheit und damit auch Fahreignung durch Grundleiden und Arzneimitteltherapie, ist zu beachten: Bei uneinsichtigen Patienten kann die ärztliche Schweigepflicht durchbrochen werden und eine Meldung an die Straßenverkehrsbehörde bzw. Polizei erfolgen.
Generell ist ein Verkehrsteilnehmer aufgrund seiner Eigenverantwortlichkeit zur Selbstprüfung verpflichtet, was vor allem bei einer Erkrankung oder einer medikamentösen Therapie gilt. Folgende Ver-

haltensregeln gelten für einen verantwortungsvollen Patienten:

- Lesen des Beipackzettels zur Information über mögliche Wirkungen und Nebenwirkungen,
- sorgfältige Eigenbeobachtung speziell zu Therapiebeginn,
- keine selbstständigen Dosisänderungen, kein selbstständiges Absetzen der Therapie,
- kein Beigebrauch weiterer zentral wirksamer Mittel (Alkohol, Drogen, Medikamente),
- Abstimmung von Einnahmezeiten und möglicher Verkehrsteilnahme nach Rücksprache mit dem behandelnden Arzt.

8.5.2 Verkehrsmedizinisch bedeutsame Arzneimittelgruppen

In Ergänzung zu den Ausführungen zu forensisch relevanten Arzneimittelgruppen zeigt **Tabelle 8-5** eine Zusammenfassung verkehrsmedizinisch relevanter Arzneimittel.

Analgetika

Bei den nichtopioiden Analgetika sind verkehrsmedizinisch relevante Nebenwirkungen vor allem mögliche Stimmungsschwankungen (Euphorie, Aggressivität, Nervosität), insbesondere bei Kombina-

Tabelle 8-5: Zusammenfassung verkehrsmedizinisch relevanter Arzneimittel

Arzneimittelgruppe	Substanz-/Wirkstoffbeispiele	Gefährdung
Analgetika (Opioide)	Morphine Morphin, Codein, Dihydrocodein, Substitutionsstoffe (Methadon, Buprenorphin), Oxycodon, Hydromorphon, Tilidin, Tramadol	starke Analgesie, Sedierung, ggf. Entzugssymptomatik, Stimmungs- und Antriebsänderung, Veränderung kognitiver und sensorischer Leistungsfähigkeit
nicht-opioide Analgetika	Salicylate, Paracetamol, Propyphenazon, Phenacetin	unbedenkliche Monopräparate (ggf. Kopfschmerzen, Übelkeit, Schwindel); Gefährdung durch Mischpräparate z. B. mit Coffein
Antidiabetika	Insulin, Sulfonylharnstoffderivate	Hyper- und Hypoglykämien besonders in Phasen der Neu-/Umstellung
Antiepileptika	Clonazepam, Phenobarbital, Phenytoin, Primidon	Beeinträchtigung zentralnervöser Funktionen und Sedierung
Antihistaminika	Diphenhydramin, Promethazin, Ketotifen	je nach Substanzklasse mehr oder weniger ausgeprägte Sedierung
Antihypertensiva	Clonidin, Reserpin, Guanethidin, Prazosin, Enalapril, Captopril, Lisinopril, Betablocker	teilweise sedierende oder kreislaufbeeinträchtigende Wirkungen (Schwindel, Müdigkeit, Kopfschmerz)
Narkotika	Mischpräparate bei ambulanten Kurznarkosen/ Lokalanästhesien, z. B. Lidocain, Lachgas etc.	teilweise unterschiedliche Halbwertszeiten und damit verbunden Einschränkungen der Psychomotorik
Ophthalmika	Anticholinergika, Atropin, Belladonna	z. B. Störung der Akkomodation
Psychopharmaka	Neuroleptika z. B. Chlorpromazin, Haloperidol, Thioridazin Antidepressiva z. B. Amitriptylin, Trimipramin Tranquilizer z. B. Diazepam, Flunitrazepam, Oxazepam	Dämpfung, Antriebsverminderung, Störung der Koordination und Psychomotorik Antriebssteigerung o. -dämpfung, zentralnervöse Begleiterscheinungen, Erniedrigung der Krampfschwelle dämpfende schlafanstoßende Wirkung mit Beeinträchtigung des Leistungs- und Reaktionsverhaltens
Sedativa, Hypnotika	Barbiturate, Benzodiazepine, Bromureide, Chloralhydrat, Piperidinderivate	lange HWZ + Kumulation, dadurch Auswirkungen auf Psychomotorik
Stimulanzien	Coffein, Ephedrin, Norpseudoephedrin	längerfristig verminderte Konzentrationsleistung und Unruhe bei kurzfristig aufgehobener Müdigkeit

tionspräparaten, die neben dem schmerzstillenden Wirkstoff einen Zusatzstoff wie Codein oder Coffein enthalten (wie z. B. Thomapyrin, SpaltN, Doppelspalt, Titralgan, Vivimed, Neuralgin, Paracodin/retard, Gelonida) und über belebende bzw. stimulierende Effekte verfügen. Verkehrsmedizinisch relevante Symptome bei regelmäßiger Einnahme von insbesondere opioidhaltigen Analgetika können sein: erhöhte Unruhe, verlängerte Reaktionszeiten, eingeschränkte Muskelkoordinationen, Defizite in der Aufmerksamkeit und Konzentration. Allerdings ist zu berücksichtigen, dass Schmerzpatienten in der Regel allein durch die langandauernden, starken Schmerzen und deren Folgen nicht nur in der Bewältigung von komplexen Handlungen wie Autofahren, sondern auch in Alltagssituationen eingeschränkt sind. Eine Schmerztherapie mit einer den individuellen Bedürfnissen angepassten Arzneimittelbehandlung kann eine Leistungsfähigkeit zurückbringen, die unter Umständen auch die Fahrsicherheit wiederherstellen kann. Patienten mit einer längeren Morphintherapie zeigen in verkehrsrelevanten psychometrischen Tests, in Persönlichkeitstests und in neurologischen Untersuchungen keine signifikanten Unterschiede gegenüber Kontrollgruppen. Für die Praxis wird ein Fahrverbot in der Einstellungsphase empfohlen, danach kann die Fahreignung im Einzelfall bejaht werden. Während der Einstellungsphase, bei größeren Dosisänderungen, bei wechselnden Therapieverläufen und bei unkontrolliertem Beigebrauch von z. B. Alkohol ist die Fahreignung aufgehoben. Bei einer Langzeittherapie mit gleichbleibender Opioiddosis besteht im Einzelfall keine Gefährdung der Verkehrssicherheit, was auch für eine Kombinationstherapie gilt. Mögliche potenzierende Effekte auf die Nebenwirkungsrate, die Dosierung und das Einnahmeverhalten sind bei einer individuellen Beurteilung zu berücksichtigen.

Hypnotika/Sedativa

Barbiturate oder Chloralhydrat werden kaum noch verwendet, Benzodiazepine bilden die Hauptgruppe der Hypnotika. Das relative Risiko für einen Verkehrsunfall ist nach Einnahme von Benzodiazepinen dosisabhängig erhöht. Eine besondere Gefahr liegt zudem im Auftreten eines Hangover-Effektes. Wirkstoffe mit längeren HWZ können auch am nächsten Morgen noch zu Leistungseinbußen führen, Substanzen können kumulieren. Neben rezeptpflichtigen Hypnotika/Sedativa existieren auch frei verkäufliche Präparate, wie z. B. Diphenhydramin oder Doxylamin, die verkehrsmedizinisch bedeutsam sind. Als allgemeine verkehrsrelevante Wirkungen sind anzuführen: Herabsetzung der Aufmerksamkeit, der Konzentration und der Reaktionsgeschwindigkeit.

Psychopharmaka

Psychopharmaka nehmen Einfluss auf die Psyche eines Patienten. Psychotische Patienten oder solche mit schizophrenen Schüben sind generell nicht fahrgeeignet. Nach einer Behandlung und Dosisfindung kann bei Dauermedikation mit einer Erhaltungsdosis eines geeigneten Psychopharmakons die Fahrsicherheit gegeben sein.

Neuroleptika sind Medikamente, die vor allem bei Psychosen oder Schizophrenien eingesetzt werden, wie z. B. Zyprexa, Fluanxol, Atosil, Melleril, Eunerpan oder Haldol. Diese zur Beruhigung und Aktivitätsreduzierung eingesetzten Medikamente zeigen verkehrsrelevante Nebenwirkungen wie Herabsetzung der Aufmerksamkeit, Herabsetzung der Reaktionsgeschwindigkeit, Gleichgültigkeit gegenüber Außenreizen. Auch Stimmungsaufhellung bzw. Aktivierung können als verkehrsrelevante Wirkungen angesehen werden. Neuroleptika machen nicht körperlich abhängig, sie sind aufgrund ihrer starken Nebenwirkungen allerdings nur bei begründeter Indikation eine Alternative zu anderen Psychopharmaka. In einer Fallkontrollstudie wurde bei älteren, mit zyklischen Antidepressiva behandelten Fahrern ein erhöhtes relatives Risiko für einen Verkehrsunfall festgestellt. Arzneimittel wie Saroten, Aponal, Insidon, Stangyl, Anafranil oder Tofranil werden gegen Depressionen eingesetzt und ermöglichen eine Belastbarkeit trotz Stress und Missbefindlichkeiten im Alltag. Bei Antidepressiva sind Absetzsymptome beobachtet worden, zudem haben manche dieser Medikamente starke Nebenwirkungen: zentrale Dämpfung insbesondere bei Therapiebeginn und hoher Dosierung, Kreislaufbeschwerden, unwillkürliche Zitterbewegungen, Einschränkung des Sehvermögens.

Für die *selektiven Serotoninwiederaufnahmehemmer (SSRI)* ist die sedierende Wirkung gering bis fehlend, ausreichende Daten zum Unfallrisiko existieren nicht. Im Einzelfall ist eine Risikoerhöhung nicht auszuschließen, z. B. auch infolge einer Schlafstörung als möglicher Nebenwirkung.

Beim Einsatz von *Monoaminoxidase-(MAO-)Hemmern* (z. B. Aurorix) kann es wegen einer gewissen antriebssteigernden Wirkung zu risikoreicherem Verhalten kommen.

Psychostimulanzien, z. B. AN1, Regenon, Captagon, Ritalin oder Tradon, werden zur Überwindung von Müdigkeit eingenommen und sind zusätzlich als Appetitzügler im Einsatz. Durch ihre stimulierende

Wirkung vermitteln sie das Gefühl erhöhter Leistungsbereitschaft, sie haben zudem ein Suchtpotenzial. Im Straßenverkehr stellen sie ein erhöhtes Risiko dar, da die Konsumierenden zur Selbstüberschätzung in Folge einer Enthemmung mit erhöhter Risikobereitschaft und gleichzeitig herabgesetzter Leistungsfähigkeit durch Konzentrationsmangel neigen und, wenn die Wirkung des Medikamentes nachlässt, ganz plötzlich eine Schlafattacke haben können.

Antiepileptika
Anfall- oder Krampfleiden führen i.d.R. zu einer Fahrungeeignetheit. Eine Wiedererlangung der Fahrerlaubnis kann erfolgen bei erfolgreicher Therapie, einer mindestens zweijährigen anfallsfreien Zeit und dem Ausschluss von zentralnervösen Nebenwirkungen einer Arzneimitteltherapie. Ein ideales Antiepileptikum setzt die Krampfschwelle herauf, ohne dass die motorische Erregbarkeit beeinflusst wird und sedative bzw. hypnotische Effekte auftreten. Da solche Mittel nicht existieren, soll so niedrig wie möglich dosiert und der Patient sorgfältig überwacht werden. Eine sichere Teilnahme am Straßenverkehr setzt eine optimale Einstellung der Dauermedikation und eine korrekte Einnahme der verordneten Mittel bei ständiger ärztlicher Kontrolle voraus. Antiepileptika mit deutlicher potenzieller Beeinflussung der Fahrtüchtigkeit sind Phenytoin, Phenobarbital, Primidon, Clonazepam, Diazepam, Nitrazepam sowie Carbamazepin. Nach Einnahme dieser Mittel kann es in verschieden starker Ausprägung zu einer zentralen Dämpfung und unter Umständen zusätzlich zu psychischen Reaktionen kommen. Weniger kritisch ist eine Behandlung mit Valproinsäure oder Ethosuximid.

Antihistaminika
Unter Antihistaminika versteht man H1-Antagonisten, deren Hauptindikation in der symptomatischen Behandlung von Allergien (Rhinitis, allergische Hautreaktionen) besteht. Einige Mittel werden aufgrund ihrer sedierenden oder antiemetischen Wirkung auch als Hypnotika (Diphenhydramin), Antiemetika (Chlorphenoxamin) oder bei Migräne (Cyclizin) eingesetzt. Daneben kann eine Verwendung zur Prophylaxe und Therapie von Reisekrankheit erfolgen. Verkehrsmedizinisch relevante Nebenwirkungen liegen in einer zentralen Dämpfung, die unterschiedlich ausgeprägt ist. Zu beachten ist, dass zum Teil Kombinationspräparate verwendet werden, die neben einem Antihistaminikum Coffein enthalten. Da dessen Wirkungsdauer erheblich kürzer ist, als die des Antihistaminikums, kann es bei nachlassender stimulierender Coffeinwirkung zu einem relativ raschen Leistungsabfall kommen.

Antihypertonika
Von Bluthochdruck sind ca. 10–15 % der Bevölkerung und damit ca. 3–4 Millionen Autofahrer betroffen, von denen nur ein Viertel angemessen medizinisch behandelt wird. Nach den Analgetika/Antirheumatika und den Antitussiva bilden die Antihypertonika die umsatzstärkste Arzneimittelgruppe. Eine Monotherapie erfolgt mit β-Blockern, Diuretika, Calciumantagonisten, ACE-Hemmern oder Alpha-1-Blockern, unter Umständen werden zwei oder drei Sustanzen dieser Gruppen in Kombination verabreicht. Neben einer Senkung des Blutdruckes sind sedierende Wirkungen sowie Schwindel- und Ohnmachtsneigung zu verzeichnen und die Konzentrationsfähigkeit ist herabgesetzt, sodass vor allem in der initialen Behandlung Leistungseinschränkungen auftreten können. Von ACE-Hemmern und Vasodilatoren sind hinsichtlich fahrrelevanter Leistungseinbußen die geringsten Auswirkungen zu erwarten. Es folgen Diuretika und Calciumantagonisten mit minimalen Leistungseinschränkungen sowie β-Blocker, Antisympathotonika und Alpha-1-Blocker mit deutlichen Einschränkungen. Allerdings ist bereits nach kurzen Behandlungszeiten von einer Adaptation auszugehen. Behandelte Patienten zeichnen sich gegenüber unbehandelten durch eine höhere Leistungsfähigkeit aus.

Antidiabetika
Die Hauptgefahr bei einer Verkehrsteilnahme von Diabetikern besteht in einer plötzlich auftretenden Hypoglykämie, die mit psychophysischen Ausfallerscheinungen wie Müdigkeit, Krämpfen und sogar Bewusstlosigkeit einhergeht. Mit Diät und oralen Antidiabetika vom Sulfonylharnstofftyp behandelte Diabetiker werden den Anforderungen zum Führen eines Kraftfahrzeuges i.d.R. uneingeschränkt gerecht. Mit Insulin behandelte Diabetiker müssen auftretende Hypo- und Hyperglykämien bemerken und erfolgreich behandeln können, dazu gehören Stoffwechseleinstellungen, Wahrnehmungstraining und Blutzuckerselbstkontrollen.

Ophthalmika und Mittel mit Nebenwirkungen am Auge
Bezogen auf die Pupillenmotorik unterscheidet man zwischen Mydriatika und Miotika. Bei einer Mydriasis – hervorgerufen z.B. durch Atropin, Scopolamin oder Tropicamid – kommt es zu einer Pupillen-

erweiterung und damit zu einer Abnahme der Sehschärfe, ohne dass sich die Pupille den tatsächlichen Lichtverhältnissen anpassen kann (Parasympatholytika, Sympathomimetika). Es besteht insbesondere eine Blendgefahr. Bei einer Miosis (z. B. durch Neostigmin, Pilocarpin, Physostigmin) sind die Pupillen verengt und nicht zur physiologischen Anpassung an die Lichtverhältnisse fähig (Parasympathomimetika). Insbesondere in der Dämmerung ist dann die Sehschärfe herabgesetzt. Zudem haben verschiedene systemisch eingesetzte Arzneimittel gravierende ophthalmologische Nebenwirkungen (s. **Tab. 8-6**).

Zentrale Muskelrelaxanzien

Muskelrelaxanzien werden zur symptomatischen Therapie von Muskelverspannungen, Beschwerden der Halswirbelsäule, Ischialgien, Gelenkentzündungen etc. eingesetzt. Ihr Wirkort ist das ZNS, sodass ihnen grundsätzlich zentral dämpfende bzw. sedierende Wirkungen zuzuschreiben sind. Es kann zu einer allgemeinen Reaktionsdämpfung sowie Schläfrigkeit und einem Schwächegefühl der peripheren Muskulatur kommen. Bei längerfristiger Verordnung besteht ein Abhängigkeitsrisiko.

Lokalanästhetika und Narkosemittel

Lokalanästhetika und Narkosemittel werden stationär und ambulant zur lokalen Schmerzausschaltung bzw. kurz- und längerfristigen Vollnarkose eingesetzt. In der ambulanten Anästhesie sowie in der Zahn- und der Allgemeinmedizin, nach der unter Umständen die Möglichkeit einer Teilnahme am Straßenverkehr bestehen kann, unterscheidet man zwischen Lokalanästhetika für Oberflächen-, Leitungs- und Infiltrationsanästhesien sowie intravenösen Regionalanästhesien und Kurznarkotika für intravenöse Narkosen und Inhalationsnarkosen. Von Bedeutung können zudem Zusatzmedikationen sein (Benzodiazepine, Atropin, Muskelrelaxantien). Bei einer isolierten Gabe von Lokalanästhetika sind nur kurzfristige Leistungseinbußen zu erwarten, im Wesentlichen innerhalb der ersten Stunde nach Applikation. Allerdings kommen Erwartungsangst und Behandlungsstress als zusätzliche leistungsbeeinträchtigende Komponenten in Betracht. Bei einer Comedikation weiterer zentral dämpfender Mittel (z. B. Diazepam) ist von gravierenderen und länger andauernden Leistungsminderungen auszugehen. In der Praxis findet man aufgrund der Stresssituation nicht selten eine Selbstmedikation von Patienten, z. B. in Form eines Sedativums am Abend vor der Behandlung mit der Gefahr eines Hangover. Längeranhaltend und deutlicher sind fahrrelevante Leistungseinbußen nach Narkotika-Gabe. Inhalationsnarkotika zeigen relativ stärker ausgeprägte Effekte, als sie nach i. v. Gabe entsprechender Mittel zu erwarten sind.

Tabelle 8-6: Systemisch eingesetzte Arzneimittel mit ophthalmologischen Nebenwirkungen

Arzneimittel	Nebenwirkungen
Antidiabetika	Refraktionsveränderungen und Katarakt
Diuretika	Refraktionsveränderungen
Corticosteroide	Glaukom und Katarakt
Psychopharmaka	Mydriasis
Analgetika	Miosis

8.5.3 Allgemeine Anmerkungen zu einer Medikamenteneinnahme

In der Praxis erfolgt häufig die Konfrontation mit Fällen, in denen nicht die Auswirkungen eines Arzneimittels zu bewerten sind, sondern Interaktionen mit weiteren Medikamenten sowie Alkohol oder Drogen. Die meisten verkehrsmedizinisch relevanten Stoffgruppen weisen zentral dämpfende bzw. sedierende Wirkungsweisen auf, sodass von *additiven Effekten* auszugehen ist. Eine Einschätzung möglicher Kombinationswirkungen ist nicht einfach, und leistungsmindernde Eigenschaften jeder Substanz sind von Dosis, Adaptation und individuellen Faktoren abhängig. Zusätzlich können pharmakokinetische und -dynamische Interaktionen bei Resorptionseigenschaften, Eiweißbindung, Gewebeverteilung, Rezeptorbindung, therapeutischem Effekt, Metabolismus und Elimination auftreten. Bei einer gleichzeitigen Aufnahme von zentral dämpfenden Mitteln mit einem Stimulans kann in Teilbereichen eine Verbesserung der Leistungsfähigkeit durch antagonistische Wirkung auftreten. In solchen Fällen hängt das Ausmaß der Interaktionen noch mehr von Dosis und Einnahmezeit ab. Es ist von verschiedenen Zeitintervallen auszugehen, in denen die eine oder andere Wirkungsweise überwiegt. Gefährlich ist das plötzliche Überwiegen der Sedierung nach abklingender stimulierender Wirkung, was zu einem sehr schnellen Abfall der Leistungsfähigkeit führt. Selbstverständlich können sich auch zwei Stimulanzien gegenseitig verstärken mit Übererregbarkeit, Unruhe, Fahrigkeit, Unaufmerksamkeit etc.

Einige Arzneimittel können in Kombination eingenommen auch dahingehend interagieren, dass der therapeutische Zweck nicht mehr erfüllt ist und somit *krankheitsbedingte Leistungseinbußen* zusätzlich wieder zu berücksichtigen sind. So können Antidiabetika in Kombination mit β-Rezeptorenblockern zu hypoglykämischen, in Kombination mit Corticoiden oder Phenothiazinen zu hyperglykämischen Zuständen führen. Bei einer gemeinsamen Aufnahme größerer Mengen Alkohol und zentral dämpfender Arzneimittel ist ebenfalls von einer stärkeren sedierenden Wirkung auszugehen, Stimulanzien können die dämpfende Alkoholwirkung teilweise antagonisieren. Koffeingenuss nach Alkohol führt zu einer subjektiv empfundenen Verbesserung der Leistungsfähigkeit, einer verbesserten Reaktionszeit steht allerdings eine verminderte Reaktionsqualität entgegen.

Auch *Unverträglichkeitsreaktionen* nach Aufnahme von Arzneimitteln und Alkohol sind bekannt, so können geringste Alkoholmengen in Verbindung mit einer Aufnahme von Clomethiazol (Distraneurin) unter anderem zu Schweißausbrüchen, Zittern, Kopfschmerzen und Beschleunigung der Herzfrequenz führen. Häufig werden Drogen und Arzneimittel gemeinsam konsumiert, insbesondere von Personen, die Missbrauch betreiben oder als drogenabhängig gelten (Polytoxikomanie). Suchtgeprägt werden bevorzugt zusätzlich Stoffe wie Benzodiazepine, Methadon oder Codein und Dihydrocodein eingenommen. Da i. d. R. drei bis vier oder weit mehr Mittel gemeinsam konsumiert werden, ist eine Interpretation der Wirkungsweise zu einem bestimmten Zeitpunkt sehr erschwert, es gelten die o. g. Auswirkungen zur Pharmakokinetik und Pharmakodynamik der verschiedenen Substanzen.

8.6 Krankheiten und andere Determinanten

Zahlreiche Erkrankungen unterschiedlicher Organsysteme können die Fahrsicherheit und Fahreignung beeinträchtigen. Häufig werden Patienten mit krankheitsbedingter Einschränkung der Fahreignung durch akute Leistungseinbußen (Schlangenlinienfahren, Verkehrsunfall, verzögerte Reaktionen etc.) im Straßenverkehr auffällig. Zahlenmäßig spielen Begutachtungen der Fahreignung aufgrund von Krankheiten gegenüber Alkohol- und Drogenmissbrauch eine geringe Rolle. Die Kenntnis der Auswirkungen von Erkrankungen auf die Fahreignung ist jedoch für jeden Arzt wichtig. Erkrankungen mit Einfluss auf die Fahreignung finden sich – orientiert an den Begutachtungsleitlinien zur Kraftfahreignung des gemeinsamen Beirats für Verkehrsmedizin beim Bundesministerium für Verkehr, Bau und Wohnungswesen – in **Tabelle 8-7** zusammengefasst.

Tabelle 8-7: Erkrankungen mit Einfluss auf die Fahreignung

1. Sehvermögen	(weitere Erklärung überflüssig)
2. Hörvermögen	
2.1 Schwerhörigkeit	nur wenn weitere Einschränkungen der Sinnesorgane oder intellektuelle Defizite vorliegen
2.2 Störungen des Gleichgewichts	kann zu plötzlich einsetzendem Orientierungsverlust führen, insbesondere im Hinblick auf die Körperlänge und Stellung im Raum, außerdem zu Störungen der Richtungskontrolle
3. Bewegungsbehinderungen	(weitere Erklärung überflüssig)
4. Herz- und Gefäßkrankheiten	
4.1 Herzrhythmusstörungen	Möglichkeit der plötzlichen Bewusstlosigkeit
4.2 Hypertonie (Bluthochdruck)	Gefahr plötzlichen Herzversagens, Risiko von Hirnblutungen, Netzhautblutungen mit Sehstörungen, Nierenschäden
4.3 Hypotonie (erniedrigter Blutdruck)	schnelle Ermüdung, gelegentlich anfallartige Bewusstlosigkeit
4.4 Koronare Herzkrankheit	erhöhtes Risiko eines Herzinfarktes, Herzrhythmusstörungen, Angina pectoris, plötzlicher Herztod
4.5 Herzleistungsschwäche durch angeborene oder erworbene Herzfehler oder sonstige Ursachen	Gefahr des Kollapses, Verlust von körperlicher und schließlich auch geistiger Leistungsfähigkeit
4.6 Periphere Gefäßerkrankungen	Verschlusskrankheiten mit Ruheschmerz und Gewebsuntergang: Kontroll- und Kraftverlust; Aneurysmen der Hauptschlagadern: Gefahr der Ruptur mit plötzlichem Kollaps

Tabelle 8-7: Fortsetzung

5. Zuckerkrankheit	Gefahr labiler Stoffwechsellagen mit vermehrter Erschöpfbarkeit, Verlangsamung, Vigilanzstörungen, Spätkomplikationen: u. a Netzhautschäden, periphere Neuropathie
6. Nierenerkrankungen	verminderte Leistungs- und Reaktionsfähigkeit, labiles Stoffwechselgleichgewicht mit der Gefahr von Elektrolytentgleisungen, Herzversagen, Vigilanz- oder Sehstörungen
7. Organtransplantationen	Arzneiwirkungen, Funktionsstörungen, psychoreaktive Nebenwirkungen
8. Lungen- und Bronchialerkrankungen	in schweren Fällen Auswirkungen auf den Kreislauf mit plötzlichem Bewusstseinsverlust
9. Krankheiten des Nervensystems	
9.1 Erkrankungen und Folgen von Verletzungen des Rückenmarks	je nach Schwere der Ausfallerscheinungen
9.2 Erkrankungen der neuromuskulären Peripherie	bei periodischen Lähmungen: Gefahr plötzlich einsetzender Aktionsunfähigkeit, bei Myatrophien: Einschränkung der Leistungsfähigkeit
9.3 Parkinson'sche Krankheit, pyramidale Erkrankungen einschließlich zerebellärer Störungen	Verlangsamung, Desintegration der Motorik, mögliche organische Psychosyndrome
9.4 Kreislaufabhängige Störungen der Hirntätigkeit	Gefahr von TIA, Apoplexie, Leistungseinbußen bei mikroangiopathischen Veränderungen (SAE), bei durchgemachten Apoplexien: Rückfallgefahr
9.5 Zustände nach Hirnverletzungen und Operationen, angeborene und frühkindlich erworbene Hirnschäden	Gefahr organischer Psychosyndrome, mögliche Komplikationen wie Krampfanfälle, subdurales Hämatom oder Wesensänderung
9.6 Anfallsleiden	Gefahr plötzlicher Vigilanzänderung
10. Psychische Störungen	
10.1 Organisch-psychische Störungen	plötzliche Bewusstseinsstörungen, Verkennung der Realität

In die Begutachtungsleitlinien wurden solche körperlich-geistigen (psychischen) Mängel einbezogen, deren Auswirkungen die Leistungsfähigkeit eines Kraftfahrers häufig längere Zeit beeinträchtigen oder aufheben. Sie enthalten eignungsausschließende und eignungseinschränkende, körperlich-geistige (psychische) und charakterliche Mängel beim Fahrerlaubnisbewerber und Fahrerlaubnisinhaber. Nur auf die wichtigsten Erkrankungen kann näher eingegangen werden.

8.6.1 Herzkreislauferkrankungen unter besonderer Berücksichtigung von Herzrhythmusstörungen

Zu nennen sind: die arterielle Hypertonie, die Hypotonie als pathologisch zu niedriger Blutdruck, die koronarer Herzkrankheit (KHK) sowie die akute und chronische Herzinsuffizienz durch angeborene und erworbene Herzfehler und sonstige Ursachen sowie periphere Gefäßerkrankungen (z. B. Zerebralsklerose). Bedeutsam sind Herzrhythmusstörungen, die zu einer anfallsweise auftretenden Unterbrechung der Sauerstoffversorgung des Gehirns und damit zu Bewusstseinstrübung oder Bewusstlosigkeit führen können, diese Patienten sind zum Führen von Kraftfahrzeugen aller Klassen ungeeignet. Nach erfolgreicher Behandlung der Herzrhythmusstörungen (medikamentös oder mittels Herzschrittmacher) kann eine Eignung zum Führen von Kraftfahrzeugen bedingt gegeben sein, wenn die Herzfunktion über drei Monate normalisiert blieb und die durch die Unterbrechung der Sauerstoffversorgung des Gehirns entstandenen Symptome nicht auftreten. Werden Patienten wegen bedrohlicher Kammerrhythmusstörungen mit einem implatierbaren Kardioverter/Defibrillator (ICD) versorgt, sollte in den ersten sechs bis acht Monaten nach Implantation ein Fahrverbot auferlegt werden.

8.6.2 Epilepsie und Fahreignung

Definition

Wer unter persistierenden epileptischen Anfällen oder anderen anfallsartig auftretenden Bewusstseinsstörungen leidet, ist in der Regel nicht in der Lage, den gestellten Anforderungen zum Führen von Kraftfahrzeugen der Gruppe B gerecht zu werden, solange ein wesentliches Risiko von Anfallsrezidiven besteht. Gleiches gilt bei nicht-epileptischen Anfällen mit akuter Beeinträchtigung des Bewusstseins oder der Motorik wie narkoleptischen Reaktionen, affektiven Tonusverlusten, kardiovaskulären Synkopen, psychogenen Anfällen u.Ä.
(aus: Begutachtungsleitlinien zur Kraftfahreignung, BASt 2000)

Dabei ist zu berücksichtigen, dass viele neuerkrankte Menschen durch eine angemessene medikamentöse Therapie vor weiteren Anfällen geschützt werden können. Meist werden Antiepileptika gut vertragen und limitieren damit die Fahrtauglichkeit nicht zusätzlich. Ausnahme: Überdosierungen, Unverträglichkeiten etc. Epileptologen bestätigen, dass zwei von drei Patienten eine mindestens einjährige Anfallsfreiheit durch Medikamente erreichen. Daraus wurde die Empfehlung einer einjährigen Anfallsfreiheit als Voraussetzung zum Führen eines Kraftfahrzeugs der Führerscheingruppe B (Pkw) abgeleitet. Versagen allerdings die ersten medikamentösen Behandlungsschritte (mehr als zwei Antiepileptika in Monotherapie), dann haben die verbleibenden Patienten nur eine geringe Chance auf eine verlässliche Anfallskontrolle. Die zu fordernde anfallsfreie Zeit sollte dann auf mindestens zwei Jahre verlängert werden.

8.6.3 Diabetes mellitus und Kraftfahreignung

Der Diabetes mellitus ist eine endokrine Funktionsstörung, die primär durch eine Hyperglykämie und im Krankheitsverlauf durch akute und chronische Stoffwechselkomplikationen gekennzeichnet ist. Hyper- und vor allen Dingen Hypoglykämie haben direkten Einfluss auf die Fahrtauglichkeit des Betroffenen, aber auch diabetesbedingte Folgeerkrankungen wie Mikro- und Makro-Angiopathie sowie Neuropathie mit ihren klinischen Endpunkten Nierenversagen, Erblindung, Myokardinfarkt, zerebraler Insult und Amputationen können die aktive Teilnahme am Straßenverkehr einschränken. In Deutschland leben ca. 240 000 Typ-I-Diabetiker, die auf eine lebenslange Insulin-Substitution angewiesen sind. Circa 6 Millionen Menschen (ca. 8 % der Bevölkerung) leiden an einem Typ-II-Diabetes. Von besonderer Bedeutung sind schwere Hypoglykämien mit Bewusstlosigkeit, die nach einem bestimmten Muster ablaufen (s. **Tab. 8-8**).

8.6.4 Schlafapnoe und Verkehrssicherheit

In Deutschland leiden ca. 1–1,5 Millionen Menschen an schlafbezogenen Atmungsstörungen (SAS). In 80–90 % der Fälle liegt ein obstruktives Schlafapnoe-Syndrom vor, das eine der häufigsten Ursachen der Tagesmüdigkeit darstellt. Circa 4–5 % der Erwachsenenbevölkerung sind hiervon betroffen (Verhältnis Männer/Frauen = 3:1). Patienten mit Schlafapnoe weisen charakteristische Symptome auf: Neben einer Tagesmüdigkeit werden fremdanamnestisch Schnarchen und Atemaussetzer (Apnoen) berichtet. Seit Jahren ist eine Beziehung zwischen obstruktivem Schlafapnoe-Syndrom (OSAS) und Verkehrsunfällen bekannt, statistisch haben Patienten mit OSAS eine siebenmal höhere Unfallrate als der Durchschnitt aller motorisierten Verkehrsteilnehmer. Unter Anwendung einer effektiven Therapie reduziert sich allerdings das Unfallrisiko von Patienten mit OSAS auf ein der Normalbevölkerung vergleichbares Niveau. Patienten mit unbehandelten schlafbezogenen Atmungsstörungen sollen demgegenüber nicht am Straßenverkehr teilnehmen. Bei diesen Personen, insbesondere bei Berufskraftfahrern, wird der Nachweis der erfolgreichen Therapie in einem schlafmedizinischen Labor und regelmäßige Kontrollen dieser Therapie gefordert. Müdigkeit als Unfallursache ist erkennbar! Bevor die Ermüdung in den Schlaf übergeht, setzt ein Dämmerzustand mit einem Sekundenschlafphänomen («Blockierung») ein. Charakteristisch für diese Phase ist nicht nur das Nachlassen der Aufmerksamkeit, sondern die abrupten Aufmerksamkeitsschwankungen, die wohl einerseits durch die Bewusstseinsabnahme

Tabelle 8-8: Hypoglykämie-Verlauf

über 75 mg/dl	normale Reaktion
unter 70 mg/dl	Auftreten gegenregulatorischer Hormone
unter 60 mg/dl	autonome Symptome Schwitzen, Zittern, Angst, Herzklopfen, Hunger
unter 50 mg/dl	milde Neurohypoglykämie, kognitive Dysfunktion, Verhaltensauffälligkeiten
unter 40 mg/dl	späte Neurohypoglykämie, Schläfrigkeit, Verwirrtheit, Sprachstörungen
unter 20 mg/dl	schwere Neurohypoglykämie, Bewusstlosigkeit, Krampfanfälle

während des Eindämmerns und andererseits durch die nach der «Blockierungsabsenz» einsetzende ruckartige Aufschreckphase zu erklären sind. Früh- und Spätsymptome der Ermüdung sind in **Tabelle 8-9** zusammengefasst.

Gegenstand rechtsmedizinischer Fragestellungen ist häufig die Beurteilung der akuten Fahrsicherheit, die durch Alkohol, Drogen, Medikamente oder einen körperlichen Mangel beeinträchtigt sein kann. Nur bei Blutalkoholkonzentrationen >1,1 ‰ kann bei Kraftfahrern ohne weitere Beweisanzeichen vom Tatbestand einer absoluten Fahrunsicherheit ausgegangen werden. In anderen Fällen ist gegebenenfalls zu prüfen, ob eine sogenannte relative Fahrunsicherheit gegeben sein kann. Neben den Laboruntersuchungen und erhaltenen Wirkstoffkonzentrationen hat man zusätzlich mit dem Fahrverhalten, den Beobachtungen von einschreitenden Polizeibeamten und den Untersuchungen eines blutentnehmenden Arztes günstigstenfalls drei weitere unabhängige Indikatorenbereiche, auf denen sich eine Beurteilung unter besonderer Berücksichtigung der individuellen psychophysischen Leistungsfähigkeit stützen kann. Bei einer Medikamenteneinnahme und insbesondere bei Vorliegen eines körperlichen Mangels (Erkrankung) ist häufig auch die Vorhersehbarkeit zu prüfen. Neben einer Eigenverantwortlichkeit zur Selbstprüfung bei Patienten sind auch Beratungs- und Hinweispflichten für behandelnde Ärzte zu berücksichtigen, da andererseits mit straf- und zivilrechtlichen Folgen zu rechnen ist.

8.7 Der Verkehrsunfall

Derzeit sind in Deutschland ca. 54 Millionen Kraftfahrzeuge registriert. Jährlich ereignen sich über 2 Millionen Verkehrsunfälle mit über 440 000 Verletzten und ca. 5000 Getöteten. Zwar konnte durch Erhöhung der passiven Fahrzeugsicherheit und Einführung der Gurt- und Helmpflicht die Zahl der Getöteten im Straßenverkehr deutlich gesenkt werden, doch der volkswirtschaftliche Schaden durch Verkehrsunfälle ist und bleibt immens: Die Unfallfolgekosten beliefen sich 2003 auf insgesamt 32,2 Mill. €, Personenschäden hatten mit 16,30 Mill. € einen Anteil von 50,6 %.

Verkehrsunfälle können definiert werden als ein i. d. R. durch kollisionsbedingte stumpfe Gewalt erzeugtes gesundheitsschädigendes oder letales Ereignis bei Teilnahme am Straßen-, Schienen-, Luft-, Schiffs- und Flugverkehr.

Verkehrsunfälle können auf äußere, unfallfördernde Umstände (Verkehrsführung, Straßen- und Witterungsverhältnisse, Fahrzeugzustand) sowie auf innere oder subjektive (psychophysisches Leistungsdefizit durch Übermüdung, Alkoholisierung etc.) Faktoren bzw. mangelnde Schutzbereitschaft durch Verzicht auf Anlegen eines Sicherheitsgurtes zurückgeführt werden. Die Abklärung äußerer Unfallursachen ist Aufgabe des technischen Sachverständigen und der Polizei, die der subjektiven Gründe des entsprechend geschulten Arztes.

Tabelle 8-9: Früh- und Spätsymptome der Ermüdung (nach Prokop aus Madea 2007)

Frühsymptome	Spätsymptome
Lidschwere	Gefühl, zu schnell zu fahren
Konvergenzschwäche (wird als besonders quälend empfunden)	absichtliches Langsamfahren
Fremdkörperreiz in den Augen («Sandmännchen kommt»)	Phantasiebilder
Doppelbilder sehen	Wunsch, zu schlafen
Schielstellung der Augen (Strabismus divergens)	plötzlicher Tonusverlust der Nackenmuskulatur (Lecher)
Trockenheit der Mundschleimhaut und Durstgefühl	plötzliches Erschrecken mit Schweißausbruch und Herzklopfen bei Änderung der Fahrsituation
Wärmegefühl + Frösteln	plötzliche, ganz kurze Absenzen (bei offenen Augen) mit folgendem Erschrecken
Gähnen; Gefühl, schlechter zu kuppeln und zu schalten (Gefühl: Wagen hat gelitten, im Getriebe stimmt etwas nicht)	

Endzustand des Unfalls sind typische Verletzungsmuster sowie Materialschäden an beteiligten Fahrzeugen, deren Intensität und Ausmaß mit den bei dem Unfall freigesetzten Kräften korrelieren.
Aufgabe der technischen wie medizinischen Rekonstruktion eines Verkehrsunfalls ist es, aus dem Schädigungsmuster Zerstörungsdynamik und zum Unfall führende Kinetik zu erschließen und zur Unfallursache Stellung zu nehmen. Hierbei müssen der technische und der medizinische Sachverständige Hand in Hand arbeiten, da nur so die Aufklärung eines unter Umständen in Bruchteilen von Sekunden ablaufenden Unfalls gelingen kann.
In Kenntnis der Unfallkinetik ergeben sich auch Erwartungen hinsichtlich Verletzungsmuster und Materialschäden.
Aufgabe jedes mit Verkehrsunfällen und Unfallopfern konfrontierten Arztes ist, die rekonstruktiv wichtigen medizinischen Befunde zu erheben, die zur Klärung etwa der Sitzposition im Pkw (Fahrer, Beifahrer), des Angegurtetseins, der Anstoßstelle, der Frage Angefahren oder Überfahren etc. beitragen. Für eine Rekonstruktion essenziell ist eine sorgfältige Untersuchung der Bekleidung und Schuhe, die gegebenenfalls sichergestellt werden müssen. Kenntnisse der Unfalltraumatogenese sind für jeden Arzt, insbesondere für Unfallchirurgen, von Bedeutung, da sich die Traumatogenese in immer wiederkehrenden Verletzungsmustern niederschlägt und die klinische Diagnostik erheblich zu fördern vermag.
Nur durch eine zweifelsfreie Rekonstruktion eines Verkehrsunfalls können sämtliche mit dem Unfallgeschehen in Zusammenhang stehenden straf-, zivil- und versicherungsrechtlichen Fragestellungen geklärt werden. In der Mehrzahl der Fälle wird der behandelnde Arzt als sachverständiger Zeuge gehört werden. Wenn weder vom Verletzten noch von Zeugen objektive Darstellungen zum Unfallhergang vorliegen, soll er beantworten, ob das Verletzungsbild mit einem bestimmten Unfallhergang korrespondiert. Zudem werden unter Umständen bewusst falsche Sachdarstellungen gegeben, etwa zur Sitzposition: bei Alkoholunfällen wird ein Überlebender häufig einwenden, ein bei einem Verkehrsunfall Getöteter sei der Fahrer gewesen. Auch hier wird zu prüfen sein, ob das Verletzungsbild mit dieser Darstellung korrespondiert.
Ursache einer jeden kollisionsbedingten Unfallfolge ist die Übertragung eines von einem Stoßgeber eingeleiteten Kraftstoßes eines Unfallbeteiligten auf einen Empfänger (anderer Unfallbeteiligter, Gegenstände). Ein Kraftstoß bewirkt:

- eine Beschleunigung bzw. Verzögerung (Geschwindigkeitsänderung),
- eine Deformation, ggf. Zerstörung oder Läsion der Kollisionspartner.

Da der für die Impulsübertragung entscheidende Parameter die Geschwindigkeitsänderung Δv darstellt, ist die Kollisionsgeschwindigkeit eine der wichtigsten Determinanten der Unfallschwere.
Die Summe der unfallbedingten Verletzungen kann skaliert werden, die Gesamtverletzungsschwere wird unter Berücksichtigung der Gesamttopographie des Verletzungsmusters und der Intensität der Verletzungen in der Abbreviated Injury Scale (AIS) abgebildet. Die Skalierungen der AIS korrelieren mit der Stoßgeschwindigkeit (s. **Abb. 8-1**).
In der AIS erfolgt die Verletzungsbeschreibung in einem 6-zifferigen Code, dem in einer 7. Ziffer nach einem Dezimalpunkt der AIS-Schweregrad zugeordnet ist. Die 1. Ziffer identifiziert dabei die Körperregion, die 2. den Typus der anatomischen Struktur, die 3. und 4. die spezifische anatomische Struktur und die 5. und 6. bezeichnen den Verletzungsgrad innerhalb einer speziellen Körperregion oder einer speziellen anatomischen Struktur. Der unter der 7. Ziffer zugeordnete Schweregrad folgt dem Schema: 1 = leicht; 2 = mittel; 3 = schwer; 4 = mglw. tödlich; 5 = wahrscheinlich tödlich; 6 = tödlich. Verletzungsfolgen lassen sich am besten bei differenzierter Betrachtung der Unfalltypen charakterisieren: Pkw-Fußgänger-Unfall, Pkw-Pkw-Kollision, Zweirad-Pkw-Unfall.

8.7.1 Pkw-Fußgänger-Unfall

Die Kollision eines Fußgängers mit einem Pkw gleicht einem inelastischen Stoß, bei dem die inelastische Masse des Fußgängers, die gegenüber der des Pkw vernachlässigt werden kann, innerhalb kürzester Zeit die Geschwindigkeit des stoßenden Pkw, also die Kollisionsgeschwindigkeit annimmt. Für die Kinetik und Dynamik des Unfalls von Bedeutung sind neben der Fahrzeugkonfiguration (Pkw oder Lkw) die Anstoßart (voll überdeckend oder nur streifender Anstoß). Beim Frontalunfall mit voller Überdeckung können verschiedene Sequenzen differenziert werden (s. **Abb. 8-2a–b**):

- Anstoß (Abb. 8-2, Phase 1): Der Fußgänger wird vom Pkw meist fußwärts seines Schwerpunktes angefahren, in Abhängigkeit von der Stoßfront (Lkw) ist jedoch auch ein Anfahren kopfwärts des Schwerpunktes möglich (Abb. 8-2b, Phase 1). Dann wird der Fußgänger niedergeworfen (Abb. 8-2b, Phase 2 und 3).
- Aufladen: Rotationsbedingt wird der Fußgänger auf die Motorhaube befördert, dabei kann der

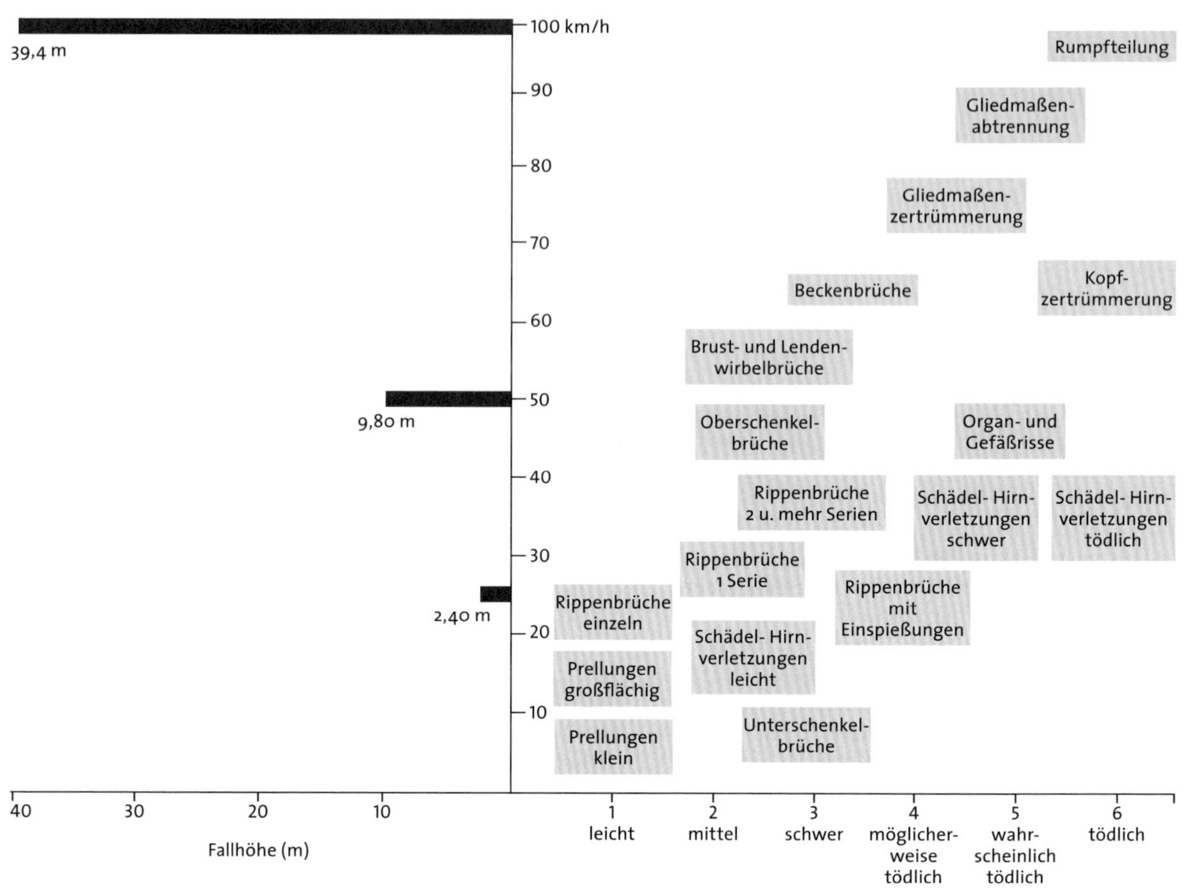

Abbildung 8-1: Rechtes Koordinatensystem: Verletzungsskalierung im AIS-Schema und (in grober Näherung) zugeordnete Kollisionsgeschwindigkeiten. Linkes Koordinatensystem: Entsprechung von Fallhöhen und Aufschlaggeschwindigkeit (entspricht Kollisionsgeschwindigkeit) (aus Madea et al. 2007)

Kopf in Abhängigkeit von der Geschwindigkeit den unteren Holm, die Windschutzscheibe oder sogar den oberen Holm erreichen (Abb. 8-2a, Phase 2–5).

- Abwerfen: Bremsbedingt wird der Fußgänger abgeworfen. Die Wurfweite ist dabei eine Funktion der Kollisionsgeschwindigkeit.

Jeder Phase des Unfallablaufes (Anstoß, Aufladen, Abwerfen bzw. Anstoß, Niederwerfen) können typische Verletzungsmuster zugeordnet werden, wobei die abwurfbedingten Sturzverletzungen primäre Anstoßverletzungen überlagern können. Anstoßverletzungen finden sich beim Pkw-Fußgänger-Unfall in der Regel am Unterschenkel.
In der Bekleidung können sich bereits Plastikabriebe und Textilgewebsbeschädigungen in Höhe des Anstoßpunktes (etwa in Stoßstangenhöhe) finden. Meist liegen die Beschädigungen etwas unterhalb der Stoßstangenhöhe, da durch einen Bremsvorgang mit dadurch ausgelöster «Nickbewegung» des Pkw die Anstoßstelle niedriger liegen kann als beim ruhenden Pkw. Korrespondierend zur Textilgewebsbeschädigung findet sich in der Haut in der Regel eine Hautvertrocknung mit Einblutungen des Unterhautfettgewebes korrespondierend zum Stoßpunkt. Typische Anstoßverletzungen sind schließlich Biegungsbrüche mit Bruchkeilen (sog. Messerer Bruch), bei denen die Keilspitze in die Richtung der stoßenden Gewalteinwirkung weist (s. **Abb. 8-3**). Die Keilspitze zeigt in die Richtung der stoßenden Gewalteinwirkung, daher kann auf die Position des Fußgängers zum Zeitpunkt des Stoßes und vorsichtig auf dessen Gehrichtung geschlossen werden.
Dies ist für die juristische Würdigung eines Unfallgeschehens wichtig, da für einen Fahrer eine Person, die aus seiner Sicht plötzlich von rechts zwischen parkenden Autos auf die Fahrbahn trat, später zu

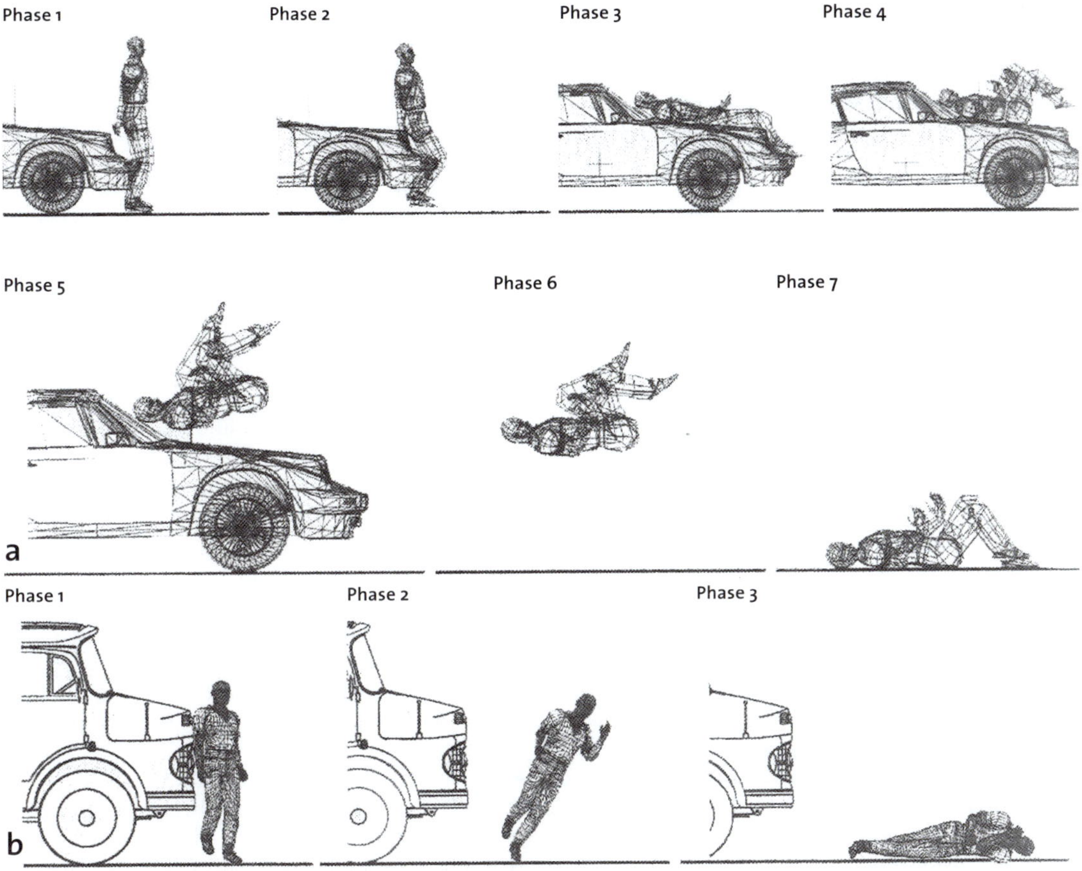

Phase 1 Phase 2 Phase 3 Phase 4

Phase 5 Phase 6 Phase 7

a

Phase 1 Phase 2 Phase 3

b

Abbildung 8-2a–b: PKW-Fußgänger-Kollision (aus Madea et al. 2007)
a) Bei Anstoß fußwärts des Schwerpunktes Phase 1 Anstoß; Phase 2–4 Aufladen, Phase 5–7 Abwerfen
b) Bei Anstoß kopfwärts des Schwerpunktes Phase 1 Anstoß; Phase 2–3 Niederwerfen.

erkennen war, als eine Person, die von der linken Straßenseite in seine Fahrspur trat. Von Bedeutung ist auch die Inaugenscheinnahme der Schuhsohlen. Schleifspuren an beiden Schuhsohlen belegen, dass der Fußgänger stehend angefahren wurde, Schleifspuren nur an einer Schuhsohle lassen das Standbein im Augenblick des Anfahrens erkennen. Die Richtung der Schleifspuren (in Schuhlängsachse oder quer dazu) gibt Hinweise auf die Anfahrtrichtung. Beim Lkw-Fußgänger-Unfall können anstoßbedingte Frakturen auch im Femurbereich liegen. Die postmortal vertrocknete primäre häutige Anstoßstelle kann unter Umständen Texturmerkmale stoßender Fahrzeugteile widerspiegeln.

Sämtliche Verletzungen müssen bei der Obduktion hinsichtlich ihrer Höhe oberhalb der Fußsohlenebene vermessen werden.

In der Aufladephase resultieren durch die Körperrotation und das Gleiten über den Aufschlag auf die

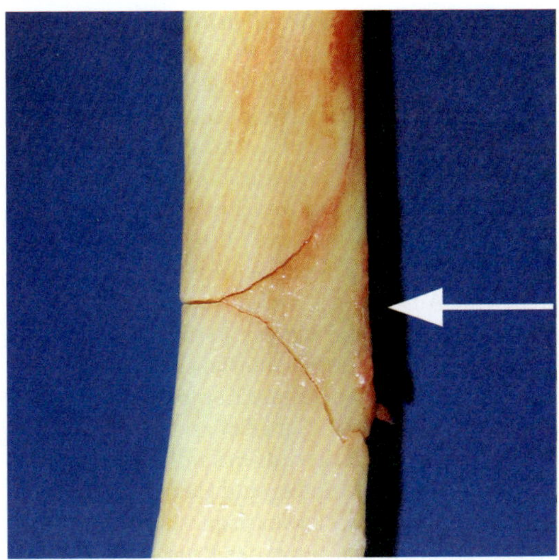

Abbildung 8-3: Messerer Fraktur

Motorhaube Textilabriebe und Hautschürfungen, stumpfe Thoraxverletzungen (durchspießende Rippenfrakturen mit Hämatopneumothorax, Lungen- und Herzkontusion), stumpfe Bauchtraumen (Kontusion und Rupturen der großen Organe), beim Anfahren von hinten Einblutungen in die Rückenweichteile mit paravertebralen Rippenbrüchen, gegebenenfalls Brüchen der Brust- und Lendenwirbelsäule. Je nach Geschwindigkeit schlägt der Kopf auf die Motorhaube, den unteren, den oberen Holm oder die Windschutzscheibe auf mit entsprechenden Quetsch-, Risswunden, Gesichts- und Schädelkalottenbrüchen, die meist in der Scheitelbeinregion gelegen sind. Ein Anstoß an die Windschutzscheibe führt i. d. R. zu deren Zerstörung und damit zu Splitterverletzungen und Schnittwunden des Gesichtes. In den meisten Fällen kommt es nach dem Aufladen bremsbedingt zum Abwurf mit Aufprall auf den Boden und einem anschließenden Rutschvorgang. Hierzu korrespondieren großflächige Schürfungen und Ablederungen sowie weitere Verletzungen des Gesichtes, Rippenserienfrakturen, Knie- und Handrückenverletzungen. Nur bei extrem hoher Kollisionsgeschwindigkeit kann es zu einem Überfliegen des Fußgängers über das Dach des Pkw kommen. Bei nicht voller Überdeckung, sondern nur streifendem Anstoß von Fußgängern durch die äußere linke oder rechte Vorderfront, kommt es zu einer Rotationsbewegung des Fußgängers um die Vertikalachse, primäre Anstoßverletzungen können durch den Scheinwerferring oder den Außenspiegel bedingt sein mit Verletzungen in entsprechender Höhe (Knie-, Oberschenkelhöhe, Beckenhöhe). Weiterhin kann es zu einem Aufprall an Seitenteile des Pkw, vor allem an die A-Säule kommen, mit daraus resultierenden Quetsch-Risswunden im Kopfbereich und Schädelbrüchen.
Bei liegend überrollten Fußgängern zeigen sich charakteristischerweise Profilabdruckmuster in der Bekleidung oder Haut des Überfahrenen. Durch den Überrollvorgang kann es durch Dehnung der Haut zu Dehnungsrissen, beim Überfahren des Kopfes vor allen Dingen hinter den Ohren, sowie Décollements (Abscherung der Haut vom Unterhautfettgewebe mit Ausbildung großer Wundhöhlen) kommen. Der Kopf wird immer in der Richtung des geringsten Durchmessers überfahren (also in Querrichtung). Durch biparietale Kompression resultieren Querfrakturen der Schädelbasis.
Typische Überrollverletzungen sind: Reifenprofilabdruckspuren in Bekleidung und Haut, Dehnungsriss hinter den Ohren, Schädelbasisquerfraktur, Rippenserienfrakturen, Frakturen der Brust- und Lendenwirbelsäule, an den Extremitäten, Décollements.

Beim Überfahren von Kindern können knöcherne Verletzungen weitgehend fehlen und es liegen lediglich schwere innere Verletzungen mit Organrupturen im Brust- und Bauchbereich vor.
Liegendüberfahrungen kommen einerseits als primäres Überfahren bei seitlich auf der Fahrbahn Schlafenden, meist alkoholisierten Personen vor, häufiger jedoch als Sekundärüberfahrungen nach primärem Anfahren eines aufrecht gehenden Fußgängers, der dann von einem weiteren Pkw überrollt wird. Hier ist zu klären, ob die anfahr- oder überfahrbedingten Verletzungen todesursächlich waren. Gegebenenfalls kann ein liegender Fußgänger von einem Pkw mitgeschleift werden, was zu massiven, flächenhaften Schürfungen und auch thermischen Hautschädigungen führt.

8.7.2 Pkw-Pkw-Kollision

Bei der Pkw-Pkw-Kollision sind folgende Kollisionsarten zu unterscheiden:

- Frontalaufprall (insgesamt ca. 60 % der Fälle, davon mit vollständiger Überdeckung ca. 15 %, mit 30–50%iger rechtsseitiger Überdeckung ca. 15 %, mit 30–50%iger linksseitiger Überdeckung ca. 30 %);
- Seitenaufprall (ca. 20 % der Fälle);
- Heckaufprall (ca. 10 % der Fälle);
- Überschlagung;
- frontale Unterfahrung.

Das Verletzungsmuster ist dabei abhängig von der Kollisionsart, der Sitzposition, der durch Zwangskräfte im Insassenraum bewirkten Verzögerung, der Innenraumfreiheit, den Schutzeinrichtungen: Gurt, Airbag, Polsterung.

Frontalunfall

Die mit dem häufigsten Kollisionstyp verbundene Fahrzeugdezeleration führt zu einer Beschleunigung und damit zur Bewegung der Fahrzeuginsassen nach vorne, wobei nicht angegurtete Frontpassagiere mit nahezu Kollisionsgeschwindigkeit auf geformte Fahrzeugstrukturen rutschen (s. **Abb. 8-4a–b**).

Verletzungen des Fahrers

Der Anschlag des Knies an das Armaturenbrett führt zu entsprechenden Druckschürfmarken des Knies, Quetsch-Risswunden, Patellafrakturen, kniegelenksnahen Femur- und Tibiafrakturen. Der auf den Oberschenkel wirkende Stauchungsvorgang kann zu Hüftgelenksluxationen und Beckenfrakturen führen. Stemmt der Fahrer reflektorisch seine

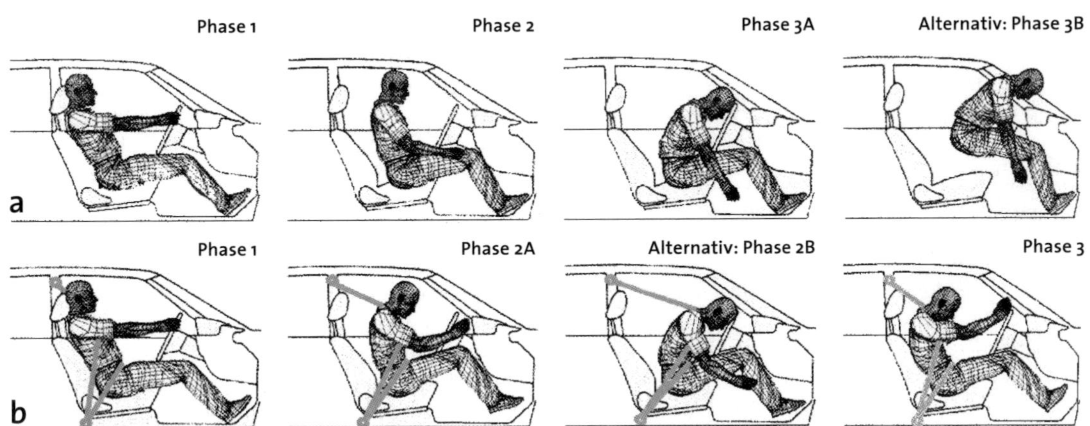

Abbildung 8-4a–b: PKW-PKW-Kollision, Frontalaufprall (aus Madea et al. 2007)
a) ohne Gurt/Phase 1: Induktion der Abstützverletzung der oberen Extremität; Phase 2: Induktion der Verletzungen der unteren Extremität; Phase 3A: Kopfaufschlag auf das Lenkrad; Phase 3B: Aufschlag auf die Windschutzscheibe
b) mit Gurt/Phase 2B: bei zu lockerem Sitz des Gurtes Anschlag auf das Lenkrad

Füße gegen die Fußplatte, kann es zu Sprunggelenks- und Mittelfußfrakturen kommen. Frakturen im Ober- und Unterarmbereich resultieren aus dem Versuch eines Abstützens am Steuerrad. Durch Aufschlag des Oberkörpers auf das Lenkrad kommt es zu Sternum- und Rippenbrüchen. Die hierbei auftretenden Herz- und Lungenkontusionen, Lungenrupturen, Leber- und Milzrupturen sind durch kompressionsbedingte direkte und indirekte Kräfte zu erklären, während Lungenhilusblutungen bzw. Mesenterialblutungen durch intrathorakale und intraabdominale Schleuderbewegungen zustande kommen. Durch Aufschlag des Gesichts auf das Lenkrad kommt es zu Platzwunden im Unterkiefer- und Kinnbereich. Erhält das Gesicht Kontakt mit der Windschutzscheibe und wird diese durch den Aufschlag zerstört, treten typische Glassplitterverletzungen auf. Durch Rückschleuderung des Körpers und bei Fehlen einer Kopfstütze kann es durch einen Peitschenschlageffekt auf die Halswirbelsäule zu Luxationsbrüchen der HWS vor allem zwischen 6. und 7. HWK kommen. Die Verletzungsschwere kann durch richtig angelegte Gurte sowie Kopfstützen vermindert werden, da Bewegungen der Pkw-Insassen im Insassenraum durch die Haltekraft der Gurte reduziert werden. Bei Gurtsicherung fehlen daher bei Kollisionsgeschwindigkeiten bis 100 km/h derart schwere Verletzungen wie bei nicht angegurteten Fahrern. Bis zu Anstoßgeschwindigkeiten von 40–45 km/h können bei richtiger Lage des Gurtes tödliche Verletzungen vermieden werden.
Es ist für jeden untersuchenden Arzt wichtig, Gurtverletzungen als solche zu erkennen, da sie beweisen, dass die Insassen sich pflichtgemäß verhalten haben. Die Feststellung eines Angurtens zum Kollisionszeitpunkt ist von hoher straf- und zivilrechtlicher Relevanz.
Gurtverletzungen zeigen sich als gurtabbildende Hämatombänder bzw. gurtgeprägte postmortale Vertrocknungen (s. **Abb. 8-5**).
Durch Benutzung des Gurtes können bei hoher Kollisionsgeschwindigkeit jedoch auch Verletzungen auftreten wie Rippenbrüche und Verletzungen innerer Organe, auch falsch liegende Gurte können zu Verletzungen führen (Aufschlag auf das Lenkrad bei zu locker liegendem Gurt (s. **Abb. 8-4**, Phase 2B). Der nicht angeschnallte Beifahrer weist neben schweren Schädel- und Gesichtsverletzungen durch Aufprall an die Wagendachkante und Windschutzscheibe häufig ein flächenhaftes stumpfes Bauchtrauma beim Aufprall auf das Armaturenbrett sowie Knie-, Hüft- und Beckenverletzungen durch Knieanprall an die Armatur auf. Das Verletzungsbild bei Mitfahrern auf dem Rücksitz ist variantenreicher und wird geprägt durch die Beladung des Pkw. Im Vordergrund stehen Schädel- und Brustkorbverletzungen neben Frakturen der unteren Extremitäten.

Seitenaufprall

Der Seitenaufprall ist durch eine hohe Intrusionstiefe gekennzeichnet, in deren Folge für den Oberkörper nur eine kurze Dezelerationsstrecke zur Verfügung steht. Daher sind in der Regel massive innere Verletzungen die Folge, beim Anstoß von links der Milzriss, beim Anstoß von rechts der Leberriss. In

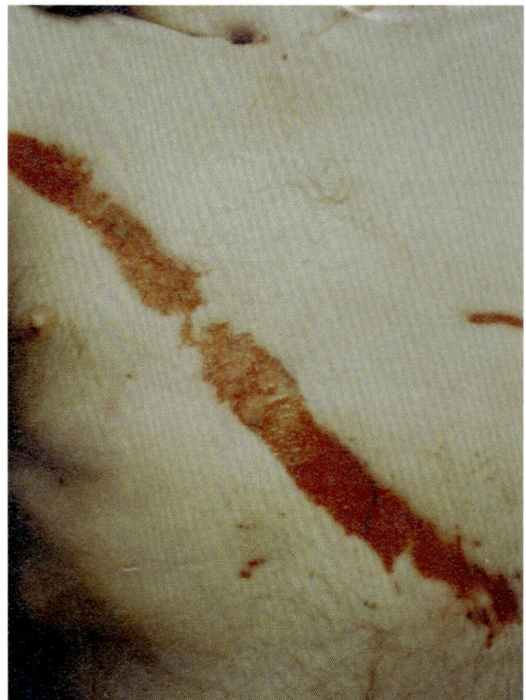

Abbildung 8-5: Gurtmarke bei einem Beifahrer mit Verlauf der Hautvertrocknung zwischen rechts oben und links unten

beiden Kollisionssituationen bietet die Gurtbenutzung keinen Schutz. Durch stoßbedingte abrupte Seitwärtsneigung des Kopfes können HWS-Verletzungen resultieren.

Heckaufprall
Ein leichter Heckaufprall ist relativ häufig und kann zum HWS-Schleudertrauma führen, welches sehr häufig zu Schmerzensgeldforderungen und entsprechenden zivilrechtlichen Auseinandersetzungen führt. Bei der schweren Heckkollision wird die Kraft über die Sitzlehne an den Rumpf weitergeleitet, der Kopf aufgrund seiner trägen Masse zunächst einer Scherbewegung nach rückwärts ausgesetzt und dann in einer Rotationsbewegung forciert rekliniert, hieran schließt sich wiederum eine Flexion an (Peitschenschlagphänomen). Ferner finden sich beim schweren Heckanstoß Beckenring- und Steißbeinfrakturen, Wirbelsäulenläsionen sowie als Folge einer Überstreckung Aortenrisse. Bei der Frontalkollision reduzieren neben dem Sicherheitsgurt auch Airbagsysteme Insassenverletzungen.
Zur Differenzierung der Sitzposition (Fahrer/Beifahrer) sind folgende Befunde von Bedeutung:

- Gurtmarken mit Verlauf von links oben nach rechts unten sind dem Fahrer zuzuordnen;
- Gesichtsverletzungen durch Aufschlag auf das Lenkrad sind dem Fahrer zuzuordnen;
- durch das Lenkrad bedingte Abstützfrakturen der Hände und Unterarme sind eindeutige Hinweiszeichen auf eine Fahrereigenschaft;
- Einen hohen Beweiswert haben auch Pedalverletzungen, einerseits in der Haut des rechten Sprunggelenkbereiches und andererseits als Luxationen im Mittelfußgebiet.

Zur Frage der Sitzposition tragen darüber spurenkundliche Untersuchungen bei, etwa Antragungen von Haaren, Blut und Gewebeanteilen in der Fahrzeugkabine sowie Textilgewebseinschmelzungen von der Bekleidung am Gurt und vice versa.

Zweirad-Pkw-Unfall
Hierbei sind grundsätzlich zwei Unfalltypen zu unterscheiden:

- Der Pkw stößt mit seiner Front seitlich in das Zweirad (s. **Abb. 8-6a**).
- Das Zweirad stößt seitlich in den Pkw (s. **Abb. 8-6b** und **c**).

Kollidiert der Pkw mit seiner Front seitlich mit dem Zweirad (s. **Abb. 8-6a**), kommt es nach dem Anstoß zu einer Rotationsbewegung mit einer Aufladung des Zweiradfahrers auf die Motorhaube, die Windschutzscheibe bzw. den oberen Windschutzscheibenrahmen. Dem Primäranstoß zuzuordnen sind Hüftgelenksfrakturen, Oberschenkelhals- und -schaftbrüche. Beim Aufladen kommt es zu Verletzungen der Bauch- und Brustorgane mit Becken- und Rückenfrakturen, nach Aufschlag des Kopfes zu schweren Schädel-Hirn-Traumen. Dem Aufladevorgang folgt – wie beim Fußgänger – wiederum der Abwurf mit daraus resultierenden Verletzungen.
Stößt das Zweirad seitlich in den Pkw in Höhe der Fahrgastzelle (s. **Abb. 8-6b**), findet die Primärkollision im Kopf-Oberkörperbereich mit der Dachrahmenpartie des Pkw statt. Verletzungen resultieren aus der Primärkollision im Bereich der Knie, des Oberkörpers, frustraner Abstützung am Lenker (Mittelhandfrakturen) sowie schließlich sturzbedingten Verletzungen. Findet der Anprall in Höhe der Motorhaube statt, sind Verletzungen im Wesentlichen der Flugphase und dem Sturz auf die Fahrbahn zuzuordnen. Eine häufige Frage bei Zweiradfahrern ist, ob ein Schutzhelm getragen wurde. Da fast alle Zweiradunfallopfer Kopfverletzungen aufweisen, spricht ein Fehlen von Schädel-Hirn-Traumen dafür, dass ein Helm getragen wurde. Auf

den Kinnriemen zurückzuführende Verletzungen im vorderen und seitlichen Halsbereich (Hautschürfungen) können ebenfalls ein Hinweis darauf sein, dass der Helm getragen wurde. Von technischer Seite gilt als Beweis, dass der Helm getragen wurde, eine dynamisch adäquate Kompression der Stoßpolsterung des Helms.

HWS-Schleudertrauma

Unter den posttraumatischen Beschwerden nach einer Pkw-Pkw-Heckkollision spielt das HWS-Schleudertrauma eine besondere Rolle. Als minimale Differenzgeschwindigkeit zur Verursachung eines Schleudertraumas wird dabei eine Δv von 10 km/h angegeben, vereinzelt sind minimale Beschwerden jedoch auch bei geringerem Δv festgestellt worden. Das Vorbringen subjektiver Beschwerden und deren Attestierung genügen nicht den Kausalitätsansprüchen des Zivilrechtes, sondern technische (Differenzgeschwindigkeit) und medizinische Befunde müssen ein Schleudertrauma untermauern. Für die Auslösung eines HWS-Syndroms ist nicht eine Hyperextension verantwortlich zu machen, sondern durch den Heckstoß eingeleitete Translations- und Rotationsbeschleunigungen, wobei die Translationsbewegung im Vordergrund steht. Unmittelbar nach der Kollision folgt zunächst nur das Becken, das über den Sitz direkten Kontakt zur Fahrgastzelle hat, der Pkw-Bewegung, während Kopf und Oberkörper in der Ausgangsstellung verbleiben.

Rückenlehne und Kopfstütze bewegen sich damit relativ auf den ruhenden Oberkörper zu. Durch den Kontakt zwischen Rückenlehne und Oberkörper folgt dieser der allgemeinen Bewegung, während der Kopf noch in Ruhestellung verharrt. In dieser Phase kommt es in Halshöhe zu einer Relativbewegung des Kopfes gegenüber dem Thorax, die sich als Superprojektion einer Translationsbewegung und einer Reklination (Rotation) darstellt. Nach Abklingen der Stoßbeschleunigung kippt der Kopf wieder nach vorne. Die durch Zug, Druck und vor allem Scherkräfte bewirkten Läsionen können folgende morphologische Korrelate aufweisen, die gegebenenfalls mit bildgebenden Verfahren dargestellt werden müssen und ein Schleudertrauma beweiskräftig untermauern:

- mechanisch beeinträchtigte zervikale Nervenwurzeln;
- Schädigung der Nervenendigungen der Halsmuskulatur;
- Zerrungen und Rupturen der gelben Bänder, des vorderen Längsbandes und der Kapselbänder der Facettengelenke;

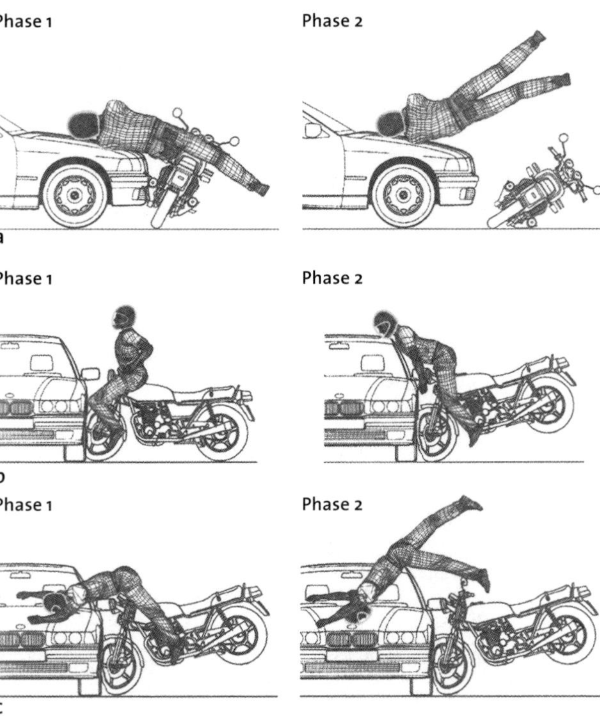

Abbildung 8-6a–c: Zweirad-Pkw-Unfall (aus Madea et al. 2007) Pkw stößt mit seiner Front seitlich in das Zweirad (a); das Zweirad stößt seitlich in den Pkw in Höhe der Fahrgastzelle (b), in Höhe des Kühlers (c)

- Verletzungen der Flügelbänder;
- Hämatombildungen.

Die klinischen Beschwerden eines HWS-Traumas sind überwiegend rein subjektiv und reichen von Kopf-, Nacken-, Schulter-/Arm-, Rückenschmerzen über Schluckbeschwerden, Schwindel, Schlafstörungen bis zu Reizbarkeit und Konzentrationsstörungen. In der Praxis wird eine Schweregradeinteilung des HWS-Schleudertraumas nach Erdmann vorgenommen (s. **Tab. 8-10**).

Für die Stadien Erdmann I und II fehlen in der Regel beweisende radiologische Befunde, sodass hier für das Vorliegen eines HWS-Traumas eine auslösende Differenzgeschwindigkeit eruiert werden muss.

Die Attestierung eines Schleudertraumas sollte mit großer Zurückhaltung erfolgen, da nach experimentellen Untersuchungen die Beschwerden eines Schleudertraumas auch von Personen angegeben wurden, die nachweislich keiner biomechanischen Belastung ausgesetzt waren.

Tabelle 8-10: Schweregradeinteilung des HWS-Schleudertraumas nach Erdmann

Symptome	Schweregrad I	Schweregrad II	Schweregrad III
annähernd schmerzfreies Intervall	häufig vorhanden (12–16 Stunden)	seltener vorhanden (4–8 Stunden)	nicht vorhanden
Schluckschmerzen, Schmerzen im Mundbodenbereich oder in den Rectusmuskeln des Halses	selten (3–4 Tage lang)	häufig (3–4 Tage lang)	?
totale Haltungsinsuffizienz der Kopfhaltemuskulatur	nicht vorhanden	fehlt als Sofortphänomen; bisweilen nachträglich	als Sofortphänomen immer vorhanden
«steifer Hals» bzw. schmerzhafte Bewegungseinschränkung für Kopf und Hals; tastbar bei manueller Prüfung	häufig, meist erst als Sekundärsymptom, Dauer 1–2 Wochen	meist vorhanden, meist als Primärphänomen, seltener nach Intervall	immer vorhanden, Dauer länger als 2 Monate
Schmerzen paravertebral zwischen den Schulterblättern («Kralle»)	gelegentlich (bei etwa 15 %)	häufiger (bei etwa 30 %)	?
primäre Parästhesien in den Händen, gelegentlich auch den Unterarmen	selten	häufiger, aber meist ohne motorische Lähmungen	?
positive Verletzungsmerkmale im Röntgenbild der HWS: 1. primäre 2. sekundäre (nach 3–6 Wochen)	 fehlen fehlen	 fehlen bisweilen vorhanden	 vorhanden vorhanden
Prostration, Bettlägerigkeit	fehlt oft (meist nur 2–3 Tage)	meist vorhanden (ca. 10–14 Tage)	immer vorhanden (4–6 Wochen)
Dauer der unfallbedingten Arbeitsunfähigkeit	1–3 Wochen (fehlt gelegentlich)	2–4 Wochen	über 6 Wochen

9 Forensische Genetik

Mit der Entdeckung der Blutgruppen (AB0-System) 1901 durch Karl Landsteiner (1868–1943) und der Möglichkeit, Menschen- von Tierblut zu unterscheiden (Arteiweißdifferenzierung, Paul Uhlenhuth [1870–1957]) wurden die Grundlagen geschaffen, biologische Spuren einem Tatverdächtigen zuzuordnen und Vaterschaftsfragen zu klären. Seither wurden zahlreiche weitere Blutgruppensysteme der Erythrozytenmembran, Plasmaproteinpolymorphismen und intrazelluläre Isoenzympolymorphismen, später auch HLA-Antigene sowohl zur Klärung von Vaterschaftsfragen als auch zur Zuordnung biologischer Spuren zu einem Tatverdächtigen untersucht und genutzt. Untersuchte Merkmalsysteme müssen dabei einen

- Polymorphismus,
- überschaubaren Erbgang,
- geringe Mutationsraten (Erbstabilität) sowie
- reproduzierbare Nachweisbarkeit

aufweisen.

Von einem Polymorphismus spricht man bei einem ständigen gemeinsamen Vorkommen von zwei oder mehr verschiedenen Ausprägungen eines genetisch gesteuerten Merkmals innerhalb der Bevölkerung in einer Häufigkeit von >1 %.

Von Bedeutung für die Vererbungslehre sind die von dem Augustinerpater Gregor Mendel 1865 in Brünn bei Kreuzungsversuchen an Erbsen entdeckten Gesetzmäßigkeiten (Mendel'sche Regeln).

Uniformitätsregel: Aus der Kreuzung entgegengesetzt reinerbiger (homozygoter) Eltern können in der ersten Tochter – (Filial-)Generation (F1-Generation) – nur gemischterbige (heterozygote) Mischlinge («Bastarde») entstehen, die untereinander sowohl im Phänotyp als auch im Genotyp völlig gleich sind.

Spaltungsregel: Sind beide Eltern mischerbig bzw. bei Geschwisterkreuzung aus der F1-Generation treten in der zweiten Tochtergeneration (F2) die gekreuzten Merkmale sowohl mischerbig als auch reinerbig auf. Bei kodominanter Vererbung (beide Merkmale sind gleichstark) beträgt das Spaltungsverhältnis 1:2:1, d. h. 25 % sind je reinerbig wie der Vater oder die Mutter, 50 % mischerbig. Bei dominant rezessiver Vererbung (Überwiegen eines Merkmals über das andere, das verdeckt wird) ist das Verhältnis 3:1, d. h. 75 % der F2-Generation entsprechen phänotypisch dem Typ des dominanten Merkmals, 25 % sind phänotypisch durch das reinerbig vorliegende rezessive Merkmal geprägt.

Unabhängigkeitsregel (auch: Neukombinationsregel): Die einzelnen Erbanlagen werden unabhängig voneinander vererbt, soweit nicht Genkopplungen vorliegen.

Forensisch genutzte Erbmerkmale müssen zeitlebens konstant und reproduzierbar nachweisbar sein. Für die klassischen Blutgruppen galt früher die Forderung, dass ein Nachweis bei Kindern erst ab dem achten Lebensmonat erfolgen sollte, da Merkmale der Erythrozytenmembran erst ab diesem Zeitpunkt exprimiert und sicher nachweisbar waren. Auf DNA-Ebene können genetische Untersuchungen im Prinzip bereits vorgeburtlich erfolgen. Auch wenn genetische Untersuchungen heute nahezu ausschließlich auf DNA-Ebene stattfinden, sollen aus historischen Gründen und wegen der Bedeutung in der Transfusionsmedizin zwei Blutgruppensysteme der Erythrozytenmembranen kurz erwähnt werden.

9.1 Erythrozytäre Membranantigene

9.1.1 Die klassischen Blutgruppen (AB0-System)

Karl Landsteiner entdeckte 1901, dass sich bei Zugabe von Seren zu Blutkörperchen aufgrund der Agglutination (Zusammenballung der Erythrozyten) zwei verschiedene Gruppen von Erythrozyten unterscheiden lassen, die er A und B nannte. Je nach dem Auftreten bzw. Fehlen von Agglutinationserscheinungen unterschied man später vier Blutgruppen: A, B, AB und 0. Diese Blutgruppeneigenschaften werden vererbt. Bei den Gruppen A, B und AB reagieren die Erythrozyten mit den entsprechenden homologen Serumeigenschaften (Agglutinine). A-Blut wird von Seren mit Anti-A-Eigenschaft agglutiniert, B-Blut von Seren mit Anti-B-Eigenschaft, AB-Blut reagiert sowohl mit Anti-A- als auch Anti-B-Testseren, 0-Blut wird weder durch Anti-A- noch Anti-B-Testseren agglutiniert. Das AB0-System zeichnet sich durch die Besonderheit aus, dass parallel zu den erythrozytären Antigenen im Serum regelmäßig auch Antikörper (Isoagglutinine) vorhanden sind, die jeweils gegen das bei dem betreffenden Individuum nicht vorhandene Antigen gerichtet sind (s. **Tab. 9-1**). Bei den ABH-Antigenen handelt es sich um Glykoproteine, die zu etwa 80 % aus Kohlenhydraten und zu 15 % aus Aminosäuren bestehen. Die A- und B-Antigene entwickeln sich aus einem gemeinsamen Grundkörper, der H-Substanz, die auch isoliert vorkommt. Die immundeterminanten Zucker für die H-, A- und B-Spezifität sind L-Fucose (H), N-Acetyl-D-Galactosamin (A) bzw. D-Galactose (B).

Wenn bei einer Übertragung AB0-inkompatiblen Blutes homologe Agglutinogene und Agglutinine zusammentreffen, kann es zu einer unter Umständen letalen AG-AK-Reaktion kommen (Transfusionszwischenfall).

Innerhalb der Gruppe A können mehrere Untergruppen differenziert werden, von denen die Varianten A1 und A2 forensische Bedeutung haben (s. **Tab. 9-2**). Etwa 80 % der A-Personen gehören zum Phänotyp A1, 20 % zum Phänotyp A2.

Damit liegen der Vererbung des AB0-Systems insgesamt vier Allele zugrunde, die für die Erbmerkmale A1, A2, B und 0 kodieren. Die Vererbung im AB0-System ist dadurch etwas unübersichtlich, dass es zwei Dominante (A1 und B), ein rezessives (0) und ein Merkmal (A2) gibt, das je nach Allel dominant, kodominant oder rezessiv sein kann. A1 ist dominant gegenüber A2 und 0, d. h. beim Phänotyp A1 können die Genotypen A1 A1, A1 A2, A1 0 vorliegen. B verhält sich kodominant zu A1. A2 verhält sich rezessiv gegenüber A1, jedoch kodominant gegenüber B. Zum Merkmal 0 verhält sich A2 dominant. Der Phänotyp 0 kann demnach nur bei Homozygotie in Erscheinung treten. Aufgrund des dominant rezessiven Erbgangs im AB0-System ergeben sich daher Ausschlussmöglichkeiten (s. **Tab. 9-3**).

Die Merkmale des AB0-Systems finden sich nicht nur auf den Erythrozyten, sondern auch an den meisten Organen und Körperflüssigkeiten (Speichel, Sperma, Urin). Personen, die Merkmale des AB0-Systems in Sekreten aufweisen, nennt man Ausscheider (Sekretoren), die anderen Nicht-Ausscheider (Non-Sekretoren). Die Ausscheidereigenschaft ist ein genetisch determiniertes, nach den Mendel'schen Regeln vererbtes dominantes Merkmal, die Nicht-Ausscheiderschaft ist demgegenüber rezessiv. 75–78 % der europäischen Bevölkerung sind Sekretoren, 20–25 % Non-Sekretoren. Die Häufigkeit der AB0-Merkmale unterscheidet sich bei einzelnen Rassen und Völkern. Während Eskimos und Indianer häufig 0-Träger sind, ist in Asien B, in Europa A häufiger.

Transfusionszwischenfall

Die meisten schweren hämolytischen Zwischenfälle sind Folge einer Transfusion AB0-inkompatibler Erythrozytenkonzentrate und beruhen auf banaler Verwechslung oder Unterlassen der Kreuzprobe. Die Inzidenz AB0-inkompatibler Transfusionen wird auf 1:25 000 geschätzt, wobei eine erhebliche Dunkelziffer anzunehmen ist. Die Letalität soll unter 10 % liegen (1 von 250 000–500 000 Transfusionen verläuft wegen AB0-Inkompatibilität tödlich). Aufgrund der Verteilung der Blutgruppen in der Bevölkerung ist die statistische Wahrscheinlichkeit am größten, dass ein Patient der Blutgruppe 0 versehentlich Erythrozyten der Blutgruppe A erhält. Die typische klinische Symptomatik hämolytischer Transfusionszwischenfälle besteht in Unwohlsein, Angstgefühl, Fieber, Schüttelfrost, Flankenschmerz, Hypotonie, Tachykardie und Hämoglobinurie. Bei Verdacht auf hämolytische Transfusionsreaktionen werden zur Diagnose- und Beweissicherung benötigt:

- Prä- und Posttransfusionsprobe des Empfängers;
- Reste der Blutkonserve (entsprechend einschlägiger Richtlinien bis 24 Stunden nach Transfusion zu asservieren) und das Transfusionsbesteck;
- alle Dokumente zur Transfusion (Anforderungsschein, Kreuzprobenprotokolle, Bed-side-test etc.).

Der Nachweis inkompatibler Fremderythrozyten gelingt mit dem Gelsäulenagglutinationsverfahren. Hierbei wird posttransfusionelles Blut über eine Gelmatrix definierter Porengröße aufgetrennt. Nicht agglutinierte Erythrozyten sammeln sich am Boden, agglutinierte Fremderythrozyten bleiben an der Oberfläche der Gelsäule liegen. Die transfusionsbedingte Hämolyse wird ferner durch freies Hämoglobin im Überstand der posttransfusionellen Blutprobe, Hämoglobinurie sowie Abfall des Haptoglobinspiegels nachgewiesen. Die postmortale Diagnostik erfolgt durch immunhistochemische Darstellung der Antigene A bzw. B im Paraffinschnitt, wobei auch nach längerer Überlebenszeit noch Reste von Fremderythrozyten im Empfängerorganismus nachgewiesen werden können (in der Endstrombahn vieler Organe, Membranfragmente in Makrophagen der Leber und der Milz bis zu einer Woche posttransfusionell). Neben der Major-Inkompatibilität (Agglutination von Spendererythrozyten durch Empfänger-Isoagglutinine) können reguläre Isoagglutinine des Spenderplasmas zu einer Hämolyse von AB0-Empfänger-Erythrozyten führen (AB0-Minor-Inkompatibilität), die weniger schwer verläuft.

9.1.2 Rhesus-System

Durch Injektion von Rhesusaffenblut in Meerschweinchen konnten Landsteiner und Wiener ein Immunserum gewinnen, das Erythrozyten von etwa 85 % der Menschen agglutiniert. Diese Personengruppe nannte man Rh+, die andere Rh– (15 %). Das Rhesus-System blieb jedoch nicht lange auf das Vorhandensein oder Fehlen von D beschränkt, sondern es wurden durch weitere Antikörper die Strukturantigene C, c, Cw, E und e definiert. In der Folgezeit entwickelten sich verschiedene Nomenklaturen für den serologischen Reaktionsausfall im Rhesussystem. Von praktischer Bedeutung ist die nach Fischer und Race, nach der Rhesusteileigenschaften Produkt eng benachbarter und damit genetisch gekoppelter Allele sind. Die Rhesusteileigenschaften werden offenbar von den Genorten D, C und E gesteuert, die eng gekoppelt sind und eine multiple Allelie aufweisen:

- Locus D: *D, *d und *Du
- Locus C: *C, *c und *CW
- Locus E: *E und *e

*d ist ein stummes Gen ohne nachweisbares Genprodukt. Die Rhesusmerkmale dürfen biostatistisch nicht als voneinander unabhängig angesehen werden, da sie gekoppelt als sogenannter Haplotyp vererbt werden. Hierbei gibt es häufigere und seltenere Haplotypen. In **Tabelle 9-4** findet sich der serologische Reaktionsausfall bei einigen der häufigen Phänotypen, die ihnen zugrunde liegenden Genotypen sowie die Haplotypenfrequenzen.

Das Rhesussystem ist klinisch von herausragender Bedeutung, da es sowohl bei Transfusionen als auch im Rahmen von Schwangerschaften zur Immunisierung kommen kann (z. B. bei Übertragung Rh+ Blutes auf einen Rh– Empfänger, bei wiederholter Transfusion Rh+ Blutes Gefahr eines Transfusionszwischenfalls). Eine rhesusnegative Mutter kann durch ihre Rh+ Leibesfrucht immunisiert werden, die Antikörper bei einer Folgeschwangerschaft die Plazentaschranke passieren und zum Morbus hämolyticus neonatorum mit der Gefahr des intrauterinen Fruchttodes führen.

Tabelle 9-1: AB0-System: Verteilung und Frequenz der Agglutinogene und Agglutinine

Blutkörperchen-eigenschaften (Agglutinogene)	Serumeigen-schaften (Agglutinine)	Häufigkeiten in Mitteleuropa
A	Anti-B	42,47 %
B	Anti-A	14,14 %
AB	keine Agglutinine	6,57 %
0	Anti-A und Anti-B	36,82 %

Tabelle 9-2: Formalgenetisches System des AB0-Blutgruppensystems

4 Allele	*A1, *A2, *B, *0
10 Genotypen	*A1/*A1, *A1/*A2, *A1/*B1, *A1/*0, *A2/*A2, *A2/*B, *A2/*0, *B/*B,*B/*0, 0*/0*
6 Phänotypen	A1 → *A1/*A1, *A1/*A2, *A1/*0 A2 → *A2/*A2, *A2/*0 B → *B/*B, *B/*0 A1B → *A1/*B A2B → *A2/*B 0 → *0/*0

Tabelle 9-3: Vaterschaftsbestimmung bzw. -ausschluss

Kind	Mutter	Vater kann sein	Vater kann nicht sein
A1	A2	A1, A1B	A2, A2B
A1	B	A1, A1B	0, B, A2, A2B
A2	0	A1, A2, A2B	0, B, A1B

9.2 DNA-Polymorphismen

Heute finden individualisierende Untersuchungen ausschließlich auf DNA-Ebene statt. Dabei hat sich seit Mitte der 80er Jahre ein rascher Wandel von Systemgenerationen von Multilocus- über Singlelocus-Sonden zu PCR-VNTR-Systemen und zu den heute vorwiegend genutzten STRs vollzogen. Der aus der DNA eines Menschen ableitbare «genetische Fingerabdruck» ist für jeden Menschen individuell und lässt sich im Prinzip aus jeder zellkernhaltigen Körperzelle erhalten. Nur bei 25 % der nukleären DNA handelt es sich um Gene und genverwandte Sequenzen (s. **Abb. 9-1**).

Tabelle 9-4: Reaktionsmuster, Phänotypen, Genotypen und Haplotypen ausgewählter Konstellationen im Rh-System

Anti-CcDEe	Phänotypen	Häufigkeit %	Genotypen	Haplotypenfrequenz
+ + + − +	R1r	31,7	CDe/cde	*CDe = 0,405
+ − + − +	R1R1	16,4	CDe/CDe	*cde = 0,391
− + − − +	rr	15,3	cde/cde	*cDE = 0,145
+ + + + +	R1R2 oder R2r	13,5	CDe/cDE oder CDE/cde	*cDe = 0,027
− + + + +	R2r	11,3	cDE/cde	*CDE = 0,002
− + + + −	R2R2	2,1	cDE/cDE	*CwDe = 0,013
− + + − +	R0r	2,1	cDe/cde	*Cde = 0,009
+ + − − +	r'r	0,37	Cde/cde	*cdE = 0,006
− + − + +	r"r	0,23	cdE/cde	

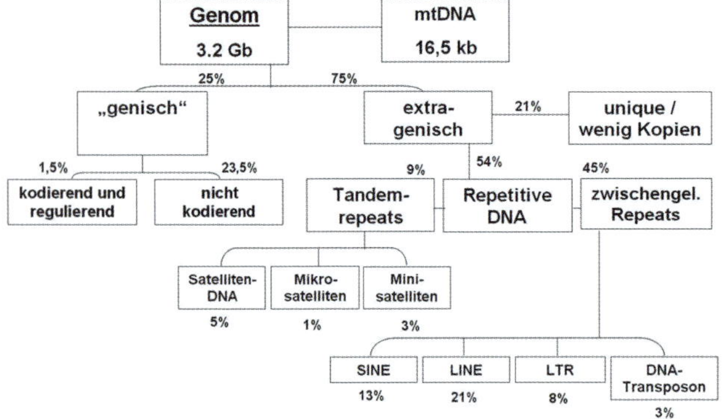

Abbildung 9-1: Struktur des humanen Kerngenoms

9.2.1 Short-Tandem-Repeats (STRs)

Methode der Wahl ist dabei heute der Nachweis von STRs in der nicht-kodierenden sogenannten Mikrosatelliten-DNA (s. **Abb. 9-2**).

Mikrosatelliten-DNA ist durch kurze Wiederholungseinheiten mit einer Länge von zwei bis sieben Basenpaaren (bp) gekennzeichnet, die eine maximale Repeathäufigkeit von ca. 100 aufweist. Wegen der kurzen, hintereinander gelagerten Wiederholungseinheiten werden die polymorphen Einheiten Short-Tandem-Repeats (STRs) genannt.

Polymorphismen der Restriktionsfragmentlängen (RFLP) der sogenannten Minisatelliten-DNA (repetitive DNA-Sequenzen, die nach Restriktionsverdau der DNA, elektrophoretischer Auftrennung, Immobilisierung auf einer Nylonmembran und Zugabe einer Sonde nachgewiesen werden) werden heute vereinzelt noch für die Paternitätsdiagnostik genutzt, jedoch nicht mehr für die Spurenkunde, da hier häufig degradierte DNA vorliegt, die von den locusspezifischen Restriktionsfragmenten, die einen Molekulargewichtsbereich von 1,5 bis etwa 6 Kilobasen abdecken, nicht mehr erfasst wird.

Die Darstellung von Mikrosatelliten-DNA erfolgt nach Amplifikation in der Polymerasekettenreaktion. Die Repeatgröße beträgt in der Regel vier Basenpaare, die Fragmentlänge liegt zwischen 130 und 350 Basenpaaren.

STR-Systeme gehören zu den 98,5 % der nicht-kodierenden, humangenomischen DNA und sind dadurch charakterisiert, dass tandemartig wiederholte Sequenzmotive vielfach hintereinander geschaltet sind. STR-Systeme weisen eine hohe Variabilität (Polymorphismus) sowie eine diskontinuierliche Allelverteilung innerhalb der Bevölkerung auf und sind deshalb besonders wertvoll, um zwischen Individuen zu unterscheiden bzw. eine Spur einem Tatverdächtigen zuzuordnen. Die STR-Systeme gehören zur Kategorie der DNA-Fragmentlängenpolymorphismen. Mittels PCR und Kapillarelektrophorese sind Mikrosatelliten einfach und reproduzierbar darzustellen. Ihr hochpolymorpher Charakter, verbunden mit kurzen Fragmentlängen und daraus resultierend ihre Degradationsunempfindlichkeit sowie die durch die vorgeschaltete PCR-Amplifikation hohe Sensitivität haben die STRs zu den momentan wichtigsten und am besten validierten Markern für die Individualisierung gemacht.

9.2.2 Nomenklatur

Der STR-Locus TH01 z. B. ist Teil der Intronsequenz des Tyrosin-Hydroxylase-Gens mit der chromosomalen Lokalisation 11p15–15.5. Der Größenbereich umfasst je nach Primerwahl ca. 179–203 bp, die repetitive Sequenz ist (AATG)n, die zumeist in sechs- bis zehnfacher Wiederholung vorkommt. Entsprechend werden die Allele mit 6–10 bezeichnet.

Bei den Repeats handelt es sich überwiegend um Tetrarepeats, Grundmotive bei den Tetranukleotidrepeats sind beispielsweise AGAT, GATA oder TCTA. Die Allele werden durch die Anzahl der Repeats bezeichnet, so bedeutet im TH01-System die Allelbezeichnung 6/11, dass die repetitive Sequenz AATG auf dem von einen Elternteil geerbten Chromosom sechsmal, auf dem anderen elfmal wiederholt wird. Teilweise werden STRs nach benachbarten identifizierten Genen benannt, z.B. VWA Von-Willebrandt-Faktor oder ACTBP2 (SE33), das mit dem humanen ß-Aktin verwandte Pseudogen H-ß-AC-Ψ-2. Teilweise erfolgt die Namensgebung nach der chromosomalen Lokalisation (z.B. D8S1179). Dabei steht D für DNA, die folgende Ziffer für das Chromosom, S für Singlecopy sowie die folgende Zahl für die Reihenfolge der Entdeckung auf diesem Chromosom.

Bei der Allelbezeichnung werden dann zusätzlich durch einen Punkt abgesetzte Ziffern angegeben, wenn unvollständige Repeats vorliegen (etwa durch Deletion von Basen aus der Kernsequenz). So liegt dem Allel 9.3 des STR-Locus TH01 eine Insertion der Sequenz ATG hinter den neun Repeats zugrunde.

9.2.3 Mitochondriale DNA (mtDNA)

DNA-Analysen mittels konventioneller STR-Systeme können zu unzureichenden Ergebnissen führen, wenn die humangenomische DNA im Untersuchungsgut entweder stark degradiert oder in zu geringer Menge vorhanden ist. In derartigen Fällen kann die Analyse der mitochondrialen DNA weiterhelfen. Die Analyse der mitochondrialen DNA (mtDNA) ist z.B. das Mittel der Wahl bei der Individualisierung von Einzelhaaren ohne Wurzel und von Skeletten nach längerer Liegezeit. Im Rahmen der Dopinganalytik stellt sich häufig die Frage der Manipulation und/oder Verwechslung von Urinproben und der Typisierbarkeit dieses Materials im Hinblick auf die Zuordnung zu einer Vergleichsprobe. Auch hier kann die Untersuchung der mitochondrialen DNA zur Klärung beitragen, insbesondere dann, wenn die Urinprobe über mehrere Monate gelagert wurde und mit Bakterienbefall zu rechnen ist. Mitochondrien sind energieumwandelnde Zellorganellen, die über eine von der Zellkern-DNA unabhängige, separate und autonom replizierende Organell-DNA, die mitochondriale DNA (mtDNA) verfügen. Die mtDNA des Menschen ist ein ringförmiges Doppelstrangmolekül, das ca. 16kb umfasst und in einigen 100 bis zu wenigen 1000 Kopien in jeder Zelle aller menschlichen Gewebe vorkommt (s. **Abb. 9-3**).

Im Bereich einer nicht-kodierenden, ca. 1100bp langen Region des sogenannten D-Loops oder Kontrollregion, befinden sich zwei hypervariable Regionen (HVI und HVII), in denen sich unverwandte Individuen im Schnitt an ca. acht Basenpositionen unterscheiden. Polymorphismen beruhen auf Basenaustausch, Deletion oder Insertion. Durch den maternalen Erbgang bleibt das Genom in der mütterlichen Linie konstant und kann somit sowohl für

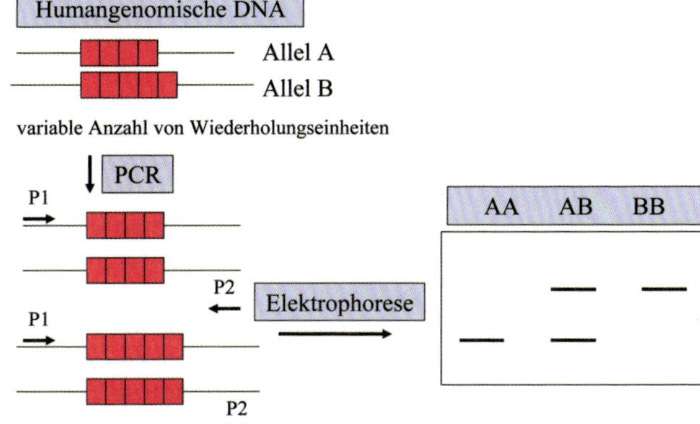

Abbildung 9-2: Darstellung von STRs

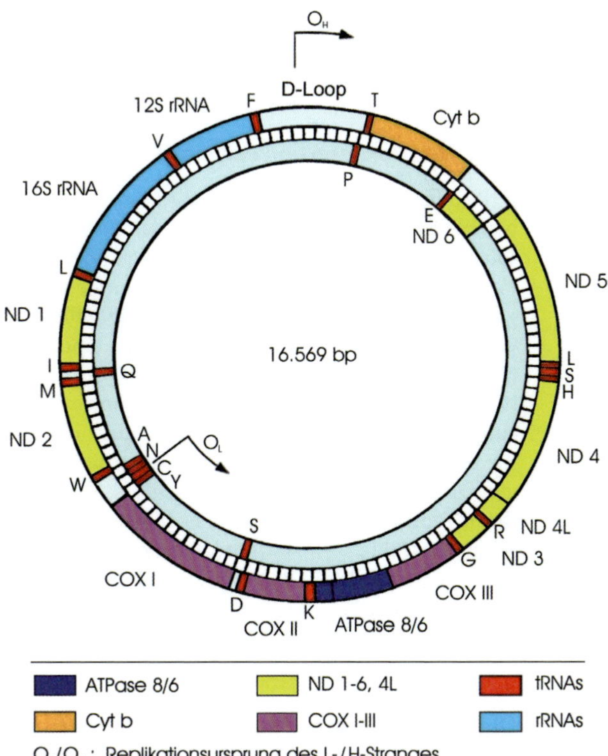

Abbildung 9-3: Mitochondriales Genom

anthropologische Fragestellungen als auch für anwendungsbezogene Probleme bei der Stammbaumanalyse und der Identifizierung menschlicher Überreste untersucht werden. mtDNA zeigt eine höhere Mutationsrate im Vergleich zur Zellkern-DNA. Diese erreicht in einigen Abschnitten des mtDNA-Moleküls eine fünf- bis zehnfach höhere Rate als nukleäre DNA und führt zu einem hohen Grad an Variabilität. Als zuverlässigste Methode der Untersuchung von mtDNA-Polymorphismen hat sich die PCR-Amplifikation mit nachfolgender direkter mtDNA-Sequenzierung erwiesen.

9.2.4 Single Nucleotid Polymorphism (SNP)

SNPs sind biallelische Marker, deren Allele sich nicht, wie bei den STR-Systemen, in den Fragmentlängen, sondern in einer Basenposition unterscheiden. Da im Gegensatz zu den STR-Systemen somit nur zwei Allele auftreten, müssen für ein aussagekräftiges Untersuchungsergebnis mindestens 50 unterschiedliche biallelische Marker untersucht werden, um die gleiche Informationsausbeute zu erhalten wie bei der STR-Analyse. Der Nachweis erfolgt durch sogenanntes Minisequencing, bei dem SNPs durch Amplifikation, Aufreinigung, der Single Base Extension Reaktion und anschließender Analyse auf Fluoreszenzdetektion basierenden Geräten (z. B. Kapillarelektrophorese, ABI Genetic Analyzer 310) dargestellt werden.

9.2.5 Deletion Insertion Polymorphism (DIP)

DIPs oder auch Indels genannt sind, wie die SNPs, biallelische Markersysteme, die für das Vorhandensein oder Fehlen von kleinen Insertionen oder Deletionen an definierten Stellen des Genoms stehen. Es gibt ca. 1,5 Millionen DIPs, die weitverteilt über das Genom, aber nicht so häufig wie SNPs sind. Der Nachweis erfolgt PCR-basiert und analog zum STR-Nachweis. DIPs stellen somit eine «Kompromisslösung» zwischen STRs und SNPs dar, da einerseits für eine eindeutige Identifikation wesentlich weniger DIPs analysiert werden müssen als SNPs, bei ihrer Typisierung andererseits aber keine analytischen Artefakte, z. B. Stotterpeaks oder stumme Allele, wie sie bei der STR-Analyse möglich sind, auftreten können.

9.2.6 Gonosomale Marker

Die Einbeziehung auf den Geschlechtschromosomen liegender Marker empfiehlt sich im Rahmen der Paternitätsdiagnostik bei sogenannten Defizienzgutachten (verstorbenem Putativvater). Da die Y-chromosomalen Marker grundsätzlich als sogenannter Haplotyp vom Vater an seine Söhne vererbt werden, haben auch Halbbrüder mit gemeinsamem Vater identische Haplotypen, ferner der Bruder des Vaters (Onkel) und dessen männliche Nachkommen (paterlineare Vererbung). Y-STR-Haplotypen können zudem einen Hinweis auf die Populationszugehörigkeit geben. Da das Y-Chromosom isoliert vorliegt, werden Männer in der Regel durch eine Einzelbande pro Marker gekennzeichnet. Y-chromosalen STRs liegen in der Regel Blöcke von tri- und tetrameren Repeatsequenzen zugrunde. Auch auf den X-Chromosomen existieren STRs. Wie bei den Y-STRs werden auch hier zahlreiche Marker gekoppelt vererbt. X-STRs eignen sich in Defizienzfällen, in denen die Mutter zur Verfügung steht. Die möglichen X-Allele des Putativvaters können bestimmt und das paternale Profil rekonstruiert werden. X-STRs können auch bei Identifikationen von Bedeutung sein (spezielle reverse Paternitätsfälle), die mit autosomalen Markern allein nicht gelöst werden können.

9.3 Methodik der DNA-Untersuchung

Für die Routine hat sich die Untersuchung folgender Marker als praktikabel erwiesen: Hum TH01, Hum VWA, ACTBP2, HumFibra (FGA), D21S11, D3S1358, D8S1179 und D18S51. Diese haben auch Eingang in die seit einigen Jahren etablierte DNA-Analysedatei (DAD) des Bundeskriminalamtes in Wiesbaden gefunden (s. **Tab. 9-5**). Aktuell werden nach Empfehlung durch die ENFSI (*European Network of Forensic Science Institutes*) zusätzlich die Systeme D1S1656, D2S441, D10S1248, D12S391 und D22S1045 analysiert. Je nach Fragestellung können weitere STRs untersucht werden. Der Nachweis von DNA-Polymorphismen beginnt dabei mit der bedarfsgerechten Extraktion humangenomischer DNA aus Blut-, Sperma- und Speichelspuren: Die Chelex™/Kochlyse-Methode verwendet Styrol-Dibenzen-Kopolymere als Chelatbildner, die polare Zellbestandteile binden und von der unpolaren DNA abtrennen, die Silica-Methode isoliert DNA an einer festen, DNA-bindenden Phase wie z. B. einer Silica-Membran. An die Extraktion schließt sich die PCR in sogenannten Thermocyclern mit automatisierten Temperaturwechseln an.

Die PCR erlaubt eine selektive Vermehrung definierter Zielsequenzen aus der DNA. Dabei wird die DNA in jedem Reaktionszyklus verdoppelt. Folgende Phasen sind zu unterscheiden:

- Hitzedenaturierung bei 94 °C für eine Minute;
- Annealing der beiden Primer an die entsprechenden Einzelstränge (Hybridisierung der Primer an ihre Komplementärstruktur der Ausgangs-DNA bei Temperaturen zwischen 49 und 60 °C);
- Neusynthese (vom Primer ausgehende und durch Polymerase vermittelte DNA-Synthese bei ca. 72 °C) mithilfe des Enzyms Taq-Polymerase.

Daran schließt sich ein neuer Zyklus an, der wieder mit Denaturierung beginnt, gefolgt von Annealing etc. Verwendete Primer sollten humanspezifisch sein. Die Charakterisierung der PCR Produkte erfolgt in der Regel elektrophoretisch. Dabei erlauben die definierten Fragmentgrößen mit zumeist vier bp-Unterschieden zu den benachbarten Allelen eindeutige und klar unterscheidbare Trennbilder, wobei heute die hochauflösende Auftrennung der Amplifikate ausschließlich im denaturierenden Trennsystem mithilfe der automatischen Kapillarelektrophorese mit anschließender softwaregestützter Fragmentanalyse erfolgt. Zur Standardisierung werden allelische Leitern, die ein Gemisch der am häufigsten vorkommenden Allele eines STR-Systems enthalten (s. **Abb. 9-4**) und im direkten Vergleich die Identifizierung eines Allels erlauben, sowie Gemische von Fragmenten bekannter Größe (Größenstandard) mit aufgetrennt. Im sogenannten Multiplexverfahren können zahlreiche STR-Systeme nach simultaner Amplifikation in einem Ansatz untersucht werden. Dazu müssen die STRs sorgfältig nach ihrer Größe ausgewählt werden, um Überlappungen zu vermeiden.

mtDNA: Wegen der hohen Kopienzahl in jedem Mitochondrium und wegen der Degradationsstabilität des ringförmigen mitochondrialen Genoms kann auch bei geringem oder stark degradiertem Spurenmaterial eine erfolgreiche DNA-Analyse durchgeführt werden, insbesondere an alten Knochen, telogenen Haaren oder sogar Haarfragmenten. An die DNA-Extraktion schließt sich die Sequenzierung der hypervariablen Bereiche HV1 und HV2 an. Deren Ergebnis wird mit einer Standardsequenz (die auf Anderson zurückgehende «Revised Cambridge Reference Sequence») verglichen. Die Häufigkeit der von der Standardsequenz abweichenden Basenfolge ergibt sich aus vorliegenden Datenbanken. Die Untersuchung der mtDNA empfiehlt sich insbesondere in den Fällen, in denen eine Erfassung der STR-Systeme nicht mehr gelingt.

Differentielle Lyse: Stehen reine Spermaspuren zur Verfügung, erfolgt eine herkömmliche DNA-Extraktion, wobei dem Lysepuffer sofort DDT zugegeben wird, das die Disulfidbrücken der Spermienmembranen spaltet. Resultieren Spermien aus einem Scheidenabstrich, besteht grundsätzlich die Gefahr, dass insbesondere bei Überwiegen der weiblichen DNA diese präferentiell amplifiziert wird. Um hierdurch bedingte Informationsverluste zu vermeiden, bedient man sich des Verfahrens der differentiellen Lyse, bei der zunächst die weibliche DNA mit einem milden Lysepuffer aufgeschlossen,

Tabelle 9-5: Chromosomale Lokalisation, Haupt-Repeat-Motiv sowie wesentliche Allele forensisch genutzter STRs

	Chromosom	Haupt-Repeat-Motiv	Hauptallele von bis
VWA	12	TCTA (+ TCTG)	11–24
TH01	11	AATG	3–13.3
FIBRA	4	v. a. CTTT	17–51.2
SE33	5	AAAG	8–37
D21S11	21	TCTA (+ TCTG)	24–38
D3S1358	3	TCTA (+ TCTG)	12–19
D8S179	8	TCTA (+ TCTG)	8–19
D18S51	18	AGAA	7–27

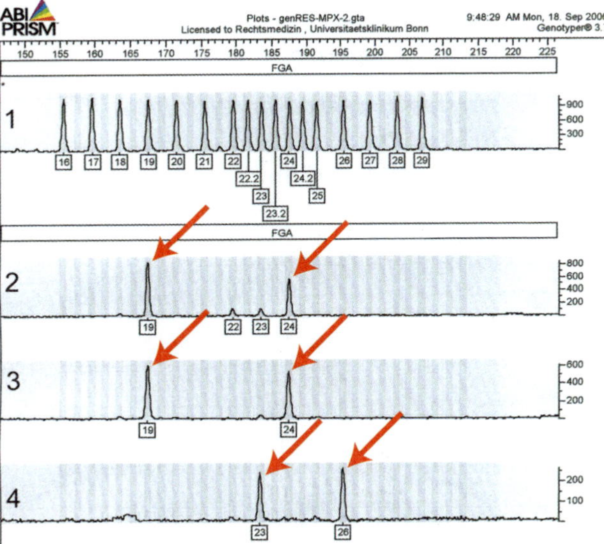

Abbildung 9-4: FGA-System: Elektropherogramm von zwei Vergleichsproben und einer Mischspur
1: allelische Leiter (Referenz, Zuordnung der Proben)
2: Spur: Vaginalabstrich
3: Vergleichsprobe Opfer
4: Vergleichsprobe Tatverdächtiger
Das DNA-Muster des Opfers findet sich in der Mischspur wieder (↙). Das DNA-Muster des Tatverdächtigen stimmt nicht mit dem der Spur überein. Somit ist er als Spurenleger auszuschließen.

extrahiert und aus dem Gemisch entnommen wird. Daran schließt sich eine Zentrifugation an, und es erfolgt dann eine Extraktion der sedimentierten Spermien, deren Membran mit DDT aufgelöst wird. Dieses Verfahren ermöglicht eine starke Anreicherung der Spermien und Verschiebung des Mengenverhältnisses von weiblicher zu männlicher DNA.

9.4 Vaterschaftsuntersuchungen

Mit der gerichtlichen Vaterschaftsfeststellung soll die biologische Abstammung eines Kindes eindeutig festgestellt werden, um Rechte auch der unehelichen Kinder zu sichern (Unterhaltsansprüche) bzw. ungerechtfertigte Ansprüche auf Unterhalt abzuweisen. Andere Fragestellungen (Inzest, Kindesvertauschung, Verwandschaftsverhältnis) spielen eher eine untergeordnete Rolle.

9.4.1 Rechtliche Grundlagen

Die wesentlichen rechtlichen Bestimmungen finden sich im IV. Buch des Bürgerlichen Gesetzbuches (Familienrecht). Neu wurde eine Definition der Mutterschaft aufgenommen:

§ 1591 BGB Mutterschaft
Mutter eines Kindes ist die Frau, die es geboren hat.

Diese Definition wurde notwendig, da mit den Möglichkeiten der Reproduktionsmedizin und Leihmutterschaft der alte Satz «Mater semper certa est» seine Allgemeingültigkeit verloren hat. Vaterschaft ist folgendermaßen definiert:

§ 1592 BGB Vaterschaft
Vater eines Kindes ist der Mann,
1. der zum Zeitpunkt der Geburt mit der Mutter verheiratet ist,
2. der die Vaterschaft anerkannt hat,
3. dessen Vaterschaft nach § 1600d oder § 640h Abs. 2 der Zivilprozessordnung gerichtlich festgestellt ist.

Die gerichtliche Feststellung der Vaterschaft ist in § 1600d geregelt.

§ 1600d BGB Gerichtliche Feststellung der Vaterschaft
1. Besteht keine Vaterschaft nach § 1592 Nr. 1 und 2 [...] so ist die Vaterschaft gerichtlich festzustellen.
2. Im Verfahren auf gerichtliche Feststellung der Vaterschaft wird als Vater vermutet, wer der Mutter wähernd der Empfängniszeit beigewohnt hat. Die Vermutung gilt nicht, wenn schwerwiegende Zweifel an der Vaterschaft bestehen.
3. Als Empfängniszeit gilt die Zeit von dem 300. bis zu dem 181. Tage vor der Geburt des Kindes, mit Einschluss sowohl des 300. als auch des 181. Tages. Steht fest, dass das Kind außerhalb des Zeitraums des Satzes 1 empfangen worden ist, so gilt dieser abweichende Zeitraum als Empfängniszeit.

Soll die Vaterschaft gerichtlich festgestellt werden, haben nach § 372a der Zivilprozessordnung (ZPO) die beteiligten Personen eine Entnahme von Blutproben zu dulden. Weitere relevante Vorschriften finden sich im Gesetz über das Verfahren in Familiensachen und in den Angelegenheiten der Freiwilligen Gerichtsbarkeit (FamFG) und den am 1.2.2010 in Kraft getretenen Gendiagnostikgesetz (GenDG). In **§ 17 (Genetische Untersuchung zur Klärung der Abstammung)** heißt es im Einzelnen:

1. Eine genetische Untersuchung zur Klärung der Abstammung darf nur vorgenommen werden, wenn die Person, deren genetische Probe untersucht werden soll, zuvor über die Untersuchung aufgeklärt worden ist und in die Untersuchung und die Gewinnung der dafür erforderlichen genetischen Proben eingewilligt hat; nach § 8 muss die Einwilligung schriftlich erfolgen. In § 9 ist der Umfang der Aufklärung detailliert festgelegt («Wesen, Bedeutung und Tragweite der genetischen Untersuchungen»). Nach § 13 GenDG darf eine genetische Probe nur für die Zwecke verwendet werden, für die sie gewonnen worden ist. Die genetische Probe muss unverzüglich vernichtet werden, sobald sie für diese Zwecke nicht mehr benötigt wird und für ihre Aufbewahrung keine ausdrückliche Einwilligung vorliegt. Die Einwilligung in die Vornahme und Kenntnisnahme der Ergebnisse einer genetischen Untersuchung sowie die Aufbewahrung und Verwendung entnommener Proben kann jederzeit wiederrufen werden.

Die durchschnittliche Tragzeit eines reifen Neugeborenen beträgt von dem Tage der Konzeption an etwa 270 Tage, vom ersten Tag der letzten Menstruation an gerechnet etwa 280 Tage. Gesetzliche Empfängniszeit ist die Zeitspanne, die hinsichtlich ihrer Ausdehnung den Vorstellungen in der Medizin über minimale und maximale Tragzeiten zum Ende des 19. Jahrhunderts entsprach. Daher wird die Mutter eines nicht-ehelichen Kindes auch heute immer noch danach gefragt, wer ihr in der gesetzlichen Empfängniszeit beigewohnt hat. Das nicht-eheliche Kind wird in der Regel vom Jugendamt vertreten. Dieses reicht beim zuständigen Familiengericht Klage ein, sollte der von der Kindesmutter als Erzeuger benannte Mann die Vaterschaft nicht anerkennen. Vaterschaftsfragen werden heute nahezu ausschließlich auf der Basis von DNA-Polymorphismen geklärt. Herkömmliche Begutachtungsmöglichkeiten wie Feststellung der Zeugungsfähigkeit, Tragzeitbegutachtung, anthropologisch-erbbiologisches Gutachten, das auf einen phänotypischen Ähnlichkeitsvergleich zwischen Kind und Putativvater abhebt, spielen heute keine Rolle mehr, da nahezu alle Vaterschaftsfragen auf der Ebene der DNA-Polymormphismen eindeutig geklärt werden können (Ausnahme: eineiige Zwillinge als Putativväter). Einlassungen der Beischlaf- und Zeugungsunfähigkeit (Impotentia coeundi und generandi) bei funktionellen Sexualstörungen oder Fehlen befruchtungsfähiger Spermatozoen spielen heute keine Rolle mehr, da sie allenfalls für den Zeitpunkt der Untersuchung, aber nicht den der Konzeption nachgewiesen werden können.

Die Erstattung von Abstammungsgutachten hat sich nach den Richtlinien für die Erstattung von Abstammungsgutachten des wissenschaftlichen Beirats der Bundesärztekammer zu richten. Bereits bei der Probennahme ist eine sorgfältige Identifizierung der zu untersuchenden Person zu gewährleisten (amtliche Ausweise mit Lichtbild, Anfügen von aktuell angefertigten Lichtbildern oder Fingerabdrücken), um Betrugsmanöver vonseiten der Putativväter zu unterbinden.

Heute erfolgt die DNA-Analyse in der Regel an Mundschleimhautabstrichen. Es müssen mindestens zwölf voneinander unabhängige Loci auf mindestens zehn verschiedenen Chromosomen bzw. deren Genprodukte untersucht werden. Drei und mehr Ausschlusskonstellationen auf verschiedenen Chromosomen erlauben die Aussage, dass die Abstammung vom Putativvater ausgeschlossen ist. Bei weniger als drei Ausschlusskonstellationen muss eine biostatistische Würdigung unter Einbeziehung von möglichen Mutationen bzw. stummen Allelen erfolgen.

«Heimliche» Vaterschaftsgutachten ohne Einwilligung der Beteiligten, insbesondere der Mutter, verstoßen gegen das informationelle Selbstbestimmungsrecht der Kindesmutter und des Kindes und sind nicht gerichtlich verwertbar. Ein Beispiel für ein Vaterschaftsgutachten findet sich in **Tabelle 9-6.**

9.4.2 Begutachtung

Aufgrund der DNA-Merkmale der Kindesmutter und des Kindes muss der Erzeuger des Kindes entsprechend den formalgenetischen Regeln die folgenden unerlässlichen väterlichen Erbmerkmale aufweisen: TH01 8, ACTBP2 20, VWA 17, FGA 25, D8S320 27, D21S11 24.3, D5S818 12 oder 13, D3S1358 15, D7S820 10, D10S2325 10, D8S1179 11, D18S51 18.

Begutachtung für den Zeugen: Der Zeuge besitzt alle erforderlichen, oben aufgezählten unerlässlichen väterlichen Erbmerkmale. Er ist somit in den untersuchten DNA-Systemen nicht von der biologischen Vaterschaft zum Kinde auszuschließen.

I. Entsprechend dem Beweisbeschluss wurden die beiden alternativen Hypothesen aufgestellt und miteinander verglichen:

H1: Der Kläger ist der biologische Vater des Kindes.

H2: Ein unbekannter, mit dem Kläger nicht verwandter Mann aus der mitteleuropäischen Bevölkerung ist der biologische Vater des Kindes.

II. Die Berechnung der Vaterschaftswahrscheinlichkeit nach Essen-Möller ergab unter Berücksichti-

Tabelle 9-6: Vaterschaftsgutachten

DNA-System	Kind	Kindesmutter	Zeuge	Beklagter
TH01	7,8	7,10	8,9	6,9
ACTBP2	20,29.2	15,29.2	16,20	19, 33.2
VWA	17, 18	16, 18	14, 17	15, 18
FGA	21, 25	21, 26	25	19, 22.2
D8S320	27	27, 29	25.1, 27	25.2, 31
D21S11	24.3, 33.2	30, 33.2	24.3, 27	30, 32.2
D5S818	12, 13	12, 13	11, 12	11
D3S1358	15, 16	16, 17	15, 16	15, 16
D7S820	10, 11	11	8, 10	8, 9
D10S2325	9, 10	7, 9	9, 10	8, 9
D8S1179	11, 14	12, 14	11, 14	12, 14
D18S51	16, 18	16	15, 18	14, 15

gung der DNA-Befunde einen Essen-Möller-Wert von 2,2082. Diesem Wert entspricht eine Vaterschaftsplausibilität von

W = 99,999999 %.

Bei einer Vaterschaftswahrscheinlichkeit dieser Höhe ist es praktisch erwiesen, dass der Zeuge der biologische Vater des Kindes ist.

Begutachtung für den Beklagten: Der Beklagte besitzt in den Systemen TH01, ACTBP2, VWA, FGA, D8S320, D21S11, D5S818, D3S1358, D7S820, D10S2325, D8S1179, D18S51 nicht die erforderlichen, oben aufgezählten unerlässlichen väterlichen Erbmerkmale. Er ist somit in diesen DNA-Systemen von der biologischen Vaterschaft zum Kinde auszuschließen.

Aufgrund der uneingeschränkten Ausschlusskonstellationen (TH01, ACTBP2, VWA, FGA, D8S320, D21S11, D5S818, D3S1358, D7S820, D10S2325, D8S1179, D18S51) handelt es sich um einen kombinierten Erzeugerausschluss über mehrere Merkmalsysteme, die unabhängig voneinander vererbt und festgestellt wurden.

Unter Berücksichtigung der DNA-Befunde ist es demnach offenbar unmöglich, dass der Beklagte der biologische Vater des Kindes ist.

9.4.3 Berechnung der Vaterschaftswahrscheinlichkeit

Bei den Vaterschaftsausschlüssen unterscheidet man den klassischen Ausschluss vom Reinerbigkeitsausschluss. Ein klassischer Ausschluss liegt nach der ersten Mendel'schen Regel dann vor, wenn das Kind ein Merkmal besitzt, das die Mutter nicht vererben kann. Da dieses Merkmal vom Vater stammen muss, ist ein Mann, der das Merkmal nicht aufweist, als Vater auszuschließen. Ein klassischer Ausschluss liegt immer dann vor, wenn das Kind mischerbig (heterozygot) ist, Kindesmutter und Putativvater jedoch gleichsinnig reinerbig. Bei einem reinerbigen Kind (homozygote Merkmalsausprägung) muss das entsprechende Merkmal von beiden Eltern stammen. Auszuschließen ist ein entgegengesetzt reinerbiger Mann. Da Reinerbigkeit durch stumme Gene vorgetäuscht sein kann, haben isolierte Reinerbigkeitsausschlüsse keinen Beweiswert.

Im Falle eines Nichtausschlusses des untersuchten Eventualvaters erfolgt die Berechnung der Vaterschaftswahrscheinlichkeit nach dem in Deutschland gebräuchlichen Essen-Möller-Verfahren. Grundlage des Verfahrens ist die Berechnung eines Likelihood-Quotienten (Y/X), der – wie im Spurenfalle – die Betrachtung von zwei sich gegenseitig ausschließenden Hypothesen in den Mittelpunkt stellt:

- Y – Wahrscheinlichkeit des Vorliegens der beobachteten Merkmalskonstellation unter der Annahme, ein unbekannter Mann sei der Vater.
- X – Wahrscheinlichkeit des Vorliegens der beobachteten Merkmalskonstellation unter der Annahme, der untersuchte Mann sei der Vater.

Zur Berechnung der Vaterschaftswahrscheinlichkeit bedient man sich heute kommerzieller Computerprogramme. Einem W-Wert (Wahrscheinlichkeitswert) von ≥ 99,9 % entspricht das Prädikat «Vaterschaft praktisch erwiesen». Dies bedeutet, dass es in einem unter 1000 gleichgelagerten Fällen im statistischen Sinne einen mit dem untersuchten Putativvater unverwandten Mann gibt, der ebenfalls nicht ausgeschlossen werden kann, obwohl er nicht der Vater des Kindes ist. Bei den entsprechend den Richtlinien vorgegebenen zwölf Genorten werden bei Verwendung von STR-Systemen regelmäßig W-Werte von weit über 99,9999 % erzielt.

9.5 Spurenkunde

Die Forensische Spurenkunde dient einerseits der Zuordnung einer biologischen Spur zu einem Tatverdächtigen, daneben kann die Formanalyse von Spuren maßgeblich zur Tatrekonstruktion beitragen. Forensisch relevante Spurenmaterialien sind z. B.:

- Blutspuren,
- Speichelspuren,
- Haarwurzeln, evtl. auch telogene Haare,
- Spermaspuren, Sperma-/Vaginalmischspuren,
- Hautepithelzellen,
- Knochen.

9.5.1 Rechtliche Grundlagen

In der Regel muss zur Klärung der Zuordnung einer biologischen Spur zu einem Tatverdächtigen von diesem eine Blut- oder Speichelprobe vorliegen. Die Entnahme einer Blutprobe zum Zwecke der DNA-Analyse und der DNA-Identitätsfestellung ist in den §§ 81a, 81e und 81g StPO geregelt, einschließlich der Speicherung von DNA-Analysedaten und der Vornahme von Reihenuntersuchungen (s. Kap. 3.2).

9.5.2 Blutspuren

Für die Rekonstruktion eines Tatgeschehens ist neben der Zuordnung einer Spur zu einem Verursacher jedoch ebenso die Formanalyse von Blutspuren von Bedeutung. Zu unterscheiden sind dabei Tropfspuren, Abrinnspuren, Kontakt- und Wischspuren. Bei den Tropfspuren sind wiederum zu differenzieren Schlag-/Spritzspuren von Schlagaderspritzspuren. Schlag-/Spritzspuren können zustande kommen durch Abschleudern von einem bewegten blutigen Werkzeug oder Schlag in eine blutende Wunde, etwa eine Kopfplatzwunde mit Wegspritzen von Bluttröpfchen. Bei Abtropfen von Blut von einem gehenden Opfer finden sich unter Umständen Ausläufer an einer Seite des Tropfens, der die Bewegungsrichtung anzeigt.

Senkrecht auftreffende Bluttropfen weisen in der Regel eine rundliche Konfiguration auf, bei größerer Fallhöhe kann sich eine typische Kronkorkenform mit Sekundärspritzern bilden, bei schrägem Auftreffwinkel nimmt die Blutspur eine ovaläre, schließlich ausrufezeichen- oder lanzettförmige Konfiguration an, der Punkt des Ausrufezeichens weist in Spritzrichtung. Aus dem Längen-Breiten-Quotienten einer Blutspur kann in Grenzen der Aufprallwinkel bestimmt werden. Die Form der Blutspur variiert natürlich auch mit dem Spurenträger (s. **Abb. 9-5**).

Bei verdächtigen Auffindesituationen kann die Analyse des Blutspurenbildes am Ereignis-/Fundort maßgeblich für die richtige kriminalistische Einordnung eines Todesfalls sein.

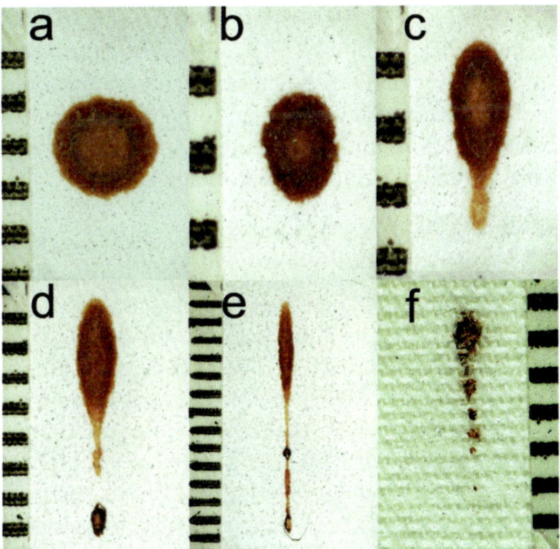

Abbildung 9-5a–f:
a–e: Blutspuren auf Papier, Fallhöhe 1 m, Tropfenvolumen 0,2 Mikroliter: a) 90 Grad, b) 50 Grad, c) 20 Grad, d) 10 Grad, e) 5 Grad. f: Tropfspuren auf Stoff, Fallhöhe 1 m, Tropfenvolumen 0,2 Mikroliter, Aufprallwinkel ca. 20 Grad

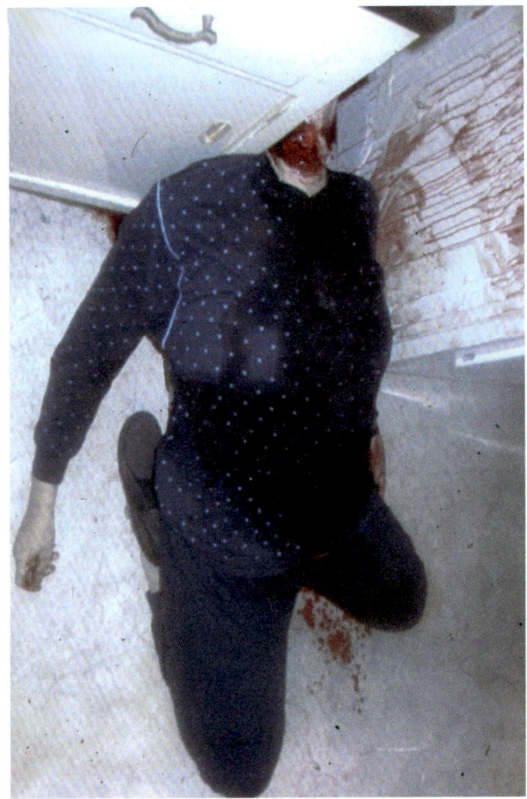

Abbildung 9-6: Auffindesituation mit nach hinten geneigtem Oberkörper. Tropfspuren innenseitig des linken Knies. Abrinnspuren an der Waschmaschine, tiefgreifende Halsschnittverletzungen

Beispiel

Eine 47 Jahre alt gewordene Frau wurde nach Familienstreitigkeiten vom Ehemann im Keller des gemeinsam bewohnten Einfamilienhauses tot aufgefunden. Der Leichnam befand sich in kniender Position mit nach hinten abgekippten Oberkörper auf einem Mülleimer liegend, Kopf und Oberkörper waren zwischen einer Spüle und einer Waschmaschine fixiert (s. **Abb. 9-6**). Auf dem Boden konnten hauptsächlich Bluttropfen, an Wand, Spüle und Waschmaschine auch vertikale Blutabrinn- und uncharakteristische Wischspuren festgestellt werden. Die Verstorbene war lediglich mit einem Schlafanzug bekleidet, der insgesamt keine Beschädigungen aufwies. Unter dem Gesäß wurde ein Elektromesser mit zwei Klingen, das noch Anschluss an eine Steckdose hatte, gefunden. Am Hals lagen beidseits tiefgreifende Schnittverletzungen vor. Todesursächlich war ein Verbluten aus den Halsschnittverletzungen bei beidseitiger Eröffnung der inneren Jugularvenen und der linken Arteria carotis interna. Das eng auf die Auffindesituation begrenzte Blutverteilungsmuster sprach für eine Schnittbeibringung in aufrechter – hier auf dem Mülleimer sitzender – Position und für ein agonales Abrutschen an der Waschmaschine in die Auffindesituation, also gegen eine aktive Ablage des Elektromessers unter den Körper.

Bei Beibringung der Schnittverletzungen in aufrechter Körperposition erklären sich auch die Abtropfspuren vor dem Leichnam. Die Analyse des Blutspurenmusters ist immer Aufgabe des entsprechend geschulten Fachmannes (Spurensicherung der Kriminalpolizei, Rechtsmediziner).

9.5.3 Praxis der spurenkundlichen Untersuchung

Jede spurenkundliche Untersuchung mit dem Ziel der Individualzuordnung beginnt mit der Bestimmung der Spurenart (Blut, Speichel, Sperma etc.; s. auch Tab. 9-7). Lediglich bei prima facie erkennbaren Mikroblutspuren ist es ratsam, sofort die Individualzuordnung vorzunehmen, um kein Spurenmaterial zu verbrauchen. Frische Blutspuren sind rot, durch Lichteinwirkung werden Blutflecken ziemlich bald rötlich-braun. Flüssige Blutspuren werden in Röhrchen aufgenommen und möglichst bald der Untersuchungsstelle zugeführt. Blutdurchfeuchtete Textilien müssen zuvor getrocknet werden. Trockene blutdurchtränkte Textilien werden mitsamt dem Spurenträger zur Untersuchung übersandt. Bei getrockneten Blutschüppchen müssen diese vom Spurenträger abgekratzt und asserviert werden. Der Blutnachweis erfolgt über die Aktivität der Katalase bzw. Pseudoperoxydase.

Katalase: Aufträufeln von Wasserstoffperoxidlösung auf Blutspuren führt zu einer weißlichen Schaumbildung.

Peroxidase: Bei Zugabe von H_2O_2 und Benzidin in Eisessig zu Blutspuren entsteht Blauverfärbung. Beide Proben sind zwar empfindlich, aber unspezifisch.

Blutartnachweis

Der Blutartnachweis erfolgt immunologisch unter Verwendung gegen Arteiweiß spezifisch präzipitierender Antikörper, die durch Immunisierung von z. B. Kaninchen gewonnen wurden, die mit Blut der gewünschten Tierart immunisiert wurden. Der Blutartnachweis wird am besten mittels der radialen Immundiffusion nach Ouchterlony durchgeführt. Die Speziesidentifikation kann heute auch DNA-analytisch erfolgen. Dazu wird ein Abschnitt des mitochondrialen Cytochrom-b-Gens amplifiziert und sequenziert. Die erhaltene Sequenz wird dann mit Sequenzdaten verschiedener Spezies aus einer Datenbank abgeglichen und gemäß dem Ausmaß an Übereinstimmung einer Spezies zugeordnet.

Geschlechtserkennung

Methode der Wahl der Geschlechtszuordnung einer Spur ist die Untersuchung am Amelogenin. Es liegt auf dem DYZ1 Locus des Y-Chromosoms und homolog auf dem X-Chromosom. Der bezüglich der Geschlechtschromosomen heterzygote Mann verfügt über zwei Allele, die homozygote Frau nur über eine kürzere Deletionsvariante mit einem Einzelbandenmuster. Vorsicht ist bei Mischspuren gebo-

Tabelle 9-7: Gängige spurenkundliche Untersuchungen. Vorproben sind zwar empfindlich, aber unspezifisch, sie können u. a. auch mit Sekretflecken, Rost, Permanganat etc. positiv ausfallen.

Spurenkundliche Untersuchungen	Prinzip des Nachweises	
Blutnachweis Vorproben	Katalaseaktivität der Erythrozyten	Zugabe von 2–5 % iger Wasserstoffperoxidlösung zur Spur führt über den freigesetzten Sauerstoff zur Schaumbildung.
	Peroxidaseaktivität des Hämoglobins	Hb oxidiert Substrate mit H_2O_2 als Oxidationsmittel: Benzidin bzw. Leukomalachit werden in Gegenwart von H_2O_2 und Blut in einen intensiv blauen Komplex umgewandelt; sehr empfindlich und noch in Verdünnungen von 1:4000 bis 8000 positiv
	Luminoltest spezifische Genexpression	Chemilumineszenz, wenn Luminol (O-Aminophthalsäurehydrazid) durch peroxidasevermittelte Sauerstofffreisetzung oxidiert wird; noch in Verdünnungen bis 1:2000 positiv
Beweisproben	Blutkristallprobe	
	mikroskopsicher Nachweis von Erythrozyten	

Spurenkundliche Untersuchungen	Prinzip des Nachweises	
Blutartnachweis bzw. Spezieszuordnung	immunologisch über Antigen-Antikörperreaktion unter Verwendung gegen Arteiweiß gerichtete Antikörper	z. B. radiale Immundiffusion nach Ouchterlony Überwanderungselektrophorese
	DNA-analytische Speziesidentifikation	Cytochrom-b-Sequenzierung Random Amplified Polymorphic DNA Polymerase Chain Reaction (RAPD-PCR): Darstellung eines speziesspezifischen Vielbandenmusters nach PCR mit einem Oligonukleotid
Geschlechtserkennung	Untersuchung des Amelogenin-Gens, das auf dem Y- und X-Chromosom liegt. Mann heterozygot: Nachweis von 2 Allelen Frau homozygot: Nachweis von 1 Allel	
Lebensalter	fetales Hämoglobin (HbF)	in der Elektrophorese geringere Mobilität als HbA
	α1-Fetoprotein (AFP)	immunologischer Nachweis, z. B. in der radialen Immundiffusion
Blut aus dem weiblichen Genitale	zytologischer Nachweis von Scheidenepithelien (glykogenhaltige Plattendeckzellen, durch Lugolsche Lösung braun gefärbt)	
Abort- oder Geburtsblut	zytologischer Nachweis von chorialen oder fetalen Bestandteilen (Chorionzotten, Fruchtwasser: Mekoniumkörperchen, Vernixzellen, Lanugohaare)	
Menstrualblut	RNA-analytischer Nachweis von Matrixmetallproteinasen (z. B. MMP-11), die während der Menstruationsphase im Endometrium exprimiert werden.	
topographische Herkunft von Blut	eventuell zytologischer Nachweis von charakteristischen Zellen (Nasenschleimhautzellen)	
Sperma	Nachweis von saurer Phosphatase: phosphatasevermittelte Umwandlung von α-Naphthylphosphat in Naphthol mit entsprechendem Farbumschlag (Phosphatesmo Test) prostataspezifisches Antigen (p30) samenbläschenspezifisches Protein (SVSA) spezifische Genexpression	immunologisch mit spezifischen Antikörpern mRNA-Analyse
	mikroskopischer Spermanachweis im Objektträgerausstrich	
Speichel	Amylasenachweis spezifische Genexpression	Stärke führt mit Jod zu einer tiefblauen Farbreaktion. Wird Stärke durch das stärkespaltende Enzym Amylase abgebaut, bleibt die Farbreaktion aus (positiver Speichelnachweis). Eintritt der Färbung spricht für Fehlen von Amylase (negativer Speichelnachweis).
Urin	Nachweis von Harnstoff, Kreatinin	

ten. Weiterhin kann eine Geschlechtszuordnung von biologischen Spuren durch Untersuchung Y-chromosomaler STRs erfolgen.

Altersbestimmung von Blutspuren
Zuverlässige Altersbestimmungen sind kaum möglich.

Lebensalter
Eine Eingrenzung des Lebensalters eines Blutspurenverursachers ist mit Ausnahme des frühen Säuglingsalters kaum möglich. Bei Säuglingen führt der Nachweis des fetalen Hämoglobins (HbF) und des α1-Fetoproteins (AFP) weiter. Das HbF zeigt in der konventionellen Elektrophorese eine geringere Mobilität als HbA. AFP kann durch spezifisch präzipitierende Antiseren in der radialen Immundiffusion nachgewiesen werden.
Menstrualblut, Geburts- und Abortusblut: Zur Differenzierung können zytologische und molekularbiologische Verfahren herangezogen werden. Die Herkunft von Blutspuren aus dem weiblichen Genitale ist zytologisch etwa durch den Nachweis glykogenhaltiger Epithelien, die sich mit Lugolscher Lösung braun färben, geführt. In Abortus- und Geburtsblutspuren können außerdem Bestandteile des Fruchtwassers wie Vernixzellen, Mekoniumkörperchen, Lanugohaare, Chorionepithelien nachgewiesen werden. Der molekularbiologische Nachweis von Menstrualblut auf mRNA-Ebene erfolgt über Matrixmetalloproteinasen, insbesondere MMP-11, die eine zuverlässige und konstante Expression im Endometrium während der Menstruationsphase aufweisen.

Sperma
Der Nachweis von Sperma erfolgt entweder an Scheidenabstrichen oder an textilen Spurenträgern. Hinweisgebend auf Spermaantragungen können landkartenartig begrenzte, gelblich graue Flecken bei steifem Textilgewebe sein. Der orientierende Spermanachweis erfolgt über die Phosphataseaktivität, da die saure Phosphatase im Sperma eine höhere Aktivität aufweist als im Scheidensekret. Man bedient sich hierzu handelsüblicher Phosphatesmo®-Teststreifen, die allerdings nicht spezifisch sind. Spezifisch ist hingegen der Nachweis des prostataspezifischen Antigens (P30) und des samenbläschenspezifischen Proteins (SVSA), die immunologisch mit monoklonalen Antikörpern nachgewiesen werden können. Mittels Detektion von Protamin-mRNA kann auf molekularbiologischer Ebene Sperma nachgewiesen werden. Der spezifischste Spermanachweis ist naturgemäß die mikroskopische Darstellung von Spermien. Daher sollte nach jedem Sexualdelikt ein Objektträgerausstrich angefertigt werden. Die luftgetrockneten Ausstriche werden mit HE oder mittels des Baecchi-Verfahrens gefärbt. Je nach Zeitpunkt postkoitaler Probennahme stellen sich entweder komplette Spermien mit Geißel oder nur noch Spermienköpfe dar. Bei vaginaler Ejakulation sind Spermien in der Regel auch noch zwei Tage postkoital nachweisbar, im Zervikalkanal eventuell sogar länger. An der Leiche kann sogar nach mehrwöchiger Liegezeit noch ein Spermanachweis gelingen. Bei oraler oder analer Ejakulation dürfte sich der Spermanachweis auf wenige Minuten beschränken.
Eine Kondombenutzung kann über den Nachweis von Beschichtungsmaterialien (z. B. Lykopodiumsporen) im Scheideninhalt gelingen. Die Spermavorproben (saure Phosphatase, prostataspezifisches Antigen) verlaufen auch nach Vasektomie positiv. Auch bei fehlendem Spermiennachweis können unter Umständen erfolgreich Y-chromosomale STRs nachgewiesen werden.

Speichel
Der Speichelnachweis erfolgt über das im Speichel in hoher Aktivität enthaltene stärkespaltende Enzym Amylase. Prinzip: durch Zusatz von Speichel zu Stärke wird dieser abgebaut, sodass der Zusatz Lugolscher Lösung keine Blauverfärbung bewirkt. Der Eintritt der Färbung spricht dagegen für das Vorhandensein von Stärke und damit für das Fehlen von Amylase.

Scheidensekret
Eventuell zytologischer Nachweis über glykogenhaltige Epithelien.

Urin
Nachweis der charakteristischen Inhaltsstoffe Harnstoff und/oder Kreatinin, eventuell Uroproteine und Urochrome.

Haare
Heute überwiegend molekularbiologische Zuordnung über aus dem Haarschaft extrahierte DNA. Bei telogenen Haaren, bei denen die Haarwurzeln nicht mehr vorhanden sind, wird entweder mitochondriale DNA untersucht oder es erfolgt ein Nachweis nukleärer DNA mittels miniaturisierter STR-Systeme.

Spurenkundliches Gutachten
An die Bestimmung der Spurenart schließt sich eine DNA-Analyse der Spur an, gegebenenfalls im Ver-

gleich zum DNA-Profil eines Tatverdächtigen, bei Mischspuren weiterer Tatbeteiligter. Ein Beispiel einer Zuordnung einer Blutspur zu einem Tatverdächtigen findet sich in **Tabelle 9-8**.

Für die juristische Würdigung von Bedeutung ist die Häufigkeit des Vorkommens des Blutspurenmusters in der Bevölkerung, die sich aus der Multiplikation der Häufigkeit der Einzelmerkmale ergibt.

9.6 Molekulare Autopsie

Molekularbiologische Methoden spielen heute in der Rechtsmedizin nicht nur im Rahmen der Individualisierung eine Rolle, sondern werden für eine Vielzahl weiterer Fragestellungen herangezogen:

- Todesursachendiagnostik (etwa der Nachweis von zu Arrhythmien disponierenden Mutationen);
- molekularbiologischer Nachweis von Infektionen (z. B. Virusnachweis im Myokard);
- Toxikogenetik (Polymorphismen von Cytochrom P4502D6 mit Einfluss auf den Metabolismus von Medikamenten und Drogen, z. B. der Analgetika, Codein, Tramadol, Hydrocodon und Oxycodon);
- «Molecular Photofitting»: prädiktive Phänotypisierung aus DNA (z. B. Bestimmung der geographischen Herkunft, Haut- und Haarfarbe);
- Gewebetypisierung auf mRNA- und Micro RNA-Ebene;
- Wundalter.

Tabelle 9-8: Spurenkundlicher Vergleich einer Spur mit der tatverdächtigen Person

SystemeMaterial	Blutspur	Tatverdächtiger
SE33	17/27.2	17/27.2
D21S11	27/30	27/30
VWA	17	17
TH01	6/9.3	6/9.3
FGA (FIBRA)	22/24	22/24
D3S1358	15/16	15/16
D8S1179	13/14	13/14
D18S51	14/16	14/16

10 Literatur

Arbogast, K. B.; Margulies, S. S.; Christian, C. W.: Initial neurologic presentation in young children sustaining inflicted and unintentional fatal head injuries. Pediatrics (2005) 116: 180–184.

Ayer, A.: Kieser, U. et al. (Hrsg.): Medizinalberufegesetz (MedBG)-Kommentar Basel. Helbing Lichtenhahn Verlag, Basel 2009.

Berg, S.: Grundriss der Rechtsmedizin. Müller und Steinecke, München, 12. Aufl. 1984.

Botschaft zum Bundesgesetz über die Forschung am Menschen vom 21.10.2009, BBl 2009: 8045–8162.

Botschaft zum Bundesgesetz über die Transplantation von Organen, Geweben und Zellen (Transplantationsgesetz) vom 12.9.2001, BBI 2002: 29–242.

Botschaft zur Vereinheitlichung des Strafprozessrechts vom 21.12.2005, BBl 2006: 1085–1388.

Brinkmann, B.; Madea, B: Handbuch Gerichtliche Medizin, Band I und II. Springer, Berlin/Heidelberg/New York 2003.

Bundesärztekammer, Wissenschaftler Beirat: Placebo in der Medizin. Deutscher Ärzte-Verlag, Köln 2011.

Bundesärztekammer, Wissenschaftler Beirat: Stellungnahme Autopsie Langfassung. Berlin 2005.

Deutsch, E.; Spickhoff, A.: Medizinrecht. Arztrecht, Arzneimittelrecht, Medizinproduktrecht und Transfusionsrecht. Springer Berlin u. a., 6. Aufl. 2008.

Duhaime, A. C.; Alario, A. J.; Lewander, W. J.; Schut, I.; Sutton, L. N.; Seidl, T. S. et al.: Head injury in very young children: mechanisms, injury types, and ophthalmologic findings in 100 hospitalized patients younger than 2 years of age. Pediatrics (1992) 90: 179–185.

Ehlers, A. P. F.; Broglie, M. G.: Arzthaftungsrecht, Grundlagen und Praxis. C. H. Beck, München 4. Aufl. 2008.

Fischer, T.: Strafgesetzbuch: StGB und Nebengesetze, Kommentar. C. H. Beck, München, 58. Aufl. 2011.

Flügel, B.; Greil, H.; Sommer, K.: Anthropologischer Atlas. Tribüne, Berlin 1986.

Forster, B.; Ropohl, D.: Rechtsmedizin. Enke, Stuttgart, 5. Aufl. 1989.

Forth, W.; Henschler, D.; Rummel, W.: Allgemeine und spezielle Pharmakologie und Toxikologie. Wissenschaftsverlag, Mannheim, 5. Auflage 1990.

Frahm, W.; Nixdorf, W.: Arzthaftungsrecht. VVW, Karlsruhe, 4. Aufl. 2009.

Franz, W. (Hrsg.): Handbuch des Fachanwalts Medizinrecht. Köln, 2. Aufl. 2009.

Gächter, T.; Rütsche, B.; Tag, B.: Medizin- und Gesundheitsrecht. Schweizerisches und internationales Recht. Helbing Lichtenhahn Verlag, Basel 2010.

Gächter, T.; Vollenweider, I.: Gesundheitsrecht. Ein Grundriss für Studium und Praxis. Helbing Lichtenhahn, Basel, 2. Aufl. 2010.

Geiß, K., Greiner, H.-P.: Arzthaftpflichtrecht, CH Beck, München, 6. Auflage 2009.

Härle, W.: Ethik. De Gruyter, Berlin 2011.

Henßge, C.; Madea, B.: Methoden zur Bestimmung der Todeszeit an Leichen. Schmidt-Römhild, Lübeck 1988.

Iten, P. X.: Fahren unter Drogen- oder Medikamenteneinfluss. Institut für Rechtsmedizin der Universität Zürich 1994.

Jacobi, G.: Kindesmisshandlung und Vernachlässigung. Verlag Hans Huber, Bern 2008.

Lackner, K.; Kühl, K.: Strafgesetzbuch: StGB Kommentar. C. H. Beck, München, 27. Aufl. 2011.

Laufs, A.; Uhlenbruck, W.; Kern, B.-R. (Hrsg.): Handbuch des Arztrechts. C. H. Beck, München, 4. Aufl. 2010.

Laufs, A.; Katzenmeier, C.; Lipp, V.: Arztrecht. C. H. Beck, München, 6. Aufl. 2009.

Madea, B.: Die Ärztliche Leichenschau. Rechtsgrundlagen, praktische Durchführung, Problemlösungen. Springer, Berlin/Heidelberg/New York, 2. Aufl. 2006.

Madea, B.: Von den Maden zum Mörder. Militzke Verlag, Leipzig 2010.

Madea, B.: Praxis Rechtsmedizin. Springer, Berlin/Heidelberg/New York, 2. Aufl. 2007.

Madea, B.; Dettmeyer, R.: Basiswissen Rechtsmedizin. Springer, Berlin/Heidelberg/New York 2007.

Madea, B.; Dettmeyer, R.: Medizinschadensfälle und Patientensicherheit. Häufigkeit – Begutachtung – Prophylaxe. Deutscher Ärzte-Verlag, Köln 2007.

Madea, B.; Mußhoff, F.; Berghaus, G.: Verkehrsmedizin. Fahreignung, Fahrsicherheit, Unfallrekonstruktion. Deutscher Ärzte-Verlag, Köln, 2. Aufl. 2011.

Niggli, M.-A.; Heer, M.; Wiprächtiger, H. (Hrsg.): Basler Kommentar Schweizerische Strafprozessordnung/Jugendstrafprozessordnung. Helbing Lichtenhahn Verlag, Basel 2010.

Niggli, M.-A.; Wiprächtiger, H. (Hrsg.): Basler Kommentar Strafrecht I + II. Helbing Lichtenhahn Verlag, Basel, 2. Aufl. 2007.

Patscheider, H.; Hartmann, H.: Leitfaden der Gerichtsmedizin. Hans Huber, Bern/Stuttgart/Toronto, 3. Aufl. 1993.

Poledna, T.; Kuhn, M. (Hrsg.): Handbuch des Arztrechts. Zürich, 2. Aufl. 2007.

Ponsold, A.: Lehrbuch der Gerichtlichen Medizin. Thieme Verlag, Stuttgart, 3. Auflage 1967.

Quaas, M.; Zuck, R. (Hrsg.): Medizinrecht. C.H. Beck, München, 2. Aufl. 2008.

Schmid, N.: Schweizerische Strafprozessordnung, Praxiskommentar. Dike, Zürich 2009.

Schweizerische Akademie der medizinischen Wissenschaften (SAMW), Empfehlungen «Verwendung von Leichen und Leichenteilen in der medizinischen Forschung sowie Aus-, Weiter- und Fortbildung», SAEZ (2009), 90, 4: 102–104. Mit Anhang von Tag, B.: Rechtliche Rahmenbedingungen: 105–107.

Schweizerische Akademie der Medizinischen Wissenschaften (SAMW), Rechtliche Grundlagen im medizinischen Alltag: Ein Leitfaden für die Praxis, Basel 2008.

Schweizerische Gesellschaft für Rechtsmedizin, Swiss Principles and Rules for Medico-Legal Autopsy, 2007 (kurz SGRM Autopsy).

Schwerd, W.: Rechtsmedizin. Deutscher Ärzte-Verlag, Köln, 5. Aufl. 1992.

Splisgardt, M.: Widerrechtlichkeit von klinischen Obduktionen. Basel 2007.

Steffen, E.; Pauge, B.: Arzthaftungsrecht. Neue Entwicklungslinien der BGH-Rechtsprechung. RWS, Köln, 11. Aufl. 2010.

Tag, B.: Der Körperverletzungstatbestand im Spannungsfeld zwischen Patientenautonomie und Lex artis. Springer, Heidelberg 2000.

Tag, B.: Die Verschwiegenheit des Arztes. ZStr 2004: 1–20.

Tag, B.: Gedanken zur Zulässigkeit von Sektionen. In: Kern, B.-R. et al. (Hrsg.): Humaniora Medizin – Recht – Geschichte. Festschrift für Adolf Laufs. Berlin 2005: 1079–1105.

Tag, B.: Strafrecht im Arztalltag. In: Poledna, T.; Kuhn, M. (Hrsg.): Handbuch des Arztrechts. Zürich, 2. Aufl. 2007: 669–764.

Tag, B.: Sterbehilfe – betrachtet im Lichte des Strafrechts. In: Fuchs, T. et al. (Hrsg.): Menschenbild und Menschenwürde am Ende des Lebens. Heidelberg 2010: 153–179

Tag, B.: Kommentierung §§ 13, 168, 203–205 StGB. In: Dölling, D.; Duttge, G.; Rössner, D. (Hrsg.): Gesamtes Strafrecht, Handkommentar. Baden-Baden, 2. Aufl. 2011a.

Tag, B. (Hrsg.): Lebensbeginn im Spiegel des Medizinrechts. Nomos, Baden-Baden 2011b.

Tag, B.; Gross, D. (Hrsg.): Der Umgang mit der Leiche. Campus, Frankfurt a. M. 2010.

Ulsenheimer, K.: Arztstrafrecht in der Praxis. C.H. Beck, München, 4. Aufl. 2008.

Widmaier, G. (Hrsg.): Münchener Anwaltshandbuch Strafverteidigung. C.H. Beck, München 2006.

11 Sachregister

C

D

H

I

J

K

M